utb 6240

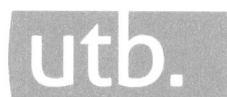

Eine Arbeitsgemeinschaft der Verlage

Brill | Schöningh – Fink · Paderborn
Brill | Vandenhoeck & Ruprecht · Göttingen – Böhlau · Wien · Köln
Verlag Barbara Budrich · Opladen · Toronto
facultas · Wien
Haupt Verlag · Bern
Verlag Julius Klinkhardt · Bad Heilbrunn
Mohr Siebeck · Tübingen
Narr Francke Attempto Verlag – expert verlag · Tübingen
Psychiatrie Verlag · Köln
Ernst Reinhardt Verlag · München
transcript Verlag · Bielefeld
Verlag Eugen Ulmer · Stuttgart
UVK Verlag · München
Waxmann · Münster · New York
wbv Publikation · Bielefeld
Wochenschau Verlag · Frankfurt am Main

Roland Brühe (Prof. Dr.) ist seit 2014 Professor für Pflegepädagogik an der Katholischen Hochschule NRW in Köln. Der Krankenpfleger und Lehrer für Pflegeberufe promovierte zur Berufseinmündung von Pflegelehrenden. Er studierte Pflegepädagogik sowie Pflegewissenschaft in Köln und Vallendar.

Wolfgang von Gahlen-Hoops (Prof. Dr.) ist seit März 2021 Professor für die Didaktik der Pflege und Gesundheitsberufe und Leiter des Masterstudienganges Pflegepädagogik an der Medizinischen Fakultät der Christian-Albrechts-Universität zu Kiel. Der Krankenpfleger und Diplom-Pflegelehrer promovierte an der Universität Hamburg zum Darstellungsproblem des Pflegerischen.

Roland Brühe, Wolfgang von Gahlen-Hoops (Hg.)
Handbuch Pflegedidaktik II
Pflegedidaktisch denken

transcript Verlag, Bielefeld

Bibliografische Information der Deutschen Nationalbibliothek
Die Deutsche Nationalbibliothek verzeichnet diese Publikation in der Deutschen Nationalbibliografie; detaillierte bibliografische Daten sind im Internet über https://dnb.dnb.de abrufbar.

© 2024 transcript Verlag, Bielefeld

Alle Rechte vorbehalten. Die Verwertung der Texte und Bilder ist ohne Zustimmung des Verlages urheberrechtswidrig und strafbar. Das gilt auch für Vervielfältigungen, Übersetzungen, Mikroverfilmungen und für die Verarbeitung mit elektronischen Systemen.

utb-Bandnr. 6240
Print-ISBN 978-3-8252-6240-2
PDF-ISBN 978-3-8385-6240-7

Umschlaggestaltung: siegel konzeption | gestaltung
Umschlagabbildung: Oatawa / Adobe Stock
Lektorat: Roland Brühe, Wolfgang von Gahlen-Hoops
Korrektorat: Gabriele Schaller
Satz: Jan Gerbach, Bielefeld
Druck: Elanders Waiblingen GmbH, Waiblingen

Gedruckt auf alterungsbeständigem Papier mit chlorfrei gebleichtem Zellstoff.

Inhalt

Netzwerk

Lernortkooperation und die Pflegeschule als System Leader für die Ausgestaltung der generalistischen Pflegeausbildung
Markus Wochnik, Karin Reiber, Antje Krause-Zenß, Gabriele Schwarzer, Kristina Greißl und Elena Tsarouha 11

Workplace Learning
Ein Konzept zur Verzahnung des Lernens an den Lernorten Hochschule und Pflegepraxis
Claudia Oetting-Roß, Laura Pützler und Katja Daugardt 27

Lern- und Arbeitsaufgaben als Instrument zur Lernortkooperation in der Pflegeausbildung
Jan Braun, Francesca Muratore und Katrin Palatschek 51

Digital angereicherte Lernaufgaben in der Pflegeausbildung
Ein Fortbildungskonzept für schulisches und betriebliches Bildungspersonal zur Stärkung der Lernortkooperation
Katharina Schlautmann, Sophia Fries, Lydia Pfeifer, Christiane Freese, Annette Nauerth und Patrizia Raschper 69

Pflegedidaktische Überlegungen zur Implementierung von Fallbesprechungen im Rahmen der Lernortkooperation im Pflegebildungssystem
Christiane Wissing, Andrea Kerres, Dorothea Thurner und Katharina Lüftl 93

Lernortkooperation in Pflegestudiengängen gestalten
Entwicklung und Implementierung eines Qualitätsentwicklungs- und Zertifizierungskonzepts
Marco Noelle, Katja Daugardt und Claudia Oetting-Roß 119

Aufbau der Lernortkooperation im Pflegestudiengang nach Pflegeberufegesetz am Beispiel der Alice Salomon Hochschule Berlin (ASH) und ihrer Praxispartner
Tina Knoch, Svenja Urban, Bennet Priesemuth und Katja Boguth 139

Die Entwicklung des pflegeberuflichen Aspirationsfeldes
Bedeutung für die Berufsbindung und pflegepädagogische Implikationen
Katrin Arianta und Juliane Dieterich 161

Trends

Konzeption interprofessioneller Curricula in der Pflegeausbildung
Wissenschaftsbasierte Empfehlungen für die Entwicklung und Umsetzung
Frederike Lüth, Laura Püschel, Miriam Leimer, Wolfgang von Gahlen-Hoops,
Katrin Balzer und Anne Christin Rahn 189

Wie Qualitätsindikatoren, Qualifikationsniveaus und Vorbehaltsaufgaben das Berufsbild und -verständnis in der (Alten-)Pflege modifizieren
Fachlich-inhaltliche Schwerpunkte für die Pflegedidaktik
Mariella Heyd 221

Die kulturelle Heterogenität der Lernenden als pflegedidaktisches Handlungsfeld und Ermöglichungsraum
Marcus Mittenzwei 251

Pädagogisches Handeln unter den Bedingungen der Digitalisierung
Digitale Lehre und digitale Pflege in der generalistischen Pflegeausbildung
Thomas Prescher 271

Gesundheits- und Pflegepädagogik als Krisenbearbeitungsinstanzen
Anne Kellner 285

Konversationsanalytische Unterrichtsforschung in der hoch- und berufsschulischen Pflegeausbildung
Daniel Schönefeld 303

»Scheitere früh und oft«
Innovationen und Kreativität in der Pflegedidaktik am Beispiel Design Thinking
Daniela Schmitz 327

Gesundheit und Gesundheitsförderung bei Pflegelehrerinnen und -lehrern
Bärbel Wesselborg 349

Lehrendenbildung

Qualifizierung von Pflegelehrer*innen im 20. Jahrhundert
Heinrich Recken 369

Bestehende Studienstrukturen in der Lehrendenbildung Pflege
Wolfgang von Gahlen-Hoops und Roland Brühe 387

Das außerschulische Berufsfeldpraktikum im Lehramtsstudium der beruflichen Fachrichtungen Gesundheit und (Körper-)Pflege
Eine Bestandsaufnahme
Martin Karstädt 403

Betriebliche Bildungsarchitekturen der Domäne Pflege
Strukturen, Prozesse und lernförderliches Klima
Karin Reiber und Jutta Mohr 425

Disziplin Pflegedidaktik

Karin Wittnebens kritisch-konstruktive Pflegelernfelddidaktik
Eine Spurensuche in wenig beleuchtete Winkel ihres akademischen Werdegangs
Christine Auer 439

Das didaktische Pflegen – das Didaktische pflegen
Dieter Grottker 461

In Beziehung lernen
Konzept relationalen Lehrens und Lernens in der europäischen Pflegebildung
Nadin Dütthorn 489

Die Grätsche
Eine notwendige, um berufspolitische Ambitionen erweiterte Denkfigur von Lernortkooperation in der Pflegedidaktik
Elfriede Brinker-Meyendriesch 525

Zu guter Letzt: Reflexion und Handbuchanalyse
Das pflegedidaktische Planetensystem
Wolfgang von Gahlen-Hoops und Roland Brühe 559

Autor*innen 567

Netzwerk

Lernortkooperation und die Pflegeschule als System Leader für die Ausgestaltung der generalistischen Pflegeausbildung

Markus Wochnik, Karin Reiber, Antje Krause-Zenß, Gabriele Schwarzer, Kristina Greißl und Elena Tsarouha

Die Einführung der generalistischen Pflegeausbildung bedeutet sowohl für Pflegeschulen als auch für die ausbildenden Betriebe umfassende Veränderungen. Den neuen Anforderungen an Lernortkooperation Rechnung zu tragen und alle an der Ausbildung beteiligten Akteure auf regionaler Ebene zu vernetzen, ist vor dem Hintergrund des sich vollziehenden Systemwandels herausfordernd. Ansätze zur Ausgestaltung der Veränderungen bietet das System Leadership, welches – mit dem Ziel der Systemverbesserung – ausgehend von der Einzelschule systematisch Strukturen der gegenseitigen Unterstützung auf regionaler Ebene etabliert und zur Weiterentwicklung der Pflegeausbildung beitragen kann.

1. Neuerungen durch das Pflegeberufegesetz und die Bedeutung für die Pflegeschule

Die generalistische Pflegeausbildung zielt darauf ab, Auszubildende zur Pflege von Menschen aller Altersgruppen in allen Pflegesektoren »[...] in der stationären Akutpflege, in der stationären Langzeitpflege, in der ambulanten Akut- und Langzeitpflege, in der pädiatrischen und in der psychiatrischen Versorgung« (Die Bundesregierung 2021: 25) zu befähigen. Mit der Einführung der generalistischen Pflegeausbildung durch das Pflegeberufegesetz (PflBG) 2020 gingen daher auch neue Ausbildungsstrukturen einher: Für die Beteiligten an der Ausbildung, insbesondere Pflegeschulen und Pflegeeinrichtungen, wurden neue Rahmenbedingungen geschaffen, denn das PflBG (§ 6 Abs. 4) sieht die verbindliche Zusammenarbeit von Trägern der praktischen Ausbildung aus unterschiedlichen Versorgungsbereichen im Rahmen von sektorenübergreifenden Lernortkooperationen vor.

In diesem Zusammenhang sind gesetzliche Vorgaben zu Lernortkooperation bzw. Ausbildungsverbünden formuliert worden, da es in den meisten Fällen nicht mehr möglich ist, als einzelne Einrichtung zusammen mit einer Pflegeschule die Ausbildung anzubieten. Für viele Anbieter der Pflegeausbildung hat sich so ein neuer Aufgabenbereich ergeben; es muss gezielt nach Partnern für die Ausbildung gesucht werden, um für die eigenen Auszubildenden Praxiseinsätze in allen vorgeschriebenen Versorgungsbereichen gewährleisten zu können.

Die Anforderung, neue Kooperationspartnerschaften und Kooperationsformen zu etablieren, ist verbunden mit einer Notwendigkeit zur inhaltlichen Zusammenarbeit mit anderen Einrichtungen, die ebenfalls an der Ausbildung beteiligt sind. Neben den formalen Abstimmungen zur Koordination der Praxiseinsätze von Auszubildenden im Ausbildungsverlauf sind auch inhaltliche Absprachen bezüglich der Vereinheitlichung von Prozessen und Dokumenten sowie ein fachlicher Austausch zur Herstellung eines gemeinsamen Ausbildungsverständnisses im Rahmen der Lernortkooperation sinnvoll.

Aus diesen Erfordernissen resultieren verschiedene Organisationsformen von vertraglich geregelten Lernortkooperationen. Zum einen können Verträge zwischen jeweils zwei kooperierenden Einrichtungen (Schule-Praxiseinrichtung oder Praxiseinrichtung-Praxiseinrichtung) geschlossen werden und jede Einrichtung verfügt über einen gesonderten Vertrag mit jeder weiteren beteiligten Organisation, mit der sie in der Ausbildung kooperiert. Zum anderen können sich alle Beteiligten zu einem Verbund zusammenschließen und einen gemeinsamen Verbundvertrag abschließen (Wochnik u.a. 2022).

Wie die Kooperationen im Einzelnen geregelt sind, ist häufig ausschlaggebend für ihre organisatorische Struktur und deren inhaltliche Ausgestaltung und damit für die Frage nach einer zentralen Koordinierung. Handelt es sich um eine Übereinkunft zwischen einer Pflegeschule und mehreren Praxiseinrichtungen, so übernimmt häufig die Pflegeschule die Verantwortung für die Koordinierung und die inhaltliche Ausgestaltung. Dies ist eine verbreitete Strukturvariante und daher wird sie im vorliegenden Beitrag näher beleuchtet.[1]

---

1 Es muss daneben erwähnt werden, dass sich in der Ausbildungslandschaft auch andere organisatorische Strukturen finden. Unterliegt ein Ausbildungsverbund einer kommunalen Trägerschaft, so finden sich dort eigens eingerichtete Koordinierungsstellen, welche die Einsatzplanung der Auszubildenden übernehmen können und den Austausch zwischen den Einrichtungen moderieren. Außerdem gibt es Limitierungen für manche Einrichtungen hinsichtlich der Übernahme der Koordinierung. So können in einigen Bundesländern staatliche Schulen solche Aufgaben aus finanziellen bzw. landesrechtlichen Gründen nicht übernehmen. Andere Praxiseinrichtungen, wie große Kliniken, übernehmen die Koordinierung selbst. Allen Organisationsformen gemein ist jedoch, dass die Schulen federführend in der inhaltlichen Entwicklung und Ausgestaltung der Lernortkooperationen und Ausbildungsverbünde sind. Es finden sich zudem Zusammenschlüsse nur zwischen Pflegeschulen, was aber selten ist, da die Schulen untereinander um Auszubildende konkurrieren.

Pflegeschulen unterliegen aufgrund der Berufsgesetzgebung bei den heilkundlichen Gesundheitsberufen nicht dem Berufsbildungsgesetz bzw. der Handwerksordnung und nehmen eine Sonderstellung in der Bildungslandschaft ein (Reiber/Friese 2022). Die Bestimmungen zur (Ausbildungs-)Qualität auf Systemebene liegen in Form gesetzlicher bzw. landesspezifischer Vorgaben vor. Kontrollinstanzen, wie Schulinspektion oder die Verpflichtung zur Qualitätssicherung sind für Pflegeschulen in vielen Bundesländern nicht etabliert (Spürk 2015: 219 f.). Im föderalistischen System obliegt den einzelnen Bundesländern die Weisungshoheit, die bundeseinheitlichen Vorgaben (Friese 2018: 37) des Pflegeberufegesetzes sowie der Ausbildungs- und Prüfungsverordnung für die Pflegeberufe in Lehrpläne zu überführen. Pflegeschulen und Ausbildungsbetriebe sind aufgefordert, den vielfältigen Anforderungen zur Konstruktion der schulinternen Curricula (Fachkommission nach § 53 PflBG 2020: 26) bzw. praktischen Ausbildungspläne (Fachkommission nach § 53 PflBG 2020: 27) Rechnung zu tragen. Diese Konstruktionsprozesse haben umfassende Auswirkungen auf die unterrichtliche Gestaltung und praktische Ausbildung. Schulleitungen tragen dabei die besondere Verantwortung für die Passung zwischen schulinternem Curriculum und praktischem Ausbildungsplan (§ 10 Absatz 1 PflBG) und nehmen daher eine Schlüsselrolle zur Sicherstellung der Vorgaben der Fachkommission nach § 53 PflBG ein. Der Verantwortungsbereich von Schulleiter*innen ist daher bisher begrenzt auf die eigene Institution.

Auf Systemebene wurde mit dem Pflegeberufegesetz die Grundlage für eine Hilfestellung für die Einzelschulen und Ausbildungsbetriebe geschaffen. Der Artikel 54 (PflBG) umfasst den Aufbau unterstützender Strukturen und Angebote, welcher durch das Bundesinstitut für Berufsbildung (BIBB) geleistet werden soll. Unter anderem zählen auch Hinweise zum Aufbau von sogenannten Koordinierungsstellen zu den Aufgabengebieten des BIBB. Netzwerke auf regionaler Ebene sollen dazu beitragen, beispielsweise Praktikumsplätze für die Pflichteinsätze sicherzustellen, indem ausbildende Betriebe miteinander vernetzt werden (Saul/Jürgensen 2021: 102). Die Zusammenarbeit wird durch Kooperationsverträge geregelt (§ 6 Absatz 4 PflBG). Ansprechpartner der Koordinierungsstellen unterstützen auch Pflegeschulen, die Teil der regionalen Netzwerke sind (Saul/Jürgensen 2021: 100). Somit wurden durch den Gesetzgeber erstmalig Strukturen für eine Kooperation geschaffen, die durch ein Bundesinstitut unterstützt werden. Verschiedene Ausgestaltungsformen von Kooperationen sind im Rahmen von Ausbildungsverbünden möglich. Sowohl mehrere Träger, einzelne Pflegeeinrichtungen, als auch einzelne oder mehrere Pflegeschulen können im Rahmen dieser Kooperationsform verbunden sein (Bundesinstitut für Berufsbildung 2019: 53).

Das Gesamtsystem Pflegeausbildung befindet sich aktuell in einem Wandel. Jede Einzelschule und jeder Ausbildungsbetrieb ist gefordert, die gesetzlichen Vorgaben des Pflegeberufegesetzes sowie die Vorgaben der Rahmenpläne der jeweiligen Bundesländer umzusetzen. Ob jede Pflegeschule oder die einzelnen Ausbildungsbetriebe die Anforderungen der Bildungsstandards erfüllen können, bleibt indes fraglich. Umfassende Herausforderungen bei der Umsetzung der grundlegenden Umstrukturierung der Pflegeausbildung werfen die Frage auf, inwiefern Unterstützung auf Systemebene zu einer qualitätsvollen Veränderung des Gesamtsystems unter Einbezug systemimmanenter Kompetenz und Ressourcen führen kann. Einen vielversprechenden Ansatz stellt das System Leadership dar.

Ziel dieses Beitrags ist die Darlegung der (neuen) Rolle der Schulen in den sich entwickelnden Kooperationskonstellationen. Bei den Überlegungen steht der Ansatz der System Leaderships im Zentrum. Die im Folgenden dargelegten Aspekte zur Rolle der Schulen entstammen, wenn nicht anders belegt, der Begleitforschung des Veränderungsprozesses zur Einführung der neuen Pflegeausbildungen (2021-2024), die durch ein Konsortium, bestehend aus dem Forschungsinstitut Betriebliche Bildung gGmbH (f-bb), der Hochschule Esslingen und der Katholischen Stiftungshochschule München, im Auftrag des BIBB durchgeführt wird.[2]

2. System Leadership als theoretische Rahmung systemischer Veränderung

Im Diskurs um Schulmanagement stellt System Leadership einen neuen Ansatz dar (Boylan 2016: 57). Verschiedene Aspekte sind ausschlaggebend für die Entwicklung zum System Leadership: die wachsende Bedeutung schulübergreifender Netzwerke und Kooperation, auch zwischen Schulen und verschiedenen Betrieben, eine Ausweitung von Ansätzen organisationsübergreifender pädagogischer Führung und die Betrachtung von Führung aus systemtheoretischer Perspektive (ebd.: 58). Aktuelle Literatur zu System Leadership im Kontext Schule findet sich nur aus dem englischsprachigen Raum (ebd.: 59). Im Rahmen der Literaturrecherche für diesen Artikel konnte kein Anwendungsbeispiel für System Leadership im deutschsprachigen Raum gefunden werden. Elemente bzw. Ansatzpunkte lassen sich in der Schulentwicklung und Schulentwicklungsberatung finden (Goecke 2017: 65 ff.).

Engagieren sich Schulleiter*innen nicht nur für den Erfolg der eigenen Schule, sondern setzen sich auch für den anderer Schulen und/oder das Gelingen von Kooperationen oder Ausbildungsverbünden ein, werden sie zu System Leaders (Hopkins 2008: 22). System Leadership bedeutet die Übernahme von (Führungs-)Verantwortung für weitere Schulen und/oder Betriebe unter Anerkennung, dass die nachhaltige Weiterentwicklung aller nur gelingt, wenn das System verändert wird (ebd.). Alle Beteiligten sollen dazu befähigt werden, das eigene Potenzial ausschöpfen zu können. Hierzu bündeln System Leaders einzelne Aktivitäten, die auf die Verbesserung der Bildungsqualität abzielen (Hopkins/Higham 2007: 159). »Developing people« (ebd.: 159) bedeutet, neben der Befähigung der Lernenden

---

2 Homepage des Projekts und weitere Informationen unter: https://www.bibb.de/de/136047.php (Abruf: 1.11.2023)

die Rahmenbedingungen von Lernen und deren Auswirkungen bei schulischer Innovation zu integrieren. Professionelle Lerngemeinschaften ermöglichen eine Kooperation von Lehrenden innerhalb der Organisation Schule, die auch außerhalb der Schule, also in die Betriebe hinein, wirkt (ebd.). Netzwerke professioneller gegenseitiger Unterstützung bieten beispielsweise die Chance, schulübergreifende Lehrpläne zu entwickeln (ebd.) oder Curricula zwischen Schule(n) und Betrieb(en) abzustimmen.

Ausgehend von Einzelschulen, kann mit dem System Leadership ein Ansatz verfolgt werden, der auf systemischer Ebene zu einer Verbesserung des Gesamtsystems beitragen kann (ebd.: 158). Grundlage dieses Ansatzes ist das Bestreben, das System aus der Profession heraus zu verändern und weniger auf Basis ordnungsrechtlicher Vorgaben. Dennoch sind organisationale Strukturen erforderlich, um den Aktivitäten einen Rahmen zu geben (Boylan 2016: 66 f.).

Theoretische Bezüge für das System Leadership finden sich in der Systemtheorie und Theorien zu Leadership. Gleichzeitig weist System Leadership Verbindungen zu Systemischem Denken auf. Hier wird bspw. auf die Arbeiten von Michael Fullan und Peter Senge verwiesen (Naicker/Mestry 2016: 9; Hopkins/Higham 2007: 148). Systeme sind von drei Aspekten gekennzeichnet. Verschiedene Komponenten charakterisieren Systeme, die miteinander in Beziehung stehen, sich jedoch voneinander abgrenzen lassen (Lindemann/Hnatenko 2019: 52). Es bestehen Relationen zwischen einzelnen Systemen mit ihren jeweiligen Subsystemen und mit der Systemumwelt, die sich gegenseitig bedingen (ebd.). Das führt dazu, dass Veränderungen komplementär Änderungen verbundener Systeme nach sich ziehen (Naicker/Mestry 2016: 3). Die Benennung von Systemen, das Aufzeigen von Subsystemen und die Darlegung der Relation der Komponenten untereinander ermöglichen es, komplexe Zusammenhänge darzustellen (Lindemann/Hnatenko 2019: 52). Wird das Bildungssystem als ein übergeordnetes System verstanden, so sind Schulen und Ausbildungsbetriebe Subsysteme (Lindemann/Hnatenko 2019: 52; Naicker/Mestry 2016: 3). Verändert sich das Führungsverhalten mehrerer Schulleiter*innen innerhalb einer Region und agieren diese als Kollektiv, kann das eine Veränderung des Systems zur Folge haben (Naicker/Mestry 2016: 3).

System Leadership ist sich der Grenzen der einzelnen (Sub-)Systeme bewusst und versucht diese gezielt zu überwinden bzw. systemimmanente Kapazitäten freizusetzen und Ressourcen für Veränderung zu bündeln. Schlüsselpersonen bei diesen Prozessen sind Schulleiter*innen wobei unter Anerkennung verschiedener Subsysteme auch weitere Akteure als System Leaders identifiziert werden können. Grundlegende Werte und Normen kennzeichnen das Handeln von System Leaders und tragen zu einer Weiterentwicklung über die Grenzen der eigenen Schule hinaus bei. System Leaders stellen ihr Wissen dem Gesamtsystem zur Verfügung und wirken hierdurch partizipativ an der Entwicklung des Gesamtsystems mit (Hopkins 2008: 26). Sie erkennen den Systemzusammenhang verschiedener Bildungskontexte an und verstehen die Bildungslandschaft als interdependentes Zusammenspiel multipler verbundener Systeme (Boylan 2016: 60).

Als System Leaders gehen Schulleiter*innen Kooperationen ein, um bei speziellen Herausforderungen zu kooperieren und ein Netzwerk von Schulen und weiteren an Bildungsprozessen beteiligten Akteuren (das können neben Betrieben auch Koordinierungsstellen sein) innerhalb einer Region aufzubauen.

3. Die Rolle der Pflegeschule bei Lernortkooperationen

Da die meisten Pflegeschulen aus der Tradition der drei vorherigen Ausbildungen im Pflegebereich wenig Kooperationserfahrungen und Netzwerke mitbrachten, ergibt sich für viele Pflegeschulen eine neue, zentrale Rolle. Zwar ist es gemäß PflBG eigentlich Aufgabe des Trägers der praktischen Ausbildung, »in jedem Versorgungsbereich einen Lernort für seine Auszubildenden zu finden und die Abfolge der Einsätze zu koordinieren« (Die Bundesregierung 2021: 25), doch viele Pflegeschulen übernehmen diese Einsatzplanung, gleichsam als Servicedienstleistung, für ihre betrieblichen Kooperationspartner. Neben der Koordinierung der Praxiseinsätze gestalten Pflegeschulen zudem oftmals federführend den Austausch mit den Kooperationspartnern und erarbeiten ebenfalls häufig curriculare Vorgaben sowie Vorlagen zur Dokumentation. Da sich mit dem PflBG auch die Anforderungen an die Praxisanleitung in den Praxiseinrichtungen verändert haben, bieten Pflegeschulen häufig Hilfestellungen wie Beratung und Beteiligung an Pflichtfortbildungen und auch an der Weiterbildung zur Qualifizierung zur Praxisanleitung an.

In diesen Fällen bilden die Schulen das Zentrum im Kontext der Lernortkooperationen oder Ausbildungsverbünde. Sie sind in dieser Funktion ausschlaggebend für die Umsetzung der Ausbildung nach dem PflBG. Sie übernehmen sowohl in organisatorischer als auch in inhaltlicher Hinsicht die Verantwortung für das Gelingen der Ausbildung und tragen damit wesentlich zum Transformationsprozess nach den neuen gesetzlichen Vorgaben in der Pflegebranche bei, zum Erfolg des Gesamtsystems also.

Die Pflegeschule ist zum einen dafür verantwortlich, den theoretischen Rahmen der Ausbildung durch das Curriculum zu setzen und auszugestalten, sowie zum anderen diesen theoretischen Rahmen gemeinsam mit der Praxis in einem Theorie-Praxis-Transfer zu formen. Die Pflegeschule ist als Organisation auch gesetzlich (§ 10 PflBG) dafür zuständig, dies zu überprüfen. Demnach ist in der Anlage der Organisation Pflegeschule und ihrer Aufgaben die Vermittlung auf verschiedenen Ebenen inbegriffen. Ausbildende Einrichtungen gehen in diesem Zusammenhang auch mit der Vorstellung einer entsprechenden Expertise in diese Ausgestaltungs- und Veränderungsprozesse in der Organisation Pflegeschule auf die Schule zu.

Zusammenfassend ist zu erkennen, dass Pflegeschulen im Vergleich zu betrieblichen Akteuren und sonstigen Berufsschulen eine Vielzahl an Organisationsaufgaben, aber auch die Gestaltung der Ausbildung allgemein übernehmen. Was hierbei immer wieder als Problem diskutiert wird, könnte in dieser Situation von Vorteil sein: Die Mehrzahl der Schulen sind nicht im selben Maße an landesspezifische Vorgaben gebunden bzw. unterliegen nicht deren Kontrollinstanzen wie staatliche Schulen (Spürk 2015: 219 f.). Sie sind als staatlich anerkannte Berufsfachschulen und Schulen des Gesundheitswesens Teil des sogenannten Schulberufssystems, für das insgesamt gilt, dass das »bildungspolitische Steuerungsinteresse« (Reiber/Friese 2022: 54) nicht so stark ausgeprägt ist, wie für die staatlichen Schulen. Dass Schulleitungen verantwortlich sind für die Passung zwischen schulinternem Curriculum und praktischem Ausbildungsplan (§ 10 Absatz 1 PflBG) und deshalb eine Schlüsselrolle im Reformprozess einnehmen, bringt die Schulen innerhalb der Kooperationen – unabhängig davon, ob diese in Form eines Ausbildungsverbunds oder als Lernortkooperationen organisiert sind – in eine prominente Position. Wie bereits angedeutet, kommen den Pflegeschulen verschiedene Aufgaben bei der Lernortkooperation zu – solche, die im PflBG geregelt sind und andere, die im Zuge des Veränderungsprozesses durch die Einführung der neuen Pflegeausbildung von der Schule auch ohne formale Zuständigkeit häufig übernommen oder ihr von den Betrieben übertragen werden.

In dieser Rolle können Schulen über die Schulleitungen zu System Leaders werden, indem sie sich über die Schulgrenzen hinweg für eine gelingende und qualitätsvolle Ausbildung einsetzen und somit in das Gesamtsystem der an der Ausbildung beteiligten Akteure regulierend einwirken. Im Sinne des System Leaderships ist darunter zu verstehen, dass sich Schulen über ihre Schulen hinweg im Sinne der Qualitätsentwicklung engagieren und andere Schulen zu Verbesserungen »anstiften« (Hopkins/Higham 2007: 159). Zu System Leadership können jedoch auch sehr konkrete Unterstützungsangebote einer Schule für andere Bildungsakteure zählen, wie z.B. die Entwicklung schulübergreifender Lehrpläne. Handlungsleitend ist dabei die Motivation, die Ausbildungsreform weniger aufgrund von bürokratischen Vorgaben, sondern geleitet von einem Bildungsverständnis umzusetzen. Dieser unterschiedliche Einsatz der Beteiligten und die Ebene der Auseinandersetzung innerhalb der Kooperationen kann auch die Qualität dieser Beziehung beeinflussen (Wochnik u.a. 2022).

Aus der Sicht schulischer Akteure gehören zu ihren Aufgaben die Netzwerkpflege und regelmäßige Kontakte zu den Trägern der praktischen Ausbildung, die Einladung zu regelmäßigen Treffen, die Weiterleitung von Informationsmaterialien, die Ausbildungs- und Einsatzplanung, Beratungstätigkeiten gegenüber Betrieben etc. Manche Schulen verstehen sich als Dienstleister für die Träger, z.B. in Form der Vermittlung von Auszubildenden oder dem Zur-Verfügung-Stellen von (technischer) Infrastruktur. Schulen können ebenso bei Bewerbungsverfahren der Träger (z.B. dem Schalten einer Anzeige) unterstützen. Darüber hinaus unterstützen manche schulischen Akteure die Einrichtungen bei der Erstellung des Praxis-Curriculums oder bei der Bearbeitung des Ausbildungsplans, aber auch bei der Erstellung von Instrumenten der Leistungsbeurteilung der praktischen Phasen.

Darin werden die vielfältigen Aufgaben deutlich, die je nach personellen und zeitlichen Kapazitäten an der Pflegeschule in der Implementierung einer eigenen Stelle mit der Funktion Praxiskoordination münden kann. Diese ist verantwortlich für die Erstellung des dreijährigen Ausbildungsplans für die Auszubildenden und die Koordination der jeweiligen Praxiseinsätze. Ggf. kümmert sich die Praxiskoordination auch um die Kooperationsverträge. In diesem Fall stellt sich eine Bandbreite an Aufgaben dar, die gesetzlich so nicht vorgesehen ist. Seitens betrieblicher Akteure werden die Zuständigkeiten einer Praxiskoordination, die von Akteuren aus dem Schulbetrieb genannt wurden, teilweise bestätigt und ergänzt. Die Praxiskoordination arbeitet übergeordnet mit mehreren Standorten zusammen und ist zuständig für die Gesamtplanung der praktischen Ausbildung. Die Praxiskoordination ist somit eine Schnittstelle von Schule und Praxis und kann sich auch um die Fortbildung von Praxisanleitenden kümmern. Sie kann in solchen Fällen – äquivalent zu den Betrachtungen zu Schulleiter*innen weiter oben – als System Leader angesehen werden.

Häufig erfolgen Fortbildungen für die Praxisanleitenden durch die Schule. Zugleich werden auch von manchen Betrieben Schulungen zum Thema Praxisanleitung für Kooperationspartner angeboten. Diese scheinbaren Widersprüchlichkeiten bzw. Überschneidungen von Zuständigkeiten verschiedener Akteure für dieselben Aufgaben scheinen die vielfältigen Ausgestaltungsmöglichkeiten der Zusammenarbeit in Lernortkooperationen zu spiegeln, bieten aber gleichzeitig Potenzial der Vereinfachung und effektiveren Gestaltung.

Es sind darüber hinaus weitere Überschneidungen von Zuständigkeiten zu erkennen, z.B. bezüglich des Vertragswesens. Manche betrieblichen Akteure gaben an, dass die Schulen die Verträge der Auszubildenden gestalten, während andere darauf verwiesen, dass der Entwurf der Kooperationsverträge durch den Betrieb erfolgt sei. Demgegenüber stehen Varianten, bei denen der Betrieb nicht unmittelbar mit weiteren Praxisbetrieben, sondern hauptsächlich mit den Schulen zusammenarbeitet. Je nach Konstellation, liegen verschiedene Aufgabenpakete bei den Schulen und damit meist bei den Schulleiter*innen.

Ausbildungsverbünde haben sich seit Einführung des PflBG in verschiedenen Konstellationen und Größen entwickelt, in Bezug auf die Beteiligung von Schulen gibt es solche mit einer Schule, aber auch solche mit mehreren Schulen. Im Verbundkontext werden von schulischen Akteuren bezüglich Kooperationen mehrerer Pflegeschulen unterschiedliche Zuständigkeiten thematisiert (z.B. Planung der Pflichteinsätze, Curriculumentwicklung, Koordinationsaufgaben im Verbund), die auch gewisse Herausforderungen implizieren können. Während in einigen Konstellationen die Schule eine klare Arbeitsteilung zwischen Theorie und Praxis praktiziert, gibt es in anderen Verbünden Schulen, die Ansprechpartner für praktische Belange sind. Dadurch erfolgt der Kontakt zu manchen Kooperationspartnern nicht unmittelbar, sondern immer über die Schule.

Im Vergleich zu Akteuren aus Betrieben übernehmen Schulen eine Vielzahl an Organisationsaufgaben in den Kooperationen, wobei einerseits spezifische Aufgaben auch von Praxiskoordinator*innen erfüllt werden, die bei den Betrieben angesiedelt sind. Andererseits gibt es ebenso Aufgaben, die gemeinsam von Schulen und Betrieben bearbeitet werden: die Überarbeitung der Aufgaben aus der Schule für die Praxis oder die Unterstützung bei der Erstellung des Lehrplans.

Zu den für die Zusammenarbeit förderlichen Faktoren gehören klare Zuständigkeiten und konkrete Ansprechpartner in den einzelnen Einrichtungen bzw. zentrale Ansprechpersonen. Nicht nur im Rahmen von Lernortkooperationen, sondern auch in Verbünden sind aus der Sicht betrieblicher Akteure gemeinsame Dokumente für alle Kooperationspartner hilfreich für die Zusammenarbeit. Dazu gehört auch die Vereinheitlichung bei der Dokumentation und von Instrumenten (z.B. zur Leistungsbeurteilung) und deren gegenseitige Abstimmung, teilweise auch gemeinsame technische Lösungen zum Austausch von Informationen zwischen den Institutionen.

Bezogen auf die Zusammenarbeit in Verbünden wird erkennbar, dass sowohl von Akteuren aus Betrieben als auch von schulischen Akteuren eine zentrale Stelle einer Ausbildungskoordination oder auch ganz generell zentrale Ansprechpersonen innerhalb eines Verbundes als enorme Unterstützung bei der Bewältigung der vielen Aufgaben wahrgenommen werden. Darüber hinaus ist die Bestimmung einer federführenden Einrichtung bzw. Person zur Anbahnung der Kooperationen förderlich und trägt zum Gelingen der Zusammenarbeit der Subsysteme und somit des Gesamtsystems bei.

4. Die Auswahl von Patient*innen zur Festlegung des Komplexitätsgrads von Aufgaben in den generalistischen Rahmenplänen: Eine Kritik

Schulen sind also häufig für die Planung von Praxiseinsätzen in verschiedenen Einrichtungen zuständig. Sie stellen eine wichtige Schnittstelle für die Kommunikation im Rahmen von Lernortkooperationen dar. So können zudem Schul- und Praxiszeiten aufeinander abgestimmt werden. Auch bei der inhaltlichen Ausgestaltung der praktischen Ausbildung wird häufig auf die Schulen zurückgegriffen, die dann Aufgaben der Curriculumentwicklung für die Praxis übernehmen oder übertragen bekommen. Sie bringen curriculare Expertise ein (Wissenskomponente), moderieren unterschiedliche Interessen und Voraussetzungen (methodische Dimension) und greifen Veränderung proaktiv als Gestaltungschance (organisationale Haltung und Einstellung) auf.

Die beschriebenen vielfältigen Aufgaben, die von den Pflegeschulen in ihrer Rolle als zentrale Steuerungsorganisation in Lernortkooperationen und Ausbildungsverbünden übernommen werden, führen zwangsläufig zu einigen Herausforderungen, die in den Gesprächen mit beteiligten Akteuren genannt wurden und sich wie folgt zusammenfassen lassen:

- sehr hoher organisatorischer Aufwand in der Koordination der praktischen Ausbildung für die Pflegeschulen, die sich bei diesem Thema engagieren
- sehr hoher Kontrollaufwand beim Abgleich der Ausbildungsnachweise mit den gesetzlichen Vorgaben

- empfohlene Lehrer-Schüler-Quote im PflBG entspricht nicht dem erhöhten Bedarf personeller Ressourcen und dem Aufgabenzuwachs bei Pflegeschulen.

Dem breiten Portfolio an Anforderungen an die Pflegeschule stehen die eigentlichen Bereiche von schulischer Expertise gegenüber, die sich nicht immer mit diesem breiten Aufgabenspektrum decken. Daraus lässt sich die Frage ableiten, welche Aufgaben sinnvollerweise von der Schule übernommen werden können und bei welchen davon verschiedene Herausforderungen entstehen können.

4.1 Curriculare Expertise der Pflegeschulen und ihre Grenzen

Pflegeschulen haben traditionell Expertise und Erfahrung mit Curriculumentwicklung. Zwar werden durch Berufsgesetze und deren Ausbildungs- und Prüfungsverordnungen Themenbereiche, Ziele und Kompetenzbeschreibungen für die Ausbildung definiert und ggf. auf Landesebene noch weiter konkretisiert, z.B. in entsprechenden Landesvorgaben bzw. -empfehlungen), aber diese Vorgaben bedürfen der Operationalisierung und der Anordnung zu einem Curriculum. Dieser Ausgestaltungsspielraum wurde und wird gern genutzt, um der Ausbildung ein je eigenes Profil zu verleihen und ein spezielles Ausbildungsverständnis zu manifestieren.

Weiterhin führen auch die raschen fachlichen Weiterentwicklungen im Berufsfeld Pflege dazu, dass Curricula regelmäßig angepasst und reformiert werden (Darmann-Finck/Reiber 2021: ix). Häufig werden dafür berufswissenschaftliche Analysen genutzt, um das Curriculum möglichst passgenau auf die beruflichen Anforderungen im Handlungsfeld zu beziehen (vgl. z.B. Schneider u.a. 2019). Um zukünftige Pflegepädagog*innen auf diese Gestaltungsaufgabe vorzubereiten, wurde das Thema auch in den Fachqualifikationsrahmen Pflegedidaktik aufgenommen, der sich als »Referenzrahmen für die Konzipierung pflegedidaktischer Studienanteile« (Walter/Dütthorn 2019: 6) versteht.

4.2 Die methodische Kompetenz der Pflegeschulen und ihre Grenzen

Mit dem Aufkommen der verschiedenen Arten der Kooperation, werden auch Beteiligte an der Ausbildung (also Subsysteme) zueinander gebracht, die vorher wenig Berührungspunkte hatten: Betriebe aus verschiedenen Versorgungsbereichen mit entsprechenden Traditionen, Betriebe unterschiedlicher Trägerschaften, aber auch Schulen, die aus verschiedenen Pflegetraditionen kommen können.

Wie weiter oben beschrieben nimmt in den wachsenden Kooperationsbeziehungen oftmals die Pflegeschule die Rolle der Mittlerin zwischen den Interessen und Anforderungen der einzelnen Kooperationspartner ein. Die Gründe für diese zentrale Rolle wurden oben erläutert. Je nach Fortschritt bei den Themen werden hier erneut Unterschiede in der Tiefe und Bedeutungsdimension der in Kooperationen behandelten Themen und

Fragen deutlich (Wochnik u.a. 2022). Es kann von den Betrieben nicht erwartet werden, dass die Schulen zahlreiche Aufgaben übernehmen, die diese überlasten, was wiederum Auswirkungen auf das Gesamtsystem hätte. Aus diesen Überlegungen heraus ergeben sich verschiedene Blickwinkel auf System Leadership.

4.3 Ansatzpunkte für System Leadership für die Pflegeausbildung

Veränderungen nach innen in der eigenen Bildungseinrichtung oder Ausbildungseinrichtung sind verbunden mit einer Neuausrichtung der Lernortkooperationen und/ oder Ausbildungsverbünde. Gleichzeitig findet ein Systemwechsel statt, der die Ausgestaltung und Attraktivität der Pflegeausbildung nachhaltig prägen wird. Besondere Relevanz erfährt die aktuelle Neuausrichtung dadurch, dass Ausbildung als eine der Hauptstrategien gilt, dem Fachkräftemangel entgegenzuwirken (Mohr u.a. 2022). Um eine nachhaltige Ausbildungsqualität zu entwickeln, ist es erforderlich spezifisches Wissen aller Beteiligten zu bündeln, zu entwickeln und zu sichern. Trotz der definitorischen Bestimmung von System Leadership gibt es keine einheitliche Verwendung der Begriffe System und Leadership (Boylan 2016: 58; Gurr/Drysdale 2018: 214), in der Literatur finden die Begriffe für unterschiedliche Personengruppen Anwendung (Boylan 2016: 58). Im Kontext der generalistischen Pflegeausbildung können die Rollen der System Leaders von unterschiedlichen Personengruppen wahrgenommen werden.

Eingangs wurde bereits die Bedeutung von Schulleiter*innen in der generalistischen Pflegeausbildung herausgestellt. Sie verantworten nicht nur das schulinterne Curriculum, sondern darüber hinaus auch die Passung mit dem praktischen Ausbildungsplan. Wird die Rolle des Trägers der praktischen Ausbildung auf die Pflegeschule übertragen, einhergehend mit der Verantwortung für die Durchführung und Organisation der praktischen Ausbildung (§ 8 Absatz 1 und 2 PflBG), erweitert sich ihr Verantwortungsbereich. Schulleiter*innen sind daher sowohl für das Lehren und Lernen innerhalb der Schule als auch am praktischen Ausbildungsort verantwortlich. Diese Rolle als Träger geht somit über die bisherige Definition des Verantwortungsbereichs hinaus, der darin bestand, das Erreichen des Ausbildungsziels sicherzustellen (§ 10 KrPflG, § 15 AltPflG). In dieser Doppelfunktion eröffnet sich ein umfassender Handlungsspielraum als System Leader. Verbleibt die Rolle des Trägers der praktischen Ausbildung bei dem ausbildenden Betrieb, kann dieser in Vertretung einer Person als System Leader fungieren.

Eingangs wurde auf die neu geschaffenen Strukturen der Koordinierungsstellen hingewiesen. Koordinierungsstellen der Landkreise, welche eingesetzt werden, um alle an der Ausbildung beteiligten Akteure zu bündeln und Ausbildungskapazitäten sicherzustellen, schaffen Netzwerkstrukturen, die es bis dahin in der Bildung von Pflegepersonen noch nicht gegeben hat. Aktuell ist die Ausgestaltung entsprechender Stellen, wenn sie denn implementiert sind, sehr unterschiedlich. Diese Strukturen im Sinne des System Leadership zu nutzen und auszubauen, erscheint reizvoll.

Die Perspektive der System Leaders als Schulleiter*innen erweitert sich daher um die Personen auf Ebene der Koordinierungsstellen, und um die ausbildenden Betriebe. Sie alle können die Rolle als »Community Leader« (Hopkins/Higham 2007: 155) oder »Change Agents« (ebd.: 156) übernehmen.

Bestehen besondere Entwicklungsbedarfe von Schulen können im Rahmen von Bildungskooperationen Ressourcen gebündelt werden, um beispielsweise gemeinsam ein Curriculum zu entwickeln (Hopkins/Higham 2007: 154). Das Vorlegen schulinterner Curricula ist im Pflegeberufegesetz festgehalten und von den Schulen zu leisten (§ 6 Absatz 2 PflBG). Alheit u.a. beschreiben in ihrer qualitativen Studie das Fehlen des Knowhows zur Curriculumentwicklung sowie eines grundlegenden Verständnisses, welche Neuerungen konkret mit der Generalistik für den Pflegeberuf intendiert sind (Alheit u.a. 2019: 281).

5. Schlussfolgerungen und mögliche Weiterentwicklungen

Schulen nehmen im Kontext des derzeitigen Systemwechsels hin zu einer generalistischen Pflegeausbildung in zahlreichen Fällen die Funktion eines System Leaders ein, indem sie stellvertretend Steuerungs- und Gestaltungsaufgaben im Rahmen von Lernortkooperationen bzw. Ausbildungsverbünden übernehmen. Dabei kommt ihnen zugute, dass Pflegepädagog*innen nachvollziehbarerweise sowohl in konkreten curricularen Fragen als auch bei übergeordneten Anliegen wie Ausbildungsqualität über andere fachliche Voraussetzungen verfügen als die Akteure, mit denen sie kooperieren. Als System Leaders können Schulen so auf die Weiterentwicklung der Pflegeausbildung als Gesamtsystem einwirken.

Bisher verläuft die Übernahme dieser Funktion meist subtil als eine Entwicklung, die sich aus den Anforderungen heraus und im Kontext einer spezifischen Konstellation ergibt. Wünschenswert wäre es, dass die prominente Rolle, die Schulen in diesen Fällen übernehmen, als offizielles Mandat durch den Ausbildungsverbund/die Lernortkooperation abgesichert ist und ihr dafür auch entsprechende finanzielle und zeitliche Ressourcen bereitgestellt werden.

Der Entwicklung des Schulsystems kommt innerhalb der Schulentwicklung in der Pflegeausbildung eine bedeutsame Rolle zu. Bundeslandspezifische ordnungsrechtliche Vorgaben, unterschiedliche Träger sowie die eingangs beschriebene fehlende Qualitätssicherung haben eine Heterogenität der Bildungslandschaft zur Folge (Friese 2018: 37). Einsatzfelder von System Leaders sind nicht auf die Ausbildung begrenzt. Bspw. können System Leaders bereits bei der Phase der Berufsorientierung unterstützen, indem sie als Community Leaders und Change Agents Kooperationen anbahnen, die die pädagogische und didaktische Ausgestaltung von Praktika zur Berufsorientierung und Implementierungsprozesse begleiten.

Andererseits steht System Leadership in der Kritik, programmatisch angeordnete Systemänderung im Sinne von top down zu vollführen. Die Umsetzung von übergeordneten (bildungs-)politischen Vorgaben auf nationaler Ebene (Boylan 2016: 62) wie die eingangs beschriebene Gesetzesänderung in den Pflegeberufen stellt eine ebensolche deklarierte Systemänderung dar. Wird allerdings das zugrunde liegende Prinzip von System Leadership übertragen, haben bestehende Kooperationen und Netzwerke das Potenzial inne, ihre unterstützende Funktion zu entfalten. Qualitätsentwicklung und damit Schulentwicklung in der Relation zwischen Systemebene und Schule, wie sie im Berufsbildungsgesetz festgehalten ist (Artikel 76 BBiG), findet aufgrund der Sonderstellung der Pflegeschulen (Spürk 2015: 214) keine Anwendung. Von einer programmatisch deklinierten Systemänderung kann für Pflegeschulen und die zu entwickelnden Netzwerke daher keine Rede sein. System Leadership umfasst eine grundlegende Wertehaltung (Hopkins 2008: 23), wobei System Leaders verschiedene Rollen einnehmen (ebd.: 23 ff.), um Menschen zu befähigen, Unterricht und Lernen weiterzuentwickeln sowie Organisationen zu entwickeln unter Ausschöpfung des Potenzials aller Akteure der Ausbildung (ebd.: 26). Besonders im Fokus stehen Lehrpersonen, die miteinander interagieren und so ihrerseits das Lehren und Lernen einer Schule gestalten (ebd.: 59). Zukünftig, so argumentiert Boylan, müssen Lehrende in das Konstrukt des System Leadership integriert und ihr Einfluss auf Führungsverhalten im Sinne von bottom-up und distributed leadership mitdiskutiert werden (ebd.: 63). Selbst wenn Schulleiter*innen die Etablierung von professionellen Lerngemeinschaften initiieren (ebd.: 182), geraten Lehrpersonen mit ihrem Knowhow zunehmend in den Fokus. Ihre Rolle im System Leadership gilt es noch weiter zu differenzieren und zu untersuchen.

Dennoch ist System Leadership nicht ohne entsprechende Rahmenbedingungen zu leisten (Boylan 2016: 66 f.). Hierzu zählt die Bereitstellung erforderlicher Ressourcen und deren Refinanzierung. Daneben erfordert System Leadership ein Umdenken und eine Offenheit der beteiligten Akteure. Das beinhaltet die Reflexion des eigenen Verständnisses von Führung – sowohl der System Leaders als auch der Schulen, Betriebe und Einrichtungen, die entsprechende Beratungsleistungen in Anspruch nehmen. Zusätzlich ist ein Perspektivwechsel erforderlich, der den Blick über die Kooperationspartner und Ausbildungsverbünde auf die Systemebene weitet. System Leadership bietet zahlreiche Ansatzpunkte für ein strukturelles Handeln einzelner Akteure. In diesem Beitrag wurde skizziert, dass Schulleitungspersonen ebendiese sein können, jedoch im Kontext der Pflegeausbildung auch andere Personen in den Fokus rücken. Ausbildungsqualität für das gesamte System berufsbildender Einrichtungen im Berufsfeld Pflege zur Verfügung zu stellen, kann zukünftig Veränderungsprozesse unterstützen. Ein zielgerichtetes Vorgehen wird mit dem System Leadership möglich.

Literatur

Alheit, Peter/Herzberg, Heidrun/Walter, Anja (2019). »Generalistikdiskurs« reloaded: Eine qualitative Studie zur Pflegeausbildungsreform im Land Brandenburg. In: Pädagogik der Gesundheitsberufe 6 (4), S. 272-282.

Berufsbildungsgesetz in der Fassung der Bekanntmachung vom 4. Mai 2020, geändert durch Artikel 16 des Gesetzes vom 28. März 2021. In: Bundesgesetzblatt Teil I (22), S. 920-947.

Boylan, Mark (2016). Deepening system leadership. In: Educational Management Administration & Leadership 44 (1), S. 57-72.

Bundesinstitut für Berufsbildung (2019). Kooperationsverträge der beruflichen Pflegeausbildung. Fachworkshop-Empfehlungen zur Umsetzung in der Praxis. Version 1.1. Bonn: Bundesinstitut für Berufsbildung.

Die Bundesregierung (2021). Konzertierte Aktion Pflege. Zweiter Bericht zum Stand der Umsetzung der Vereinbarungen der Arbeitsgruppen 1 bis 5.

Darmann-Finck, Ingrid/Reiber, Karin (2021). Introduction. In: Dies. (Hg.). Development, Implementation and Evaluation of Curricula in Nursing and Midwifery Education. Heidelberg (Springer) 2021, S. ix-xiv.

Fachkommission nach § 53 Pflegeberufegesetz (2020). Rahmenlehrpläne der Fachkommission nach § 53 PflBG. 2. überarbeitete Auflage. Bonn: Bundesinstitut für Berufsbildung.

Friese, Marianne (2018). Care Work. Eckpunkte der Professionalisierung und Qualitätsentwicklung in personenbezogenen Dienstleistungsberufen. In: Dies. (Hg.). Reformprojekt Care Work. Professionalisierung der beruflichen und akademischen Ausbildung. Bielefeld: wbv (Berufsbildung, Arbeit und Innovation, Band 50), S. 29-49.

Gesetz über die Berufe in der Krankenpflege (Krankenpflegegesetz – KrPflG). 2003. In: Bundesgesetzblatt Teil I (36), S. 1442-1458.

Gesetz über die Pflegeberufe (Pflegeberufegesetz – PflBG). 2017, in der Fassung vom 19. Mai 2020. In: Bundesgesetzblatt Teil I (49), S. 2581-2614.

Goecke, Martin (2017). Schulentwicklung durch Beratung. Dissertation. Wiesbaden: Springer VS.

Gurr, David/Drysdale, Lawrie (2018). System Leadership and School Leadership. In: Research in Educational Administration & Leadership 3 (2), S. 207-229.

Hopkins, David (2008). Realising the potential of system leadership. In: Pont, Beatriz (Hg.). Improving School Leadership. Volume 2: Case Studies on System Leadership. Paris: OECD, S. 21-34.

Hopkins, David/Higham, Rob (2007). System leadership: mapping the landscape. In: School Leadership and Management 27 (2), S. 147-166.

Lindemann, Holger/Hnatenko, Oleksandr (2019). Konstruktivismus, Systemtheorie und praktisches Handeln. Eine Einführung für pädagogische, psychologische, soziale, gesellschaftliche und betriebliche Handlungsfelder. Göttingen: Vandenhoeck & Ruprecht.

Mohr, Jutta/Riedlinger, Isabelle/Reiber, Karin (2022). Die berufspraktische Pflegeausbildung unter dem Blickwinkel beruflicher Identitätsbildung. In: Zeitschrift für Berufs- und Wirtschaftspädagogik. Professionalisierung der Gesundheitsberufe. Berufliche und hochschulische Bildung im Spiegel aktueller Forschung. Hg. von Weyland Ulrike/Reiber, Karin, S. 215-242.

Naicker, Suraiya R./Mestry, Ray (2016). Leadership development. A lever for system-wide educational change. In: South African Journal of Education 36 (4).

Reiber, Karin/Friese, Marianne (2022). Das Schulberufssystem im Kontext des Berufsbildungssystems – Entwicklungslinien und -perspektiven der Care-Berufe. In: Eckelt, Markus/Ketschau, Thilo, J./Klassen, Johannes/Schauer, Jennifer/Schmees, Johannes K./Steib, Christian (Hg.). Berufsbildungspolitik. Normalität, Krisen, Perspektiven der Erstausbildung. Bielefeld: wbv, S. 57-67.

Saul, Surya/Jürgensen, Anke (2021). Handreichung für die Pflegeausbildung am Lernort Pflegeschule: Erläuterungen des PflBG, der PflAPrV und des Rahmenlehrplans der Fachkommission nach § 53 PflBG: Umsetzungshilfe für schulinterne Curricula. Bonn: Bundesinstitut für Berufsbildung.

Schneider, Kordula/Kuckeland, Heidi/Hatziliadis, Myrofora (2019). Berufsfeldanalyse in der Pflege. Ausgangspunkt für eine generalistisch ausgerichtete Pflegeausbildung. Zeitschrift für Berufs- und Wirtschaftspädagogik, 115/2019, S. 6-38.

Spürk, Dorothee (2015). Subjektive Theorien von Schulleitungen zur Schulentwicklung. In: PADUA 10 (4), S. 213-221.

Walter, Anja/Dütthorn, Nadin (Hg.) (2019). Fachqualifikationsrahmen Pflegedidaktik. Duisburg: Deutsche Gesellschaft für Pflegewissenschaft (DGP). https://dg-pflegewissenschaft.de/wp-content/uploads/2019/03/2019_02_20-FQR-Ver%C3%B6ffentlichung_ES.pdf (Abruf: 09.10.2023).

Wochnik, Markus/Tsarouha, Elena/Krause-Zenß, Antje/Greißl, Kristina/Reiber, Karin (2022). Lernortkooperation als besondere Anforderung in den neuen Pflegeausbildungen. In: Kögler, Kristina/Weyland, Ulrike/Kremer, H.-Hugo (Hg.). Jahrbuch der berufs- und wirtschaftspädagogischen Forschung 2022, S. 261-274.

Workplace Learning
Ein Konzept zur Verzahnung des Lernens an den Lernorten Hochschule und Pflegepraxis

Claudia Oetting-Roß, Laura Pützler und Katja Daugardt

Zusammenfassung

Im Kontext ausbildungsintegrierender Pflegestudiengänge haben die Lernorte Hochschule und Pflegepraxis in Deutschland noch immer wenige Berührungspunkte. Hochschulisches Lernen an unterschiedlichen Lernorten bleibt ohne Steuerung und Konzept unverbunden. Ohne eine systematische Verzahnung der unterschiedlichen Logiken, Lern- und Wissensformen der Lernorte in beide Richtungen gehen wertvolles Lernpotenzial und Chancen der Kompetenzentwicklung zur Vorbereitung auf eine sich verändernde Pflegepraxis verloren. Eine systematische Zusammenarbeit beider Lernorte wird im Workplace Learning-Konzept angebahnt. Konkret geht der Beitrag der Frage nach, wie das Lernen am Lernort Praxis in Verzahnung mit der Hochschullehre partizipativ entwickelt, theoriegeleitet begründet und ausgestaltet werden kann. Darüber hinaus liefert er erste Antworten auf die Frage, wie flexibles, wissenschaftsbasiertes Lernen in der Pflegepraxis individualisiert, auf hochschulischem Niveau ermöglicht und gesteuert werden kann.

1. Ausgangslage

In der hochschulischen Pflegebildung in Deutschland sind Studienformate in unterschiedlicher Ausgestaltungsform die Regel (vgl. Geschäftsstelle des Wissenschaftsrates 2022: 19 f.). Grundsätzlich nehmen duale Studienprogramme für sich in Anspruch, Lernen an unterschiedlichen Lernorten zu ermöglichen und damit einen maßgeblichen Beitrag zur »Entwicklung akademischer Kompetenzen im Erfahrungsfeld der Praxisroutine von Arbeitsplätzen« zu leisten (Arens-Fischer/Dinkelborg 2020: 73).

Wie hochschulisches Lernen an verschiedenen Lernorten gelingen kann, welche Lernanlässe und welches Potenzial in der Verknüpfung von wissenschaftsbasierten Inhalten, echten Berufssituationen und Erfahrungen stecken, können Lernende nicht zwangsläufig erkennen. Sie müssen zunächst die Fähigkeit erwerben, „akademische Kompetenzen im Erfahrungsfeld der Praxisroutine" (Arens-Fischer/Dinkelborg 2020: 73) einzusetzen und gewinnbringend zu nutzen. Lernen – auch in der Praxis – gilt es zu ermöglichen. Eine Aufgabe, die beruflicher wie hochschulischer Bildung gleichermaßen zukommt. Insbesondere hochschuldidaktisch schien die Bedeutung des Arbeitsplatzes als Lernort lange wenig relevant zu sein. Didaktische Modelle wurden bisher kaum auf reale Arbeitsprozesse bezogen, da sie auf der einen Seite einem allgemeinen und bildungstheoretischen Anspruch genügen sollten oder auf der anderen Seite eine funktionelle Einengung erfahren haben (vgl. Grantz u.a. 2013).

Im spezifischen Diskurs um akademisch qualifizierte Pflegefachpersonen (im weiteren AQP) kommt für die Umsetzung didaktischer Modelle erschwerend hinzu, dass Fragen der Unterscheidung in den Kompetenzprofilen zwischen beruflich und hochschulisch ausgebildeten Pflegefachpersonen längst nicht abschließend beantwortet sind (vgl. bspw. Darmann-Finck/Reuschenbach 2019; VPU 2015; DGP 2015). Selbst das aktuelle Pflegeberufegesetz bleibt im § 37 (PfBG 2021) bei den Ausbildungszielen hochschulischer Pflegeausbildung eher unspezifisch. Es stellt sich demnach nicht nur die Frage, wie eine hochschuldidaktisch konzipierte, wechselseitige Verzahnung zwischen den Lernorten sinnvoll gestaltet werden kann, sondern auch, inwiefern sich hochschulische Lerninhalte und zu fördernde Kompetenzen, von denen der Ausbildung unterscheiden bzw. bewusst gleichen.

Der Wissenschaftsrat (2013: 31 f.) weist Hochschulen darauf hin, im Zusammenhang mit der Gestaltung dualer Studiengangformate bei der »Gewährleistung wissenschaftlicher Mindestanforderungen den […] Balanceakt zu bewältigen, um eine höhere Praxiskompetenz zu befördern und gleichzeitig breite wissenschaftliche Methoden- und Grundlagenkenntnisse zu vermitteln, die über die unmittelbaren Kompetenzbedarfe der Unternehmen hinausgehen.« Dieser zukunftsgerichtete Anspruch mündet im Zusammenhang mit AQP in Aussagen wie: »Sie werden zu Change-Agents der Pflege« oder »Sie sind die Pioniere, die aktuellen und zukünftigen Herausforderungen mit innovativen Problemlösestrategien begegnen«. Ein hoher Anspruch, dem hochschulische Bildung gleichermaßen mit innovativen Strategien und kritisch-konstruktiver Praxisreflexion begegnen sollte.

Um Praxiskompetenz Pflegestudierender zu fördern, wie es der Wissenschaftsrat (2013) verlangt, gilt es, die Bedeutung des Lernens in der Praxis, im Prozess der Arbeit (Oetting-Roß 2020: 38) zu erkennen und hochschuldidaktisch zu nutzen. »Ohne Lernen im Prozess der Arbeit, ohne Werte und Gefühle […] geht in unserer Lernzukunft gar nichts«, bringen es Sauter und Sauter auf den Punkt (2013: 53). Gemeinsam mit Erpenbeck hat Sauter wesentliche Merkmale zukünftiger Lernsysteme identifiziert, die als Orientierung für innovative Lernsysteme betrieblichen Lernens dienen können (vgl. Erpenbeck/Sauter 2015 18 ff.). Sauter und Sauter gehen davon aus, dass eine kompetenzorientierte Ermöglichungsdidaktik den Arbeits- und Handlungsprozess als wichtigsten Lernort versteht und Lernen und Handeln in der Praxis, am sogenannten Workplace, zukünftig immer mehr zusammenfließen werden (Sauter/Sauter 2013: 54 f.). Daher halten sie eine arbeitsprozessorientierte Didaktik für erforderlich, bei der das Lernen am Workplace und nicht die Hochschullehre im Seminar im Zentrum steht (Sauter/Sauter 2013: 55). Hochschuldidaktische Überlegungen zum Lernen in der Praxis werden im aktuellen Pflegeberufegesetz (PflBG), welches die »Hochschulische Pflegeausbildung« (§ 37) integriert, nicht explizit aufgezeigt, sondern außer Acht gelassen.

Pflegestudierende haben in der Pflegepraxis bisher unzureichende Rollenvorbilder. Aufgaben und Rollen der erweiterten Pflegepraxis sind nur vage definiert (vgl. u.a. Darmann-Finck/Reuschenbach 2019: 80 f.; Weidner/Schubert 2022: 40). In der Praxis mangelt es, bis auf wenige Ausnahmen (vgl. Eberhardt 2017a, 2017b), an tragfähigen Konzepten hinsichtlich erweiterter Einsatz- und Verantwortungsbereiche und der damit einhergehenden Rollenentwicklung. Insbesondere die Krankenhäuser haben zwar begonnen, AQP in die klinische Pflegepraxis zu integrieren, doch die Entwicklung von Aufgaben und Rollenprofilen stellt für Pflegeeinrichtungen eine Herausforderung dar (vgl. Geschäftsstelle des Wissenschaftsrates 2022: 40). Der Mehrwert von hochschulisch qualifizierten Pflegefachkräften wurde erkannt und hinsichtlich verschiedener Aspekte belegt (vgl. Aiken u.a. 2014; Chen u.a. 2020; Klein u.a. 2022), jedoch findet aufgrund fehlender Konzepte bislang selten eine konsequente Nutzung dieses Mehrwertes statt.

Insbesondere vor diesem Hintergrund bedarf es hochschulischer Bildungskonzepte, die Antworten auf die Chancen des Lernens in der Praxis liefern. Entsprechende Konzepte sollten Fragen zur Lernortkooperation zwischen den Akteuren Hochschule und Pflegepraxis konkretisieren und systematisieren. Gleichzeitig böten sie die Möglichkeit, vor Ort, in den verschiedenen Handlungsfeldern der Pflegepraxis, Ideen von Aufgaben und Rollenprofilen schon während des Studiums in die Praxis zu tragen.

2. Lernen am Arbeitsplatz

Lernen in der Praxis, betriebliches Lernen (Bohrer 2023), Lernen im Prozess der Arbeit (Oetting-Roß 2020) oder Workplace Learning (Sauter/Sauter 2013) sind unterschiedliche Bezeichnungen für die besondere Situation, in realen Handlungsvollzügen zu lernen. Lernen im Prozess der Arbeit hat in den Pflege- und Gesundheitsberufen eine lange Tradition (Bohrer 2023: 29). Um die Chancen des Lernens in realen Handlungsvollzügen, also in echten Pflegesituationen in unterschiedlichen Versorgungssettings nutzen zu können, gilt es, den verschiedenen Herausforderungen des Praxislernens zu begegnen.

Lernen im Prozess der Arbeit ist oftmals erfahrungsgeleitetes Lernen auf Basis von Selbststeuerung. Die Wirklichkeit der Praxis soll über Erfahrungs- und Lernprozesse individuell erschlossen werden (vgl. Dehnborstel 2020: 19). Doch erfahrungsgeleitetes

Lernen erfordert Reflexion, damit nicht trial and error den Lernfortschritt bestimmen, sondern reflektierte Erfahrungen. Dafür ist es notwendig, Erfahrungen »im Horizont eines suchenden und theoriegeleiteten Denkens« zu betrachten und Probleme, Schwierigkeiten, Widrigkeiten und Ungewissheiten der einfachen Handlung zum Gegenstand der Reflexion zu machen (ebd.: 19 f.).

Die Lernanlässe und den eigenen Lernprozess zu reflektieren, ermöglicht es erst, von der Selbststeuerung sukzessive zum selbstorganisierten Lernen zu gelangen (vgl. Büser 2003). Büsers Definition von selbstgesteuertem Lernen geht von einem sukzessiven Abbau den Lernprozess beeinflussender Strukturen bei gleichzeitiger Zunahme an Autonomie der Lernenden in vier Stufen aus: Selbstlernen, Selbststeuerung, Selbstbestimmung und Selbstorganisation (Büser 2003: 28 ff.). Um zunehmend selbstorganisiert lernen zu können, sind Impulse mit individuellem und Setting-spezifischem Handlungsspielraum sinnvoll. Ohne Steuerung und Zielrichtung besteht die Gefahr, dass zwischen hochschuldidaktischen und Ausbildungs-Zielen nur unzureichend differenziert wird. Letzteres kann dazu führen, dass Studierende der Pflege spätestens in der Pflegepraxis eine Gleichschaltung mit Auszubildenden erfahren. Ihren besonderen Wert oder anders gesagt, ihre erweiterten Kompetenzen, können sie ggf. aufgrund mangelnder (Lern-)Erfahrungen kaum in der Praxis zur Entfaltung bringen.

Der 360° Pflege-Qualifikationsmix der Robert Bosch Stiftung (Weidner/Schubert 2022) liefert aktuelle Ansatzpunkte dafür, erweiterte Kompetenzen in die Pflegepraxis zu implementieren. Die Förderung von Problemanalyse- und Problemlösekompetenzen sind für unterschiedlichste akademische Aufgaben und Rollen grundlegend. Schon während des Studiums ist es daher erforderlich, Handwerkszeug zu vermitteln, mit dem Probleme erkannt, analysiert und pflegewissenschaftlich begründet bearbeitet werden können.

Konkret könnte das bedeuten, dass ein komplexes Phänomen wie Appetitlosigkeit in Abgrenzung zur Nahrungsverweigerung in der Pflegepraxis beobachtet und auf Basis wissenschaftlicher Erkenntnisse durch Studierende tiefergehend betrachtet wird. Anschließend lassen sich gemeinsam Ansätze zur Erkennung und Bearbeitung dieses Phänomens, auf Basis pflegewissenschaftlicher Erkenntnisse, im Rahmen des Pflegeprozesses in der Praxis aushandeln. Auch der umgekehrte Fall ist denkbar. Unter Berücksichtigung von Subjekt- und Situationsorientierung wird die »Arbeit mit Situationen« (Bohrer 2023: 38), die in der Praxis wahrgenommen werden, im Kontext hochschulischer Lehre reflektiert und wissenschaftsbasiert bearbeitet. Auf Basis einer Auseinandersetzung mit der jeweiligen Situation werden Erklärungsmuster und Handlungsoptionen für den Umgang mit dem Phänomen Appetitlosigkeit ausgelotet und auf ihre Evidenz hin überprüft.

2.1 Herausforderungen der Gesundheitsversorgung

Der Diskurs des Lernens in der Pflegepraxis verläuft primär auf einer didaktischen Ebene, ohne die Realitäten der Gesundheitsversorgung explizit zu berücksichtigen. Fragen der konkreten Ausgestaltung des Lernens Studierender in der Pflegepraxis sowie die Rollen von Pflegewissenschaft und Lernortkooperation sind bislang kaum erforscht. Die operative Umsetzung des Lernens in der Pflegepraxis findet weitestgehend im Verborgenen statt. Gleichzeitig stellen veränderte Versorgungsbedarfe das Gesundheitssystem vor komplexe Herausforderungen. Diese Herausforderungen beeinflussen den Lernprozess grundlegend.

Zu verzeichnen sind ein demografischer und ein epidemiologischer Wandel. Mit dem zunehmenden Lebensalter des Einzelnen in unserer Gesellschaft erhöht sich die Wahrscheinlichkeit einer Multimorbidität (vgl. Tetzlaff u.a. 2017). Gleichzeitig verändern sich Krankheitsverläufe, auch aufgrund des technischen und medizinischen Fortschritts. Die Pflege in der Häuslichkeit wird zukünftig weiter an Bedeutung gewinnen, ebenso wie die Zusammenarbeit mit niedrig qualifizierten Pflegenden und pflegenden Angehörigen. Diese Herausforderungen gilt es, im Lernprozess nicht nur immanent und generalistisch, sondern explizit und wiederkehrend zu berücksichtigen, gerade weil häusliche Pflegearrangements komplex, fragil und äußerst individuell sind. Daher lassen sich nicht immer Prinzipien exemplarisch darstellen und auf andere Lebenswelten und Pflegesituationen übertragen. Die Häuslichkeit und Privatheit eines Menschen oder einer Familie als realen Lernort zu nutzen, wirft viele Fragen auf. Hinzu kommen die Realität des Fachkräftemangels und eine regional zunehmend schwierigere Versorgungssituation (Graffmann-Weschke u.a. 2021: 106), die die Komplexität von Pflegesituationen zusätzlich verstärken. Darüber hinaus berichten Forschende im Rahmen einer Untersuchung zur Gesundheitskompetenz von einer Überforderung der Bürger*innen im Umgang mit dem Gesundheitssystem. Die Gesundheitskompetenz in Deutschland ist gering (Schaeffer u.a. 2018: 22).

Vor diesem Hintergrund sind sich Expert*innen einig: Es bedarf neuer und innovativer Versorgungskonzepte, um die Gesundheit und die Gesundheitskompetenz zu fördern (SVR 2014; Schaeffer/Hämel 2020). Als Beispiel für neue Versorgungskonzepte seien hier die sogenannten PORT-Zentren sowie das Konzept Community Health Nursing genannt (Daugardt u.a. 2020: 30).

AQP werden voraussichtlich bei all diesen Herausforderungen und dokumentierten Handlungsbedarfen zukünftig eine wichtige Rolle spielen, auf die sie systematisch vorbereitet werden müssen. Eine solche Vorbereitung geht über eine Reflexion des Status quo weit hinaus. Gefragt sind lernortübergreifende, curricular verankerte Konzepte, die von Hochschulen, Pflegeschulen und Leistungsträgern wie Leistungserbringern gemeinsam entwickelt und umgesetzt werden, um Studierende zu befähigen, auf diese Veränderungen und auf Megatrends im Gesundheitssystem adäquat reagieren zu können.

2.2 Herausforderungen einer Begleitung des Lernens

Personen, die das Lernen in der Praxis begleiten, fehlen. Laut der Statistik zur Arbeitsmarktsituation wurden im Jahr 2022 im Durchschnitt 37.000 zu besetzende Stellen im Bereich der Pflege gemeldet. Der aktuelle Bedarf im Bereich der Akut- und Langzeitversorgung wird weit höher eingeschätzt (vgl. Agnes-Karll-Gesellschaft 2022). Eine nicht unerhebliche Rolle dabei spielen neben Pensionierungen und Berufsaustritten Nachwuchsprobleme, die mit der mangelnden Attraktivität des Berufsbildes und noch immer unzureichenden Karriere- und Spezialisierungsmöglichkeiten in Verbindung zu bringen sind (Budroni u.a. 2020: 28). Wirtschaftliche Zwänge, fehlende Re-Finanzierung bzw. Sichtbarkeit von Tätigkeitsbereichen, fehlende zeitliche Ressourcen, um projektorientiert Innovationen anzugehen oder fehlende Konzepte sind nur einige Realitäten, mit denen Pflegende und Studierende zwangsläufig in Berührung kommen. Entsprechende Realitäten und Widersprüche müssen in der Begleitung berücksichtigt werden. In ausbildungsintegrierenden, ausbildungsbegleitenden oder additiven Pflegestudiengängen (Geschäftsstelle des Wissenschaftsrates 2022) findet bisher kaum eine systematisch-inhaltliche Begleitung des Lernens in der Praxis aus der Hochschule heraus statt.

Vor dem Hintergrund fehlender Begleitung wundert es nicht, dass eine Binnendifferenzierung zwischen den unterschiedlichen Lernenden in der Pflege ausbleibt, wie eine aktuelle Untersuchung zeigt. Partetzke u.a. (2023) gehen der Frage nach, inwieweit die Praxisanleitung studierendengerecht gestaltet wird. Hierzu wurden dual Studierende und Praxisanleitende befragt (vgl. ebd.: 160). Obwohl die teilnehmenden Praxisanleitenden über einen Hoch- bzw. Fachhochschulabschluss verfügten, gab fast die Hälfte der Befragten an, keine Differenzierung in der Anleitung zwischen Auszubildenden und Studierenden zu machen oder wahrzunehmen (vgl. ebd.: 166). Ein ebenfalls großer Anteil der Befragten traf dazu keine Aussage (vgl. ebd.: 162).

Hinzu kommt, dass bei den wenigen akademisch qualifizierten Praxisanleiter*innen teilweise ein Verständnis für das Studium und/oder für zukünftige Aufgaben und Rollen der AQP fehlt. Interessant ist zudem, dass Praxisanleiter*innen ihre Anleitungen deutlich besser einschätzen als die Studierenden diese bewerten (Partetzke u.a. 2023: 162). Hier liegt eine Diskrepanz vor, die es zu verstehen und in der Verantwortung der Hochschule zu bearbeiten gilt. Die Ergebnisse unterstreichen, dass nicht nur qualifizierte Personen, sondern insbesondere auch hochschuldidaktische Konzepte zum Lernen am Lernort Praxis dringend erforderlich sind, die Studierende befähigen, erweiterte Kompetenzen und zukünftige Aufgaben selbstorganisiert in der Praxis zu erproben.

3. Theoretische Zugänge zum Lernen (Pflege-)Studierender in der Praxis

Lernen in realen Handlungsvollzügen lässt sich nicht nur aus der Perspektive der Praxis erschließen. Anforderungen ergeben sich aus verschiedenen theoretischen Zugängen, die im Weiteren skizziert werden. Die nachfolgend beschriebene Konkretisierung von bildungstheoretischen, hochschuldidaktischen und pflegewissenschaftlichen Zugängen, um Lernen in der Praxis zu konzipieren, kann als ein pragmatischer Rahmen für hochschulisch initiiertes Lernen in der Pflegepraxis gewertet werden.

3.1 Bildungstheoretische und hochschuldidaktische Zugänge

Einen theoretischen Zugang für didaktisches Handeln in der Erwachsenenbildung, der diesem Beitrag zugrunde gelegt wird, liefert der pädagogische Konstruktivismus nach Arnold und Siebert (vgl. Siebert 2003a). In dieser erkenntnistheoretischen Sichtweise wird die individuelle Konstruktion von Wirklichkeit und Wissen postuliert und erläutert. Der Konstruktivismus als erkenntnistheoretischer Begründungsrahmen eines Workplace Learning fokussiert auf das Subjekt und auf dessen individuelles Erleben. Konkret geht er von der Annahme aus, dass das Subjekt sein Erleben konstruiert, ebenso wie ein subjektives Bild der Wirklichkeit. Erst genaue Betrachtungen und konkrete Beobachtungen können herausstellen, inwieweit sich Wirklichkeit und Konstrukt überschneiden. Das Subjekt gleicht ab, inwieweit sich Erklärungsmuster, Handlungsgrundsätze oder auch Theorien in der Praxis wiederfinden. Daher sind die Beobachtung und das Reflektieren von zentraler Bedeutung im Konstruktivismus (Lindemann 2019: 19 f.).

Diesen Annahmen schließt sich die Auswahl lerntheoretischer Grundsätze an, die sich am Subjektbezug ausrichtet: Reflexives Lernen (vgl. Siebert 2004), Selbstgesteuertes Lernen (vgl. Büser 2003) und Problemorientiertes Lernen (vgl. Darmann 2005; Weber 2005). Neben diesen Grundsätzen, die hier nicht weiter ausgeführt werden, fließen ausgewählte erwachsenenpädagogische Prinzipien (vgl. Siebert 2003b) in die Rahmung ein, die im Weiteren kurz skizziert werden. Sie bieten für die unterschiedlichen Nutzer*innen des Konzeptes Orientierung und tragen zum Verständnis der Zielsetzung bei. Gerade da hochschulische Bildung häufig (noch) auf eine gesamte Adressaten- oder Zielgruppe fokussiert und weniger auf das Subjekt, erscheinen die Prinzipien der Teilnehmer*innenorientierung, Perspektivverschränkung und Metakognition sinnvoll. Sie unterstützen die Fokussierung auf eine subjektive Perspektive und reflexives Lernen (vgl. ebd. 2003b).

Die Teilnehmer*innenorientierung betrachtet individuelle Lernprozesse. Unter Berücksichtigung ihrer beruflichen Realität orientiert sich die Planung des Lernens an den Wünschen, Lernanlässen und Zielen der Studierenden. Lernanlässe gilt es, dementsprechend in einem vorgeschriebenen Rahmen gemeinsam in Form einer Aushandlung zu definieren. Dies impliziert eine aktive Teilnahme des Lernenden am Lerngeschehen

(Siebert 2003b: 97 f.). Workplace Learning, wie es hier gedacht und konzipiert ist, ermöglicht und unterstützt die Passung zwischen Lernanforderungen, individuellen Bedarfen und Voraussetzungen.

Individuelle Erfahrungen der Studierenden aus heterogenen Lernorten aufzugreifen, zu integrieren und darauf aufzubauen entspricht dem Prinzip der Teilnehmerorientierung. Dies erfolgt gepaart mit der Reflexion bestehender Erfahrungen aus der beruflichen Praxis, um die Deutung der Erfahrung zu prüfen bzw. zu bewerten und mit wissenschaftlichen Erkenntnissen anzureichern (Darmann-Finck 2010: 67 f.; Ostermann-Vogt 2011: 252; Rosen 2011: 35).

Für die Konzeption von Impulsen des Workplace Learnings sollte somit eine Angleichung zwischen der Logik des Inhaltes und der Logik der Teilnehmer*innen, zwischen hochschulischen und subjektiven Zielen geschaffen werden. »Einen Lernprozess zu initiieren, der eine Verschränkung des Lernens an den verschiedenen Lernorten umfasst, macht die Vernetzung von theoretischen Inhalten mit authentischen Handlungssituationen für die Studierenden sinnhaft erlebbar« (Siebert 2003b: 99).

Das Prinzip der Perspektivverschränkung (Siebert 2003b: 124 ff.) entspringt einer systemisch-konstruktivistischen Sichtweise und folgt dem Grundgedanken, gegenseitiges Verständnis durch die Wahrnehmung von Unterschieden zu fördern. Dabei nehmen menschliche Kommunikation und Interaktion eine bedeutende Rolle ein. Die Begegnung mit anderen führt zu einer Begegnung mit anderen Konstruktionen. Verständigung lässt sich nur dann erreichen, wenn eine annähernde Verschränkung der Deutung der Kommunikationsteilnehmer*innen erzielt wurde. Perspektivverschränkung kann zudem die Einsicht beinhalten, wie bedeutsam es ist, das Gegenüber tiefgreifend zu verstehen, inklusive individueller Haltungen und subjektiver Deutungen. Um diese Erkenntnis zu erzielen, bedarf es einer Lernumgebung, in der individuelle Deutungsmuster und Lernwege offen und flexibel eingebracht werden können und in der den Ansichten und Erfahrungen des Gegenübers Verständnis entgegengebracht wird (vgl. Siebert 2003b: 123 ff.). Das Lernen in Begleitung ermöglicht die Verschränkung von divergierenden Perspektiven. In der Praxis kann Perspektivverschränkung selbst zum Lerngegenstand werden, beispielsweise im Austausch mit zu pflegenden Menschen.

Metakognition ist ein Prinzip, welches die Förderung reflexiven Lernens zum Ziel hat. Reflexives Lernen beinhaltet Selbstaufklärung, Selbstvergewisserung, Bewusstwerdung der eigenen Vorlieben, Schwierigkeiten und Widerstände. Metakognition unterstützt die Forderungen eines Wandels in der Ausgestaltung hochschulischer Lehre, nach der Studierende dazu befähigt werden sollen, sich eigene Lernziele zu setzen und sich selbst zu Bildungsprozessen zu verhelfen (Quindel 2015: 53 ff.).

Für Studierende bedeutet das, sich kritisch-reflexiv in Form von Kontrollprozessen die eigenen Beobachtungen sowie den Erkennensprozess bewusst zu machen (Siebert 2003b: 134 f.). Findet Metakognition sukzessive selbstständiger statt, so werden Studierende immer effektiver in der Lage sein, das Lernen selbstständig zu organisieren. Dazu gehört die Auswahl des Lerninhaltes ebenso wie die Bewertung der eigenen Erfolge (vgl. ebd.: 136 f.). Die Metakognition umfasst darüber hinaus eine Relevanzvergewisserung, die die Frage nach relevanten Lernanlässen und -gegenständen aufwirft (vgl. Siebert 2003b: 136).

Bei der Relevanzvergewisserung schwingt erneut die Frage nach spezifischen Lerngegenständen Studierender der Pflege in Abgrenzung zu denen der Auszubildenden mit. Aktuelle Diskussionen sind sich dahingehend einig, dass AQP beispielsweise wissenschaftsbasierte Ergebnisse aus der Forschung in die Praxis transferieren können, den pflegerischen Alltag hinsichtlich Standards, aber auch Ritualen kritisch reflektieren, herausfordernde und komplexe Pflegesituationen mit Problemlösungsstrategien bearbeiten (vgl. Darmann-Finck/Reuschenbach 2018: 166). Studierenden wird im Kontext des Workplace Learning-Konzeptes ermöglicht, Inhalte auf ihre Relevanz hin zu bewerten, zu reflektieren und zu vergleichen. Eine systematische Verknüpfung dieser Reflexionen mit der theoretischen Lehre ist im Konzept vorgesehen, sodass punktuell eine wechselseitige Verschränkung des Lernens an beiden Lernorten vollzogen wird. Dies scheint dringend geboten, denn empirische Befunde aus der Schweiz zeigen auf, dass Studierende der Pflege theoretisch und praktisch erworbenes Wissen häufig als dichotom, als »zwei Welten« wahrnehmen (Kreuz u.a. 2020: 2).

Beschriebene bildungstheoretische Zugänge zahlen auf aktuelle Diskurse zur Hochschullehre ein, in denen ein didaktischer Wandel gefordert wird. Dieser Wandel, bezeichnet als shift from teaching to learning, sieht die Gestaltung alternativer Lernräume vor, in denen sich Kompetenzen wie Kreativität, kritisches Denken, Kollaboration und Kommunikation entwickeln können (vgl. Prill 2022: 247 f.).

Handlungsorientierte Ansätze werden als gewünschtes und notwendiges Fundament in der Hochschuldidaktik beschrieben (vgl. Sahmel 2018: 5). Hochschuldidaktik soll Lernende wie Lehrende dazu anregen, sich kritisch mit tradierten Erkenntnissen sowie (überholten) Handlungsgrundsätzen und -strategien als Lerngegenstand auseinanderzusetzen, um nach einer methodengeleiteten Reflexion neue Erkenntnisse einzubeziehen. Diese Lerngegenstände finden sich im Kontext von Hochschule und Praxis gleichermaßen. Hochschuldidaktik initiiert folglich eine kritisch-reflektierte Haltung gegenüber der Praxis (vgl. Sahmel 2018: 12). An den verschiedenen Lernorten finden unterschiedliche Sozialisationen statt. Der Raum für kritische Praxisreflexion ist verschieden groß (vgl. Sahmel/Leibig 2018: 211). Diesen Widerspruch sowie die Bedeutung kritischer Betrachtungen gilt es, im Kontext des Lernens in der Praxis aufzugreifen.

4. Pflegewissenschaftliche Zugänge

Die Bedeutung der Pflegewissenschaft für die Pflegebildung und -qualität betont nicht nur das Pflegeberufe-gesetz in den Kompetenzbeschreibungen (s. PflBG § 37 Abs. 3 Nr. 2). Auch das Sozialgesetzbuch legt als abstrakte Leistungspflicht von Pflegeeinrichtungen fest, dass sie nach dem allgemein anerkannten Standard medizinisch-pflegerischer Erkenntnisse zu pflegen haben (s. SGB XI §11 Abs. 1 Nr. 1). Eine konkrete Darlegung, wann wie auf welche pflegewissenschaftlichen Befunde referiert werden sollte, wird auf den verschiedenen Ebenen pflegerischen wie pflegedidaktischen Handelns nicht weiter expliziert. Empirische Ergebnisse zur Nutzung von pflegewissenschaftlichen Erkenntnissen in Pflegepraxis und im Pflegeunterricht sind bislang ernüchternd. Simon (2019: 283) konstatiert beispielsweise in ihrer Untersuchung zum Lehrerhandeln, dass im Pflegeunterricht »Begründungen […] unzureichend oder auf der Basis von Erfahrungswissen und weniger auf theoretischen oder empirischen Grundlagen« erfolgen.

So liegt die Vermutung nahe, dass das Lernen Studierender am Lernort Praxis ohne Support und Austausch, ohne didaktische Konzepte ähnlich abläuft. Die Forderung nach wissenschaftlich qualifizierten Praxisanleiter*innen die in der Lage sein sollen, »einzelne Pflegehandlungen, aber auch organisational etablierte Handlungsschemata vor dem Hintergrund der Erkenntnisse der Pflegeforschung zu reflektieren und eine evidenzbasierte Pflegepraxis anzustoßen«, knüpfen hier an (Borutta u.a. 2018: 99).

Pflegewissenschaft bildet schlicht und ergreifend die Basis pflegerischen Handelns. Lernen ohne pflegewissenschaftliche Bezüge würde ein Verharren auf Erfahrungswissen bedeuten. Pflegewissenschaftliche Begründungszusammenhänge zu kennen und zu nutzen, ermöglicht Studierenden, sich aus dem eigenen Berufsethos heraus zu positionieren, eine professionelle pflegerische Haltung zu entwickeln und im multiprofessionellen Team die Perspektive der Pflege wissenschaftsbasiert unter Berücksichtigung der »doppelten Handlungslogik« (Remmers 2000: 170; Walter 2015: 195) zu vertreten. Eine große Herausforderung, die Studierende üben und in verschiedenen Settings erproben sollten. Die Pflegewissenschaftlerin Renate Stemmer bringt es auf den Punkt: »Die Frage nach dem Bedarf von Pflege ist ja pflegewissenschaftlich zu fundieren, nicht medizinisch oder psychologisch.« (Nolte 2019: 41)

Die Betrachtung von spezifischen Zielgruppen, von Handlungsfeldern der Pflege wie Palliative Care oder von konkreten pflegerischen Aufgaben wie der Mundpflege, bedarf einer wissenschaftsbasierten Herangehensweise. Hinsichtlich der Mundpflege bei Bewohner*innen der stationären Langzeitversorgung zeigten Studien, dass unter anderem mangelnde Kompetenzen hinsichtlich der Mundpflege einer Verbesserung der Mundgesundheit entgegenstehen (Hamacher u.a. 2022: 2). Verschiedene pflegewissenschaftliche Entwicklungen und Projekte konnten zur Verbesserung dieser Problemstellungen beitragen (vgl. ebd.: 2022). Gleichzeitig besteht hier in der Pflegepraxis weiterer Handlungsbedarf. Maßnahmen zur Verbesserung der interprofessionellen Zusammenarbeit zwischen pflegerischer und zahnmedizinischer Versorgung sollten entwickelt werden, was mit einer Neuorientierung von Pflege- und Versorgungsstrukturen und der Entwicklung einer spezifischen pflegerischen Rolle einhergeht, die für Pflegende im Sinne der Funktion des/der Mundmanager*in eine stärkere Verantwortungsübernahme beinhalten müsste (Hamacher u.a. 2022: 4). Dazu, so betonen Hamacher u.a. (2022: 4), sei zu prüfen, inwiefern diese erweiterte Pflegerolle auf Bachelor- oder sogar auf Masterniveau anzusiedeln sei.

Das Beispiel zur Mundpflege als professionelle pflegerische Handlung verdeutlicht, dass mit einer pflegewissenschaftlichen Basis an Wissen, Pflegende Wissen (weiter)entwickeln und die Professionalisierung vorantreiben können. Dass die Entwicklung der Pflegewissenschaft eng mit praktischen Fragestellungen und Herausforderungen der Pflege korrespondiert, zeigt das Beispiel ebenso eindrucksvoll und konkret, wie das Verhältnis zwischen Pflegewissenschaft und zukünftigen Rollen- und Praxisentwicklungen.

Trotz der Zunahme an Wissen und erfolgreicher Projekte, die die Relevanz von Pflegewissenschaft unterstreichen, ist es immer noch schwierig, Wissen in die Praxis zu bringen (vgl. Nolte 2019: 42). Zwar brauchen Pflegewissenschaft und Pflegepraxis einander, doch haben sie von dem Weg, wie sie zueinander finden können, oft unterschiedliche Vorstellungen (vgl. Borutta u.a. 2018: 100). Daher werden auch aus Sicht der Pflegewissenschaft Konzepte eingefordert, um gemeinsam im Rahmen von Aushandlungsprozessen und Perspektivverschränkung, Wege zu etablieren, Lernprozesse miteinander zu gestalten und voneinander zu lernen. Dabei kann Pflegewissenschaft als Vehikel dienen: »Moderne Pflegewissenschaft dient in der Regel dem Ziel, die Pflegepraxis wissenschaftlich zu überprüfen, weiterzuentwickeln und so die Qualität der pflegerischen Versorgung Schritt für Schritt zu verbessern.« (DBfK 2014: k.A.)

Die Herausforderung eines pflegewissenschaftlichen Zugangs im Kontext hochschulischer Bildung besteht darin, Studierende zu befähigen, Pflegewissenschaft für die Beantwortung von Fragen der Pflegepraxis zu nutzen, also Forschungslücken zu identifizieren, relevante Forschungsbedarfe aufzudecken und ansatzweise und begleitet bereits im Rahmen des Studiums zu bearbeiten. Pflegewissenschaftliche Erkenntnisse selbstverständlich in das tägliche Pflegehandeln einzubeziehen und in den Pflegeprozess zu integrieren, sollte zu einer Selbstverständlichkeit für AQP werden. Um diesem Anspruch gerecht zu werden, ist die Nutzung pflegewissenschaftlicher Methoden wie der Evidenz-based Nursing-Methode (vgl. Behrens/Langer 2022) und didaktischer (Makro-)Methoden wie Forschendes Lernen (vgl. Dütthorn 2018) hilfreich. Sie ermöglichen Partizipation und unterstützen mittels strukturierter Vorgehensweisen Studierende bei der Bearbeitung von pflegewissenschaftlichen Fragestellungen am Lernort Praxis. Damit dies gelingen kann, sind eine systematische Bezugnahme der verschiedenen Lernorte aufeinander und eine gezielte Gestaltung der Reziprozität unumgänglich.

5. Das Workplace Learning-Konzept

Die beschriebenen vielschichtigen Herausforderungen hochschulischer Pflegebildung einerseits, die notwendige (Weiter-)Entwicklung der Pflege und der pflegerischen Versorgung andererseits sowie die für duale Studiengänge erforderliche Verzahnung der Lernorte waren ausschlaggebend dafür, ein Konzept zum Workplace Learning (Sauter/Sauter 2013) an der FH Münster zu entwickeln. Wesentliche Leitfragen für die Konzeptentwicklung waren beispielsweise: Wie kann das Potenzial des Lernens am Arbeitsplatz entfaltet werden? Wie lässt sich Lernen Studierender in der Praxis hochschulisch steuern, um einen Transfer zu gewährleisten und erweiterte Kompetenzen sichtbar zu machen? Wie können Studierende in der Praxis konkret begleitet werden? Oder: Wie kann Wissen aus hochschulischen Modulen, in einem ausbildungsintegrierenden Studiengang mit drei Lernorten, strukturiert und systematisch verbunden werden?

Zur Beantwortung dieser Fragen hochschulische Lernimpulse zu entwickeln, die innerhalb vorgegebener Strukturen zu bearbeiten sind, lag nahe. Lernaufträge sind in der Pflegebildung nicht neu (vgl. Bohrer 2023; Müller 2013; Bohrer/Oetting-Roß 2007). Sie werden auch von der Fachkommission nach § 53 beschrieben, betitelt als Lern- und Arbeitsaufgaben (vgl. BIBB 2020: 17) bzw. Arbeits- und Lernaufgaben (vgl. ebd.: 18).

Deren eindimensionale Richtung entspricht jedoch nicht dem hier zugrunde liegenden Verständnis einer Reziprozität der Lernorte. Daher erfolgte bei der Erarbeitung der Lernimpulse keine eindeutige Differenzierung der Absender oder der Lernorte. Vielmehr sieht das Konzept eine partizipative Entwicklung von hochschulischen Lernimpulsen (den sogenannten HoLis) vor, an deren inhaltlicher Ausgestaltung Vertreter*innen aller Lernorte beteiligt sind.

Vor der inhaltlichen Ausgestaltung entwickelte eine hochschulische Arbeitsgruppe einen Rahmen, der sowohl den Kontext wie die Herausforderungen des Lernens Studierender in der Pflegepraxis berücksichtigt (s. Kapitel 2), als auch bildungstheoretische, hochschuldidaktische und pflegewissenschaftliche Zugänge zugrunde legt (s. Kapitel 3).

Neben einer fundierten Rahmung war bei der Entwicklung maßgeblich, eine flexible Ausgestaltungmöglichkeit der Arbeit mit den HoLis zu gewährleisten, sowohl inhaltlich als auch in Bezug auf den Lernort. Diese dient dazu, die Selbstorganisation zu fördern, der Pluralität der betrieblichen Lernorte gerecht zu werden, den generalistischen Ansatz zu berücksichtigen und im Sinne einer Teilnehmerorientierung (s. oben) individuelle Schwerpunktsetzungen durch die Studierenden zuzulassen.

Beispielsweise bieten flexibel auszugestaltende HoLis die Möglichkeit, eine Methode der Konfliktbearbeitung anhand eines vorgegebenen Prozesses (durch eine Makromethode) in unterschiedlichsten Settings anzuwenden. Je nach Prozessschritt und Ausgestaltung des Lernimpulses kann dieser Impuls am Lernort Praxis und/oder, vor- oder nachgelagert, in der hochschulischen Lehre bearbeitet werden. Die Studierenden haben hierbei die Gelegenheit, sowohl den Konflikt, die Konfliktart als auch die Konfliktparteien selbst zu reflektieren und zu definieren. Auch die Methode der Konfliktbearbeitung können sie aus zuvor bearbeiteten Möglichkeiten nach eigenen Vorlieben wählen. Übergeordnet wurden auf inhaltlicher Ebene neben genannten Rahmenaspekten grundsätzliche Zielbereiche der Praxisentwicklung in der Pflege (vgl. Eberhardt 2018) berücksichtigt, die sich auch im Modulhandbuch wiederfinden. Konfliktbearbeitung kann dabei als Teil des Zielbereiches »Ausbau des Führungskonzeptes und der -kompetenz« (ebd.: 21) im Sinne eines Clinical Leaderships verstanden werden.

Unterschiedliche HoLis setzen zu unterschiedlichen Zeitpunkten im Studium an. Die Begleitung seitens der Hochschule durch Lernprozessbegleiter*innen (vgl. Jeiler u.a. 2019) sind für verschiedene Impulse Ansprechpersonen. Sie begleiten Studierende und wirken einer möglichen Überforderung entgegen.

Sofern es sich bei den HoLis um prüfungsrelevante Aufgabenstellungen handelt, finden Lernprozessbegleitungen (vgl. ebd. 2019) in Gruppen zukünftig auch am Lernort Praxis statt. Eine Vielzahl an Praxiseinrichtungen, die im ausbildungsintegrierenden Pflegestudiengang an die Pflegeschulen angeschlossen sind, begrüßen die Entwicklung, dass hochschulische Akteur*innen zur Begleitung der Studierenden in die Praxis kommen.

HoLis können durch Studierende selbst, angeregt durch begleitende Akteur*innen der Praxis oder durch Modulverantwortliche der Hochschule initiiert werden. Eine Verzahnung von Theorie und Praxis kommt in der Aufgabenstellung der einzelnen HoLis zum Tragen. Das gesamte Konzept sowie einzelne Impulse werden nur nach vorheriger Information und Implementierung in die Praxis gegeben, derzeit in einer Pilotphase in ausgewählten Einrichtungen. Hierzu gehört auch die konkrete Benennung der zur Bearbeitung notwendigen Prozessschritte und Voraussetzungen. Durch die Bearbeitung von Praxisproblemen und relevanten Fragestellungen haben nicht nur die Studierenden einen Lernzuwachs. Auch Akteur*innen der Praxis profitieren von den Inhalten der Bearbeitung – ein gutes Argument, wie sich herausstellte, um Voraussetzungen zum Lernen in der Praxis durch die Hochschule einzufordern.

Workplace Learning setzt bei der Lernortkooperation auf der Ebene einer direkten »Zusammenwirkung« an (Euler 2004: 13). Insofern steht das Konzept des Workplace Learnings auch für eine Weiterentwicklung der Lernortkooperation innerhalb des ausbildungsintegrierenden Pflegestudiengangs.

5.1 Zielsetzungen

Konkret verfolgen die Hochschulischen Lernimpulse (HoLis) mit ihrem Einsatz verschiedene Strategien, die auf unterschiedlichen Ebenen betrachtet werden können. Auf institutioneller und inhaltlicher Ebene zielen die Lernimpulse darauf ab, die Lernorte und das Lernen im Studium und in der Berufspraxis miteinander zu verzahnen.

Die inhaltliche Flexibilität bietet Studierenden und anderen Initiatoren des Lernens Gelegenheit, aktuelle Bedarfe und Handlungsanlässe zu berücksichtigen, auf Bedarfe der unterschiedlichen pflegerischen Settings zu reagieren und diese als Inhalte in die hochschulische Lehre zu transferieren. (Pflege-)Wissenschaftliche Erkenntnisse aus der Hochschule können in den praktischen Tätigkeitsfeldern sichtbar gemacht und dort erprobt werden. Die Lernimpulse berücksichtigen die Prinzipien einer Anwendungs- und Handlungsorientierung und initiieren einen Wissenstransfer, indem gelerntes Regelwissen, theoretische Konstrukte und/oder Methoden gezielt an den Lernorten Praxis und Hochschule übergreifend angewendet werden.

Die Lernimpulse orientieren sich grundlegend einerseits an (pflege-)wissenschaftlichen Erkenntnissen und andererseits an verschiedenen Zielbereichen der Praxisentwicklung in der Pflege (vgl. Eberhardt 2017a). Dadurch greifen die HoLis potenzielle Aufgaben und Rollenprofile von akademisch qualifizierten Pflegefachpersonen explizit auf, mit der Intention, niedrigschwellig schon während des Studiums eine Idee von den Kompetenzen, Chancen und Möglichkeiten der AQP in die Praxis zu tragen.

5.2 Grundstruktur des Workplace Learning-Konzeptes

Die hochschulischen Lernimpulse (HoLis) des Konzeptes setzten sich aus drei verschiedenen Typen zusammen. Sie alle ermöglichen es, praktische und theoretische Inhalte miteinander verbunden zu bearbeiten. Jedem Typ ist eine strukturgebende und hochschuldidaktisch empfohlene Makromethode zugeordnet, die das Handeln zur Bearbeitung der Lernimpulse prozessorientiert leitet. Unterschieden werden 1) modulbezogene hochschulische Lernimpulse, 2) projektbezogene hochschulische Lernimpulse und 3) übergeordnete Pool-Lernimpulse, die nach Darstellung der Makromethoden im Weiteren überblicksartig dargestellt werden.

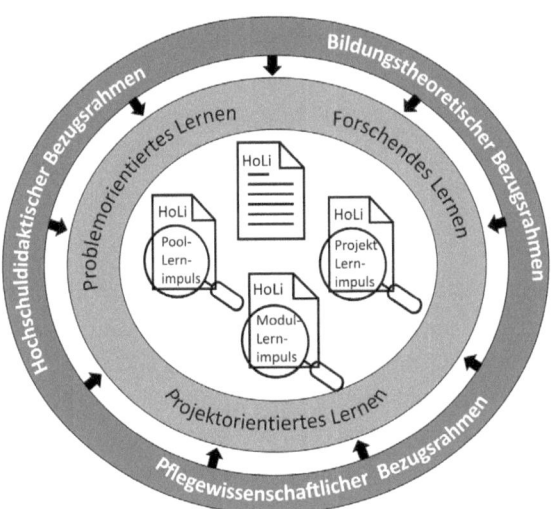

Abbildung 1: Rahmenmodell und Hochschulische Lernimpulse (HoLis) des Workplace Learnings (eigene Darstellung)

5.2.1 Makromethoden als Strukturierungselement der hochschulischen Lernimpulse

Strukturgebend für die drei unterschiedlichen Lernimpulstypen ist jeweils eine spezifische Makromethode. Ausgewählte Makromethoden tragen als Bearbeitungsstruktur implizit dazu bei, methodengeleitetes Handeln zu erproben und dadurch gleichzeitig die methodischen Strukturen zu internalisieren. Die drei Makromethoden, auch als Lehr-/Lernformen bezeichnet, Problemorientiertes Lernen (vgl. Weber 2005; Schwarz-Govaers 2005; Rappholt/Scherer 2018), Projektorientiertes Lernen (vgl. Baron/Meyer 1987) und Forschendes Lernen (vgl. Mooraj/Pape 2015; Dütthorn 2018) werden hochschuldidaktisch empfohlen und mitunter bereits im hochschulischen Kontext eingesetzt (vgl. bspw. Loos 2022). Sie alle gelten als förderlich für die Entwicklung von beruflichen Handlungskompetenzen auf akademischem Niveau und lassen sich innerhalb der konstruktivistischen Lerntheorie verorten.

Darüber hinaus ermöglichen die gewählten Makromethoden ein partizipatives Vorgehen und wissenschaftliches Arbeiten gleichzeitig. Theoretische Inhalte und praktisches Handeln lassen sich innerhalb der Makromethoden integrieren. Allen drei Makromethoden liegt das Prinzip einer Selbststeuerung zugrunde, was dazu beiträgt, dass eine zentrale Intention des Konzeptes berücksichtigt werden kann: die Förderung der Selbstorganisation (vgl. Büser 2003; Quindel 2015). Übergeordnet dienen die Makromethoden dazu, Studierenden perspektivisch als Werkzeuge zur individuellen Bearbeitung von Herausforderungen und Problemlagen in der Pflegepraxis zur Verfügung zu stehen. Ein verbindendes Element aller ausgewählten Makromethoden ist die Reflexion.

5.2.2 Modul-Lernimpulse (Modul-HoLis)

Die Modul-HoLis sind fest innerhalb ausgewählter hochschulischer Module verankert und im Modulhandbuch festgeschrieben. Lehrende der ausgewählten Module initiieren die modulbezogenen HoLis, an deren Erarbeitung sie beteiligt waren. Auf diese Weise lässt sich die Theorie-Praxis-Verzahnung innerhalb eines Modul-Lernimpulses gewährleisten. Modul-HoLis haben trotz der inhaltlichen Flexibilität der Ausgestaltung einen klaren Bearbeitungsfokus, beispielsweise ein frei zu wählendes oder vorgegebenen Pflegephänomen. Die Auseinandersetzung mit dem Impuls ist innerhalb des Lernprozesses und für den Modulabschluss bindend.

Die Modul-HoLis greifen den didaktischen Ansatz des Problemorientierten Lernens auf (vgl. Weber 2005; Schwarz-Govaers 2005; Rappholt/Scherer 2018). Problemorientiertes Lernen hat laut Weber (2005) den Anspruch, theoretisches Wissen und praktisches Handeln zu verzahnen. Die aktive Auseinandersetzung mit komplexen Problemstellungen fördert die Verknüpfung und Erweiterung des erfahrungsbasierten Wissens mit objektiven Wissensbeständen und trägt zur Veränderung der subjektiven Wahrnehmung bei. Das Lernen sollte daher im Konstruktionsprozess des Einzelnen betrachtet werden (vgl. Weber 2005: 94 f.). Das Problem Based Learning kennzeichnet sich durch den

7-Sprung. Die Struktur lässt sich übergeordnet in den Prozessschritten Problemanalyse, Wissensaneignung und tiefgreifende Problemanalyse beschreiben. Die Bearbeitung der Modul-HoLis erfolgt sowohl kollaborativ in Phasen der Gruppenerarbeitung als auch innerhalb von Selbstlernphasen. Das Problemorientierte Lernen kann am praktischen oder hochschulischen Lernort, aber auch im Skills Lab umgesetzt werden (vgl. Kerres/Wissing 2021: 46). Die Ausarbeitungen zur tiefgreifenden Problemanalyse und Bearbeitung können als Grundlage für die weiteren Arbeitsphasen innerhalb eines Moduls dienen. Im ersten Semester werden die Studierenden schrittweise an die Methode herangeführt.

5.2.3 Projekt-Lernimpulse (Projekt-HoLis)

Die Projekt-HoLis sind an ein Vertiefungsmodul und an das Praxisprojekt gebunden. Sie sind mehrstufig aufgebaut und durchlaufen (wiederkehrend) den praktischen wie den hochschulischen Lernort. Projekt-HoLis werden durch das Projektorientierte Lernen strukturiert. Die Methode begründet sich durch den Projektbegriff, der Bezug zu einem authentischen Fall und zu einem Arbeitsvorhaben herstellt, das innerhalb eines Projektrahmens bearbeitet wird (vgl. Baron/Meyer 1987: 144 ff.). Grob beschrieben lässt sich das Projekt-orientierte Lernen nach Baron und Meyer (1987: 146 ff.) in vier Lernphasen unterteilen:

1. Festlegung der Projektzielsetzung durch die Studierenden
2. Selbstgesteuerte Planung des Projektes, inklusive einer Auseinandersetzung mit der Umsetzbarkeit und Betrachtung alternativer Lösungsansätze
3. Ausführung der selbstgestellten Aufgaben und Dokumentation des Projektes, der Ergebnisse und Erfahrungen, innerhalb eines Portfolios
4. Beurteilung des Projektes auf Basis des im Verlauf erarbeiteten Portfolios unter Berücksichtigung des Handlungs- und des Lernprozesses

Abschließend ist eine Präsentation der Ergebnisse vorgesehen, die unter Beteiligung von Vertreter*innen des praktischen Lernortes stattfindet. Ziel der Präsentationen ist ein gemeinsamer Austausch mit motivierendem Charakter, der im Idealfall auch die Entwicklung in der Pflege unterstützt. Dementsprechend zeichnen sich die Projekt-HoLis durch einen umfangreichen Bearbeitungszeitraum aus, der frühestens ab dem vierten Fachsemester möglich ist und eine intensive kooperative Begleitung durch die Hochschule erfordert.

5.2.3 Pool-Lernimpulse (Pool-HoLis)

Die Charakteristik der Pool-HoLis, die den Studierenden innerhalb eines digitalen Pools zur Verfügung stehen, erfordert eine hohe Kompetenz an Selbstorganisation. Der Pool an HoLis umfasst ein breites Repertoire an pflegewissenschaftlich basierten Lernimpulsen. Studierende haben die Möglichkeit, durch eine individuelle Ausgestaltung, Lernimpulse Setting-spezifisch oder bezogen auf eine spezifische Klientel/eine Zielgruppe zu konkretisieren. Durch selbstgewählte oder durch Akteur*innen der Praxis empfohlene

Pool-HoLis haben Studierende die Möglichkeit, im Rahmen des Forschenden Lernens persönliche Motive oder Fragestellungen zu bearbeiten.

Abbildung 2: Phasen des Forschenden Lernens
(Quelle: vgl. Mooraj/Pape 2015: 3, eigene Darstellung)

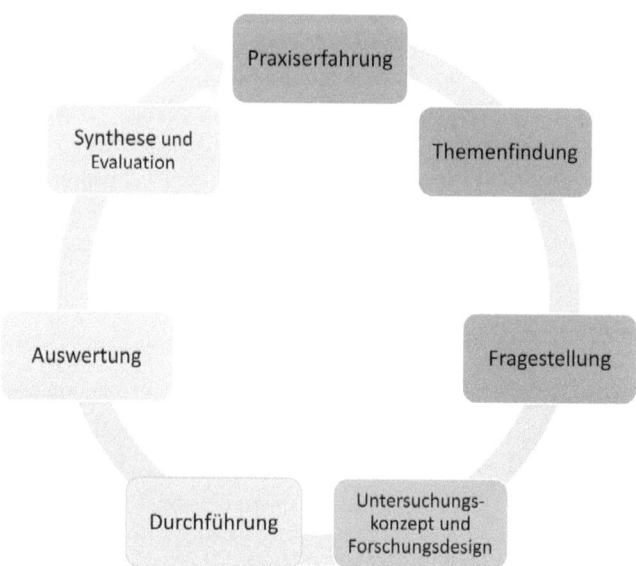

Widersprüche, wiederkehrende Probleme oder Herausforderungen begleiten die Studierenden in ihrer beruflichen Praxis. Diese werden zu Beginn des Forschungszyklus erfasst, eingegrenzt und als Forschungsfrage oder Hypothese formuliert. In einem weiteren Schritt werden Überlegungen zu Untersuchungskonzeptionen und Forschungsdesign skizziert (vgl. Mooraj/Pape 2015: 3). In dieser Phase werden sie durch Lernprozessbegleiter*innen im engen Austausch mit Lehrenden der Forschungsmethoden unterstützt. Die Begleitung findet in Kleingruppen statt, Akteur*innen der Praxis sind eingeladen, dazuzukommen. Es geht nicht darum, alle Phasen abschließend zu durchlaufen, auch die Bearbeitung der ersten Schritte bis hin zum Untersuchungskonzept und -design sind denkbar. Die Durchführung und Auswertung der Pool-HoLis ist Teil der Experimentierphase und findet ggf. exemplarisch statt. Übergeordnet schließt sich eine Reflexion und Synthese der erworbenen Inhalte, Erkenntnisse und Kompetenzen an (vgl. Mooraj/Pape 2015: 3 f.). Auch die Bearbeitung der Pool-HoLis kann sich über einen längeren Zeitraum erstrecken. Erst ab dem 3. Semester, nach einer Einführung in Empirie, Forschungsmethodik und Statistik, lässt sich das Forschende Lernen innerhalb eines hochschulischen Lernimpulses umsetzen. Um Verbindlichkeit zu schaffen, sind die Studierenden angehalten, mindestens zwei Pool-HoLis innerhalb des Bachelorstudiums zu bearbeiten.

Modul- und Projekt-HoLis sind fester Bestandteil des reformierten Pflegestudiengangs der FH Münster. Übergeordnete Intention ist es, dass alle Impulstypen im Rahmen des Studiums bearbeitet werden. Verbindlichen Charakter weisen die ersten zwei Impulstypen durch ihre systematische Verankerung mit dem Curriculum auf. Die Pool-HoLis können als ergänzende Impulse gewertet werden. Da der Bearbeitungsumfang recht groß und zeitaufwendig ist, lässt sich nur eine begrenzte Anzahl in das ausbildungsintegrierende Studium einbinden. Studierende in dualen Studiengängen mit drei Lernorten sind gefordert, zusätzlich die Lern- und Arbeitsaufgaben bzw. Arbeits- und Lernaufgaben der weiteren Lernorte umzusetzen. Die HoLis ermöglichen eine inhaltliche und methodische Abgrenzung davon. Sie bereiten systematisch auf Zielbereiche der Praxisentwicklung in der Pflege (vgl. Eberhardt 2017a) vor, unter Berücksichtigung von hochschuldidaktisch erprobten Methoden und pflegewissenschaftlichen Inhalten.

6. Resümee

In ausbildungsintegrierenden, ausbildungsbegleitenden oder additiven Pflegestudiengängen (Geschäftsstelle des Wissenschaftsrates 2022) findet bisher keine systematisch-inhaltliche Verzahnung zwischen Hochschule und Pflegepraxis statt. Das Workplace Learning-Konzept setzt an dieser Stelle an. Es findet eine wechselseitige Verzahnung des Lernens an den verschiedenen Lernorten durch hochschulische Lernimpulse (HoLis) statt, die akademische Qualifikationsprofile und Zieldimensionen einer Praxisentwicklung in der Pflege gleichermaßen berücksichtigen. Den HoLis liegen außerdem hochschuldidaktische, erwachsenenpädagogische und (pflege-)wissenschaftliche Überlegungen zugrunde. Workplace Learning trägt zum einen dazu bei, dass der Lernort Praxis für die Hochschule und umgekehrt an Bedeutung gewinnt. Zum anderen wird das Lernen im Prozess der Arbeit zum Lerngegenstand in hochschulischen Modulen. Somit leistet die erfolgreiche Implementierung des Workplace Learning-Konzeptes nicht nur einen Beitrag zur Weiterentwicklung der Hochschuldidaktik, sondern trägt zur dringend erforderlichen Praxisentwicklung in der Pflege bei. Studierende werden exemplarisch und interessengeleitet an die Bearbeitung von zentralen Fragestellungen der Pflegepraxis herangeführt. Sie erproben dabei Methoden, wodurch erweiterte Kompetenzen gefördert werden. Darüber hinaus entwickeln sie eine Vorstellung von zukünftigen Rollen und Aufgaben für AQP.

Neben der Chance, aus der Hochschule heraus einen Beitrag zur Praxisentwicklung in der Pflege zu leisten, trägt die partizipative Erarbeitung dazu bei, Berührungsängste zwischen einzelnen Akteur*innen abzubauen. Lernprozessbegleiter*innen und Pflegewissenschaftler*innen der Hochschule erhalten durch das Konzept Gelegenheit, mit Studierenden am Lernort Praxis in Kontakt zu treten. Das Narrativ von Theorie und Praxis als zwei voneinander entfernten Polen, kann dadurch zukünftig an Bedeutung verlieren.

Die Bereitstellung von Ressourcen ist entscheidend, damit Hochschulen entsprechende Lehr-/Lernarrangements partizipativ (weiter)entwickeln und begleiten können – gerade am Lernort Praxis. Ressourcen sind entscheidend für eine Verstetigung des Konzeptes. Ein weiterer Erfolgsfaktor sind systematisch geplante und evaluierte Implementierungsprozesse, an der Hochschule und in den Pflegesettings gleichermaßen. Aufklärung, Verständnis der Intention und Rollenklärungen sind dafür ebenso notwendig, wie eine präzise Dokumentation der Kommunikationswege. Auch diese Implementierungsprozesse erfordern zeitliche, finanzielle und personelle Ressourcen. Die Rolle der Hochschule und die Bedeutung des Lernortes Praxis für hochschulische Pflegebildung gilt es zukünftig stärker in den Fokus von Forschung zu rücken.

Die Motivation der Studierenden und ihre Freude am Lernen tragen das Konzept erst. Mit ihnen ein Bild einer wissenschaftsbasierten Pflege der Zukunft zu entwickeln, um eine Vision zu erzeugen, auf die es, trotz aller Widrigkeiten und Hemmnisse, hinzuarbeiten sich lohnt, kann diese Freude befeuern. Antworten auf die Unterscheidung zwischen Ausbildung und Bachelorstudium, die im Bearbeitungsprozess der HoLis reflektiert und diskutiert werden, wirken zusätzlich motivierend. Die HoLis bieten Studierenden Gelegenheit, Konsequenzen für ihr zukünftiges berufliches Handeln als AQP abzuleiten und diese Überlegungen mit Akteur*innen der Pflegepraxis zu diskutieren.

Quindel (2015: 39 ff.) beschreibt Widersprüche im Bologna-Prozess: Ökonomisierung des Studiums, Verwertbarkeit vs. kritisch-reflexive Professionalität, Kontrolle statt Vertrauen. Dagegen setzt er (ebd. 2015: 53) eine positive Utopie einer demokratischen und sozialen Hochschule, »indem man das Studium auch als Ausgangspunkt für Entwicklung gesellschaftlicher Verantwortung, Mitbestimmung und eines Sinnes für Gerechtigkeit betrachtet«. Dazu fordert Quindel (2015: 54 f.) ein »Ansetzen an den Fragen und Erfahrungen der Studierenden« und die »Förderung selbstorganisierten Lernens«. Forderungen, denen wir uns gerne anschließen und hoffen, mit dem Konzept einen Beitrag in diese Richtung zu leisten. Über den Erfolg des Workplace Learning-Ansatzes werden Evaluationen weiteren Aufschluss geben.

Literatur

Agnes-Karll-Gesellschaft (2022). Community Health Nursing. Aufgaben und Praxisprofile. Online: https://www.dbfk.de/media/docs/Bundesverband/CHN-Ausschreibung/CHN_Broschuere_2022-Aufgaben-und-Praxisprofile.pdf (Abruf: 25.09.2023).

Aiken, Linda H./Sloane, Douglas M./Bruyneel, Luk/Heede, Koen van den/Griffiths, Peter/Busse, Reinhard u.a. (2014). Nurse staffing and education and hospital mortality in nine European countries: a retrospective observational study. In: Lancet, 383 (9931), S. 1824-1830.

Arens-Fischer, Wolfgang/Dinkelborg, Karin (2021). Arbeitsplatzanalyse. Ein Rahmenmodell für die Entwicklung akademischer Kompetenzen in der Praxisroutine. In: Duales Studium, 1, S. 71-83.

Baron, Waldemar/Meyer, Norbert (1987). Projektorientiertes Lernen als Ansatz zur Vermittlung von Handlungskompetenzen in der beruflichen Bildung. In: Berufsbildung in Wissenschaft und Praxis, 5, S. 144-149.

Behrens, Johann/Langer Gero (2022). Evidence-based Nursing and Caring. Methoden und Ethik der Pflegepraxis und Versorgungsforschung – Vertrauensbildende Entzauberung der »Wissenschaft«. Bern: Hogrefe.

Bohrer, Annerose (2023). Betriebliches Lernen und Lernortkooperation. In: Gahlen-Hoops, Wolfgang von/Genz, Katharina (Hg.). Pflegedidaktik im Überblick. Bielefeld: transcript. S. 27-48

Bohrer, Annerose/Oetting-Roß, Claudia (2007). Lernaufgabenpool für die praktische Ausbildung. Schwerpunktheft Arbeitsbögen für die praktische Ausbildung. In: Forum Ausbildung, 1 (1).

Borutta, Manfred/Lennefer, Joachim/Fuchs-Frohnhofen, Paul (2018). Die Bedeutung der Pflegewissenschaft als Grundlage der Pflegepraxis – Was akademisch ausgebildete Pflegekräfte in der Pflegepraxis leisten können und sollen. In: Pädagogik der Gesundheitsberufe, 5 (2), S. 99-106.

Bundesinstitut für Berufsbildung (BIBB) (Hg.) (2020). Rahmenpläne der Fachkommission nach § 53 PflBG. 2. Aufl. Online: https://www.bibb.de/dienst/publikationen/de/download/16560 (Abruf: 22.06.2023).

Burdoni, Helmut/Daugardt, Katja/Ohms, Raphael (2020). Community Health Nursing – Pflege in der Primär-versorgung. In: Gesundheits- und Sozialpolitik, 74 (3), S. 27-32.

Büser, Tobias (2003). Offene Angebote an geschlossene Systeme – Überlegungen zur Gestaltung von Lernumgebungen für selbstorganisiertes Lernen aus Sicht des Konstruktivismus. In: Witthaus, Udo/Wittwer, Wolfgang/Espe, Clemens (Hg.). Selbstgesteuertes Lernen – Theoretische und praktische Zugänge. Bielefeld: Bertelsmann. S. 27-42

Chen, Rebecca/Irving, Michelle/Clive Wright, Frank/Cunich, Michelle (2020). An evaluation of health work-force models addressing oral health in residential aged care facilities: A systematic review of the literature. In: Gerodontology 37 (3), S. 222-232.

Darmann-Finck, Ingrid (2010). Interaktion im Pflegeunterricht. Begründungslinien der Interaktionistischen Pflegedidaktik. Frankfurt a. M.: Peter Lang.

Darmann-Finck, Ingrid/Reuschenbach, Bernd (2019). Akademisierung der Pflegeberufe – Weg aus der Angebotsmisere? In: Gesundheits- und Sozialpolitik, 73 (4/5), S. 78-83.

Darmann, Ingrid (2005). Pflegeberufliche Schlüsselprobleme als Ausgangspunkt für die Planung von fächerintegrativen Unterrichtseinheiten und Lernsituationen. In: Pr-Internet, 6, S. 329-335.

Daugardt, Katja/Söhngen, Julia/Budroni, Helmut/Knecht, Christiane (2020). Masterstudiengang »Community Health Nursing«. Herausforderungen und Problemlage des deutschen Gesundheitssystems. In: Österreichische Pflegezeitschrift, 73 (1), S. 30-33.

Dehnbostel, Peter (2020). Erfahrungslernen mit organisiertem Lernen verbinden. In: Weiterbildung. Zeitschrift für Grundlagen, Praxis und Trends, 1 (31), S. 19-21.

Deutsche Gesellschaft für Pflegewissenschaft (DGP) (2015). Die Zukunft der Gesundheitsversorgung – der Beitrag akademisierter Pflegender. Online: https://dg-pflegewissenschaft.de/wp-content/uploads/2017/06/WEB_Einzelseiten_DGP_Tagungsdokumentation.pdf (Abruf: 23.09.2023).

Deutscher Berufsverband für Pflegeberufe (DBfK) (2014). Pflegeforschung, Qualitätsmanagement. Online: https://www.dbfk.de/de/expertengruppen/pflegeforschung-qm/index.php (Abruf: 25.06.2023).

Dütthorn, Nadin (2018). Forschendes Lehren und Lernen am Beispiel pflegepädagogischer Kompetenzentwicklung. In: Sahmel, Karl-Heinz (Hg.). Hochschuldidaktik der Pflege und Gesundheitsfachberufe. Berlin, Heidelberg: Springer. S 195-222

Eberhardt, Doris (2017a). Praxisentwicklung als strategischer Rahmen für die Implementierung akademischer Pflegerollen. In: Klinische Pflegeforschung, 3, S. 15-27.

Eberhardt, Doris (2017b). Integration akademischer Berufsrollen in der Pflegepraxis. Eine empirische Unter-suchung aus praxeologischer Perspektive. Halle/Saale: Martin-Luther-Universität Halle-Wittenberg, Medizinische Fakultät Online: https://d-nb.info/1138980501/34 (Abruf: 02.12.2023).

Eberhardt, Doris (2018). Pflegeakademiker in der Praxis. In: CNE Pflegemanagement, 6, S. 4-6.

Erpenbeck, John/Sauter, Werner (2015). Wissen, Werte und Kompetenzen in der Mitarbeiterentwicklung. Ohne Gefühl geht in der Bildung gar nichts. Wiesbaden: Springer.

Euler, Dieter (2004). Lernortkooperation – eine unendliche Geschichte? In: Euler, Dieter (Hg.): Handbuch der Lernortkooperation. Band 1: Theoretische Fundierung. Bielefeld: Bertelsmann. S. 12-24

Geschäftsstelle des Wissenschaftsrates (Hg.) (2022). HQGplus-Studie zu Hochschulischen Qualifikationen für das Gesundheitssystem – Update | Quantitative und qualitative Erhebungen der Situation in Studium, Lehre, Forschung und Versorgung. Berlin: Wissenschaftsrat.

Graffmann-Weschke, Katharina/Otte, Marina/Kempchen, Anne (2021). Familienbezogene Bedarfslagen in Pflegesituationen. In: Jacobs, Klaus/Kuhlmey, Adelheid/Greß, Stefan/Klauber, Jürgen/Schwinger, Antje (Hg.). Pflege-Report 2021. Berlin, Heidelberg: Springer. S. 103-116

Grantz, Torsten/Schulte, Sven/Spöttl, Georg (2013). Impulse für eine arbeitsprozessorientierte Didaktik – eine Reflexion des didaktischen Gehaltes von Kernarbeitsprozessen an den Grundfragen Klafkis. In: Di-daktik beruflicher Bildung, 24, S. 1-19.

Hamacher, Marie/Weiß, Cornelia/Hämel, Kerstin (2022). Mundgesundheit im Pflegeheim als professionelle Aufgabe. Ergebnisse einer qualitativen Befragung von Pflegefachpersonen und Zahnärzt*innen zu ihrer aktuellen und zukünftigen Zusammenarbeit. In: Zeitschrift für Gerontologie und Geriatrie, Online: https://doi.org/10.1007/s00391-022-02132-5 (Abruf: 06.07.2023).

Jeiler, Katharina/Noelle, Marco/Claaßen, Ailina/Frankowsky, Anna/Oetting-Roß, Claudia (2019). Lernprozessbegleitung als Unterstützungsformat in dualen und berufsbezogenen Studiengängen. In: Pädagogik der Gesundheitsberufe, 4 (6), S. 256-263.

Kerres, Andrea/Wissing, Christiane (2021). Lernortkooperation gemeinsam gestalten. In: Pflegezeitschrift, 74 (7), S. 44-46.

Klein, Bettina/Hamel, Lucas/Peters, Miriam/Meng, Michael (2022). Patientenbezogener Mehrwert des Ein-satzes von Pflegefachpersonen mit akademischer Ausbildung: ein Rapid Review. Version 1.0. Bundesinstitut für Berufsbildung (BIBB) (Hg.). Bonn: BIBB.

Kreuz, Judit/Scherrer, Christa/Wyrsch, Arnold (2020). Die zwei Welten der Berufsbildung: Lernen in der Schule und in der Praxis. In: Transfer. Berufsbildung in Forschung und Praxis, 1, S. 1-5.

Lindemann, Holger (2019). Konstruktivismus, Systemtheorie und praktisches Handeln. Eine Einführung für pädagogische, psychologische, soziale, gesellschaftliche und betriebliche Handlungsfelder. Göttingen: Vandenhoeck & Ruprecht.

Loos, Martina (2022). Forschendes Lernen im berufsbegleitenden FH-Studiengang Gesundheitspädagogik. In: Pflegewissenschaft, 2, S. 83-90.

Mooraj, Margit/Pape, Annika (2015). Nexus: Impulse für die Praxis. Forschendes Lernen. In: nexus impulse, 8, S. 2-8.

Müller, Klaus (2013). Lernaufgaben. In: Ertl-Schmuck, Roswitha/Greb, Ulrike (Hg.). Pflegedidaktische Handlungsfelder. Weinheim: Beltz Juventa. S. 278-291

Oetting-Roß, Claudia (2020). Lernen im Prozess der Arbeit. In: Forum Ausbildung, 15 (1), S. 38-40.

Ostermann-Vogt, Bettina (2011). Biographisches Lernen und Professionalitätsentwicklung. Lernprozesse von Lehrenden in Pflegeberufen. Wiesbaden: VS Verlag.

Partetzke, Tara M./Haas, Margit/Spaderna, Heike (2023). Studierendengerechte Praxisanleitung im Pflege-studium: Wie werden aktuelle Praxisanleitungen bewertet? In: Pflege & Gesellschaft, 28 (2), S. 153-170.

Prill, Anne (2022). Zukunftsorientierte Lernraumgestaltung für innovative Hochschuldidaktik und eine neue Kultur des Lernens. In: b.i.t. online, 25 (3), S. 247-255.

Quindel, Ralf (2015). Widersprüche im Bologna-Prozess. Positionierungen zum Thema »Gute Lehre«. In: Klages, Benjamin/Bonillo, Marion/Reinders, Stefan/Bohnmeyer, Axel (Hg.). Gestaltungsraum Hochschullehre. Opladen: Budrich UniPress. S. 39-58

Rapphold, Benjamin David/Scherer, Theresa (2018). Der holistische PBL-Zyklus im Curriculum von heute. In: Sahmel, Karl-Heinz (Hg.). Hochschuldidaktik der Pflege und Gesundheitsfachberufe. Berlin, Heidelberg: Springer. S. 171-182

Remmers, Hartmut (2000). Pflegerisches Handeln. Wissenschafts- und Ethikdiskurse zur Konturierung der Pflegewissenschaft. Bern, Göttingen, Toronto, Seattle: Huber.

Rosen, Emel Susan (2011). Teaching competenciens-acting competenty at nursing care schools. In: Pflegewissenschaft 13 (1), S. 29-39.

Sachverständigenrat zur Begutachtung der Entwicklung im Gesundheitswesen (Hg.) (2014). Bedarfsgerechte Versorgung – Perspektiven für ländliche Regionen und ausgewählte Leistungsbereiche. Gutachten. Kurzfassung.

Sahmel, Karl-Heinz (2018). Hochschullehrende und Hochschuldidaktik. In: Sahmel, Karl-Heinz (Hg.). Hochschuldidaktik der Pflege und Gesundheitsfachberufe. Berlin, Heidelberg: Springer. S. 3-14

Sahmel, Karl-Heinz/Leibig, Armin (2018). Lernen und Lernbegleitung in Praxisphasen des Pflegestudiums. In: Sahmel, Karl-Heinz (Hg.). Hochschuldidaktik der Pflege und Gesundheitsfachberufe. Berlin, Heidelberg: Springer. S. 209-222

Sauter, Werner/Sauter, Simon (2013). Workplace Learning. Integrierte Kompetenzentwicklung mit koopera-tiven und kollaborativen Lernsystemen. Berlin: Springer.

Schaeffer, Doris/Hurrelmann, Klaus/Bauer, Ullrich/Kolpatzik, Kai (Hg.). (2018). Nationaler Aktionsplan Gesundheitskompetenz. Die Gesundheitskompetenz in Deutschland stärken. Berlin: KomPart.

Schaeffer, Doris/Hämel, Kerstin (2020). Kooperative Versorgungsmodelle – eine international vergleichende Betrachtung. In: Jungbauer-Gans, Monika/Kriwy, Peter (Hg.). Handbuch Gesundheitssoziologie. Berlin: Springer. S. 463-480

Schwarz-Govaers, Renate (2005). Subjektive Theorien als Basis für Wissen und Handeln: pflegedidaktische Forderungen für einen lernfeld- und problemorientierten Unterricht. In: PrInterNet: die Zeitschrift für Pflegewissenschaft, 7 (1), S. 38-49.

Siebert, Horst (2003a). Didaktische Prinzipien. In: Siebert, Horst (Hg.). Didaktisches Handeln in der Erwachsenenbildung. Didaktik aus konstruktivistischer Sicht. München: Luchterhand. S. 91-166

Siebert, Horst (Hg.) (2003b). Didaktisches Handeln in der Erwachsenenbildung. Didaktik aus konstruktivistischer Sicht. München: Luchterhand.

Siebert, Horst (2004). Theorien für die Praxis. Studientexte für Erwachsenenbildung. Deutsches Institut für Erwachsenenbildung. (Hg.). Gütersloh: Bertelsmann.

Simon, Julia (2019). Pflegewissenschaftliche Ansprüche in der Unterrichtsplanung. Eine empirische Untersuchung. Bamberg: University of Bamberg Press.

Tetzlaff, Juliane/Muschik, Denise/Epping Jelena/Eberhard, Sveja/Geyer, Siegfried (2017). Expansion or com-pression of multimorbidity? 10-year development of life years spent in multimorbidity based on health insurance claims data of Lower Saxony, Germany. In: International Journal of Public Health, 62 (6), S. 679-686.

Verband der Pflegedirektorinnen der Unikliniken (VPU) (2015). Einsatz akademisch ausgebildeter Pflegefachpersonen in der Praxis. Online: https://www.vpuonline.de/de/pdf/presse/2015-05-29_abschlussbericht.pdf (Abruf: 20.12.2023)

Walter, Anja (2015). Die hochschuldidaktische Arbeit mit authentischen Fällen in berufsbegleitenden Studiengängen. In: Klages, Benjamin/Bonillo, Marion/Reinders, Stefan/Bohmeyer, Axel (Hg.). Gestaltungsraum Hochschullehre. Opladen: Budrich UniPress. S. 193-210

Weber, Agnes (2005). Problem-Based Learning. – Ansatz zur Verknüpfung von Theorie und Praxis. In: Beiträ-ge zur Lehrerbildung, 23 (1), S. 94-104. DOI: https://doi.org/10.25656/01:13566.

Weidner, Frank/Schubert, Christina (2022). Die erweiterte pflegerische Versorgungspraxis. Abschlussbericht der begleitenden Reflexion zum Förderprogramm »360° Pflege – Qualifikationsmix für Patient:innen – in der Praxis«. Im Auftrag der Robert Bosch Stiftung GmbH. Köln: Deutsches Institut für Pflegewissenschaft (DIP).

Wissenschaftsrat (Hg.) (2013). Empfehlungen zur Entwicklung des dualen Studiums. Positionspapier. Online: https://www.wissenschaftsrat.de/download/archiv/3479-13.html (Abruf: 25.09.2023).

Lern- und Arbeitsaufgaben als Instrument zur Lernortkooperation in der Pflegeausbildung

Jan Braun, Francesca Muratore und Katrin Palatschek

Zusammenfassung

Mit der Pflegeberufereform gewinnen die Kooperation der Ausbildungspartner*innen und die Theorie-Praxis-Verbindung an Bedeutung. Vor dem Hintergrund dieser Reform stehen Pflegeschulen und praktische Ausbildungseinrichtungen vor neuen Herausforderungen. Didaktisch-methodische Vorgehensweisen, inhaltliche Schwerpunkte sowie Kommunikations- und Kooperationsstrukturen verändern sich und müssen neu gedacht werden. Lern- und Arbeitsaufgaben, die von der Pflegeschule gestellt und von den Lernenden in der Praxis bearbeitet werden, können als Instrument zur Vernetzung und zum Austausch der unterschiedlichen Lernorte in der Pflegeausbildung dienen. Sie bieten Kommunikationsanlässe, die zu einer engeren Verbindung der Pflegeschule und den unterschiedlichen praktischen Einsatzorten beitragen können. Pflegeausbildung wird dabei als kollektive Aufgabe verstanden, die von allen Beteiligten gemeinsam und auf Augenhöhe erfüllt wird.

1. Hintergrund

Seit dem Jahr 2020 wird an allen Pflegeschulen in Deutschland die Generalistische Pflegeausbildung basierend auf der Grundlage des Pflegeberufegesetzes (PflBG) umgesetzt. Mit der reformierten Ausbildung und dem dieser zugrunde liegenden Pflegeberufegesetz und der dazugehörigen Pflegeberufe-Ausbildungs- und Prüfungsverordnung (PflAPrV) wurden zahlreiche Neuerungen eingeführt, welche eine Umgestaltung der Pflegeausbildung bedeuten und die durch Pflegeschulen und die praktischen Ausbildungsstätten umzusetzen sind. Übergeordnete Ziele, die mit der generalistischen Pflegeausbildung verfolgt werden, sind der Erwerb und die Entwicklung einer beruflichen Handlungskompetenz, die durch eine logische Verknüpfung des theoretischen und praktischen Wissens ermöglicht wird. Diese Handlungskompetenz wird unter anderem benötigt, um die ebenfalls mit dem PflBG neu eingeführten vorbehaltenen Tätigkeiten durchführen zu können, aber auch, um nach Abschluss der Pflegeausbildung im Prozess des lebenslangen Lernens fortzufahren, eigenes Wissen weiterzuentwickeln und vorhandenes Wissen immer wieder zu reflektieren. An dieser Stelle wird den Lern- und Arbeitsaufgaben in der generalistischen Pflegeausbildung eine hohe Bedeutung beigemessen (vgl. Saul/Jürgensen 2021: 39 ff.). Auch werden Lern- und Arbeitsaufgaben immer wieder in praxisorientierten Fachzeitschriften thematisiert (z.B. Darmann-Finck 2019, Blank/Sbiegay 2021). Mit der generalistischen Pflegeausbildung an Bedeutung gewonnen hat ebenfalls die Lernortkooperation, die nicht nur rechtlich vorausgesetzt wird (§ 6 PflBG), sondern auch Gegenstand umfangreicher Forschungs- und Entwicklungsprogramme ist (z.B. Wochnik u.a. 2022). Das Zusammenwirken aller an der Ausbildung beteiligten Lernorte, welche neben der Pflegeschule und dem Träger der praktischen Ausbildung auch die Einrichtungen der Pflicht-, Vertiefungs- und weiterer Einsätze einschließen, wird zwingend benötigt, um die Ausbildung zur Pflegefachperson erfolgreich absolvieren zu können.

Ziel dieses Beitrags ist es, den Einsatz von Lern- und Arbeitsaufgaben in der Pflegeausbildung näher zu beleuchten, den derzeitigen Stand der Lernortkooperation in der Pflegeausbildung darzustellen und aktuelle Herausforderungen und Handlungsansätze, wie Lern- und Arbeitsaufgaben als Mittel zur Verbesserung der Lernortkooperation eingesetzt werden können, aufzuzeigen.

2. Lern- und Arbeitsaufgaben in der Pflegeausbildung

Die Pflegepraxis ist der primäre Arbeitsort, dessen Bedingungen auch eigene Potenziale, reale praktische Erfahrungen zu sammeln, bieten. So kann ein Arbeitsort zur lernförderlichen Umgebung und zum Lernort werden, wenn die notwendigen Rahmenbedingungen gegeben sind und eine Begleitung der Auszubildenden sichergestellt ist (vgl. Schewior-Popp 2005: 165). Formelle Lernangebote, wie Lern- und Arbeitsaufgaben, bieten die Möglichkeit, anhand der vorhandenen Lerngelegenheiten in der Praxis die Urteilsbildung und Reflexion zu entwickeln und explizites mit implizitem Lernen zu verknüpfen (vgl. Bohrer 2013: 333). Die Rahmenlehrpläne der Fachkommission nach § 53 PflBG (2020) empfehlen inhaltliche und methodische Anregungen zur Gestaltung der Lern- und Arbeitsaufgaben, die auf den Inhalten der curricularen Einheiten der theoretischen Pflegeausbildung aufbauen und diesen zugeordnet sind (vgl. Saul/Jürgensen 2021: 49). Diese Lern- und Arbeitsaufgaben sind auf den Theorie-Praxis-Transfer ausgerichtete Aufgabenstellungen, die den Auszubildenden von der Pflegeschule zur Bearbeitung während eines Praxiseinsatzes gestellt werden (vgl. Saul/Jürgensen 2021: 28). Sie verbinden damit die im Unterricht an der Pflegeschule erworbenen Kenntnisse und Fähigkeiten, transferieren diese in die Pflegepraxis und erlauben ein arbeitsverbundenes Lernen, das auf verschiedene Versorgungsbereiche übertragen werden kann, wenn die Versorgungsrealitäten und Rahmenbedingungen der Praxis berücksichtigt werden (vgl. Saul/Jürgensen 2021: 43, Bader 2021: 55).

Lern- und Arbeitsaufgaben tragen dazu bei, dass vorhandene Handlungsbedingungen umfassend wahrgenommen werden, indem sich Auszubildende selbstständig mit relevanten Informationen und Sachverhalten befassen. Dabei sollen auch routinierte Handlungsabläufe reflektiert und ggf. revidiert werden (vgl. Balzer/Mischkowitz 2007: 11). Folglich orientieren sich Lern- und Arbeitsaufgaben daran, welche Kompetenzen die Auszubildenden bereits erworben haben, welche Kompetenzen erworben bzw. weiterentwickelt werden sollen und welche Rahmenbedingungen gegeben sind (vgl. Figas u.a. 2014: 247). Dies erfordert in der Konstruktion der Lern- und Arbeitsaufgaben eine grundlegende Auseinandersetzung mit den gesetzten Bildungs- und Kompetenzzielen, damit die Wahl der Inhalte und der zu entwickelnden Kenntnissen und Fähigkeiten angemessen erfolgt und die Auswahl nicht anhand für die Ausbildung an sich trivialer oder marginaler Perspektiven stattfindet. Gemeint sind hierbei Themen und Tätigkeiten, die nicht Inhalt oder Kompetenzziel der Ausbildung sind und deren Vermittlung in den Bereich der allgemeinen Einarbeitung einzelner Pflegeeinrichtungen fällt, bspw. einrichtungsspezifische Organisationsabläufe oder pflegefachlich irrelevante Alltagstätigkeiten (vgl. Hallet 2014: 63). Als strukturgebendes Fundament für die Lern- und Arbeitsaufgaben sollten daher basale Handlungssystematiken wie z.B. der Pflegeprozess als berufsspezifische Arbeitsmethode oder Pflegediagnosen als handlungsleitende Situationsbeurteilung gewählt werden. Deren Anwendung soll dann anhand konkreter beruflicher Handlungen, die aus dem Versorgungsbereich stammen, geübt werden, indem eine entsprechende konkrete Aufgabenstellung bearbeitet wird (vgl. Müller 2009: 202). Derartige Lernprozesse, in denen Handlungskompetenzen erworben werden, können von außen nur angeregt werden, eine direkte Kompetenzvermittlung, z.B. in Form von einfacher beruflicher Unterweisung, ist nicht möglich. Die Schaffung geeigneter Bedingungen für den Lernprozess ist Aufgabe des Lernortes Praxis, wobei Lern- und Arbeitsaufgaben diesen Prozess z.B. mit strukturierenden Elementen unterstützen können (vgl. Bloemen u.a. 2010: 201). Gleichwohl kann eine Lern- und Arbeitsaufgabe bei verschiedenen Auszubildenden unterschiedliche Kompetenzen hervorbringen; anders betrachtet können auch unterschiedliche Lern- und Arbeitsaufgaben zu vergleichbaren Kompetenzen führen (vgl. Renkl 2014: 19).

Lern- und Arbeitsaufgaben enthalten methodisch aufbereitet unterschiedliche Bestandteile des beruflichen Handelns, leiten die Auszubildenden systematisch durch die Schritte einer typischen berufsbezogenen Handlung und stimulieren dabei eine mehrperspektivische Reflexion. Die in diesem Bildungsprozess geschehende Verknüpfung von beruflichem Handeln und praktischem Lernen fokussiert eine Kompetenzentwicklung, in der explizites theoretisches Wissen und durch praktische Erfahrung entstehendes implizites Wissen ineinander integriert werden. Die Auszubildenden werden so in ihrer Handlungsfähigkeit gefördert, in ihrer Selbstwirksamkeitserwartung bestärkt und können auch zukünftige Arbeitsanforderungen besser bewältigen. Ebenfalls gefestigt wird die berufliche Mündigkeit, wenn die Lern- und Arbeitsaufgaben unterschiedliche Lösungen zulassen, die argumentativ begründet werden müssen (vgl. Müller 2009: 65). Das übergeordnete Ziel einer Lern- und Arbeitsaufgabe bleibt dabei immer die Bereitschaft, sich eigenverantwortlich, reflektiert und sozial verantwortlich in beruflichen, gesellschaftlichen und privaten Situationen zu verhalten (vgl. Schewior-Popp 2005: 4, Figas u.a. 2014: 246). Eine zentrale Kompetenz zur Entwicklung der Selbstbestimmung und soziokultureller Partizipationsfähigkeit stellt schließlich die Fähigkeit dar, an gesellschaftlichen und (berufs-)kulturellen Diskursen teilzunehmen und innerhalb dieser eine eigene Position, basierend auf den eigenen Fähigkeiten und dem eigenen Wissen, einzunehmen (vgl. Hallet 2014: 63). Dabei werden die Auszubildenden als Individuen betrachtet, die innerhalb einer professionellen Gemeinschaft agieren und zu dieser beitragen (vgl. ebd.: 65). Eine derartige Enkulturation benötigt einen Ansatz, der sowohl soziales, problemorientiertes als auch handlungsorientiertes Lernen integriert. Dazu orientiert sich der Lern- und Kompetenzentwicklungsprozess am aktuellen Entwicklungsstand der Auszubildenden, deren Interessen, Perspektiven und Vorstellungen. Gleichzeitig sollen die Auszubildenden den Lerngegenstand nachvollziehen, ohne dass dieser in vollendeter Gestalt vermittelt wird – vielmehr analysieren, konstruieren, dekonstruieren und rekonstruieren die Auszubildenden sinnlogische Zusammenhänge des Gegenstands (vgl. Balzer/Mischkowitz 2007: 15). Die so erworbene Kompetenz ist gekennzeichnet durch ein umfangreiches und transferfähiges Wissen, dass sich in zielgerichtetem und systematischem Handeln manifestiert.

Neben der präzisen Aufgabenstellung spielt die begleitende Unterstützung bei der Bearbeitung, die auch die Fokussierung der Auszubildenden auf zentrale Konzepte, Standards und Handlungsmaximen der Pflege sicherstellt, eine nicht zu unterschätzende Rolle (vgl. Renkl 2014: 19). Praxisanleitende repräsentieren den Lernort Praxis und vermitteln den praktischen Kontext der Ausbildung, indem die Lern- und Arbeitsaufgabe stattfindet. Die Chancen und Grenzen des Lernorts Praxis werden maßgeblich von den Praxisanleitenden geprägt, die den Lernprozess vor Ort gestalten (vgl. Müller 2009: 208). Dabei orientieren diese sich i.d.R. an pflegedidaktischen Modellen und nutzen verschiedene Methoden, die ihnen instinktiv oder erfahrungsgemäß als effektiv erscheinen. Die Anleitenden dienen einerseits als Modell, integrieren aber auch gleichzeitig verbale und symbolische Elemente zur Vermittlung einer praktischen Handlung. Diese sind von essenzieller Bedeutung, da die Reproduktion der so gelernten Handlung die berufliche Enkulturation, also die Aufnahme in die Gemeinschaft der Fachkräfte, fördert (vgl. Rebmann u.a. 2011: 206 ff.). Lern- und Arbeitsaufgaben erweitern und ergänzen die Praxisanleitung und ermöglichen es Anleitenden, die Auszubildenden gezielt und individuell in ihrem Kompetenzerwerb zu fördern (vgl. Bader 2021: 52). Lern- und Arbeitsaufgaben enthalten dazu spezifische Instruktionen, die zur Aktivität der Auszubildenden führen und inhaltliches und methodisches Lernen in der Praxis verknüpfen, wodurch ein umfassender Kompetenzerwerb ermöglicht wird (vgl. Figas u.a. 2014: 246). Die Aufgabenstellungen enthalten spezifische Lerngegenstände mit dem Ziel, Lernprozesse zu initiieren und zu strukturieren, aber nicht um das Ergebnis der Aufgabenbearbeitung zu überprüfen und zu bewerten – es handelt sich bei Lern- und Arbeitsaufgaben in erster Linie nicht um Leistungs- oder Lernstandskontrollen (vgl. ebd.: 246).

Der abschließenden Reflexion kommt bei der Bearbeitung der Lern- und Arbeitsaufgaben eine besondere Bedeutung zu. Die Rückmeldung an Auszubildende über deren Leistungen wirkt sich nicht nur auf motivationale Prozesse und die zukünftige Lern- und Arbeitsbereitschaft aus, sondern spielt gerade in ansonsten wenig formalisierten Arbeitsprozessen eine wichtige Rolle. Auszubildende müssen sich den verschiedenen Entscheidungskriterien für ihr Handeln bewusst sein, für deren Bewusstmachung reflexive Prozesse unumgänglich sind. Lern- und Arbeitsaufgaben können hierzu die Reflexion unterschiedlicher Handlungsebenen aus verschiedenen Perspektiven herbeiführen, um den Erwerb angemessener Handlungskompetenz zu unterstützen (vgl. Müller 2009: 68). Die Reflexion praktischer Handlung bildet einerseits die Basis des Erwerbs professioneller Handlungskompetenz, andererseits ermöglicht die zeitnahe Reflexion nach einer Handlung, solange diese noch präsent ist, die Erweiterung derartiger Kompetenzen (vgl. Balzer/Mischkowitz 2007: 16, Benner 2017: 66 ff.). Dabei steht nicht zwingend die Analyse einer Handlungssituation im Vordergrund, sondern vielmehr das Bewusstmachen zentraler Elemente und die Vergegenwärtigung dieser, sodass die Situation immer wieder im Kopf durchgegangen wird und auf die Auszubildenden nachhaltig einwirkt (vgl. Dreyfus 2004: 179). Auszubildende sollten von Praxisanleitenden und Lehrenden dazu angehalten werden und benötigen für eine solche Reflexion komplexer Situationen externe Unterstützung, um diese zentralen Elemente zu erkennen (vgl. Fichtmüller/Walter 2007: 169).

Insbesondere im Zuge der fortschreitenden Digitalisierung der Gesellschaft, die auch vor beruflichen Ausbildungen und der Pflegeausbildung nicht Halt macht, beschäftigen sich auch Forschende in anderen Ländern in den letzten Jahren vermehrt mit den Möglichkeiten der Lern- und Arbeitsaufgaben, um ein arbeitsverbundenes Lernen zu fördern. Im asiatischen Raum liegt der Fokus auf dem Problembasierten Lernen, das sich seit Beginn der 2000er Jahre langsam als Alternative zu traditionellen Vorlesungen etabliert (vgl. Choi u.a. 2014: 53). Besondere Beachtung erfährt bspw. in diesem Kontext in Südkorea, Taiwan und Vietnam das kritische Denken der Pflegestudierenden, dessen Entwicklung immer wieder Gegenstand von Untersuchungen ist (z.B. Choi u.a. 2014, Yu u.a. 2015, Nguyen u.a. 2016). Nach Erkenntnissen aus diesem Raum wirkt sich der Einsatz des Problembasierten Lernens, auch in Verbindung mit zusätzlichen digitalen Bestandteilen (blended learning) oder praktischen Aufgaben, zwar positiv auf die akademische Leistung der Pflegestudierenden aus, führt aber nicht zur erwünschten Steigerung des kritischen Denkens (vgl. Choi u.a. 2014: 52, Yu u.a. 2015: 105). Auffallend hierbei ist der höhere Zeitaufwand für den Einsatz des Problembasierten Lernens im Vergleich zu traditionellen Vorlesungen. Dieser entsteht aufseiten der Lehrenden vor allem durch mangelndes Wissen über moderne Lehr-Lern-Formen und kann als Hauptgrund für deren nur langsam fortschreitende Verbreitung in Bildungssystemen identifiziert werden. Gleichzeitig werden lernendenzentrierte Unterrichtsmethoden als zeitgemäß betrachtet, weiterentwickelt und beforscht (vgl. Nguyen u.a. 2016: 12 f.). Des Weiteren findet das mit dem Problembasierten Lernen verwandte Fallbasierte Lernen aufgrund seiner motivations- und engagementsteigernden Effekte Beachtung im asiatischen Raum (vgl. Raza u.a. 2020: 527 f.). In Großbritannien dagegen liegt der Fokus auf der Entwicklung der Reflexionskompetenzen. Auch wenn dieser Fokus nicht neu ist, so werden weiterhin Methoden eingesetzt und weiterentwickelt, die die reflexiven Fähigkeiten der Pflegestudierenden stärken, insbesondere die Reflexion der in der Pflegepraxis bearbeiteten Aufgaben und erlebten Situationen. Dabei spielt die Verankerung geeigneter Methoden im Curriculum, wie bspw. schriftlicher Reflexionsaufgaben, Berichte, Lerntagebücher oder Portfolios, eine wichtige Rolle (Helyer 2015: 18).

3. Lernortkooperation in der Pflegeausbildung

Obwohl das Berufsbildungsgesetz (BBiG) für die Pflegeausbildung keine Anwendung findet, so kann doch als Ausgangspunkt auf dessen Definition des Begriffs Lernortkooperation zurückgegriffen werden: »Die Lernorte [Betrieb, Schule und außerbetriebliche Akteur*innen] wirken bei der Durchführung der Berufsbildung zusammen (Lernortkooperation)« (BBiG § 2 Abs. 2). Lernortkooperation bedeutet eine Integration und Verbesserung über die Lernorte hinweg, was durch institutionelle, organisatorische, personelle, pädagogische und methodisch-didaktische Zusammenarbeit der Akteure*innen an den einzelnen Lernorten erreicht wird (vgl. Dehnbostel 2020: 13). Die individuelle Ausgestaltung der Lernortkooperation ist somit ein Indikator für das Gelingen der beruflichen Ausbildung und spielt vor allem in der Abstimmung zwischen Theorie- und Praxisanteilen eine wichtige Rolle (vgl. Wochnik u.a. 2022: 261). Erfahrungen aus der Praxis, aber auch empirische Daten machen deutlich, dass die Zusammenarbeit im Rahmen der Lernortkooperation nicht überall zufriedenstellend ausfällt. Dies äußert sich beispielsweise in einer begrenzten und eher pragmatischen fachlichen Zusammenarbeit der Lernorte (wie sie z.B. mittels lernortübergreifender Lernprojekte möglich wäre) (vgl. Faßhauer 2020: 7) oder in der geringen Nutzung digitaler Anwendungen (z.B. elektronische Ausbildungsnachweise, Berichtshefte oder Portfolios) zur Verbesserung der Kommunikation und Stärkung der Zusammenarbeit (vgl. Hähn/Niehoff 2021: 154). Anders als in vielen Berufsausbildungen bedeutet Lernortkooperation in der Pflegeausbildung eine Zusammenarbeit zwischen der Pflegeschule bzw. Hochschule mit mehreren Ausbildungsbetrieben, in denen die Lernenden ihre Praxiseinsätze ableisten. Die Pflegeausbildung bedeutet für die Auszubildenden anspruchsvolles Lernen, da sie ihre Ausbildung in verschiedenen Einsatzfeldern absolvieren und dadurch theoretisch vermittelte Inhalte sowohl innerhalb der verschiedenen Praxiseinsätze als auch zwischen den Lernorten relational verbinden müssen. Einer Teilung des Lernens in verschiedene praktische Lernorte und einen theoretischen Lernort kann mit der Lernortkooperation begegnet werden (vgl. Aprea u.a. 2020: 9).

Abbildung 1: Erweiterte Betrachtung der Lernortkooperation (eigene Darstellung)

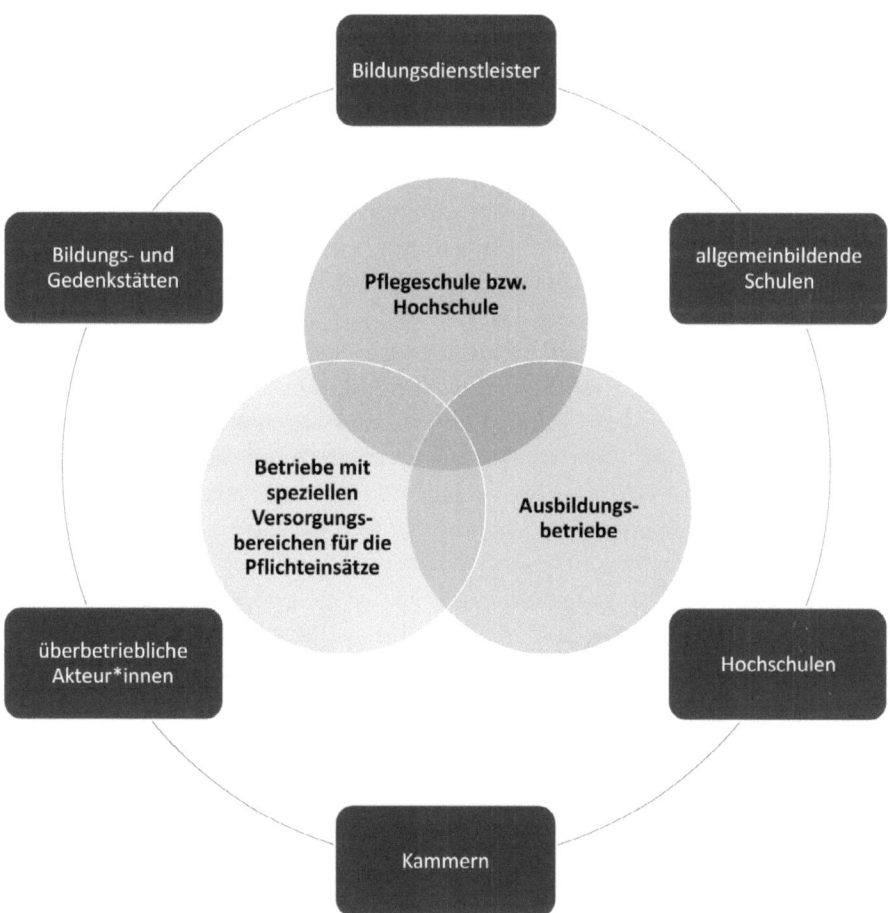

Die Bedingungen der Lernortkooperation kann in unterschiedlichen Formen geregelt sein, wie z.B. über einzelne Kooperationsverträge oder gemeinsam in Ausbildungsverbünden (vgl. Wochnik u.a. 2022: 261 f., § 7 PflBG). Letztere weisen i.d.R. eine höhere Regelungsdichte bezüglich ihrer formalisierten Kommunikationsstrukturen auf, die mit einer stärkeren Intensität der Kooperationsbeziehungen einhergeht und zur Folge hat, dass curriculare Fragen eher aufgegriffen werden. Dazu werden in den Ausbildungsverbünden eigene Gremien und Arbeitsgruppen eingerichtet, während bei Kooperationsbeziehungen über einzelne Kooperationsverträge zwischen jeweils zwei Partner*innen keine zentrale Instanz und keine übergeordnete Struktur der an der Pflegeausbildung beteiligten Einrichtungen existiert (vgl. Wochnik u.a. 2022: 270). Eine erweiterte Betrachtung der Lernortkooperation schließt eine höhere Anzahl beteiligter Akteur*innen ein. Bspw. sind neben den regulären Lernorten auch überbetriebliche Akteur*innen, Bildungsdienstleister, Kammern, Bildungs- und Gedenkstätten, Hochschulen und allgemeinbildende Schulen einzuschließen (Abbildung 1). Dadurch kann die Pflegeausbildung als kooperative Aufgabe verstanden werden und die gemeinsam gesetzten Ziele, vorrangig z.B. die Fachkräftesicherung und die Weiterentwicklung der Pflegeausbildung, können bzw. müssen kooperativ verfolgt werden (vgl. Dauser u.a. 2021: 14). An einer solchen erweiterten Lernortkooperation sind hauptsächlich Einrichtungen interessiert, die auch an einer Weiterentwicklung der Pflegeausbildung, der Ausbildungsorganisation und der persönlichen Weiterentwicklung der Auszubildenden Interesse haben, was die Bedeutung der Lernortkooperation als Indikator für Ausbildungsqualität unterstreicht (vgl. ebd.: 12 f., Hähn/Niehoff 2021: 132).

Auf Grundlage der Kooperationsverträge nach § 8 PflAPrV werden neben den regulären Kooperationsaktivitäten, wie dem Informieren, dem Abstimmen der organisatorischen und didaktisch-methodischen Entscheidungen und dem gemeinsamen Erarbeiten passender Konzepte und Materialien weitere zum Spektrum der Kooperationsaktivitäten zugehörige Aufgaben und Erwartungen untereinander abgestimmt und gegebenenfalls individuell erweitert (vgl. Dehnbostel 2020: 13). Darüber hinaus sind die gemeinsamen Ziele in geschlossenen Verträgen festzulegen, um eine kooperative Förderung der Auszubildenden auch gewährleisten zu können (vgl. Saul/Jürgensen 2021: 27 f.) Da derzeit die Lernortkooperation in der Pflegeausbildung oftmals lediglich aus dem Erfüllen der eigenen Aufgaben und Angelegenheiten besteht und ein gemeinsamer Austausch eine Seltenheit darstellt, bedarf es der Aufnahme gemeinsamer Absprachen in Kooperationsverträgen (vgl. Dauser u.a. 2021: 12). Diese spielen eine zentrale und bedeutsame Rolle für eine gelingende Lernortkooperation. Zeitliche Ressourcen und beteiligte Ansprechpartner*innen müssen von Anfang an mitgedacht werden, um den Austausch der Lernorte und die Kommunikation untereinander verlässlich umzusetzen (vgl. Dauer 2022: 20). Des Weiteren benötigt man für eine erfolgreiche und auch beständige Kooperation Initiative, gegenseitiges Vertrauen und Wertschätzung durch die Akteur*innen der theoretischen und praktischen Ausbildungseinrichtungen (vgl. Flotzinger/Rechberger 2019: 137). Derzeit ist zu beobachten, dass Pflegeschulen einen erhöhten Aufwand in die Kooperationen zwischen den Lernorten einbringen müssen, da sie die zeitintensive Aufgabe der Koordinierung häufig allein bewältigen müssen. Zudem zeigt sich, dass Lernortkooperation meist besser funktioniert, wenn die Pflegeschulen sich in deren Rahmen mehr engagieren (vgl. Wochnik u.a. 2022: 267). Dies kann zum Problem werden, wenn die zeitlichen und personellen Ressourcen dafür an der Pflegeschule fehlen. Derzeit stehen die Akteur*innen der Lernortkooperation durch die notwendige langfristige Koordinierung der Pflegeausbildung vor vielschichtigen organisatorischen Problemen, die vor allem darin bestehen, die

Rolle als federführende Institution bei Abstimmungsprozessen und als Ansprechpartner für alle Beteiligten an der Pflegeausbildung zu besetzen. Erschwert wird dieser Prozess durch die hohe Anzahl an Auszubildenden und die begrenzte Anzahl der möglichen Einsatzstellen in den Bereichen der Pädiatrie und der Psychiatrie. Auch hier wird deutlich, dass es einer zentralen Koordination und engem Austausch untereinander bedarf (vgl. ebd.). Auch die Aufgaben und Zuständigkeiten der einzelnen Praxisanleiter*innen der unterschiedlichen praktischen Lernorte müssen übereinstimmend definiert werden (vgl. Dauer 2022: 16), ebenso müssen diese sich untereinander über Aspekte der Pflegeausbildung, die sie betreffen, miteinander austauschen können (vgl. Klein u.a. 2021: 46). Aufgrund dieser organisatorischen Schwierigkeiten rücken curriculare und inhaltliche Fragen in den Hintergrund und werden kaum zwischen den Lernorten thematisiert. Sobald organisatorische Fragen geklärt und entsprechende Strukturen etabliert sind, könnte der Fokus des Austauschs der Lernorte sich entsprechend anderen Themen widmen, jedoch bleibt weiter zu beobachten, ob der inhaltliche Austausch, z.B. hinsichtlich einer gemeinsamen Curriculumentwicklung, im Rahmen der Lernortkooperation dann auch mehr Raum einnimmt (vgl. Wochnik u.a. 2022: 268). Gerade die Curriculumentwicklung findet bisher nur selten in gemeinsamem Austausch statt, wodurch jedoch nicht auf eine geringe Bedeutung dieser geschlossen werden kann. Vielmehr wird hier ein Bedarf hinsichtlich der gemeinsamen Auseinandersetzung mit der Pflegeausbildung deutlich (vgl. ebd.).

Nicht nur in Deutschland ist die Lernortkooperation ein aktuelles Thema im pflegepädagogischen und -wissenschaftlichen Diskurs. Insbesondere in Finnland und den USA findet dieses Thema in den letzten zehn Jahren vermehrt Beachtung.

Die Lernortkooperation in der finnischen Pflegeausbildung basiert auf gemeinsamen Aspekten der an der Ausbildung beteiligten Akteur*innen (vgl. Häggman-Laitla/Rekola 2014: 1296). Administrativ tätige Pädagog*innen und Pflegefachpersonen in Finnland bewerten ihre Kooperation miteinander grundsätzlich gut und sind häufig in gemeinsame Bildungskommissionen involviert, in denen sie ihre Expertise teilen und ein intraprofessionelles Verhältnis pflegen (vgl. Salminen u.a. 2013: 1380). Über die Vereinbarung bzgl. Zusammenarbeit, Ressourcenteilung, Engagement und Partizipation, gemeinsamem Verständnis und geteilter Unternehmenskultur erarbeiten theoretische und praktische Lernorte Entwicklungsziele, die sie kollektiv erreichen wollen (vgl. Häggman-Laitla/Rekola 2014: 1296). In der direkten Vernetzung der Pflegepädagog*innen, Praxisanleitenden und Studierenden sehen letztere jedoch Verbesserungspotenziale, die bislang nicht ausgeschöpft werden. Auch der vermehrte Einsatz etablierter Advanced Practice Nurses führt dazu, dass der Austausch zwischen diesen und den theoretischen Lernorten sich zwar intensiviert, gleichzeitig aber der Kontakt zu Praxisanleitenden nachlässt. Erschwert wird die Lernortkooperation dadurch, dass die Aufgaben der einzelnen an der Pflegeausbildung beteiligten Akteur*innen oft nicht eindeutig definiert sind (vgl. Salminen u.a. 2013: 1380). Als wesentliche Punkte zur Weiterentwicklung der Lernortkooperation in der finnischen Pflegeausbildung werden der stärkere Einbezug der Pflegefachpersonen, die Ausweitung interorganisatorischer Zusammenarbeit, die Stärkung des Engagements aller an der Ausbildung beteiligten Akteur*innen und die Verbesserung des gegenseitigen Verständnisses in Partnerschaften der beteiligten Institutionen genannt (vgl. Häggman-Laitla/Rekola 2014: 1296 f.).

In den USA wird vermehrt die teilweise geringe Kooperation zwischen theoretischen und praktischen Lernorten in der Pflegeausbildung v.a. in den letzten Jahren kritisch beobachtet. Diese Kritik bezieht sich allerdings weniger auf die Vernetzung zur Pflegeausbildung selbst, sondern vielmehr darauf, dass nur wenige Personen aus den Pflegeschulen direkt in die pflegerische Praxis der Gesundheitsversorgung eingebunden sind (vgl. American Association of Colleges of Nursing 2016: 11). Für die Lernortkooperation im Rahmen der Pflegeausbildung steht vor allem die Curriculumentwicklung im Fokus US-amerikanischer Institutionen. Bereits in der Planung müssen die regionale Verfügbarkeit der unterschiedlichen Praxiseinrichtungen und deren individuelle Lerngelegenheiten berücksichtigt werden (vgl. Morris 2021: 99, Tanner/Gubrud-Howe 2021: 159). Die Curricula und Vorstellungen zu diesen werden idealerweise von Beginn an mit den beteiligten Einrichtungen gemeinsam entwickelt, damit diese auch von den Einrichtungen getragen werden und Ressourcen gezielt eingesetzt und ggf. untereinander geteilt werden können (vgl. Tanner/Gubrud-Howe 2021: 144, Hendrickx u.a. 2021: 135). Ein weiterer Schwerpunkt in der modernen Curriculumentwicklung in den USA ist die Vorbereitung auf unterschiedlichste Einsatzbereiche, was u.a. auch durch die Kooperation mit Praxiseinrichtungen aus unterschiedlichen Settings während der Pflegeausbildung erfolgt (vgl. Morris 2021: 106). Für die von der Pflegeausbildung losgelöste Kooperation zwischen den theoretisch Ausbildenden und den Praxiseinrichtungen bedarf es an die individuellen Bedürfnisse und Gegebenheiten angepasste Strukturen, um gemeinsam strategische, kulturelle, programmatische, ökonomische und politische Ziele zu verfolgen (vgl. American Association of Colleges of Nursing 2016: 16). Dazu sollen in erster Linie Führungspositionen aus Praxiseinrichtungen beruflich mit akademischen Positionen an Pflegefakultäten verbunden, miteinander Pflegeentwicklungspläne erstellt und Pflegeleitungsseminare gemeinsam von Pflegeschulen und Praxiseinrichtungen entwickelt werden (vgl. ebd.: 21 ff.).

4. Herausforderungen und Handlungsansätze

Die Darstellung der Lern- und Arbeitsaufgaben sowie die allgemeine Veranschaulichung der Lernortkooperation in der deutschen, aber auch internationalen Pflegeausbildung zeigen, dass theoretisch-konzeptionelle Ansatz- und Anknüpfpunkte bereits vorliegen, diese aber bisher nur wenig umgesetzt werden. Im Folgenden werden Handlungsansätze zur Nutzung der Lern- und Arbeitsaufgaben als Mittel zur Lernortkooperation aufgezeigt, gleichzeitig aber auch die damit verbundenen Herausforderungen thematisiert.

4.1 Lernortkooperation von Anfang an gemeinsam mit den kooperierenden Einrichtungen im Curriculum planen

Die Rahmenlehrpläne der Fachkommission nach § 53 PflBG (2020) enthalten zwar Anregungen und Empfehlungen zu Lern- und Arbeitsaufgaben, die Lernortkooperation selbst erfährt in den Rahmenlehrplänen aber kaum Aufmerksamkeit. Im schulinternen Curriculum dagegen muss die Lernortkooperation von Anfang an mit bedacht und bspw. mit Lern- und Arbeitsaufgaben im Zentrum dieser verankert werden. Dazu müssen jedoch die praktischen Ausbildungseinrichtungen in die Planung einbezogen werden, was nicht dem derzeitigen Fokus der Lernortkooperation entspricht (vgl. Wochnik u.a. 2022: 268). Doch nur über eine gemeinsame Entwicklungsarbeit können Kooperationsaktivitäten, Aufgaben und Erwartungen miteinander abgestimmt werden, sodass eine strenge Teilung und ein unabhängiges Agieren der einzelnen Lernorte vermieden werden (vgl. Dehnbostel 2020: 13, Aprea u.a. 2009: 9, Dauer 2022: 20). Hier können sich beteiligte Institutionen bspw. am Vorgehen des Oregon Consortium on Nursing Education in den USA orientieren, in welchem bereits in den ersten Planungsschritten der Curriculumentwicklung regionale Praxiseinrichtungen berücksichtigt und einbezogen werden, was ein höheres Engagement der beteiligten Ausbildungseinrichtungen in der späteren Umsetzung der Curricula bewirkt (vgl. Tanner/Gubrud-Howe 2021: 144, Morris 2021: 99). Gleichzeitig werden die Auszubildenden durch die Berücksichtigung unterschiedlicher praktischer Lernorte besser auf die unterschiedlichen Einsatzbereiche der Pflege vorbereitet (vgl. Morris 2021: 106).

4.2 Die (Weiter-)Entwicklung der Lern- und Arbeitsaufgaben als Kommunikationsanlass nutzen

Kooperierende Praxiseinrichtungen sollten bereits in die ersten Planungsschritte der Lern- und Arbeitsaufgaben einbezogen werden, so bieten unterschiedliche Einrichtungen u.a. individuelle Lerngelegenheiten, sodass ein gemeinsamer Konsens gesucht und in Lern- und Arbeitsaufgaben umgesetzt werden kann. Aber auch am Ende der Erstellung der Lern- und Arbeitsaufgaben können Praxispartner*innen hinzugezogen werden, z.B. in Form von Konsensveranstaltungen vor der Implementierung der Lern- und Arbeitsaufgaben. So kann gesichert werden, dass Aufgabenstellungen auch bedeutsame Handlungssystematiken des Versorgungsbereichs abbilden und die enthaltenen Instruktionen auch einen umfassenden Kompetenzerwerb ermöglichen (vgl. Hallet 2014: 63, Figas u.a. 2014: 246, Müller 2009: 202). Dabei können auch Rahmenbedingungen der Praxiseinrichtungen und Handlungsmöglichkeiten für die Praxisanleitenden, bspw. auch zur Unterstützung der beruflichen Enkulturation der Lernenden, thematisiert werden (vgl. Bloemen u.a. 2010: 201, Hallet 2014: 63). Aber auch nach der Bearbeitung der Lern- und Arbeitsaufgaben kann die übergeordnete Evaluation dieser als Kommunikationsanlass genutzt werden. Gemeinsam mit allen an der Ausbildung beteiligten Institutionen kann ein Rücktransfer aus der Praxis an den theoretischen Lernort vollzogen werden, sodass die Lern- und Arbeitsaufgabe besser an die Bedingungen der praktischen Einrichtungen angepasst und kooperativ weiterentwickelt werden kann (vgl. Dauser u.a. 2021: 14). Außerdem können so die in der Praxis erworbenen und vertieften Kompetenzen und Erfahrungen am theoretischen Lernort für die weiterführende Kompetenzvermittlung nutzbar gemacht werden.

4.3 Aufgaben und Zuständigkeiten der Praxisanleitung gemeinsam klären

Im Zuge von etablierten Praxisanleitungskonferenzen können auch Aufgaben und Zuständigkeiten der einzelnen Praxisanleiter*innen gemeinsam besprochen und festgelegt werden, insb. auch in Abgrenzung zu Führungskräften, Pflegeexperten und -expertinnen und der Pflegeschule (vgl. Salminen u.a. 2013: 1380). Da die Begleitung und Unterstützung der Lernenden bei der Bearbeitung der Lern- und Arbeitsaufgaben durch Praxisanleitende eine wichtige Rolle spielen, können Lern- und Arbeitsaufgaben auf Praxisanleitungskonferenzen oder im Austausch mit einzelnen oder mehreren Praxisanleiter*innen als Kommunikationsanlass genutzt werden (vgl. Renkl 2014: 19, Müller 2009: 208). Praxisanleitende müssen wissen, wie sie Lern- und Arbeitsaufgaben mit der Praxisanleitung verbinden und ggf. in diese integrieren können (Bader 2021: 52). Da Praxisanleitende auch als Vorbild für die Lernenden im Prozess der beruflichen Enkulturation fungieren, müssen diese sich über ihre Aufgaben, Zuständigkeiten und Handlungsspielräume klar bewusst sein (vgl. Rebmann u.a. 2011: 206 ff.). Getroffene Absprachen über Aufgaben und Zuständigkeiten der Praxisanleiter*innen sollten in Kooperationsverträge aufgenommen werden, mindestens jedoch schriftlich fixiert und allen an der Pflegeausbildung Beteiligten transparent gemacht werden (vgl. Dauser u.a. 2021: 12).

4.4 Austausch zwischen Praxisanleitung und Lehrenden ermöglichen

Im Rahmen der Bearbeitung der Lern- und Arbeitsaufgaben durch die Lernenden kann diese auch als neuer intraprofessioneller Kommunikationsanlass für Praxisanleiter*innen und Lehrende der Pflegeschule genutzt werden. Abseits des Austauschs im Rahmen der Praxisbegleitung können sich Vertreter*innen der praktischen Einsatzorte und der Pflegeschule vernetzen, um einerseits die Passung der Lern- und Arbeitsaufgabe auf übergeordneter Ebene zu diskutieren, oder andererseits die konkreten Bearbeitungsprozesse einzelner Lernender mit deren Praxisanleiter*innen zu thematisieren. Die praktischen Lernorte werden maßgeblich durch die Praxisanleitenden geprägt und auch die durch Lern- und Arbeitsaufgaben angestoßenen Lernprozesse durch den Praxisanleitenden begleitet, unterstützt und gesteuert (vgl. Müller 2009: 208). Es bedarf also einer intensiven Zusammenarbeit und verbindlicher Abstimmungen zwischen Praxisanleitung und Pflegeschule zu Aufgabenstellungen, Bearbeitungsschritten und Zielen der Lern- und Arbeitsaufgaben. Außerdem können nur mithilfe enger und transparenter Kooperation sowohl der Theorie-Praxis- als auch der Praxis-Theorie-Transfer durch die Ausbildungsverantwortlichen beider Stellen gefördert werden und so einen multidimensionalen Kompetenzgewinn für die Auszubildenden gewährleisten.

4.5 Lern- und Arbeitsaufgaben mit allen Beteiligten gemeinsam reflektieren

In die Reflexion bearbeiteter Lern- und Arbeitsaufgaben sollten möglichst alle an diesen beteiligten Personen einbezogen werden: Die Lernenden selbst, die Praxisanleiter*innen und die Lehrenden der Pflegeschule. Gegenstand der Reflexion ist dann nicht nur das Ergebnis der Lern- und Arbeitsaufgabe, sondern auch der Bearbeitungsprozess, die Erlebnisse während diesem und die ursprüngliche Aufgabenstellung an sich. Eine solche Reflexion muss nicht während einer Praxisbegleitung oder überhaupt am praktischen Lernort stattfinden. Die Reflexion aus verschiedenen Perspektiven unterstützt den Erwerb und die Erweiterung der pflegeberuflichen Handlungskompetenz (vgl. Müller 2009: 68, Balzer/Mischkowitz 2007: 16), was durch die Einbindung aller Beteiligten in die Bewusstmachung zentraler pflegeberuflicher Handlungselemente verstärkt wird (vgl. Fichtmüller/Walter 2007: 169). Geeignete Methoden und Austauschräume zur Reflexion pflegepraktischer Erfahrungen sollten daher auch im schulischen Curriculum verankert werden (Helyer 2015: 18). Nur so können Erkenntnisse, die im Rahmen der Reflexion gewonnen werden, in den Lernort Pflegeschule zurückfließen und den Praxis-Theorie-Transfer unterstützen, indem sie als Ressource für den in den Pflegeschulen weitergeführten Kompetenzerwerb subjektorientiert und motivationsfördernd genutzt werden.

4.6 Austauschräume für Praxiseinrichtungen eröffnen

Die Lernortkooperation ist stark von den Pflegeschulen geprägt, die die koordinierende Rolle in dieser einnehmen (vgl. Wochnik u.a. 2022: 267). Nichtsdestotrotz braucht es einen Austausch der Praxiseinrichtungen untereinander, der nicht nur pflegeschulische Belange thematisiert. Hier können Lern- und Arbeitsaufgaben als Kommunikationsanlass genutzt werden, indem sich bspw. Praxiseinrichtungen zu den individuellen Erfahrungen, Vorgehensweisen und individuellen Lernangeboten ihrer Einrichtungen austauschen können. Dabei spielt die Perspektive der Pflegeschule zunächst eine untergeordnete Rolle, vielmehr soll die Kommunikation der Praxispartner*innen dieser gefördert werden. Die Abstimmung der praktischen Pflegeausbildung kann so zwischen den unterschiedlichen praktischen Einsatzorten optimiert werden und die Praxiseinrichtungen können sich gemeinsam auf Diskussions- und Entwicklungspotenziale, z.B. bezüglich der praktischen Ausbildungspläne oder des schulinternen Curriculums, festlegen, bevor sie die Pflegeschule involvieren (vgl. Aprea u.a. 2020: 9, Klein u.a. 2021: 46, Wochnik u.a. 2022: 268).

5. Fazit

Lern- und Arbeitsaufgaben in der Pflegeausbildung bieten eine Möglichkeit, theoretische Lerninhalte gezielt mit praktischen Erfahrungen zu verknüpfen und den Kompetenzerwerb der Lernenden anzustoßen und zu unterstützen. Dazu müssen die bisher erworbenen Kompetenzen und die Rahmenbedingungen der praktischen Einrichtungen berücksichtigt werden (Figas u.a. 2014: 247). Die Zusammenarbeit der theoretischen und praktischen Lernorte ist dabei unerlässlich, um Lernende optimal auf die spätere Berufspraxis vorzubereiten (vgl. Bloemen u.a. 2010: 201, Müller 2009: 65). Auch wenn die Lernortkooperation in der Pflegeausbildung sich bisher hauptsächlich auf Organisatorisches beschränkt, haben sich vereinzelt bereits inhaltliche und curriculare Zusammenarbeiten entwickelt (vgl. Wochnik u.a. 2022: 268). Es gilt, den inhaltlichen, curricularen und methodisch-didaktischen Austausch der an der Pflegeausbildung beteiligten Lernorte zu stärken und diese gezielt zu vernetzen. Die im vorherigen Kapitel herausgestellten Handlungsansätze können genutzt werden, um eine stetige Kommunikation zwischen unterschiedlichen Lernorten anzuregen und zu fördern, gleichzeitig muss aber auch unterschiedlichen Herausforderungen begegnet werden. Davon sind insbesondere die Pflegeschulen betroffen, die bereits heute i.d.R. die Koordination der Lernortkooperation übernehmen und für den Ausbau dieser noch mehr zeitliche und personelle Ressourcen zur Verfügung stellen müssen (vgl. Wochnik u.a. 2022: 267). Zur Weiterentwicklung der Lernortkooperation bedarf es daher in diesem Kontext langfristig eines größeren Engagements der Praxiseinrichtungen, die an einer Weiterentwicklung der Pflegeausbildung und der persönlichen Entwicklung der Pflegelernenden interessiert sind (vgl. Dauser u.a. 2021: 12 f., Hähn/Niehoff 2021: 132).

Literatur

American Association of Colleges of Nursing (Hg.) (2016). Advancing Healthcare Transformation. A new era for academic nursing. Verfügbar unter https://www.aacnnursing.org/Portals/42/Publications/AACN-New-Era-Report.pdf. (Abruf 20.01.2024).

Aprea, Carmela/Sappa, Viviana/Tenberg, Rals (2020). Konnektivität und integrative Kompetenzentwicklung in der beruflichen Bildung. Einleitung zum Themenheft. In: Aprea, Carmela/Sappa, Viviana/Tenberg, Ralf (Hg.). Konnektivität und lernortintegrierte Kompetenzentwicklung in der beruflichen Bildung (Zeitschrift für Berufs- und Wirtschaftspädagogik, Beiheft 29). Stuttgart: Franz Steiner Verlag, S. 9-12.

Bader, Katrin (2021). Praxisanleitung in der beruflichen Pflegeausbildung. Handlungsfeld und Lernfeld im Kontext des Berufsbildungssystems. Detmold: Jacobs Verlag.

Balzer, Sabine/Mischkowitz, Thomas (2007). Lernaufgaben für die lernfeldorientierte Ausbildung in den Pflegeberufen. Eine praktische Handlungsanweisung. Hagen: Brigitte Kunz Verlag.

Benner, Patricia (2017). Stufen zur Pflegekompetenz: From novice to expert (3., unveränderte Auflage). Bern: Hogrefe.

Blank, Andreas/Sbiegay, Steffi (2021). Die generalistische Ausbildung neu denken. In: Die Schwester Der Pfleger, 60 (1), S. 68-70.

Bloemen, André/Masemann, Maike/Porath, Jane/Rebmann, Karin/Rowold, Jana (2010). Beförderung beruflicher Handlungskompetenz durch Lernaufgaben. In: Kiper, Hanna/Meints, Waltraud/Peters, Sebastian/Schlump, Stephanie/Schmit, Stefan (Hg.). Lernaufgaben und Lernmaterialien im kompetenzorientierten Unterricht. Stuttgart: Verlag W. Kohlhammer, S. 198-208.

Bohrer, Annerose (2013). Selbstständig werden in der Pflegepraxis. Eine empirische Studie zum informellen Lernen in der praktischen Pflegeausbildung. Berlin: Wissenschaftlicher Verlag Berlin.

Choi, Eunyoung/Lindquist, Ruth/Song, Yeoungsuk (2014). Effects of problem-based learning vs. traditional lecture on Korean nursing students' critical thinking, problem-solving, and self-directed learning. In: Nursing Education Today, 34 (1), S. 52-56.

Darmann-Finck, Ingrid (2019). Gut gerüstet für die Generalistik. In: Die Schwester Der Pfleger, 58 (9), S. 66-71.

Dauer, Bettina (2022). Lernortkooperation im Kontext der hochschulischen Pflegeausbildung. Bonn: Bundesinstitut für Berufsbildung.

Dauser, Dominique/Fischer, Andreas/Lorenz, Sabrina/Schley, Thomas (2021). Digital und regional vernetzt – Ansätze zur Optimierung der Lernortkooperationen in der beruflichen Bildung. Ein Leitfaden zum Online-Selbstcheck (Schriftenreihe des Forschungsinstituts Berufliche Bildung (f-bb), 02/2021). Bielefeld: wbv.

Dehnbostel, Peter (2020). Lernorte und Lernortkooperation. Erweiterungen und Entgrenzungen nicht nur in digitalen Zeiten. In: Berufsbildung in Wissenschaft und Praxis, 49 (4), S. 11-15.

Dreyfus, Stuart E. (2004). The Five-Stage Model of Adult Skill Acquisition. In: Bulletin of Science, Technology & Society, 24 (3), S. 177-81.

Fachkommission nach § 53 PflBG (Hg.) (2020). Rahmenpläne der Fachkommission nach § 53 PflBG. Leverkusen: Verlag Barbara Budrich.

Faßhauer, Uwe (2020). Lernortkooperation im Dualen System der Berufsausbildung – implizite Normalität und hoher Entwicklungsbedarf. In: Arnold, Rolf/Lipsmeier, Antonius/Rohs, Matthias (Hg.). Handbuch Berufsbildung. Wiesbaden: Springer VS, S. 471-484.

Fichtmüller, Franziska/Walter, Anja (2007). Pflegen lernen: empirische Begriffs- und Theoriebildung zum Wirkgefüge von Lernen und Lehren beruflichen Pflegehandelns. Göttingen: V&R unipress.

Figas, Paula/Müller-Amthor, Martina/Bartel, Alexander/Hagel, Georg (2014). »Man wächst mit seinen Aufgaben«. Über die kompetenzorientierte Konstruktion von Lernaufgaben in der Hochschullehre am Beispiel von Software Engineering. In: Ralle, Bernd/

Prediger, Susanne/Hammann, Marcus/Rothgangel, Martin (Hg.). Lernaufgaben entwickeln, bearbeiten und überprüfen. Ergebnisse und Perspektiven fachdidaktischer Forschung (Fachdidaktische Forschungen, Band 6. Münster: Waxmann, S. 246-249.

Flotzinger, Christian W./Rechberger, Johanna (2019). Kooperative Lernanlässe zur Verbesserung der Konnektivität im dualen System. In: Gramlinger, Franz/Iller, Carola/Ostendorf, Annette/Schmid, Kurt/Tafner, Georg (Hg.). Bildung = Berufsbildung?! Beiträge zur 6. Berufsbildungsforschungskonferenz (BBFK). Bielefeld: wbv, S. 133-144.

Helyer, Ruth (2015). Learning through reflection: the critical role of reflection in work-based learning (WBL). In: Journal of Work-Applied Management, 7 (1), S. 15-27.

Häggman-Laitla, Arja/Rekola, Leena (2014). Factors influencing partnerships between higher education and healthcare. In: Nurse Education Today, 34 (10), S. 1290-1297.

Hähn, Katharina/Niehoff, Annika (2021). Digital gestützte Zusammenarbeit von Organisationen in der beruflichen Bildung. In: Wilmers, Annika/Achenbach, Michaela/Keller, Carolin (Hg.). Bildung im digitalen Wandel. Organisationsentwicklung in Bildungseinrichtungen (Digitalisierung in der Bildung, Band 2. Münster, New York: Waxmann, S. 131-160.

Hallet, Wolfgang (2014). Das Modell der komplexen Kompetenzaufgabe. Lernen als kulturelle Partizipation. In: Ralle, Bernd/Prediger, Susanne/Hammann, Marcus/Rothgangel, Martin (Hg.). Lernaufgaben entwickeln, bearbeiten und überprüfen. Ergebnisse und Perspektiven fachdidaktischer Forschung (Fachdidaktische Forschungen, Band 6. Münster: Waxmann, S. 61-70.

Henrickx, Heidi/Tanner, Christine A./Gubrud-Howe, Paula (2021). Evaluation of the Oregon Consortium of Nursing Education (OCNE) Curriculum. In: Darmann-Finck, Ingrid/Reiber, Karin (Hg.). Development, Implementation and Evaluation of Curricula in Nursing and Midwifery Education. Cham: Springer International Publishing AG, S. 123-137.

Klein, Zoé/Peters, Miriam/Garcia González, Daniel/Dauer, Bettina (2021). Empfehlungen für Praxisanleitende im Rahmen der Pflegeausbildung nach dem Pflegeberufegesetz (PflBG). Fachworkshop-Empfehlungen zur Umsetzung in der Praxis. Bonn: Bundesinstitut für Berufsbildung.

Morris, Tama (2021). Backward Design for a United States Bachelor of Science in Nursing Curriculum. In: Darmann-Finck, Ingrid/Reiber, Karin (Hg.). Development, Implementation and Evaluation of Curricula in Nursing and Midwifery Education. Cham: Springer International Publishing AG, S. 93-107.

Müller, Klaus (2009). Implementierung eines Lernaufgabenkonzeptes in die betriebliche Pflegeausbildung (Dissertation zur Erlangung der Doktorwürde durch den Promotionsausschuss Dr. phil. der Universität Bremen). Verfügbar unter d-nb.info/99483909X/34

Nguyen, Thi Anh Phuong/Kang, Sunjoo/Ho, Thi Thuy Trang/Mai, Ba Hai/Vo, Thi Diem Binh/Nguyen, Vu Quoc Huy (2016). Problem-Based Learning in nursing education at

Hue University of Medicine and Pharmacy, Vietnam: Perspective and needs assessment. In: Journal of Problem-Based-Learning, 3 (1), S. 9-14.

Rebmann, Karin/Tenfelde, Walter/Schlömer, Tobias (2011). Berufs- und Wirtschaftspädagogik: Eine Einführung in Strukturbegriffe (4., überarbeitete und erweiterte Auflage). Wiesbaden: Gabler.

Raza, Syed Ali/Qazi, Wasim/Umer, Bushra (2020). Examining the impact of case-based learning on student engagement, learning motivation and learning performance among university students. In: Journal of Applied Research in Higher Education, 12 (3), S. 517-533.

Renkl, Alexander (2014). Lernaufgaben zum Erwerb prinzipienbasierter Fertigkeiten: Lernende nicht nur aktivieren, sondern aufs Wesentliche fokussieren. In: Ralle, Bernd/Prediger, Susanne/Hammann, Marcus/Rothgangel, Martin (Hg.). Lernaufgaben entwickeln, bearbeiten und überprüfen. Ergebnisse und Perspektiven fachdidaktischer Forschung (Fachdidaktische Forschungen, Band 6. Münster: Waxmann, S. 12-22.

Salminen, Leena/Minna, Stolt/Sanna, Koskinen/Jouko, Katajisto/Helena, Leino-Kilpi (2013). The competence and the cooperation of nurse educators. In: Nurse Education Today, 33 (11), S. 1376-1381.

Saul, Surya/Jürgensen, Anke (2021). Handreichung für die Pflegeausbildung am Lernort Pflegeschule. Erläuterungen des PflBG, der PflAPrV und Empfehlungen für die Erstellung schulinterner Curricula in Anlehnung an die Rahmenlehrpläne der Fachkommission nach § 53 PflBG. Bonn: Bundesinstitut für Berufsbildung.

Schewior-Popp, Susanne (2005). Lernsituationen planen und gestalten. Stuttgart u.a.: Thieme.

Sliwka, Anne/Klopsch, Britta/Dumont, Hanna (2019). Konstruktive Unterstützung im Unterricht (Wirksamer Unterricht, Band 3). Stuttgart: Institut für Bildungsanalyse Baden-Württemberg.

Tanner, Christine A./Gubrud-Howe, Paula (2021). Development of the Oregon Consortium for Nursing Education: Delivering an Innovative, Competency-Based Curriculum in the USA. In: Darmann-Finck, Ingrid/Reiber, Karin (Hg.). Development, Implementation and Evaluation of Curricula in Nursing and Midwifery Education. Cham: Springer International Publishing AG, S. 141-168.

Wochnik, Markus/Tsarouha, Elena/Krause-Zenß, Antje/Greißl, Kristina/Reiber, Karin (2022). Lernortkooperation als besondere Anforderung in den neuen Pflegeausbildungen. In: Kögler, Kristina/Weyland, Ulrike/Kremer, H.-Hugo (Hg.). Jahrbuch der berufs- und wirtschaftspädagogischen Forschung 2022. Opladen u.a.: Budrich, S. 261-273.

Yu, Wei-Chieh Wayne/Lin, Chunfu Charlie/Ho, Mei-Hsin/Wang, Jenny (2015). Technology facilitated PBL and its impact on nursing student's academic achievement and critical thinking dispositions. In: The Turkish Online Journal of Educational Technology, 14 (1), S. 97-107.

Digital angereicherte Lernaufgaben in der Pflegeausbildung
Ein Fortbildungskonzept für schulisches und betriebliches Bildungspersonal zur Stärkung der Lernortkooperation

Katharina Schlautmann, Sophia Fries, Lydia Pfeifer, Christiane Freese, Annette Nauerth und Patrizia Raschper

1. Einleitung

Der Beitrag basiert auf den Erkenntnissen des BMBF-Projektes »Virtual Reality basierte Digital Reusable Learning Objects in der Pflegeausbildung« (ViRDiPA), das von dem Konsortium Fachhochschule Bielefeld, Universität Bielefeld, Hochschule Emden-Leer und Neue Wege des Lernens e.V. mit der geplanten Laufzeit 2020-2023 durchgeführt wird.

Der Ausbildungsreport Pflege (2015: 11) belegt, dass viele Auszubildende sich nicht gut angeleitet fühlen und auch die Absprachen über Lernziele zwischen schulischen und betrieblichen Ausbilder*innen unzureichend sind. Überdies erlebt ein Großteil (87,8 %) der Auszubildenden die Praxisbegleitung durch die Lehrenden als ungenügend umgesetzt. Zentrale Ursache hierfür sind mangelnde zeitliche Ressourcen der betrieblichen Ausbilder*innen (vgl. Verdi 2015: 32). Wenn Anleitungen durchgeführt werden, bestehen diese zumeist nur aus einem einmaligen Einüben von berufsrelevanten Fertigkeiten. Zum Erreichen einer Handlungssicherheit ist hingegen mehrmaliges Wiederholen notwendig, um stabile und schnelle Verknüpfungen im Gehirn herzustellen (vgl. Schmal 2017). Das separate Einüben von Fertigkeiten allein ist jedoch zur Sicherung einer umfassenden Handlungskompetenz im Sinne des Pflegeberufegesetzes und des Theorie-Praxis-Transfers nicht ausreichend. Lernaufgaben wird die Funktion zugeschrieben, eine Brücke zwischen theoretischem Unterricht und der Praxis herzustellen. Auch digital unterstützte Lernarrangements spielen in der pflegeberuflichen Bildung bisher eine eher untergeordnete Rolle, es sei denn, der Arbeitgeber fördert solche Lernprozesse proaktiv (vgl. Kamin 2013: 235). Eine systematische Integration digital unterstützter Lehr-/Lernmethoden in den Unterricht und die praktische Anleitung ist bislang hingegen nicht erfolgt. Wenn auch viele Bildungsanbieter in beruflichen Schulen für Gesundheitsberufe inzwischen über Learning Management-Systeme verfügen (z.B. Kamin u.a. 2016), stellen insbesondere fachdidaktisch begründete, evaluierte medienpädagogische Konzeptionen für die Pflegebildung ein Desiderat dar.

Ausgehend von einer Bedarfs- und Bedingungsanalyse (vgl. Pfeifer u.a. 2021) wurde das Blended Learning-Fortbildungskonzept für betriebliches und schulisches Bildungspersonal entwickelt. Dieses bietet den Teilnehmenden zunächst die Möglichkeit, als Nutzer*innen mit digital angereicherten Lernaufgaben zu arbeiten, um im zweiten Schritt eigene Lernaufgaben mit digitalen Elementen sowie eigens erstellten 360° VR-Szenarien zu entwickeln und einzusetzen. Dieser Prozess erfolgt durch die Teilnehmer*innen von drei kooperierenden Bildungseinrichtungen, in paritätisch besetzten Tandems aus Praxisanleitenden und Lehrkräften.

Zum besseren Verständnis des Begriffs Virtuelle Realität – auch VR oder Virtual Reality genannt – wird im Folgenden kurz darauf eingegangen. Zunächst ist festzuhalten, dass keine einheitliche Definition des Begriffs vorliegt, da dieser aus verschiedenen Fachdisziplinen und Anwendungsfeldern betrachtet und erforscht wird. Aus medienpädagogischer Sicht handelt es sich bei VR um eine »computergenerierte, interaktive, multimodale, dreidimensionale und multiperspektivisch navigierbare Umgebung« (Lerner 2021: 57).

Für diese immersive Darstellung von virtuellen Umgebungen werden Head-Mounted Displays (HMD) als visuelles Ausgabegerät in Form einer VR-Brille eingesetzt. Die Immersion ermöglicht, dass VR zum Training von Fähigkeiten genutzt werden kann. Der ergänzende Einsatz von Handsteuergeräten, die als Hände in der VR abgebildet werden, erlaubt, dass mithilfe der Controller Gegenstände in der virtuellen Umgebung selektiert und/oder bewegt werden können. Unterschieden werden können unter anderem mit Computer programmierte, animierte VR-Szenarien und mit einer 360°-Kamera gefilmte Videos, 360°-Video-Szenarien. Dabei ist der Aufwand für die Erstellung von animierten VR-Szenarien deutlich höher, und sie gehen mit speziellen Programmierkenntnissen einher. Demgegenüber kann geschultes, medienkompetentes Personal ohne tiefere Informatikkenntnisse die Erstellung eines 360°-Videos für den Einsatz in der virtuellen Realität übernehmen, sofern eine entsprechende technische Ausstattung vorhanden ist.

Für eine didaktische Einbettung von VR wurde auf das Lernaufgabenkonzept von Müller (2009) zurückgegriffen, bei dem die Phasen der Lernaufgabe mit Blick auf das Lernziel unterschiedlich gestaltet werden können, z.B. auch durch die Nutzung digitaler Tools im Rahmen eines Lernmanagementsystems (LMS) oder durch die Anwendung von VR-Technik.

Nach einer kurzen Vorstellung des Forschungsprojektes werden ausgewählte Ergebnisse der Bedarfs- und Bedingungsanalyse aufgezeigt. Hierbei wurden einerseits die Rahmenbedingungen der teilnehmenden Einrichtungen und andererseits die Bedarfe der Zielgruppe erhoben (vgl. Bartolles 2021: 9). Die gewonnenen Erkenntnisse bilden die Grundlage für das Fortbildungskonzept, welches umfassend dargestellt wird. Die vom

ViRDiPA-Projektteam entwickelte exemplarische Lernaufgabe Ich wusste nicht, was ich tun sollte stellt ein prototypisches Lehr-/Lernszenario mit digitalen Medien für Auszubildende in der generalistischen Pflegeausbildung dar und diente den Teilnehmenden der Fortbildung als Orientierung zur Konzeption eigener Lernaufgaben.

2. Forschungsprojket ViRDiPA

In dem vom BMBF geförderten Verbundprojekt ViRDiPA wurde von einem interdisziplinären Konsortium ein Fortbildungskonzept für Lehrende in der Pflegebildung sowie für betriebliches Ausbildungspersonal entwickelt, erprobt, evaluiert und für den Transfer bereitgestellt, welches zum einen die pflegedidaktische, medienpädagogische sowie digitale Kompetenz fördert, um Digital Reusable Learning Objects (DRLO) mit VR-Technologien zu entwickeln und anzuwenden. Zum anderen sind gleichzeitig die Verbesserung des Theorie-Praxis-Transfers und eine umfassende Lernortkooperation intendiert. Die im Forschungsprojekt entwickelten DRLO Szenarien sowie das Fortbildungskonzept als auch die Autoren-Software paneoVR zur Erstellung von 360° VR-Szenarien werden als Open Educational Resources (OER) veröffentlicht und somit der Öffentlichkeit zugänglich gemacht.

Das Projekt kooperiert mit drei Bildungseinrichtungen für pflegeberufliche Bildung. Aus diesen Einrichtungen nehmen Lehrende und Praxisanleitende (z.T. aus kooperierenden Einrichtungen der praktischen Pflegeausbildung) an der Fortbildung teil. Die Fortbildung wird im Blended Learning-Format durchgeführt (vgl. Kapitel 4.1). Die Fortbildung zielt darauf ab, sowohl Bedienkompetenzen zur Nutzung bereits vorhandener VR-Anwendungen zu vermitteln als auch das Bildungspersonal dazu zu befähigen, eigene VR-Szenarien mithilfe der Autoren-Software paneoVR zu konzipieren und diese didaktisch sinnvoll in Unterricht und Praxisanleitung zu integrieren.

Im Zuge einer Umsetzung der Forderungen des neuen Pflegeberufegesetzes (PflBG) befinden sich die Einrichtungen für die schulische und praktische Pflegeausbildung in einer Phase der Neuausrichtung und Neu-Konzeptionierung ihrer Curricula. Dieses Fenster zu nutzen, um sowohl die curriculare Verknüpfung von Lernaufgaben in der Praxis mit Lerninhalten in der Schule herzustellen als auch diesen Prozess digital zu unterstützen, stellt eine große Chance für eine zeitgemäße Ausbildungsgestaltung dar. Eine Begleitung des Bildungspersonals in Schule und Betrieb zum Einsatz von Lernaufgaben leistet somit einen Beitrag zum Theorie-Praxis-Transfer. Dabei werden digitale Lernszenarien sowie VR-Trainingsbausteine, die auch für arbeitsprozessintegriertes Lernen genutzt werden können, integriert, da sie zeitlich und örtlich flexibel einsetzbar sind.

Die Lehrenden und Praxisanleitenden werden von Anfang an konsequent in das Projekt einbezogen. Ihre Bedürfnisse werden aufgegriffen, indem im Fortbildungskonzept auch die Rahmenbedingungen der jeweiligen Organisationseinheit zum Gegenstand gemacht werden und sie in der Implementierung der Neuerungen als Akteur*innen ernst genommen und wissenschaftlich begleitet werden. Das Projekt will somit auch einen Beitrag zur Schul- und Organisationsentwicklung leisten, da Lehrende und Praxisanleitende gemeinsam fortgebildet werden, gemeinsam Konzepte entwickeln, umsetzen und implementieren.

3. Ergebnisse der Bedarfs- und Bedingungsanalyse

Die Ergebnisse der Bedarfs- und Bedingungsanalyse im Projekt ViRDiPA (vgl. Bartolles/Kamin 2021: 10 ff.; Pfeifer u.a. 2021: 23 ff.) zeigen deutlich die Notwendigkeit einer Fortbildungsmaßnahme, die den Theorie-Praxis-Transfer und die Lernortkooperation der schulischen und betrieblichen Bildungsstätten in der Pflegeausbildung in den Fokus nimmt. Zudem besteht ein enormer Bedarf, die Medien- und medienpädagogische Kompetenz des Bildungspersonals zu fördern, um VR-unterstützte Lernaufgaben zu konzipieren und in der Pflegebildung und -praxis systematisch zu verankern.

Die Interviews verdeutlichen die heterogen ausgeprägte individuelle Medienkompetenz sowohl des betrieblichen als auch des schulischen Bildungspersonals. Sie bestätigen damit bereits die empirisch festgestellten Ergebnisse (vgl. Kamin 2013; 2014) und gehen darüber hinaus. Deutlich erkennbar ist, dass neben der Heterogenität in der individuellen Medienkompetenz auch ein verengtes Verständnis dieser beim Bildungspersonal in der Pflegeausbildung besteht. Die Auswertung der Interviews zeigt, dass Medienkompetenz zumeist mit instrumentell-qualifikatorischer Bedienkompetenz gleichgesetzt und medienpädagogische Kompetenz kaum mitgedacht wird. Dieses Verständnis unterschätzt jedoch die Notwendigkeit einer ganzheitlichen Verankerung von Medien- und medienpädagogischen Kompetenzen des Bildungspersonals. So gilt es neben der Vermittlung von Bedienkompetenzen auch die medienpädagogischen Kompetenzen der Fortbildungsteilnehmenden zu schulen (vgl. Kap. 1.1) und im Sinne einer reflexiven Auseinandersetzung der Teilnehmenden mit ihrer Rolle als Bildungspersonal zu schärfen. Auf diese Weise können medienbezogene Schulentwicklungsprozesse aus dem Kollegium heraus initiiert und umgesetzt werden. Voraussetzung ist indes eine leistungsstarke und stabile medientechnische Infrastruktur in den Einrichtungen. Das Potenzial der gemeinsamen Bearbeitung dieser Bedarfe mithilfe einer Fortbildung, die zudem den Einsatz von durch VR-Technologien unterstützten Lehr-/Lernmöglichkeiten fokussiert, erkennt dabei auch das Ausbildungspersonal selbst.

Weiter konnte im Rahmen der Bedarfs- und Bedingungsanalyse festgestellt werden, dass sich der Zeitpunkt der Fortbildung des Bildungspersonals in der Pflegeausbildung als günstig erweist. So erforderte die Umstellung des Unterrichts in der Pflegausbildung auf das Distanzlehren im Zuge der Schulschließungen in der Corona-Pandemie die Ausweitung der Nutzung digitaler Medien für den Unterricht. Dementsprechend wurden die Interviewpartner*innen nicht nur mit neuen digitalen Technologien und Methoden konfrontiert, sondern erkannten auch verstärkt die Potenziale dieser. Als problematisch erwies sich jedoch die unzureichende Einführung des Lehrpersonals in die Nutzung der Anwendungen sowie die heterogen ausgeprägten Vorerfahrungen des Bildungspersonals, sodass die Umstellung des Unterrichts auf das Distanzlehren mit digitalen Medien unterschiedlich umfassend und didaktisch zielführend gestaltet wurde. Zudem wurden Voraussetzungen des schulischen und betrieblichen Bildungspersonals erhoben. Diese werden in Kapitel 4.2 vorgestellt.

4. Das Fortbildungskonzept

Vor dem Hintergrund der Bedarfs- und Bedingungsanalyse wurde das Fortbildungskonzept im Rahmen des Forschungsprojekts entwickelt. Nachfolgend werden die theoretischen Vorüberlegungen dargestellt sowie die Ausgangssituation der Adressat*innen der Fortbildungsmaßnahme aufgezeigt. Die Inhalte der Module 1 bis 5 der Fortbildung werden skizziert sowie die angewandten didaktischen und methodischen Elemente vorgestellt.

4.1 Theoretische Vorüberlegungen

Nachfolgend werden das Verständnis der Lernortkooperation, das zugrunde liegende Leitmodell der medienpädagogischen Kompetenz, das TPACK-Modell, sowie der didaktische Aufbau der Fortbildung beschrieben.

4.1.1 Verständnis von Lernortkooperation

Lernortkooperation umfasst die organisatorische und didaktische Zusammenarbeit des Lehr- und Ausbildungspersonals der an der beruflichen Bildung beteiligten Lernorte. Ziel ist die Sicherstellung beruflicher Handlungsfähigkeit der Auszubildenden (vgl. Sekretariat der KMK 2018: 33). Die Lernortkooperation in der Pflegeausbildung schließt die Lernorte Schule, kooperierende Praxiseinrichtungen sowie den Dritten Lernort (Skills Lab) ein, der als schulisches Simulationszentrum die Möglichkeit bietet, Handlungsvollzüge und komplexe Situationen zu simulieren und zu trainieren. Eine gelungene Lernortkooperation bildet als organisatorisch-didaktische Rahmung die Grundlage für einen erfolgreichen Theorie-Praxis-Transfer. In Anlehnung an Euler (2004) werden drei Ebenen der Lernortkooperation unterschieden: (1) der Austausch von Informationen zwischen betrieblichem und schulischem Bildungspersonal, (2) die Abstimmung und Entwicklung von Maßnahmen, die arbeitsteilig und eigenverantwortlich in der Schule und im Betrieb umgesetzt werden und (3) eine direkte Zusammenarbeit von betrieblichem und schulischem Bildungspersonal. Die unter (3) genannte Ebene ist Zielsetzung des Fortbildungskonzeptes.

Zusätzlich zu den Ebenen der Lernortkooperation sollten im vorliegenden Projekt in Bezug auf die Verständnisebenen der Lernortkooperation nach Pätzold (2003) neben dem pragmatisch-formalen Kooperationsverständnis und pragmatisch-utilitaristischen Kooperationsaktivitäten auch die Ebenen des didaktisch-methodisch begründeten Kooperationsverständnisses und ein bildungstheoretisch begründetes Kooperationsverständnis zur Grundlage werden. Damit sind eine Auseinandersetzung mit Begründungszusammenhängen berufsbezogenen Lernens und kriteriengeleitete Entscheidungen in Bezug auf didaktisch-methodische Grundlinien handlungsleitend. Pätzold (2003) konstatiert, dass die beiden letztgenannten Kooperationsverständnisse angestrebt werden sollten, während lediglich die beiden erstgenannten derzeit in der Pflegeausbildung vorherrschend sind.

4.1.2 TPACK-Modell

Zur Schaffung einer technologieunterstützten Lernumgebung müssen Lehrende über verschiedene Wissensbereiche verfügen, diese werden in dem Technological Pedagogical Content Knowledge-Modell (TPACK) nach Mishra und Koehler (2006) beschrieben (vgl. Bartolles u.a. 2022: 142). Es dient als Leitmodell für medienpädagogische Kompetenz (vgl. Harris/Hofer 2011: 211 f.).

Abbildung 1: TPACK-Modell

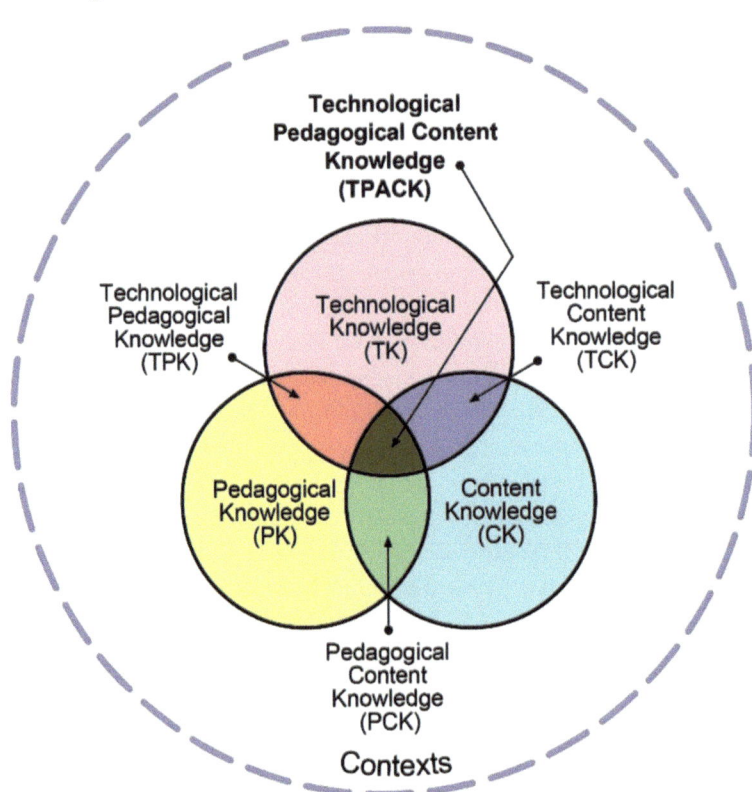

Das Modell verdeutlicht die Notwendigkeit der Verzahnung des Fachwissens (CK, Content Knowledge) mit dem pädagogischen Wissen (PK, Pedagogical Knowledge) in Verbindung mit dem technologischen Wissen (TK, Technological Knowledge) (Niess 2017: 6 ff.). Die Schnittmengen der drei Bereiche stellen weitere Wissensbereiche dar, in denen die angeführten Bereiche des Fachwissens, der Pädagogik und der Technik verbunden sind. Diese umfassen technologiebezogenes fachliches Wissen (TCK, Technological Content Knowledge), das fachdidaktische Wissen (PCK, Pedagogical Content Knowledge) und das technologiebezogene pädagogische Wissen (TPK, Technological Pedagogical Knowledge) (Schmid/Petko 2020: 126), wobei sich die Denk- und Entscheidungsprozesse vorrangig in den beschriebenen Schnittflächen vollziehen und dies die Interdisziplinarität hervorhebt. Die zentrale Schnittmenge des Modells stellt das TPACK dar, in dem alle Wissensbereiche verbunden sind. Darüber hinaus beschreibt das Kontextwissen (CK, Contextual Knowledge) den organisatorischen Rahmen, in dem sich die Lehrpersonen bewegen.

In der Weiterführung durch Schmid und Petko (2020: 126 ff.) erfolgt eine Spezifikation des Modells, indem Medienkompetenz, Mediendidaktik und Medienerziehung, aber auch Fachwissen und Fachdidaktik sowie technisches Wissen im Kontext von Mikro-, Meso- und Makroebenen von Unterricht gedacht werden (vgl. ebd.: 134 f.). In der pflegeberuflichen Bildung bietet es sich an, »die Medienbildung als eigene Fachdidaktik auszuklammern und stattdessen in den technischen Schnittstellen des TPACK-Modells (TCK und TPK) zu verorten« (Bartolles/Kamin/Meyer/Pfeiffer 2022: 144). Das Modell der Medienpädagogischen Kompetenz (2018) bietet hierfür einen Ansatz und wurde spezifisch für betriebliches Ausbildungspersonal konzipiert.

Abbildung 2: Modell der medienpädagogischen Kompetenz (Härtel u.a. 2018: 22)

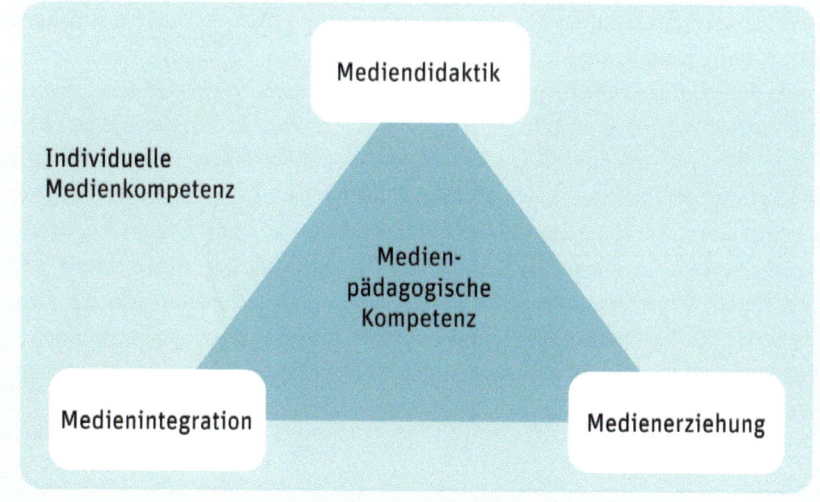

Die aufgeführten Kompetenzbereiche (vgl. Abbildung 2) sollen aufseiten der Lehrenden in der Berufsausbildung entwickelt werden, um einerseits über eine persönliche medienpädagogische Kompetenz zu verfügen und andererseits die Medienkompetenz und die berufliche Handlungskompetenz der Lernenden zu fördern (vgl. Härtel 2018: 21 f.). Dabei stehen Mediendidaktik, Medienintegration und Medienerziehung in Interdependenz zueinander. Die mediendidaktische Kompetenz beschreibt die »Fähigkeit und Bereitschaft zur begründeten, reflektierten Auswahl, Verwendung und Weiterentwicklung von digitalen Medien zur Steigerung der Qualität und Effektivität von beruflichen Lehr-Lern-Prozessen unter Berücksichtigung der Lebenswelt der Auszubildenden« (ebd.: 22). Nachweislich geht es um das Lehren, aber auch das Lernen mit den entsprechenden Medien. Der zweite Kompetenzbereich, die medienintegrative Kompetenz, wird als »Fähigkeit und Bereitschaft zur Berücksichtigung sowie innovativen Gestaltung der betrieblichen Organisationsprozesse und Rahmenbedingungen für die Einbindung digitaler Medien in berufliche Lehr-Lern-Prozesse« (Härtel u.a. 2018: 22) bezeichnet. Diesbezüglich geht es um die Integration der digitalen Medien in die Schulorganisation. Das kritische und reflektierende Hinterfragen der gesellschaftlichen und individuellen Bedeutung von Medien und Digitalisierung in beruflichen Lehr-/Lernprozessen wird als medienerzieherische Kompetenz definiert. Primär steht das Lernen und Lehren über die Medien im Fokus. Demnach kann eine Integration des medienbezogenen Wissens als Querschnittthema in die Pflegeausbildung aufgenommen und unter Einbezug von digitalen Medien mit pflegefachlichen Inhalten verknüpft werden (vgl. Bartolles u.a. 2022: 145).

Die Fortbildung sollte also nicht nur auf die ausschließliche Einführung der Teilnehmenden in die Bedienung der VR-Technologien abzielen, sondern der Fokus war ebenso auf die Einbindung und Erstellung von pflegeberuflichen Lernaufgaben im Sinne von fachdidaktisch aufbereiteten Lehr-/Lernszenarien sowie die thematische Abstimmung dieser mit konkreten Inhalten des Pflegecurriculums zu richten. Darüber hinaus sollte die Vermittlung grundlegender Begriffsverständnisse und -konzepte, wie etwa der der Medienkompetenz und medienpädagogischen Kompetenz sowie der Relevanz dieser für das Ausbildungspersonal Teil der Fortbildungsinhalte sein. Auf diese Weise können nicht nur instrumentell-qualifikatorische Bedienkompetenzen vermittelt, sondern die Verschränkung von Fachwissen, Fachdidaktik, medienpädagogischem und technischem Wissen angestrebt werden. Hinzu kommt, dass so die herausgearbeiteten Potenziale des Einsatzes der VR-Technologie im Bereich der Pflegeausbildung ausgeschöpft werden können: Indem Expertenwissen aus dem Kanon der Pflegeausbildung in die Entwicklung der Virtual Reality basierte Digital Reusable Learning Objects eingebunden wird, wird die Verbindung von Fachwissen und technologischem Potenzial im Rahmen der Pflegeausbildung didaktisch sinnvoll eingebettet und genutzt.

4.1.3 Blended Learning-Konzept

Blended Learning stellt einen Weg dar, den Einsatz von digitalen Medien in den Bildungswissenschaften zu integrieren und sich außerdem auf die Arbeit mit digitalen Medien vorzubereiten. Dabei beruht dieses System auf Erfahrungen, die belegen, dass reines E-Learning eine begrenzte Lerneffizienz aufweist (vgl. Sauter u.a. 2004: 282). »Blended Learning ist ein integriertes Lernarrangement, in dem die heute verfügbaren Möglichkeiten der Vernetzung über Internet und Intranet in Verbindung mit ›klassischen‹ Lernmethoden und -medien optimal genutzt werden« (Erpenbeck/Sauter/Sauter 2015: 29). Es handelt sich um integriertes oder hybrides Lernen, das Online-Elemente und Präsenzphasen mit verschiedenen Lernmedien und -methoden verschränkt (vgl. Kröger/Reisky 2004: 23). Dabei wechseln sich Präsenzphasen und E-Learning-Phasen ab und machen den Lernenden das gemeinsame soziale Lernen in Präsenz sowie das effektive, selbstgesteuerte und flexible elektronische Lernen möglich (vgl. Klisma/Issing 2011: 141 f.).

4.1.4 Flipped Classroom-Konzept

Eine Möglichkeit, das Blended Learning-Konzept anzuwenden, bietet das Unterrichtsmodell Flipped Classroom. Hierbei handelt es sich nicht um einen eigenen didaktischen Ansatz oder eine Methode, vielmehr beschreibt Flipped Classroom – oder auch Inverted Classroom, Classroom Flip oder umgedrehter Unterricht – ein Unterrichtsmodell, bei dem Anteile der klassischen Präsenzlehre durch virtuelle Elemente wie beispielsweise E-Learning-Module ersetzt werden. Demnach erfolgt die Wissensaneignung zum großen Teil im digitalen Selbstlernstudium (vgl. Kenner/Jahn 2016: 35 f.). Hierfür werden durch die Lehrpersonen Wissensressourcen in Form von Skripts oder Lehrvideos zur Verfügung gestellt, wobei die Lernenden sich die Inhalte in der Selbstlernzeit eigenständig aneignen (vgl. Waldherr/Walter 2021: 158).

Auf diese Weise können in der geplanten Fortbildung die Lehrkräfte und Praxisanleitenden zu großen Teilen selbstständig das Fortbildungsmaterial bearbeiten und dem eigenen Lerntempo und Kompetenzniveau entsprechend arbeiten. Synchrone Arbeitsphasen mit den Teilnehmenden zusammen dienen der Reflexion und der Vertiefung der Fortbildungsinhalte, welche vorab durch die Teilnehmenden erarbeitet werden. Indem Praxisanleitende und Lehrkräfte die Module der Fortbildung gemeinsam bearbeiten, bietet sich darüber hinaus die Möglichkeit des Austausches über die Fortbildungsinhalte sowie des Transfers dieser in den Berufsalltag. Darüber hinaus entsteht durch die eigene Erfahrung mit dem Blended Learning-Konzept in der Teilnehmendenrolle ein Reflexionsraum, der auch für die didaktische Planungsarbeit zielführend genutzt werden kann.

4.2 Adressat*innen der Fortbildung

Als ein Ergebnis der Bedarfs- und Bedingungsanalyse wurden die folgenden Akteur*innen der Lernortkooperation (Abb. 2) identifiziert.

Abbildung 3: Akteur*innen der Lernortkooperation (projekteigene Darstellung)

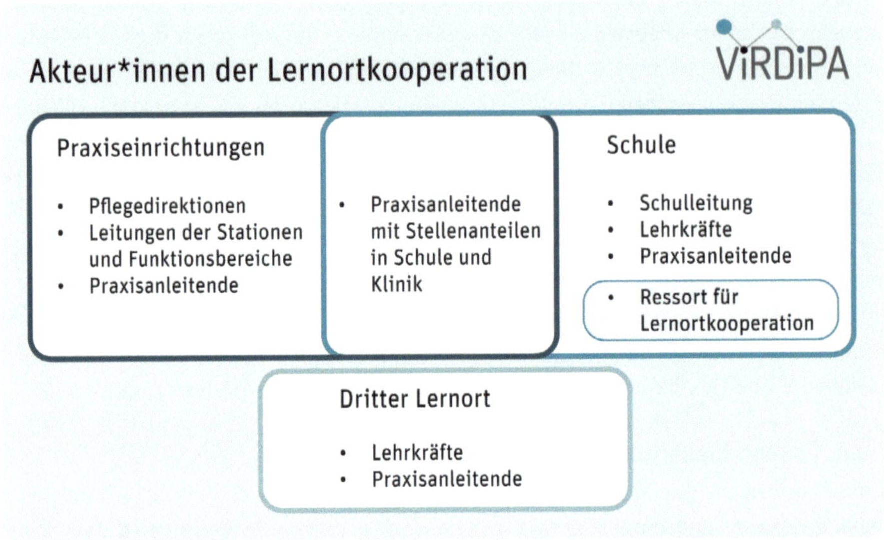

Akteur*innen der Lernortkooperation — ViRDiPA

- **Praxiseinrichtungen**
  - Pflegedirektionen
  - Leitungen der Stationen und Funktionsbereiche
  - Praxisanleitende

- Praxisanleitende mit Stellenanteilen in Schule und Klinik

- **Schule**
  - Schulleitung
  - Lehrkräfte
  - Praxisanleitende
  - Ressort für Lernortkooperation

- **Dritter Lernort**
  - Lehrkräfte
  - Praxisanleitende

Wie aus Abbildung 3 hervorgeht, werden drei verschiedene Gruppen von Praxisanleitenden differenziert. So gibt es Praxisanleitende, die mit ihrem vollen Stellenanteil in einer Praxiseinrichtung angestellt sind, über eine berufspädagogische Qualifizierung als Praxisanleiter*in verfügen und die Auszubildenden während der Arbeit im Praxisumfeld anleiten. Zudem gibt es Praxisanleitende, die an der Schule angestellt sind und die Auszubildenden für die Praxisanleitungen besuchen. Die dritte Gruppe sind Praxisanleitende, die mit einem Stellenanteil als professionell Pflegende angestellt sind und zusätzlich im Rahmen einer Anstellung bei der Schule Praxisanleitungen durchführen (vgl. Pfeifer u.a. 2021: 9 f.). Während das pädagogische Qualifikationsniveau der Praxisanleitenden daher sehr unterschiedlich sein kann (Weiterbildung oder Studienabschluss), ist auf der Ebene der schulisch Lehrenden ein Hochschulabschluss inzwischen die Regel und damit eine vertiefte pflegedidaktische Kompetenz zu erwarten. Allerdings geben die Interviews auch Hinweise darauf, dass der Wissensstand zum Thema Lernaufgaben sehr divers ist und unterschiedliche Erfahrungen damit verbunden werden.

Auf Basis der Interviews (vgl. Pfeifer u.a. 2021: 11 ff.) wird ein Mangel an Austausch zwischen betrieblichem und schulischem Bildungspersonal konstatiert. Es besteht häufig nur problembezogener Austausch ohne klare Absprachen, sodass Informationen darüber fehlen, was die Auszubildenden am anderen Lernort vermittelt bekommen oder geübt haben. Weitere Hemmnisse können als ressourcenbedingte Schwierigkeiten zusammengefasst werden. Mangelnde Zeit bei den Lehrkräften, aber vor allem auch im Arbeitsalltag der Praxisanleitenden wird hier als Schwierigkeit benannt, die die Möglichkeiten zur Lernortkooperation einschränkt. In allen kooperierenden Einrichtungen scheint das gemeinsame Selbstverständnis von Schule und Praxiseinrichtung als Bildungseinrichtung schwach ausgeprägt zu sein. Die Vertreter*innen der Schulen wünschen sich mehr Verantwortungsübernahme der Praxiseinrichtungen für die Auszubildenden. Währenddessen geht es Vertreter*innen der Praxiseinrichtungen darum, eigenständig und ohne Rechenschaftspflicht ihrem Bildungsauftrag nachkommen zu können. Diese gegensätzlichen Perspektiven lassen vermuten, dass es an gegenseitiger Anerkennung und erfolgreichem Perspektivenwechsel fehlt.

So wurde in der Fortbildung dem mangelnden Austausch, der differierenden didaktischen Herangehensweise und dem unterschiedlichen Selbstverständnis von Praxiseinrichtungen und Schulen begegnet, indem das betriebliche und das schulische Bildungspersonal gemeinsam und gleichberechtigt an der Fortbildung teilnahmen, sodass ein Austausch und eine Annäherung zwischen den verschiedenen Perspektiven ermöglicht wurde. Auf diesem Weg wurde das Selbstverständnis der Praxisanleitenden als Lehrpersonen gestärkt und das Selbstverständnis von Praxiseinrichtungen als Lernort gefördert. Vertieft wurde der Perspektivwechsel im weiteren Verlauf der Fortbildung, als die Teilnehmenden in Tandems aus Lehrkräften und Praxisanleitenden eigene Lernaufgaben und VR-Szenarien entwickelten. In der Praxis- und Transferphase setzte das Bildungspersonal in lernortübergreifender Zusammenarbeit die Lernaufgaben mit den Auszubildenden um, womit nicht nur die bekannten Probleme der Lernortkooperation adressiert wurden, sondern auch den Problemen bei der Umsetzung von Lernaufgaben begegnet werden konnte.

Im Rahmen der Fortbildung wurde darüber hinaus eine gemeinsame Lernplattform für betriebliches und schulisches Bildungspersonal genutzt, sodass auch auf der technischen Seite die Potenziale der Digitalisierung zur Verbesserung von Kooperation und Abstimmung genutzt und eingeübt werden konnten. Auch die von den Ausbildungsverantwortlichen gemeinsam erarbeiteten Lernaufgaben wurden auf der Lernplattform didaktisch-methodisch aufbereitet und den Lernenden zur Verfügung gestellt.

4.3 Modularer Aufbau der Fortbildung

Die Fortbildung wurde als Blended Learning-Konzept mit fünf Modulen zu je 8-16 Stunden Präsenzzeit geplant (vgl. Abbildung 4). Sie umfasste einen Zeitraum von 18 Monaten und inklusive der Selbstlern- und Reflexionsphasen einen Umfang von 180 Stunden. Den Teilnehmenden stand das Lehr-/Lernmaterial auf der elektronischen Lernplattform der FH Bielefeld (ILIAS) zur Verfügung. Sie erhielten für die Selbstlernphase Arbeitsaufträge, die eigenständig oder im Tandem bearbeitet wurden. Während der Selbstlernphasen wurde Beratung durch das Fortbildungsteam angeboten.

Abbildung 4: Fortbildungsmodule (projekteigene Darstellung)

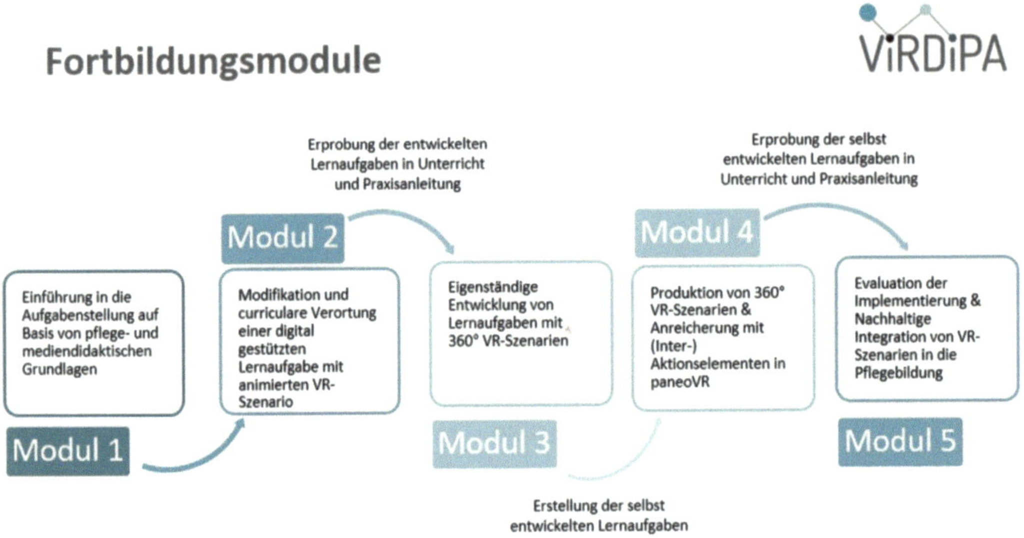

Fortbildungsmodule — ViRDiPA

- **Modul 1**: Einführung in die Aufgabenstellung auf Basis von pflege- und mediendidaktischen Grundlagen
- **Modul 2**: Modifikation und curriculare Verortung einer digital gestützten Lernaufgabe mit animierten VR-Szenario
- Erprobung der entwickelten Lernaufgaben in Unterricht und Praxisanleitung
- **Modul 3**: Eigenständige Entwicklung von Lernaufgaben mit 360° VR-Szenarien
- Erstellung der selbst entwickelten Lernaufgaben
- **Modul 4**: Produktion von 360° VR-Szenarien & Anreicherung mit (Inter-)Aktionselementen in paneoVR
- Erprobung der selbst entwickelten Lernaufgaben in Unterricht und Praxisanleitung
- **Modul 5**: Evaluation der Implementierung & Nachhaltige Integration von VR-Szenarien in die Pflegebildung

Es wurden fünf Module geplant, die nacheinander absolviert wurden. Modul 1 besteht aus einer Einführung in die mediendidaktischen und pflegedidaktischen Grundlagen. Es erfolgte eine Auseinandersetzung mit den Ordnungsmitteln der Pflege und dem Konzept der Lernaufgaben und deren curricularer Verankerung. Zur Bearbeitung erhielten die Teilnehmenden Tablets, einen Zugang zur Lernplattform ILIAS und eine Einführung in Kommunikationstools. Aufgrund der Corona-Pandemie mussten die Bausteine digital umgesetzt werden und somit erfolgte auch die systematische Nutzung von Webex als Konferenztool inkl. der dort verfügbaren Kommunikationstools. Die Teilnehmenden haben sich neu in der Rolle als Lernende und überwiegend als Neulinge bei der Anwendung der digitalen Tools erfahren und diese Erfahrungen reflektiert.

Im Modul 2 erfolgte die Auseinandersetzung mit Virtueller Realität und die Testung einer vom Projektteam erstellten Lernaufgabe inkl. Virtueller Realität mit animierten VR-Szenarien. Die Lernaufgabe Durst habe ich auch noch nicht (vgl. Fries u.a. 2023a) wurde von den Teilnehmenden auf die eigene Einrichtung und die dortigen schuleigenen Curricula angepasst, in die eigene Lernplattform integriert und dann mit den Lernenden in der Pflegeschule erprobt. Diese Phase wurde begleitend vom Projektteam evaluiert.

Im Modul 3 erfolgte zunächst die Auswertung der ersten Erprobung der modifizierten Lernaufgabe mit den Auszubildenden, eine Reflexion des bisherigen Kompetenzzuwachses und schließlich die Einführung in die neue Aufgabenstellung: Erstellung einer eigenen Lernaufgabe unter Nutzung von 360°-Videotechnik und der Autoren-Software paneoVR zur Erstellung, Bearbeitung und zum Abspielen der 360° VR-Szenarien. Diese Software wurde ebenfalls im Projekt entwickelt und erprobt. Zum Kennenlernen der neuen Lernaufgaben mit 360° VR-Szenarien lernten die Teilnehmenden die exemplarische Lernaufgabe Ich wusste nicht, was ich tun sollte kennen. Im Anschluss erfolgte zunächst die Ideenfindung für die Erstellung einer eigenen digital angereicherten Lernaufgabe. In der folgenden Selbstlernphase erfolgte, in Anlehnung an die Phasierung der exemplarischen Lernaufgabe, die Erstellung der Lernaufgabe. Die Teilnehmenden wurden bei dem Entwicklungsprozess durch das Fortbildungsteam in Form von teambezogenen Beratungssitzungen begleitet.

Modul 4 widmete sich der medialen Gestaltung der Lernaufgabe, der Vorbereitung der Video-Drehs und der Nutzung der Autoren-Software paneoVR zur Erstellung des virtuellen Teils der Lernaufgabe. In der anschließenden begleiteten Selbstlernphase wurde die Lernaufgabe fertiggestellt und dann mit den Auszubildenden erprobt.

Die erprobten Lernaufgaben mit dem 360° VR-Szenario und die gesammelten Erfahrungen wurden in Modul 5 vorgestellt und evaluiert. Dabei wurden den Teilnehmer*innen die entstandenen Lernaufgaben aufgezeigt, die im Anschluss des Forschungsprojekts als OER- Materialien zur Verfügung stehen sollten. Dies erforderte eine Auseinandersetzung mit den Bedingungen einer OER-Veröffentlichung und den zu berücksichtigenden Aspekten des Datenschutzes. Zudem wurde der nachhaltige Einsatz der entwickelten Lernaufgaben und der VR-Technologie in den Pflegeschulen und Praxisanleitung diskutiert. Eine Abschlussevaluation beendete die Fortbildung.

4.4 Didaktisch-methodische Bausteine

Im Folgenden werden grundlegende didaktische Prinzipien der Fortbildung beschrieben, die der Umsetzung zugrunde liegen.

Da die Teilnehmenden selbst über wenig Erfahrung mit digital unterstützten Lernszenarien sowie dem Umgang mit Lernplattformen und Konferenztools verfügten, wurde auf einen Dreischritt der Kompetenzentwicklung zurückgegriffen. Dieser basiert auf der Rekonstruktion, Konstruktion und Dekonstruktion als Denk- und Handlungsweisen der konstruktivistischen Pädagogik (vgl. Reich 2010: 118 ff.)

Die Kompetenzentwicklung erfolgte im Rahmen der Fortbildungsmodule in dem vorgestellten Dreischritt. Die Teilnehmenden sollten in Modul 2 und 3 zunächst schon bestehende Lernaufgaben im Sinne einer Exploration aus der Perspektive der Lernenden durchlaufen und die eigenen Lernerlebnisse reflektieren. Durch die Modifizierung von bestehenden Lernaufgaben in Modul 2 und die Erstellung eigener Lernaufgaben mit 360° VR-Szenarien in Modul 3 und 4 haben die Teilnehmenden die Rolle der Entwickler*innen eingenommen. Die eigenen entwickelten Produkte wurden mit den Lernenden an den Lernorten Schule, Praxis und ggf. SkillsLab zwischen Modul 2 und 3 sowie zwischen Modul 4 und 5 erprobt und evaluiert (vgl. Abbildung 5). Dieses ermöglichte eine unmittelbare Rückmeldung der Lernenden zu den erstellten Inhalten und didaktischen Entscheidungen der Entwickler*innen.

Abbildung 5: Kompetenzentwicklung (projekteigene Darstellung)

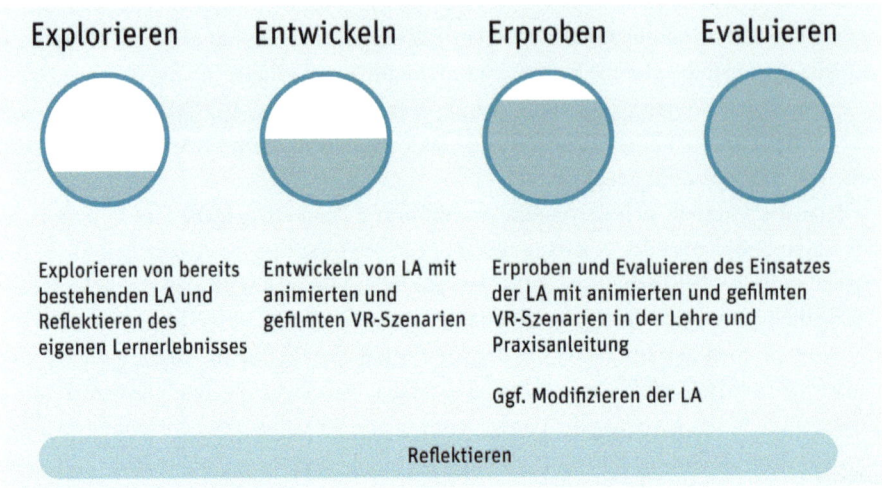

In den Tandems und in der Gruppe der Fortbildungsteilnehmer*innen wurden kontinuierlich Reflexionsprozesse angestoßen und gefördert, die ein gemeinsames Lernerlebnis ermöglichten, die Horizonte erweiterten und zur Weiterentwicklung anregten. Nachfolgend wird das Vorgehen zur Integration bereits bestehender Lernaufgaben in Unterricht und Praxisanleitung dargestellt. Dieses wurde von den Teilnehmenden in Modul 2 der Fortbildung umgesetzt und dient zudem als Leitfaden zur Einbindung der im Forschungsprojekt entstandenen und veröffentlichten OER-Lernaufgaben.

1. Exploration in der Rolle der Lernenden/Ich-Perspektive

Die Nutzer*innen lernen die bestehende Lernaufgabe mit digitalen Elementen aus Perspektive der Lernenden kennen.

2. Reflexion des eigenen Lernerlebnisses

Im Anschluss erfolgt die Reflexion der vorab durchlaufenen digital angereicherten Lernaufgabe unter Berücksichtigung der Eignung für den eigenen, künftigen Unterricht und/ oder als Praxisanleitung.

3. Transfer in Bezug auf den eigenen Unterricht und die Anleitung

Die gewonnenen Erkenntnisse werden zur Anpassung der Lernaufgabe genutzt. Hierfür erfolgt die curriculare Verortung in das schulinterne Curriculum bzw. den Ausbildungsplan inkl. Anpassung der Lernziele anhand der ausgewählten Zielgruppe. Zudem werden Inhalte und Medien an die Bedarfe angepasst. Die modifizierte Lernaufgabe wird dann in das schuleigene LMS überführt.

4. Erprobung im Unterricht und in der Anleitung im Verlauf der Fortbildung

Die angepasste, digital angereicherte Lernaufgabe wird im nächsten Schritt mit Auszubildenden im Unterricht und/oder in der Praxisanleitung erprobt.

5. Evaluation mithilfe der Instrumente, die vom Projektteam zur Verfügung gestellt wurden

Der Einsatz der Lernaufgabe wird kritisch hinsichtlich der Phasen, der Inhalte und der eingesetzten Medien vor dem Hintergrund der zu erreichenden Kompetenzen evaluiert.

6. Reflexion im Verlauf der Fortbildung

Die Teilnehmer*innen der Fortbildung haben mit zunehmendem Kompetenzgewinn innerhalb der Fortbildung die modifizierte Lernaufgabe erneut reflektiert. Im Sinne der Verstetigung muss die eingebundene digitale Lernaufgabe fortlaufend evaluiert und bei Bedarf angepasst werden.

Die Entwicklung der Schrittfolge erfolgte durch das Fortbildungsteam, das selbst die exemplarischen Lernaufgaben, die für die Schulung als Beispiel dienten, entwickelte. In der Entwicklungsphase wurden die eigenen Schritte protokolliert und dann zu einem Leitfaden aufbereitet, der mit den Teilnehmenden einer Erprobung unterzogen wurden.

Aufgrund der komplexen Anforderungen bei der Entwicklung einer digital angereicherten Lernaufgabe wurde im Rahmen der Fortbildung die Aufgabe in mehrere Teilschritte unterteilt. Das Vorgehen orientiert sich an dem Scrum-Rahmenwerk von Schwaber und Sutherland (2020) bzw. an EduScrum® von Sutherland (2020). Eine ausführliche Darstellung hierzu findet sich bei Fries u.a. (2023b).

5. Darstellung einer exemplarischen Lernaufgabe

Die Entwicklung von Lernaufgaben im Rahmen der Fortbildung orientierte sich an dem Lernaufgabenkonzept von Müller (2009) (Kapitel 1) und integriert neben der VR-Technologie konsequent weitere digitale Medien. So wurden die Lernaufgaben für die Lernenden in einem Learning Management-System zur Verfügung gestellt. Die nachfolgende Abbildung 6 zeigt die Phasen des Lernaufgabenkonzepts auf.

Abbildung 6: Lernaufgabenkonzept (eigene Darstellung in Anlehnung an Müller 2007)

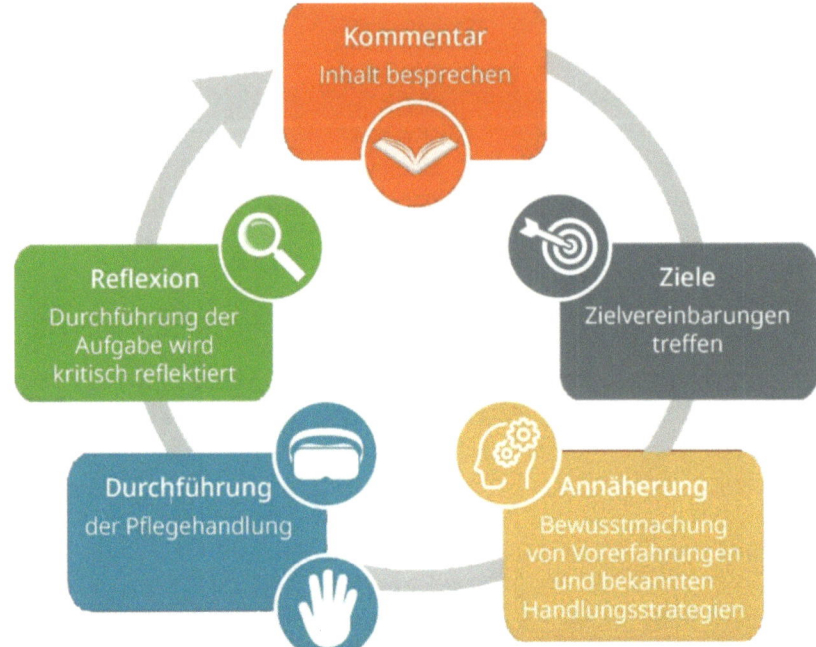

Die Lernaufgabe Ich wusste nicht, was ich tun sollte wurde von ViRDiPA-Projektmitarbeiter*innen als eine exemplarische Lernaufgabe mit einem 360° VR-Szenario entwickelt. Diese diente den Teilnehmenden zur Orientierung und folgt der beschriebenen Logik der Exploration (Kapitel 4.4) bestehender Lernaufgaben im Kontext der Kompetenzentwicklung im Rahmen der Fortbildung. Die Lernaufgabe basiert auf der CE 01 Ausbildungsstart- Pflegefachfrau/Pflegefachmann. Ergänzend werden Inhalte und Kompetenzen der CE 02 A Zu pflegende Menschen in der Bewegung und Selbstversorgung unterstützen (Fachkommission nach § 53 Pflegeberufegesetz 2020: 36 ff.) angebahnt. Nachfolgend werden die Phasen skizziert und Ausschnitte der Lernaufgabe Ich wusste nicht, was ich tun sollte dargestellt. Die vollständige Lernaufgabe als OER ist frei verfügbar (vgl. https://oer.virdipa.de/).

Die Dokumentation der einzelnen Phasen der Lernaufgabe erfolgt innerhalb eines analogen oder digitalen Lernportfolios. Zudem werden die Lernenden in den einzelnen Phasen durch Praxisanleiter*innen und/oder schulisches Bildungspersonal betreut.

Kommentar

Die erste Phase »Kommentar« dient der Vorstellung der Lernaufgabe sowie zur Einbettung in den beruflichen Kontext. Die Auszubildenden erfahren von der Relevanz des Themas für das pflegeberufliche Handeln. Die erste Phase schließt mit einem Erfahrungsbericht ab, den sich die Lernenden in Form einer Audiodatei anhören können.

Abbildung 7: Kommentar

> Liebe Auszubildende,
>
> herzlich willkommen!
>
> Die Lernaufgabe ist der CE 01 "Ausbildungsstart -Pflegefachfrau/ Pflegefachmann werden" zuzuordnen und bahnt auch die CE 02 A "Zu pflegende Menschen in der Bewegung und Selbstversorgung unterstützen" an. Dieses ILIAS Lernmodul bietet Ihnen eine Übersicht über alle Teilschritte der Lernaufgabe. Außerdem werden Sie mit der VR-Brille arbeiten und sich v. a. intensiv mit Ihrem Praxisanleiter oder Ihrer Praxisanleiterin austauschen.
>
> Zunächst geht es darum, sich dem Thema anzunähern. Anschließend gibt es die Möglichkeit, in einem „geschützten Rahmen", also im VR-Szenario, auf eine unerwartete Situation zu treffen und diese zu bewältigen. Danach werden Sie diese Situation intensiv mit Ihrem Praxisanleiter oder Ihrer Praxisanleiterin besprechen. Die Lernaufgabe startet nun mit dem einleitenden Kommentar. Viel Spaß bei der Bearbeitung der Lernaufgabe!
>
> Vielleicht kommt Ihnen das bekannt vor: Eine Situation ändert sich plötzlich und unerwartet so, dass schnelles Entscheiden und rasches Handeln erforderlich wird.
>
> Im Pflegealltag gibt es häufig Situationen, die durch unvorhergesehene Ereignisse ausgelöst werden und Pflegende vor große Herausforderungen stellen. Diese Ereignisse können z. B. akute Herz-Kreislauf-Probleme, Erbrechen, Atemnot, Blutungen oder ein Sturz sein. Die eigentlich geplanten Pflegehandlungen werden unterbrochen, und die Situation muss neu eingeschätzt werden. In einer solchen Situation kann man sich unsicher, aufgeregt und auch überfordert fühlen.
>
> Erfahrene Pflegende greifen zur Bewältigung solcher Situation oft auf ihr Wissen und ihre Erfahrung zurück. Sie können die neu aufgetretenen Probleme einschätzen und beurteilen sowie Interventionen auswählen, die den zu Pflegenden möglichst rasch helfen. Als Berufsanfänger*in fehlt Ihnen dieser Erfahrungsschatz. Doch auch als Berufsanfänger*in haben Sie bereits Handlungsmöglichkeiten kennengelernt.
>
> Es ist wichtig zu wissen, dass eine Situation in der Pflege niemals wieder identisch eintreten kann und wird. Sie werden immer auf verschiedene Rahmenbedingungen treffen, Menschen mit unterschiedlichen Bedürfnisse pflegen oder andere Entscheidungsspielräume und Handlungsoptionen vorfinden, als dies in einer bereits erlebten Situation der Fall war. Ganz gleich ob erfahrene Pflegekraft oder Anfänger*in: Immer gilt es zu erkennen, ob die Grenze dessen erreicht wurde, was alleine bewältigt oder eingeschätzt werden kann. Zeitgleich sollten Sie als Auszubildende*r aber auch Ihre persönlichen Ressourcen kennen. Zum Beispiel kann das Hinzuziehen von Kolleg*innen oder das Durchführen einzelner diagnostischer Schritte bereits zur Entspannung einer Situation führen.
>
> Sofern Sie mögen, können Sie sich hier nun einen Erfahrungsbericht rund um eine unerwartete Situation anhören.

Ziele

Nachdem die Lernenden einen Überblick über die Lernaufgabe erhalten haben, schließt sich die Formulierung von Zielen an. Ausgehend von zuvor festgelegten Kompetenzen aus den curricularen Einheiten wurden exemplarische Lernergebnisse operationalisiert, die als Orientierung für das gemeinsame Festlegen von Lernergebnissen unter Berücksichtigung individueller Lernvoraussetzungen herangezogen werden können.

Annäherung

In der Phase der Annäherung setzen sich die Auszubildenden mit ihren Vorerfahrungen und subjektiven Theorien zum Lerngegenstand auseinander. Ein Bezug zur beruflichen Praxis ist dabei nicht zwingend notwendig, ebenso kann ein Zusammenhang zu Alltagssituationen der Auszubildenden hergestellt werden. Diese Referenzerfahrung kann mithilfe von Leitfragen analysiert werden.

Abbildung 8: Durchführung

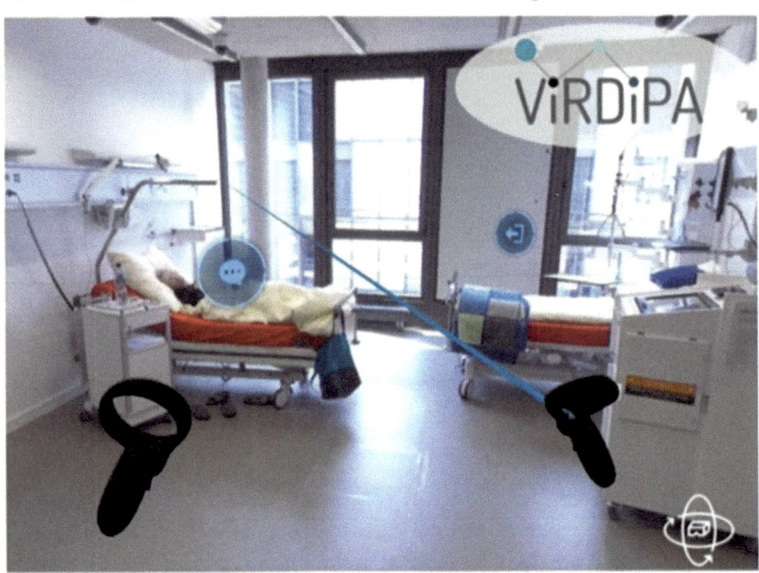

Durchführung

Die Phase der Durchführung erfolgt nach Müller (2009) in der Praxis. Im Fokus steht die ganzheitliche Bewältigung von Pflegesituationen und keine isolierte verrichtungsorientierte Tätigkeit. Im Kontext des Forschungsprojektes wurde die Phase der Durchführung ergänzt und zusätzlich zum Setting der Pflegepraxis um Simulationen im SkillsLab und in der virtuellen Realität ergänzt. Das 360° VR-Szenario zur Lernaufgabe Ich wusste nicht, was ich tun sollte wird im Folgenden vorgestellt.

Beschreibung des VR-Szenarios

Nachdem das VR-Szenario auf der Brille ausgewählt wurde, befinden sich die Nutzer*innen in einem Stationszimmer. Hier hat man die Möglichkeit, sich die Patientenakte in Form der Fieberkurve und Patientendokumentation von Frau Müller anzuschauen. Zudem kann über einen Interaktionsbutton der Raum gewechselt werden und man befindet sich dann auf einem Flur. Von hier aus gelangt man in das Patientenzimmer, wo die Patientin im Bett liegt. Beim Wechsel zurück in den Flur und erneutem Betreten des Dienstzimmers ertönt ein auditives Signal – die Patientenklingel. Das Dienstzimmer kann nun wieder verlassen werden und auf dem Flur leuchtet neben der Tür zum Patientenzimmer die rote Patientenklingel. Beim Betreten des Zimmers liegt Frau Müller auf dem Boden vor dem Bett, ruft nach Hilfe und stöhnt. Durch das Niederknien neben der Patientin entsteht ein Dialog, in dem Frau Müller wiederkehrend äußert, zur Toilette zu müssen und die Nutzerin/der Nutzer mithilfe der Auswahl von passenden Antwortfeldern kommunizieren kann. Zum Ende muss entschieden werden, ob Frau Müller zur Toilette begleitet wird oder ob die Lernenden Hilfe durch eine/einen Kollegin/Kollegen einfordern.

Reflexion

Die Reflexion der Lernaufgabe erhält durch die Thematik und das vorab durchlaufene VR-Szenario mit dem durch die Akutsituation entstandenen Handlungsdruck eine besondere Gewichtung in dieser Lernaufgabe. Zunächst geht es in der Reflexion um die persönliche Reaktion der Auszubildenden, z.B. welche Gefühle sie beim Durchlaufen des VR-Szenarios erlebt haben, welche Gedanken ihnen durch den Kopf gegangen sind und ob sie bereits ähnliche Situationen erlebt haben. Anschließend ist die Perspektive zu wechseln und die Auszubildenden versuchen die Gedanken, Gefühle und Bedürfnisse des zu pflegenden Menschen nachzuvollziehen. Da es im VR-Szenario um eine Entscheidungsfindung geht, ist auch diese zu reflektieren und Handlungsalternativen sind zu überdenken und abzuwägen.

Mit Blick auf das übergeordnete Lernziel der Auszubildenden können im Verständnis des ViRDiPA-Konsortiums die Elemente und Sequenzen der Lernaufgabe variiert werden (vgl. Fries u.a. 2023a: 12). So könnten pflegediagnostische Aspekte in Form von Assessmentinstrumenten ergänzend aufgenommen werden. Zudem kann die Durchführung um die Pflegedokumentation/Sturzdokumentation ergänzt werden. Im Rahmen der Reflexion kann ein mentaler Transfer einer unvorhergesehenen Situation in einen anderen Kontext z.B. der häuslichen Versorgung gebracht werden. Um kommunikative Aspekte der Situation in der Lernaufgabe aufgreifen zu können, kann ein ergänzendes Lernarrangement in Form eines Rollenspiels durchgeführt werden.

6. Fazit und Ausblick

Die Fortbildungsmaßnahme wurde unter Einbezug der Ergebnisse der Bedarfs- und Bedingungsanalyse entwickelt und anhand von durchgeführten formativen Evaluationen stetig angepasst.

Insgesamt wurden innerhalb des Projektes neun digital angereicherte Lernaufgaben mit 360° VR-Szenarien entwickelt und von den Teilnehmenden in ihren Institutionen mit Auszubildenden erprobt. Inzwischen sind neben der hier vorgestellten Lernaufgabe ebenso die weiteren Lernaufgaben als OER frei zugänglich (vgl. https://oer.virdipa.de/). Somit können die erstellten Materialien, im Sinne von DRLO, von Praxisanleiter*innen und schulischem Bildungspersonal an die individuellen Bedarfe angepasst (vgl. Integration bereits bestehender Lernaufgaben, Kapitel 4) und für die Ausbildung an anderen Standorten genutzt werden.

Die Teilnehmenden bestätigen, dass durch den Einsatz von Lernaufgaben Potenziale für den Theorie-Praxis-Transfer gesehen werden »[...] was wir schaffen konnten, dass es nicht nur das eine und das andere ist, sondern dass wir gemeinsam arbeiten [...]« (ViRDiPA_Teilnehmendeninterview_5, Position 47-47). Insgesamt wurde durch die Zusammenarbeit von schulischem und betrieblichem Bildungspersonal der Austausch zwischen den beiden Lernorten gestärkt und die Lernortkooperation positiv beeinflusst. Dieses wurde nebst dem Austausch mit Kolleg*innen der anderen teilnehmenden Institutionen positiv in der formativen Evaluation des letzten Moduls hervorgehoben.

Der Zuwachs der persönlichen Medienkompetenz von den Teilnehmenden wurde sehr heterogen eingeschätzt. Aus Sicht der Dozent*innen der Fortbildungsmaßnahme konnte die Steigerung der Medienkompetenz der Teilnehmer*innen im Verlauf der Fortbildung beobachtet werden. Dieses betrifft einerseits die reine Bedienkompetenz und andererseits ein umfassenderes Verständnis der Anforderungen an die Gestaltung von mediengestützten Lernaufgaben. Der Zeitumfang und der Arbeitsaufwand für die Fortbildungsmaßnahme waren mit 180 Stunden sehr umfangreich. Die Teilnehmenden hatten zum Teil Schwierigkeiten, für die erforderliche Zeit in den Selbstlernphasen freigestellt zu werden. Daraus resultierte der Wunsch, dass die Vorgesetzten ausführlicher über die Notwendigkeit der Freistellung und den zeitlichen Umfang informiert werden. Dieses erfolgte im Forschungsprojekt bereits vorab und punktuell während der Fortbildung. Eine ausführliche Darstellung der Evaluationsergebnisse ist bei Bartolles u.a. (2023) zu finden.

Die Fortbildungsmaßnahme hat einerseits die Lernortkooperation und andererseits den Theorie-Praxis-Transfer positiv beeinflusst und leistet somit einen nachhaltigen und wertvollen Beitrag. Die Potenziale durch die Verschränkung von Fachdidaktik, Mediendidaktik und Technik wurden durch die Erstellung von digital angereicherten Lernaufgaben mit 360° VR-Szenarien entfaltet und können langfristig genutzt werden. »[...] Generell wird das etwas sein, was wir auch weitermachen werden, also wir werden weiterhin die Aufgaben nach [Anmerkung: Klaus Müller] weiter planen und jetzt eben digital [...]« (ViRDiPA_Teilnehmendeninterview_5, Position 50-50).

Literatur

Baacke, Dieter (2007). Medienpädagogik. Berlin: De Gruyter.

Bartolles Maureen/Kamin Anna-Maria (2021). Virtual Reality basierte Digital Reusable Learning Objects in der Pflegeausbildung – Rahmenbedingungen, Anforderungen und Bedarfe aus medienpädagogischer Sicht. Innovative Lehr-/Lernszenarien in den Pflege- und Gesundheitsberufen. Working Paper-Reihe der Projekte DiViFaG und ViRDiPA; 1.

Bartolles, Maureen/Kamin, Anna-Maria/Meyer, Leonard/Pfeiffer, Thies (2022). VR-basierte Digital Reusable Learning Objects. Ein interdisziplinäres Fortbildungskonzept für Bildungspersonal in der Pflegebildung. MedienPädagogik 47 (AR/VR – Part 1): 138-156. https://doi.org/10.21240/mpaed/47/2022.04.07.X

Bartolles, Maureen/Kamin, Anna-Maria/Cohnen, Christian (2023). Virtual Reality basierte Digital Reusable Learning Objects in der Pflegeausbildung – Ausgewählte Ergebnisse aus der projektbegleitenden Evaluation. Innovative Lehr-/Lernszenarien in den Pflege- und Gesundheitsberufen. Working Paper-Reihe der Projekte DiViFaG und ViRDiPA. 8. DOI: https://doi.org/10.4119/unibi/2979733

Baumgartner, Peter (2004). Didaktik und Reusable Learning Objects (RLOs). In: Carstensen, Doris/Barrios, Beate (Hg.). Medien in der Wissenschaft: Bd. 29. Campus 2004: Kommen die digitalen Medien an den Hochschulen in die Jahre? Münster: Waxmann, S. 309-325.

Baumgartner, Peter/Kalz, Marco (2005). Wiederverwendung von Lernobjekten aus didaktischer Sicht. In: Tavangarian, Djamshid/Nölting, Kristin (Hg.). Medien in der Wissenschaft: Bd. 34. Auf zu neuen Ufern!: E-Learning heute und morgen . Münster: Waxmann, S. 97-106.

Bolten, Ricarda/Rott, Karin Julia (2018). Medienpädagogische Kompetenz: Anforderungen an Lehrende in der Erwachsenenbildung. Perspektiven der Praxis. In: MedienPädagogik: Zeitschrift für Theorie und Praxis der Medienbildung, 30, S. 137-153. https://doi.org/10.21240/mpaed/30/2018.03.05.X

Brandenburg, Hermann (2005). Wie gelangt neues Wissen in die Praxis der Pflege? In: PR-InterNet, 7 (9), S. 464.

Darmann, Ingrid (2000). Kommunikative Kompetenz in der Pflege: Ein pflegedidaktisches Konzept auf der Basis einer qualitativen Analyse der pflegerischen Kommunikation. Stuttgart: Kohlhammer Pflegewissenschaft.

Derksen, Melanie/Zhang, Le/Schäfer, Marc/Schröder, Dimitri/Pfeiffer, Thies (2016). Virtuelles Training in der Krankenpflege: Erste Erfahrungen mit Ultramobilen Head-Mounted-Displays. In: Virtuelle und Erweiterte Realität – 13. Workshop der GI Fachgruppe VR/AR, Aachen: Shaker, S. 137-144.

Deutscher Bildungsrat für Pflegeberufe (2017). Strategien zur Förderung digitaler Medienkompetenz in der Pflegeausbildung. Berlin: Deutscher Bildungsrat.

Erpenbeck, John/Sauter, Simon/Sauter, Werner (2015). E-Learning und Blended Learning: Selbstgesteuerte Lernprozesse zum Wissensaufbau und zur Qualifizierung. Wiesbaden: Springer-Verlag.

Euler, Dieter (2004). Handbuch der Lernortkooperation. Band 1. Theoretische Fundierung. Bielefeld: Bertelsmann.

Euler, Dieter (2004): Lernortkooperation – eine unendliche Geschichte? In: Euler, D. (Hg.). Handbuch der Lernortkooperation. Bielefeld: Bertelsmann, S. 12-24.

Fachkommission nach § 53 Pflegeberufegesetz (2020). Rahmenpläne der Fachkommission nach § 53 PflBG. Leverkusen: Verlag Barbara Budrich.

Fries, Sophia/Pfeifer, Lydia/Schlautmann Katharina/Freese Christiane/Nauerth Annette/Raschper, Patrizia (2023): Entwicklung und Erprobung digital gestützter Lernaufgaben mit VR-Szenarien. Das Fortbildungskonzept des Projekts ViRDiPA. Innovative Lehr-/Lernszenarien in den Pflege- und Gesundheitsberufen. Working Paper-Reihe der Projekte DiViFaG und ViRDiPA. 7. DOI: https://doi.org/10.4119/unibi/2978152

Fries, Sophia/Schlautmann, Katharina/Pfeifer, Lydia/Freese, Christiane/Nauerth, Annette/Raschper, Patrizia (im Erscheinen). Entwicklung und Nutzung von Lernaufgaben mit VR-basierten Trainingsbausteinen zur Sicherung des Theorie-Praxis-Transfers in der generalistischen Pflegebildung. In: Hundenborn, G./Knigge-Demal, B./Raschper, P. (Hg.). Erfolgreich generalistisch ausbilden – Von der Curriculumentwicklung bis zur Prüfung. Detmold: Jacobs.

Härtel, Michael/Brüggemann, Marion/Sander, Michael/Breiter, Andreas/Howe, Falk/Kupfer, Franziska (2018). Digitale Medien in der betrieblichen Berufsbildung: Medienaneignung und Mediennutzung in der Alltagspraxis von betrieblichem Ausbildungspersonal. Bonn: Bundesinstitut für Berufsbildung.

Hugger, Kai-Uwe (2008). Medienkompetenz. In: Sander, Uwe/Gross, Friederike/Hugger, Kai-Uwe (Hg.). Handbuch Medienpädagogik. Wiesbaden: VS Verlag, S. 93-99.

Kamin, Anna-Maria (2013). Beruflich Pflegende als Akteure in digital unterstützten Lernwelten. Wiesbaden: Springer VS.

Kamin, Anna-Maria/Greiner, Agnes-Dorothee/Darmann-Finck, Ingrid/Meister, Dorothee M./Hester, Tobias (2014). Zur Konzeption einer digital unterstützten beruflichen

Fortbildung – ein interdisziplinärer Ansatz aus Medienpädagogik und Pflegedidaktik. In: ITEL- Interdisziplinäre Zeitschrift für Technologie und Lernen (1), S. 6-20.

Kamin, Anna-Maria/Greiner, Agnes-Dorothee/Meister, Dorothee M./Darmann-Finck, Ingrid (Hg.) (2016). Mediengestütztes Lernen in der Pflege – zwischen Traditionen und Innovationen. Paderborn: IN VIA Verlag.

Kenner, Alessandra/Jahn, Dirk (2016). Flipped Classroom – Hochschullehre und Tutorien umgedreht gedacht. In: Eßer, Alexandra/Kröpke, Heike/Wittau, Heidemarie (Hg.). Tutorienarbeit im Diskurs III – Qualifizierung für die Zukunft. Münster: WTM Verlag für wissenschaftliche Texte und Medien, S. 35-58.

Kröger, Helga/Reisky, Antares (2004). Blended Learning – Erfolgsfaktor Wissen. In: Meder, Norbert (Hg.). Wissen und Bildung im Internet. Bielefeld: Bertelsmann Verlag GmbH & Co. KG, S. 1-168.

Klimsa, Paul/Issing, Ludwig (Hg.) (2011). Online-Lernen. Handbuch für Wissenschaft und Praxis (2. verbesserte und ergänzte Auflage). München: Oldenbourg Verlag.

Krisch, Michael (2019). Ambient Assisted Living – technischer Fortschritt oder sozialer Rückschritt?. In: merz – medien + erziehung, 63 (04), S. 55-60.

Kruse, Jan/Schmieder, Christian (2014). Qualitative Interviewforschung: Ein integrativer Ansatz. Grundlagentexte Methoden. Weinheim, Basel: Beltz Juventa.

Lerner, Dieter/Wichmann, Dominik/Wegner, Konstantin (2019). Virtual-Reality-Simulationstraining in der Notfallsanitäterausbildung. In: retten!, 8 (04), S. 234-237. https://doi.org/10.1055/a-0820-8614

Lerner, Dieter (2021). Virtuelle Realitäten in der Pflegebildung? In: Lehren & Lernen im Gesundheitswesen, Nr. 05, S. 55-61. https://doi.org/10.52205/llig/06.

Nimmerfroh, Maria-Christina (2016). Flipped Classroom: Der DIE-Wissensbaustein für die Praxis. Bertelsmann Stiftung. http://www.die-bonn.de/id/34372 (Abruf: 08.12.2023)

Mayring, Philipp (2015). Qualitative Inhaltsanalyse: Grundlagen und Techniken (12. Aufl.). Weinheim, Basel: Beltz Pädagogik. Beltz.

Mishra, Punya/Koehler, Matthew J. (2006). Technological Pedagogical Content Knowledge: A Framework for Teacher Knowledge. Teachers College Record, 108 (6), 1017-1054. https://doi.org/10.1111/j.1467-9620.2006.00684.x

Müller, Klaus (2009). Implementierung eines Lernaufgabenkonzeptes in die betriebliche Pflegeausbildung. Dissertation. Universität Bremen.

Pfeifer, Lydia/Nauerth, Annette/Raschper, Patrizia/Freese, Christiane/Bräkling, Sophia (2021). Innovative Lehr-/Lernszenarien in den Pflege- und Gesundheitsberufen. Working Paper-Reihe der Projekte DiViFaG und ViRDiPA; 2., aktual. Version. Bielefeld: Fakultät für Erziehungswissenschaft AG 9 (Medienpädagogik, Forschungsmethoden und Jugendforschung). https://doi.org/10.4119/unibi/2954330

Rabe, Marianne (2009). Ethik in der Pflegeausbildung. Beiträge zur Theorie und Didaktik. Bern: Hans Huber Verlag.

Rädiker, Stefan/Kuckartz, Udo (2019). Analyse qualitativer Daten mit MAXQDA: Text, Audio und Video. Wiesbaden: Springer VS.

Sauter, Annette/Sauter, Werner/Bender, Harald (2004). Blended Learning. Effiziente Integration von E-Learning und Präsenztraining. Unterschleißheim, München: Luchterhand.

Schmal, Jörg (2017). Unterrichten und Präsentieren in Gesundheitsfachberufen: Methodik und Didaktik für Praktiker. Berlin: Springer.

Schmid, Mirjam/Petko, Dominik (2020). Jahrbuch Medienpädagogik 17: Lernen mit und über Medien in einer digitalen Welt. In: MedienPädagogik: Zeitschrift für Theorie und Praxis der Medienbildung, 17 (Jahrbuch Medienpädagogik), S. 121-140. https://doi.org/10.21240/mpaed/jb17/2020.04.28.X

Schulz, Marlen/Mack, Birgit/Renn, Ortwin (2012). Fokusgruppen in der empirischen Sozialwissenschaft: Von der Konzeption bis zur Auswertung. Wiesbaden: Springer VS.

Sekretariat der Kultusministerkonferenz (2018). Handreichung für die Erarbeitung von Rahmenlehrplänen der Kultusministerkonferenz für den berufsbezogenen Unterricht in der Berufsschule und ihre Abstimmung mit Ausbildungsordnungen des Bundes für anerkannte Ausbildungsberufe. Berlin. https://www.kmk.org/fileadmin/Dateien/veroeffentlichungen_beschluesse/2011/2011_09_23-GEP-Handreichung.pdf (Abruf: 19.09.2020).

Sieger, Margot/Goertz, Lutz/Wolpert, Axel/Rustemeier-Holtwick, Annette. (Hg.) (2015). Digital lernen – evidenzbasiert pflegen: Neue Medien in der Fortbildung von Pflegefachkräften. Berlin, Heidelberg: Springer.

Vereinte Dienstleistungsgewerkschaft [ver.di] (2015). Ausbildungsreport Pflegeberufe 2015. https://gesundheit-soziales-bildung.verdi.de/service/publikationen/++co++073c31d6-d358-11e6-8724-52540066e5a9 (Abruf: 07.02.2023).

Virtual Reality basierte Digital Reusable Learning Objects in der Pflegeausbildung (ViRDiPA, 2022). Lernmodule für die Pflegebildung mit Virtual Reality (ViRDiPA). Online: https://oer.virdipa.de (Abruf: 03.07.2023).

Waldherr, Franz/Walter, Claudia (2021). Didaktisch und praktisch. Methoden und Medien für die Präsenz- und Onlinelehre. 3. Auflage. Stuttgart: Schäffer-Poeschel.

Pflegedidaktische Überlegungen zur Implementierung von Fallbesprechungen im Rahmen der Lernortkooperation im Pflegebildungssystem

Christiane Wissing, Andrea Kerres, Dorothea Thurner und Katharina Lüftl

Zusammenfassung

Eine Lernortkooperation (LOK) kann die Lehr-Lern-Prozesse in der Pflegebildung verbessern (vgl. Briese 2018: 7). Allerdings besteht eine LOK nicht nur aus dem theoretischen und den praktischen Lernorten, sondern auch aus übergreifenden Lernorten, wie beispielsweise dem sogenannten dritten Lernort. Um die LOK zu stärken und ein gemeinsames Bildungsverständnis zu erlangen, möchten wir die Methode der Fallbesprechung nutzen. Anhand dieser Methode stellen wir pflegedidaktische Überlegungen an, wie eine zielgruppengerechte Umsetzung auf allen Ebenen der LOK – Information, Abstimmung und Kooperation (vgl. Dehnbostel 2022: 97) – gelingen könnte.

1. Einleitung

Bisherige LOK verharren häufig auf der Ebene der strukturellen Abstimmung – ein kooperatives Zusammenwirken im Sinne gemeinsam gestalteter Lernsituationen wird nicht umgesetzt (vgl. Briese 2018: 8). Als Gründe hierfür sind beispielsweise die Umsetzung der Generalistik, die zahlreich beteiligten Akteur*innen mit unterschiedlichen kulturellen und qualifikatorischen Hintergründen im Rahmen der LOK sowie der Fachkräftemangel zu nennen. Es gilt, alle an einen Tisch zu bekommen, entsprechende Strukturen sowie Prozesse zu identifizieren und zu gestalten, um die LOK vor Ort mit Leben zu füllen.

Im ersten Schritt werden verschiedene Möglichkeiten von Fallbesprechungen vorgestellt. Im zweiten Schritt wird der aktuelle Stand zur LOK skizziert. In diesen Kontext wird die Fallbesprechung gesetzt. Unter Punkt drei werden die Ergebnisse einer Erhebung zur Bedeutung der Fallbesprechung im Rahmen der LOK dargestellt. Weiterführend geben wir einen Einblick in ein Modul des Studienganges Pflegepädagogik und Pflege dual der Katholischen Stiftungshochschule München (KSH), in dem die in diesem Beitrag beschriebenen Ideen am dritten Lernort durchgeführt und evaluiert wurden. Auf Basis dieser Vorüberlegungen und -erfahrungen werden im Punkt fünf pflegedidaktische Handlungsempfehlungen zur Implementierung von Fallbesprechungen im Rahmen der LOK entwickelt.

2. Theoretischer Hintergrund

Akteur*innen im Gesundheitssystem sind vielen Stressoren ausgesetzt. Die Erfahrung, dass der Einzelne an der Gesamtsituation wenig ändern kann sowie die fehlende Gelegenheit, erlerntes Wissen einbringen zu können, führt zu Unzufriedenheit der verschiedenen Akteur*innen (vgl. Schaffert u.a. 2020: 74). Die LOK wird von den Beteiligten wenig aktiv gestaltet, sondern eher als gegeben hingenommen. Die Schulen versuchen zu informieren und Absprachen zu treffen, die Akteur*innen der Institutionen versuchen, die Praxisanleitung bestmöglich durchzuführen. Diese findet aufgrund des Personalmangels sowie der damit einhergehend fehlenden Zeit oftmals selten und ungenügend statt. Somit steht vielfach die Arbeitskraft der Lernenden im Vordergrund und weniger das Reflektieren ihrer Handlungen.

Die Methode der Fallbesprechung im Rahmen der LOK ermöglicht es, implizites und explizites Wissen in Bezug zu setzen und somit auch praktisches Wissen sowie eine kontinuierliche Reflexion zu verbinden. Damit könnten beide Handlungslogiken (s.u.) miteinander verknüpft werden. Das Gefühl, Wissen einzubringen und eine Situation bzw. einen Fall lösen zu können, trägt sowohl zur Zufriedenheit als auch zum Selbstständig-Werden der einzelnen Personen bei. Der Beitrag von Lüftl u.a. (2024: 6) in diesem Buch greift ebenfalls diesen Punkt auf.

2.1 Die Methode Fallbesprechung

Zuerst wird das Verständnis des Begriffs Fallbesprechung im vorliegenden Kontext dargestellt. In der Literatur findet man u.a. Begriffe wie Fallarbeit, Fallbesprechung, interdisziplinäre Fallbesprechung oder Kollegiale Beratung. Sie drücken einmal die Unterschiedlichkeit der Zusammensetzung des Teams aus: kollegial, hierarchieübergreifend oder interprofessionell. Ein weiterer Aspekt ist der Fall an sich: Kommt er mehr oder weniger ad hoc von einem Teilnehmenden oder wird der Fall nach spezifischen Gesichtspunkten (vgl. Arens u.a. 2018: 38 ff.) konzipiert. Wenn Fälle durch die Schule entwickelt werden, wird laut Arens u.a. (2018) von Fallarbeit gesprochen. Daher ist für uns das Wort Fallbesprechung der übergeordnete Begriff. Ein professioneller Austausch über Fälle gehört für viele Berufsgruppen des Gesundheitsbereichs im Alltag zum beruflichen Selbstverständnis. Nach Hänel (2018: 231) bildet ein Fall »… den Fokus professionellen Handelns, auf den die erworbenen Kenntnisse und Fertigkeiten ausgerichtet werden«. Er kommt u.a. zu dem Fazit »…, dass hermeneutische Prozesse im pflegerischen Handeln zentral sind« (2018: 237). Allerdings benötigen Falldeutungen »… eine kritische Reflexionsfähigkeit« (ebd.). In Anlehnung an Darmann-Finck (2010a: 172) benötigt der/die Lernende bzw. die Pflegefachperson Wissen und Fertigkeiten (im Sinne des technischen Erkenntnisinteresses), die Wahrnehmung des subjektiven Erlebens und Deutens (im Sinne des praktischen Erkenntnisinteresses) sowie die Reflexion von Widersprüchen und Differenzerfahrungen (im Sinne des emanzipatorischen Erkenntnisinteresses). Diese unterschiedlichen Erkenntnisinteressen können im hermeneutischen Fallverstehen zum Tragen kommen.

Darmann-Finck (2020: 113) schreibt, dass »… zwei fundamental unterschiedliche Ansätze pflegerischen Handelns existieren, nämlich der rational-analytische, kognitive Ansatz und der Ansatz des impliziten Wissens. Letztlich sind beide Handlungslogiken für die Pflege relevant und müssen in der praktischen Pflege miteinander verknüpft werden.« Lernende müssen über diese beiden unterschiedlichen Herangehensweisen und die damit verbundenen Vor- und Nachteile aufgeklärt sowie sich darüber bewusst sein, dass eine wie auch immer erworbene Erkenntnis der Überprüfung bedarf. Darmann-Finck (2020: 119) ist der Auffassung, dass durch die Verknüpfung verschiedener Formen des Wissenserwerbs, z.B. durch Methoden wie Kollegiale Beratung oder interprofessionelle Fallbesprechungen, eine »… stärkere theoriegeleitete Durchdringung der praktischen Erfahrung …« möglich ist.

Arens u.a. (2018: 25) gehen davon aus, dass die Fallarbeit am Lernort Schule »eine positive Wirksamkeit, ein vielfältiges Wirkungsspektrum sowie eine überzeugende Wirkungsweise besitzt, die Indizien für den großen Einfluss des Lehr-/Lernkonzeptes auf den Kompetenzgewinn sind.« In Anlehnung an Hundenborn ist die Autor*innengruppe (2018: 43) der Ansicht, dass mit Hilfe von Fällen spezifische Prozesse eingeübt werden können. Eine entsprechend gut vorbereitete Fallarbeit durch den Lehrenden trägt zum Erwerb der reflexiven Könnerschaft beziehungsweise der Pflegekompetenz bei und nimmt » eine Schlüsselrolle für den Kompetenzgewinn im fachtheoretischen Unterricht für Pflegeauszubildenden ein« (ebd.: 43).

Die Verbindung zwischen theoretischem Wissen und praktischem Handeln trägt zur Professionalisierung und zur Zufriedenheit von Pflegefachpersonen bei. Insbesondere für angehende Pflegefachkräfte ist die Entwicklung einer beruflichen – theoretisch verankerten – Handlungskompetenz zwingend notwendig. Dazu sind Lehr-/Lernkonzepte notwendig, die diesen Professionalisierungsprozess unterstützen. Nach Arens u.a. (2018: 28) ist die Fallarbeit im fachtheoretischen Unterricht eine Methode, die diese Prozesse forciert. Ihrer Meinung nach (2018: 28) eignen sich Lernende in Pflegeberufen ihr Wissen besonders gut an, »… wenn sie mit realen oder fiktiven, aber realitätsnahen Situationen konfrontiert werden, indem sie beispielsweise eine Situation beobachten, selbst Teil dieser Situation sind oder auch visuelle oder auditiven Medien Zugang zu bestimmten Situationen finden«. Je komplexer die Situationen werden, desto wichtiger werden die Reflexion und die theoretische Einordnung durch Expert*innen.

Im Folgenden werden die Begriffe Kollegiale Beratung und Fallarbeit kurz vorgestellt, um dann im Hinblick auf die LOK ein erstes Fazit zu ziehen.

2.1.1 Kollegiale Beratung

In Anlehnung an Ryschka und Tietze (2011: 110) verstehen wir unter kollegialer Beratung eine »strukturierte Form von Fallberatung, die einer Gruppe von sechs bis acht Fach- oder Führungskräfte regelmäßig und ohne externe Leitung, also ›kollegial‹ durchgeführt wird«. Es werden Probleme, Fragen und/oder persönliche Schwierigkeiten aus der beruflichen Praxis vorgestellt. Der Beratungsschwerpunk beruht nicht auf einem Patient*innenfall. Im Blickpunkt steht immer der zu beratende Mensch mit dessen individuellen Bedürfnissen. Kocks und Segmüller (2019: 16) schreiben dazu:

»Im Zentrum der Beratung steht immer eine Person (»Ich«) mit seiner Frage, seiner Herausforderung, seinem Problem. Dieser Fall ist nicht mit dem »Patientenfall« im Sinne der Fallberatung zu verwechseln. Vielmehr geht es um den persönlichen Fall, der vor dem Hintergrund des Patientenfalls spielt: Der Fall im Fall«.

Es wird gemeinsam nach möglichen Lösungsansätzen gesucht. Die Deutsche Gesellschaft für Pflegewissenschaft e. V. hat im Jahr 2012 einen Leitfaden zur Einführung und Implementierung der Kollegialen Beratung in der Pflege herausgebracht. Dort wird das Verfahren vorgestellt und es werden entsprechende Hinweise zur Umsetzung in einer Institution gegeben.

2.1.2 Fallarbeit

Nach Arens u.a. (2018: 31) handelt es sich bei der Fallarbeit »... um ein Konzept des fachtheoretischen Unterrichts, bei dem mithilfe von Fällen Prozesse eingeübt werden, deren Ausführungen bei bestimmten Handlungen oder in bestimmten Situationen erforderlich sind.« Eine Vertiefung, wie ein Fall definiert wird und welche Formen der Fallarbeit möglich sind, kann bei Arens u.a. (ebd.: 25 ff.) nachgelesen werden. Die Fälle sollen für die Praxis wichtig und für das jeweilige Handlungsfeld typisch sein. Die Konstruktion der Fälle gilt als besonders bedeutsam für den Kompetenzgewinn der Lernenden. Wenn die Fälle eine hohe berufliche Nähe aufweisen, dann führt dies bei den Lernenden »zur Herausbildung von Handlungsschemata.« (ebd.: 33) Arens u.a. (ebd. 38) resümieren, dass die Arbeit »... mit und an Fällen einen großen Einfluss auf den Kompetenzgewinn im Unterricht« hat. Gleichzeitig wird über die Aktivität der Methode eine größere Nachhaltigkeit des Lernens erwartet. Allerdings räumen Arens u.a. (ebd.) ein, dass die empirische Fundierung dieser Äußerungen aussteht.

Der Ablauf einer Fallarbeit kann z.B. in Anlehnung an den Leitfaden der Autor*innengruppe Binner, Ortmann, Zimmermann und Zirnstein (2011: 2 f.) wie folgt aussehen:

Die Fallvorstellung erfolgt mündlich durch eine vorab benannte Person aus der Praxis, die in den vorzustellenden Fall hinreichend involviert ist und bereit ist, diesen vorzustellen. Folgende Vorgaben sind hilfreich, um einen Fall strukturiert vorzustellen:

1. Vorstellung der Person, um die es geht
   - Biografische Angaben
   - Somatische und psychische Funktionen und Beeinträchtigungen
   - Soziale Situation

2. Verlauf der bisherigen Versorgung/Behandlung/Beratung und die im Verlauf aufgetretenen Veränderungen
   - Ambulante ärztliche Behandlungen, Krankenhausaufenthalte
   - Pflege
   - Reha-Maßnahmen
   - Soziale Unterstützung

3. Aktuelle Versorgungssituation zum Zeitprunkt der Fallvorstellung
4. Fallbezogene Probleme und Ressourcen sowie konkrete Fragestellung, die im Rahmen der Fallbesprechung diskutiert werden soll

Fazit: Die Methode der Fallarbeit ist den Lehrenden und Auszubildenden aus dem fachtheoretischen Unterricht bekannt und kann somit auf die anderen Lernorte übertragen werden. Dieser Transfer bietet den Lernenden und Lehrenden an allen Lernorten die Möglichkeit, sich inhaltlich auszutauschen. Die Methode kann somit als Bindeglied zwischen den Lernorten dienen. Die Methode der Fallarbeit ermöglicht einen strukturierten Austausch, mit dem Ziel sich beruflich gegenseitig besser einschätzen zu können, d.h. Haltungen zu spezifischen pflegerischen Handlungen zu erörtern und somit auch die Kluft zwischen Theorie und Praxis zu verringern.

2.1.3 Weiterentwicklung der Methoden

Im Folgenden möchten wir beide Methoden in der Fallbesprechung miteinander strukturiert verbinden. Unserer Meinung nach sollte eine Fallbesprechung in zwei Phasen durchgeführt werden. In der ersten Phase geht es um eine intensive pflegerische Auseinandersetzung mit dem Fall. Die Fakten werden zusammengetragen und theoriegestützt bzw. evidenzbasiert erörtert. Im Anschluss werden die nächsten pflegerischen Interventionen besprochen und dokumentiert (Regelwissen). Dieser Austausch stellt keine Prüfungssituation der Lernenden dar, sondern markiert eher die gleichberechtigte Kommunikation der Teilnehmenden. Die Lernenden können dabei auch die unterschiedlichen

Argumente der Vertreter*innen der Lernorte wahrnehmen. Dies wird i.d.R. von den Lernenden als wertschätzender Diskurs erlebt. Damit entwickeln Lernende die sogenannte reflexive Könnerschaft, die eine Auseinandersetzung sowohl mit den eigenen als auch mit den Handlungsstrategien Anderer bewirkt.

In der zweiten Phase werden Elemente der Kollegialen Beratung berücksichtigt. Hier steht die emotionale Befindlichkeit der Lernenden im Vordergrund. Nachdem der pflegewissenschaftliche Diskurs abgeschlossen wurde, rücken die Lernenden mit ihren persönlichen Gefühlslagen zum Fall in den Fokus. Die Vertreter*innen der Lernorte suchen gemeinsam nach konstruktiven Lösungsmöglichkeiten für die Lernenden. Dabei berichten sie – wie in der Kollegialen Beratung beschrieben – auch von eigenen berufsbiografischen Schwierigkeiten und dort entwickelten Lösungsmöglichkeiten. Allein zu hören, dass erfahrene Fachpersonen ähnliche Schwierigkeiten hatten und haben, wirkt unterstützend und für Lösungsansätze anregend. Durch diesen Schritt wird der in der Literatur aufgeführte Prozess der ›doppelte Handlungslogik‹ ebenfalls aufgegriffen.

Wir sind uns bewusst, dass dieses Vorgehen sowohl für Lernende als auch für die verantwortlichen Protagonist*innen der Lernorte eine persönliche sowie methodische Herausforderung darstellt. Es setzt auf der einen Seite Mündigkeit der lernenden Person voraus. Auf der anderen Seite braucht es Praxisanleitende und Praxisbegleitende, die die lernende Person als Lernpartner*in ansehen. Das bedeutet aber nicht, dass quasi ein Lernen unter Gleichen stattfindet, es wird lediglich die hierarchische Distanz zwischen Lernenden, Praxisanleitenden und Praxisbegleitenden durch die Lernpartnerrolle deutlich verringert. Praxisanleitende und Praxisbegleitende müssen dazu ihr eigenes Rollenverständnis reflektieren und gegebenenfalls modifizieren. Sie sind sowohl in der Rolle der Lernbegleitung und -unterstützung als auch in der Rolle der zukünftigen Kolleg*innen im Rahmen der LOK ein Modell für die Lernenden, wie man zwischen Lernorten wertschätzend kooperieren kann. Folgend wird auf den Begriff der LOK eingegangen.

2.2 Lernortkooperation

»Unter Lernortkooperation ist die institutionelle, organisatorische und pädagogische Zusammenarbeit des Bildungspersonals an verschiedenen Lernorten mit dem Ziel zu verstehen, Lern- und Kompetenzentwicklungsprozesse für gemeinsame Qualifizierungsmaßnahmen durchzuführen und zu optimieren. Das Spektrum der möglichen Kooperationsaktivitäten erstreckt sich vom gegenseitigen Informieren über organisatorische und pädagogische Abstimmungen bis hin zum gemeinsamen Erarbeiten von Konzepten und Materialien.« (Dehnbostel 2022: 97)

Mit der Einführung der generalistischen Pflegeausbildung rückte die LOK, im Sinne einer Zusammenarbeit der verschiedenen Lernorte (vgl. Briese 2018: 3), deutlich mehr in den Fokus der Pflegeausbildung. Dies kann mit den hohen praktischen Anteilen in der Ausbildung bzw. im Studium begründet werden (vgl. Bohrer 2023: 29 ff.). Folgende

Akteur*innen sind im Rahmen der beruflichen bzw. akademischen Bildung an der LOK beteiligt: Träger der praktischen Ausbildung bzw. praktische Lernorte sowie Hoch- bzw. Berufsfachschulen. Das Ziel der LOK ist »... die Verknüpfung von Erfahrungslernen und systematischem Fachwissen, die Ergänzung der einzelbetrieblich geprägten beruflichen Praxis durch berufsfeldbreite Qualifizierung« (Fasshauer 2020: 476). Studien aus dem berufspädagogischen Bereich zeigen auf, dass die LOK bedeutend zur Ausbildungsqualität beiträgt (vgl. Koch 2012: 151; BiBB 2018: 103; Wenner 2018: 226; BMFSFJ 2019: o. S.). Eine qualitativ hochwertige Ausbildung wiederum steigert die Versorgungsqualität im Gesundheitswesen (vgl. DBR 2017: 11 ff.). Damit nimmt die LOK zweifelsohne eine zentrale Stelle in der Pflegebildung ein (vgl. Briese 2018: 15). Allerdings ist die Umsetzung der LOK aktuell auf der Ebene der Information und Abstimmung zu verorten (vgl. Euler 2004: 29 f.; Briese 2018: 8).

Exemplarisch wird nun eine mögliche Umsetzung der LOK an einer Hochschule dargestellt. Die Zusammenarbeit innerhalb der LOK, in dem Fall zwischen einer Hochschule, einer Berufsfachschule und Vertreter*innen der Träger der praktischen Ausbildung (Zentrale Praxisanleitende), wird in Gremien organisiert, die sich an den Lernformen arbeitsgebunden, arbeitsbezogen und arbeitsverbunden nach Dehnbostel (2015: 52) orientieren (vgl. Lüftl/Nick 2022: 33[1]). In einem hochschulischen Ausbildungsverbund werden strategische Aspekte abgestimmt. In einer lernortübergreifenden Arbeitsgruppe stehen Fragen zur Gestaltung des arbeitsbezogenen Lernens im Vordergrund. Eine weitere Arbeitsgruppe widmet sich dem Ausbildungsnachweis und der Entwicklung von Arbeits- und Lernaufgaben. Das Forum Praxisanleitung bietet eine Plattform für einen regelmäßigen, lernortübergreifenden Austausch sowie Fortbildungen. In dieser eben skizzierten LOK arbeiten alle Akteure des Pflegestudiums miteinander und bringen sich aktiv in die Gestaltung der Ausbildung ein.

Nach Bohrer (2023: 28) fühlen sich angehende Lehrpersonen im Bereich Gesundheit und Pflege wenig auf die Umsetzung einer LOK vorbereitet. Mutmaßlich geht es den anderen Akteur*innen, wie z.B. Praxisanleitenden und Einrichtungsleitungen ähnlich. Bohrer (2023: 29) bezieht sich auf den Fachqualifikationsrahmen Pflegedidaktik (vgl. Walter/Dütthorn 2013: 23), in dem auf dem Bachelorniveau bereits ein »differenziertes Verständnis zu den Lernorten« gefordert wird. Damit die theoretischen sowie die praktischen Curricula nicht losgelöst und ohne Bezug nebeneinanderstehen, müssen zukünftig alle Akteur*innen ihre Zusammenarbeit in einer LOK auf die Ebene des Zusammenwirkens anheben, um das Ausbildungsziel der reflexiven Handlungskompetenz zu erreichen (vgl. Amon/Prescher 2021: 43).

---

1 Für einen ausführlichen Einblick in das Best-Practice-Beispiel einer LOK im Rahmen der hochschulischen Pflegeausbildung verweisen wir an dieser Stelle auf den Artikel von Lüftl und Nick (2022).

3. Erhebung zur Bedeutung der Fallbesprechung im Rahmen der Lernortkooperation

Folgend wird eine Erhebung zur Umsetzung verschiedener Methoden im Rahmen der LOK erläutert. Im ersten Schritt wird das methodische Vorgehen dargestellt, im Anschluss daran werden die Ergebnisse der Befragung relevanter Akteur*innen der verschiedenen Lernorte zur Methode Fallbesprechung im Rahmen der LOK auszugsweise dargestellt.

3.1 Methodisches Vorgehen

Der vorliegende Beitrag wurde im Rahmen eines deskriptiv-qualitativen Designs erstellt, um die Bedeutung pflegedidaktischer Begründungen der LOK am Beispiel einer Fallbesprechung zu erfassen.

Leitfadengestützte Interviews mit relevanten Akteur*innen innerhalb der LOK wurden in insgesamt sieben Einrichtungen, die in Bayern und Hessen angesiedelt sind, durchgeführt. Bei den Einrichtungen handelt es sich um ausbildende Einrichtungen im Bereich Pflege und Gesundheit: drei Berufsfachschulen, zwei Krankenhäuser sowie drei Hochschulen. Die Auswahl erfolgte anhand des Netzwerkes der Autorinnen. Einschlusskriterien waren die Position sowie die zeitliche Verfügbarkeit in dem Zeitraum zwischen 15. Januar und 22. Februar 2023.

Für die Interviews wurde ein Leitfaden anhand des aktuellen Standes der Pflegedidaktik erstellt. Es wurden offene Fragen anhand der pflegedidaktischen Arbeiten nach Darmann-Finck (2020, 2022) und Hänel (2015, 2018, 2022) sowie anhand der spezifischen Elemente der LOK nach Dehnbostel (2022: 97) formuliert.

Die ausgewählten Personen wurden per Mail angeschrieben und über das Vorhaben informiert. Mit dem Anschreiben per Mail wurde der Leitfaden sowie eine Einverständniserklärung zugesandt. Die Qualifikationen der befragten Personen verteilen sich folgendermaßen: drei Personen weisen einen Masterabschluss, zwei Personen einen Diplom- und zwei Personen einen Bachelorabschluss vor. Die Dauer der Interviews beträgt zwischen 22 und 36 Minuten, im Durchschnitt 28 Minuten. Im obengenannten Zeitraum wurden die Interviews online erhoben und aufgezeichnet. Nach den Interviews wurde die Datei anonymisiert abgespeichert und von einem Transkriptionsdienst wissenschaftlich verschriftlicht. Im Anschluss erfolgte eine Überprüfung der Transkripte auf grammatikalische sowie inhaltliche Richtigkeit. Des Weiteren wurden entsprechende Textstellen anonymisiert. Die Auswertung erfolgte in Anlehnung an die strukturierende qualitative Inhaltsanalyse nach Mayring (2015). Die deduktiven Kategorien wurden aus dem Leitfaden übernommen.

3.2 Einschätzung relevanter Akteur*innen aller Lernorte zur Methode Fallbesprechung im Rahmen der Lernortkooperation

Im Rahmen des vorliegenden Beitrags werden die Ergebnisse der Kategorien Lehr-/Lernkonzepte der verschiedenen Lernorte, Aufbereitung von Lernsituationen, Bedeutung der Lernorte und Ebene der Lernortkooperation sowie der Umgang mit Reflexion auszugsweise skizziert.

3.2.1 Ergebnisdarstellung

Die Ergebnisse zeigen, dass keine bewusst verfassten, schriftlichen Lehr-/Lernkonzepte vorliegen und es werden keine spezifischen Methoden mit Blick auf die Lernortkooperation angewendet. »Lernortkooperation findet sehr stark auf einer Informations- und Abstimmungsebene statt.« (I2).

Eine weitere Einrichtung beschreibt Ansätze der Abstimmung: »Es gibt schon unterschiedliche Lernkonzepte. Wir versuchen im Rahmen der Lernortkooperation, das aufeinander abzustimmen« (I6). Das Erstellen von Lernsituationen findet an jedem Lernort getrennt, mehr erfahrungs- als pflegedidaktisch fundiert statt. Hinsichtlich der Bedeutung der verschiedenen Lernorte lässt sich feststellen, dass dieser Punkt in den Einrichtungen »nicht konzeptionell verankert« und »stark von der Person abhängig« ist (I2). Alle Einrichtungen erachten den Austausch als wichtig, der auch im Rahmen von z.B. Kooperationstreffen stattfindet. Eine Einrichtung weist auf die Kooperationsverträge hin, in denen »... die organisatorische und institutionelle Zusammenarbeit [sowie] eigentlich auch die pädagogischen und didaktischen Ziele und Arten der Kooperation dort verankert« sind (I8). Die Rollen und Stärken der einzelnen Lernorte im Rahmen der Lernortkooperation werden eher unspezifisch benannt, wie z.B. Praxisanleitende haben viel Erfahrung (I5), die Berufsfachschule bzw. Hochschule steht für die Vermittlung der theoretischen Inhalte (I8). Hinsichtlich der Reflexionsräume sind sich die Akteur*innen einig, dass Reflexion stattfindet, jedoch nicht zusammen. Die Berufsfachschulen planen Reflexionseinheiten zu Beginn eines Theorieblockes und in der Hochschule schreiben die Studierenden schriftliche Reflexionen. In der praktischen Ausbildung gibt es ein Bewusstsein für den Stellenwert der Reflexion (»Eine sehr große. Also die Reflexion hat ja generell in der Ausbildung Pflegefachfrau/Pflegefachmann, eine große Bedeutung gewonnen« (I5)«), allerdings ist kaum Zeit dafür vorgesehen.

3.2.2 Diskussion

»Wir sind ein neues Team ... wir sind in der Findungsphase. Die Ebene einer echten Kooperation und Zusammenarbeit ist noch lange nicht erreicht« (I1). Dieses Zitat fasst den aktuellen Stand hinsichtlich der Lernortkooperation sehr gut zusammen: Die Einrichtungen tauschen sich aus, informieren sich gegenseitig und stimmen sich ab. Die Zusammenarbeit wird als grundsätzlich konstruktiv empfunden. Jedoch fehlt es an Kompetenzen und Ressourcen, einem pflegedidaktischen Verständnis sowie Begegnungsräumen, um spezifische Lehr-/Lernkonzepte anhand bestimmter Methoden zu konzipieren und eine Lernortkooperation zielführend aufzubauen. So würde eine kooperative Zusammenarbeit eine Theorie-Praxis-Differenz minimieren, da unterschiedliche Auffassungen und Handlungslogiken an einem konkreten Fall bearbeitet werden. Insgesamt bieten die Ergebnisse ein ernüchterndes Bild zur aktuellen Umsetzung der LOK. Dieses Bild zieht sich durch alle Lernorte – von der Berufsfachschule über die Praxisanleitungen in den Einrichtungen bis hin zu den Hochschulen. Das Ziel, ein gemeinsames Ausbildungsverständnis, ist noch in weiter Ferne.

3.2.3 Limitationen

Die Befragung wurde für den vorliegenden Beitrag geplant und durchgeführt. Als eine Limitation ist die geringe Gesamtanzahl der Interviews zu nennen. Außerdem konnte keine Interviewperson gefunden werden, die die Position einer Einrichtungsleitung oder Studiengangsleitung vertritt. Somit kann das Ergebnis nicht grundsätzlich generalisiert werden. Betrachtet man die Ergebnisse vor dem theoretischen Rahmen, dann geben diese allerdings durchaus einen realistischen Einblick in den aktuellen Stand (vgl. Briese 2018: 15 ff.). Um die Ergebnisse zu untermauern, gilt es zukünftige Forschungsprojekte zur LOK aufzusetzen und so die Bedeutung der LOK in der Pflegebildung zu stärken. Darüber hinaus sind Praxisprojekte notwendig, um die verschiedenen Lernorte bei dem Aufbau einer pflegedidaktisch fundierten LOK zu unterstützen und diese auf einen zielführenden Weg zu bringen.

Um aufzuzeigen, wie LOK mittels der Methode Fallbesprechung umgesetzt werden kann, wird nachfolgend ein Beispiel simulationsbasierten Lernens der KSH München beschrieben.

4. Ein Beispiel aus der Praxis: Der Einsatz der Methode Fallbesprechung im Rahmen der Lernortkooperation am Beispiel einer Simulation an der Hochschule

Seit 2015 verfügt die KSH über Skills- und Simulationsräume (im weiteren Verlauf kurz Simlab), die sowohl ein häusliches, ein klinisches und seit Neuestem auch ein Setting für den Studiengang Hebammenkunde vorhalten. Bereits seit fünf Jahren findet eine gemeinsame Veranstaltung der Studiengänge Pflegepädagogik und Pflege Dual im Simlab statt, die die Schnittstelle Praxisanleitung (PA) und Praxisbegleitung (PB) verbessern soll (vgl. Kerres u.a. 2021: 244). Die Veranstaltung wurde sukzessiv evaluiert und über die Jahre hin entsprechend weiterentwickelt. So stand in den Anfängen des Moduls die Rollenfindung von PA und PB sowie deren Kommunikation im Mittelpunkt der Evaluation. In den letzten beiden Durchgängen stand die Methode der Fallbesprechung im Rahmen der Lernortkooperation im Fokus der studentischen Reflexion. In Anlehnung an Darmann-Finck (2020: 121) gehen wir davon aus, dass das Einüben einer Methode in einer Simulation – in diesem Fall die Fallbesprechung – zur Handlungssicherheit der Methode führt, sodass dann in der Realität mehr Aufmerksamkeit auf die Bedürfnisse der Lernenden gelegt werden kann.

Im Folgenden stellen wir die pflegedidaktischen Überlegungen zur Veranstaltung sowie die Veranstaltung an sich und die Reflexion der Teilnehmenden vor.

4.1 Pflegedidaktische Überlegungen bei der Vorbereitung

In Anlehnung an den Beitrag von Darmann-Finck (2020: 116 ff.) geht es in unserem Fall um den Aufbau von implizitem Wissen. Sie (2020: 116 ff.) definiert implizites Wissen als das Können von Pflegenden, in komplexen und einzigartigen Situationen intuitiv das Wesentliche zu erkennen und schnell subjekt- sowie situationsangemessen zu handeln. Sie führt einige Grundsätze auf, an denen wir uns orientiert haben.

Der Aufbau impliziten Wissens benötigt eine komplexe Situation aus der Berufswelt. Die Lernanlässe sollten möglichst wahrhafte Arbeitssituationen widerspiegeln. Im vorliegenden Beitrag wurde dies folgendermaßen umgesetzt. Es wurden Fälle konstruiert, deren Basis Erzählungen/Berichte von Pflegenden waren. Wir gehen davon aus, dass es sich um berufliche Schlüsselprobleme handelt.

Der Kompetenzaufbau wird durch die Steigerung des Schwierigkeitsgrades des Falles gefördert. Je komplexer eine Situation, desto größer ist der Grad des Nicht-Wissens hinsichtlich der angemessenen Lösung und desto weniger lässt sich die Lösung standardisieren, so Darmann-Finck (2020: 116). Die Studierenden im Studiengang Pflegepädagogik konnten innerhalb der Simulation zwei- oder dreimal in die Rolle der PB schlüpfen. Hier wurde darauf geachtet, dass sich die Komplexität durch unterschiedliche Fälle veränderte.

Die ausgewählte Situation sollte das Potenzial haben, Regelwissen zu aktivieren und gegebenenfalls anzuwenden, und ebenso sollte sie Selbst- und Fremdverstehen sowie eine kritische Reflexion von Widersprüchen ermöglichen. Die Teilnehmenden konnten Regelwissen, bezogen auf die Fallbesprechung bzw. pflegerische Themen, anwenden. Aufgrund der Rolle der Simulationsperson konnte das Selbst- und Fremdverstehen ermöglicht werden. Die wahrnehmbaren unterschiedlichen Bedürfnisse der einzelnen Rollen im Anschluss konnten reflektiert werden.

Diese pflegedidaktischen Vorüberlegungen führten zur Konzeption von drei Fällen mit unterschiedlichen Pflegebedarfen und Krankheitsbildern. Neben dem Arztbrief bekamen die Teilnehmenden die entsprechenden Pflegedokumentationen. Die Pflegeempfänger*innen unterschieden sich in Alter, Geschlecht und Herkunft.

4.2 Die Simulation

Die Simulation findet bei beiden Studierendengruppen im letzten Semester des jeweiligen Studienganges statt. Das Modul ist jeweils mit vier Semesterwochenstunden (SWS) konzipiert. Für beide Gruppen gilt, dass die Notenvergabe nicht an die Güte des pflegerischen Regelwissens gebunden ist, sondern an eine theoriegestützte, schriftliche Reflexion des subjektiven und situationsangemessenen Handelns aus der jeweiligen Rolle von PA und PB. Der Simulation vorangestellt waren jeweils zwei Termine zur inhaltlichen und persönlichen Auseinandersetzung mit der eigenen Rolle sowie dem ersten Ausprobieren der Methode Fallbesprechung. Darüber hinaus kam es zu einem kurzen Kennenlernen der Studierendengruppen. Parallel dazu fand das Briefing der Simulationsperson statt. Die Rolle des Lernenden übernahm ein Mann, 27 Jahre alt, Gesundheits- und Krankenpfleger (B.Sc.). Er nahm bereits mehrfach als Simulationsperson in entsprechenden Modulen teil. In der Simulation spielt er einen 20-jährigen Auszubildenden, der entweder Probleme im häuslichen Umfeld hat, mit der Diskrepanz zwischen Theorie und Praxis nicht zurechtkommt, die fehlende Praxisanleitung moniert oder an den Abbruch der Ausbildung denkt. Die spezifische Problemlage wird vorab mit den Dozierenden abgesprochen.

Der Schwerpunkt in der Reflexion liegt auf der dargebotenen Handlung der Studierenden in der oben skizzierten Situation, d.h. die Handlungen werden retrospektiv analysiert (vgl. Sensen 2018: 42 ff.). Hier kommt das während der Simulation aufgenommene Video auszugsweise zum Einsatz. Subjektive Theorien können dadurch sichtbar und gegebenenfalls modifiziert werden.

Dehnbostel (2022: 44 ff.) unterscheidet die strukturelle Reflexivität und die Selbstreflexivität. Beide Formen finden sich in dieser Simulation und den nachfolgenden Debriefing-Schleifen wieder. Die strukturelle Reflexivität hinterfragt die Arbeit an sich, die Arbeitsbedingungen und Arbeitsstrukturen. Das findet u.a. in der Debriefing-Runde statt. Die Selbstreflexivität beschreibt das »... Reflektieren des Handelnden über sich selbst. Diese Fähigkeit zur Reflexion und damit zur Distanzierung von sich selbst und den umgebenden Strukturen wird durch die Biografie und die darin enthaltenden Bildungs- und Entwicklungsschritte bestimmt, beeinflusst dies aber umgekehrt auch.« (Dehnbostel 2022: 44) Diese Inhalte finden anhand der jeweils unterschiedlichen Schwerpunktsetzungen in allen Debriefing-Schleifen statt, um so einen ganzheitlichen Blick zu erhalten.

4.3 Reflexion der Teilnehmenden

Die Simulationen werden in jedem Semester mit einem quantitativen Fragebogen (vgl. Kerres u.a. 2021: 42) evaluiert. Die Rückmeldungen zu den positiven wie auch negativen Aspekten der Methode Fallbesprechung über zwei Semester (Wintersemester 2021/22 sowie 2022/23) werden nun skizziert.

Als positiv benennen die Studierenden folgende Aspekte. Die Methode wird als förderlich für die Kommunikation zwischen Praxisanleitung und Praxisbegleitung wahrgenommen. Außerdem unterstützt die Methode Fallbesprechung einen Theorie-Praxis-Transfer. Die unterschiedlichen Perspektiven auf ein Thema werden deutlich und bieten eine Diskussionsgrundlage. Die PA und die PB agieren strukturiert und der Lerneffekt wird als größer für den Lernenden wahrgenommen.

Auch negative Aspekte der Methode werden von den Studierenden genannt. Hier steht der hohe Zeitaufwand für die Vorbereitung und Umsetzung sowie ein hoher Abstimmungsbedarf im Vordergrund. Die Methode weist eine hohe Anforderung an den Lernenden sowie die PA und PB auf. Die Studierenden sind sich einig: Die Methode muss von allen Beteiligten gelernt werden, sonst weist die Situation einen unangenehmen Prüfungscharakter auf.

Zusammenfassend kann festgehalten werden, dass die Lernenden die Methode Fallbesprechung auf unterschiedlichen Ebenen als positiv wahrnehmen, wie die folgenden zwei Zitate aufzeigen:

»Methode ist eine gute Idee. Es braucht aber eine gemeinsame Struktur. Insofern sind Absprachen zwischen PA und PB notwendig. Der Lernende profitiert von den Erfahrungen beider. Der Theorie Praxis Gap kann mit der Methode exemplarisch geschlossen werden. Es braucht Zeit, je nach Komplexität.«

»Gute Methode, um die Schnittstelle und Kommunikation zwischen Theorie und Praxis zu stärken. Ein Dialog wäre möglich. Es könnte ein Team zwischen PA und PB entstehen, dass für die praktische Ausbildung zuständig ist. Der terminliche Aufwand ist hoch.«

Die Methode unterstützt den Theorie-Praxis-Transfer sowie die Kommunikation und Kooperation zwischen allen Beteiligten. Allerdings wird der erforderliche Zeitaufwand für die zielführende Umsetzung (zeitintensiv, viele Absprachen, Methode muss gelernt werden) von den Studierenden als kritisch betrachtet. Deutlich wird, dass die Methode im Rahmen der LOK als positiv wahrgenommen wird, aber der vermutete Zeitaufwand eher nicht dazu führen wird, dass die Methode im Rahmen der LOK durchgeführt wird. Was heißt das nun für die Lernorte Hochschule und Pflegeschule?

Kos (2023: 42 ff.) schreibt in seinem Beitrag, dass es wichtig ist, Lernenden zu vermitteln, wie sie zusammenarbeiten können. Es sei wünschenswert, so Kos, das Bewusstsein von Lernenden in der Benutzung der Sprache zu schärfen, sie z.B. auf die gemeinsame Verantwortung für eine Aufgabe hinzuweisen. Lehrkräfte seien darüber hinaus auch dafür verantwortlich, in frühen Jahren des Lernens eine positive Hilfskultur zu etablieren, ebenso wie das gemeinsame Reflektieren über die Arbeit. Diese Strategien fördern nicht nur den Lernerfolg, sondern auch das Wohlbefinden der Lernenden. Diese Haltung sollte im optimalen Fall in der gesamten Schullaufbahn unterstützt werden. Das gemeinsame

Lösen einer Aufgabe – in diesem Fall einer Fallsituation – mit den unterschiedlichen Expertisen der Beteiligten kann vor diesem Hintergrund als besonders lernförderlich gelten.

5. Pflegedidaktische Handlungsempfehlungen zur Implementierung von Fallbesprechungen im Rahmen der Lernortkooperation

Pflegedidaktische Theorien, Modelle und Konzepte dienen der Legitimation und wissenschaftlichen Begründung, sowohl fachpraktischen als auch theoretischen pflegerischen Unterrichts (vgl. Hänel 2022: 67; vgl. Walter u.a. 2013: 305). Sie sind jedoch nicht nur Legitimationswerkzeuge, sondern ermöglichen es Pflegelehrenden (und den Studierenden pflege-/gesundheitspädagogischer oder entsprechender Studiengänge) sich reflexiv mit ihrem pflegepädagogischen Wirken auseinanderzusetzen. Dabei ist die operative Ebene des Unterrichtens nicht alleiniger Reflexionsgegenstand, sondern vielmehr sind es auch strukturelle, institutionelle und gesellschaftliche Bedingungen sowie Metaparadigmen (z.B. Bildungsverständnisse in pflegedidaktischen Arbeiten) (vgl. Walter u.a. 2013: 305).

Hinsichtlich der Integration der Pflegedidaktik in aktuelle Ausbildungsstrukturen der Pflege, ist auf die Begleitmaterialien zum Rahmenlehrplan durch die Fachkommission nach dem Pflegeberufegesetz (2020: 10) hinzuweisen. Für das didaktische Arbeiten werden darin unter anderem die pflegedidaktischen Theorien, Modelle und Konzepte nach Darmann-Finck (2010a: 1 ff.), Ertl-Schmuck (2010: 55 ff.), Greb (2010: 124 ff.), Hänel (2015: 230 ff.), Hundenborn (2006: 1 ff.) und Walter (2015: 1 ff.) vorgeschlagen. Darüber hinaus existieren viele weitere relevante pflegedidaktische Publikationen (bspw.: Olbrich 2023: 1 ff.; Fichtmüller/Walter 2022: 33 ff.; Hänel 2022: 67 ff.; Schwarz-Govaers 2022: 254 ff.; Walter 2022: 293 ff.; Kuckeland 2020: 1 ff.) sowie Darmann-Finck, die ihre Interaktionistische Pflegedidaktik seit 2010 weiterentwickelt hat (vgl. Darmann-Finck 2022: 238).

Wie auch immer pflegedidaktische Theorien, Modelle und Konzepte bei allen bestehenden Gemeinsamkeiten ausgeformt sind, sie alle bedürfen einer kreativen Implementierung durch Translation und Umformung auf die tatsächlich vorherrschenden praktischen, institutionellen Bedingungen und Gegebenheiten (Hänel/Ertl-Schmuck 2022: 19). Implementierung ist mit Uneinigkeiten und Kontrasten verbunden, welche empirisch fruchtbar gemacht werden können (Hänel/Ertl-Schmuck 2022: 19 ff.). Konkret bedeutet das, das Kernelement des Unterrichts der Interaktionistischen Pflegedidaktik (vgl. Darmann-Finck 2022: 202 ff.) an das Umfeld anzupassen, um reziproke Bildungsprozesse mit genau den Menschen einzugehen, mit denen man es tatsächlich zu tun hat. Entsprechende unterrichtliche Interaktionen sind damit so einzigartig wie die daran Beteiligten.

Ein Translationsprozess wird ebenso bei der Anwendung pflegedidaktischer Implikationen für die Implementierung von Fallbesprechungen im Rahmen der LOK im Pflegebildungssystem im nächsten Unterpunkt deutlich werden. Auch wenn die Umformung nicht auf praktische Gegebenheiten einzelner, individueller pflegerischer Bildungs- und

Praxiseinrichtungen erfolgen wird, sondern auf struktureller Ebene angesiedelt ist, sind entsprechende Vorschläge im Unterpunkt (5.2) vor dem Hintergrund pragmatischer reeller Faktoren zu lesen.

5.1 Pflegedidaktische Begründung

Die im nachfolgenden Unterpunkt (5.2) vorgestellten Handlungsempfehlungen für die Implementierung der Fallbesprechung im Rahmen der LOK beruhen auf den vorgestellten Erhebungen und einem pflegedidaktischen, theoretischen Fundament. Dieses besteht maßgeblich aus der »pflegedidaktischen Heuristik« (Darmann-Finck 2022: 214 f.) der Interaktionistischen Pflegedidaktik Darmann-Fincks (2022: 202-253) in Ergänzung um spezifische Elemente der LOK nach Dehnbostel (2022: 97). Anhand der so entstehenden, adaptierten Matrix sollen die Handlungsempfehlungen dargestellt und strukturiert werden.

Die »pflegedidaktische Heuristik« (Darmann-Finck 2022: 215) oder »heuristische pflegedidaktische Matrix« (ebd.: 210) ist ein » [...] Kriteriensatz, mit dessen Hilfe Bildungsziele und -inhalte für die Pflegeausbildung identifiziert, legitimiert und evaluiert sowie pflegedidaktische Entscheidungen vorbereitet werden können« (ebd.: 210). Sie soll als Grundlage zur Diskussion, zur Planung und als Grundlage für curriculare, inhaltliche und methodische Fragen sowie den Austausch zwischen den Lernorten dienen. Mithilfe der Grundstruktur der Matrix sollen Bildungsziele für die Fallbesprechung in der LOK analysiert, gerechtfertigt und überprüft werden können. Gezielte Fragestellungen sind dabei ein Kernelement der Handlungsempfehlung. Sie beinhalten einen relevanten Aspekt der Gestaltung gelungener Interaktionen im beruflichen Setting und in der Bewältigung komplexer Aufgaben und Herausforderungen (vgl. Patrzek 2021: 1).

Aufgebaut ist die pflegedidaktische Heuristik horizontal aus den an der Lernortkooperation beteiligten Akteur*innen. Sie orientiert sich an den Aspekten einer Pflegesituation nach Olbrich (2001: 281). Die horizontalen Aspekte werden folgendermaßen begründet:

> »Um neben den verschiedenen Erkenntnisebenen auch einen systematischen Perspektivwechsel vorbereiten und anbahnen zu können, werden die Bildungsdimensionen in der pflegedidaktischen Heuristik mit den Perspektiven der an der Pflegesituation beteiligten Personen und Institutionen verschränkt. [...] Die Perspektiven sollen in der pflegedidaktischen Heuristik, je nachdem, welche Personen daran beteiligt sind, an die jeweilige Situation angepasst werden.« (Darmann-Finck 2022: 214)

Vertikal werden in Anlehnung an Darmann-Finck (2022: 214 f.) die drei Erkenntnisinteressen aufgeschlüsselt.

Um eine noch dezidiertere Bearbeitung von Fragestellungen entsprechend dieser Bedingungen zu ermöglichen, wird die pflegedidaktische Heuristik um das Verständnis der LOK nach Dehnbostel (2022: 97) ergänzt (siehe Punkt 2.2). Ableitend werden somit die Ebenen »Information«, »Abstimmung« und »Kooperation« als weitere Reflexionsstufen in der vorzustellenden Matrix ergänzt. Dementsprechend resultieren die nachfolgenden Handlungsempfehlungen auf den theoretischen Bezügen der Interaktionistischen Pflegedidaktik (Darmann-Finck 2022: 202 ff.) sowie ergänzend der allgemeinen, betrieblichen Bildungsarbeit (vgl. Dehnbostel 2022: 97).

Die so entstehenden Lernräume erhalten von uns als Anregung Impulsfragen, die es den beteiligten Akteur*innen ermöglichen sollen, ins Gespräch zu kommen, ohne dabei den Anspruch auf Vollständigkeit zu erheben. Die Impulsfragen sollen den Akteur*innen die Möglichkeiten geben, die in der Befragung aufgeführten, noch anstehenden Aufgaben in einen gemeinsamen Prozess zu bringen. Der Schwerpunkt der Impulsfragen liegt auf folgenden Punkten: gemeinsame Entwicklung von Lernsituationen, Methoden der Zusammenarbeit in der Lernortkooperation, gemeinsame Reflexion von Situationen, Entwicklung einer gemeinsamen Haltung zur Lernortkooperation. Die Matrix stellt einen ersten Gedankengang dar, um pflegedidaktische Überlegungen in die Lernortkooperation hineinzutragen. Es bedarf weiterer Forschung, um alle notwendigen Aspekte für die zielführende Umsetzung einer Lernortkooperation zu erfassen.

Aufgrund der Beschränkung der Seitenzahlen sind die Pflegeempfänger*innen sowie deren Bezugspersonen aus der Matrix nicht aufgeführt. Die Leitfragen des Interviews können bei den Autorinnen eingesehen werden.

Tabelle 1: *Pflegedidaktische Matrix zur Lernortkooperation Teil I (in Anlehnung an Darmannw-Finck 2009, 2010a, 2010b, 2022; Dehnbostel 2022: 97)*

Bildungs-dimension	Aus der Perspektive	... der Lernenden (LN)	... der Praxis-anleitung (PA)	... der Praxisbegleitung (PB)	... der Institutionen
Wissen und Fertigkeiten	Information	Welche Information brauchen die LN von den Institutionen?	Welche Informationen brauchen die PA/PB vom jeweils anderen Lernort und von den LN? Welche wissenschaftlichen Erkenntnisse sind für die Lernorte wichtig?	Welche Informationen müssen die Lernorte austauschen? Welche Verträge müssen geschlossen werden? Welche Strukturen und Prozesse müssen aufgebaut werden?
	Abstimmung	Welche zeitliche, örtliche und inhaltliche Abstimmung braucht es für die LN?	Welche jeweiligen curricularen Vorgaben müssen bei der Fallerstellung berücksichtigt werden? Wie und mit welcher Methode kann eine gemeinsame Evaluation stattfinden? Auf welches wissenschaftlich begründete Regel-/Fachwissen können sich die Akteure verständigen?		Wie findet ein Austausch wissenschaftsbasierter Informationen zwischen den Institutionen statt?
	Kooperation	Welche Absprachen brauchen die LN, um sich als Teil des Ganzen zu verstehen?	Welche Ziele und Kompetenzen sollen mit ausgewählten Methoden erreicht werden?		Welche Evaluationen müssen stattfinden, um die LOK auf dem bestehenden Niveau zu halten oder zu verbessern?

Tabelle 2: Pflegedidaktische Matrix zur Lernortkooperation Teil II (in Anlehnung an Darmann-Finck 2009, 2010a, 2010b, 2022; Dehnbostel 2022: 97)

Bildungs-dimension	Aus der Perspektive	... der LN	... der PA	... der PB	... der Institutionen
	Information	Welche Fragen zum Lernstand brauchen die LN, um zu einem geeigneten Fall zu kommen? Welche Informationen benötigen die LN, um eine kooperative Methode einsetzen zu können?	Welches berufspädagogische Wissen braucht die PA zur Vorbereitung eines Falls?	Welches aktuelle pflegerelevante Wissen braucht die PB?	Wie können die entsprechenden Institutionsvertreter ausreichend Zeit zur LOK bekommen? s.o.
Verstehen und Verständigung		Welche Unterstützung brauchen die LN, um das praktische Handeln zu reflektieren?			
			Wie kann sich die PA/PB mit ihren biografischen Interessen, Gefühlen, Motiven und Werten auseinandersetzen?		
	Abstimmung	Welche Abstimmungen sind auf persönlicher Verstehensebene notwendig? Welche Methoden können angewandt werden, wenn es zu Missverständnissen kommt?	Welche Abstimmungen sind auf persönlicher Verstehensebene notwendig? Welche Methoden können angewandt werden, wenn es zu Missverständnissen kommt? Wer (PA oder PB) spricht welche Wissensebene an und reflektiert diese mit den Lernenden?		Welche Motive und Interessen haben die Institutionen bei der LOK?
	Kooperation	Welche Evaluationen müssen stattfinden um die Perspektive der Lernenden der Kooperation in die Weiterentwicklung und Verbesserung der Lernortkooperation mit einfließen zu lassen? Welche Bedeutung hat die LOK für die/den individuell Lernende/n und wie wirkt sich diese aus bzw. welche Konsequenzen lassen sich ableiten?	Welche Methode kann eingesetzt werden, um die Lernortkooperation zu unterstützen? Wie (methodisch) kann ein Austausch über die subjektiven Theorien zum pflegerischen Handeln aller Beteiligten stattfinden? Welche Bedeutung hat die LOK für die individuelle PB/PA und wie wirkt sich diese aus bzw. welche Konsequenzen lassen sich ableiten?		Wie kann ein gemeinsames Bildungsverständnis hergestellt werden? Welche Bedeutung hat die LOK für jeweilige Institution (über gesetzliche Vorgaben hinaus) und wie wirkt sich diese aus bzw. welche Konsequenzen lassen sich ableiten?

Tabelle 3: Pflegedidaktische Matrix zur Lernortkooperation Teil III (in Anlehnung an Darmann-Finck 2009, 2010a, 2010b, 2022; Dehnbostel 2022: 97

Bildungs-dimension	Aus der Perspektive	... der LN	... der PA	... der PB	... der Institutionen
	Information	Welche Informationen brauchen die LN, um zielführend den Inhalt und die eigene Person reflektieren zu können? Z. B. Theorien, Leitfragen, ...	Wie gestaltet sich der Umgang mit schwerwiegenden Fehlern auf der persönlichen, fachlichen und organisatorischen Ebene?		Welche Informationen braucht die Institution aus der Lernortkooperation, um diese weiterzuentwickeln?
	Abstimmung	Wie findet eine Abstimmung bei von LN kritisch erlebten An-/Begleitungssituationen statt?	Wie findet eine Abstimmung bei von PA kritisch erlebten An-/Begleitungssituationen statt?	Wie findet eine Abstimmung bei von PB kritisch erlebten An-/Begleitungssituationen statt?	Wie/in welchem Rahmen ist ein Austausch über institutionell kritische Aspekte möglich?
		Wie gestaltet sich der persönliche Umgang mit (schwerwiegenden) Fehlern?			Welche Strategien hat die Institution im Umgang mit kritischen Aspekten?
					Wie gestaltet sich der institutionelle Umgang mit (schwerwiegenden) Fehlern?
Reflexion	Kooperation	Wie können die LN angeleitet werden, ihre inneren erlebten Widersprüche/Widerstände/Rollenkonflikte konstruktiv zu reflektieren?	Wie können Austausch und Reflexion über gesellschaftliche Strukturen in der Pflege, ausgehend vom Fall, stattfinden?		Wann, wo und methodisch wie können gesellschaftlich geprägte institutionelle Widersprüche diskutiert werden?
			Wie kann gemeinsam das Verantwortungsbewusstsein der LN unterstützt werden?		Sind Strukturen/methodische Ansätze zur Bearbeitung wahrgenommener/erlebter Belastungen vorhanden? Welche Barrieren/Hürden sind in diesem Zusammenhang zu identifizieren?
		Werden bzw. wie werden wahrgenommene Belastungen in der LOK bzw. der PA-/PB-Situation bearbeitet?			

5.2 Handlungsempfehlungen

Auf der Basis einer qualitativen Erhebung und einer pflegedidaktischen, theoretischen Verortung wurde eine Handlungsmatrix erstellt, die durch Impulsfragen die Entwicklung einer Lernortkooperation unterstützen soll. Die Impulse werden für die Akteur*innen der unterschiedlichen Lernorte (BFS – PB/Praxis – PA/Lernender/Institution) und in Anlehnung an die drei Ebenen der LOK (Information/Abstimmung/Kooperation) nach Dehnbostel (2022: 97) aufgezeigt.

Den Vertreter*innen der Institutionen (BFS/HS/Praxis) kommt dabei eine Schlüsselfunktion zu. Sie ermöglichen den Raum für Strukturen und Prozesse. Diese sollten am besten im Qualitätsmanagement-System der Institution verbindlich verankert werden. Sie sind Vorbild für gelebte Kommunikation auf Augenhöhe. Im zweiten Schritt werden die Mitarbeitenden der Institutionen befähigt, ihre Haltung zum Thema LOK konstruktiv zu reflektieren. Sie sind damit Vorbild für die Lernenden.

Alle Akteur*innen der Lernorte – auch die Lernenden – übernehmen Verantwortung und erarbeiten gemeinsam Inhalte. Die Zusammenarbeit der Lernorte bzw. der Akteur*innen der Lernorte wird nur ertragreich werden, wenn sie auf einem vertrauensvollen Dialog auf Augenhöhe und einem wertschätzenden Umgang stattfinden wird (vgl. Muders/Spoden 2022: 22 ff.). Auf dieser Basis könnten dann wissenschaftlich basierte Handlungsempfehlungen für die Akteur*innen aller Lernorte eingeführt werden.

Die drei Tabellen sollen dabei als Orientierung dienen. Wir empfehlen, eine gemeinsame Ist-Stand-Analyse zu den aufgeführten Punkten zu erarbeiten. Im nächsten Schritt werden in interprofessionellen Arbeitsgruppen die Themen gemeinsam angesprochen und für das Qualitätsmanagement verschriftlicht. Lüftl und Nick (2022: 33) haben in ihrem Beitrag für die Lernortkooperation zwischen Hochschule, Pflegeschule und praktischem Lernort exemplarisch Arbeitsschritte vorgestellt, wie sich die Lernorte auf den gemeinsamen Weg gemacht haben. Gelebte Lernortkooperation ist etwas sehr Organisationsspezifisches, geprägt durch die vorhandenen Strukturen und Prozesse der Einrichtungen, und somit nicht eins zu eins übertragbar. Der thematische Prozess ist bereits das Ziel – nämlich eine Haltung in der entsprechenden Organisation zu entwickeln. Dazu braucht es konkrete Prozessverantwortliche, die mit entsprechenden Kompetenzen ausgestattet sind.

Zusammenfassung, Fazit und Ausblick

Die bisherige Zusammenarbeit der Lernorte ist tendenziell gekennzeichnet von der Haltung »Wir hier und die da«. Es sind getrennte Lernorte, die einander zwar brauchen, aber sich nur bedingt schätzen, weil gegenseitig das Gefühl vorherrscht, nicht verstanden zu werden mit seinem Anliegen oder Problem. Es werden vielfach Inhalte und Vorgehensweisen top-down vorgegeben, ohne dass die Bedingungen vor Ort wirklich berücksichtigt werden. Ein Aspekt ist das Verstehen der deutschen Sprache: »Die Bewertungsbögen sind pädagogisch sehr schön aufgearbeitet. Unser Problem ist, weder die bosnische Praxisanleiterin noch die indonesische Auszubildende verstehen eigentlich grundsätzlich, was da drinsteht« (I4). Wir haben auf der einen Seite die pflegewissenschaftlichen sowie pflegedidaktischen Erkenntnisse und auf der anderen Seite die Praxisprobleme und bestehenden Rahmenbedingungen. Diese »getrennten Sphären« (Muders/Spoden 2022: 22 ff.) sind durch unterschiedliche Werthaltungen und Einstellungen geprägt. Auf der einen Seite gibt es eine akademische Fachsprache, die notwendig ist für entsprechende Veröffentlichungen. Auf der anderen Seite ist eine »praxisnahe und verständliche Verbreitung von Forschungsergebnissen« (ebd.: 22) vonnöten, die aber für die Wissenschaft in ihrer Handlungslogik eher ein Beiwerk ist. Der Transfer der wissenschaftlichen Erkenntnisse muss für beide Seiten einen Benefit bieten, den beide Seiten definieren müssen. Damit Bildungsherausforderungen von Forschung und Praxis gemeinsam bewältigt werden können, ist es nach Muders und Spoden (2022: 22) erforderlich, »... die unterschiedlichen Perspektiven, Werte- und Anreizsysteme, aber auch unterschiedlichen Rahmenbedingungen der Tätigkeiten des jeweils anderen im Blick zu haben«. Es müssen daher Strukturen und Prozesse initiiert werden, die es ermöglichen, die andere Perspektive zu verstehen. Es braucht eine Sensibilisierung für die unterschiedlichen Blickwinkel und Bedarfe, um dann gemeinsam einen konstruktiven und wertschätzenden Dialog zu starten. Nur so kann eine Win-win-Situation für die Akteur*innen der Lernorte unter dem Dach der LOK entstehen und die Vielzahl an Lernmöglichkeiten für alle beteiligten Personen nutzbar gemacht werden. Die Handlungsmatrix versucht mit ihren Leit- bzw. Impulsfragen einen Schritt in diese Richtung zu gehen. Damit haben wir einen Prozess aufgezeigt, um ein gemeinsames Bildungsverständnis unter pflegedidaktischen Gesichtspunkten in Gang zu setzen. Die Fallbesprechung bietet eine Möglichkeit, um im Rahmen der Ausbildung zusammen an einen Tisch zu kommen.

Literatur

Amon, Daniel/Prescher, Thomas (2021). Mediengestützte patientenprozessorientierte Lernaufgaben zur Förderung der Lernortkooperation in der Pflegeausbildung. In: LLiG, 6/2021, S. 33-44.

Arens, Frank/Peters, Ilona/Siegert, Andreas/Willen Christa (2018). Kompetenzgewinn durch Fallarbeit im fachtheoretischen Unterricht der Pflegeausbildung – eine pflegedidaktische Analyse. In: Zeitschrift für Berufs- und Wirtschaftspädagogik, 114 (1), S. 25-46.

BiBB (2018). Ausgestaltung der Berufsausbildung und Handeln des Bildungspersonals an den Lernorten des dualen Systems. Ergebnisse betrieblicher Fallstudien. Online: https://www.foraus.de/dokumente/pdf/Endbericht_Gestaltung_betrieblicher_Ausbildung_Maerz_2018.pdf (Abruf: 07.04.2023).

Binner, Ulrich/Ortmann, Karlheinz/Zimmermann, Ralf-Bruno/Zirnstein, Jenny (2011). Fallkonferenzen. Die Organisation und Durchführung von Fallkonferenzen – ein Leitfaden. Online: https://www.severam.de/fallkonferenzen/ (Abruf: 26.03.2023).

BMFSFJ (2019). Pflege (2019 –2023). Vereinbarungstext. Ergebnis der Konzertierten Aktion Pflege/AG 1. Online: https://www.bmfsfj.de%2Fbmfsfj%2Fservice%2Fpublikationen%2Fausbildungsoffensive-pflege-2019-2023--135566&usg=AOvVaw1ST1Rt70NpxATk6JFgloep (Abruf: 07.04.2023).

Bohrer, Annerose (2023). Betriebliches Lernen und Lernortkooperation. In: Gahlen-Hoops, Wolfgang von/Genz, Katharina (Hg.). Pflegedidaktik im Überblick: Zwischen Transformation und Diffusion. Bielefeld: transcript. S. 27-48.

Briese, Verena (2018). Kooperation der Lernorte im Pflegeausbildungssystem. Pflegedidaktische Konzeption der Praxisanleiterkonferenz. Wiesbaden: Springer.

Darmann-Finck, Ingrid (2022). Eckpunkte einer Interaktionistischen Pflegedidaktik. In: Ertl-Schmuck, Roswitha/Hänel, Jonas (Hg.). Theorien und Modelle der Pflegedidaktik. Eine Einführung. (2. Auflage). Weinheim: Beltz Juventa. S. 202-253.

Darmann-Finck, Ingrid (2020). Implizites Wissen in der Pflege und der Pflegeausbildung. In: Hermkes, Rico/Neuweg, Georg/Bonowski, Tim (Hg.). Implizites Wissen. Berufs- und wirtschaftspädagogische Annäherung. Bielefeld: wbv. S. 109-130.

Darmann-Finck, Ingrid (2010a). Interaktion im Pflegeunterricht. Begründungslinien der Interaktionistischen Pflegedidaktik. Frankfurt a. M.: Peter Lang Verlag.

Darmann-Finck, Ingrid (2010b). Eckpunkte einer Interaktionistischen Pflegedidaktik. In: Ertl-Schmuck, Roswitha/Fichtmüller, Franziska (Hg.). Theorien und Modelle der Pflegedidaktik. Eine Einführung. Weinheim: Beltz Juventa. S. 13-54.

Darmann-Finck, Ingrid (2009). Interaktionistische Pflegedidaktik. In: Olbrich, Christa (Hg.). Modelle der Pflegedidaktik. München: Elsevier Verlag. S. 1-22.

Deutscher Bildungsrat für Pflegeberufe (DBR) (2017): Pflegeausbildung vernetzend gestalten – ein Garant für Versorgungsqualität. Online: http://bildungsrat-pflege.de/wp-content/uploads/2014/10/broschuere-Pflegeausbildung-vernetzend-gestalten.pdf (Abruf: 07.04.2023).

Deutsche Gesellschaft für Pflegewissenschaft e. V. (2012). Kollegiale Beratung in der Pflege. Online: https://dg-pflegewissenschaft.de/veroeffentlichungen/publikationen/ (Abruf: 07.04.2023).

Dehnbostel, Peter (2022). Betriebliche Bildungsarbeit. Kompetenzbasierte Berufs- und Weiterbildung in digitalen Zeiten. Studientexte Basiscurriculum Berufs- und Wirtschaftspädagogik. Band. 9. (3. Auflage). Baltmannsweiler: Schneider Verlag Hohengehren.

Dütthorn, Nadin/Gemballa, Kathrin (2013). Theorien und Modelle der Didaktik Ernährung und Hauswirtschaft im Spiegel der Pflegedidaktik. bwp@ Spezial, S. 1-22.

Dütthorn, Nadin (2014). Pflegespezifische Kompetenzen im europäischen Bildungsraum. Eine empirische Studie in den Ländern Schottland, Schweiz und Deutschland. Göttingen: V&R unipress.

Dütthorn, Nadin/Walter, Anja/Arens, Frank (2013). Was bietet die Pflegedidaktik? Ein Analyseinstrument zur standortbestimmenden Untersuchung pflegedidaktischer Arbeiten. In: PADUA, 8 (3), S. 168-175.

Dütthorn, Nadin/Busch, Jutta (2016). Rekonstruktive Fallarbeit in pflegedidaktischer Perspektive. In: Hülsken-Giesler, Manfred/Kreuzer, Susanne/Dütthorn, Nadin (Hg.). Rekonstruktive Fallarbeit in der Pflege. Methodologische Reflexionen und praktische Relevanz für Pflegewissenschaft, Pflegebildung und die direkte Pflege. Göttingen: V&R unipress. S. 187-214.

Ertl-Schmuck, Roswitha (2010). Subjektorientierte Pflegedidaktik. In: Ertl-Schmuck, Roswitha/Fichtmüller, Franziska (Hg.). Theorien und Modelle der Pflegedidaktik. Eine Einführung. Frankfurt a. M.: Mabuse. S. 55-90.

Fasshauer, Uwe (2020). Lernortkooperation im Dualen System der Berufsausbildung – implizite Normalität und hoher Entwicklungsbedarf. In: Arnold, Rolf/Lipsmeier, Antonius/Rohs, Matthias (Hg.). Handbuch Berufsbildung. Wiesbaden: Springer.

Fichtmüller, Franziska/Walter, Anja (2022). Pflege gestalten lernen – pflegedidaktische Grundlagenforschung. In: Ertl-Schmuck, Roswitha/Hänel, Jonas (Hg.). Theorien und Modelle der Pflegedidaktik. Eine Einführung. (2. Auflage). Weinheim: Beltz, Juventa. S. 33-66.

Fachkommission nach dem Pflegeberufegesetz (Hg.) (2020). Schriften der Fachkommission nach § 53 PflBG. Begleitmaterialien zu den Rahmenplänen der Fachkommission nach § 53 PflBG. Online: https://www.bibb.de/veroeffentlichungen/de/publication/download/16613 (Abruf: 06.02.2023).

Greb, Ulrike (2010). Die pflegedidaktische Kategorialanalyse. In: Ertl-Schmuck, Roswitha/Fichtmüller, Franziska (Hg.). Theorien und Modelle der Pflegedidaktik. Eine Einführung. Weinheim: Beltz Juventa. S. 124-165.

Hänel, Jonas (2018). ›… ist dort eine Toilette, ist dort keine Toilette …?‹ Pflegedidaktische Fallarbeit vor dem Hintergrund von Handlungsverständnissen und Wissensformen. In: Ohlbrecht, Heike/Seltrecht, Astrid (Hg.). Medizinische Soziologie trifft Medizinische Pädagogik, Gesundheit und Gesellschaft. Wiesbaden: Springer Verlag, S. 231 – 249.

Hänel, Jonas (2022): Skizze zu einer Theorie transformatorischer Pflegebildungsprozesse. In: Ertl-Schmuck, Roswitha/Hänel, Jonas (Hg.). Theorien und Modelle der Pflegedidaktik. Eine Einführung. (2. Auflage). Weinheim: Beltz, Juventa. S. 67-99.

Hänel, Jonas/Ertl-Schmuck, Roswitha (2022). Theorien und Modelle der Pflegedidaktik – ein verschlungenes Feld heterogener Praktiken. In: Ertl-Schmuck, Roswitha/Hänel, Jonas (Hg.). Theorien und Modelle der Pflegedidaktik. Eine Einführung. (2. Auflage). Weinheim: Beltz, Juventa. S. 17-32.

Hänel, Jonas (2015). Film – Bildung als Forschungsfeld. In: Ertl-Schmuck, Roswitha/Greb, Ulrike (Hg.). Pflegedidaktische Forschungsfelder. Weinheim: Beltz Juventa. S.230-257.

Hundenborn, Gertrud (2006). Fallorientierte Didaktik in der Pflege. Grundlagen und Beispiele für die Ausbildung und Prüfung. München: Elsevier Verlag.

Kerres, Andreas/Hausen Anita/Wissing, Christiane/Kemser, Johannes (2021). Praxisanleitung lernen mit der Methode Fallbesprechung. In: Pflege Zeitschrift, 74 (6), S. 41-43.

Koch, Lee F. (2012). Theorie-Praxis-Transfer in der Pflegeausbildung. Evidenzbasierte Curriculum-Reformen: Ein Beispiel aus den USA. In: PADUA 7 (3), S. 149-153.

Kocks, Andreas/Segmüller Tanja (2019). Kollegiale Beratung im Pflegeteam. Heidelberg: Springer.

Kos, Tomas (2023): Wie können kooperative Lernstrategien vermittelt werden? In: Pädagogik, 2023 (2). S. 42-45.

Kuckeland, Heidi (2020). Handeln wider besseres Wissen im Körperpflegeunterricht: Pflegedidaktisches Professionswissen und Professionshandeln von Lehrenden in der Pflegeausbildung. Münster: Waxmann Verlag.

Lüftl, Katharina/Kardas, Leopold/Wissing, Christiane/Kerres, Andrea (2024). Anleitungsmethodik für die praktische Pflegeausbildung. Ist-Stand und Bedarfe für eine pflegedidaktische Fundierung. In: Brühe, Roland/Gahlen-Hoops, Wolfgang von (Hg.). Handbuch Pflegedidaktik. Bielefeld: transcript. S.

Lüftl, Katharina/Nick, Carola (2022). Lernortkooperation in der hochschulischen Pflegeausbildung der TH Rosenheim. In: Pflege Professionell, 2022 (29), S. 31-39.

Muders, Sonja/Spoden, Christian (2022). Dialog zwischen Wissenschaft und Praxis: Wie die Zusammenarbeit auf Augenhöhe gelingen kann. In: weiter bilden. DIE Zeitschrift für Erwachsenenbildung, 29 (3), S. 22-25.

Olbrich, Christa (2001). Kompetenz und Kompetenzentwicklung in der Pflege. Eine Theorie auf der Grundlage einer empirischen Studie. In: Kriesel, Petra/Krüger, Helga/Piechotta, Gudrun/Remmers, Hartmut/Taubert, Johanna (Hg.). Pflege lehren – Pflege managen. Eine Bilanzierung innovativer Ansätze. Frankfurt a. M.: Mabuse. S. 271-287.

Olbrich, Christa (2023). Pflegekompetenz. (4. Auflage). Bern: Hogrefe.

Patrzek, Andreas (2021). Systemisches Fragen. Professionelle Fragekompetenz für Führungskräfte, Berater und Coaches. (3. Auflage). Wiesbaden: Springer Verlag.

Ryschka, Jurij/Tietze, Kim-Oliver (2011). Kollegiale Beratung. In: Ryschka, Jurij/Solga, Marc/Mattenklott, Axel (Hg.). Praxishandbuch Personalentwicklung. Instrumente, Konzepte, Beispiele (3. Auflage). Wiesbaden: Gabler. S. 93-136.

Schaffert, René/Trede, Ines/Robin, Dominik (2020). Unklare Rollen bei neuen Berufen und Ausbildungen im Pflegebereich beinträchtigen die Zufriedenheit. In: Pädagogik der Gesundheitsberufe, 23 (1), S. 67-75.

Schwarz-Govaers, Renate (2022): Bewusstmachen der Subjektiven Theorien als Voraussetzung für handlungsrelevantes berufliches Lernen. Ein handlungstheoretisch fundiertes Arbeitsmodel zur Pflegedidaktik. In: Ertl-Schmuck, Roswitha/Hänel, Jonas (Hg.). Theorien und Modelle der Pflegedidaktik. Eine Einführung. (2. Auflage). Weinheim: Beltz Juventa. S. 254-292.

Sensen, Karina (2018). Ethik in der Krankenpflegeausbildung vermitteln. Didaktik und Methodik für Lehrende an Krankenpflegeschulen. Wiesbaden: Springer Spektrum.

Walter, Anja (2022). Der phänomenologische Zugang zu Pflegesituationen – eine pflegedidaktische Arbeitsweise. In: Ertl-Schmuck, Roswitha/Hänel, Jonas (Hg.). Theorien und Modelle der Pflegedidaktik. Eine Einführung. (2. Auflage). Weinheim: Beltz Juventa. S. 293-334.

Wenner, Timo (2018). Entwicklung eines Instruments zur Erfassung der Wechselwirkung von Lernortkooperation und Ausbildungsqualität. In: Journal of Technical Education, 6 (1), S. 223-237.

Lernortkooperation in Pflegestudiengängen gestalten
Entwicklung und Implementierung eines
Qualitätsentwicklungs- und Zertifizierungskonzepts

Marco Noelle, Katja Daugardt und Claudia Oetting-Roß

Zusammenfassung

Duale Pflegestudiengänge mit drei Lernorten erfordern von allen Beteiligten Kooperation. Das Qualitätsentwicklungs- und Zertifizierungskonzept akademischer Bildungspartner (QZaB) der FH Münster geht der Frage nach, wie diese Kooperation und die Bildungsqualität innerhalb dualer, ausbildungsintegrierender Pflegestudiengänge systematisch verbessert werden kann.

Der vorliegende Beitrag zeichnet den Entwicklungsprozess des QZaB, die Perspektiven dreier Lernorte, ihrer Kooperation und erste Evaluationsergebnisse nach. Im Zentrum des Beitrags steht das entwickelte Zertifizierungskonzept selbst, dessen Kernstück vier Qualitätsbereiche bilden, die in 12 Qualitätskriterien der Bildungsqualität operationalisiert wurden. Das Zertifizierungskonzept zielt darauf ab, Bildungsqualität sichtbar zu machen, Lernortkooperation stetig weiterzuentwickeln und letztendlich Studierenden während ihres ausbildungsintegrierenden Pflegestudiums optimale Rahmenbedingungen zur Verfügung zu stellen.

1. Hintergrund

Die notwendige Etablierung hochschulisch qualifizierter Pflegefachpersonen in den vielfältigen Handlungsfeldern der professionellen Pflege in Deutschland wird bereits seit vielen Jahren diskutiert (vgl. Jeschke 2010: 20). Unter anderem wird sie explizit vom Wissenschaftsrat (vgl. 2012) und im Rahmen der Konzertierten Aktion Pflege (vgl. Bundesministerium für Gesundheit 2019: 22) gefordert. Dennoch zeigt sich, dass der Anteil an akademisch qualifizierten Pflegefachpersonen in den verschiedenen Pflegesettings noch weit unter den geforderten 10-20 % liegt (vgl. Wissenschaftsrat 2012; vgl. Heinze/Claaßen 2023: 25). Vielmehr stellen sie insbesondere in der ambulanten und stationären Langzeitversorgung eine Seltenheit dar. Gerade in diesen Bereichen fehlen akademisch qualifizierte Pflegende, die aufgrund veränderter Versorgungsbedarfe durch Chronizität, Multimorbidität und einer Zunahme an Pflegebedürftigkeit – teilweise gepaart mit schwer belastenden Krankheitsverläufen – eine immer wichtigere Rolle einnehmen werden. Laut Bundesministerium für Familie, Senioren, Frauen und Jugend (2021: 36) lag die Akademisierungsquote im Jahr 2021 insgesamt lediglich bei 1,75 %.

Geschuldet ist diese nationale Entwicklung vielfältigen Faktoren. So fehlen heute beispielsweise unzählige Studienplätze in Deutschland, um diese Akademisierungsquote überhaupt zu erreichen. Auch der wissenschaftliche Nachwunsch, der die akademische Bildung mitgestaltet und für die Etablierung und Durchführung von entsprechenden dualen und primärqualifizierenden Bildungsangeboten von hoher Relevanz ist, ist in Deutschland rar gesät. Programme zur systematischen Qualifizierung des pflegewissenschaftlichen Nachwuchses sind ebenfalls selten.

Im Jahr 2004, also vor fast 20 Jahren etablierten sich erste klinische Pflegebildungsangebote an Hochschulen in Deutschland (vgl. Wagner 2018: 5). Trotzdem zählt Deutschland international betrachtet nach wie vor zu den Schlusslichtern in der Entwicklung von Pflegewissenschaft und Pflegeforschung (Behrens u.a. 2012: 5) bzw. fehlt es immer noch an expliziter Förderung der Pflegeforschung (vgl. Bartholomeyczik 2017: 115).

Zielten vor 2004 die Pflegestudiengänge auf die Qualifizierung für die Pflegewissenschaft, Pflegepädagogik und das Pflegemanagement ab, ergab sich mit der sogenannten Modellklausel im § 4 des Krankenpflegegesetzes ab 2004 die Möglichkeit, Pflegeausbildung und Hochschulstudium zu verknüpfen und Studierende für patientennahe pflegerische Aufgaben auch akademisch zu qualifizieren. Unterschiedliche (Modell-)Studiengänge entwickelten sich seither, manche in Verknüpfung zwischen Hochschule und Pflegepraxis, andere durch die Zusammenarbeit zwischen Hochschulen, Pflegeschulen und Pflegepraxis.

Allen Studienmodellen gemein ist die Voraussetzung einer Zusammenarbeit zwischen den verschiedenen Lernorten, die sogenannte Lernortkooperation (vgl. Euler 2003: 12 ff.; vgl. Bundesinstitut für Berufsbildung 2022: 11; vgl. Bohrer 2023: 31 ff.). Diese Lernortkooperation umfasst die Etablierung und systematische Zusammenarbeit der an der Qualifizierung beteiligten Akteure. Darüber hinaus dient sie der Verstetigung der Zusammenarbeit, fördert inhaltlich abgestimmt das Lernen und die Kompetenzentwicklung an den unterschiedlichen Lernorten und trägt zu einer Verzahnung von praktischem Handeln und theoretischer Reflexion im Pflegestudium bei (vgl. ebd.).

Insbesondere bei Studienmodellen mit drei Lernorten bilden ein gegenseitiges Verständnis der Akteure füreinander, die Etablierung konsentierter Kommunikationsformate und -prozesse sowie eine zugrunde liegende Rollenklärung Beteiligter eine grundlegende Basis, um ein gemeinsames und qualitativ hochwertiges Studienangebot zu schaffen und Studierende passgenau zu begleiten.

Um den Herausforderungen eines dualen/kooperativen Pflegestudienangebotes gerecht zu werden, Lernortkooperation reflektiert zu etablieren, Evaluationen verbindlich vorzunehmen und einen kontinuierlichen Qualitätsverbesserungsprozess zu ermöglichen, wurde das im vorliegenden Beitrag dargestellte Qualitätsentwicklungs- und Zertifizierungskonzept für akademische Bildungspartner der FH Münster (QZaB) entwickelt.

Bevor die Kernelemente des Konzeptes konkret erläutert und exemplarisch beschrieben werden (Kapitel 4), werden zunächst überblicksartig die unterschiedlichen Varianten und die Herausforderungen kooperativer Pflegestudiengänge dargestellt (Kapitel 2). Die Beschreibung der partizipativen Entwicklung des Qualitätssicherungs- und Zertifizierungskonzeptes sowie dessen Zielsetzung und Verankerung in das hochschulische Qualitätsmanagement schließen sich (in Kapitel 3) an. Den Abschluss bildet der Zertifizierungsprozess akademischer Bildungspartner, gemeinsam mit kritisch reflektierten Erfahrungen der Umsetzung und »Lessons Learned« (Kapitel 5).

2. Herausforderungen kooperativer (Pflege-)Studiengänge

Die klinischen Pflegestudiengänge weisen bis heute eine Heterogenität auf (vgl. Wissenschaftsrat 2022: 9), obschon mit Verabschiedung des Pflegeberufegesetzes 2017 die hochschulische Pflegeausbildung (§ 37 PfBG) in einer primärqualifizierenden Studienvariante als regulärer hochschulischer Bildungsweg gesetzlich festgeschrieben wurde.

Letzteres geschah seinerzeit nicht ohne Kritik. Auf einer Fachtagung zu den Herausforderungen des Pflegeberufegesetzes an der Hochschule Ludwigshafen im Jahr 2016 wurde kontrovers debattiert. Plädierten wichtige Organe der Berufsvertretung der Pflege dafür, den Gesetzesentwurf ohne große Veränderungen zu verabschieden, warnten andere, sich nicht vorschnell »selbst ein Denk- und Debattierverbot aufzuerlegen« (Sahmel 2016: 1). Eine breite und einhellige Zustimmung zum Gesetzesentwurf war damals nicht gegeben. Kritisiert wurde beispielsweise die vage Zielvorstellung der hochschulischen Pflegebildung (vgl. ebd.: 5). Die im Auftrag des Wissenschaftsrates durchgeführte HQGplus-Studie (Wissenschaftsrat 2022: 9) verdeutlicht, dass primärqualifizierende Pflegestudiengänge eher die Minderheit unter den verschiedenen klinischen Studiengangmodellen für Gesundheitsfachpersonen bilden.

Primärqualifizierende Pflegestudiengänge werden bis dato in den Bundesländern sehr unterschiedlich gefördert und ausgebaut. Eines der zentralen Probleme dieses Studienmodells ist die fehlende Finanzierung der Praxiseinsätze der Studierenden. Dies führte zu einem Ungleichgewicht hinsichtlich der Attraktivität gegenüber anderen Studienmodellen und der Berufsausbildung, mit der Konsequenz, das primärqualifizierende Angebote bundesweit weniger nachgefragt wurden als erwartet. Aktuell liegt mit dem Pflegestudiumstärkungsgesetz (PflStudStG) ein Gesetzesentwurf vor, um diesem Problem zu begegnen, die Finanzierung zu regeln und die Attraktivität dieser gesetzlich verankerten Variante zu steigern.

2.1 Varianten und Merkmale unterschiedlicher hochschulischer Qualifikationswege

Wie einführend beschrieben, gestaltete sich die Entwicklung klinischer Pflegestudiengänge oder wie im Wording der HQGplus-Studie beschrieben „hochschulischer Qualifizierungswege für Pflegeberufe mit Verantwortlichkeiten und unmittelbaren Tätigkeiten an Patient*innen bzw. Klient*innen" (vgl. Wissenschaftsrat 2022: 18) – zunächst sehr heterogen und bundesweit unterschiedlich.

Letzteres führte nicht nur zu unterschiedlichen Begrifflichkeiten und Inkonsistenzen in der Beschreibung der Studienvarianten, sondern auch zu einem heterogenen Verständnis davon, was »dual« bedeutet. So wurden die unterschiedlichen Modelle der Kombination von pflegerischer Erstausbildung und Studium bei Moers und anderen bspw. eingeteilt in Anerkennungsmodell, Ergänzungsmodell, Ersetzungsmodell und Verschränkungsmodell (Moers u.a. 2012: 235 ff.). Trotz einer terminologischen Aufbereitung konstituierender Elemente dualer Studienangebote durch den Wissenschaftsrat (2013: 9 f.), bleibt die Diskussion um duale Modelle aktuell. In der Auffassung des Wissenschaftsrates (2013: 22) bilden die konstituierenden Wesensmerkmale der Dualität zum einen die »Verbindung und Abstimmung von mindestens zwei Lernorten« und zum anderen die »Verfasstheit des Ausbildungsformates als wissenschaftliches bzw. wissenschaftsbezogenes Studium« (ebd.: 22).

Um die verschiedenen Varianten bzw. hochschulischen Qualifizierungswege zu unterscheiden, wurde ein Modell zur Einordnung dieser entwickelt (vgl. Wissenschaftsrat 2022: 18 ff.). Das Modell differenziert zwischen vier Studienvarianten und danach, »ob das Studium alleine für den staatlich geregelten Gesundheitsberuf qualifiziert (primärqualifizierend), eine berufsschulische Ausbildung in das Studium integriert wird (ausbildungsintegrierend), eine Ausbildung begleitend zum Studium erfolgt (ausbildungsbegleitend) oder für die Aufnahme des Studiums vorausgesetzt wird (additiv).« (vgl. ebd.: 18 ff.).

Bei *primärqualifizierenden Studiengängen* liegt die inhaltliche wie organisatorische Verantwortung bisher ausschließlich bei den Hochschulen. Die Hochschule muss sich um die vorgesehenen Partner für die Praxiseinsätze der hochschulischen Pflegeausbildung bemühen. Es handelt sich um äußerst heterogene Praxispartner, die aus den Feldern der stationären Akutversorgung, der stationären, teilstationären und ambulanten (Langzeit-)Versorgung stammen und Bereiche wie pädiatrische oder psychiatrische Pflege einschließen. Diese Aufgabe erfordert nicht nur ausreichend personelle wie finanzielle Ressourcen seitens der Hochschulen (vgl. Darmann-Finck/Reuschenbach 2019: 79), sondern auch gute Konzepte, um der Heterogenität der Praxispartner mit unterschiedlichsten

Systemlogiken, Rahmenbedingungen und Strukturen Rechnung zu tragen und bei allen Partnern Lernortkooperation zu implementieren. Anders als für Pflegeschulen, die sich in unmittelbarer Nähe und Verknüpfung mit Einrichtungen der Pflegepraxis etabliert haben und für die eine Zusammenarbeit mit dem Lernort Praxis eine Selbstverständlichkeit darstellt, sind die beschriebenen Herausforderungen für das System Hochschule, dessen Dezernate und Lehrende, vielfach Neuland.

Weniger gesetzlich reglementiert hinsichtlich ihrer Auswahl von Kooperationspartnern sind Hochschulen innerhalb der *ausbildungsintegrierenden Studiengänge*, da sie nicht mit Praxiseinrichtungen, sondern mit Pflegeschulen kooperieren. Aber auch innerhalb dieser Variante gilt es, Lernortkooperationen zu gestalten. Je nach Verteilung der Verantwortlichkeiten sind Kooperationen nicht nur zu einem, sondern zu zwei Lernorten erforderlich, zu Pflegeschulen und zu Einrichtungen der Pflegepraxis. Abhängig vom jeweiligen Studiengangmodell können es je Lernort viele unterschiedliche Partner sein, die kooperieren. Insbesondere die Lernortkooperation zwischen Hochschule und Pflegeschule ist bei ausbildungsintegrierenden Studiengängen mit drei Lernorten relevant, um ein verzahntes wie curricular und strukturell sinnvoll aufeinander abgestimmtes, qualitativ hochwertiges Studienangebot zu schaffen.

Und selbst die als formal beschriebene Kooperation innerhalb der *ausbildungsbegleitenden Studiengänge* setzt ein gegenseitiges Verständnis und einen gewissen Grad an Abstimmung und Zusammenarbeit voraus.

Lediglich bei *additiven Studiengängen* ist die Kooperation keine zwingende Bedingung. Für die Qualität eines additiven Studiengangs kann die Einbindung beruflicher Anteile und die Kooperation mit den Praxiseinrichtungen, in denen Studierende tätig sind, didaktisch gewinnbringend und für alle Seiten innovativ genutzt werden.

Die Notwendigkeit, gelebte und vertrauensvolle Kooperationen mit unterschiedlichen Einrichtungen der Pflege (-bildung und -praxis) einzugehen, bildet demnach für alle Studienvarianten ein herausforderndes Aufgabenfeld im Kontext hochschulischer Pflegebildung (vgl. Darmann-Finck u.a. 2014: 161; vgl. Briese 2018: 11). Hochschulische Akteur*innen sind gefordert, Bemühungen anzustellen, um in Pflegeschulen und/oder in den vielfältigen Einrichtungen der pflegerischen Versorgung als Partner pflegerischer Bildung anerkannt zu werden. Hochschulische Bildung stellt für die verschiedenen Akteur*innen der pflegerischen Handlungsfelder längst nicht immer eine Selbstverständlichkeit dar. Berührungsängste, Vorbehalte und fehlendes Hintergrundwissen zur Zielsetzung einer Akademisierung erschweren Kooperationsbemühungen. Die unterschiedlichen Systemlogiken (Brandenburg 2022: 26 f.) erschweren zudem gegenseitiges Verständnis. Der Einstieg in erste Kommunikationsprozesse, in Beziehungs- und Netzwerkarbeit, gepaart mit Diskussionen um dafür nötige Ressourcen bildet oftmals die Ausgangslage, auf deren Basis erforderliche Prozesse der Lernortkooperation etabliert werden müssen. Diese Prozesse, deren Entwicklung, Implementierung und Verstetigung, sind bisher kaum wissenschaftlich untersucht.

Konkret zielen skizzierte Studiengänge auf die Förderung der Ausbildungskompetenzen (§ 5 berufliche Ausbildung) und zusätzlich auf eine erweiterte Kompetenzförderung auf akademischem Niveau ab. Die Schnittstellen, Gemeinsamkeiten und Unterschiede in diesen Kompetenzen zu definieren, ist bis heute herausfordernd und nicht abgeschlossen. Zwar beschreibt Dauer (vgl. 2023: 7), dass »das primärqualifizierende Studium gleichartige Kompetenzschwerpunkte wie die berufliche Ausbildung hat«, diese aber gemäß dem erweiterten Ausbildungsziel auf einem höheren Niveau angesiedelt und stets mit Wissenschaftsbezug seien (vgl. ebd.: 7). Doch wie genau diese Unterscheidung in den Kompetenzstufen inhaltlich abzubilden ist, was das für die unterschiedlichen Lernorte und ihre Kooperation bedeutet, gilt es zu diskutieren und vor dem Hintergrund des nötigen hochschulischen Kompetenzerwerbs inhaltlich für die verschiedenen Studienvarianten und Lernorte zu gestalten.

2.2 Bildungsqualität und Anforderungen an kooperative Studiengänge

Die Koexistenz eines hochschulischen Qualifikationsrahmens (HQR), der ausschließlich hochschulische Bildungsabschlüsse adressiert, und eines deutschen Qualifikationsrahmens (DQR) für Bildungsabschlüsse jeglicher Couleur verdeutlicht die Unterschiedlichkeit der Systeme, die innerhalb kooperativer Pflegestudiengänge in Einklang gebracht werden müssen (vgl. Kultusministerkonferenz 2017; vgl. Arbeitskreis Deutscher Qualifikationsrahmen 2011). Inhaltlich und strukturell gilt es, den divergierenden Logiken von Ausbildung und Studium gerecht zu werden und sie im Sinne der Bildungsqualität und der Beteiligten ideal miteinander zu verbinden. Vor diesem Hintergrund kam die VAMOS Studie zu den Modellstudiengängen in NRW 2019 zu dem Schluss, dass die unterschiedlichen Modelle ihr primäres Ziel erreichen und in den Regelbetrieb übernommen werden sollten (vgl. Dieterich u.a. 2019: 16).

Hochschuldidaktisch gesehen birgt die Verzahnung verschiedener Lernorte enormes Potenzial. Gelingt sie, kann dies aufseiten der Hochschule dazu beitragen, den geforderten Perspektivwechsel zu vollziehen, Lehre vom Lernen her zu denken und zu gestalten (vgl. Wildt 2013: 45).

Die Integration hochschuldidaktischer Konzepte in die Curriculum-Entwicklung kooperativer Pflegestudiengänge, wie beispielsweise das »Constructive Alignment« (ebd.: 45), kann im Sinne aller Beteiligten die Entwicklung einer inhaltlichen Kohärenz unterstützen. Constructive Alignment sieht eine systematische Bezugnahme der Learning Outcomes, der Lehr- und Lernmethoden und der Prüfungsformate aufeinander vor (vgl. Biggs 2014: 8). Damit eine entsprechende Kohärenz lernortübergreifend gelingt und die Ambiguitäten und Phänomene der Pflegeausbildung und Pflegepraxis in hochschulischen Konzeptionen Berücksichtigung finden, ist ein partizipativer Entwicklungsprozess hilfreich. Eine solche Kohärenz stellt ein zentrales Qualitätskriterium hochschulischer Bildung dar (vgl. Wildt 2013: 45).

Doch gerade die konstruktive Zusammenarbeit der Lernorte wird durch die Rahmenbedingungen in der Pflege maßgeblich erschwert. Insbesondere am Lernort Pflegepraxis kollidieren die Bildungsansprüche mit den örtlichen Gegebenheiten (vgl. Schlosser 2022: 36 ff.). So zeigte sich dort, dass z.B. die personellen Rahmenbedingungen für das arbeitsbezogene Lernen nicht entsprechend gegeben sind (vgl. Darmann-Finck u.a. 2014: 161). Lernen ist schwer zu planen und verläuft in der Praxis oft unstrukturiert (vgl. Schlosser 2022: 36). Nicht selten verfügen Lernende in der Praxis über keine/n Praxisanleiter*in (vgl. ebd.: 39). Obschon durch das Pflegeberufsgesetz Praxisanleitung und -begleitung aufgewertet wurden, fehlen vielfach die Ressourcen für die geforderte Umsetzung. Umso bedeutsamer ist es, dass hochschulische Bildungsprozesse diese Realitäten thematisieren und Ansätze entwickeln, die den Studierenden dennoch ermöglichen, Transferleistungen zu erbringen oder wissenschaftsbasiert Maßnahmen zu hinterfragen. Innerhalb einer gelungenen Lernortkooperation können schwierige Rahmenbedingungen zwar nicht verändert, aber der Umgang damit bewusst und im Sinne einer bestmöglichen Bildungsqualität gestaltet werden. Dies kann unabhängig von der Studienvariante geschehen. Dazu bedarf es über alle bestehenden Studienvarianten hinweg tragfähiger Kooperationskonzepte, um die Kompetenzen akademischer Qualifizierung zu vermitteln (vgl. Feuchtinger/Jahn 2018: 6 f.; vgl. Weidner/Schubert 2022: 95).

Einer entsprechenden Zielsetzung folgend fordert der grundsätzliche Diskurs zur Akkreditierung dualer Programme, angestoßen durch den Wissenschaftsrat (vgl. Wissenschaftsrat 2013) »die real existierenden, als ›dual‹ bezeichneten Studiengänge wieder näher an den idealtypischen Konsens« heranzurücken (Weber/Bartz 2021: 57). Der Wissenschaftsrat (vgl. 2013: 24) sieht diesen Idealtypus in seiner aus drei Kernelementen bestehenden Dualdefinition beschrieben.

Die Kernelemente bilden

a. Beziehung zwischen den Lernorten/Verzahnung,
b. wissenschaftlicher Anspruch und
c. Praxisbezug (vgl. ebd. 2013: 24).

Diese Kernelemente dualer Studiengänge sollen als qualitätsrelevante Dimensionen operativ in Akkreditierungsaktivitäten Berücksichtigung finden (vgl. Weber/Bartz 2021: 57). Explizit lautet die Forderung: »Bei der Akkreditierung dualer Studiengänge oder Systemakkreditierung der anbietenden Einrichtungen sind die strukturelle und inhaltliche Verzahnung der Lernorte zu prüfen.« (vgl. Wissenschaftsrat 2013: 29).

3. Entwicklung des Zertifizierungskonzeptes

An der FH Münster startete zum Sommersemester 2012 das achtsemestrige ausbildungsintegrierende Studienprogramm B. Sc. Pflege dual. Da seinerzeit bereits ein dualer Modellstudiengang Therapie- und Gesundheitsmanagement bestand, empfahl das Ministerium, eine ausbildungsintegrierende Variante mit drei Lernorten zu schaffen.

Um eine Verknüpfung zwischen den Lernorten Pflegepraxis, Pflegeschule und Hochschule herzustellen, stehen den Studierenden sogenannte Lernprozessbegleiter*innen, wissenschaftliche Mitarbeiter*innen mit einem pflegepädagogischen Masterabschluss, beratend und unterstützend zur Seite. Dieses Angebot umfasst systematische und theoriegeleitete Praxis- und Lernreflexionen in Kleingruppen, in denen die Studierenden eventuelle (Lern-)Schwierigkeiten ansprechen und fachliche Fragen im Selbstlernprozess im direkten Gespräch klären können (vgl. Jeiler u.a. 2019: 260 f.). Zudem etablieren die Lernprozessbegleiter*innen eine Möglichkeit zur niederschwelligen und informellen Lernortkooperation zwischen Hochschule und Pflegeschule, indem sie einmal pro Monat vor Ort in den Pflegeschulen sind (vgl. ebd.: 261).

Um die Kooperationen im Studiengang B. Sc. Pflege dual (vgl. Claaßen u.a. 2021: 36) auszubauen, wurde ein Qualitätsentwicklungsprozess zur Verbesserung der Bildungsqualität initiiert (vgl. Bundesinstitut für Berufliche Bildung 1997). Übergeordnetes Ziel war, die Pflegeschulen als akademische Bildungspartner der FH Münster im Studiengang B. Sc. Pflege dual zu zertifizieren und diese Zertifizierung auf Basis von gemeinsam entwickelten Qualitätskriterien vorzunehmen. Anders als bei bereits etablierten Zertifizierungsmöglichkeiten im Bildungs- und Gesundheitswesen bildeten ein *partizipativer wie induktiver Erarbeitungsprozess* eines Instruments die Ausgangslage. Konkret galt es, kriteriengeleitet Qualitätsmerkmale zu entwickeln und ein *gemeinsames Verständnis* von (Bildungs-)Qualität zu definieren, um dieses als konzeptionelle Arbeitsgrundlage der kooperativen inhaltlichen wie strukturellen Zusammenarbeit innerhalb des gemeinsamen ausbildungsintergierenden Studiengangs zu nutzen.

Initiativ erforderte die Erarbeitung des Konzeptes eine Auseinandersetzung mit dem Studiengang, den unterschiedlichen Rollen und mit der Verschiedenheit der jeweiligen Lernorte (vgl. Bohrer 2023: 31). Die Entwicklung eines gemeinsamen Verständnisses darüber, welche Bildungsziele mit dem Studienangebot verbunden sind bzw. verbunden sein sollten, schloss sich an. Ein intensiver Diskurs darüber zeigte sich als äußerst bedeutsam für die Zusammenarbeit, die Akzeptanz und die Verstetigung des entwickelten Konzeptes. Auch das konkrete Verständnis und die Bedeutung von Lernortkooperation wurde intensiv besprochen. Lernortkooperation erwies sich als immanent in verschiedenen entwickelten Qualitätsmerkmalen. Und obwohl Euler (vgl. 1994: 9 ff.) drei Stufen von Lernortkooperationen unterscheidet – die Stufe des Informierens, die Stufe des Abstimmens und die Stufe des Zusammenwirkens – so unterstreicht er die Forderungen des Wissenschaftsrates (vgl. 2013: 8) nach inhaltlicher und struktureller Verzahnung kooperativer Studiengänge die Notwendigkeit, direkt auf der Stufe des Zusammenwirkens anzusetzen. Diese Erkenntnis wurde zur Grundlage des Entwicklungsprozesses.

3.1 Hochschulisches Qualitätsmanagement

Der Erarbeitungsprozess wurde flankierend durch das hochschulische Qualitätsmanagement begleitet, da die FH Münster als systemakkreditierte Hochschule die Qualität von Studiengängen im internen QM-System mitverantwortet. Insbesondere duale Studiengänge müssen demzufolge so konzipiert sein, dass die unterschiedlichen Lernorte systematisch sowohl inhaltlich als auch organisatorisch wie vertraglich miteinander verzahnt sind (vgl. AR FAQ 2020). Hochschulintern werden zur Qualitätssicherung konkrete Antworten auf folgende Fragen erwartet (vgl. Wandelwerk FH Münster 2022: 8):

a. Welche über das klassische FH-Studium hinausgehenden spezifischen Kompetenzen sollen die Studierenden an den weiteren Lernorten entwickeln?
b. Auf welche Weise nehmen die direkt an der Hochschule durchgeführten Module Bezug auf die an den anderen Lernorten entwickelten Kompetenzen?
c. Auf welche Weise profitieren die außerhalb der Hochschule durchgeführten Studienelemente von den an der Hochschule geförderten Kompetenzen der Studierenden?
d. Wie stellt das zeitliche Modell sicher, dass die verschiedenen Elemente (Phasen an der Hochschule, in der Praxis, in der Pflegeschule) inhaltlich aufeinander bezogen werden können.

Im Rahmen der partizipativen Entwicklung des Konzeptes wurden viele dieser Fragen systematisch berücksichtigt. Zudem erfolgte die Integration des Konzeptes als vertraglicher Bestandteil in die bestehenden Kooperationsverträge. Entsprechend bildet das Konzept eine orientierende Ausgangslage für die Lernortkooperation und für zukünftige Aktivitäten zur Weiterentwicklung der Bildungsqualität.

3.2 Zielsetzung der Konzeptentwicklung

Nachdem gegenseitiges Verständnis füreinander, Arbeitsweisen, Rahmenbedingungen und ein Projektplan in der partizipativen Arbeitsgruppe besprochen wurden, stand das Ziel der Zertifizierung zur Diskussion. Insbesondere sollte das Konzept den Studierenden während der herausfordernden Dualität inhaltlich abgestimmte und organisatorisch gute Rahmenbedingungen für das Lernen gewähren, um einen erfolgreichen Ausbildungs- und Studienabschluss zu sichern. Da die meisten Bildungseinrichtungen für Pflegeberufe bereits im Jahr 2012 bei der Erarbeitung des Studiengangs B. Sc. Pflege dual mitgewirkt haben und der Studiengang nur gemeinsam angeboten werden kann, verständigten sich die Beteiligten auf die übergeordnete Zielsetzung, einen gemeinsamen Studiengang zu zertifizieren. Dieses Verständnis war für die Beteiligten eine ungewohnte, wenn nicht neue, Betrachtungsweise. Die enge Verbindung von Ausbildung und Studium sollte stärker in das Bewusstsein der Beteiligten aller Lernorte rücken.

Das zentrale Ziel der Zertifizierung besteht darin, die Qualität der Kooperation und des dualen Studiums darzustellen, die Zusammenarbeit zu konkretisieren, zu formalisieren und das Engagement der Bildungseinrichtung für Pflegeberufe zu würdigen. Darüber hinaus soll eine kontinuierliche Reflexion und Qualitätsverbesserung des gemeinsamen Studiengangs B. Sc. Pflege dual systematisch aufgebaut und verstetigt werden, um nachhaltig zur Qualitätsverbesserung des Studienangebotes beizutragen.

3.3 Prozess der Konzeptentwicklung

Nach der Konsentierung einer Zielsetzung wurde der Ist-Stand zur Qualität kooperativer Bildungsangebote erfasst. Gleichzeitig wurde der Diskussionsstand zu Anforderungen an klinische Pflegestudiengänge mittels systematischer Literaturrecherche und -analyse erhoben. Zudem erfolgte eine gezielte Auswertung studiengangsbezogener Evaluationen. Auf diese Weise wurden verschiedene relevante Qualitätsaspekte identifiziert und gemeinsam innerhalb der Arbeitsgruppe reflektiert, um Indikatoren für eine gute Kooperation, für gelingendes Lehren und Lernen sowie für ein reibungsloses Zusammenspiel zwischen Studium und Ausbildung abzuleiten. Den theoretischen Rahmen der Operationalisierung der Qualitätsaspekte bildete das Qualitätsmodell von Donabedian (1980), welches bereits in der Pflegeversorgung erfolgreich angewendet wird und eine Gliederung nach Struktur-, Prozess- und Ergebniskriterien vorsieht (vgl. Wehner u.a. 2021: 23; Deutsches Netzwerk für Qualitätsentwicklung in der Pflege k. D.).

Nach der Entwicklung der Indikatoren wurden Kriterien zur Zielerreichung erarbeitet, die aus Sicht der Arbeitsgruppe kurzfristig oder perspektivisch erstrebenswert erschienen. Anschließend wurden die Kriterien geclustert. Nach einem intensiven moderierten Prozess konnten vier zentrale Qualitätsbereiche mit zwölf Qualitätskriterien abgeleitet werden. Sie bilden das Kernstück des Qualitätsentwicklungs- und Zertifizierungskonzeptes »Akademischer Bildungspartner der FH Münster« (QZaB).

4. Kernelemente des Zertifizierungskonzeptes

Grundlage und Kernstück der Zertifizierung und Qualitätsentwicklung bilden, wie bereits benannt, *vier Qualitätsbereiche* sowie insgesamt *zwölf Qualitätskriterien* (siehe Abbildung 1). Die Qualitätskriterien werden thematisch den Qualitätsbereichen zugeordnet und stehen untereinander in keinem hierarchischen Verhältnis.

Alle (Qualitäts-)Kriterien, die zur Erreichung der Zertifizierung in der Arbeitsgemeinschaft formuliert wurden, sind in den Qualitätsdimensionen Struktur-, Prozess-, und

Ergebnisqualität dargestellt worden und in die Qualitätsbereiche Rahmenbedingungen, Kommunikation, Lehre und Betreuung sowie Qualitätssicherung unterteilt. Diese Struktur dient der Operationalisierung der Zertifizierung. Das Qualitätsentwicklungs- und Zertifizierungskonzept bildet die Grundlage dafür. Die Qualitätsbereiche und -kriterien werden regelmäßig und systematisch evaluiert, begleitet, konkretisiert und bei den zweimal jährlich stattfindenden Kooperationspartnertreffen thematisiert. Ein kontinuierlicher Qualitätsentwicklungsprozess schließt sich an und wird fortlaufend weitergeführt.

Nachfolgend werden beispielhaft einzelne Qualitätskriterien der vier Qualitätsbereiche beschrieben.

Abbildung 1: Qualitätsbereiche und -kriterien der Qualitätsentwicklung

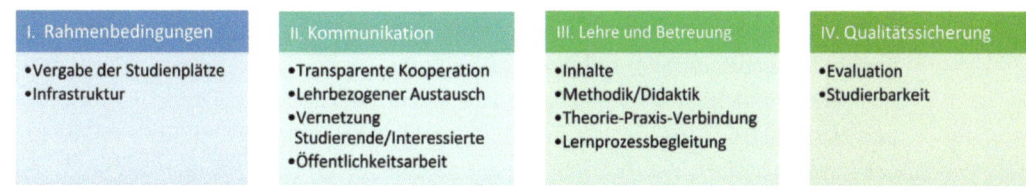

4.1 Qualitätsbereich I: Rahmenbedingungen

Der Qualitätsbereich Rahmenbedingungen bezieht sich auf die Anzahl der Studienplätze und gemeinsame Auswahlkriterien für eine interne Vergabe von Empfehlungen zum Studium. Vor dem Hintergrund, dass jeder Pflegeschule sechs Studienplätze zugeteilt werden, gibt es transparente Auswahlkriterien für die Vergabe von Studienplätzen. Insbesondere dann, wenn die Anzahl der Studieninteressierten die bereitgestellten Studienplätze überschreitet, ist dies auch im Sinne der Transparenz für Studieninteressierte bedeutsam.

Auch die Infrastruktur, zu der auch die räumliche Ausstattung zählt, ist von Bedeutung. Letztere sollte lernfördernd gestaltet sein, Studierenden bei Bedarf Rückzugsmöglichkeiten bieten und lernfördernde Materialien sowie technische Voraussetzungen bereithalten, die heutigen Lernanforderungen genügen. Hierzu gehören neben baulichen Gegebenheiten wie Selbstlernräumen und der medialen Ausstattung der Lehrräume auch digitale Lernplattformen und Bibliotheken sowie der Zugang zu fachspezifischen Datenbanken. Pflegeschulen werden durch das vertraglich festgeschriebene Commitment zur Qualitätsverbesserung unterstützt, Ressourcen für eine lernförderliche Infrastruktur beim Träger einzufordern.

4.2 Qualitätsbereich II: Kommunikation

Um eine qualitativ hochwertige Kooperation zu gestalten, bedarf es einer gelebten Kommunikationsstruktur. Damit Schnittstellenprobleme und Reibungsverluste bei der Organisation von Präsenzphasen, Prüfungen und weiteren Terminen vermieden werden, bestimmt jede der Pflegeschulen auf Masterniveau qualifizierte Lehrende, die als zentrale Kooperationspersonen fungieren und dafür Ressourcen erhalten. Sie sind das erste Bindeglied zur Hochschule und gestalten Aspekte der Lernortkooperation gemeinsam mit den Lernprozessbegleiter*innen. Sie stehen den Studierenden und Vertretern der Hochschule als Kontaktperson zur Verfügung und nehmen (oft gemeinsam mit der Schulleitung) an den zweimal jährlich stattfindenden Kooperationstreffen teil. Vor Ort in der Pflegeschule begleiten sie die Studierenden in gesonderten Formaten und evaluieren mit ihnen gemeinsam die Studierbarkeit, die verschiedenen Rollen sowie etwaige Implikationen dieser auf Ausbildung und Studium.

Weiterhin werden modulbezogene bzw. themenbezogene Arbeitstreffen zwischen Lehrenden der Bildungseinrichtung für Pflegeberufe und der FH initiiert, um die Passung zwischen den gelehrten Inhalten der Ausbildung und den Inhalten des Studiums zu optimieren und die Verschränkung der Curricula zu sichern. Insbesondere da Inhalte aus der Ausbildung für das Studium anerkannt werden und die Grundlage für die Lerninhalte in der ersten Studienphase bilden, ist dieser Austausch über die tatsächlichen Lerninhalte und -ziele wichtig. Diese Treffen dienen neben dem Austausch über das zu erreichende Kompetenzniveau (DQR-Stufe 6) auch der Vernetzung der Lehrenden beider Lernorte untereinander.

4.3 Qualitätsbereich III: Lehre und Betreuung

Wesentliche Bestandteile der Kooperation sind eine qualitativ hochwertige Lehre und Betreuung bzw. Begleitung der Lernenden. Dabei gilt es auch, den Theorie-Praxis-Transfer zu fördern, da nach Kühme und Narbei (vgl. 2019: 13) diese beiden Lernorte in Deutschland noch immer wenige Berührungspunkte aufweisen. Ziel innerhalb der partizipativen Erarbeitung ist es, Wissen wechselseitig zu transferieren und eine Verschränkung von Theorie und Praxis zu gestalteten. Gemeinsam entwickelte wissenschaftsbasierte Lernimpulse und Praxisprojekte im Sinne eines »Workplace Learnings« tragen dazu bei und wurden verbindlich in das hochschulische Modulhandbuch integriert

4.4 Qualitätsbereich IV: Qualitätssicherung

Die Qualitätssicherung bildet einen integralen Qualitätsbereich, da dieser Bereich die Evaluation der gesamten Qualitätsbereiche umfasst. Damit die Qualität kontinuierlich reflektiert wird, werden die Studierenden sowie die Lehrenden, die die anzuerkennenden Themenbereiche bei den Pflegeschulen unterrichten, einmal pro Jahr anhand einer Evaluation zu den zuvor skizzierten Qualitätsbereichen und ihren -kriterien befragt. Zu berücksichtigen sind die Qualitätskriterien, die schriftliche Erfassung der Ergebnisse sowie formulierte Grundsätze der Evaluation. Den Kooperationspartnern wird für jede Zielgruppe ein entsprechender Fragebogen zur Verfügung gestellt, der für die Evaluation verbindlich genutzt und qualitativ nachbesprochen wird.

Dem vorliegenden Konzept liegt ein Verständnis des Begriffs »Evaluation« zugrunde, das sich mit der Definition von Reischmann beschreiben lässt: »Evaluation meint: 1. das methodische Erfassen und 2. das begründete Bewerten von Prozessen und Ergebnissen zum 3. besseren Verstehen und Gestalten einer Praxis-Maßnahme im Bildungsbereich durch Wirkungskontrolle, Steuerung und Reflexion« (Reischmann 2017: 18). Der übergeordnete Fokus der Evaluation des vorliegenden Konzeptes liegt auf der Reflexion der Prozesse zur Qualitätsentwicklung, auf Bildungsqualität und auf Studierbarkeit.

Da das Qualitätskriterium Evaluation einen wesentlichen Stellenwert im Rahmen der Zertifizierung einnimmt, wurden Evaluationsgrundsätze in das Konzept integriert. Diese wurden auf Basis der Standards der Deutschen Gesellschaft für Evaluation e.V. (vgl. DeGEval 2016) entwickelt. Die Standards wurden unter Berücksichtigung individuell erarbeiteter Zielsetzungen und Rahmenbedingungen operationalisiert. Die von der DeGEval beschriebenen zentralen Eigenschaften einer Evaluation – Nützlichkeit, Durchführbarkeit, Fairness und Genauigkeit – wurden dazu nutzbar gemacht (vgl. ebd. 31 ff.).

4.5 Zertifizierungsprozess und Umsetzung

Die Erstzertifizierung erfolgt nach einer Selbstverpflichtungserklärung der Pflegeschulen zur Umsetzung des Zertifizierungskonzeptes. Diese Selbstverpflichtungserklärung wurde in den Kooperationsvertrag integriert und von allen Vertragsparteien als Verpflichtungserklärung unterzeichnet. Die Erstzertifizierung wurde für drei Jahre ausgestellt und zertifiziert primär ein Sich-Bekennen (Commitment) sowie die existierende intensive Zusammenarbeit, welche bereits die Umsetzung einzelner Qualitätskriterien vor Zertifizierung beinhaltet. Die Pflegeschulen haben drei Jahre Zeit, das Zertifizierungskonzept in das schulinterne Qualitätsmanagement zu implementieren. Die Zweitzertifizierung wird auf Basis erfolgreicher und kriteriengeleiteter Qualitätssicherungsgespräche vergeben. Herausforderungen bei und Ressourcen zur Umsetzung des Konzeptes werden im Rahmen des Gespräches erörtert und gemeinsame Lösungswege entwickelt. Hieraus sollen eine stetige Verbesserung der Zusammenarbeit und Kommunikation und damit der Qualität resultieren.

Gesprächspartner*innen der evaluierenden Qualitätssicherungsgespräche sind die Studiengangsleitung oder ein*e Vertreter*in, die für den Studiengang vom Kooperationspartner beauftragte Personen sowie die Schulleitung. Die Ergebnisse des Qualitätssicherungsgespräches werden nach den Qualitätskriterien strukturiert und protokolliert.

Nach erfolgreicher Zweitzertifizierung/Re-Zertifizierung ist das entsprechende Zertifikat weitere drei Jahre gültig. Treten wider Erwarten große Qualitätsmängel auf, kann die Zertifizierung entzogen werden.

5. Lessons Learned

Mit dem Vorhaben, die Qualität des ausbildungsintegrierenden Studiums zu sichern und die (Lernort-)Kooperation aller beteiligten Akteure zu fördern, wurde ein kontinuierlicher Qualitätsentwicklungsprozess entwickelt. Das gesamte zuvor beschriebene Ergebnis, wird nachfolgend als Gesamtschau visualisiert (vgl. Abbildung 2).

Abbildung 2: Qualitätsentwicklungs- und Zertifizierungskonzept (eigene Darstellung)

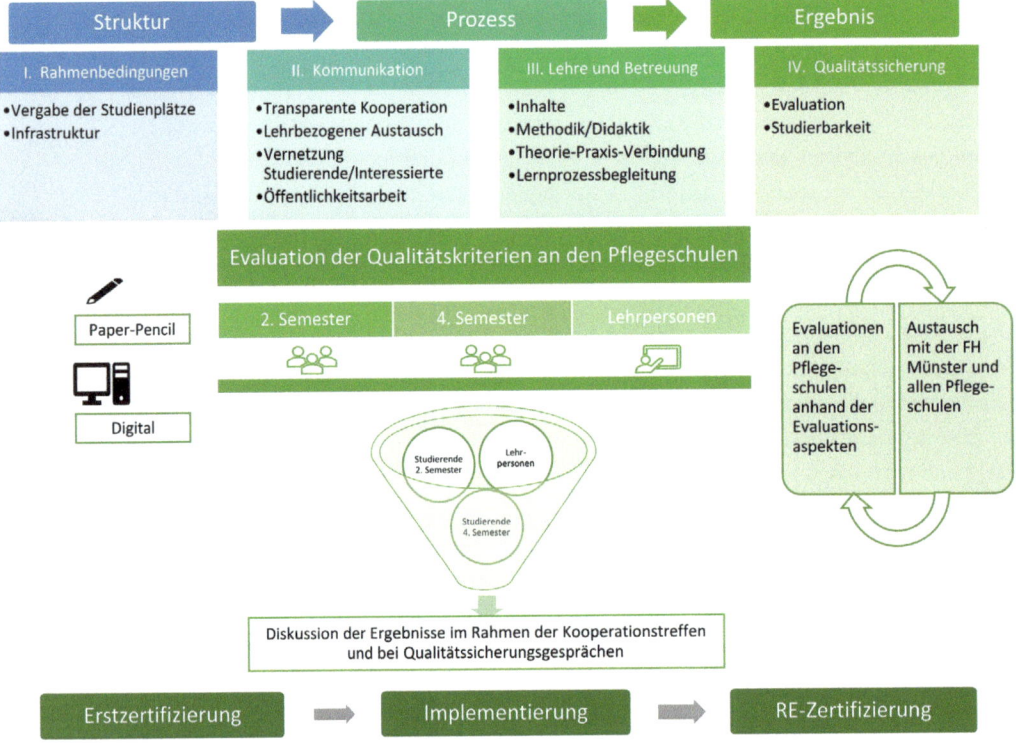

Die Erarbeitung des Konzeptes verdeutlichte, dass alle Pflegeschulen eine stetige Qualitätsverbesserung begrüßen und hat auf der inhaltlichen Ebene zu einer Verständigung und zu curricularen Einblicken bezüglich Umsetzung des Pflegeberufegesetzes bei den kooperierenden Pflegeschulen geführt. Individuelle Schwerpunktsetzungen an verschiedenen Pflegeschulen wurden sichtbar. Auf organisatorischer Ebene wurden im Rahmen des Entwicklungsprozesses viele Detailfragen erörtert, Kooperationspartner untereinander profitierten durch den Austausch und hochschulische Akteur*innen lernten die Herausforderungen der Schulorganisation zu verstehen. Lösungsansätze beispielsweise zur Beschaffung von Ressourcen für die Studierenden wurden abgeglichen und lieferten wertvolle Anregungen. Auf der Beziehungsebene trug der konstruktive Austausch zum Verständnis für die hochschlichen Rahmenbedingen und deren Logiken bei. Gleichzeitig wurde eine gemeinsame Identität im Sinne einer gemeinsamen Verantwortung für den Studiengang gestärkt.

Die Implementierung und Verstetigung kann bisher nach drei Jahren als erfolgreich angesehen werden. Das Commitment durch die Selbstverpflichtungserklärung ist auf fruchtbaren Boden gefallen und hat den Kooperationspartnern die partizipative Haltung der Hochschule verdeutlicht. Gleichzeitig unterstreicht die Integration des Konzeptes in die Kooperationsverträge dessen Bedeutung und die Ernsthaftigkeit der Implementierung. Letztendlich liefert das Konzept auch Kriterien, um Qualitätsprobleme zu analysieren, sichtbar zu machen und sachlich zu kommunizieren. Auch für die Auswahl etwaiger neuer Kooperationspartner liefert das Konzept eine grundlegende Orientierung. Die Thematisierung der Evaluationsergebnisse als fester Bestandteil jedes Kooperationspartnertreffens trägt zur Verstetigung des Konzeptes bei und ermöglicht, gemeinsam mit allen Kooperationspartnern einen lösungsorientierten Umgang mit einzelnen Qualitätsproblemen zu entwickeln.

Letztendlich hat sich auf diese Weise die Qualität des Austausches über den gemeinsamen Studiengang nachhaltig verbessert. Aus den Evaluationen mit den Studierenden ergeben sich konkrete Handlungsbedarfe, die kollegial diskutiert werden. So wurde auf dem letzten Kooperationspartnertreffen der Gedanke geäußert, dass die Studierenden gerne ihr erweitertes Wissen aus dem Studium sinnvoll in den Unterricht an der Pflegeschule integrieren würden. Ideen dazu, wie dies didaktisch sinnvoll eingebunden werden kann, ohne die Studierenden zusätzlich zu belasten, werden nun gemeinsam mit einigen Beteiligten erarbeitet.

Derzeit finden Qualitätssicherungsgespräche vor Ort an allen Pflegeschulen statt. Ein Momentum, das die Zusammenarbeit weiter fördert. So wird eine konzeptgebundene Evaluation auf Leitungsebene angestoßen, bei der insbesondere schulinterne Herausforderungen thematisiert werden. Auch hier ist der Umgang lösungsorientiert, es werden Vereinbarungen getroffen, nur in Ausnahmefällen bei fehlender Umsetzung der Kriterien können Auflagen erteilt werden.

Grundsätzlich sprechen auch Daten für den Erfolg. So konnten die Abbrecherquoten in den letzten drei Jahren kontinuierlich gesenkt und die Zahl der Studieninteressierten gesteigert werden. Zudem wurde die Akzeptanz und Sichtbarkeit des Studiums an den Pflegeschulen erhöht.

Erfolgreich wurde im Rahmen der Konzeptentwicklung der Versuch unternommen, allen Beteiligten die Möglichkeit der Einflussnahme und Mitgestaltung zu geben. Dies führte zu einer nur indirekt intendierten ersten Lernortdifferenzierung, die ein Verständnis füreinander und für die Potenziale der unterschiedlichen Lernorte beinhaltet. Die Verstetigung und zukünftig verstärkte Verschränkung hochschulischer Lehre auch mit dem sogenannten dritten Lernort, der Pflegepraxis, kann dazu beitragen, dem großen Lernpotenzial der Praxis hochschulisch gerecht zu werden. Dazu ist die kooperative Durchführung von Lernimpulsen und Lernprojekten (vgl. Bohrer 2023: 32) konzipiert worden, die der Idee einer »Lernortintegration« (vgl. Unger 2013: 386) folgt.

Dass die nächsten Schritte und eine entsprechende Weiterentwicklung des Studienprogrammes gemeinsam gedacht und gestaltet werden können, ist nicht zuletzt dem partizipativen Entwicklungsprozess zu verdanken. Dieser Prozess der gemeinsamen Konzeptentwicklung legte die Basis für Verständigung, für Perspektivverschränkung und für die Entwicklung eines gemeinsamen Verständnisses des Studienangebotes.

Eine zentrale Erkenntnis besteht darin, dass eine konstruktive Zusammenarbeit, partnerschaftlich und auf Augenhöhe sowie ein Zusammenwirken innerhalb der Lernortkooperation nur dann entwickelt und verstetigt werden können, wenn eine tragfähige Arbeitsbeziehung aufgebaut wurde, geprägt von Verständnis, Wertschätzung und Respekt. Dies setzt eine Reflexion des Verhältnisses von Theorie und Praxis voraus (vgl. Brandenburg 2022: 28). Dafür sind Ressourcen aufseiten aller Akteur*innen maßgeblich. Letztlich hat dieser Prozess bei allen Beteiligten zu mehr Freude, Engagement und Motivation in der Umsetzung des Studiengangs beigetragen und insbesondere das fördert die Qualität.

Literatur

AR FAQ – 16 Kriterien der Akkreditierung (2020). Punkt 16.2. Online: https://www.akkreditierungsrat.de/de/faq/thema/16-kriterien-der-akkreditierung (Abruf: 10.05.2023).

Arbeitskreis Deutscher Qualifikationsrahmen (AK DQR) (2011), Deutscher Qualifikationsrahmen für lebenslanges Lernen. Online: https://www.dqr.de/dqr/shareddocs/downloads/media/content/der_deutsche_qualifikationsrahmen_fue_lebenslanges_lernen.pdf?__blob=publicationFile&v=2 (Abruf: 28.06.2023).

Bartholomeyczik, Sabine (2017). Zur Entwicklung der Pflegewissenschaft in Deutschland – eine schwere Geburt. In: Pflege & Gesellschaft, 22 (2), S. 113-118.

Behrens, Johann/Görres, Stefan/Schaeffer, Doris/Bartholomeyczik, Sabine/Stemmer Renate (2012). Agenda Pflegeforschung für Deutschland. Halle: Geschäftsstelle Agenda Pflegeforschung.

Bundesinstitut für Berufsbildung (BIBB) (1997). Empfehlung des Hauptausschusses des Bundesinstituts für Berufsbildung zur Kooperation der Lernorte. Online: https://www.bibb.de/dokumente/pdf/HA099.pdf (Abruf: 12.05.2023).

Biggs, John (2014). Constructive alignment in university teaching. HERDSA Review of Higher Education. Online: https://teachingandlearning.schulich.yorku.ca/wp-content/uploads/2020/12/Biggs-2014-Constructive_Alignment36087.pdf (Abruf: 23.04.2023).

Bohrer, Annerose (2023). Betriebliches Lernen und Lernortkooperation – Potenziale und Anforderungen aus der Perspektive der Pflegedidaktik. In: Gahlen-Hoops, Wolfgang von/Genz, Katharina (Hg.). Pflegedidaktik im Überblick. Bielefeldt: transcript. S. 27-48.

Brandenburg, Hermann (2022). Theorien und Praxis in der Pflege – Anmerkungen zu einem schwierigen Verhältnis. In: Schilder, Michael/Boggatz, Thomas (Hg.). Praxisentwicklung und Akademisierung in der Pflege. Perspektiven für Forschung und Praxis. Stuttgart: Kohlhammer. S. 23-30.

Briese, Verena (2018). Lernortkooperation im dualen Ausbildungssystem. In: Briese, Verena (Hg.). Kooperation der Lernorte im Pflegebildungssystem. Wiesbaden: Springer.

Bundesinstitut für Berufsbildung (Hg.) (2022). Kooperationsverträge in der beruflichen Pflege-ausbildung, Fachworkshop-Empfehlungen zur Umsetzung in der Praxis. Bonn: Verlag Barbara Budrich. Online: https://www.bibb.de/dienst/veroeffentlichungen/de/publication/show/17933 (Abruf: 14.09.2022).

Bundesministerium für Familie, Senioren, Frauen und Jugend (2022). Ausbildungsoffensive Pflege (2019-2023). (1.Auflage). Berlin: bmfsfj. Online: https://www.bmfsfj.de/resource/blob/205226/c027c13b94c48d20ad64b5a4136b5448/ausbildungsoffensive-pflege-zweiter-bericht-2019-2023-data.pdf (Abruf: 30.05.2023).

Bundesministerium für Gesundheit (2019). Konzertierte Aktion Pflege. Vereinbarungen der Arbeitsgruppen 1 bis 5. Berlin: bmas. Online: https://www.bundesgesundheitsministerium.de/fileadmin/Dateien/3_Downloads/K/Konzertierte_Aktion_Pflege/191129_KAP_Gesamttext__Stand_11.2019_3._Auflage.pdf (Abruf: 17.04.2019)

Buschfeld, Detlef/Euler, Dieter (1994). Antworten, die eigentlich Fragen sind – Überlegungen zu Kooperation der Lernorte. In: Berufsbildung in Wissenschaft und Praxis, 23 (2), S. 9-13.

Claaßen, Ailina, Christina/Jeiler, Katharina/Martens, Dorothee/Oetting-Roß, Claudia (2021). Handlungsfelder und Arbeitsbereiche nach dem dualen Pflegestudium – Eine Verbleibstudie der FH Münster. In: Heilberufe Science, 12, S. 30-38.

Darmann-Finck, Ingrid/Reuschenbach, Bernd (2019). Akademisierung der Pflegeberufe – Weg aus der Angebotsmisere? In: Gesundheit und Sozialpolitik 73 (4), S. 78-83.

Darmann-Finck, Ingrid/Muths, Sabine/Görres, Stefan/Adrian, Christin/Bomball, Jaqueline/Reuschenbach, Bernd (2014). Inhaltliche und strukturelle Evaluation der Modellstudiengänge zur Weiterentwicklung der Pflege- und Gesundheitsfachberufe: NRW – Abschlussbericht. Online: https://www.mags.nrw/sites/default/files/asset/document/pflege_abschlussbericht_26_05_2015.pdf (Abruf: 21.03.2023).

Dauer, Bettina (2023). Lernortkooperation im Kontext der hochschulischen Pflegeausbildung. Bonn: Barbara Budrich GmbH. Online: https://www.bibb.de/dienst/publikationen/de/18181 (Abruf: 28.06.2023).

DeGEval (2016). Standards für Evaluation. (1. Auflage). Mainz: DeGEval – Gesellschaft für Evaluation e.V. Online: https://www.degeval.org/fileadmin/Publikationen/DeGEval-Standards_fuer_Evaluation.pdf (Abruf: 22.03.2023).

Dieterich, Sven/Hoßfeld, Rüdiger/Latteck, Änne-Dörte/Bonato, Marcellus/Fuchs-Rechlin, Kirsten/Helmbold, Anke/Große Schlarmann, Jörg/Heim, Stefan (2019). Verbleibstudie der Absolventinnen und Absolventen der Modellstudiengänge in Nordrhein-Westfalen (VAMOS): Abschlussbericht. Online: https://www.hs-gesundheit.de/fileadmin/user_upload/hochschule/Praesidium/Stabsstellen/Qualitaet_Studium_Lehre/VAMOS_ABSCHLUSSBERICHT_hsg_Endversion__Publikation_.pdf (Abruf: 21.03.2023).

Donabedian, Avedis (1980). The Definition of Quality and Approaches to its Assessment. Michigan: Foundation of the American College of Health Executives.

Euler, Dieter (2004). Handbuch der Lernortkooperation. Band 1: theoretische Fundierungen. Bielefeld: Bertelsmann.

Feuchtinger, Johanna/Jahn, Patrick (2018). 360° PFLEGE – Qualifikationsmix für den Patienten Robert-Bosch-Stiftung. Deutscher Qualifikationsrahmen – beispielhafte Ausarbeitung als Arbeitsgrundlage für die Arbeitsgruppe. Online: https://qualifikationsmix-pflege.de/fileadmin/user_upload/downloads/360-Pflege-DQR_Definition_360Grad_Pflege.pdf (Abruf: 12.05.2023).

Heinze, Cornelia/Claaßen, Ailina (2023). Konzepte zur Einbindung von Bachelorabsolvent*innen in die Pflegepraxis – eine Literaturübersicht – Implementierung – Rollen und Aufgaben – Evaluation. In: Pädagogik der Gesundheitsberufe, 10 (1), S. 24-35.

Jeiler, Katharina/Noelle, Marco/Claaßen, Ailina Christina/Frankowsky, Anna/Oetting-Roß, Claudia (2019). Lernprozessbegleitung als Unterstützungsformat in dualen und berufsbegleitenden Studiengängen. In: Pädagogik der Gesundheitsberufe, 6 (4), S. 295-302.

Jeschke, Sandra (2010). Die Rolle von akademischen Pflegekräften in der direkten Patientenversorgung – Eine notwendige Entwicklung? In: Pflegezeitschrift, 63 (1), S. 19-22.

Kühme, Benjamin/Narbei, Ethel (2019). Aus der Praxis und für die Praxis: Entwicklung von pflegedidaktisch reflektierten Praxisaufgaben. In: PADUA Fachzeitschrift für Pflegepädagogik, Patientenedukation und -bildung, 14 (1), S. 13-19.

Kultusministerkonferenz (2017). Qualifikationsrahmen für deutschen Hochschulabschlüsse. Online: https://www.dqr.de/dqr/shareddocs/downloads/media/content/hqr_stand_16-02-2017.pdf?__blob=publicationFile&v=2 (Abruf: 13.11.2022).

Moers, Martin/Schöniger, Ute/Böggemann, Marlies (2012). Duale Studiengänge – Chancen und Risiken für die Professionalisierung und die Entwicklung der Pflegewissenschaft. In: Pflege und Gesellschaft 17 (3), S. 232-248.

Reischmann, Jost (2017). Weiterbildungs-Evaluation: Lernerfolge messbar machen. (2. Auflage). Augsburg: Ziel.

Sahmel, Karl-Heinz (2016). Kritisch-konstruktiver Umgang mit dem Pflegeberufegesetz. Online: https://forschung.hwg-lu.de/fileadmin/user_upload/forschung-transfer/For

schungsnetzwerk_Gesundheit/Eroeff.nungsvortrag_Kritisch_konstruktiver_Um gang_mit_dem_Pflegeberufsgesetz_Prof._Sahmel__Pflegepaedagogische_Fachta gung_160707_HS_LU.pdf (Abruf: 01.05.2023).

Schlosser, Daniela (2022). Die Praxisanleitung in der Pflegeausbildung gestalten. Eine qualitativ-empirische Studie zur Rollenklarheit und Rollendiffusität. Münster: Waxmann.

Unger, Angelika (2013). Lernortkooperation: Hintergründe. In: Ertl-Schmuck, Roswitha/Greb, Ulrike (Hg.). Pflegedidaktische Handlungsfelder. Weinheim: Beltz. S. 381-401.

Wagner, Franz (2018). Geleitwort. In: Simon, Anke (Hg.). Akademisch qualifiziertes Pflegefachpersonal. Heidelberg: Springer. S. 5-6.

Wandelwerk FH Münster (2022). Duale Studiengänge und andere Studiengänge mit vertiefter Praxis – eine Orientierungshilfe. Online: https://www.fh-muenster.de/wandelwerk/downloads/221103_Orientierungshilfe_Praxis_FINAL.pdf (Abruf: 23.03.2023).

Weber, Alexander/Bartz, Olaf (2021). Duale Programme in der Akkreditierung. In: Duales Studium, (1) S. 55-68.

Wehner, Kathrin/Schwinger, Antja/Büscher, Andreas (2021). Qualität in der ambulanten Pflege – Übersichtsarbeit über die relevanten struktur-, prozess- und ergebnisbezogenen Versorgungsaspekte. In: Zeitschrift für Evidenz, Fortbildung und Qualität im Gesundheitswesen, 167, S. 15-24.

Weidner, Frank/Schubert, Christina (2022). Die erweiterte pflegerische Versorgungspraxis – Abschlussbericht der begleitenden Reflexion zum Förderprogramm »360° Pflege – Qualifikationsmix für Patient:innen – in der Praxis«. Köln: Deutsches Institut für angewandte Pflegeforschung e.V.

Wildt, Johannes (2013). Entwicklung und Potenziale der Hochschuldidaktik. In: Heiner, Matthias/Wildt, Johannes (Hg.). Professionalisierung der Lehre. Perspektiven formeller und informeller Entwicklung von Lehrkompetenz im Kontext hochschulischer Bildung. Bielefeld: W. Bertelsmann Verlag. S. 27-57.

Wissenschaftsrat (2012). Empfehlungen zu hochschulischen Qualifikationen für das Gesundheitswesen. Online: https://www.wissenschaftsrat.de/download/archiv/2411-12.html (Abruf: 22.03.2023).

Wissenschaftsrat (2013). Empfehlungen zur Entwicklung des dualen Studiums. Positionspapier. Online: https://www.wissenschaftsrat.de/download/archiv/3479-13.pdf?__blob=publicationFile&v=4 (Abruf: 18.02.2023).

Wissenschaftsrat (2022). HQGplus-Studie zu Hochschulischen Qualifikationen für das Gesundheitssystem-Update – Quantitative und Qualitative Erhebungen der Situation in Studium, Lehre, Forschung und Versorgung. Köln: Geschäftsstelle des Wissenschaftsrats. Online: https://www.wissenschaftsrat.de/download/2022/9541-22.pdf?__blob=publicationFile&v=14 (Abruf: 18.02.2023).

Aufbau der Lernortkooperation im Pflegestudiengang nach Pflegeberufegesetz am Beispiel der Alice Salomon Hochschule Berlin (ASH) und ihrer Praxispartner

Tina Knoch, Svenja Urban, Bennet Priesemuth und Katja Boguth

Das Pflegeberufegesetz (PflBG) in seiner Fassung vom 17. Juli 2017 ermöglicht in der Bundesrepublik Deutschland seit 2020 neben der dreijährigen beruflichen auch eine hochschulische Ausbildung für den Pflegeberuf. Die Gesamtverantwortung für die Koordination der theoretischen und praktischen Lehrveranstaltungen mit den Praxiseinsätzen obliegt demnach der Hochschule. Wenn diese nicht bereits einen dualen Pflegestudiengang durchgeführt hat, müssen organisatorische und inhaltliche Abstimmungsprozesse im Zuge der Einführung des neuen Studiengangs geleistet werden. Die Alice Salomon Hochschule Berlin hat sich dieser Aufgabe gestellt und im Rahmen des vom Senat Berlin geförderten Projektes LoKoHoPA (Lernortkooperation in der hochschulischen Pflegeausbildung) mithilfe einer Softwarelösung die organisatorische und inhaltliche Zusammenarbeit mit den Praxispartnern auf den Weg gebracht. Eine an das Studium und seine Bedarfe fortlaufend angepasste digitale Lösung erweist sich als hilfreich, um den Akteuren den notwendigen Einblick in Zeiten und Inhalte der praktischen Studienphasen sowie die automatisierte Generierung der damit einhergehenden Nachweise für eine ordnungsgemäße Durchführung des Studiums zu ermöglichen. Die Studierenden können mithilfe der Software ihre Kompetenzentwicklung dokumentieren. Auch die nach Pflegestudiumstärkungsgesetz (PflStudStG) vorgesehene neue organisatorische und inhaltliche Verantwortung der Praxispartner für die Durchführung der praktischen Anteile des Studiums als Träger der praktischen hochschulischen Ausbildung lässt sich in dieser Lösung abbilden.

1. Einleitung

1.1 Hintergrund und Herausforderungen der Pflegeausbildung in Deutschland

Die Pflegebranche in Deutschland steht unter einem fortwährenden Anpassungsdruck. Auf der Angebots- und Nachfrageseite stehen sich Personalengpässe und Fachkräftemangel mit kontinuierlich steigender Nachfrage nach pflegerischen Dienstleistungen gegenüber. Der demografische Wandel wirkt sich hier gleichzeitig auf beiden Seiten aus. Hinzu kommt eine hohe Dichte an gesetzlichen Neuordnungen und Anpassungen, die eine ständige Auseinandersetzung der Leistungserbringer mit ihren jeweiligen Strukturen erfordert und ein hohes Maß an Managementkompetenzen abverlangt.

Die Qualitätsanforderungen an Einrichtungen, in den Bereichen der stationären und ambulanten Akut- wie auch Langzeitversorgung vulnerable Menschen in den verschiedenen Altersstufen und mit sehr differenten Bedarfslagen auf hohem Niveau zu behandeln und zu pflegen, sind hoch. Der Kostendruck und die damit verbundene Herausforderung, wirtschaftlich leistbare und bezahlbare Versorgung anzubieten und zu garantieren, ist es ebenfalls.

Damit steigen die Anforderungen an die im Gesundheits- und Pflegesektor arbeitenden Menschen. Sie müssen neben den geforderten fachlichen, personalen und sozialen Kompetenzen in ihrer Ausbildung auch darauf vorbereitet werden, einerseits mit diesen Anforderungen umzugehen und andererseits auch Ideen und Möglichkeiten (mit) zu entwickeln, die Versorgungslandschaft an diese skizzierten Bedingungen anzupassen. Hierzu benötigen wir u.a. auch Pflegefachfrauen und -männer, die Management- und Steuerungsprozesse mitgestalten können und an ihrem jeweiligen Arbeitsplatz die erforderlichen Entwicklungen initiieren und in der Umsetzung begleiten können.

Eine Akademisierung der Pflegeausbildung mit der damit einhergehenden weiteren Professionalisierung und einer Profilschärfung der Berufsgruppe muss sich diesen Herausforderungen stellen. Sie muss die Studierenden befähigen, neben den in § 4 Pflegeberufegesetz definierten vorbehaltenen Tätigkeiten, der Erhebung und Feststellung individueller Pflegebedarfe, der Organisation, Gestaltung und Steuerung der Pflegeprozesse, der Analyse, Evaluation, Sicherung und Entwicklung der Qualität der Pflege auch auf der skizzierten Metaebene Aktivitäten zu entfalten.

1.2 Zielstellung dieses Beitrags

Die Ausgestaltung der primärqualifizierenden hochschulischen Pflegeausbildung und das Zusammenwirken der unterschiedlichen Lernorte wurde im Pflegeberufegesetz (2017) festgelegt. Diese gesetzlichen Vorgaben sind Grundlage der Gestaltung des Pflegestudiengangs an der Alice Salomon Hochschule (ASH) Berlin, den diese in Kooperation mit den akquirierten akademischen Lehreinrichtungen in den verschiedenen Settings der Pflege anbietet.

Die Hochschule erhielt Landesmittel, um die Entwicklung der Kooperationen zu fördern. Im Projekt LoKoHoPa – Lernortkooperation der hochschulischen Ausbildung (Laufzeit 2020 bis 2023) – wurde die Zusammenarbeit der Lernorte im Rahmen des primärqualifizierenden Pflegestudiengangs mithilfe der Softwarelösung QUESAP® Ausbildungsplaner für Pflegeausbildung (im Folgenden QUESAP®) und in analoger Form mit unterschiedlichen Formaten gestaltet.

In diesem Studiengang ist die Abstimmung zwischen drei Lernorten mit ihren je spezifischen Lernpotenzialen erforderlich: der Hochschule, den akademischen Lehreinrichtungen (Praxispartner der Hochschule) und dem Skills Lab. Diese müssen organisatorisch wie inhaltlich miteinander verknüpft werden, damit sich die berufliche Handlungskompetenz der Studierenden voll entwickeln kann. Das Pflegestudium erfordert eine hochschuldidaktische Form der Lernortkooperation. Das didaktische Zusammenwirken zwischen Praxisanleitungen und Praxisbegleitungen muss im Sinne eines Crossover-Ansatzes gezielt angebahnt werden und analoge, aber auch digitale Kooperationsprozesse inkludieren, um die Entwicklung von Kompetenzen bei den Studierenden gezielt zu fördern.

Mündige Studierende, die Verantwortung für Lernprozesse und somit für die eigene berufliche Kompetenzentwicklung übernehmen, erhalten im Pflegestudium an der ASH Berlin über eine Softwarelösung die Chance der Selbstermächtigung über das eigene Lernen. Praxisanleitungen und Lehrende der Hochschule können die Studierenden gezielt und individuell in ihrer Kompetenzentwicklung unterstützen, indem sie Einblick in die dort festgehaltenen Arbeits- und Lernaufgaben, die erfolgten Praxisanleitungen und Praxisbegleitbesuche nehmen. Transparenz über die Inhalte des Erlernten und des jeweiligen Kompetenzniveaus ist über ein hinterlegtes Praxiscurriculum für alle Lernorte gegeben. Da sich der Studiengang noch im Aufbau befindet – der erste Durchlauf an Studierenden wird 2024 abschließen –, werden in diesem Beitrag die bisherigen Erfahrungen und Handlungsschritte dargestellt.

2. Die Lernortkooperation im Pflegestudium

2.1 Einblicke in Forschungsergebnisse und deren Bedeutung

Die Akademisierung der Pflegeausbildung hat in Deutschland im Vergleich zu anderen europäischen Ländern eine kurze und zahlenmäßig noch sehr überschaubare Tradition. Dies liegt sicher am starken Stand der beruflichen Ausbildung in Deutschland insgesamt, die durch duale Ausbildungsgänge an beruflichen Schulen und Betrieben und z.T. noch vollschulische Ausbildungen, insbesondere in Berufen des Gesundheitswesens, geprägt ist.

Das Thema der Lernortkooperation wiederum ist ein sogenannter Dauerbrenner, wenn man sich mit der beruflichen Ausbildung befasst. Es gibt hierzu zahlreiche Publikationen, die von Forschungs- und Entwicklungsprojekten bis hin zu Handreichungen und Empfehlung zur Ausgestaltung der Lernortkooperation reichen. Bereits mit der letzten Ausbildungsreform wurden beispielsweise für die Altenpflegeausbildung im Projekt LoKo – Lernortkooperation in der Altenpflegeausbildung (gefördert vom BMFSFJ 2004 – 2007, Projektträger Meinwerk-Institut in Paderborn) Handlungsleitfäden für Altenpflegeschulen und ausbildende Altenpflegeeinrichtungen erarbeitet und über den Publikationsdienst des Bundesfamilienministeriums zur Verfügung gestellt. Einen Überblick über Entwicklungslinien im Themenfeld der Lernortkooperation mit dem Fokus auf das Pflegeausbildungssystem bieten Briese (2018) sowie Löwenstein (2022).

Letztlich geht es auch im Kontext des Pflegestudiums um eine qualitätsgeleitete Entwicklung einer für die Lernenden möglichst produktiven Zusammenarbeit aller Lernorte, auf den drei Intensitätsstufen nach Buschfeld und Euler. Diese umfassen neben dem gegenseitigen Informieren (über Erwartungen, Erfahrungen und Probleme) die Abstimmung (im Sinne der Koordination der Inhalte) und das Zusammenwirken der Partner (im Sinne der Kooperation im Rahmen von Projekten). (Euler 1992, in Löwenstein 2022) Ein Anspruch, der schon mit der letzten Ausbildungsreform der Pflegeberufe vor 20 Jahren gesetzt wurde, aber oftmals nur schwer vollumfänglich eingelöst wird. Für das Pflegestudium, dem man auch nach drei Jahren Pflegeberufereform in der jetzigen Form noch einen »Exotenstatus« zuschreiben könnte, scheint dieser aufgrund verschiedener Problemstellungen derzeit ebenfalls nur schwer auf allen drei Ebenen realisierbar zu sein. Neben den Pandemiebedingungen, die nicht nur den intensiven Austausch der Lernortpartner deutlich erschweren, sondern die Kapazitäten der Praxispartner der Hochschulen bereits bei der Durchführung des Versorgungsauftrags auslasteten, sei hier exemplarisch noch die Unsicherheit an allen Lernorten bezüglich der inhaltlichen Abstimmung in den praktischen Studienphasen genannt. Eine Kooperation im oben genannten Sinne war unter diesen Bedingungen nur schwer möglich. Obwohl für die Pflegestudiengänge mit dem Pflegestudiumstärkungsgesetz bereits die nächste strukturelle und inhaltliche Neuordnung ansteht, werden vermutlich nach wie vor die beiden ersten Intensitätsstufen weiter im Vordergrund stehen.

Im Folgenden werden Ergebnisse aus Publikationen mit besonderem Bezug zur Gestaltung der Lernortkooperation in der akademischen Pflegeausbildung (international wie national) reflektiert, die bereits Herausforderungen und notwendige flankierende Handlungsschritte herausarbeiten, um eine Akademisierung in diesem Bereich zielgerichtet zu gestalten.

Ohne Anspruch auf Vollständigkeit werden hier Ergebnisse, die insbesondere die Bedeutung der inhaltlichen und pädagogischen Zusammenarbeit der Lernorte Hochschule und akademische Lehreinrichtung betonen, aufgeführt.

Lernortkooperation darf nicht nur auf organisatorischer Ebene verstanden werden. In einem Artikel über ein Beispiel aus dem Setting Pädiatrie über die Zusammenarbeit der University of Tennessee mit einem Kinderkrankenhaus beschreiben Niederhauser u.a. (2016: 175) Zusammenarbeit, Respekt, Vertrauen und Wissensaustausch als die wichtigsten Aspekte einer starken und dauerhaften akademischen Kooperation. Diese hat das Ziel, den Pflegestudierenden geeignete Praktikumsplätze und Forschungsprojekte zu bieten sowie der Klinik die dringend notwendigen Studienergebnisse und gut ausgebildetes Personal zu bringen (ebd.: 176). Es ergibt sich für beide Einrichtungen eine Win-win-Situation (ebd.: 175).

International ist die hochschulische Pflegeausbildung seit vielen Jahren etabliert. In einer Querschnittstudie von Strandell-Laine u.a. (vgl. 2022: 2) wurde beispielsweise das Verhältnis zwischen den Studierenden und Hochschullehrenden während des letzten klinischen Praktikums in sechs europäischen Ländern (Finnland, Deutschland, Island, Irland, Litauen und Spanien) vergleichend untersucht. Als besonders identitätsbildend wurde von studentischer Seite die Supervision durch Hochschullehrende hervorgehoben, z.B. in Form von kollegialer Beratung oder anderer Methodiken (vgl. ebd.: 9). Praxisbegleitung wird laut dieser Befragung in Spanien als am wertvollsten wahrgenommen (vgl. ebd.: 8).

Um die Zusammenarbeit der einzelnen Rollen der hochschulischen Pflegebildung zu stärken, wurden beispielsweise auch unterschiedliche Web-Anwendungen untersucht. O'Connor und Andrews (2016: 335 f.) führten eine Gruppendiskussion mit irischen Student*innen des Abschlussjahres über Lern-Apps, mögliche Anwendungen und Nutzungsbedingungen durch. Diese kam zu dem Ergebnis, dass die Studierenden Themen wie Pharmakologie, Wundmanagement, Anatomie/Physiologie, Blutwerte für eine mögliche Lern-App präferieren (vgl. ebd.: 337), um den Theorie-Praxis-Transfer zu befördern. Einschränkend gaben die Studierenden zu bedenken, dass eine umfassende Aufklärung über die Nutzung der Lern-App in der Praxis bei Patient*innen und anderen Berufsgruppen im Gesundheitswesen nötig wäre, um nicht unprofessionell zu wirken (vgl. ebd.: 338).

In Deutschland gab es vor Inkrafttreten des Pflegeberufegesetzes (PflBG) im Jahr 2017 und dem damit verbundenen Startdatum der dort geregelten beruflichen und hochschulischen Ausbildung ab 01.01.2020 einige wenige duale Pflegestudiengänge zur Primärqualifizierung (n = 39) und viele Studiengänge zur Weiterqualifizierung nach abgeschlossener Berufsausbildung (vgl. Pflegestudium 2016: 6). Diese waren vor allem in den Bereichen Pflegewissenschaften (n = 81) und Pflegemanagement (n = 41) angesiedelt (vgl. ebd.: 3). Insgesamt gab es im Jahr 2016 149 Pflegestudiengänge in Deutschland (vgl. ebd.: 3). Die Hochschule Osnabrück ist eine der Hochschulen, welche den Studiengang Pflege dual angeboten haben (vgl. Böggemann u.a. 2019: 21). Diese Hochschule hatte zur Realisierung Kooperationen mit verbundleitenden Berufsschulen und 20 weiteren Institutionen abgeschlossen (vgl. ebd.: 21). Die Evaluation des Studiengangs ergab, dass seitens der Praxisanleitungen in den praktischen Lernorten Kontaktängste bestanden, da sie das Gefühl hatten, den Studierenden nichts beibringen zu können (vgl. ebd. 25). Damit einher geht das Gefühl der Studierenden aus Osnabrück, weniger Skills zu erlernen als die Auszubildenden, welches Böggemann u.a. (vgl. 2019: 26) beschreiben. Hier wird der Stellenwert einer durch die Hochschule aktiv mitgestalteten Lernortkooperation insbesondere auf der inhaltlichen Ebene deutlich.

Wenn eine akademisierte Ausbildung in der Pflege erfolgreich sein soll, dann müssen die Akteure in der Praxis mitgenommen und befähigt werden, die Studierenden auf Hochschulniveau anzuleiten und auszubilden. Forderungen nach einer Qualifikation der Praxisanleitungen für Studierende mit einem hochschulischen Abschluss unterstreichen dies. Auch Studierenden wünschen sich entsprechend qualifizierte Praxisanleitungen, wie eine qualitative Befragung von Studierenden dualer Pflegestudiengänge ergab (Steffan u.a. 2015). Die Umsetzung dieser Forderung in der Praxis erweist sich allerdings als nicht ganz einfach. Es fehlen einerseits entsprechende Angebote und andererseits müssen geeignete Personen in der Praxis gefunden und motiviert werden, diese spezielle Weiterbildung zu absolvieren.

Die München Klinik gGmbH hat ein Tutor*innen-Programm mit der Universität Witten/Herdecke initialisiert, um den geschilderten Herausforderungen zu begegnen: »Tutoren für duale Pflegestudiengänge« (Jakob u.a. 2019: 29 f.). Voraussetzung für die Teilnahme von Praxisanleitungen an dem Projekt ist ein akademischer Abschluss in einem pflegerelevanten Studiengang (vgl. ebd.: 30). Sie müssen bei der Weiterqualifizierung zu Tutor*innen Kompetenzen erlangen, die ein vernünftiges, reflektierendes Denken im Pflegehandeln der Studierenden fördern, damit diese pflegewissenschaftliche Kompetenzen anwenden, welche über das Maß der dreijährigen Pflegeausbildung hinausgehen (vgl. ebd.: 29). Die Aufgaben der Tutor*innen bestehen darin, die Reflexionsprozesse der Studierenden zu begleiten und im engen Austausch mit der Hochschule zu stehen und nicht etwa darin, Praxisanleitungen durchzuführen oder Noten zu geben (vgl. ebd.: 30). Es wird betont, wie wichtig es ist, bereits während des Studiums das angestrebte Berufsprofil transparent zu kommunizieren und zu fördern (vgl. ebd.: 26). Letztlich liegt die größte Hoffnung in den ersten Alumni, welche das (duale) Pflegestudium absolviert haben, da diese zukünftige Studierende am besten anleiten können (vgl. Jakobs u.a. 2019: 31).

Nach § 38 PflBG haben die Hochschulen die Gesamtverantwortung über die Theorie und Praxis sowie die Pflicht, eine Praxisbegleitung durchzuführen. Für die Ausgestaltung der hochschulischen Pflegebildung sowie als Grundlage für Akkreditierungen und Kooperationsverträge wurden im Projekt »QUAHOPP – Qualitätskriterien für hochschulisches Praxislernen in der Pflege« nach den Ergebnissen einer Delphi-Erhebung Qualitätskriterien festgelegt, welche das Erreichen der Lernziele der Studierenden fördern sollen (vgl. Nick u.a. 2020: 117). Diese legen unter anderem fest, dass die Praxisbegleitung durch Professor*innen oder Hochschullehrende zu erfolgen hat (vgl. ebd.: 116). Laut Gödecke u.a. (vgl. 2022: 17) dient die Praxisbegleitung der Verbesserung des Theorie-Praxis-Transfers. Gleichzeitig geben sie zu bedenken, dass diese Aufgabe zusätzliche Kompetenzen seitens der Lehrpersonen erfordert, welche während eines Pädagogikstudiums angebahnt werden müssen (vgl. ebd.: 22). Außerdem schreiben Gödecke u.a. (vgl. ebd.: 18), dass es für Prüfungssituationen während der Praxisbegleitung validierter Bewertungsinstrumente für komplexe wie auch hochkomplexe Prüfungssituationen bedarf (vgl. ebd.: 22).

Eine weitere Möglichkeit der inhaltlichen Zusammenarbeit bzw. der kooperativen Begleitung der Studierenden besteht in der Nutzung eines ePortfolios wie Kerres und Wissing (vgl. 2021: 45 f.) es beschreiben. Das ePortfolio »Mahara« der Firma eLeDia GmbH stellt eine Erweiterung eines persönlichen Portfolios dar. Es ermöglicht, Inhalte mit der Praxisanleitung der Klinik oder der Praxisbegleitung der Hochschule zu teilen und dadurch Feedback, Reflexion und/oder Austausch (vgl. ebd.: 45 f.).

Die umfassende Evaluation der Praxisphasen durch die Studierenden ist ebenfalls ein wichtiges Instrument zur Verbesserung der Kooperation und der Lernergebnisse. Diese Notwendigkeit hat das Kanton Zürich im Jahr 2008 erkannt und führt seither jährliche Befragungen zur Zufriedenheit Studierender in der Praxis anhand des Kantonaler Benchmark zur Erfassung der Praktikumszufriedenheit (KBEP) durch und veröffentlicht anschießend die Ergebnisse (vgl. Beerli u.a. 2022: 227). Um einen internationalen Vergleich der Ergebnisse zu ermöglichen, existiert ein valider Fragebogen zur Messung der Zufriedenheit von Studierenden in der Praxis: Clinical Learning Environment, Supervision and Nurse Teacher Evaluation Scale (CLES + T), welcher über die Backtranslation-Method nach Sousa und Rojjanasrirat (2011) in mehrere Sprachen übersetzt wurde (vgl. ebd.: 232).

Die hier dargestellten Erkenntnisse unterstreichen den hohen Stellenwert der Gesamtverantwortung der Hochschulen im Rahmen des Pflegestudiums, um dem im Pflegeberufegesetz geforderten Niveau der Qualifizierung der Studierenden zum professionellen Handeln in hochkomplexen Pflegsituationen gerecht zu werden. Zumal dieser Terminus dort und auch im Kompetenzkatalog der Ausbildungs- und Prüfungsverordnung für die Pflegeberufe (vgl. PflAPrV Anlage 5) nicht näher definiert und von daher nicht trennscharf zur dreijährigen beruflichen Ausbildung ist.

2.2 Rechtliche Rahmenbedingungen der Lernortkooperation

Grundsätzlich war die hochschulische Ausbildung bis Ende 2023 durch die Bundesgesetzgebung im Pflegeberufegesetz (PflBG) und der Ausbildungs- und Prüfungsverordnung für die Pflegeberufe (PflAPrV) geregelt.

Die wichtigsten Eckpunkte im Kontext der Lernortkooperation waren im § 38 des Pflegeberufegesetzes festgeschrieben. Dort hieß es:

(1) Das Studium dauert mindestens drei Jahre. Es umfasst theoretische und praktische Lehrveranstaltungen an staatlichen oder staatlich anerkannten Hochschulen anhand eines modularen Curriculums sowie Praxiseinsätze in Einrichtungen nach § 7.

(3) Die Praxiseinsätze gliedern sich in Pflichteinsätze, einen Vertiefungseinsatz sowie weitere Einsätze. Wesentlicher Bestandteil der Praxiseinsätze ist die von den Einrichtungen zu gewährleistende Praxisanleitung. Die Hochschule unterstützt die Praxiseinsätze durch die von ihr zu gewährleistende Praxisbegleitung. Auf der Grundlage einer landesrechtlichen Genehmigung kann ein geringer Anteil der Praxiseinsätze in Einrichtungen durch praktische Lerneinheiten an der Hochschule ersetzt werden.

(4) Die Hochschule trägt die Gesamtverantwortung für die Koordination der theoretischen und praktischen Lehrveranstaltungen mit den Praxiseinsätzen. Sie ist auch für die Durchführung der Praxiseinsätze verantwortlich und schließt hierfür Kooperationsvereinbarungen mit den Einrichtungen der Praxiseinsätze.

(6) Die weitere Ausgestaltung des Studiums obliegt den Hochschulen. Sie beachtet die Vorgaben der Richtlinie 2005/36/EG zur Anerkennung von Berufsabschlüssen, die für den Abschluss der Krankenpflege Einsatzfelder vorgibt (z.B. allgemeine Chirurgie, Pädiatrie und Neonatologie und Langzeitpflege).

2.3 Herausforderungen und Perspektiven

Aufgrund der bisher geringen Akzeptanz des Studiums – die Akademisierungsquote in 2021 lag bei nur 0,82 Prozent (vgl. Meng u.a. 2022: 12) –, unter anderem wegen der nicht geregelten Finanzierung der Studierenden und der Refinanzierung der Praxisanleitung durch die akademischen Lehreinrichtungen, wurde eine Reform des Pflegestudiums beschlossen. Da (Stand: November 2023) der Gesetzesentwurf zur Stärkung des Pflegestudiums den Bundestag passiert hat und dem Bundesrat zu Zustimmung vorliegt (das Pflegestudiumstärkungsgesetz – PflStudStG soll ab 01.01.2024 gelten), werden sich für das Pflegestudium einige Neuerungen ergeben.

Die Struktur der Organisation und Koordination der Praxiseinsätze wird demnach in Zukunft anders gestaltet. De facto wird dann aus der hochschulischen Ausbildung in Kooperation mit den akademischen Lehreinrichtungen wieder ein duales Studium. Im Entwurf des Gesetzes heißt es weiter: »Die Studierenden, die eine hochschulische Pflegeausbildung beginnen, schließen künftig einen Ausbildungsvertrag zur hochschulischen Pflegeausbildung mit einem Träger des praktischen Teils der hochschulischen Pflegeausbildung ab, der – wie in der beruflichen Pflegeausbildung – die Verantwortung für die Durchführung des praktischen Teils des Studiums gegenüber der studierenden Person einschließlich seiner Organisation und Koordination übernimmt und dafür nach der Neuregelung auch eine Finanzierung aus dem Ausgleichfonds erhält. Der Träger des praktischen Teils der hochschulischen Pflegeausbildung berücksichtigt dabei die gegenüber der beruflichen Pflegeausbildung erweiterten Ausbildungsziele. Die Hochschule trägt weiterhin die Gesamtverantwortung für die Koordination der theoretischen und praktischen Lehrveranstaltungen mit den Praxiseinsätzen.« (Entwurf PflStudStG 2023: 61)

Die Auswirkungen des Pflegestudiumstärkungsgesetz auf die Gestaltung der Kooperationsverhältnisse sind derzeit noch nicht vollständig absehbar. Es ist aber angesichts der aktuell häufig benannten Unsicherheit seitens der praktischen Ausbildungsstätten in Bezug auf die praktische Ausgestaltung der Ausbildung der Studierenden davon auszugehen, dass es eine deutliche Stärkung der Praxisbegleitung an Hochschulen und Universitäten brauchen wird, um den Qualitätsansprüchen an das Studium zu genügen.

3. Konstruktion der Lernortkooperation im Pflegestudium am Beispiel der Alice Salomon Hochschule Berlin

3.1 Studiengangspezifische Anforderungen

Der primärqualifizierende Bachelorstudiengang Pflege an der Alice Salomon Hochschule (ASH) Berlin wird in der fachspezifischen Studien- und Prüfungsordnung und der Ordnung zu den praktischen Studienphasen geregelt. Diese orientieren sich eng am Pflegeberufegesetz (PflBG) und der Ausbildungs- und Prüfungsverordnung (PflAPrV) und treffen Regelungen zu den Zielsetzungen und Inhalten der praktischen und theoretischen Module, zur Praktikumsdauer und zu den Voraussetzungen. Außerdem werden Regelungen bezüglich Fehlzeiten, einzureichenden Dokumenten – wie beispielsweise Schweigepflichtserklärung, Führungs- und Gesundheitszeugnis – sowie der fachlichen Betreuung durch Lehrpersonen im Rahmen von Praxisbegleitseminaren, Praxisbegleitung und praktischen Übungen getroffen. Aus den Ordnungen und Gesetzen resultieren die Kooperationsverträge und Ausbildungsvereinbarungen, in welchen alle Rechte und Pflichten der Kooperationseinrichtungen, der Hochschule und der Studierenden, wie beispielsweise die Gewährleistung von mindestens 10 % Praxisanleitung, geregelt sind. Darüber hinaus gelten das Praxiscurriculum der ASH Berlin und Nachweisdokumente für die Durchführung der praktischen Studienphasen.

Die praktischen Studienphasen (PSP) im Bachelorstudiengang Pflege sind im 1.-6. Semester jeweils nach einem etwa zehnwöchigen Theorieblock angesiedelt. Die Vergabe der Praktikumsorte richtet sich nach den Vorgaben des PflBG, dem Modulhandbuch, dem Lernstand und den Wünschen der Studierenden. Nach den ersten Orientierungstagen an der Hochschule erfolgt nach einer Beratung durch die Praxiskoordinatorin die Einteilung der Studierenden zu den Praktikumsorten in den ersten vier Semestern. In dieser Zeit sollen möglichst die nach PflBG und Modulhandbuch geregelten Pflichtstunden abgeleistet werden. Daraufhin nimmt die Praxiskoordination die terminliche Planung der Praxisbegleitung durch die Lehrpersonen vor und meldet alle Daten (Namen, Zeiträume und Termine) an die Ausbildungskoordinationen bzw. Ausbildungsverantwortlichen in der Praxis, sodass diese Daten im Dienstplan der Praxisanleitung vor Ort Berücksichtigung finden können. Die Studierenden müssen sich keine eigenen Praktikumsorte suchen, können aber Kooperationen anregen. Es bedarf keiner Bewerbung für die Einsätze in den Kooperationseinrichtungen. Im Verlauf des vierten Semesters erfolgt eine erneute Beratung zu den letzten beiden PSP. Während der fünften PSP besteht die Möglichkeit eines Praktikums im Ausland. Um eine Finanzierung über Erasmus+ oder PROMOS zu realisieren, wird eng mit dem International Office der ASH Berlin zusammengearbeitet. Zur Realisierung von Auslandsaufenthalten hat der Pflegestudiengang der ASH Berlin in den letzten Jahren ein internationales Netzwerk aufgebaut. Für die sechste praktische Studienphase findet ein intensiver Austausch mit den gewünschten Kooperationsunternehmen und den betreuenden Lehrpersonen statt, da hier die Modulabschlussprüfung als praktische staatliche Prüfung gem. § 37 PflAPrV und gem. § 39 PflBG erfolgt. Das in Tabelle 1 dargestellte grobe Raster zur Aufteilung der praktischen Studienphasen bildet das aktuelle Studium an der ASH Berlin ab. Die Aufteilung der PSP muss jedoch im Zuge der Heilkundeübertragung nach Inkrafttreten der gesetzlichen Änderungen aufgrund des Pflegestudiumstärkungsgesetzes neu überarbeitet werden, da es ab dem 01.01.2025 im Pflegestudium den Pflege-und Therapieprozess zu vermitteln gilt und sich das Studium damit voraussichtlich auf acht Semester verlängern wird.

Im ersten Semester ist ein kurzes vierwöchiges Praktikum geplant, um den Studierenden eine Orientierung im Gesundheitswesen und der Pflege zu geben. Vorher werden die Studierenden in der Theorie und dem Skills Lab auf grundlegende Pflegeassessments, Vitalparameter sowie hygienisches und wissenschaftliches Arbeiten vorbereitet. Ab der zweiten PSP steigert sich die Dauer der praktischen Einsätze und die Kompetenzen zur selbstständigen Anwendung des Advanced Nursing Process, der laut Doenges et al. (2018) den Pflegeprozess, den Entlassungsprozess und den Beratungs- und Anleitungsprozess umfasst, werden schrittweise angebahnt. Die längsten Einsatzzeiten betragen 450 Stunden, welche innerhalb von 12 Wochen in Vollzeit absolviert werden müssen. Innerhalb jeder praktischen Studienphase haben die Studierenden mindestens 10 % Praxisanleitung. Dies ist in den Kooperationsverträgen mit den Einrichtungen vereinbart worden. Durch das Pflegestudiumstärkungsgesetz sind die 10 % Praxisanleitung nun auch für Studierende gesetzlich geregelt.

Prinzipiell können und sollen die Studierenden alle berufsüblichen Arbeitszeiten wahrnehmen. Vor dem Hintergrund, dass die Studierenden fast ausschließlich unentgeltliche Praktika absolvieren, wird in der Praxis größtenteils Montag bis Freitag gearbeitet. Wochenenden und Feiertage bleiben frei , damit die Studierenden nebenberuflichen Tätigkeiten nachgehen können. Durch die neuen Bestimmungen im Pflegestudiumstärkungsgesetz wird es hier sicher zu Anpassungen kommen, da die Studierenden dann eine Vergütung erhalten und auch zu den in der Pflege üblichen Arbeitszeiten eingesetzt werden können.

Im Rahmen jeder praktischen Studienphase erhalten die Studierenden pro Woche einen Tag Freistellung zur wissenschaftlichen Bearbeitung aktueller Versorgungssituationen in der jeweiligen Einrichtung. Die Ergebnisse werden am Ende der praktischen Studienphase sowohl der Einrichtung (z.B. im Rahmen einer Teamsitzung als One-Minute-Wonder) als auch den anderen Studierenden der Kohorte im Rahmen des letzten Praxisbegleitseminars vorgestellt. Diese sogenannte wissenschaftliche Transferaufgabe soll die Studierenden schon während des Studiums auf künftige pflegefachliche und pflegewissenschaftlich fundierte Tätigkeiten im Versorgungssetting vorbereiten. Denn Ziel des Studiums und daher auch zentraler Inhalt der PSP ist die Bildung fachlicher und personaler Kompetenzen zur selbstständigen umfassenden und prozessorientierten Pflege auf wissenschaftlicher, evidenzbasierter Grundlage und Methodik.

Tabelle 1: Aufteilung der praktischen Studienphasen

	1. PSP	2. PSP	3. PSP	4. PSP	5. PSP	6. PSP
Dauer (Mind. 2300 h nach § 30 (2) PflAPrV, davon 200 h im Skills Lab)	150 h ≙ 4 Wochen	300 h ≙ 8 Wochen	450 h ≙ 12 Wochen	450 h ≙ 12 Wochen	300 h ≙ 8 Wochen	450 h ≙ 12 Wochen
Einsatzort nach Modulhandbuch (ASH Berlin)	Stationäre Akutpflege, stationäre Langzeitpflege	Stationäre Akutpflege, ambulante Pflege	Ambulante Pflege, Pädiatrie, Gynäkologie	Stationäre Langzeitpflege, Hospiz, Palliativ Care	Stationäre Akutpflege, stationäre Langzeitpflege, ambulante Pflege, Psychiatrie, **Auslandspraktikum** möglich	Vertiefungseinsatz
Erlernte pflegerische Versorgung in Theorie und Skills Lab in Relation zu medizinischen Fachrichtungen (lt. EG-Richtlinie 2005/36) und darüber hinaus	Allgemeine und spezielle Innere Medizin, Allgemeine und spezielle Chirurgie	Allgemeine und spezielle Innere Medizin, Allgemeine und spezielle Chirurgie	Gynäkologie, Pädiatrie und Geriatrie, Gerontologie sowie Neurologie	Palliation, Vertiefung Allgemeine und spezielle Innere Medizin, Allgemeine und spezielle Chirurgie	Psychiatrie Pflege unter dem Aspekt von Diversität	Notfallaufnahme und ITS sowie Vertiefung Geriatrie und Gerontologie
Advanced Nursing Process	Orientierung Grundlagen des Pflegeprozesses, Anbahnung des Clinical Reasoning	Wissenschaftliches Arbeiten, kritische Anwendung von Assessments Pflegediagnostik	NIC und NOC Transitionen, Entlassungsprozess	Bewältigung chronischer Krankheiten, Anleitungs- und Beratungsprozess	Diversität, Lebenslagen und Lebensweltorientierung	Vorbereitung auf die staatliche praktische Prüfung

3.2 Akteursgruppen der Lernorte – Aufgaben und Schnittstellen

Im Rahmen des Pflegestudiums an der Alice Salomon Hochschule Berlin sind verschiedene Akteursgruppen involviert, die eng zusammenwirken müssen, um den Erfolg des Studiums zu gewährleisten.

Hochschule
An der Hochschule vermitteln die Hochschullehrenden und Professor*innen die theoretischen Studieninhalte und führen die praktischen Übungen und Simulationen im Skills Lab durch. An den Praktikumsorten werden die Studierenden durch Praxisbegleitbesuche sowie in den parktischen Prüfungen durch Lehrpersonen begleitet. Der meiste Kontakt der Lehrpersonen mit den Praxisanleitungen in den Kooperationsunternehmen entsteht während der Praxisbesuche und -prüfungen. Außerdem bieten die Hochschullehrenden ein kostenloses Fortbildungsprogramm für die Praxisanleitungen der Kooperationspartner an. Dies soll die Praxisanleitungen zur Begleitung der Studierenden befähigen und Unsicherheiten abbauen sowie den Austausch zwischen den Lernorten stärken. Weitere wichtige Rollen an der Hochschule haben die Mitarbeitenden der Studiengangs- und Praxiskoordination inne, welche für die Organisation und den reibungslosen Ablauf der Theorie- bzw. Praxisphasen sorgen. Miteinbezogen in die organisatorische Gestaltung des Pflegestudiums sind hochschulinterne Verwaltungsstrukturen wie Prüfungs- sowie Immatrikulationsverwaltung und International Office.

Studierende
Die Studierenden sind in erster Linie der Hochschule zugehörig und absolvieren lediglich ihre Pflichtpraktika im Rahmen der praktischen Studienphasen in den Kooperationseinrichtungen. Da sich die Stundenanteile der theoretischen Ausbildung in der Hochschule inklusive der 200 Stunden Skills Lab-Zeiten, welche der Praxis zugeordnet werden dürfen, und die Anteile der praktischen Einsätze im Pflegestudium in etwa die Waage halten, befinden sich die Studierenden fast die Hälfte der gesamten Studiendauer außerhalb der Hochschule. Umso bedeutsamer ist eine gute Vernetzung und Kommunikation zwischen der Hochschule und ihren Kooperationsunternehmen sowie eine klare Formulierung der Aufgaben, welche die Studierenden zur Erlangung der Lernziele in der Praxis absolvieren sollen.

Kooperationsunternehmen
Bei den Kooperationsunternehmen findet der große Teil der praktischen Lehre statt. Da die Hochschule nur einen eingeschränkten Einfluss auf den Einsatz der Studierenden in der Praxis hat, werden die Kooperationsunternehmen sorgfältig ausgewählt und den Studierenden möglichst genaue Aufgaben zur Erlangung der Lernziele gestellt. Bei der Auswahl der Kooperationspartner ist ein Interesse dieser an der Akademisierung der

Pflege ein zentraler und wichtiger Punkt. Auch in den Kooperationsunternehmen existieren unterschiedliche Rollen: einerseits die eigenen Praxiskoordinationen, welche für die Einteilung der Studierenden im Haus zuständig und wiederum Ansprechpersonen für die Praxiskoordination der Hochschule sind und andererseits die Praxisanleitungen und Pflegefachpersonen, welche im direkten Kontakt mit den Studierenden stehen und deren praktische Lehre übernehmen. Zum regelmäßigen Austausch organisiert die ASH Berlin Kooperationstreffen und Workshops. Außerdem findet im Rahmen der Praxisbegleitung ein Austausch zwischen Studierenden, Lehrpersonen und Praxisanleitungen statt.

3.3 Das Projekt LoKoHoPa – Förderung der Lernortkooperation

Die koordinierte Abstimmung zwischen allen am Pflegestudium Beteiligten und die enge Verzahnung von Theorie und Praxis muss für ein erfolgreiches Studium bestmöglich gelingen. Die Grundlage dafür bietet eine reibungslose Organisation der theoretischen und praktischen Studieninhalte und ihre Abstimmung. Um die Lernfortschritte der Studierenden an die Praxispartner für den Praxiseinsatz zu übermitteln, musste eine geeignete Kommunikationsstruktur entwickelt werden. Das Projekt LoKoHoPa, gefördert von der Senatsverwaltung für Gesundheit, Pflege und Gleichstellung des Landes Berlin aus Mitteln des Bundesinstituts für Berufsbildung – BIBB (Laufzeit 2020 bis 2023) hat eben dies zum Ziel: tragbare Kooperationsstrukturen zwischen den drei Lernorten zu entwickeln und zu erproben.

Im Unterschied zur beruflichen dreijährigen Pflegeausbildung sind die gesetzlichen Regelungen zur praktischen Ausbildung im Pflegestudium weniger explizit formuliert, was eine eigene hochschulische Form der Lernortkooperation erforderlich macht. Die Strukturen erfordern eine analoge, aufgrund der Schnittstellenvielfalt aber auch digital und web-basierte Organisation des Kooperationsprozesses. Nur so kann gewährleistet werden, dass alle Akteursgruppen – Hochschule, Praxispartner und Studierende – zeitgleich über denselben Informationstand verfügen können. Neben den Einsatzzeiten in den praktischen Studienphasen, den Nachweisen der mind. 10 % Praxisanleitung, den Inhalten der gewährten Praxisanleitungen mit Bezug zu den an den Lernorten Hochschule und Skills Lab aufgebauten Kompetenzen der Studierenden sind auch die Dokumentation der zu führenden evaluierenden Gespräche und die Möglichkeit der Hinterlegung eines Praxiscurriculums mit Arbeits- und Lernaufgaben wichtige Bedarfe.

Eine weitere Herausforderung im Kontext der Lernortkooperation ist die Kommunikation mit den Studierenden und den begleitenden Praxisanleitungen während der praktischen Studienphasen. Klassische Wege der Praxisanleitungstreffen an Hochschulen waren während eines großen Teils der Projektlaufzeit aufgrund der pandemiebedingten Kontaktbeschränkungen nicht möglich. Digitale Informationsübermittlung über E-Mail war ebenfalls nur eingeschränkt geeignet, da Praxisanleitende in den Einrichtungen der Kooperationspartner häufig nicht über eine eigene E-Mail Adresse verfügten. Die ASH Berlin hat sich daher für die Gestaltung und Förderung der Lernortkooperation im Projekt LoKoHoPa unter der Leitung von Frau Prof. Dr. Katja Boguth für den Einsatz einer digitalen Lösung entschieden, um den skizzierten Anforderungen zu begegnen.

4. Softwaregestützte Umsetzung der Lernortkooperation

Eine Recherche zu Anbietern von Praxisplanungstools für die Pflegeausbildung ergab, dass es zum Zeitpunkt der Antragstellung für das Projekt LoKoHoPa zu Beginn des Jahres 2020 nur einen Anbieter gab, der in der Lage war, mit Projektbeginn eine bereits auf Beratungs- und wissenschaftlichen Forschungs- und Entwicklungsprojekten basierende sowie für die generalistische berufliche Pflegeausbildung entwickelte Softwarelösung für das Projekt zur Verfügung zu stellen. Diese musste im Projekt mittels agiler Softwareentwicklung an die hochschulischen Anforderungen eines Pflegestudiums fortlaufend angepasst und noch während des Projektzeitraums erprobt werden. Die Anpassungen wurden in enger Abstimmung des Softwareherstellers QUESAP.software GmbH mit der Projektleitung an der ASH Berlin (Prof. Dr. Katja Boguth) und der Praxiskoordinatorin (Svenja Urban) auf Basis der Erfahrungen während des Aufbaus des Studiengangs abgestimmt. Es gingen weiter Arbeitsergebnisse von zwei Projektworkshops mit Vertretungen des Lehrkörpers der Hochschule, der Praxispartner der Hochschule sowie der Softwarefirma, insbesondere hinsichtlich der Möglichkeiten der Bereitstellung eines Praxiscurriculums, in die Weiterentwicklung ein. In diesem iterativen Prozess wurde es möglich, die sich fortlaufend entwickelnden Anforderungen des Pflegestudiengangs in die Softwarelösung miteinzubeziehen und eine Studium-spezifische Konfiguration bereitzustellen. Diese wird seit dem Wintersemester 2022/23 auch von der Hochschule für Wirtschaft und Gesellschaft Ludwigshafen für das primärqualifizierende Pflegestudium eingesetzt. Das Programm ist auch für das Studium der Hebammenwissenschaft an dieser Hochschule angepasst worden und durchläuft hier ebenfalls eine kontinuierliche Weiterentwicklung an die Vorgaben für diesen Studiengang.

4.1 Digitaler Ansatz der Lernortkooperation

Um zeitgleich auf Informationen im Kontext des Pflegestudiums zugreifen zu können bzw. diese an alle Akteursgruppen in Echtzeit zu übermitteln, wird eine webbasierte Softwarelösung benötigt. Eine sogenannte Software as a Service-Lösung (SaaS) schafft den Usern die Möglichkeit, über einen aktuellen Internetbrowser gemäß eines Rollen- und Rechtekonzeptes mittels einer E-Mail-Adresse und einem Passwort auf die Informationen zuzugreifen, für die die jeweilige Rolle freigeschaltet ist. Ebenfalls möglich ist die Verknüpfung unterschiedlicher Akteure (Hochschule und Praxispartner), die jeweils eigenständig als Einrichtung in der Software registriert sind.

Die Software ist browsergestützt auf allen digitalen und internetfähigen Endgeräten nutzbar. Die Bildschirmansicht ist optimal bis zur Größe eines Tabletscreens für alle Funktionalitäten konfiguriert. Für die Nutzung auf dem Smartphone wurde das operative Feature des Kalenders für die mobile Ansicht angepasst.

Kernfunktionalitäten der Softwarelösung
Im Folgenden werden die Kernfunktionalitäten der Softwarelösung QUESAP® Ausbildungsplaner-Praxis der Firma QUESAP.software GmbH (in der die Autorin dieses Beitrages Tina Knoch geschäftsführende Gesellschafterin ist) vorgestellt, die ursprünglich für den Einsatz in der dreijährigen Pflegeausbildung programmiert wurde. Da dies zentrale Features sind, die auch für die hochschulische Ausbildung Relevanz haben, wird die für das Studium spezifische Anpassung der Software im nächsten Abschnitt aufgegriffen.

Die Software ermöglicht der Hochschule, den Praxispartnern Studierende für den jeweiligen Einsatz in einer praktischen Studienphase über einen individuellen Einsatzplaner zuzuweisen. Die Hauptverantwortlichen des Praxispartners wiederum weisen diesen Studierenden die eigenen Praxisanleitungen zu. Dann sehen die Praxisanleitungen die Planungsdaten für die entsprechende Studienphase der zugewiesenen Studierenden. Sie können an den Daten keine Änderungen vornehmen. Auch für die hinterlegten Inhalte des Praxiscurriculums haben sie ein Leserecht im Rahmen der zugewiesenen Studienphase (siehe dazu auch den Beitrag von Boguth et al. zur Entwicklung eines Praxiscuricuums in Band I dieses Handbuchs).

Neben dieser Einsatzplanung kann ein Kalendertool benutzt werden. In diesem ist in einer Wochen- oder Monatsansicht der individuelle Verlauf der praktischen Studienphase vor Ort in der Einrichtung plan- und dokumentierbar. Studierende und Praxisanleitungen können über das Anlegen von Terminen definieren, in welchen Zeiteinheiten bezogen auf einen Wochentag, Anleitungssituationen durchgeführt werden, Besprechungen stattfinden, Lernzeiten, z.B. für die Bearbeitung von Lernaufträgen oder der wissenschaftlichen Transferaufgaben etc., vereinbart werden. Die Möglichkeit der Terminplanung kann auch für den Austausch zwischen den Akteuren genutzt werden. In einem zum Termin gehörenden Notizenfeld können kurze Informationen ausgetauscht werden. Dies können beispielsweise organisatorische Absprachen, Abgaben von Arbeitsaufträgen oder auch die Bitte um einen weiteren Anleitungstermin sein. Auch mit den Akteur*innen der Hochschule kann über das Termintool kommuniziert werden. Die Angehörigen der Hochschule selbst stellen die Termine für die Praxisbegleitbesuche, Online-Seminartage an der Hochschule oder Reflexionsgespräche zur praktischen Studienphase dort ein. An jeden Termin können gängige Dateiformate angehängt werden. Darüber ist der inhaltliche Austausch jederzeit möglich. Einige der Studierenden nutzen den Kalender, um in einer Art Lerntagebuch ihre Tagesaktivitäten in der praktischen

Studienphase zu dokumentieren. Dadurch kann beispielsweise im Erstgespräch im folgenden Einsatz gemeinsam mit der Praxisanleitung vor Ort in der Dokumentation der Anleitungen und Lernaufgaben nachgesehen werden, was bereits kennengelernt und geübt werden konnte, um eine gemeinsame Planung des aktuellen Einsatzes und der noch notwendigen und gewünschten Praxisanleitungen vorzunehmen.

Über alle Termintypen kann jederzeit eine typenspezifische Auswertung erzeugt werden, in der Datum, Umfang und Inhalt der Termine dargestellt werden. Insbesondere die Übersicht der Anleitungstermine, die für den Nachweis der 10 % Praxisanleitung bezogen auf die Dauer der praktischen Studienphase geleistet werden, lässt sich tagesaktuell generieren. Auch das Fehlzeitenmanagement und dessen Dokumentation erfolgt über das Kalendertool. Studierende oder Praxisanleitungen vor Ort können einzelne Tage klassifizieren und so über den Status »Krankheit« die automatische Berechnung der Fehlzeiten auf Basis der mit der Hochschule vereinbarten Regelarbeitszeit vornehmen. Im Einsatzplaner der Studierenden werden diese wichtigen Kennzahlen – Fehlzeiten und 10 % Praxisanleitung – tagesaktuell ausgewiesen.

Weitere wichtige Nachweisdokumente sind über den jeweiligen Einsatz in der praktischen Studienphase zu erbringen, mit Ausweisung des geplanten und geleisteten zeitlichen Umfangs, der Fehlzeiten und der erfolgten Praxisanleitung. Alle Nachweisdokumente müssen ausdruckbar sein und unterzeichnet werden können. Aufgrund des noch ausbaufähigen Digitalisierungsgrades, insbesondere bei den Praxispartnern der Hochschule, wurde zunächst auf die Möglichkeit einer digitalen Signatur verzichtet. Perspektivisch wird dies in der Software möglich sein.

Die Digitalisierung der Planung und Dokumentation des Verlaufs der praktischen Studienphasen macht ein zeitaufwendiges und handschriftliches Führen der diversen Dokumente überflüssig. Auch die Berechnung und damit der Nachweis der praktischen Ausbildungszeiten und der Fehlzeiten wird automatisch vorgenommen, eine Berechnung am Ende der Studienzeit mithilfe des Dienstplans entfällt.

Die Hochschule, im Rahmen ihrer Gesamtverantwortung, sowie die Studierenden selbst haben zu jeder Zeit vollen Einblick und Zugriff auf ihre Daten. Seitens der Hochschule werden an personenbezogenen Daten lediglich Name und E-Mail-Adresse der Studierenden im Programm hinterlegt. Die Studierenden haben der Verwendung und Speicherung ihrer Daten zu diesem Zwecke schriftlich zugestimmt. Dieses Prozedere war vor Nutzung der Software mit der Datenschutzbauftragen der ASH Berlin abgestimmt. Die Kooperatioonspartner registrieren sich selbst in der Software und müssen in diesem Kontext der Datenschutzerklärung des Softwareanbieters zustimmen.

Datenschutzrechtliche Vorgaben der Datenschutzgrundverordnung (DSGVO) und des Bundesdatenschutzgesetzes (BDSG) werden seitens des Softwareanbieters eingehalten. Die Serverstandorte befinden sich ausschließlich in Deutschland. Die Hochschule hat mit dem Softwareanbieter eine Vereinbarung zur Auftragsdatenverarbeitung geschlossen, in der durch den Softwareanbieter dessen Datenschutzvorkehrungen und die technischen und organisatorischen Maßnahmen, die erforderlich sind, um die Ausführung der Vorschriften der Datenschutzgesetze umzusetzen, darlegt werden.

In der Softwarelösung selbst ist ein Rollen- und Rechtekonzept implementiert, um den Datenschutz zu gewährleisten. Das bedeutet, dass der Mandant der Hochschule alle Daten der Studierenden anlegen, bearbeiten und löschen kann. Mitarbeitende der Hochschule können dies nur für die ihnen zugeordneten Studierenden. Die Studierenden selbst können ihre Stammdaten ändern, ihre geplanten Praxiseinsätze sehen und im Kalender über die Termine den Verlauf der praktischen Studienphasen, wie in einem Lernportfolio, dokumentieren. Die Praxispartner der Hochschule wiederum sehen für die zugewiesenen Studierenden nur den jeweiligen Einsatzzeitraum mit seinen Kennzahlen (Fehlzeiten, geleisteter Umfang und geleistete Praxisanleitung). Die Daten aller weiteren praktischen Studienphasen, die bei anderen Praxispartnern stattfinden, werden ausgeblendet und sind damit für den aktuellen Einsatzort nicht nachvollziehbar. Nach dem Einsatz nimmt die Hochschule die Zuordnung der Studierenden wieder zurück, sodass auch im Nachgang keine Daten mehr durch die Praxispartner gesehen oder bearbeitet werden können.

Alle Nachweisdokumente über eine praktische Studienphase können als PDF-Dateien erzeugt werden und auch außerhalb der Software durch die Hochschule zu Nachweiszwecken gespeichert werden. Damit kann die Hochschule unabhängig von der Software ihrer Dokumentations- und Archivierungspflicht nachkommen. Auch Studierende können den Verlauf ihrer praktischen Studienanteile so abspeichern, dass auch sie nach Beendigung des Studiums bereits in der Praxis erworbene Kompetenzen und erlernte Pflegeinterventionen jederzeit nachsehen können. Bei Vertragsende werden der Hochschul-Account und sämtliche durch die Hochschule gespeicherten Daten vollständig und nicht wieder herstellbar durch den Anbieter der Software gelöscht. Gleiches gilt für den Fall des Löschens einer lernenden Person (Studierenden) während der Vertragslaufzeit durch die Hochschule. Im Falle der Kündigung einer Kooperation von Hochschule und Praxispartner wird der Account des Partners gesperrt und nach Sicherung der Nachweisdokumente durch die Hochschule und die Studierenden gelöscht.

4.2 Der QUESAP® Ausbildungsplaner-Praxis – Anpassung an das Pflegestudium

Der QUESAP® Ausbildungsplaner-Praxis wurde ursprünglich für den Einsatz in der dreijährigen beruflichen Pflegeausbildung entwickelt. Ausgehend vom Pflegeberufegesetz und der dort genau geregelten Durchführung der Ausbildung sowie den Mindeststundenvorgaben aus der Ausbildungs- und Prüfungsverordnung für Pflegeberufe (PflAPrV) war es das Ziel, die Träger der praktischen Ausbildung (TpA) bei den umfangreichen organisatorischen wie inhaltlichen Planungs- und Dokumentationsaufgaben zu unterstützen, die Kommunikation mit den beteiligten Lernortpartnern und den Auszubildenden zu erleichtern, in Echtzeit transparent und nachvollziehbar zu ermöglichen und die Monitoringaufgaben des TpA sowie der Pflegeschulen mit einem modernen Kommunikationstool zu unterstützen.

Für den Einsatz im Rahmen des Pflegestudiums wurden im Projekt LoKoHoPA diverse Anpassungen an die Planung und Dokumentation der praktischen Studienphasen vorgenommen. Diese werden mit Bezug auf die oben ausgeführten Kernfunktionalitäten im Folgenden erläutert.

Die größte Herausforderung war zu Beginn die Anpassung des Einsatzplaners. Anstelle der für die dreijährige Ausbildung genau festgelegten praktischen Ausbildungsabschnitte mit Mindeststundenvorgaben war hier eine Einteilung in praktische Studienphasen notwendig. Es waren ausreichend Plan- und Ist-Stunden zu erfassen, da eine Vorgabe von Sollstunden für die einzelnen Studienphasen gesetzlich nicht vorgeschrieben ist. Der Abgleich der jeweils 400 Stunden praktische Ausbildungszeit in den drei Hauptversorgungsformen (stationäre Akutpflege, stationäre Langzeitpflege, ambulante Akut- und Langzeitpflege) kann über die Einsatznachweise erfolgen. Eine weitere Anpassung war die Integration der in der EU-Berufsanerkennungsrichtlinie 2005/36/EG vorgegebenen Einsatzarten, um eine EU-weite Anerkennung des akademischen Abschlusses der Pflegefachfrau/des Pflegefachmanns mit einem Bachelorgrad zu gewährleisten. Im Einsatzplaner können für das Pflegestudium durch diese Anpassung sowohl der Einsatzzeitraum, der Kooperationspartner als auch die Einsatzart definiert werden. Diese Informationen werden automatisch in das Nachweisdokument für die praktische Studienphase übernommen.

Eine weitere Anpassung im Einsatzplaner umfasst die Darstellung des chronologischen Verlaufs der Praxisphasen. Innerhalb einer praktischen Studienphase können Einsätze bei unterschiedlichen Kooperationspartnern stattfinden. Daher wurde die Möglichkeit geschaffen, einsatzspezifische Nachweisdokumente mit der Berücksichtigung der akademischen Lehreinrichtung zu erzeugen. Durch diese Anpassung werden auch die Zeiten für den Nachweis der 10 % Praxisanleitung bezogen auf die Einrichtung dargestellt, was vorher nur für die gesamte praktische Studienphase möglich war.

In der Kalenderansicht musste anstelle der Einsatzarten der dreijährigen Ausbildung die entsprechende praktische Studienphase aus der Einsatzplanung angepasst werden. Bei den täglich erfassbaren Gründen für eine Abwesenheit der Studierenden am Einsatzort wurde die wissenschaftliche Transferaufgabe hinzugefügt, da die Studierenden dafür auch zu Recherchezwecken beispielsweise die Bibliothek im Rahmen der Ausbildungszeit besuchen können. Bei den Aufgabentypen, die bei der Anlage eines Termins ausgewählt werden können, wurde der Praxisbericht als eigenständiger Termintyp eingeführt.

Im Hauptmenü der Software wurde ein Speicherort für Dokumente hinzugefügt. Neben der Möglichkeit an jedes Lernziel im Praxiscurriculum und auch an jeden Termin ein hierfür spezifisches Dokument anzuhängen, das dann direkt dort verlinkt ist und in der Software geöffnet werden kann, kann die Hochschule den Studierenden nun auch übergreifende Informationen wie die Praxisbegleithefte der jeweiligen praktischen Studienphase oder notwendige Vereinbarungen und Formulare bereitstellen. Es könnten dort auch inhaltliche Informationen, die nicht im Praxiscurriculum verankert sind, verlinkt werden. Möglich wäre auch der Aufbau eines Wissenswikis, das in dem der praktischen Studienphase vorausgehenden Semester angelegt wird. In nachfolgenden Kohorten kann dieses Wissenswiki überarbeitet und in der aktuellen Fassung neu verlinkt werden.

4.3 Implementierung bei Praxispartnern und Studierenden

Der Einsatz einer neuen Software-Lösung stellt insbesondere für die Kooperationspartner der Hochschule eine besondere Herausforderung dar, die zusätzlich im bereits anspruchsvollen Arbeitsalltag gemeistert werden muss. Um die Einrichtungen hier nicht zu überfordern, hat sich die ASH Berlin dafür entschieden, dass die Studierenden in der Hauptsache verantwortlich für die Nutzung der Software-Lösung sind. Interessierte Praxisanleitungen sollten dennoch die Möglichkeit haben, den Ausbildungsplaner aktiv zu nutzen.

Beide Akteursgruppen, Studierende und Praxisanleitende der Kooperationspartner, wurden im Vorfeld der ersten praktischen Studienphase in Online-Schulungen mit der Bedienung der Software vertraut gemacht. Schulungstermine vor Ort bzw. an der Hochschule waren aufgrund der pandemiebedingten Kontakt-Einschränkungen nicht möglich. Zusätzlich bestand das Unterstützungsangebot des Softwareanbieters, telefonisch und per E-Mail beziehungsweise in kurzen Online-Meetings offene Fragen zu klären und bei Problemen zu helfen. Dieses Angebot wurde auch in Anspruch genommen.

Eine Herausforderung in der ersten Implementierungsphase bestand darin, dass die Software fortlaufend weiter an das Studium und seine besonderen Bedingungen angepasst wurde. Dadurch mussten sich insbesondere die Studierenden immer wieder an neue Features gewöhnen.

Im weiteren Verlauf wurde zu Beginn einer jeden praktischen Studienphase das Schulungsangebot für Studierende und Praxispartner wiederholt angeboten, um alle gut in den dann jeweils aktuellen Stand der Software einzuführen. Diese Schulungsangebote konnten nach zwei Durchläufen an die Praxiskoordinatorin der Hochschule übergeben werden und werden seitdem in Eigenregie durchgeführt.

4.4 Notwendige Weiterentwicklung der Softwarelösung

In der Projektlaufzeit von LoKoHoPa konnten die Anpassungen an die laut Pflegeberufegesetz (PflBG 2017) vorgegebenen Bedingungen für die hochschulische Ausbildung weitestgehend umgesetzt werden. Durch das Pflegestudiumstärkungsgesetz (PflStudStG) wird sich bei Inkrafttreten ab Januar 2024 die Struktur des Studiums dahingehend ändern, dass der Verlauf des praktischen Teils des Studiums in Anlehnung an die dreijährige Ausbildung gestaltet werden wird. Die Verantwortung für die Durchführung des praktischen Teils des Studiums soll dann an die Einrichtungen als Träger der praktischen Studienphasen übergehen, um so auch eine finanzielle Förderung der Studierenden zu ermöglichen (vgl. Entwurf des PflStudStG).

Die Weiterentwicklung des QUESAP®-Ausbildungsplaners für die Praxis besteht dann darin, die mit dem neuen Gesetz einhergehenden Anpassungen des Pflegeberufegesetzes umzusetzen. Im Wesentlichen wird das der Teil der Einsatzplanung sein.

Da die Hochschule nach wie vor die Gesamtverantwortung für die Koordination der theoretischen und praktischen Lehrveranstaltungen mit den Praxiseinsätzen innehaben wird, kann auch zukünftig die Zuteilung der Studierenden an Einrichtungen durch die Hochschule erfolgen. Der Gesetzesentwurf des Pflegestudiumstärkungsgesetzes hebt explizit hervor, dass auch das Führen eines elektronischen Ausbildungsnachweises ermöglicht werden wird. Insofern sind mit dem QUESAP®-Ausbildungsplaner für die Praxis die Startbedingungen für die Umsetzung im Projekt LoKoHoPa der Alice Salomon Hochschule bereits geschaffen worden.

5. Ausblick und Weiterentwicklungsbedarf

Eine Herausforderung für die weitere Gestaltung der Pflegestudiengänge wird es ab 2024 sein, die Neustrukturierung des Studiums in Form eines dualen Studienganges umzusetzen. Die Kooperationspartner der Hochschule müssen in ihre neue Rolle als Verantwortliche für die Durchführung der praktischen Studienanteile herangeführt werden. Dies wird einhergehen mit der Entwicklung und Umsetzung von Lösungsansätzen der in einer Befragung der Akteursgruppen im Studiengang Pflege an der Alice Salomon Hochschule Berlin (ASH) herausgearbeiteten Verbesserungsbedarfe.

Die Attraktivität eines Pflegestudiums muss deutlich gesteigert werden. Dies erhofft sich der Gesetzgeber insbesondere von der mit dem Pflegestudiumstärkungsgesetz vorgesehenen Vergütung der Studierenden und der Berücksichtigung der Praxisanleitungszeiten in den Einrichtungen. Die ASH Berlin selbst strebt eine deutlich bessere Verzahnung der inhaltlichen Gestaltung des Studiums an. Neben der Entwicklung des Praxiscurriculums ist eine weitere Idee die Einführung des Teamteaching von Praxisanleitungen und Hochschullehrenden im Simulationszentrum der ASH Berlin, um so in den direkten inhaltlichen Austausch zu gehen (vgl. Boguth u.a. 2023: 125 f.). Ebenso notwendig ist es auch, geeignete Tätigkeitsprofile in den Pflegeeinrichtungen zu entwickeln und entsprechende Stellen zu schaffen, um Studierenden eine Berufsperspektive zu geben die auch eine weitere akademische Laufbahn ermöglicht. Dafür haben die kooperierenden akademischen Lehreinrichtungen der Hochschule eine Arbeitsgemeinschaft begründet. Außerdem findet regelmäßig eine interprofessionelle Inhouse-Messe für zukünftige Absolvierende statt, bei welcher innovative Ideen und berufliche Perspektiven durch Kooperationseinrichtungen und andere potenzielle Arbeitsstätten vorgestellt werden.

Letztlich müssen die Akteure im Pflegestudium ihre Anstrengungen auf allen Ebenen bündeln und koordinieren, um eine umfassende Kooperation der Lernorte im Euler'schen Sinne (Euler 1992, in Löwenstein 2022) voranzubringen. Digitale Ansätze, wie der in diesem Beitrag skizzierte, können hier eine Hilfestellung bieten und weiter ausgebaut werden, um eine kollaborative Weiterentwicklung der Pflegestudiengänge zu befördern. Sie schaffen durch die Automatisierung administrativer Aufgaben Ressourcen, die für die inhaltliche Gestaltung genutzt werden können und eine Plattform, um eben jene gemeinsam weitergetriebenen Inhalte für alle Akteure nutzbar zu machen. Das könnten beispielsweise Lehrvideos aus dem Simulationszentrum sein, die Bereitstellung von Arbeitsergebnissen aus den wissenschaftlichen Transferaufgaben oder Arbeits- und Lernaufgaben für die praktischen Studienanteile.

Literatur

Beerli, Stefanie/Hediger, Hannele/Panfil, Eva-Maria (2022). Ausbildungszufriedenheit messen. Vergleich zweier Instrumente bei Pflegestudierenden – eine psychometrische Studie. In: Padua, 17 (4), S. 227-233.

Böggemann, Marlies/Kühme, Benjamin/Schöniger, Ute (2019). Das Praxiscurriculum im Studiengang Pflege dual – Das Osnabrücker Modell: Spagat zwischen Anspruch und Alltag. In: Padua, 14 (1), S. 21-27.

Boguth, Katja/Urban, Svenja/Forbrig, Theresa (2023). Einsatz von Praxisanleitungen in der simulationsbasierten Lehre. In: Gräske, Johannes/Forbrig, Theresa (Hg.). Simulationsbasiertes Lehren und Lernen in der Pflegebildung – Kompetenzen, Spezialgebiete und Strukturen. Heidelberg: Medhochzwei.

Briese, Verena (2018). Kooperation der Lernorte im Pflegeausbildungssystem. Pflegedidaktische Konzeption der Praxisanleiterkonferenzen. Heidelberg: Springer.

Doenges, M. E./Moorhouse, M. F./Murr, A. C. (2018). Pflegediagnosen und Pflegemaßnahmen 6., vollständig überarbeitete und erweiterte Auflage. Bern: Hans Huber.

Entwurf eines Gesetzes zur Stärkung der hochschulischen Pflegeausbildung, zu Erleichterungen bei der Anerkennung ausländischer Abschlüsse in der Pflege und zur Änderung weiterer Vorschriften vom 23.08.2023 (Pflegestudiumstärkungsgesetz – PflStudStG). Bundestag-Drucksache 20/8105 Online: https://www.bundestag.de/ausschuesse/a14_gesundheit/oeffentliche_anhoerungen/964636-964636 (Abruf: 13.10.2023).

EU-Berufsanerkennungsrichtlinie: Richtlinie 2005/36/EG des Europäischen Parlaments und des Rates vom 7. September 2005 über die Anerkennung von Berufsqualifikationen. Online: https://eur-lex.europa.eu/legal-content/EN/TXT/?uri=CELEX%3A02005L0036-20211210 (Abruf: 05.08.2023).

Jakob, Nane/Kaiser, Anna/Schell, Helga (2019). Praxislernen im Pflegestudium. In: Padua, 14 (1), S. 29-34.

Kerres, Andrea/Wissing, Christiane (2021). Lernortkooperation gemeinsam gestalten. Lernprozesse durch effektives Zusammenwirken befördern. In: PFLEGE Zeitschrift, 2021 (07), S. 44-46.

Knigge-Demal, Barbara/Pätzold, Cornelia (Hg.) (2007). Lernortkooperation in der Altenpflegeausbildung. Ein strukturelles und curriculares Konzept zur Qualitätssicherung. Westfalia Druck.

Löwenstein, Mechthild (2022). Wege in die generalistische Pflegeausbildung. Gestalten, entwickeln, vorangehen. Heidelberg: Springer.

Meng, Michael/Peters, Miriam/Dorin, Lena (2022). Erste Sondererhebung des BIBB-Pflegepanels: ein aktueller Überblick zu berufsqualifizierenden Pflegestudiengängen. Version 1.0 Bonn. Online: https://res.bibb.de/vet-repository_780291 (Abruf: 03.11.2023).

Nick, Carola/Helmbold, Anke/Latteck, Änne-Dörte/Reuschenbach, Bernd (2020). Qualitätskriterien für hochschulisches Praxislernen in der Pflege – Ergebnisse eines Delphi-Verfahrens. In: Z. Evid. Fortbild. Qual. Gesundh. wesen (ZEFQ), 2020 (153-154), S. 111-118.

Niederhauser, Victoria/Barnes, Laura/Chyka, Deb/Gaylord, Nan/Mefford, Linda/Miller, Lynn/Mixer, J. Sandra (2016). Better Together: A Win-Win Pediatric Academic Partnership. In: PEDIATRIC NURSING, 42 (4), S. 175-180.

O'Connor, Siobhan/Andrews, Tom (2016). Using Co-Design with Nursing Students to Create Educational Apps for Clinical Training. In: Studies in health technology and informatics, 2016 (225), S. 334-338.

Pflegestudium (2016). Pflege-Studiengänge in Deutschland 2016. Aktuelle Daten und Statistiken. Online: https://www.pflegestudium.de/fileadmin/user_upload/Inhalte/pflegestudium.de/Pflege-Studiengänge_Deutschland_2016.pdf (Abruf: 30.04.2023).

Pflegeberufegesetz vom 17. Juli 2017 (BGBl. I S. 2581), das zuletzt durch Artikel Artikel 9a des Gesetzes vom 11. Juli 2021 (BGBl. I S. 2754) geändert worden ist.

Sousa, Valmi D./Rojjanasrirat, Wilaiporn (2011). Translation, adaptation and validation of instruments or scales for use in cross-cultural health care research: a clear and user-friendly guideline. In: Journal of evaluation in clinical practice, 17(2), S. 268-74.

Steffan, Sabine/Knoch, Tina (2015). Anleitung im Erleben der Studierenden. Praxisanleitungen für dual bzw. ausbildungsbegleitend Studierende. In: Padua, 10 (4), S. 1-7.

Strandell-Laine, Camilla/Salminen, Leena/Blöndal, Katrin/Fuster, Pilae/Hourican, Susan/Koskinen, Sanna/Leino-Kilpi, Helena/Löyttyniemi, Eliisa/Stubner, Juliane/Truš, Marija/Suikkala, Arja (2022). The nurse teacher's pedagogical cooperation with students, the clinical learning environment and supervision in clinical practicum: a European cross-sectional study of graduating nursing students. In: BMC Medical Education, 22 (509), S. 1-12.

Die Entwicklung des pflegeberuflichen Aspirationsfeldes
Bedeutung für die Berufsbindung und pflegepädagogische Implikationen

Katrin Arianta und Juliane Dieterich

Zusammenfassung

Das Interesse an einer Ausbildung im Berufsfeld Pflege unterliegt starken Schwankungen und ist im Jahr 2022 im Vergleich zu den Vorjahren um 7 % gesunken (vgl. Destatis 2023). Dieser Trend ist vor dem Hintergrund des Fachkräftemangels im Pflegesektor, der mit einem Anstieg auf knapp 500.000 unbesetzte Stellen im Jahr 2035 prognostiziert wird, von erheblicher Bedeutung (vgl. IW Köln 2022), zumal neben der Gewinnung von Auszubildenden nur dann eine positive Entwicklung am Pflegearbeitsmarkt zu erwarten ist, wenn sich akquirierte Auszubildende auch nachhaltig an den Pflegeberuf gebunden fühlen und ihre berufliche Zukunft in der Pflege sehen. In diesem Beitrag gehen wir deshalb der Frage nach, wie die Dynamik einer Bindung an den Pflegeberuf aus der Perspektive von Auszubildenden beschrieben werden kann, um in einem zweiten Schritt pflegepädagogische Implikationen aus der Analyse dieser subjektiven Bindungsdynamik abzuleiten. Daran anknüpfend stellen wir das Plädoyer für eine inklusive Haltung bei der pflegepädagogischen Beziehungsgestaltung ins Zentrum unserer Argumentation.

1. Die Bindung an den Pflegeberuf zu Beginn der Ausbildung – Probleme, Positionen und Forschungsanlass

Seit Jahrzehnten weisen nationale und internationale Studien in der Diskussion über den Personalmangel auf die Problematik der hohen Fluktuations- und Ausstiegsneigung von Pflegefachkräften, besonders im Bereich der Altenpflege, hin (vgl. Kühnel u.a. 2020:

30 ff.; Behrens u.a. 2009: 28 ff.; Zhang u.a. 2017: 206). Bereits während der Ausbildung entscheidet sich ein Teil des Nachwuchses gegen eine Weiterführung seiner pflegeberuflichen Qualifizierung. Mit einem Anteil von 8,3 % im Jahr 2021 wird der Vertragslösungsanteil im ersten Ausbildungsjahr ähnlich hoch wie im dualen Berufsbildungssystem eingeschätzt (vgl. Destatis 2022; BMFSFJ 2022: 21). Laut Küpper (vgl. 2020: 97) entwickeln sich bereits während der Ausbildung erste Abwanderungsideen. Auch Buchegger-Traxler (2014: 339 ff.) fand heraus, dass die Ausbildungszeit eine prägende Phase für die Entwicklung einer Ausstiegsneigung sein kann. Doch wie entwickeln sich diese Überlegungen zum Bleiben oder Gehen bei den Auszubildenden?

Die internationale Forschung zur Berufsbindung bei Pflegeauszubildenden konzentrierte sich bislang eher auf quantitative Analysen des Abbruchgeschehens als auf die Bleibestrategien von Auszubildenden (vgl. Garcia González/Peters 2021). Nur vereinzelt stehen Studien zur Verfügung, die eine subjektiv verstehende Perspektive auf die Begründungen für oder gegen die Weiterführung der pflegeberuflichen Ausbildung verfolgen. Solche Forschungsergebnisse weisen darauf hin, dass schwierige und frustrierende Erlebnisse in den Praxisphasen als ursächlich für die meisten Abbruchentscheidungen genannt werden (vgl. Hamshire u.a. 2012: 182 ff.). Besonders hervorgehoben werden das Erleben einer lernförderlichen Lernumgebung sowie einer Willkommenskultur in der Pflegepraxis als Einflussfaktoren auf das Bleiben oder Gehen in der Ausbildung (vgl. Bakker u.a. 2019: 17 ff.; El Hachi 2020: 127 ff.; ten Hoeve 2017: 28 ff.). Für männliche Auszubildende scheint das Fehlen von attraktiven Rollenmodellen im beruflichen Handlungsfeld sowie das Gefühl einer isolierten Minderheit anzugehören, ausschlaggebend zu sein (vgl. Powers u.a. 2018: 475 ff.; Stott 2007: 325 ff.).

Mit dem Fokus auf die Abbruchgründe setzten die vorliegenden Untersuchungen am Ausstiegswillen der Pflegeauszubildenden und -studierenden aus der Qualifizierung und damit an dem Endpunkt eines beruflichen Orientierungsprozesses an (vgl. Garcia González/Peters 2021). Die pflegeberuflichen Orientierungsprozesse, die im Verlauf der pflegeberuflichen Sozialisation hierzu führen, wurden nie untersucht. Auch als Lerngegenstand scheint die berufliche Orientierung in der Pflegebildung kaum wahrgenommen zu werden, obwohl sie aktuell im berufspädagogischen Diskurs als lebenslange Lernanforderung postuliert wird (vgl. Anslinger u.a. 2015). Studienergebnisse zeigen, dass die Thematik beruflicher Karriereentwicklung als Lerngegenstand in der Pflegeausbildung bislang keine wesentliche Rolle spielt (vgl. El Hachi 2020: 127 ff.; Bakker u.a. 2019: 17 ff.). Insofern sind die Hintergründe der Entwicklung laufbahnbezogener Ziele während der Ausbildung weitgehend unklar.

Vor diesem Hintergrund hat Arianta (2024) in einer qualitativen Studie die Entwicklung pflegeberuflicher Aspirationen bei Pflegeauszubildenden in Deutschland erforscht. Im Rahmen der Studie wurden die Erlebnisse, Deutungen und subjektiven Schlussfolgerungen, die im Rahmen der pflegeberuflichen Ausbildung entwickelt werden und zu subjektiven Strategien des Berufsverbleibes führen, untersucht. Im Zentrum steht die Frage danach, wie pflegeberufliche Aspirationen entwickelt und welche einflussnehmenden

Faktoren von den Auszubildenden beschrieben werden. Pflegeberufliche Aspirationen werden in dieser Studie in Anlehnung an Rojewski (vgl. 2005: 132) als die von Pflegeauszubildenden zum Ausdruck gebrachten laufbahnbezogenen Ziele oder Entscheidungen definiert. Gerahmt werden diese in einem pflegeberuflichen Aspirationsfeld, das die akzeptablen und erstrebenswerten pflegeberuflichen Perspektiven der Auszubildenden abbildet (vgl. Gottfredson 2005: 79 f.).

Die im Erkenntnisinteresse der Studie fokussierten beruflichen Orientierungsprozesse der Auszubildenden, werden in der neueren Berufswahl- und Transitionsforschung als konstruktivistische Lernprozesse aufgefasst und sind somit nur aus der Subjektperspektive erklärbar (vgl. von Felden 2015; Savickas 2012). Berufliche Orientierung sehen wir deshalb in Anlehnung an Ertl-Schmucks (vgl. 2022: 179 ff.) Thesen zur subjektorientierten Pflegedidaktik als Lernanforderung in Institutionen, in denen das Lernsubjekt immer in Auseinandersetzung mit erkannten sozialen Deutungsmustern steht und als Lernaufgabe diese kritisch reflektieren muss, um sich entsprechend positionieren zu können. Den Fokus richten wir auf das sozial-interaktionistische Erleben des Pflegeberufes und der Pflegeausbildung in dieser Auseinandersetzung (vgl. ebd.: 71 ff.). Vor diesem Hintergrund lösen wir uns von der rein kognitivistischen Sicht und vertreten berufliche Orientierung als subjektorientierten Lernprozess.

Um die Subjektperspektive im pflegeberuflichen Orientierungsprozess untersuchen zu können, erfolgte eine methodologische Orientierung an den Paradigmen der Grounded Theory (vgl. Strauß/Corbin 2010). Da es sich bei der pflegeberuflichen Orientierung um einen Prozess handelt, wurde die Studie im qualitativen Längsschnittdesign konzipiert. Insgesamt wurden zwölf Auszubildende, im Alter von 17 bis 23 Jahren, zu zwei bis vier Zeitpunkten im ersten Ausbildungsjahr mittels problemzentrierter Interviews befragt (vgl. Witzel 2000). Aus diesem Sample wurden sieben maximalkontrastive Fälle im Zuge eines Theoretical Sampling-Prozesses für die weitere Analyse ausgewählt (vgl. Strauß/Corbin 2010). Zwei dieser Befragten absolvierten eine Altenpflegeausbildung in einem Altenpflegeheim (Ben, Dilara), zwei weitere eine Gesundheits- und Kinderkrankenpflegeausbildung in einem Klinikum der Maximalversorgung (Richard, Liane) und die drei letzten eine Gesundheits- und Krankenpflegeausbildung in drei verschiedenen Krankenhäusern der Regelversorgung (Patrick, Isabella, Judith)[1]. Den Vertrag lösten Judith und Dilara im Verlauf des ersten Ausbildungsjahres. Sowohl Ausstiegs- als auch Bleibegedanken äußerten die Befragten Richard, Liane, Patrick und Isabella zu unterschiedlichen Zeitpunkten im Erhebungszeitraum. Nur im Fall Ben wurden ausschließlich Bleibe-

---

1 Bei den verwendeten Namen handelt es sich zur Anonymisierung der Interviewteilnehmenden um fiktive Namen. Der Befragungszeitraum lag vor Inkrafttreten des Pflegeberufereformgesetzes (01.01.2020), mit dem die dreijährige, generalistische berufliche Ausbildung zur Pflegefachfrau/zum Pflegefachmann eingeführt wurde. Mit Blick auf diese Gesetzesreform wurden in der vorgestellten Studie Auszubildende aus den drei ursprünglichen Pflegeausbildungen (Altenpflege, Gesundheits- und Krankenpflege, Gesundheits- und Kinderkrankenpflege) in das Sample aufgenommen.

aspirationen in den Interviews erkennbar. Die Daten wurden von August 2017 bis Oktober 2018 erhoben. Durch die Längsschnittbefragung gelang es, die Genese pflegeberuflicher Aspirationen und deren Dynamik aus Sicht von Pflegeauszubildenden zu erklären. Die Ergebnisse wurden in einem dynamischen Modell der beruflichen Aspirationsentwicklung im ersten Ausbildungsjahr gerahmt, das wir im Folgenden im Überblick darstellen. Aussagekräftige Interviewpassagen der Proband*innen dienen zur Konkretisierung der Phänomene. Um diese in den längsschnittlichen Befragungszeitraum einordnen zu können, wird bei der Zitation neben den fiktiven Namen der Teilnehmenden auch die Angabe gemacht, aus welchem Interview die jeweilige Aussage stammt (I1, I2, I3, I4).

2. Empirische Erkenntnisse zur beruflichen Aspirationsentwicklung Pflegeauszubildender im ersten Ausbildungsjahr

2.1 Das Modell des Lernens pflegeberuflicher Aspirationen (LepA-Modell)

Das aus den Ergebniskategorien entwickelte Modell des Lernens pflegeberuflicher Aspirationen (LepA-Modell; vgl. Arianta 2024) erklärt, wie Pflegeauszubildende in einem sozialen Lernprozess ihre pflegeberuflichen Ziele entwickeln und laufbahnrelevante Entscheidungen treffen.

Die Handlungsebene dieses Modells umfasst vollzogene Lernhandlungen bei der Entwicklung pflegeberuflicher Aspirationen. Diese können in drei Kategorien differenziert werden:

- suchen, entdecken, Vorstellungen entwickeln
- sich auseinandersetzen, einschätzen, Positionen entwickeln
- feststellen, aushandeln, einen Plan machen.

In den Erzählungen der Lernenden wird deutlich, dass beim Lernen pflegeberuflicher Aspirationen Gedanken zum Aussteigen und/oder Verbleiben zentrale Bezugspunkte sind. Dabei zeigt sich, dass Ausstiegs- und Bleibeaspirationen zumeist gleichzeitig vorhanden sind und abhängig von den interaktionalen Erlebnissen mit den Ausbildungsbeteiligten konkrete Pläne zum Aussteigen- oder Bleiben-Wollen resultieren. In Auseinandersetzung mit diesen Ausstiegs- und Bleibeaspirationen entscheiden die Lernenden zudem, welche pflegeberuflichen Tätigkeiten sie als akzeptabel und erstrebenswert betrachten oder welche nicht. Die daraus resultierenden Strategien der Laufbahnplanung nehmen Einfluss auf den subjektiven Bindungsprozess.

Unter einer zweiten Modellebene werden die von den befragten Auszubildenden gedeuteten Rahmen und Bedingungen konkretisiert, die auf die pflegeberufliche Aspirationsentwicklung Einfluss nehmen (vgl. Arianta 2024). Besonders bedeutungsvoll zeigen sich auf dieser Ebene subjektive Integrations- oder Exklusionserfahrungen der Auszubildenden, die in Verbindung mit dem Erleben der Beziehung zu den Ausbildungsbeteiligten stehen. Diese nehmen als soziale Determinante Einfluss auf das Lernhandeln im beruflichen Orientierungsprozess. Das Erleben der Beziehung des Lernenden zum Team ist dabei ein entscheidender Einflussfaktor. Daher werden wir in diesem Beitrag besonderen Fokus auf diese Ebene richten.

Abbildung 1: LepA-Modell (Arianta 2024)

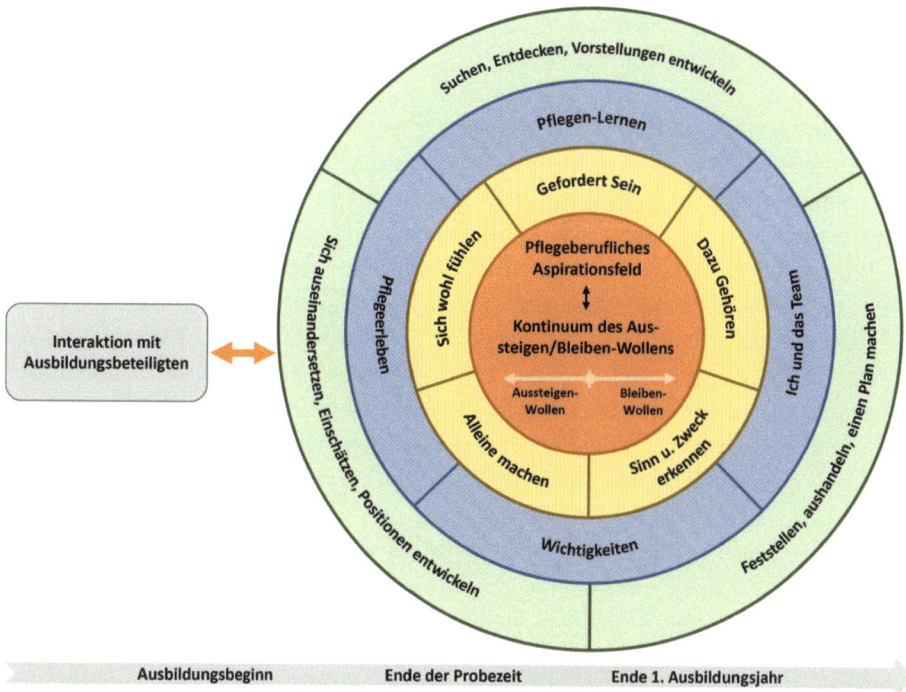

Motivationale Orientierungen werden auf einer dritten Sinnebene zusammengeführt. Die Befragten beschreiben motivationsgebende Faktoren, die sie bei ihrer pflegeberuflichen Orientierung leiten. Ihnen ist es wichtig, bei ihrer beruflichen Tätigkeit »gefordert« (*Liane_I2, Pos. 10*) zu sein. Unter dieser Forderung verstehen sie, weder unter- noch überfordert zu sein und sich als handlungsfähig zu erleben. Daneben ist für sie das »Alleine machen«-Können (*Ben_I3, Pos. 164*) wichtig. Dieses beziehen sie einerseits auf ihr Handeln als Auszubildende und andererseits auf das autonome Handeln als zukünftige Pflegefachkraft. Dabei wünschen sie sich trotzdem »Teil eines Teams« (*Liane_I3, Pos. 11*) sein zu können und damit ein Gefühl des »DAZU gehören[s]« (*Patrick_I2, Pos. 24*) zu verspüren. Weiterer motivationaler Faktor ist das Erkennen des »Sinn und Zweck[s]« (*Ben_I3, Pos. 166; Judith_I2, Pos. 114*) der beruflichen Handlungspraxis als auch des Pflegen-Lernens.

Als allumfassenden Wegweiser betrachten die Jugendlichen bei ihrer pflegeberuflichen Orientierung ihr »Wohlfühlen« *(Isabella_I1, Pos. 121)*.

Im Folgenden richten wir den Fokus auf sozial-interaktionale Prozesse, die für die befragten Auszubildenden besondere Bedeutung bei ihrer pflegeberuflichen Aspirationsentwicklung haben. Dabei gehen wir zunächst auf das subjektive Integrations- bzw. Exklusionserleben der Befragten und deren Auswirkungen auf den Lernprozess ein. Danach zeigen wir auf, wie die erlebten Beziehungen zu Berufsangehörigen und anderen Ausbildungsbeteiligten auf die Entwicklung der beruflichen Laufbahnpläne Einfluss nehmen.

2.2 Subjektives Erleben von Integration und Exklusion in der praktischen Ausbildung

Von zentraler Bedeutung für die Sichtweisen der Auszubildenden auf ihre Ausbildung und ihre pflegeberufliche Zukunft ist ihr Gefühl, im sozialen Gefüge und im Pflegeberuf aufgenommen zu werden. »Die größte Bedeutung ist für mich einfach, dass man (atmet tief) als Auszubildender das Gefühl bekommt (.), dass man willkommen ist.« *(Patrick_I2, Pos. 110)*

Dieses Gefühl steht für die Befragten mit Integrationserfahrungen in Verbindung, die sie als »dabei sein« *(Patrick_I3, Pos. 54)* konkretisieren. Einerseits beziehen sie sich auf die soziale Integration, mit der die Befragten ihre Teilhabe an Teamaktivitäten meinen. »Zusammen Pause [zu machen]« *(Liane_I3, Pos. 11)* oder »gute Gespräche und Unterhaltungen [zu] führen« *(Patrick_I1, Pos. 72)* zählt für die Befragten hierzu. Andererseits betonen die Proband*innen auch die Bedeutung der beruflichen Integration. Sie erzählen von ihrem Wunsch des »Mitmachen[s]« *(Judith_I2, Pos. 30)*, um die pflegerische Arbeit der jeweiligen Fachdisziplin kennenlernen zu können.

Das Erleben von Integration ist für die befragten Auszubildenden abhängig von der Bereitschaft der Pflegenden, mit ihnen in Austausch zu treten und zusammenzuarbeiten. Durch solche Erfahrungen entwickeln die befragten Jugendlichen ein besonderes Interesse an einer Fachdisziplin. Eindrücklich zeigt sich dies an einer Erzählung des Schülers Patrick über seine Gründe, eine pflegeberufliche Tätigkeit im Altenheim anzustreben.

> »aber da war halt da wirklich der Vorteil sag ich jetzt mal man hat sich im TEAM willkommen gefühlt. Man wurde immer (.) wenn man Fragen hatte, konnte man immer anrufen. Es wurde einem GEHOLFEN. […] man hat sich im TEAM TEAM wohl gefühlt.« *(Patrick_I2, Pos. 83)*

Eine für das Team bedeutungsvolle Rolle im Stationsalltag einzunehmen und als vollwertiges Mitglied angesehen zu werden, nimmt bei den Befragten Einfluss auf ihre Bindung an die Fachdisziplin. Sie fühlen sich dann dem Team zugehörig und entwickeln dadurch Zugehörigkeitsgefühle zu dem pflegeberuflichen Tätigkeitsfeld, in dem sie sich gerade befinden. Liane macht hieran nach einem halben Jahr in der Ausbildung ihren Wechselwunsch von der Kinderkrankenpflege zur Pflegekraft für Erwachsene fest.

»Du bist ein Teil von unserem Team. Du musst genauso ersetzt werden wie eine Examinierte. (.) Und das fand ich AUCH so schön. Weißt Du? Dass die einem auch das Gefühl gegeben haben, ey. Du GEHÖRST wirklich zu dem Team. Und du bist nicht (.), weil du nur Schüler bist weniger WERT. Sondern du bist genauso viel wert wie eine Examinierte.« (Liane_I2, Pos. 64)

Dieser Wechselwunsch bleibt bis zum Ende des ersten Ausbildungsjahres bestehen, weil sie durch die Integration in pflegeberufliche Arbeitsprozesse die Besonderheiten dieser Fachdisziplin umfangreich erkunden konnte.

»Ähm, und dass ich seitdem halt wahnsinnig am schwanken bin, ob ich vielleicht doch in die Erwachsenenpflege wechsle. Eben weil [...] ich viel mehr Möglichkeiten hatte auch, ja, den medizinischen Aspekt kennenzulernen. Und sowohl dann auch den pflegerischen Aspekt.« (Liane_I3, Pos. 11)

Das gemeinsame Bewältigen des Pflegealltags mit den Berufsangehörigen ist für sie wichtig, um sich das Berufsfeld erschließen zu können und Handlungspraktiken verstehen zu lernen.

»Das finde ich halt immer so, auf der Erwachsenenstation, [...] hattest du wirklich die Möglichkeit auch einfach mal gemeinsam zu handeln und das dann zu verstehen.« (Liane_I3, Pos. 35)

Wenn die befragten Auszubildenden Gegenteiliges erlebten, berichten sie von Irritationen, weil sie den Pflegeberuf als »Teamberuf« *(Richard_I2, Pos. 6)* deuten. Es kommt zu Diskrepanzen zwischen dem erwarteten und real angetroffenen Berufsbild, was bei dem Auszubildenden Richard zu ersten Abbruchgedanken führt.

»du sollst für einen Teamberuf geschult werden//mhm//aber bist Einzelkämpfer? [...] und das kann es ja nicht sein. So was wollt ich ja nie. [...] pff von wegen Hand in Hand.« (Richard_I2, Pos. 6)

Dieses Erleben des Einzelkämpfertums konkretisieren einige Auszubildende in einer erlebten Trennung von Arbeitsbereichen. Die Auszubildende Judith, eine ausgebildete Rettungsassistentin, scheint sich als Lernende in einer exklusiven Position ohne Berechtigung der Mitwirkung an anderen als der ihr zugewiesenen »Schüleraufgabe[n]« *(Judith_ I2, Pos. 100)* zu fühlen. Weil sie ihre bereits erworbenen Fähigkeiten und Kompetenzen nicht einsetzen kann, verliert sie ihre Motivation, in der Pflegeausbildung zu verbleiben.

»Darf man als Schüler natürlich nicht sagen. (ironisch) Ne? Das ist so (.) auch so ein bisschen (.) demotivierend, (.) weil ähm (.) man muss halt immer darauf achten, WAS man sagt und WIE man sagt. Weil ansonsten werden EXAMINIERTEN böse, ansonsten werden die Ärzte böse, weil das ist ja quasi deren Tätigkeit.« (Judith_I2, Pos. 50)

Die Reduktion ihrer Befugnisse auf die Ausübung einfacher Hilfskraft- und Servicetätigkeiten führt zu ihrer Annahme andauernder Unterforderung im Pflegeberuf, die sie schließlich als Vertragslösungsgrund angibt.

> »Dann darf ich vielleicht das machen. Was wieder auch quasi in meinem Aufgabenplan steht. Aber es ist nichts, wo ich aktiv denken würde oder etwas herausfinden würde. Das ist jetzt so und das wird auch nach der Ausbildung so sein. Und verdummen will ich echt nicht. Da geh ich lieber.« (Judith_I2, Pos. 124)

Dagegen führen berufliche Exklusionserfahrungen bei anderen Proband*innen zu Zweifeln, das Ausbildungsziel, den Erwerb pflegeberuflicher Handlungskompetenz, erreichen zu können. Diese Unsicherheit führt dazu, dass sie Gedanken zum Ausstieg aus der Pflegeausbildung entwickeln.

> »Mal angenommen das klappt jetzt dann nicht, dann bin ich/würde ich mir halt wirklich schon mal überlegen, ob ich (.) den Beruf vielleicht wechsle.//mhm//Weil ich dann einfach große Probleme sehen würde für meine praktischen PRÜFUNGEN, die ich ja dann irgendwann habe. (.) Wenn ich dann gewisse Tätigkeiten einfach nicht (...) beherr/richtig beherrsche beziehungsweise teilweise gar nicht (.) GAR NICHT beherrsche, weil sie mir noch nicht gezeigt worden sind, dann hat das keinen Zweck. (...) Weil ich will ja auch wie gesagt, ich will auch das Wohl der PATIENTEN nicht gefährden.« (Patrick_I2, Pos. 60)

Neben der Erfahrung, aus dem Berufsalltag der Pflegenden ausgeschlossen zu werden, erzählen die Befragten auch von erlebter Segregation der Sozialbereiche.

> »Auch beim Frühstück, da wird gesagt: Ja, äh, ihr müsst euren eigenen Raum euch suchen, wir Schwestern machen hier Pause. [...] Also (...) das ist halt echt, echt schwierig irgendwie.« (Liane_I2, Pos. 48)

Diese erlebten Exklusionspraktiken deuten die Befragten als fehlendes Interesse an ihnen und gehen von einer mangelnden Unterstützungsbereitschaft der Berufsgruppe aus. Diese Interpretation der Haltung von Pflegekräften gegenüber den Auszubildenden geht bei den Befragten mit einer Abwertung des Pflegeberufes einher.

> »Das eigentlich sollten die vielleicht auch mal sagen, okay wir helfen dir oder/[...] Also so definitiv, also das weiß ich einfach für mich, dass dieser Beruf, so wie ich ihn jetzt gesehen habe auf diesen zwei Stationen (.) einfach nur erschreckend ist.« (Liane_I2, Pos. 48)

Die Deutung der Beziehung zu den Pflegenden scheint im Integrations- oder Exklusionserleben der Befragten eine bedeutende Rolle zu spielen. Daher betrachten wir im

Weiteren die Einflüsse der erlebten Beziehungen zu den Ausbildungsakteur*innen auf das Bindungsgeschehen.

2.3 Die Bedeutung der Beziehungsebene zwischen den Akteur*innen der pflegepraktischen Ausbildung für die Entwicklung pflegeberuflicher Aspirationen

In den Interviews zeigte sich, dass die Befragten über die Bindung an Personen im beruflichen Handlungsfeld eine Bindung zu der pflegerischen Fachdisziplin aufbauen. Während zu Ausbildungsbeginn für die befragten Auszubildenden noch die zu Pflegenden bedeutungsvolles Bindungsglied sind (»Hab mich wegen der Bewohner für das Heim entschieden« *Dilara_I1, Pos. 77*) und fachliche Interessen im Vordergrund stehen (»und auch, dass generell die (2) Technik der Medizin (1) [...] das war schon wahnsinnig interessant« *Liane_I1_Teil1, Pos. 2)*, werden im Verlauf des ersten Ausbildungsjahres die Beziehungen zu den Pflegefachkräften immer wichtiger. Ein gelingender Beziehungsaufbau motiviert die befragten Auszubildenden anscheinend, einer Fachdisziplin angehören zu wollen.

> »Also das Team ist grundlegende Entscheidung für deine Arbeit.« (Liane_I2, Pos. 128)

Die Befragten wünschen sich eine »harmonisch[e]« und »familiär[e]« *(Dilara_I1, Pos. 324)* Arbeitsatmosphäre, weil sie diese als wichtig für ihr Wohlbefinden bei der Arbeit erachten. Es zeigt sich in den Interviews, dass für die Befragten bei ihrer beruflichen Laufbahnplanung das erlebte Wohlbefinden im Team entscheidender ist als die fachliche Passung.

> »Aber dann war ich jetzt in meinem letzten Einsatz auf einer Station, wo es einfach total SPASS gemacht hat. Und ich habe einfach gemerkt, dass dieses Personal und das Team so viel wichtiger ist als wirklich das Themengebiet der Station, wo man gerade ist. Sondern das Umfeld auch ganz, ganz viel ähm, ja, dazu beiträgt, was einem gefällt, wo man sich wohl fühlt.« (Isabella_I2, Pos. 9)

Wenn die Befragten sich im Kollegium wohlfühlen, berichten sie von der Entwicklung einer Bindung an den Betrieb. Der Altenpflegeschüler Ben beschreibt sein Team als »Family« *(Ben_I2, Pos. 71)*, weil er mit ihnen »morgens gemeinsam Kaffee [trinkt]« *(Ben_I2, Pos. 75)* und auch außerhalb des Arbeitskontextes bei sozialen Aktivitäten eingebunden wird (»aber wir gehen auch mal bowlen oder so« *(Ben_I2, Pos. 71)*. Weil diese positiven Beziehungen im weiteren Ausbildungsverlauf Bestand haben, plant er nach der Ausbildung in dem Betrieb zu verbleiben, obwohl er ursprünglich in seine Heimat zurückkehren wollte. Als zentrales Lernergebnis zeigt sich, dass Ben berufliche Entscheidungen von seinem Wohlbefinden im Team abhängig macht. Um dies herauszufinden, benennt Ben als zukünftige Strategie für die Betriebswahl das »Probe [...] arbeiten« *(Ben_I3, Pos. 188)*.

Sich »vorher angucke[n], wie das Team so ist...« *(Isabella_I2, Pos. 79)* wird zur zentralen Aufgabe beim Planen der pflegeberuflichen Zukunft.

Dagegen scheint sich das Erleben von Feindseligkeiten negativ auf das Wohlbefinden der Befragten auszuwirken und ihre Ausstiegsbereitschaft zu erhöhen. Ein Befragter bezeichnet hierin begründete Vertragslösungsgedanken als »Kündigung aus Selbstschutz« *(Richard_I4, Pos. 43)*. Konflikthafte Momente bleiben bei den Befragten scheinbar langfristig orientierungsgebend, auch wenn danach positive Erfahrungen mit den Berufsangehörigen folgen. Nach einem halben Jahr der Ausbildung erzählt die Schülerin Liane:

> »So. Auch wenn es total traurig ist. Aber ich weiß nicht, so auf der Kinderonko war das halt, wie gesagt, am schlimmsten. [...] kam halt die Schwester und die hat mich so angebrüllt. [...] Ja, ob ich denn eine Ausbildung zur Putzfrau machen würde oder zur Krankenschwester.« (Liane_I2, Pos. 14)

Am Ende des ersten Ausbildungsjahres schildert sie diese Situation wieder:

> »Aber ich lasse mich als Schüler nicht einfach als dumm bezeichnen. [...] wo mich eine Schwester dann so angebrüllt hat wegen dem Putzen.« (Liane_I3, Pos. 13)

Zu beiden Zeitpunkten ist diese Konfliktsituation für sie Auslöser über den Ausstieg aus der Pflegeausbildung nachzudenken.

Besonders problematisieren die Befragten erlebten Machtmissbrauch im Kontext solcher Konflikte. Dilara entwickelt deshalb nach einem halben Jahr Gedanken zur Vertragslösung.

> »Also wenn nochmal sowas passiert so Machtspielchen, wechsle ich entweder die Einrichtung oder ich weiß es nicht. (.) Ist mir egal.« (Dilara_I2, Pos. 215)

Weil sie im weiteren Ausbildungsverlauf weitere Machtkonflikte erlebt, löst sie den Ausbildungsvertrag und »pausier[t]« *(Dilara_I3, Pos. 68)* schließlich die Ausbildung.

Durch erlebte Anfeindungen scheinen es die Befragten nicht zu schaffen, eine berufliche Identität zu entwickeln. Sie möchten »nicht so sein wie die« *(Liane_I2, Pos. 27)*, weshalb sie nach Möglichkeiten beruflicher Umorientierung suchen. Die Befragten erzählen dagegen von Identifikationen mit Pflegekräften, wenn sie grundsätzlich eine gute Beziehung zu ihnen aufgebaut haben. Es zeigt sich in einigen Interviews, dass die Proband*innen dazu neigen, ähnliche pflegeberufliche Karriereprofile wie ihre Vorbilder zu aspirieren. Ben ist der Annahme nach einem halben Jahr mit seinem Praxisanleiter eine gute Beziehung zu haben und deutet seine Ausbildungspraxis als lernförderlich, weil er »weiß [...] wie man sich dann als Stift fühlt« *(Ben_I2, Pos. 63)*. Seine Annahmen verstegigen sich im weiteren Ausbildungsverlauf und führen dazu, dass Ben die Praktiken seines Vorbildes selbst nachahmen möchte. Diese identitären Prozesse führen zu seinem Plan sich als Praxisanleiter weiter zu qualifizieren. »Also Praxisanleiter will ich machen. [...] Das fand ich halt von ihm schon klasse. Und finde ich immer noch klasse. Und warum dann nicht auch anderen Schülern dann helfen, so ein bisschen in dem Beruf Fuß zu fassen.« *(Ben_I3, Pos. 52)*

Neben diesen Einflüssen der Beziehungsqualitäten auf das Wohlbefinden und die berufliche Identitätsentwicklung zeigen sich in den Interviews weitere interaktionale Phänomene. Das Verhältnis zu den Ausbildungsbeteiligten ist entscheidend dafür, auf wen die Befragten bei beruflichen Orientierungsfragen zugehen. Liane erzählt zu Beginn der Ausbildung wie Pflegefachkräfte sie während ihres Freiwilligen Sozialen Jahres im Berufswahlprozess unterstützt haben.

> »...und dann hab ich wie gesagt auch mit den Schwestern noch über viel gesprochen. Die waren ja immer da und wie so eine Pflegefamilie.« (Liane_I1, Pos. 74)

Während ihrer pädiatrischen Praktika in den ersten Ausbildungsmonaten erlebt diese Schülerin sozial wie auch beruflich, von Pflegenden ausgegrenzt zu werden. Weil sie keine Vertrauensbeziehung zu ihnen aufgebaut hat, wendet sie sich schließlich an die Peers der Klassengemeinschaft, um über ihre berufliche Zukunft zu sprechen.

> »Also momentan hab einen solchen Wendepunkt so. Ich muss halt schauen, wie ich da rauskomme, aber ich will halt nicht ganz von diesem Bereich weg. [...] Und finde auch ziemlich schwierig so, auch generell, mit irgendeinem darüber zu reden. [...] Also was mir so aufgefallen ist, dass es ganz vielen im Kurs so geht. [...] Vier von meinen Freundinnen von dem Kurs sind an dem gleichen Punkt wie ich. Die sagen: Okay. Wir gehen an die Arbeit. Aber wir gehen nicht gerne an die Arbeit zu denen. [...] Und wenn ich dann höre, dass es den Mädels genauso geht, finde ich das einfach so erschreckend. Dass wir alle irgendwie, ja, das gleiche durchmachen. Dass wir alle sagen: Es ist nicht der Beruf, den wir unser Leben lang machen werden.« (Liane_I2, Pos. 26)

Durch den Austausch mit den Peers fühlt sie sich in ihrem Exklusionserleben bestätigt. Sie orientiert sich an dem gemeinsamen Narrativ, »nicht gerne an die Arbeit zu denen« *(Liane_I2, Pos. 26)* zu gehen und betrachtet den Kinderkrankenpflegeberuf daher als Übergangspassage im Lebenslauf. Im weiteren Ausbildungsverlauf erlebt Liane auf einer Pflegestation für Erwachsene, dass sich die Pflegenden für sie als Person und ihren Lernprozess interessieren. Noch ein halbes Jahr nach dem Praktikum erzählt sie: »Mir kommt, weiß ich nicht, wenn ich auf die Station X komme, die wissen alle: ›Boah, Liane. Mensch Schatz.‹ Und dann drücken sie dich und fragen, wie es dir geht.« *(Liane_I3, Pos. 103)* Zu ihnen baut sie eine Vertrauensbeziehung auf und spricht mit ihnen über ihre berufliche Zukunft. Weil die Pflegenden ihr dabei das Gefühl vermitteln, in dieser Disziplin »richtig«

(Liane_I2, Pos. 88) zu sein, überlegt sie nach der Ausbildung als Pflegekraft für Erwachsene zu arbeiten. Trotz ihres Ausstiegswillens aus der Kinderkrankenpflege bleibt sie so dem Pflegeberuf verbunden und orientiert sich in einem anderen pflegeberuflichen Bereich.

Doch solche positiven Beziehungen zu den Pflegenden führen bei den Befragten nicht zwingend zu einer Stärkung der beruflichen Bindung. Einfluss auf die berufliche Aspirationsentwicklung nehmen auch die durch die Berufsinhaber*innen vermittelten Deutungen beruflicher Pflege. Einige Auszubildende entwickeln erst Zweifel an der Wahl des Pflegeberufes, weil Pflegekräfte in Gesprächen mit ihnen den Pflegeberuf abwerten und ihr Unverständnis für die Wahl dieses Berufes kundtun. Bei Isabella lösen solche Unterhaltungen erste Zweifel ihrer Berufswahl aus. »Aber auch bei meinem ersten Einsatz kommen dann die Fragen ›Willst du das wirklich machen? Bist du dir sicher?‹ Und man wird regelrecht abgeschreckt oder verscheucht.« *(Isabella_I2, Pos. 7)*

Sowohl die Interpretation der Beziehungen zu den Ausbildungsakteur*innen durch die Auszubildenden, die vermittelten Deutungen beruflicher Pflege innerhalb dieser als auch die Integrations- und Exklusionsgefühle sind orientierungsgebende Faktoren bei den Überlegungen zur Laufbahngestaltung der Auszubildenden. Aus dieser Perspektive heraus werden nachstehende Implikationen für die pflegepädagogische Handlungspraxis gegeben.

3. Pädagogische Implikationen für die Ausbildungsgestaltung

3.1 Praxislernen aus kulturanthropologischer Perspektive

Wie im Rahmen unserer Forschungsergebnisse deutlich wird, fühlen sich die befragten Auszubildenden vor allem dann positiv an den Pflegeberuf gebunden, wenn sie positive soziale Interaktionen mit Berufsangehörigen erleben. Sie wollen sich als zukünftige Kolleg*innen willkommen fühlen und in das jeweilige Pflegeteam integriert werden. Gerade am Anfang der Ausbildung wird die positive kollegiale Beziehung nicht nur als professionelle, sondern auch als freundschaftliche oder familiäre Interaktion verstanden. Es zeigt sich, dass der sozialen Beziehung zu allen ausbildenden Kolleg*innen eine zentrale berufsorientierende Bedeutung zukommt, aus der eine kollektive Verantwortung für die Bindung an den Pflegeberuf entspringt. So ist aus den Narrativen der Befragten abzuleiten, dass alle an der Ausbildung beteiligten Akteur*innen als Rollenmodelle wahrgenommen werden und zwar unabhängig von ihrer eigentlichen formalen Funktion im Ausbildungsprozess. Inwiefern aus dieser engen Verflechtung von Berufsbindung und kollegialer Beziehung sowohl Gefahren als auch Potenziale für die individuelle Bindung von Auszubildenden an den Pflegeberuf liegen, lässt sich kaum auf der Basis konventioneller beruflicher Lehr-Lernforschung und ihrer Modelle erklären. Sie gehen von kognitiven Theorien aus, die *Lernen* als eine separate, singuläre Tätigkeit deuten, bei der sich Lernende bereits vorhandene Wissensbestände aneignen und Kompetenzen in dafür vorgesehenen Lernorten entwickeln. Aus dieser Perspektive gerät jedoch die soziokulturelle Eingebundenheit des situierten Lernens in der beruflichen Handlungspraxis aus dem Blick. In den Interviewergebnissen der Längsschnittstudie zeigt sich, dass sich die Befragten an den von ihnen gedeuteten Überzeugungen und Praxen der beruflich Handelnden orientieren. Damit werden zwar die Bildungsziele der Praxisphasen in dualstrukturierten Ausbildungsgängen eingelöst, die von einer grundsätzlich situierten und damit sozial vermittelten Kompetenzentwicklung im beruflichen Handlungsfeld ausgehen, dennoch scheint die Bedeutung des sozialen Kontextes im beruflichen Orientierungsprozess der Pflegeauszubildenden den Ausbildungsbeteiligten ein blinder Fleck zu sein. Zur Überwindung dieses blinden Flecks ist die Hinzuziehung einer kulturanthropologischen Perspektive interessant, unter der die handelnden Akteur*innen im Praxisfeld nicht getrennt von ihrem Umfeld, sondern eingebettet in soziale Kontexte betrachtet werden (vgl. Bahl 2018: 35).

So erklären Lave und Wenger (vgl. 1991) entlang der drei Kategorien *Legitimiertheit*, *Peripherikalität* und *Partizipation* die Situiertheit von Lernprozessen. *Legitimierte Partizipation* bedeutet, dass Neulinge zwar von Anfang an der Praxisgemeinschaft angehören und relevante Aufgaben übernehmen können, ihr Zugang jedoch mit einer *Zutrittsberechtigung* verbunden ist, bei der Kolleg*innen gleichsam als Gatekeeper einladend oder ausschließend fungieren können. Dies zeigt sich z.B. in der Erlaubnis, an Besprechungen oder relevanten Pflegehandlungen teilzunehmen sowie an der eigenverantwortlichen Übernahme wichtiger Aufgaben für die kollegiale Gemeinschaft. Unter *Peripherikalität* verstehen die Autor*innen die Zurückgenommenheit vom beruflichen Handlungsdruck, welche Neulingen die notwendigen Lern- und Gestaltungsräume eröffnet, um neue Perspektiven und Fragestellungen entwickeln zu können (vgl. ebd.: 565 f.). Nach Bahl (vgl. 2018: 35 ff.) haben Auszubildende jedoch das Ziel, möglichst schnell Teil der Praxisgemeinschaft zu sein und sind daher meistens bereit, sich rasch den Gepflogenheiten ihres Praxisfeldes anzupassen, wobei pflegeberufliche Handlungspraxen sowie Berufsauffassungen und Haltungen unkritisch übernommen werden. Eine zunächst zurückgenommene *Partizipation* ist hingegen notwendig, um sich durch langsames Heranführen an die Anforderungen der Praxisgemeinschaft mit diesen kritisch auseinanderzusetzen und schließlich voll partizipieren zu können. Im Folgenden werden Vorschläge zur Konkretisierung von Lerngelegenheiten gemacht, die eine reflektierte individuelle Einstellung zum Pflegberuf unterstützen können. Dabei werden die zentralen Interaktionspartner*innen von Auszubildenden im Ausbildungsprozess in den Blick genommen: Pflegekräfte im Praxisfeld, Praxisanleitende und Lehrkräfte an Pflegeschulen.

3.2 Pflegekräfte im Praxisfeld

Die empirischen Ergebnisse der Langzeitstudie im ersten Ausbildungsjahr zeigen, dass Pflegeauszubildende in Pflegeteams integriert sein wollen und dabei auf Interaktionspartner*innen angewiesen sind, die ihnen freundlich, wertschätzend und einladend begegnen. Sie wollen sich zum einen in realen Arbeitsanforderungen nützlich machen und damit die Leistung des kollegialen Teams unterstützen. Zum anderen wollen sie als lernende Berufseinsteiger*innen wahrgenommen werden, die weder längere Phasen der Über- noch Unterforderung aushalten müssen. Dabei handelt es sich zwar durch die Strukturierung der praktischen Ausbildung um eine jeweils zeitlich begrenzte Mitgliedschaft in einem kollegialen Team, deren erlebte Qualität wirkt sich jedoch essenziell auf das Zugehörigkeitsgefühl zur Berufsgruppe der Pflegenden insgesamt aus. Neben episodischen Erlebnissen mit Einzelnen wirkt das je spezifische *Betriebsklima* einer praktikumgebenden Versorgungseinheit wie z.B. eines Wohnbereichs, eines Pflegedienstes oder einer Krankenstation auf die soziale Wahrnehmung der Lernenden. Rosenstiel (2008) erklärt das Phänomen Betriebsklima entlang von drei Antithesen wie folgt:

- »Das Betriebsklima wird nicht auf der individuellen Ebene, sondern auf jener der Belegschaft fest gemacht.
- Das Betriebsklima bezieht sich nicht auf die materialen Bedingungen des Arbeitsplatzes und auf den Arbeitsinhalt, sondern im Kern auf die sozialen Beziehungen, d.h. die Art des Umgangs der Kollegen und der Vorgesetzten.
- Das Betriebsklima betrifft nicht die objektiven Bedingungen in der Organisation, sondern deren Niederschlag im Erleben im Sinne der Wahrnehmung und Bewertung.« (ebd.: 27)

Hieraus lässt sich ableiten, dass das soziale Klima eines Praktikumfeldes nicht ausschließlich und ursächlich durch äußere Umstände wie z.B. strukturelle Rahmenbedingungen determiniert ist, sondern als gruppendynamischer Prozess von allen Beteiligten auch unabhängig davon aktiv gestaltet wird. Aufgrund ihrer subjektiven Wahrnehmung kann die Qualität eines so erzeugten Betriebsklimas allerdings nicht unmittelbar anhand objektiver Parameter gemessen werden, sondern kann eher durch eine Analyse kollektiver Deutungen identifiziert werden (vgl. ebd.: 30).

Im spezifischen Fall pflegeberuflicher Arbeitsumgebungen wird zudem ein Phänomen beschrieben, das sich besonders destruktiv auf ein jeweiliges Betriebsklima auswirken kann. Bensch (2022: 203) bezeichnet es als horizontale Feindseligkeit, die sich in vielen Pflegeteams zeige. Horizontale Feindseligkeit tritt auf, »[...] wenn Teammitglieder über dritte tratschen, ihnen Spitznamen geben oder in Abwesenheit oder Beisein Dritter abfällige Bemerkungen oder Anspielungen machen. Dazu gehört auch die Augenbrauen hochziehen bzw. mit den Augen rollen oder für alles, was im Arbeitsfeld geschieht, Sündenböcke zu suchen und dabei auf dieselben Personen zurückgreifen«. Horizontale Feindseligkeit sei ein kollektives Problem der Pflege, das nachweislich zu physischen und psychischen Gesundheitsbeeinträchtigungen führe und eine wesentliche Ursache für Ausbildungsabbrüche und Berufsausstiege sei. Sie rekurriert dabei auf einen breiten amerikanischen Forschungsstand (vgl. Dumont u.a. 2012; Brunt 2011; Baltimore 2006), in dessen Kontext die These »Nurses eat their young« (Brunt 2011) geprägt wurde. Es seien vor allem Auszubildende häufig Opfer feindseligen Verhaltens, weshalb sie als besonders vulnerable Gruppe zu betrachten seien. So finden sich Hinweise hierauf auch in den Interviewaussagen der von uns befragten Pflegeauszubildenden.

Wenn feindseliges Agieren in Pflegeteams auftritt, ist dies den beteiligten Akteur*innen nicht unbedingt bewusst. Vielmehr muss angenommen werden, dass entsprechende Verhaltensweisen unter einer Normalitätsannahme als tradierte Arbeitskultur im Rahmen informeller Lernprozesse weitergegeben werden (vgl. Bahl 2018: 35 ff.). Bildungsmaßnahmen im Rahmen des Qualitäts- und Gesundheitsmanagements, die eine Verbesserung des Arbeits- und Ausbildungsklimas intendieren, müssen insofern zunächst bei einer Sensibilisierung für feindselige Praktiken ansetzen. Als einen möglichen Anfang schlägt Bensch (2022: 207) vor, dass sich Pflegende täglich folgende Fragen hinsichtlich ihres berufsethischen Verhaltens stellen sollten:

- »Wie habe ich meine Kollegen und Lernenden heute behandelt? Habe ich sie mit Namen angesprochen und ihnen beim Reden in die Augen geschaut?
- Entspricht mein Verhalten und Handeln jener moralischen Größe, die von professioneller Pflege zu erwarten ist? Wie habe ich zum Beispiel heute über unsere Vorgesetzten gesprochen?
- Gibt es etwas, was ich in meinem Verhalten bzw. Handeln verbessern kann? Was habe ich heute zu einem gesunden Arbeitsumfeld beigetragen?
- Gibt es etwas vor dem ich Angst habe, es anzusprechen und worin liegen die Gründe?« (ebd.: 207)

Zur Ermöglichung handlungsrelevanten beruflichen Lernens in der Pflege schlägt Schwarz-Govaers (vgl. 2022: 254 ff.) ein Arbeitsmodell vor, dass sich deshalb besonders für die Entwicklung positiver Arbeitskulturen eignet, da es an der Bewusstmachung subjektiver Theorien ansetzt. Auf der Basis problemorientierter Lehr-Lernarrangements bietet sie einen didaktischen Rahmen zur systematischen Dekonstruktion und Rekonstruktion von Praxen und tiefverankerten Überzeugungen an, der im Rahmen pflegeberuflicher Weiterbildung genutzt werden kann. Dabei liegen die besonderen Potenziale dieses Modells in seinem Handlungsbezug, der die Implementierung von jeweils erarbeiten Lösungsansätzen im pflegeberuflichen Handlungsfeld vorsieht.

Solche Bildungsangebote werden allerdings nur dann wirkungsvoll zu einer Verbesserung des Arbeitsklimas beitragen, wenn sie insgesamt durch eine macht- und hierarchiekritische Debatte sowie eine Null-Toleranz-Strategie im gesamten Unternehmen unterstützt werden.

3.3 Praxisanleitende

Als zentrale Bezugspersonen im pflegepraktischen Handlungsfeld ist die Bedeutung von Praxisanleitenden im Laufe der letzten Jahre formal stark aufgewertet worden. Systematische Praxisanleitung durch qualifizierte Praxisanleitende ist vorgeschrieben und ihre Durchführung muss von den jeweiligen Praxisinstitutionen nachgewiesen werden. Praxisanleitende können somit im Ausbildungsprozess insbesondere am Beginn der Ausbildung Brücken in den Pflegeberuf bauen und Orientierung bei der beruflichen Aspirationsentwicklung bieten. Sie sind zudem für Peripherikalität im praktischen Teil der Ausbildung zuständig, um durch die Zurücknahme von Handlungsdruck Lern- und Reflexionsgelegenheiten zu schaffen. Lehr-Lernarrangements wie z.B. die Cognitive Apprenticeship bieten hierfür einen methodisch-didaktischen Rahmen.

Inwiefern allerdings die pflegeberufliche Integration in konkrete Teams und die Bindung an den Pflegeberuf im Rahmen von Anleitungsprozessen thematisiert werden, ist schwer festzustellen, da die curriculare Gestaltung von Anleitesituationen kaum empirisch belegt ist. Insofern sind didaktische Empfehlungen interessant, die den thematischen Rahmen für das Anleitungshandeln als Soll-Vorgaben bilden. Zur beruflichen Identitätsentwicklung heißt es in der Handreichung des BIBB für die praktische Pflegeausbildung abstrakt und ergebnisoffen:

»Der Lernort Praxis nimmt auch hinsichtlich der Persönlichkeitsbildung und der Entwicklung einer beruflichen Identität der zukünftigen Berufsangehörigen eine Schlüsselrolle in der Pflegeausbildung ein. Pflegefachpersonen, allen voran die Praxisanleitenden, stellen mit ihrer Haltung und ihrer Arbeitsweise ein Identifikationsangebot für die Auszubildenden dar. Während der alltäglichen Arbeitsprozesse bilden sich bei den Auszubildenden Gewohnheiten, Einstellungen und Werte heraus. Sie nehmen sich in ihrer beruflichen Sozialisation als Angehörige einer Einrichtung und damit als Teil eines Systems wahr, in dem Vorgänge stattfinden, die sie vor dem Hintergrund ihrer Haltung und Einstellung bewerten. Um dieses informell Gelernte sichtbar zu machen und zu hinterfragen, sind sie als aktiv Tätige in diesem Kontext dazu angehalten, ihre eigene Entwicklung und ihre Position in und zu diesem System sowie ethische Fragestellungen und Dilemmata zu reflektieren. Wenn dieser Reflexion auch regelmäßig ausreichend Raum gegeben wird, ist der praktische Teil der Ausbildung maßgeblich an der Entwicklung der persönlichen Kompetenz der Auszubildenden beteiligt.« (Jürgensen/Dauer 2021: 21 f.)

Aus dem benannten Ziel der Persönlichkeitsbildung und der Entwicklung einer pflegeberuflichen Identität wird hier zwar der Auftrag ableitbar, Haltungen und Einstellungen sowie die eigene Position im Gesundheitswesen zu hinterfragen und zu reflektieren, die individuelle Berufsbindung wie z.B. Aspirationen bezüglich der weiteren beruflichen Laufbahn sowie mögliche Überlegungen zum Ausbildungsabbruch, wird aber nicht als Reflexionsanlass vorgeschlagen. Es werden wahrscheinlich eher subjektive Theorien der Anleitenden über den Pflegeberuf wirksam, die, wie im voranstehenden Kapitel ausgeführt, jeweils individuell angelegt sind und so als berufskulturell inhärente Haltung das pädagogische Handeln prägen. So kommt es dazu, dass das Pflegeerleben der interviewten Pflegeauszubildenden in unterschiedlichen sozialen Konstellationen der Lehr-Lernarrangements auch unterschiedlich ausfällt und sich unterschiedlich auf die berufliche Identitätsbildung auswirkt. Bereits Balzer (vgl. 2019) weist mit ihrem Konzept der *Chamäleonkompetenz* auf die Reaktion der Auszubildenden mit einer Anpassung an die je vorgelebte Berufskultur in einem Versorgungsbereich hin. Die Entwicklung einer pflegeberuflichen Identität kann jedoch hierdurch ausgebremst werden. Nach Bohrer (vgl. 2013: 277) sei es für den Emanzipationsprozess wichtig, sich nicht nur anpassen zu müssen, sondern auch Möglichkeiten zur Selbstbehauptung zu erhalten. Sie fordert Anleitende dazu auf, die Pflegeauszubildenden in diesem Prozess zu bestärken.

Der Überblick über die Literatur zur Praxisanleitung weist allerdings auf fachdidaktische Ansätze hin, die die Entwicklung von Pflegekompetenzen ausschließlich im Rahmen typischer pflegerischer Handlungssituationen verorten. Die Auseinandersetzung mit sozialen Anforderungen im beruflichen Handeln beschränkt sich fast ausschließlich auf die Interaktion mit zu Pflegenden, die es patient*innen- oder bewohner*innenorientiert zu gestalten gilt (vgl. Mamerow 2008). Lerngegenstände, die Aspekte der Berufsauffassung und Berufsbindung adressieren, werden im Anleitungsprozess somit wahrscheinlich eher zufällig und beiläufig angesprochen. Laut Bohrer (2013: 322) können solche informellen Lernkontexte, wenn sie nicht mit formellem Anleitungshandeln verknüpft werden, zu Problemen der Situationseinschätzung und Urteilsbildung bei den Lernenden führen. Ob und wie Fragen der Berufsbindung thematisiert sowie geklärt werden, obliegt dann eher den sich zufällig in der Anleitung ergebenden Themen hierzu und ist abhängig von der jeweiligen Berufshaltung der Anleitenden selbst.

Zur expliziten Auseinandersetzung mit einem weitergefassten pflegeberuflichen Beziehungsbegriff könnten in Reflexionsgesprächen der Anleitung folgende Fragen angeschnitten werden:

- Was hast du in diesem Praktikum bisher über den Pflegeberuf gelernt? Was hat dir dabei besonders Freude bereitet?
- Welcher Kollege, welche Kollegin war ein Vorbild für dich? Was ist dir an ihr oder ihm besonders positiv aufgefallen?
- Könntest du dir vorstellen, länger in dieser Abteilung (Station, Wohnbereich) zu arbeiten, z.B. nach dem Ausbildungsabschluss? Welches sind deine Gründe dafür oder dagegen?
- Wie geht es dir aktuell mit der Entscheidung für eine Pflegeausbildung? Stehst du noch dahinter? Welche Zukunftspläne hast du derzeit für deine weitere berufliche Entwicklung?

Um eine konstruktive Auseinandersetzung mit Aspekten der Berufsbindung im Anleitungsprozess zu ermöglichen, ist es vor diesem Hintergrund erforderlich, dass individuelle Berufstheorien im Rahmen der Anleitendenqualifizierung bearbeitet und hinsichtlich ihrer Vielfalt diskutiert werden. Ziel einer solchen Auseinandersetzung ist die Offenheit für heterogene Berufsdeutungen innerhalb der Berufsgruppe und eine emanzipatorische Haltung Auszubildenden gegenüber, die die eigene Berufstheorie als mögliches Orientierungsangebot begreift und alternative Berufsauffassungen zulässt. Dabei kommt der anleitenden Person eher die Rolle eines Coaches als einer Lehrperson zu, die fertige Lösungen zur Berufsbindung vorgibt (vgl. Greif 2008: 73 ff.).

Aber genau hierin liegen die besonderen Potenziale der systematischen Anleitung, in deren Prozess Gespräche über die individuelle Beziehung zum Pflegeberuf und zur Berufsgruppe stattfinden können. Vor allem durch die Organisation von Anleitung als Einzel- oder Kleingruppenunterricht können Gelegenheiten genutzt werden, Themen der beruflichen Bindung zu diskutieren und mögliche Abbruchimpulse zu identifizieren, um sich dann intentional damit auseinandersetzen zu können.

3.4 Lehrkräfte an Pflegeschulen

Die Lehrkräfte an Pflegeschulen haben den curricularen Auftrag, Praxiserfahrungen der Auszubilden im Rahmen von Unterricht zu reflektieren und stellen damit ebenfalls wichtige Beziehungspartner*innen im Ausbildungsprozess dar. Dabei ergeben sich im üblicherweise durchgeführten Gruppenunterricht nicht ohne Weiteres Gelegenheiten, den individuellen Entwicklungsprozess der Berufsbindung eines/einer jeden Lernenden zu beurteilen und konstruktiv zu unterstützen. Dies ist eher im Rahmen von Eins-zu-Eins-Settings der Praxisbegleitung möglich, in denen Aspekte der beruflichen Aspiration thematisiert und reflektiert werden können (vgl. Arens 2013: 127 ff.). Die curricularen Vorgaben für den Gruppenunterricht am Lernort Schule stellen die Bedeutung von ausbildungsbegleitenden Reflexionen zwar als bedeutsame Lerngelegenheiten heraus, so z.B. in den Curricularen Einheiten (CE) 01 »Ausbildungsstart – Pflegefachfrau/Pflegefachmann werden« (Fachkommission 2020: 33) und 03 »Erste Pflegeerfahrungen reflektieren – verständigungsorientiert kommunizieren« (ebd.: 45), die am Beginn der Ausbildung Raum für berufsorientierende Reflexionen bieten soll. Das Ankommen in der Ausbildung sowie die Verarbeitung erster Eindrücke aus der Pflegepraxis sollen hierdurch unterstützt werden. Allerdings sind auch diese inhaltlich und intentional recht allgemein und abstrakt gehalten.

Aspekte pflegeberuflicher Identitätsentwicklung werden auch im Rahmen pflegedidaktischer Theorien und Modelle aufgegriffen, wie z.B. von Greb (vgl. 2022: 100 ff.) als Kompetenzentwicklung im Kontext kategorialer Spannungsfelder, von Darmann-Finck (vgl. 2022: 202 ff.) als Teil interaktionaler Aushandlung oder von Ertl-Schmuck (vgl. 2022: 155 ff.) als subjektorientierter Lernprozess. Die nachhaltig positive Bindung an den Pflegeberuf im Ausbildungsprozess, die im Wechselspiel verschiedener praktischer und schulischer Lernerfahrungen gelingen soll, wird dabei eher implizit mitgedacht. Gerade hierin liegt jedoch das übergeordnete Ausbildungsziel, will man dem Fachkräftemangel im Pflegewesen wirkungsvoll begegnen. Für den Unterricht mit dem Ziel, berufliche Bindungspotenziale zu stärken, können die durchaus vorhandenen curricularen Freiräume genutzt werden, in denen eine explizite Auseinandersetzung mit inklusiv oder exklusiv wirkenden Erfahrungen im Ausbildungsverlauf ermöglicht wird. Zu dessen methodischer Gestaltung bieten sich vielerlei didaktische Verfahren an, die hier nicht alle vorgestellt werden können. Im Folgenden werden jedoch Anregungen gegeben, die eine konzeptionelle Weiterentwicklung bindungsförderlichen, berufskundlichen Unterrichts unterstützen können.

Abbildung 2: Matrix zur Reflexion berufsbindungsrelevanter Praxiserfahrungen

Was ich über den Pflegeberuf gelernt habe …						
Was ich über meine Kolleg*innen gelernt habe …						
Was ich über die Zupflegenden gelernt habe …						
Was ich über mich gelernt habe …						
Meine Stimmungskurve	→					
Woche	1	2	3	4	5	6

Die Metakognition über individuelle Lernergebnisse im Rahmen des zuletzt durchlaufenen Praktikums kann beispielsweise angeregt werden, indem die Matrix aus der Abbildung 2 zur Reflexion berufsbindungsrelevanter Praxiserfahrungen genutzt wird.

Die Auseinandersetzung mit den vertikal gelisteten Reflexionsimpulsen im chronologischen Praktikumsverlauf kann hierdurch mit der jeweils erlebten emotionalen Verfasstheit in Zusammenhang gebracht und hinsichtlich der beruflichen Bindung und möglicher Aspirationen betrachtet werden. Diese Matrix kann auch erweitert oder modifiziert werden und bietet eine gute Grundlage zur Bearbeitung, z.B. mit der Think-Pair-Share-Methode.

Neben diesem bildungsbiografischen Ansatz können typische Phänomene der kollegialen Integration in Pflegeteams fallbasiert bearbeitet und hinsichtlich der subjektiven Wirkung auf die je individuelle Berufseinstellung diskutiert werden. Welchen Praxissituationen dabei curriculare Relevanz zukommt, sollte idealerweise nicht durch die Lehrkraft vorgeben werden, sondern im Interesse der situativen Authentizität von den Lernenden selbst identifiziert und hinsichtlich ihrer Relevanz bewertet werden. Um die Vielfalt der möglichen Erlebnisse aus den Praxisphasen zugänglich und für die Reflexion beruflichen Bindung nutzbar zu machen, bieten sich vor allem Lernarrangements des erfahrungsbezogenen Lernens an (vgl. Jank 2014: 334 ff.). Dabei können szenische Lehr-Lernverfahren eingesetzt werden, in denen soziale Situationen und Praxen in ihrer emotionalen Dimension im Unterricht erfahrbar gemacht und interaktiv bearbeitet werden. Hierbei kommen vor allem Sozialformen wie Gruppen- oder Partnerarbeit im Unterricht zum Einsatz, die Potenziale des sozialen Lernens und der Peerberatung integrieren. Während den Lehrkräften in solchen Lehr-Lernarrangements eine eher zurückgenommene, moderierende Funktion zukommt, steht das Lernen von und mit den Mitauszubildenden im methodischen Mittelpunkt (vgl. Scheller 2012). Wie unsere Befragungsergebnisse zeigen, bilden die Peers eine bedeutsame Bezugsgruppe sowohl bei der Verarbeitung von Ausbildungserlebnissen als auch bei der beruflichen Orientierung in der ersten Ausbildungsphase. Insofern ist es wichtig, diesem Peer-Austausch im praxisreflektierenden Unterricht Raum zu geben. Untereinander vertrauen sich Auszubildende ihre Probleme im Praxisfeld, Zweifel an der Berufswahl und mögliche Ausstiegsaspirationen an, es zeigt sich jedoch, dass sich erste Impulse zum Ausbildungsabbruch im Austausch mit den Peers verstärken können. Insofern müssen dieser Peer-Austausch und das soziale Lernen im geschützten Kontext des Unterrichts gefördert, aber von der Lehrkraft im Interesse kritisch-konstruktiver Auseinandersetzung gesteuert werden. Das Bildungsziel einer positiven Berufsorientierung, die eine gelingende, nachhaltige Berufsbindung ermöglicht, muss dabei den intentionalen Rahmen bilden. Lehrkräften kommt insofern eine verantwortungsvolle Rolle zu, als sie Spannungsfelder aus Frustration und Motivation sowie soziale Erfahrungen der Integration und Exklusion mit Auszubildenden lernend bearbeiten müssen. Dabei ist zu berücksichtigen, dass Lehrkräfte an Pflegeschulen aufgrund ihrer qualifikatorischen Voraussetzungen pflegeberuflich sozialisiert sind, sodass deren Lehrvoraussetzungen, durch vorbewusste Berufseinstellungen und Berufsauffassungen geprägt sein können.

Diese subjektive, tief verankerte Berufshaltung kann gleichsam als geheimer Lehrplan im praxisreflektierenden Unterricht weiterwirken. Im Rahmen der Lehrendenqualifizierung sollte vor diesem Hintergrund Gelegenheit gegeben werden, die subjektiven Theorien der je individuellen pflegeberuflichen Herkunft aufzudecken, um deren Einfluss auf das pflegepädagogische Handeln zu reflektieren.

4. Fazit

In den voranstehenden Abschnitten wurden vor allem herausfordernde Phänomene erörtert, die bei der Beziehungsgestaltung zwischen Auszubildenden und Ausbildenden im Kontext pflegeberuflicher Qualifizierung auftreten können. Dabei stützen wir uns auf Ausschnitte von Ergebnissen einer qualitativ empirischen Längsschnittstudie, die das subjektive Erleben von Auszubildenden im ersten Lehrjahr untersucht (vgl. Arianta 2024). So zeigen unsere Ergebnisse, dass eine freundliche, wertschätzende und einladende Haltung Auszubildenden gegenüber als inklusive Signale starke Bindungskräfte an den Pflegeberuf entfalten können. Die Analyse von Ausbildungsabbruchüberlegungen der Befragten weist jedoch auf soziale Ausbildungskulturen hin, die eine im Aufbau befindliche Bindung an den Pflegeberuf stark unter Druck setzen.

Den Fokus richten wir auf die Beziehungsgestaltung, weil sie, wie unsere Ergebnisse zeigen, Chance oder Gefahr für den Verbleib im Pflegeberuf sein kann. Damit soll nicht impliziert werden, dass diese ausschließlich für die berufliche Bindung und berufliche Aspirationen verantwortlich ist. Uns ist bewusst, dass sich die strukturellen Arbeitsbedingungen, die viele Pflegende zum Berufsausstieg bewegen, von Anfang an zusätzlich auf alle Phasen des Ausbildungsprozesses auswirken. Dennoch schlagen wir eine berufsbindungsförderliche, inklusive pädagogische Haltung vor, die kollegiale Interaktion und ihre Auswirkungen auf das Ausbildungserleben in den bewussten Blick nimmt. Was Pflege für ein Beruf sein kann und wie dieser in den je individuellen Lebensentwürfen von Auszubildenden mit ihren Erwartungen, Plänen und Wünschen passt, muss als durchgängig explizite Frage im Ausbildungsprozess gestellt werden. Dabei ist nicht davon auszugehen, dass jede/r Auszubildende im Pflegeberuf gehalten werden kann. Es gibt berechtige Gründe, alternative berufliche Aspirationen zu entwickeln und konsequenterweise eine einmal begonnene Ausbildung wieder zu beenden. Eine solche Abbruchentscheidung sollte jedoch auf der Basis reflektierter Gründe und erst nach Ausschöpfung aller Unterstützungsmöglichkeiten erfolgen.

Im Ergebnis unserer Forschungserkenntnisse zeigen sich jedoch die folgenden Phänomene bei der pflegeberuflichen Aspirationsentwicklung: Die Auszubildenden wollen eine positive Bindung zum Pflegeberuf aufbauen, sie wollen dabei von positiv eingestellten Berufsangehörigen unterstützt werden. Sie wollen in die Stationsteams integriert sein und dabei mit ihren Stärken und Schwächen als Individuen willkommen sein und sie wollen Pflegekompetenzen aufbauen, um die Abschlussprüfung zu bestehen und *gute Pflegekräfte* zu sein. Darüber hinaus wollen sie sich über ihre Erlebnisse in den Praxisphasen austauschen, um reflektierte berufliche Entscheidungen treffen zu können. Erscheinen diese Ausbildungsziele jedoch unerreichbar, werden von Beginn an Überlegungen zum Ausbildungsabbruch oder zum späteren Ausstieg aus dem Beruf wirksam. Zur Grundlegung und Weiterentwicklung pflegedidaktischer Konzepte, die eine inklusive berufspädagogische Ausrichtung aufweisen, bedarf es weiterer empirischer Erkenntnisse, die die subjektive Lernendenperspektive im Ausbildungsprozess beleuchten.

Literatur

Anslinger, Eva/Heibült, Jessica/Müller, Moritz (2015). Berufsorientierung, Lebenslanges Lernen und dritter Bildungsweg – Zur Entwicklung beruflicher Orientierung im Lebenslauf anhand zweier Fallstudien. In: bwp@, 27, S. 1-17.

Arens, Frank (2013). Praxisbegleitung in der Pflegeausbildung – ein blinder Fleck der Berufsbildungsforschung. In: Faßhauer, Uwe/Fürstenau, Bärbel/Wuttke, Eveline (Hg.). Jahrbuch der Berufs- und wirtschaftspädagogischen Forschung. Opladen: Verlag Barbara Budrich, S. 127-137.

Arianta, Katrin (2024). Die Entwicklung des pflegeberuflichen Aspirationsfeldes in der Ausbildungseingangsphase (unveröffentlichtes Dissertationsmanuskript, geplante Veröffentlichung 2024). Universität Kassel.

Bahl, Anke (2018). Die professionelle Praxis der Ausbilder: eine kulturanthropologische Analyse. Frankfurt: Campus Verlag.

Bakker, Ellen J. M./Verhaegh, Kim J./Kox, Jos H. A. M./van der Beek, Allard J./Boot, Cécile R. L./Roelofs, Pepijn D. D. M./Francke, Anneke L. (2019). Late dropout from nursing education: An interview study of nursing students' experiences and reasons. In: Nurse education in practice, 39, S. 17-25.

Baltimore, Jane (2006). Nurse collegiality: Fact or fiction? Nursing Management, 37 (5), S. 28-36.

Balzer, Sabine (2019). Chamäleonkompetenz. Eine Studie in der pflegepraktischen Ausbildung. Frankfurt a.M.: Mabuse-Verlag.

Behrens, Johann/Horbach, Annegret/Müller, Rolf (2009). Forschungsstudie zur Verweildauer in Pflegeberufen in Rheinland-Pfalz (ViPb). Online: https://edoweb-rlp.de/resource/edoweb:5167211/data (Abruf: 22.08.2022).

Bensch, Sandra (2022). Horizontale Feindseligkeiten in der Pflege. Steig' aus (oder fang gar nicht erst an). In: PADUA, 17 (4), S. 203-208.

BMFSFJ, Bundesministerium für Familie, Senioren, Frauen und Jugend (2022). Ausbildungsoffensive Pflege (2019-2023). Zweiter Bericht. Rostock: Publikationsversand der Bundesregierung.

Bohrer, Annerose (2013). Selbstständigwerden in der Pflegepraxis. Eine empirische Studie zum informellen Lernen in der praktischen Pflegeausbildung. Berlin: Wissenschaftlicher Verlag Berlin.
Brunt, Barbara (2011). Breaking the cycle of horizontal violence. The Free Library. Online: https://www.thefreelibrary.com/Breaking+the+cycle+of+horizontal+violence.-a0251088875 (Abruf: 07.04.2023).
Buchegger-Traxler, Anita (2014). Der Einfluss der Ausbildung auf Zufriedenheit und Berufsverbleib in der Altenarbeit in Oberösterreich. In: SWS-Rundschau, 54 (3), S. 331-343.
Darmann-Finck, Ingrid (2022). Eckpunkte einer interaktionistischen Pflegedidaktik. In: Ertl-Schmuck, Roswitha/Hänel, Jonas (Hg.). Theorien und Modelle der Pflegedidaktik. Eine Einführung (2. Aufl.). Weinheim, München: Juventa Verlag, S. 202-253.
Destatis (2022). Statistik nach der Pflegeberufe-Ausbildungsfinanzierungsverordnung – 2021. Online: https://www.destatis.de/DE/Themen/Gesellschaft-Umwelt/Bildung-Forschung-Kultur/Berufliche-Bildung/Publikationen/Downloads-Berufliche-Bildung/pflegeberufe-ausbildungsfinanzierung-vo-5212401217005.html (Abruf: 28.12.2022).
Destatis (2023). Weniger neue Ausbildungsverträge in der Pflege im Jahr 2022. Online: https://www.destatis.de/DE/Presse/Pressemitteilungen/2023/04/PD23_134_212.html (Abruf 05.04.2023).
Dumont, Cheryl/Meisinger, Sandy/Whitacre, Mary J./Corbin, Gloria (2012). In: Nursing2012. Horizontal violence survey report. Nursing, 42 (1), S. 44-49.
El Hachi, Maha (2020). Faculty incivility: lived experiences of nursing graduates in the United Arab Emirates. In: International Nursing Review, 67, S. 127-135.
Ertl-Schmuck Roswitha (2022). Subjektorientierte Pflegedidaktik. In: Ertl-Schmuck, Roswitha/Hänel, Jonas (Hg.). Theorien und Modelle der Pflegedidaktik. Eine Einführung (2. Aufl.). Weinheim, München: Juventa Verlag, S. 155-201.
Fachkommission (2020). Rahmenpläne der Fachkommission nach § 53 PflBG. Rahmenlehrpläne für den theoretischen und praktischen Unterricht. Rahmenlehrpläne für die praktische Ausbildung (2., überarb. Aufl.). Leverkusen: Verlag Barbara Budrich.
Felden, Heide von (2015). Lernwelten und Transitionen: Übergangsforschung als Lernweltforschung. In: Schmidt-Lauff, Sabine/ Felden, Heide von/Pätzold, Henning (Hg.). Transitionen in der Erwachsenenbildung. Gesellschaftliche, institutionelle und individuelle Übergänge. Opladen, Berlin, Toronto: Verlag Barbara Budrich.Garcia González, Daniel/Peters, Miriam (2021). Ausbildungs- und Studienabbrüche in der Pflege – ein integratives Review. Leverkusen: Verlag Barbara Budrich.
Gottfredson, Linda S. (2005). Applying Gottfredson's Theory of Circumscription and Compromise in Career Guidance and Counseling. In: Brown, Steven D./Lent, Robert W. (Hg.). Career Development and Counseling. Putting Theory and Research to Work. Hoboken/New Jersey: John Wiley & Sons.

Greb, Ulrike (2022). Dialektisch-reflexive Pflegedidaktik. In: Ertl-Schmuck, Roswitha/Hänel, Jonas (Hg.). Theorien und Modelle der Pflegedidaktik. Eine Einführung (2. Aufl.). Weinheim, München: Juventa Verlag, S. 100-154.

Greif, Siegfried (2008). Coaching und ergebnisorientierte Selbstreflexion: Theorie, Forschung und Praxis des Einzel- und Gruppencoachings. Göttingen: Hogrefe.

Hamshire, Claire/Willgoss, Thomas G./Wibberley, Christopher (2012). ›The placement was probably the tipping point‹ – the narratives of recently discontinued students. In: Nurse education in practice, 12 (4), S. 182-186.

IW Köln, Institut der deutschen Wirtschaft Köln (2022). Prognostizierter Bedarf an stationären und ambulanten Pflegekräften* in Deutschland bis zum Jahr 2035. Online: https://de.statista.com/statistik/daten/studie/172651/umfrage/bedarf-an-pflegekraeften-2025/ (Abruf: 14.04.2023).

Jank, Werner/Meyer, Hilbert (2014). Didaktische Modelle. Berlin: Cornelsen Verlag.

Jürgensen, Anke/Dauer, Bettina (2021). Handreichung für die Pflegeausbildung am Lernort Praxis. Bonn: Bundesinstitut für Berufsbildung.

Kühnel, Markus/Ehlers, Anja/Bauknecht, Jürgen/Hess, Moritz/Stiemke, Philipp/Strünck, Christoph (2020). Personalfluktuation in Einrichtungen der pflegerischen Versorgung – Eine Analyse von Ursachen und Lösungsmöglichkeiten. Forschungsgesellschaft für Gerontologie e.V./Institut für Gerontologie an der TU Dortmund.

Küpper, Andreas (2020). Berufsverbleib von Auszubildenden in der Pflege. Der Einfluss von Moral Distress und arbeitsbezogenen Kohärenzgefühl. Wiesbaden: Springer.

Lave, Jean/Wenger, Étienne (1991). Situated Learning: Legitimate Peripheral Participation. Cambridge: Cambridge University Press.

Mamerow, Ruth (2008). Praxisanleitung in der Pflege. Heidelberg: Springer Medizin Verlag.

Powers, Kelly/Herron, Elizabeth K./Sheeler, C./Sain, Amber (2018). The Lived Experience of Being a Male Nursing Student: Implications for Student Retention and Success. In: Journal of professional nursing, 34 (6), S. 475-482.

Rojewski, Jay W. (2005). Occupational Aspirations: Constructs, Meanings, and Application. In: Brown, Steven D./Lent, Robert W. (Hg.). Career Development and Counseling. Putting Theory and Research to Work. Hoboken/New Jersey: John Wiley & Sons.

Rosenstiel, Lutz von (2008). Betriebsklima und Leistung – eine wissenschaftliche Standortbestimmung. In: Hangebrauck, Uta-Maria/Kock, Klaus/Kutzner, Edelgard/Muesmann, Gabriele (Hg.). Handbuch Betriebsklima. München, Mering: Rainer Hampp Verlag, S. 23-38.

Savickas, Mark L. (2012). Career Construction Theory and Practice. In: Brown, Steven D./Lent, Robert W. (Hg.). Career Development and Counseling: Putting Theory and Research to Work (2. Aufl.). Hoboken/New Jersey: John Wiley & Sons.

Scheller, Ingo (2012). Szenisches Spiel: Handbuch für die pädagogische Praxis. Berlin: Cornelsen Verlag Scriptor.

Schwarz-Govaers, Renate (2022). Bewusstmachen der Subjektiven Theorien als Voraussetzung für handlungsrelevantes berufliches Lernen. Ein handlungstheoretisch fundiertes Arbeitsmodell zur Pflegedidaktik. In: Ertl-Schmuck, Roswitha/Hänel, Jonas (Hg.). Theorien und Modelle der Pflegedidaktik. Eine Einführung (2. Aufl.). Weinheim, München: Juventa Verlag, S. 254-292.

Stott, Amanda (2007). Exploring factors affecting of male students from an undergraduate nursing course: a qualitative study. In: Nurse Education Today, 27 (4), S. 325-332.

Strauß, Anselm L./Corbin, Juliet M. (2010). Grounded Theory: Grundlagen Qualitativer Sozialforschung. Weinheim: Beltz Verlag.

Ten Hoeve, Yvonne/Castelein, Stynke/Jansen, Gerard/Roodbol, Petrie (2017). Dreams and disappointments regarding nursing: Student nurses' reasons for attrition and retention. A qualitative study design. In: Nurse Education Today, 54, S. 28-36.

Witzel, Andreas (2000). The Problem-Centered Interview. In: FQS Forum: Qualitative Social Research, 1 (1), Art. 22.

Zhang, Yuanyuan/Wu, Juemin/Fang, Zhiyin/Zhang, Yaqing/Wong, Frances K. Y. (2017). Newly graduated nurses' intention to leave in their first year of practice in Shanghai: A longitudinal study. In: Nursing Outlook, 65 (2), S. 202-211.

Trends

Konzeption interprofessioneller Curricula in der Pflegeausbildung
Wissenschaftsbasierte Empfehlungen für die Entwicklung und Umsetzung

Frederike Lüth, Laura Püschel, Miriam Leimer, Wolfgang von Gahlen-Hoops, Katrin Balzer und Anne Christin Rahn

Zusammenfassung

Vielfältige Initiativen zur Entwicklung und Etablierung von Rahmencurricula und curricularen Empfehlungen haben sich international und national der Integration von interprofessioneller Edukation (IPE) angenommen. In einem Mixed Methods-Review haben wir Rahmen-/Kerncurricula und Empfehlungen für IPE in der Pflegeausbildung zusammengefasst und daraus Empfehlungen für die Entwicklung und Erprobung von Curricula für IPE abgeleitet. Hierfür wurden systematische Literaturrecherchen in verschiedenen Datenbanken und Fachportalen durchgeführt. In den 18 eingeschlossenen Arbeiten werden zentrale IPE-Kompetenzen (u.a. Rollenverständnis) und vielfältige Lehr-Lernmethoden (u.a. Fallarbeit) beschrieben, die in diesem Beitrag dargestellt werden. Dabei wird die Planung und Umsetzung von Curricula von verschiedenen Faktoren (z.B. Fortbildungsangeboten) beeinflusst. Zusammenfassend lassen sich aus den Ergebnissen zentrale Empfehlungen zur longitudinalen Integration von IPE in Curricula und deren Evaluation (z.B. Entwicklung von Schulungen) ableiten.

1. Hintergrund

Die Förderung der interprofessionellen Zusammenarbeit in der Gesundheitsversorgung ist zur Verbesserung der Patientensicherheit und Versorgungsqualität von hoher Bedeutung (vgl. Dreier u.a. 2015; Mahler u.a. 2014). Bereits in der Ausbildung der Gesundheitsberufe sollten Kompetenzen der interprofessionellen Zusammenarbeit durch die Integration interprofessioneller Lehrinhalte und -formate entwickelt werden (vgl. Herath u.a. 2017). Nach den Definitionen der World Health Organization (WHO) (vgl. WHO 2010) und des Center for the Advancement of Interprofessional Education (CAIPE; vgl. Barr 2002) bedeutet interprofessionelle Edukation (IPE), dass zwei oder mehr Professionen mit-, über- und voneinander lernen, mit dem Ziel einer optimierten interprofessionellen Versorgungspraxis.

IPE kann ein wichtiger Schritt zur personenzentrierten Versorgung und Integration von Interprofessionalität in die Praxis und in Fort-/Weiterbildungen sein (vgl. Barr 2002). Internationale Veröffentlichungen zeigen, dass sich durch IPE-Angebote für verschiedene Gesundheitsberufe die Einstellungen zur interprofessionellen Zusammenarbeit der Lernenden sowie das Wissen über Rollen und Aufgabenbereiche der eigenen Profession und beteiligten Professionen positiv verändern können (vgl. Murdoch u.a. 2017; Welsch u.a. 2018). Bislang weisen IPE-Angebote international jedoch meist nur eine kurze Dauer auf und stellen Leuchtturmprojekte (Vorhaben mit Auswirkungen für Folgeprojekte) dar, die somit nicht in allen Gesundheitsberufen fester Bestandteil der Ausbildung sind. Hieraus ergibt sich die Forderung nach einer curricularen Verankerung von IPE in der Ausbildung der Gesundheitsberufe (vgl. Hean u.a. 2012; Pitout u.a. 2022; WHO 2010). Curricula sollten Informationen zu Lernzielen, Inhalten der Unterrichtseinheit, Lehr-Lernmethoden, Arbeitsmaterialien, wissenschaftlicher Literatur, Methoden der Ergebnissicherung sowie zu relevanten organisatorischen Hinweisen bzw. Kontextfaktoren umfassen (vgl. Robinsohn 1969; 1967/1971; Gahlen-Hoops/Busch 2023).

Auf nationaler Ebene hat der Wissenschaftsrat im Jahr 2012 Empfehlungen zur Qualifikation in den Gesundheitsberufen veröffentlicht. Diese Empfehlungen beinhalten eine stärkere Vernetzung von Studiengängen und schulischen Ausbildungen der Gesundheitsberufe und eine Verankerung von IPE-Angeboten in die Curricula der Gesundheitsberufe (vgl. ebd.). In den vergangenen Jahren gab es einige Projektinitiativen für IPE-Angebote der Gesundheitsberufe, beispielsweise im Rahmen des Förderprogramms »Operation Team« der Robert Bosch Stiftung (vgl. Nock 2020). Diese Projekte zeigen, dass IPE in der Ausbildung der Gesundheitsberufe immer stärker an Bedeutung gewinnt, eine Verstetigung und curriculare Verankerung jedoch noch weitestgehend ausbleibt.

Während für das Studium der Humanmedizin bereits Empfehlungen (in Form eines Mustercurriculums) zur Förderung der Kompetenzen für eine interprofessionelle Zusammenarbeit vorliegen (vgl. Institut für medizinische und pharmazeutische Prüfungsfragen/Robert Bosch Stiftung 2019), fehlt Vergleichbares bislang für die berufliche und hochschulische Pflegeausbildung. Vor dem Hintergrund der im Pflegeberufegesetz (PflBG) und in der Ausbildungs- und Prüfungsverordnung für die Pflegeberufe (PflAPrV) empfohlenen Kompetenzen für eine interprofessionelle Zusammenarbeit (im Folgenden: interprofessionelle Kompetenzen) ergibt sich ein weiterer Bedarf, IPE systematisch in den Curricula der beruflichen und hochschulischen Pflegeausbildung zu verankern. Das Pflegebildungsprojekt »Konzeptentwicklung zur Stärkung der interprofessionellen Edukation in der beruflichen und hochschulischen Pflegeausbildung – interEdu« (2021-2024) hat zum Ziel, ein Curriculum zur Förderung von Kompetenzen für eine interprofessionelle Zusammenarbeit für die Pflegeausbildung zu entwickeln und anschließend zu pilotieren (vgl. Wolter u.a. 2022).

Obwohl es bereits vielfältige Empfehlungen für die Entwicklung von Curricula zur Förderung von Kompetenzen für eine interprofessionelle Zusammenarbeit mit maßgeblicher Beteiligung der Pflege gibt (u.a. vgl. Barr u.a. 2016; Barzansky u.a. 2019), fehlt bislang ein Überblick über die Inhalte und Schwerpunkte dieser Literatur, um daraus zentrale Empfehlungen zur Gestaltung von Curricula für Schul-/Studiengangsleitende, Pflegepädagog*innen, Praxisanleitende, Lernende der Pflege sowie zuständige Akteure der beteiligten Praxiseinrichtungen abzuleiten.

Ziel dieses Beitrags ist es, nationale und internationale longitudinale Rahmen-/Kerncurricula und Empfehlungen für die Ausbildung von interprofessionellen Kompetenzen in der Pflegeausbildung bzw. mit maßgeblicher Beteiligung der Pflegeausbildung zu identifizieren und zusammenzufassen.

2. Methodik

2.1 Design

Wir haben ein Mixed Methods-Review durchgeführt, um den vielfältig angewandten Methoden (z.B. Abstimmungsverfahren, Modellentwicklungen) in der Entwicklung und Evaluation von Rahmen-/Kerncurricula zu begegnen (vgl. Stern u.a. 2020). Die Durchführung der Evidenzsynthese folgte einem Rapid Review-Ansatz (vgl. Garrity u.a. 2021). Detaillierte Informationen zur Methodik (inklusive vollständiger Suchstrategie) sind in unserem Protokoll (vgl. Lüth u.a. 2022) beschrieben.

2.2 Ein- und Ausschlusskriterien

In dieses Review eingeschlossen wurden Rahmencurricula, Empfehlungen, Rahmenwerke und Leitlinien, die sich auf Lernangebote zur Förderung interprofessioneller Kompetenzen (IPE-Angebote) in der hochschulischen oder beruflichen Pflegeausbildung beziehen (Tab. 1). Betrachtet wurden Lernende, Lehrende, Anleitende und Tutor*innen der Pflege. Die adressierten IPE-Angebote oder Empfehlungen mussten sich über mindestens 18 Monate Ausbildungsdauer erstrecken und mindestens Informationen zu (i) Lernzielen/Kompetenzen, (ii) Lernorten und (iii) Lehr-Lernmethoden und -materialien enthalten. Ergebniskriterien/Zielgrößen wurden nicht näher eingeschränkt oder festgelegt.

Tabelle 1: Beschreibung der Einschlusskriterien

Population und Setting	
• Berufliche und hochschulische Pflegeausbildung (international und national) • Lernende, Lehrende, Anleitende und Tutor*innen	
Intervention	
Lernangebote zur Förderung interprofessioneller Kompetenzen (IPE-Angebote) in der Pflegeausbildung mit maßgeblicher Beteiligung von Lernenden der Pflege Mindestdauer: insgesamt 18 Monate über die Ausbildungsdauer	
Charakteristika der IPE-Angebote	
Die IPE-Angebote sollten mindestens zu folgenden Aspekten Informationen enthalten: Lernziele/Kompetenzen; Lernorte (z.B. Hochschule/Schule, Skills Lab, Praxis); Lehr-Lernmethoden und -materialien	
Design	
Rahmenwerke (Frameworks)	Rahmenwerke sind Empfehlungen für die Erstellung schulinterner Curricula, die einen beiderseitigen Austausch zwischen Unterricht und Praxis ermöglichen und berücksichtigen. Sie beziehen sich dabei auf bestimmte Einsätze in der Pflegeausbildung oder auf die pflegerischen Handlungsfelder (vgl. Saul/Jürgensen 2021; Unesco – International Bureau of Education 2022).
Empfehlungen	Eigene Definition von Empfehlungen: Diese Art von Quellen stellt die grundlegenden Aussagen von Leitlinien oder anderer Literatur (z.B. Evidenzsynthesen) dar und leitet Empfehlungen aus vorhandener wissenschaftlicher Literatur ab. Es können auch Empfehlungen auf Basis von Expertenmeinungen oder Konsens inbegriffen sein.
Leitlinien	Edukative Leitlinien sind für Lehrende und Ausbildende konzipiert und beinhalten Ansätze und Verfahren für eine erfolgreiche Planung und Umsetzung des Lehrplans auf berufsschulischer/hochschulischer, lokaler oder nationaler Ebene. Es werden klare Handlungsempfehlungen mit einem verbindlichen Charakter beschrieben (Unesco – International Bureau of Education 2022).
Rahmencurricula	Rahmencurricula sind weiterentwickelte Lehrprogramme, die die Anforderungen des Gesundheitssystems berücksichtigen und definieren was, warum, wie und wie gut Lernende systematisch und gezielt lernen (vgl. Saul/Jürgensen 2021; Unesco – International Bureau of Education 2022).

Abkürzungen: IPE=interprofessionelle Edukation

2.3 Informationsquellen

Die Literaturrecherche führten wir im Juli 2022 in fünf Datenbanken durch: MEDLINE via PubMed, CINAHL via EBSCO, Fachportal Pädagogik (inkl. Education Research Complete (Eric)), Scopus und LIVIVO. Eine ergänzende Recherche fand im März 2023 in Portalen relevanter Organisationen statt (u.a. CAIPE, WHO, National Center for Interprofessional Practice and Education (NEXUS)). Abschließend erfolgte eine Rückwärtssuche nach weiteren passenden Referenzen in den eingeschlossenen Arbeiten im Mai 2023.

Die Recherche umfasste sowohl deutsch- als auch englischsprachige Literatur. Der Suchzeitraum wurde nicht eingegrenzt.

2.4 Suchstrategie

A priori entwickelten wir eine Suchstrategie bestehend aus Freitextbegriffen und Schlagwörtern zu den Konstrukten (1) Interprofessionalität und (2) Pflegeausbildung (vgl. Lüth u.a. 2022). Innerhalb der Konstrukte wurden die Begriffe mittels OR verknüpft. Mit dem Booleschen Operator AND wurden beide Konstrukte verknüpft. Zusätzlich setzten wir Suchfilter zu Rahmencurricula, Leitlinien, Rahmenwerken und Empfehlungen ein (vgl. Glanville u.a. 2022).

2.5 Auswahlprozess

Die identifizierten Referenzen importierten wir in Covidence (https://www.covidence.org/, Abruf: 03.11.2023). Zwei Autorinnen (ML, FL) haben die Titel und Abstracts der ersten 20 % Referenzen unabhängig voneinander gescreent. Anschließend komplettierten einzelne Autorinnen (AR, FL) durch alleinige Sichtungen das Titel- und Abstractscreening. In Abweichung vom Reviewprotokoll fand aufgrund begrenzter Zeitressourcen keine Überprüfung der ausgeschlossenen Referenzen statt und das Volltextscreening erfolgte durch zwei Personen unabhängig voneinander. Bei Unstimmigkeiten wurde ein Konsens durch zwei Autorinnen (AR, FL) gebildet.

2.6 Datenextraktion

Die Datenextraktion erfolgte durch eine Autorin, eine zweite Autorin hat die Datenextraktion anschließend kontrolliert. Bei Unstimmigkeiten wurde ein Konsens durch zwei Autorinnen (FL, ML) gebildet.

Für die Extraktion verwendeten wir ein standardisiertes Datenextraktionsblatt zu à priori definierten Kriterien (vgl. Lüth u.a. 2022), das im Prozess weiter angepasst wurde. Wir extrahierten Informationen zu folgenden Kategorien: Autor, Jahr, Herkunftsland, Ziel, Methodik (u.a. Art der Arbeit, Methodik der Entwicklung), Zielgruppe, Anzahl an IPE-Angeboten, Kompetenzen, Anzahl an Lehrenden, Zielgruppen, methodisch-didaktische Gestaltung (u.a. Sozialformen, Lernorte, Lehr-Lernmethoden), Handlungsanlässe, Methoden der Ergebnissicherung, Arten von Zielgrößen für die Evaluation nach dem Kirkpatrick-Modell (Tab. 2), Methoden der Evaluation, weitere Empfehlungen (u.a. Kontextfaktoren). Die Datenextraktion erfolgte nach Ausbildungsdritteln, um Empfehlungen für die unterschiedlichen Phasen der Ausbildung ableiten zu können. Die Ausbildungsdrittel wurden jeweils in Anlehnung an die reguläre Ausbildungs-/Studiumsdauer festgelegt.

Tabelle 2: Zielgrößen der Evaluation nach den Ebenen des Kirkpatrick-Modells

Ebenen des Kirkpatrick-Modells (Kirkpatrick/Kirkpatrick 2021)	Beschreibung der Ebenen
Kirkpatrick-Stufe 1	u.a. Machbarkeit, Zufriedenheit
Kirkpatrick-Stufe 2a	u.a. Wissen, kognitive Lernziele
Kirkpatrick-Stufe 2b	u.a. Einstellungen, affektive Lernziele
Kirkpatrick-Stufe 3	u.a. Professionelles Verhalten in der (simulierten) Praxis
Kirkpatrick-Stufe 4	u.a. Organisations- und patientenrelevante Zielgrößen

2.7 Datensynthese

Die narrativ-strukturierte Datensynthese erfolgte in mehreren Schritten in SPSS (IBM GmbH, Version 22): Zunächst erfolgte eine deskriptive Analyse der erfassten Daten (siehe Kapitel »Datenextraktion«) pro Ausbildungsdrittel. Ergänzend erfolgte diese Analyse getrennt nach Leitlinien/Rahmenwerken/Empfehlungen und Rahmencurricula, um zwischen beschriebenen Empfehlungen und in spezifischen Rahmencurricula umgesetzten Empfehlungen (meist mehrere IPE-Angebote) zu unterscheiden. Diese Ergebnisse wurden als Text, Tabelle oder als Grafik (Balkendiagramm) mithilfe von Microsoft Excel dargestellt.

Für die Beschreibung relevanter Kontextfaktoren und von Empfehlungen zur Entwicklung und Umsetzung von IPE entwickelten wir induktiv unter Verwendung von MAXQDA 2022 (VERBI Software GmbH) Kategorien basierend auf dem Consolidated Framework for Implementation Research (CFIR; vgl. Damschroder u.a. 2022).

Anschließend wurden diese Ergebnisse grafisch zusammengefasst (Abb. 3). In dieser Grafik werden alle Merkmale der eingeschlossenen Arbeiten berücksichtigt, die in ≥50 % der Referenzen (unabhängig des Ausbildungsdrittels) berichtet wurden. Sofern konsistente Angaben zu Ausbildungsdritteln vorlagen, wurden diese ergänzend benannt. In der Grafik wird zwischen pflegedidaktischen Handlungsfeldern auf Makro-, Meso- und Mikroebene unterschieden (vgl. Walter/Dütthorn 2019).

In diesem Review werden zu berücksichtigende Kontextfaktoren und organisatorische Empfehlungen als Kontext des didaktischen Handelns in der Ausbildung der Gesundheitsberufe (v.a. Pflege) dargestellt (Makroebene). Die Mesoebene beschreibt zentrale didaktische Anforderungen (u.a. Kompetenzen, Zielgruppen, Sozialformen, Lernorte) für die schul-/hochschulnahe Curriculumentwicklung zur Förderung von interprofessionellen Kompetenzen. Auf der Mikroebene werden die einzelnen Lehrveranstaltungen adressiert. Auf Basis der vorliegenden Daten und eingeschlossenen Arbeiten konnten wir keine Ergebnisse für einzelne Lehrveranstaltungen präsentieren, jedoch lassen sich aus den beschriebenen Methoden oder Handlungsanlässen einzelne Schwerpunktsetzungen für Lehrveranstaltungen ableiten, sodass wir die Meso- und Mikroebene zusammengefasst haben.

3. Ergebnisse: Überblick über Empfehlungen und Curricula

3.1 Rechercheertrag

Wir screenten 7.063 Referenzen nach Duplikatentfernung im Titel und Abstract. Im Volltextscreening wurden 389 von 407 verbliebenen Referenzen aus folgenden Gründen ausgeschlossen: Dauer unter 18 Monaten (n=163), Lernangebote adressieren nicht primär die Pflegeausbildung (n=85), falsches Design (n=47), keine Lernangebote zur Förderung interprofessioneller Kompetenzen (n=44), Mindestinformationen der Lernangebote fehlen (n=29), unklare Dauer (n=18), falsche Sprache (n=3). Somit konnten wir insgesamt 18 Referenzen (im Folgenden »Arbeiten« genannt) in diese Arbeit einschließen.

3.2 Basismerkmale der eingeschlossenen Referenzen

Von den 18 Arbeiten aus den Jahren 2007-2023 sind sechs Rahmencurricula, sechs Rahmenwerke (n=4 kompetenzorientiertes Werk, n=1 thematisches Werk, n=1 Sonstiges: Collaborative Care Curriculum Framework), vier Empfehlungen und zwei Leitlinien. Sechs Arbeiten stammen aus den USA, je drei aus dem Vereinigten Königreich und Kanada und zwei aus Deutschland. Südafrika, Schweden, Libanon und Australien sind je einmal vertreten. Ziele der Arbeiten umfassen vor allem die Formulierung von Empfehlungen (8/18) und die Beschreibung von IPE-Angeboten (6/18). Weitere Informationen zu den Arbeiten können dem ergänzenden Onlinematerial (https://osf.io/crjxf/, Abruf: 09.11.2023) entnommen werden.

In 14 von 18 Arbeiten sind die Zielgruppen der Empfehlungen berichtet. Häufig werden Lernende (12/14) und Lehrende (8/14) angesprochen, selten zu pflegende Personen (4/14) oder Angehörige von zu pflegenden Personen (3/14). Der universitäre Kontext stellt mit 10 von 14 Arbeiten die häufigste adressierte Bildungsumgebung dar. Informationen zu den adressierten Berufsgruppen liegen für 11 von 18 Arbeiten vor. In acht Arbeiten sind Lernende, Lehrende, Anleitende und/oder Tutor*innen der Pflege explizit als Berufsgruppe berichtet. Weitere Berufsgruppen umfassen die Humanmedizin (9/11), seltener Lernende oder Professionelle der Logopädie (4/11), Hebammenkunde/-wissenschaft oder Atemtherapie (je 2/11).

In 7 von 18 Arbeiten werden verschiedene IPE-Angebote der Autor*innen beschrieben, die die Grundlage der Empfehlungen oder Ergebnisse von IPE darstellen. Die restlichen Arbeiten beschreiben weiter gefasste Empfehlungen und/oder Ergebnisse von IPE ohne

Bezug zu spezifischen IPE-Angeboten. Die Anzahl liegt im Median bei vier IPE-Angeboten pro Arbeit (Min.–Max.: 3-12).

3.3 Kernmerkmale der Empfehlungen und Curricula

Theoretische Grundlagen und Methoden der Curriculumentwicklung

Den Arbeiten liegen verschiedene Definitionen von IPE zugrunde, die vor allem auf denen der WHO (2010; 6/13), von Barr (2002; 5/13) und Barr u.a. (2005; 3/13) basieren. Außerdem werden verschiedene Arten von Theorien und Modellen beschrieben, die als Grundlage für die Entwicklung und/oder die Inhalte der Arbeiten genutzt wurden. Hierbei dominieren theoretische und/oder konzeptionelle Arbeiten, die Kompetenzen für interprofessionelle Zusammenarbeit (11/16) beschreiben.

Die Methodik der Entwicklung ist für 12 von 18 Arbeiten berichtet. Systematische Literaturrecherchen (8/12), Workshops mit Beteiligten und Expert*innen sowie die Begutachtung durch externe Expert*innen (je 6/12) sind häufig verwendete Methodiken.

An der Entwicklung beteiligt waren vor allem Forschungsteams (9/14), Lernende (9/14), professionelle Expert*innen aus der Versorgungspraxis (8/14) und Lehrende (7/14) (n=4: nicht berichtet). Zu pflegende Personen (3/14) und Angehörige (2/14) wurden selten direkt einbezogen. In 12 von 18 Arbeiten wird die Zusammensetzung der Berufsgruppen während der Entwicklung berichtet. Hierbei sind meist die Berufsgruppen der Pflege (6/12), Humanmedizin, Physiotherapie, Pharmazie und Sozialarbeit (je 5/12) oder alle Gesundheitsberufe ohne Einschränkung (nicht näher definiert) (6/12) vertreten.

Zeitabschnitt der Ausbildung und zeitlicher Umfang

In 15 von 18 Arbeiten wird der Gesamtumfang der IPE-Angebote nicht berichtet. In drei Arbeiten zeigt sich ein heterogenes Bild von 1-30 Stunden (1 Kreditpunkt) bis 301 Stunden und mehr (über 10 Kreditpunkte). Der zeitliche Umfang der in den Arbeiten beschriebenen IPE-Angebote umfasst in sechs von sieben Arbeiten mit Angaben hierzu mehr als vier Semester (n=1: drei Semester). Insgesamt verteilen sich die Angebote in 12 von 18 Arbeiten auf alle drei Ausbildungsdrittel (1.–3. Drittel). In sechs Arbeiten wird der Bezug zu den Ausbildungsdritteln nicht deutlich.

Zielgruppe

Die Berufsgruppen werden in 11 von 18 Arbeiten angegeben. Die Schulform (hochschulisch/beruflich) für Ergotherapie, Pflege, Physiotherapie, Sozialarbeit wird in je einer Arbeit nicht berichtet. Deshalb beziehen sich die nachfolgenden Angaben auf den hochschulischen Kontext. In ≥50 % der Arbeiten werden IPE-Angebote und Empfehlungen für Lernende, Lehrende und Anleitende der Pflege (9/11, oft 1.–3. Drittel) zusammen mit der Humanmedizin (9/11, oft 1.–3. Drittel), Ergotherapie, Physiotherapie, Sozialarbeit (je 7/11, oft Drittel nicht berichtet) und Pharmazie (6/11, oft 1.–3. Drittel) beschrieben (Tab. 3).

Tabelle 3: Beschriebene Zielgruppen (im hochschulischen Kontext) und Kompetenzen in Empfehlungen, Leitlinien, Rahmenwerken und Rahmencurricula

Zeitabschnitt der Ausbildung	Anzahl der Arbeiten	Erstes Drittel	Zweites Drittel	Drittes Drittel	Nicht berichtet
		n [%]			
Zielgruppe (im hochschulischen Kontext)					
Pflege	9	3 [33]	3 [33]	4 [44]	5 [56]
Humanmedizin	9	3 [33]	3 [33]	4 [44]	5 [56]
Ergotherapie	7	1 [14]	1 [14]	2 [29]	5 [71]
Physiotherapie	7	1 [14]	1 [14]	2 [29]	5 [71]
Sozialarbeit	7	1 [14]	1 [14]	2 [29]	5 [71]
Pharmazie	6	2 [33]	2 [33]	2 [33]	4 [67]
Hebammenkunde/-wissenschaft	3	1 [33]	1 [33]	1 [33]	2 [67]
Logopädie	3	1 [33]	1 [33]	1 [33]	2 [67]
Drittel nicht berichtet: Zahnmedizin (n=3), Public Health (n=2), Atemtherapie (n=1), Radiologieassistenz (n=1); Zielgruppe nicht berichtet: n=7					
Bildungsziele und Kompetenzen (Einteilung und Definition nach Rogers u.a. (2017))					
Interprofessionelle Zusammenarbeit	18	7 [39]	8 [44]	8 [44]	9 [50]
Rollenverständnis	17	8 [47]	8 [47]	7 [41]	8 [47]
Interprofessionelle Werte	16	8 [50]	7 [44]	7 [44]	7 [44]
Interprofessionelle Kommunikation	16	6 [38]	8 [50]	7 [44]	8 [50]
Koordination und gemeinsame Entscheidungsfindung	13	1 [8]	4 [31]	5 [39]	8 [62]
Reflexion	10	3 [30]	4 [40]	6 [60]	3 [30]
Sonstiges: Personenzentrierte Versorgung	5	2 [40]	2 [40]	2 [40]	3 [60]
Nicht berichtet			-		
Weitere Lernziele					
Klinisch-fachliche Kompetenzen	11	1 [9]	2 [18]	7 [64]	3 [27]
Professionsverständnis (inkl. ethisch-rechtlicher Reflexion)	8	4 [50]	5 [63]	3 [38]	3 [38]
Wissenschaftliche Methodenkompetenz	4	1 [25]	0 [0]	2 [50]	1 [25]
Nicht berichtet		n=5			

Kompetenzen

Interprofessionelle Kompetenzen sind in allen Arbeiten (n=18) berichtet, weitere Kompetenzen in 13 von 18 Arbeiten (Tab. 3). Die interprofessionelle Zusammenarbeit (18/18) sowie das Rollenverständnis (17/18), interprofessionelle Werte (16/18) und die interprofessionelle Kommunikation (16/18) sind in ≥50 % der Arbeiten zentrale Lernziele im 1.–3. Drittel. Die Koordination und gemeinsame Entscheidungsfindung (13/18) sowie die Reflexion (10/18) werden besonders im Verlauf (2.–3. Drittel) adressiert.

Handlungsanlässe

Die in den Arbeiten berichteten Empfehlungen und IPE-Angebote adressieren häufig (je 12 Arbeiten) explizit die Interprofessionalität (z.B. Verständnis von Rollen und Aufgaben der beteiligten Professionen) oder beschreiben Themen mit Bedeutung für die jeweiligen Organisationen/praktischen Settings (z.B. Patientensicherheit) (Abb. 1). In 9 von 12 Arbeiten werden interprofessionelle Grundlagen zum Rollenverständnis und der Definition von IPE vermittelt (oft 1. Drittel). Die interprofessionelle Kommunikation ist ein weiteres bedeutsames Thema (8/12, oft Drittel nicht berichtet). Ebenfalls häufig werden Inhalte zur Evidenzbasierung (6/12, oft 1.–3. Drittel), Patientensicherheit (6/12, oft Drittel nicht berichtet) und Ethik[1] (6/9, oft Drittel nicht berichtet) in den Arbeiten beschrieben. Spezifische Fachgebiete für interprofessionelle Handlungen sind selten (6/18) berichtet.

Methodisch-didaktische Gestaltung

In 8 von 18 Arbeiten sind die Formate der IPE-Angebote berichtet. Vier Arbeiten beschreiben einen Mix aus Präsenz und digitalen Formaten (Drittel nicht berichtet), zwei ausschließlich Präsenz-Formate (3. Drittel) und je eine Arbeit digitale IPE-Angebote (1.–3. Drittel) oder einen Mix aus hybriden, Präsenz- und digitalen Formaten (Drittel nicht berichtet). Die Anzahl an erforderlichen Lehrenden ist nie berichtet.

In 10 von 18 Arbeiten sind curriculare Organisationsformen berichtet. In diesen Arbeiten werden IPE-Angebote oft als mehrere Module (4/10, 1.–3. Drittel) oder mehrere zusammenhängende Veranstaltungen (4/10, oft 1.–3. Drittel) beschrieben (Abb. 2). In 13 von 18 Arbeiten sind die Lernorte beschrieben. Die Arbeiten adressieren sowohl die Hochschule/Schule (11/13, oft 1.–2. Drittel) als auch den praktischen Lernort (10/13, oft Drittel nicht berichtet).

In 11 von 18 Arbeiten sind Sozialformen berichtet. In über 50 % der Arbeiten sind Gruppenarbeiten als Sozialform in allen Ausbildungsdritteln (11/11) angegeben. Deutlich seltener genannt sind Vorlesungen, Exkursionen oder Hospitationen (je 3/11).

---

1 Ethik umfasst in den eingeschlossenen Arbeiten beispielsweise Inhalte zu ethischen Prinzipien, Dilemmasituationen, ethischen Konflikten inkl. Entscheidungsfindungen.

Abbildung 1: Handlungsanlässe von Curricula/IPE-Angeboten und Empfehlungen

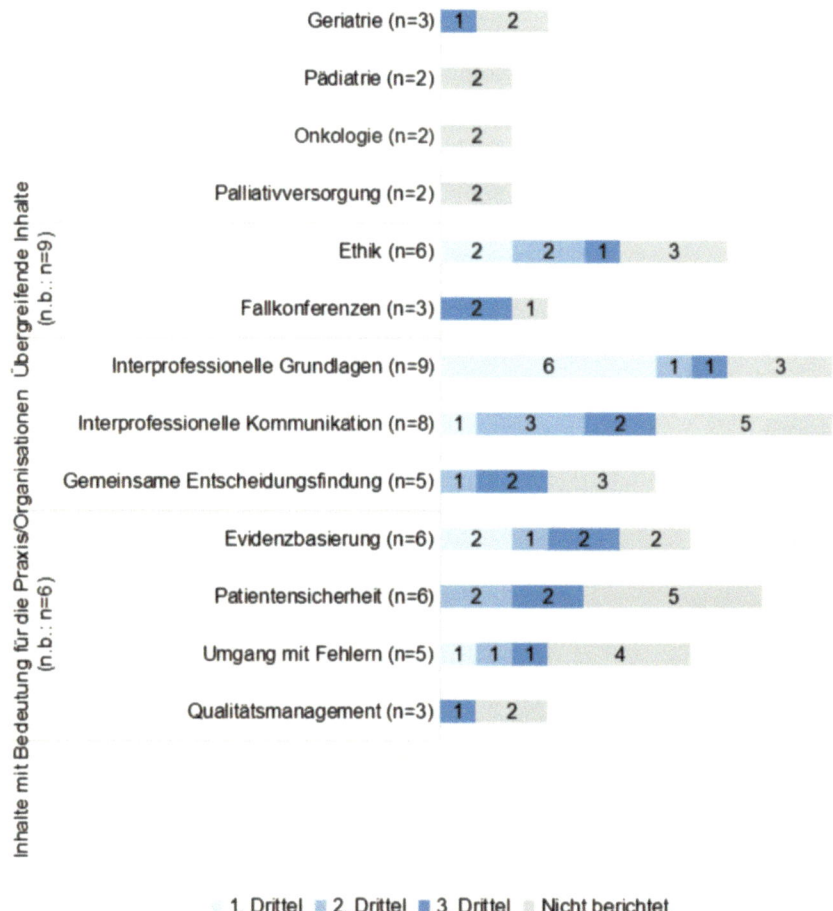

Anmerkungen: Mehrfachangaben pro Kategorie und Ausbildungsdrittel möglich.
Abkürzungen: IPE=interprofessionelle Edukation; n.b.=nicht berichtet

In 10 von 18 Arbeiten sind die Lehr-Lernmethoden berichtet. Häufige Lehr-Lernmethoden (≥50 %) umfassen die Fallarbeit (10/10) sowie Debatten (7/10), oft werden die Ausbildungsdrittel nicht berichtet. Veranstaltungen mit direktem Einbezug von zu pflegenden Personen oder Simulationspatient*innen werden in je 3/10 Arbeiten beschrieben (Abb. 2).

Abbildung 2: Methodisch-didaktische Gestaltung von Curricula/IPE-Angeboten und Empfehlungen

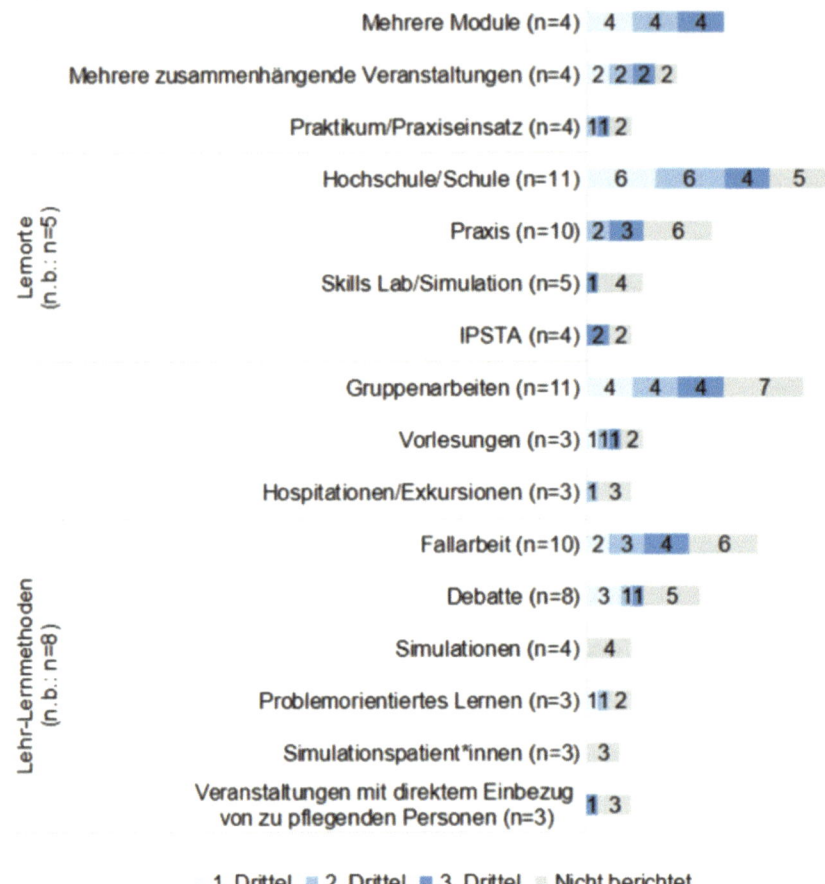

Methoden der Ergebnissicherung

In 4 der 18 Arbeiten werden unbenotete Methoden für die Evaluation des Lernprozesses und in 5 von 18 die Formate der Abschlussleistungen berichtet. Zu den unbenoteten Methoden mit je einer Nennung zählen strukturierte Selbsteinschätzungen, OSCE- oder Portfolio-Prüfungen, Lerntagebücher oder Tutorien/regelmäßige Gruppentreffen.

Abschlussleistungen mit je einer Nennung umfassen Klausuren und Referate (Drittel nicht berichtet), schriftliche Ausarbeitungen (2. Drittel), OSCE-Prüfungen (1.–3. Drittel oder Drittel nicht berichtet), Portfolio-Prüfungen und strukturierte Selbsteinschätzungen (Drittel nicht berichtet). Ergänzend werden Reflexionsberichte (n=3, oft 3. Drittel),

Lerntagebücher (n=1, Drittel nicht berichtet), Feedback zur Kompetenzentwicklung (n=1, Drittel nicht berichtet) in Form eines 360°-Assessments (n=1, Drittel nicht berichtet) und praktische Prüfungen (n=1, 1. und 3. Drittel) in Form einer Minimal Clinical Examination (Mini-CEX) (n=1, Drittel nicht berichtet) beschrieben.

Kontextfaktoren während der Entwicklung und Umsetzung von IPE-Angeboten und Empfehlungen zur Implementierung

Die nachfolgend beschriebenen Kontextfaktoren und Empfehlungen zur Implementierung beziehen sich auf organisations- und personenbezogene Faktoren entsprechend dem CFIR-Modell (vgl. Damschroder u.a. 2022). Berücksichtigt werden das äußere Setting (Bildungssystem), innere Setting (Einrichtungen des Bildungswesens), die Merkmale der Intervention (IPE-Angebote) und die individuelle Ebene (Akteure der beteiligten Einrichtungen).

Auf der Ebene des Bildungssystems werden insbesondere gesetzliche Rahmenbedingungen (z.B. Anzahl von Praxisstunden) und vorhandene Netzwerke von Organisationen (privat und staatlich) zur Förderung der interprofessionellen Zusammenarbeit als Einflussfaktoren genannt (Tab. 4). Auf der Ebene der Einrichtungen des Bildungswesens sind vorhandene Strukturen für Fortbildungsangebote und Evaluationen der IPE-Angebote sowie Netzwerke mit weiteren Ausbildungs-/Studiengängen und Lernorten wichtige Kontextfaktoren (Tab. 5). Auf der Ebene der individuellen Akteure sind die Einstellungen der Lernenden zu IPE sowie (vorbestehende) Kompetenzen der Lernenden, Lehrenden, Tutor*innen und Anleitenden für die Entwicklung/Umsetzung von Rahmencurricula relevante Einflussfaktoren (Tab. 6).

Tabelle 4: Kontextfaktoren des äußeren Settings während der Entwicklung und Umsetzung von Curricula/IPE-Angeboten und Empfehlungen zur Implementierung (Hochzahlen sind in der Legende erläutert und verweisen auf entsprechende Arbeiten)

Äußeres Setting (Bildungssystem)	
Kontextfaktoren	Empfehlungen zur Implementierung
Netzwerke	
• Vorhandene nationale und internationale Netzwerke zur IPE (z.B. von verschiedenen privaten und öffentlichen Organisationen)[1] • Finanzielle Investitionen privater und staatlicher Organisationen[1] • Zusammenarbeit mit anderen externen Einrichtungen (z.B. andere Universitäten/Hochschulen, weitere Einrichtungen des Gesundheitssystems)[2] • Öffentliche Präsenz bzw. Bewusstsein der Einrichtung[3]	• Aufbau eines nationalen Netzwerks von IPE-Angeboten (Austausch von Best Practice-Beispielen, Harmonisierung der Implementierung und Evaluation von IPE-Angeboten)[1] • Engagement und Austausch zwischen Universitäten/Hochschulen und anderen Bildungseinrichtungen zur Vereinheitlichung von Strukturen (z.B. zeitliche Planung, Evaluationen)[4,5] • Zusammenarbeit zwischen Bildungseinrichtungen, Arbeitgebern, Berufsverbänden und Auftraggebern auf lokaler und nationaler Ebene[5]

Externe Richtlinien und Gesetze	
• Gesetzliche Rahmenbedingungen zu Zielen, Inhalten und Umfang von IPE (z.B. in Ausbildungs-/Prüfungsverordnungen, Berufsgesetzen)[6, 7, 8]	• Aktualisierung und Verankerung gesetzlicher Rahmenbedingungen zu Rollen, Aufgaben und Kompetenzen von IPE-Angeboten (z.B. in Ausbildungsverordnungen, Berufsgesetzen und während Akkreditierungsrunden)[6, 11]
• Anzahl von Praxisstunden (gesetzliche Vorgaben)[9] • (Einheitliches) Curriculum für interprofessionelle Edukation[1, 10] • Zulassung von spezifischen Elementen der IPE (z.B. Supervision) durch staatliche Zulassungsbehörden[1, 2] • Unterschiedliche Voraussetzungen und Prozesse zwischen Regierungsbehörden verhindern konsistente und vergleichbare Abläufe[4]	• Integration von interprofessionellen Lernzielen als verbindlichen Bestandteil in die Ausbildungs- und Prüfungsverordnungen, Rahmenrichtlinien und Curricula aller beteiligten Gesundheitsfachberufe (beispielsweise der ärztlichen Approbationsverordnung (ÄApprO))[1, 6, 9] • Erstellung eines Rahmenwerks für IPE zur Curriculumentwicklung und Integration in Praxis[12]
Politische Bedingungen	
• Initiativen der Gesundheitspolitik mit dem Ziel der Steigerung von Interprofessionalität[6]	• Gestaltung von Initiativen zur Förderung der interprofessionellen Zusammenarbeit[6]

Anmerkungen: 1 Farrell u.a. (2018), 2 Barzansky u.a. (2019), 3 Olenick u.a. (2011), 4 Barr u.a. (2016), 5 Department of Health (2007), 6 Institut für medizinische und pharmazeutische Prüfungsfragen/Robert Bosch Stiftung (2019), 7 Herrera u.a. (2019), 8 Wilhelmsson (2011), 9 Handgraaf u.a. (2016), 10 Zeeni u.a. (2016), 11 Orchard u.a. (2010), 12 Frantz/Rhoda (2017)

Abkürzungen: IPE=interprofessionelle Edukation

Tabelle 5: Kontextfaktoren des inneren Settings während der Entwicklung und Umsetzung von Curricula/IPE-Angeboten und Empfehlungen zur Implementierung (Hochzahlen sind in der Legende erläutert und verweisen auf entsprechende Arbeiten)

Inneres Setting (Einrichtungen des Bildungswesens)	
Kontextfaktoren	Empfehlungen zur Implementierung
Fortbildungsangebote für Lehrende und Tutor/-innen	
• Strukturen und Prozesse für Fortbildungsangebote (Umfang, Qualität, Zugänglichkeit und Machbarkeit vorhandener Angebote)[4, 5, 6] • Vorhandene Evaluationsprogramme von Fortbildungen[6]	• Schaffung und Evaluation von verpflichtenden Fortbildungsangeboten für IPE für Lehrende, Tutor*innen und Anleitende zu spezifischen Themen, basierend auf Prinzipien von IPE und interprofessioneller Gesundheitsversorgung (z.B. Versorgung geriatrischer Patient/-innen, Kommunikationstheorien, Feedbackgabe)[1, 4, 5, 6, 12] • Ansätze zur Gestaltung von Fortbildungen: Flexibler Einsatz von Lehr-Lernmethoden, z.B. mit dem Ansatz des »Peer-Assisted Learnings«[6] • Evaluation der Schulungen für Lehrende und Tutor*innen, z.B. summative Evaluation[6]

Evaluation von IPE-Angeboten	
• Existierende Strukturen und Prozesse für die Evaluation eigener Bildungsangebote sowie bisherige Abbildung von IPE-Aspekten mittels eigenen Evaluationsinstrumenten und -verfahren[4, 5, 6, 7]	• Frühzeitige Planung der Evaluation und Berücksichtigung inhaltlicher und methodischer Aspekte wie Zweck, Lernergebnisse, theoretische Modelle, Evaluationsdesign[1, 2, 4] • Planung der Evaluation in Anlehnung an vorhandene Konzepte (z.B. UK Medical Research Council (MRC) Framework)[6]
• Offenheit für Beteiligung an Lehr- und Lernforschung in der Ausbildung[4, 6] • Dimensionen vorhandener Evaluationsinstrumente von IPE (z.B. Wissen, Einstellungen, einzelne Interventionskomponenten)[3, 7]	• Pilotierung von IPE-Curricula zur Überprüfung der verwendeten Lehr-Lern- und Prüfungsmethoden, Materialien und Sozialformen[6] • Berücksichtigung aller drei Lernorte: Klassenraum, Simulation und Praxis[2] • Berücksichtigung verschiedener Akteure zu verschiedenen Messzeitpunkten[2, 4, 5, 6] • Methodik der Evaluation: Mixed-Methods-/longitudinale Studien[1, 3] und begleitende Prozessevaluation6, z.B. mittels Fragebögen9, Beobachtungen, Interviews[6] • Zielgrößen: Lernenden-/Lehrenden-relevante Ergebnisse, patient*innen- und organisationsrelevante Ergebnisse[1, 2, 6] • Vernetzung der Evaluationen zwischen Institutionen und verschiedenen Programmen[2, 5] • Dissemination von Evaluationsergebnissen[4, 5]
Netzwerke und Kommunikation: beteiligte Ausbildungs-/Studiengänge und Einrichtungen	
• Art, Anzahl und Lokalisation kooperierender Ausbildungs-/Studiengänge[6, 8] • Art, Umfang und Methoden der Koordination von IPE-Angeboten[5, 6, 13] • Vorhandene Kooperationsverträge mit anderen Einrichtungen[2] • Vorhandene Strategien und Ziele von Lernangeboten an den jeweiligen Instituten[2]	• Schaffung einer zusätzlichen Koordinationsstelle für IPE und interprofessionellen Steuerungsgruppe zur Implementierung[5, 6] • Koordination der IPE-Angebote, übergreifend über die Kooperationspartner[2, 5, 6, 7] • Schaffung eines Gesundheitscampus für die Integration von IPE durch Kooperationen zwischen Instituten[6]
• Dauer (Semester) und Stundenplanung von Studien-/Ausbildungsgängen[4] • Anzahl an Lernenden in Studien-/Ausbildungsgängen[6] • Vorhandene Curricula in Einrichtungen[13, 14] • Verwendete Sozialformen und Lehr-Lernmethoden in Einrichtungen[14]	• Zusammenarbeit zwischen Präsidenten, Kanzlern, Vizekanzlern und Dekanen verschiedener Einrichtungen zur Bereitstellung der erforderlichen Rahmenbedingungen[2, 8] • Verwendung von neuen Technologien zur Netzwerkarbeit[3, 6, 15] • Förderung des persönlichen Kontakts, der sozialen Interaktion und Vernetzung durch räumliche Nähe, strukturierte und regelmäßige Austauschtreffen[2] • Ausbau von Praxiskooperationen und lokalen Kompetenznetzwerken3 (z.B. über Online-Plattform[6, 15]) • Netzwerke mit wertschätzender und offener Kommunikation und festgelegten Zuständigkeiten[5] • Zusammenarbeit als ein wichtiger Faktor zur Qualitätssicherung[5] • Einbindung aller relevanter Akteure in Planung und Umsetzung von IPE, v.a. Anleitenden und Lernenden[5, 7] • Verwendung einer einheitlichen Sprache zwischen Lehrenden[16]

Netzwerke und Kommunikation: Lernorte	
• Strukturen und Prozesse der Zusammenarbeit zwischen beteiligten Einrichtungen der theoretischen und praktischen Ausbildung[1, 2, 5, 9]	• Gemeinsame Vereinbarungen beteiligter Institutionen zur Sicherstellung der erforderlichen IPE-Praktika[4] • (Curriculare) Verknüpfung von praktischen und theoretischen Lernorten[1, 2, 4, 5, 16]
• Qualität der interprofessionellen Zusammenarbeit in der jeweiligen Versorgungspraxis[4, 6] • Anzahl an Kooperationen mit Studien-/Ausbildungsgängen des praktischen Lernorts[4, 8, 13] • Vorhandene Strukturen und Prozesse der praktischen Einsätze[4, 9]	• Vernetzung unterschiedlicher Fakultäten mittels Online-Plattform (z.B. für Lehr- und Prüfbeispiele)[6, 15] • Kooperationen der praktischen Einrichtung mit einem zentralen Studien-/Ausbildungsgang[4] • Schaffung einer zentralen Ansprechperson („Champions") für IPE in Einrichtungen zur Vernetzung der Lernorte[5, 7] • Übergreifend einheitliche Strukturen und Prozesse der praktischen Einsätze[4]
Einrichtungskultur	
• Führungskultur[2, 3, 5, 8, 13] • Verantwortung der Leitungen zur Ausbildung von IPE für interprofessionelle Praxis[2] • Unterstützung durch Leitungen[2, 3, 13]	• Frühzeitige Integration von IPE[9] • Ausreichend Zeit und Verantwortung der Leitung[2, 5, 13] • Leitung mit klaren Strukturen und ergebnisorientierten Leistungen[13] • Schaffung eines einheitlichen Verständnisses und gemeinsamer Ansätze von IPE[8, 9] • Förderung des interprofessionellen Lernens im Fokus der Bildungs-/Versorgungseinrichtung[4, 5] • Vernetzung aller Akteure für eine kreativere und kollaborative Zusammenarbeit[5] • Wertschätzung aller Beiträge und Erfahrungen der beteiligten Akteure[5] • Interesse, Erfahrung und Wissen zu IPE[8]
Zeitliche und örtliche Rahmenbedingungen	
• Anzahl, Größe und Ausstattung der Räume[2, 3, 4, 6] • Gemeinsame Zeiträume für IPE zwischen Studien-/Ausbildungsgängen[9] • Vorhandene Infrastruktur (z.B. Technik, Skills Labs, Seminar-/Vorlesungsräume)[2, 3, 6] • Vorhandene Strukturen und Prozesse der praktischen Einsätze[4] • Zeitliche Ressourcen (u.a. auch für Planung von IPE-Angeboten)[2, 3] • Gruppengröße während Veranstaltungen[9]	• Frühzeitige Planung und Organisation von IPE-Angeboten (ca. 12-18 Monate)[6] • Frühzeitige Festlegung eines gemeinsamen zeitlichen Rahmens für IPE-Lehrveranstaltungen zwischen Ausbildungs-/Studiengängen vor weiterer Semesterplanung der einzelnen Ausbildungs-/Studiengängen[9] • Wechsel/Rotation zwischen Räumen der Institutionen[3, 7] • Berücksichtigung räumlicher Gegebenheiten: Kleine Seminarräume, größere Vorlesungsräume, Labore/Skills Labs für Simulationen[4] • Zeit für Ausbau von Beziehungen zwischen Studien-/Ausbildungsgängen[2] • Integration von Onlineeinheiten zur Reduktion logistischer Herausforderungen[14]

Personelle und sachliche Ressourcen	
• Finanzielle Ressourcen[2, 3, 5, 6, 15] • Anzahl an Personal für Planung und Umsetzung von IPE[2, 6]	• Ausreichende finanzielle Mittel für Umsetzung der Maßnahmen und Finanzierung der »Champions«[2, 5, 6] • Schaffung finanzieller Modelle, z.B. Anrechnung von Studiengebühren für IPE-Angebote[2] oder Förderungen von Modulen, die von mind. drei Gesundheitsberufen umgesetzt wurden[15] • Investitionen in Technologien und Bereitstellung von Skills Labs[4] • Bereitstellung von IPE-Literatur und Lehrmaterialien in Bibliotheken[4] • Aufwandsgerechte Bereitstellung von Lehrressourcen für IPE[2, 6]

Anmerkungen: 1 Farrell u.a. (2018), 2 Barzansky u.a. (2019), 3 Olenick u.a. (2011), 4 Barr u.a. (2016), 5 Department of Health (2007), 6 Institut für medizinische und pharmazeutische Prüfungsfragen/Robert Bosch Stiftung (2019), 7 Herrera u.a. (2019), 8 Wilhelmsson (2011), 9 Handgraaf u.a. (2016), 12 Frantz/Rhoda (2017), 13 Maddock u.a. (2019), 14 Bluteau u.a. (2017), 15 Interprofessional Education Collaborative (2016), 16 Busenhart (2014)

Abkürzungen: IPE=interprofessionelle Edukation

Tabelle 6: Kontextfaktoren der individuellen Ebene und bezogen auf die Merkmale der Intervention während der Entwicklung und Umsetzung von Curricula/IPE-Angeboten und Empfehlungen zur Implementierung (Hochzahlen sind in der Legende erläutert und verweisen auf entsprechende Arbeiten)

Merkmale der Intervention (IPE-Angebote)	
Kontextfaktoren	**Empfehlungen zur Implementierung**
Charakteristika der IPE-Angebote	
• Beschreibung und Umfang der IPE-Lernziele[2]	• Klare, erreichbare und messbare Lernzielformulierungen[2, 9] • Kompetenz- und zielgrößenorientierte Entwicklung von IPE-Angeboten[2] • Entwicklung von (inter-)aktiven, reflektierenden und personenzentrierten IPE-Angeboten[4] • Kürzere Vorlesungen/Vorträge und längere interaktive Seminare/Rollenspiele[10] • Durchführung von IPE-Angeboten am Vormittag[10] • Longitudinale Integration von IPE[2, 5, 9]
Individuelle Ebene (Akteure der beteiligten Einrichtungen)	
Einstellungen der Lernenden	
• Interesse an IPE-Angeboten[3] • Einstellungen zu und Vorurteile gegenüber anderen Gesundheitsberufen[3, 9]	• Zunächst Entwicklung einer professionsbezogenen Identität und später einer interprofessionellen Identität[9]

Vorbestehende Kompetenzen der Lernenden	
• Grundverständnis von IPE[9] • Stereotype der verschiedenen Berufsidentitäten[9] • Vorhandene Muster der Zusammenarbeit[2, 4] • Kommunikative Kompetenzen[5] • Vorhandenes Wissen zu spezifischen Themen[16] • Zeitpunkt in der Ausbildung[4]	• Gegenseitige Wertschätzung und gegenseitiger Respekt[9] • Rollenverständnis und Limitationen des eigenen Handelns[5, 9] • Kommunikative und kooperative Ansätze[5, 9] • Erweiterung und Förderung des individuellen Lernens der Lernenden (z.B. durch Kleingruppenarbeiten)[4] • Diplomatische und flexible Reaktionen auf Gruppendynamiken zur Förderung des interprofessionellen Lernprozesses[4]
Kompetenzen der Lehrenden, Anleitenden und Tutor*innen	
• Art der abgeschlossenen Ausbildung/Studium[4] • Grundverständnis von IPE[9] • Stereotype der verschiedenen Berufsidentitäten[9] • Fachkompetenz in den beteiligten Gesundheitsberufen[1, 4] • Freiwillige Teilnahme an IPE-Angeboten[3] • Präferenzen unterschiedlicher Lehr-Lernmethoden[2, 4, 12] • Kommunikative Kompetenzen[5] • Einstellungen zu und Vorurteile gegenüber anderen Gesundheitsberufen[6, 9]	• Bewusstsein über Auswirkung der eigenen Einstellung und des eigenen Verhaltens auf die Erfahrungen der Lernenden[4] • Rekrutierung von Tutor/-innen aus verschiedenen Gesundheitsberufen mittels sozialer Netzwerke[6] • Vernetzung der Anleitenden aus der Praxis mit Lehrenden und Tutor*innen der Studien-/Ausbildungsgänge[4] • Wahrnehmung und Adressierung von kulturellen Hintergründen, Hierarchien, Sprachen und professionellen Perspektiven in interprofessionellen Studierendengruppen und Teams der Gesundheitsversorgung[4] • Besuch einer Schulung zu interprofessioneller Lehre[3, 6] • Entwicklung interprofessioneller und teambasierter Einstellungen und Arbeitsabläufe bei Lernenden[1] • Bereitschaft zum Von-, Mit- und Übereinander-Lernen in eigenen Studien-/Ausbildungsgängen und übergreifend[2] • Positive Einstellung gegenüber IPE[8] • Rollenverständnis und Limitationen des eigenen Handelns[5] • Kommunikative und kooperative Ansätze[5] • Auswahl der Lehr-Lernmethoden, basierend auf Zielen der Veranstaltungen sowie Art und Zeitpunkt in der Ausbildung[2]

Anmerkungen: 1 Farrell u.a. (2018), 2 Barzansky u.a. (2019), 3 Olenick u.a. (2011), 4 Barr u.a. (2016), 5 Department of Health (2007), 6 Institut für medizinische und pharmazeutische Prüfungsfragen/Robert Bosch Stiftung (2019), 8 Wilhelmsson (2011), 9 Handgraaf u.a. (2016), 10 Zeeni u.a. (2016), 11 Orchard u.a. (2010), 12 Frantz/Rhoda (2017), 16 Busenhart (2014)

Evaluation der IPE-Angebote und/oder Curricula

Empfehlungen/Angaben zur Evaluation der Curricula und/oder IPE-Angebote beziehen sich häufig auf relevante Zielgrößen der verschiedenen Kirkpatrick-Stufen (berichtet: n=15 Arbeiten). Besonders häufig werden Parameter der Kirkpatrick-Stufen 1 (9/15), 2a (13/15), 2b (14/15) und 3 (8/15) genannt, seltener der Kirkpatrick-Stufe 4 (4/15). Weitere Informationen zu möglichen Forschungsansätzen oder Studientypen sind lediglich in 7 bzw. 4 von 18 Arbeiten vorhanden. Quantitative oder Mixed Methods-Ansätze stellen mit je drei Arbeiten (Empfehlungen: 1/2, Curricula: 2/5) den häufigsten Forschungsansatz dar. Als Studientypen werden in zwei von vier Arbeiten Prä-Post-Messungen ohne parallele Vergleichsgruppe beschrieben.

3.4 Zusammenfassung der Ergebnisse auf Makro-, Meso- und Mikroebene

Abbildung 3 fasst die zuvor dargestellten Ergebnisse zusammen, differenziert nach den pflegedidaktischen Handlungsfeldern und nach generellen Empfehlungen (12 Arbeiten) und in spezifischen Rahmencurricula umgesetzten Empfehlungen (6 Arbeiten). Diese Unterscheidung gibt Hinweise, wie die identifizierten Empfehlungen, Rahmenwerke und Leitlinien bereits in konkrete IPE-Angebote übersetzt wurden (Curricula). Auf der Makroebene werden zu berücksichtigende Kontextfaktoren und Empfehlungen als Kontext des didaktischen Handelns berichtet. Die Meso- und Mikroebene beschreibt didaktische Anforderungen für die schul-/hochschulnahe Curriculumentwicklung.

Meso-/Mikroebene: Didaktische Anforderungen für die Entwicklung und Umsetzung von IPE-Angeboten/Curricula ergeben sich aus nachfolgend genannten Kategorien:

- Adressierte *Kompetenzen*: Insbesondere zu nennen sind das Rollenverständnis (Empfehlungen: 11/12, Curricula: 6/6), die interprofessionelle Kommunikation (Empfehlungen: 11/12, Curricula: 5/6), Werte (Empfehlungen: 10/12, Curricula: 6/6), Zusammenarbeit (Empfehlungen: 12/12, Curricula: 6/6) und gemeinsame Entscheidungsfindung (Empfehlungen: 9/12, Curricula: 4/6) sowie klinisch-fachliche Kompetenzen (Empfehlungen: 6/7, Curricula: 5/6). In den Curricula werden ergänzend die Reflexion (5/6) und die Förderung des Professionsverständnisses (5/6) beschrieben.
- *Zielgruppen*: In der Mehrheit der Arbeiten (≥50 %) sind die Zielgruppen Lernende, Lehrende und/oder Anleitende der Ergotherapie (Empfehlungen: 3/5, Curricula: 4/6), Humanmedizin (Empfehlungen: 3/5, Curricula: 6/6), Pflege (Empfehlungen: 3/5, Curricula: 6/6) und Physiotherapie (Empfehlungen: 3/5, Curricula: 4/6). Ergänzend werden Lernende und Professionelle der Sozialarbeit (5/6) und Pharmazie (4/6) in Curricula adressiert.
- *Lehrinhalte:* Zentrale Bestandteile der Empfehlungen und Curricula sind die Vermittlung von interprofessionellen Grundlagen zur Definition von IPE oder Rollen/Aufgaben der Professionen (Empfehlungen: 4/6, Curricula: 5/6), Inhalte zur Ethik (Empfehlungen: 2/4, Curricula: 4/5), Evidenzbasierung (Empfehlungen: 3/6, Curricula: 3/6) oder Patientensicherheit (Empfehlungen: 3/6, Curricula: 3/6). Während in den Empfehlungen vielfältige Inhalte zu spezifischen Fachgebieten (Geriatrie (2/4), Pädiatrie (2/4) und übergreifenden Aufgaben (Fallkonferenzen (2/4), Übergabe (2/4)) beschrieben werden, zeigen sich in der Umsetzung (Curricula) ergänzende Themen zum Qualitätsmanagement (3/6) und zur Entscheidungsfindung (3/6).

- *Lernorte:* Hochschule/Schule (Empfehlungen: 6/8, Curricula: 5/5) und Praxis (Empfehlungen: 7/8, Curricula: 3/5) sind sowohl in Empfehlungen als auch der Umsetzung von IPE wichtige Lernorte.
- *Curriculare Organisationsform:* Die Angaben zur curricularen Organisationsform sind zwischen Empfehlungen und Curricula heterogen. Fünfzig Prozent der Empfehlungen beschreiben IPE-Angebote als mehrere Module (2/4), zusammenhängende Veranstaltungen (2/4) oder Praktika (2/4).
- *Sozialform und Lehr-Lernmethoden:* In der Mehrheit der Arbeiten (≥50 %) werden Gruppenarbeiten (Empfehlungen: 5/5, Curricula: 6/6) als wichtige Sozialform mit Lehr-Lernmethoden der Fallarbeit (Empfehlungen: 5/5, Curricula: 5/6) oder strukturierten Diskussionen/Debatten (Empfehlungen: 3/5, Curricula: 5/6) beschrieben.
- *Evaluation:* Für die begleitende Evaluation werden in Empfehlungen und Curricula Zielgrößen zu den Kirkpatrick-Stufen 1 (Empfehlungen: 6/12, Curricula: 3/5), 2a (Empfehlungen: 8/12, Curricula: 5/6) und 2b (Empfehlungen: 9/12, Curricula: 5/6) berichtet. Ergänzend werden Zielgrößen auf Kirkpatrick-Stufe 3 (6/12) empfohlen.

Makroebene: Verschiedene Einflussfaktoren sind für die Entwicklung und Umsetzung von Curricula von Bedeutung. Auf der Ebene des Bildungssystems und der Einrichtungen werden nationale und internationale Netzwerke zwischen Organisationen zur Förderung der IPE empfohlen (Empfehlungen: 4/8, Curricula: 1/4). Zur Planung und Umsetzung von IPE sind zentrale Koordinationen und Kooperationen zwischen Studien-/Ausbildungsgängen und Lernorten wichtig (Empfehlungen: 9/10, Curricula: 4/4). Begleitend werden Fortbildungen für Lehrende und Tutor*innen in verschiedenen Arbeiten beschrieben, um ein gemeinsames Verständnis von den Prinzipien der IPE und interprofessionellen Gesundheitsversorgung zu entwickeln (Empfehlungen: 5/10). Es werden spezifische Inhalte (z.B. Kommunikationstheorien) beschrieben, jedoch fehlen meist genauere Informationen zum Umfang und den zu verwendenden Lehr-Lernmethoden. Die Unterstützung durch die Leitenden mit dem Ziel, IPE zu fördern (z.B. gemeinsame Ansätze schaffen), sowie ausreichende Zeitressourcen der Führungspersonen sind von Bedeutung (Empfehlungen: 5/10, Curricula: 2/4). Die Einstellungen der Lernenden gegenüber anderen Gesundheitsberufen (Empfehlungen: 1/9, Curricula: 1/3) und die Kompetenzen der Lehrenden, Tutor*innen und Anleitenden, z.B. hinsichtlich ihres Verständnisses von IPE, ihrer kommunikativen Kompetenzen und ihrer Bereitschaft zum wertschätzenden Umgang, können Einflussfaktoren für die Umsetzung von Curricula/IPE-Angeboten darstellen (Empfehlungen: 8/9, Curricula: 2/3).

Konzeption interprofessioneller Curricula in der Pflegeausbildung 209

Abbildung 3: Zusammenfassung der zentralen Ergebnisse auf Makro-, Meso- und Mikroebene

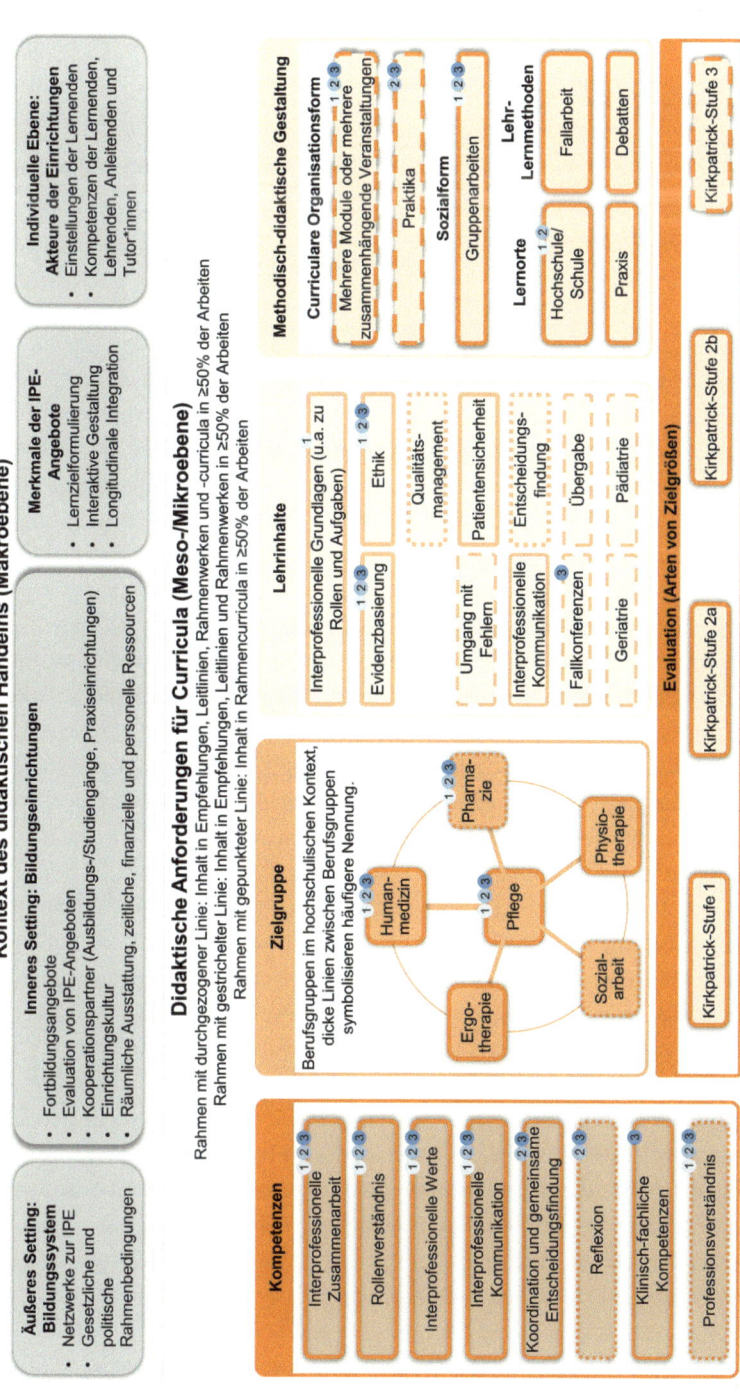

Anmerkungen: Beschreibung der Kirkpatrick-Stufen (Tab. 2): Kirkpatrick-Stufe 1 (u.a. Zufriedenheit, Machbarkeit), Kirkpatrick-Stufe 2a (u.a. Wissen, kognitive Lernziele), Kirkpatrick-Stufe 2b (u.a. Einstellungen, affektive Lernziele), Kirkpatrick-Stufe 3 (u.a. professionelles Verhalten in der (simulierten) Praxis), Kirkpatrick-Stufe 4 (u.a. organisations- und patientenrelevante Zielgrößen)

Abkürzungen: IPE=interprofessionelle Edukation

4. Diskussion

4.1 Zentrale Empfehlungen

Ziel war es, nationale und internationale Rahmen-/Kerncurricula und Empfehlungen für IPE in der Pflegeausbildung bzw. mit maßgeblicher Beteiligung der Pflegeausbildung zu aggregieren und Empfehlungen zur Entwicklung und Erprobung von Curricula zu IPE abzuleiten.

Insgesamt konnten 18 Arbeiten (sechs Rahmencurricula, sechs Rahmenwerke, vier Empfehlungen und zwei Leitlinien) primär aus den USA, aus dem Vereinigten Königreich und Kanada in unser Mixed Methods-Review eingeschlossen werden. Die Arbeiten hatten meist zum Ziel, Empfehlungen zu formulieren oder Lernangebote zu beschreiben. Die beschriebenen theoretischen Grundlagen der Empfehlungen und Curricula sind heterogen und beziehen sich auf verschiedene Inhalte (u.a. Kompetenzen für interprofessionelle Zusammenarbeit). Es fehlt an einheitlichen Theorien und Modellen zur Entwicklung und Umsetzung von Curricula zur Förderung der interprofessionellen Zusammenarbeit.

Unsere Ergebnisse zeigen, dass Empfehlungen und/oder Rahmencurricula unterschiedliche Zielgruppen (z.B. Leitungen der Studien-/Ausbildungsgänge, Lehrende, Lernende) und Berufsgruppen adressieren sollten. Zentrale Berufsgruppen von Empfehlungen und/oder Rahmencurricula mit Beteiligung der Pflege umfassen Lernende, Lehrende und/oder Anleitende der Humanmedizin, Physiotherapie, Ergotherapie, Pharmazie und Sozialarbeit (hochschulische Ausbildung). Curricula/IPE-Angebote sollten unterschiedliche Kompetenzdomänen interprofessioneller Zusammenarbeit thematisieren und sich durch einen longitudinalen Charakter mit vielfältigen Inhalten, Lernorten, Sozialformen und Lehr-Lernmethoden auszeichnen. Jedoch wurden nicht für alle eingeschlossenen Arbeiten die entsprechenden Informationen berichtet. Zur Unterstützung der Implementierung werden Fortbildungen für die Lehrenden, Tutor*innen, weitere Beteiligte sowie Steuerungsgruppen und zentrale Ansprechpersonen (»Champions«) für IPE aus verschiedenen Berufsgruppen und Einrichtungen empfohlen. Die Evaluation von Curricula/IPE-Angeboten sollte verschiedene Kirkpatrick-Stufen adressieren.

Bei der Entwicklung und Implementierung von Curricula ist es wichtig, verschiedene Kontextfaktoren zu berücksichtigen. Auf der Ebene des Bildungssystems stellen unter anderem gesetzliche Rahmenbedingungen sowie vorhandene Curricula für IPE einen Einflussfaktor dar. In den Einrichtungen des Bildungswesens sollten vorhandene Strukturen und Prozesse für Fortbildungsangebote und die Evaluation eigener Bildungsangebote sowie bestehende Kooperationen mit anderen Ausbildungs-/Studiengängen und Einrichtungen der theoretischen und praktischen Ausbildung reflektiert werden. Weitere Einflussfaktoren stellen die Führungskultur und Infrastrukturen in den Einrichtungen sowie zeitliche und finanzielle Ressourcen dar. Die IPE-Angebote sollten sich durch klar formulierte und messbare Lernziele auszeichnen. Vorbestehende Kompetenzen der

Lernenden, Lehrenden, Anleitenden und Tutor*innen stellen auf individueller Ebene Einflussfaktoren dar.

Aus den Ergebnissen lassen sich somit zentrale Empfehlungen ableiten (Tab. 7), die nachfolgend in den Kontext vorhandener Literatur eingebettet werden. Es ergeben sich zentrale Forderungen nach einer stärkeren Integration von IPE in Ausbildungsgesetze und Prüfungsverordnungen der Gesundheitsberufe. Während für die Pflegeausbildung bereits im Pflegeberufegesetz (PflBG) Kompetenzen für eine interprofessionelle Zusammenarbeit beschrieben werden, sind diese bislang nicht in allen Berufsgesetzen verankert (vgl. Kaap-Fröhlich u.a. 2022). Ein weiteres zentrales Element der Empfehlungen stellt die longitudinale Integration von IPE in die Ausbildung dar. Zur kontinuierlichen Umsetzung von IPE sind insbesondere Netzwerke und Kooperationen zwischen Ausbildungs- und Studiengängen und Lernorten von großer Bedeutung. Durch zentrale Koordinationsstellen zur weiteren Vernetzung oder die Gründung eines regionalen Gesundheitscampus (vgl. Wissenschaftsrat 2012) kann diese Vernetzung gestärkt werden.

Tabelle 7: Zentrale Empfehlungen auf der Grundlage vorhandener Literatur

Zentrale Empfehlungen
Kontext des didaktischen Handels (Makroebene)
• Stärkere Integration von IPE in Ausbildungsgesetze und Prüfungsverordnungen der Gesundheitsberufe
• Schaffung oder Ausbau von Kooperationen mit weiteren beteiligten Ausbildungs-/Studiengängen und Einrichtungen der theoretischen und praktischen Ausbildung
• Gründung einer Steuerungsgruppe, mindestens bestehend aus Leitungen, Lehrenden, Tutor*innen, Lernenden
• Benennung zentraler Ansprechpersonen für IPE aus beteiligten Einrichtungen mit unterschiedlichen Berufsgruppen
• Schaffung von Fortbildungen für Lehrende, Tutor*innen und weiteren Beteiligten
• Planung und Umsetzung von einer begleitenden Evaluation (z.B. Mixed-Methods-Design) mit Berücksichtigung von Zielgrößen zu Effekten in der Versorgungspraxis für eine personenzentrierte Versorgung
Didaktische Anforderungen für Curricula (Meso-/Mikroebene)
• Longitudinale Gestaltung der Curricula/IPE-Angebote über Ausbildungsverlauf
• Schaffung einheitlicher Theorien und Konzepte zur Förderung der interprofessionellen Zusammenarbeit (inkl. Benennung der theoretischen und konzeptionellen Fundierung in Curricula)
• Adressaten der Curricula/IPE-Angebote mit maßgeblicher Beteiligung der Pflege: Vielfältige Akteure (u.a. Leitungen der Studien-/Ausbildungsgänge, Lehrende, Lernende, Anleitende) und Berufsgruppen (u.a. Humanmedizin, Physiotherapie, Ergotherapie, Pharmazie, Sozialarbeit)
• Formulierung von gemeinsam adressierten, messbaren Lernzielen zum Rollenverständnis, zur interprofessionellen Kommunikation und Zusammenarbeit, gemeinsamen Entscheidungsfindung und zu interprofessionellen Werten
• Einheitliche Berichterstattung von Curricula/IPE-Angeboten zu Lehrinhalten, Lernorten, Sozialformen, Lehr-Lernmethoden, Methoden der Ergebnissicherung und Umfängen (in Stunden und/oder Kreditpunkten)
• Berücksichtigung des theoretischen und praktischen Lernorts

Abkürzungen: IPE=interprofessionelle Edukation

Ergänzend sollten Schulungen der Lehrenden, Anleitenden und Tutor*innen als eine wichtige Strategie zur Implementierung von IPE-Angeboten/Curricula geplant werden, damit alle Beteiligten mit einem ähnlichen Grundverständnis von IPE die Lehre gestalten können. Freeman u.a. (2010) beschreiben ein Schulungsprogramm für Tutor*innen und Lehrende im Umfang von 12 Stunden bestehend aus folgenden Komponenten: Beschreibung der Lernziele des IPE-Angebotes, zugrunde liegende Theorien, Kleingruppenarbeit, Rollenspiel, eigene Rollen und Aufgaben, Materialien, begleitende Unterstützung während IPE-Angebot, Evaluation und Reflexion. Diese Art von Schulungsprogramm könnte in angepasster Form in den unterschiedlichen Bildungseinrichtungen implementiert werden.

Begleitend zur Implementierung sollte eine longitudinale Evaluation mittels vielfältiger Erhebungsmethoden (u.a. Fragebögen, Beobachtungen) aus verschiedenen Perspektiven (u.a. Lehrende, Lernende) durchgeführt werden. Viele Arbeiten beschreiben Zielgrößen auf den Kirkpatrick-Stufen 1 und 2, wenige Arbeiten Kirkpatrick-Stufen 3 und 4. Obwohl sich diese Befunde in vorhandener Literatur zu Effekten von IPE mit Beteiligung der Pflegeberufe bestätigen (u.a. vgl. Beltran/Miller 2020; Gough u.a. 2012; Witt Sherman u.a. 2020), zeigt sich in den eingeschlossenen Arbeiten die Empfehlung, das professionelle Verhalten in der Praxis (Kirkpatrick-Stufe 3) und patientenrelevante Zielgrößen (Kirkpatrick-Stufe 4) stärker in der Evaluation von IPE zu berücksichtigen. Besonders diese Zielgrößen können Hinweise auf die interprofessionelle Zusammenarbeit in der Praxis und die Qualität der personenzentrierten Versorgung geben. Die Personenzentrierung kennzeichnet sich dadurch, dass die Individualität jeder Person berücksichtigt, die Verantwortung gemeinsam geteilt und die Person gehört wird (vgl. Feldthusen u.a. 2022).

Unsere Ergebnisse beziehen sich überwiegend auf den hochschulischen Kontext, was sich durch die international akademisierte Pflegeausbildung begründen lässt (vgl. Wissenschaftsrat 2012). Dennoch lassen sich die Ergebnisse auf den Kontext der beruflichen Pflegeausbildung in Deutschland übertragen, wobei gewisse Kontextfaktoren aufgrund der vorhandenen Infrastruktur kritisch reflektiert werden sollten. Dies betrifft insbesondere Kooperationen mit anderen Institutionen. Beispielsweise könnten hier digitale Vernetzungsmöglichkeiten zur Überwindung großer Entfernungen zwischen Kooperationspartnern genutzt werden. Für die Lehrgestaltung eignen sich unter anderem digitale oder geblockte Lehrveranstaltungen.

Daneben zeigte sich eine Divergenz zwischen den identifizierten Empfehlungen und/oder Rahmencurricula und den aktuellen Strukturen der beruflichen und hochschulischen Pflegeausbildung in Deutschland hinsichtlich der in IPE-Angebote einzubeziehenden Berufsgruppen. Während international eine Vielzahl von Berufsgruppen miteinander agiert, sind bislang in Deutschland die Berufsgruppen der Pharmazie und Sozialarbeit eher selten in Initiativen zur Umsetzung von IPE vertreten (vgl. Nock 2020).

Die Merkmale der Curricula/IPE-Angebote sowie die Qualität der Berichterstattung variierten in unseren eingeschlossenen Arbeiten und zwischen Empfehlungen und Curricula. Dennoch zeichnen sich zentrale Themen für IPE ab, die ebenfalls in anderen

Projekten in Deutschland adressiert wurden: Patientensicherheit (vgl. Braun u.a. 2019), Umgang mit Fehlern (vgl. Dahmen u.a. 2015), ethische Konfliktsituationen und Entscheidungsfindung (vgl. Neitzke 2005). Bedeutsame Lernorte umfassen die Hochschule/Schule und Praxis. Interprofessionelle Ausbildungsstationen (IPSTAs[2]) wurden selten berichtet, haben jedoch in den vergangenen Jahren national und international zunehmend an Bedeutung gewonnen (vgl. Mette u.a. 2019; Mihaljevic u.a. 2018; Nock 2020). Da mehr als 50 % der eingeschlossenen Arbeiten in den Jahren 2016 und früher publiziert wurden, liegt eine mögliche Erklärung darin, dass IPSTAs zu den damaligen Zeitpunkten noch deutlich weniger bekannt und verbreitet waren.

4.2 Stärken und Limitationen

Zu den Stärken unseres Mixed Methods-Reviews zählen die umfassenden, systematischen Literaturrecherchen in verschiedenen Datenbanken und auf den Internetseiten relevanter Organisationen und Fachgesellschaften. Zusätzlich wurde das Volltextscreening durch zwei Personen unabhängig voneinander durchgeführt. Unsere Arbeit hat verschiedene Limitationen. Die eingeschlossenen Arbeiten mussten die hochschulische und/oder berufliche Pflegeausbildung adressieren, welches die Anzahl an eingeschlossenen Arbeiten limitierte. Die Arbeiten mussten Angebote von mehr als 18 Monate über die Ausbildungsdauer (longitudinaler Charakter) umfassen. Dieses grenzte die Anzahl an Arbeiten ebenfalls ein, da viele Arbeiten eine Dauer von maximal einem Jahr aufweisen. Hier zeigt sich, wie wichtig die Eingrenzung auf longitudinale IPE-Angebote war, um Empfehlungen zur Integration von IPE im gesamten Verlauf der Ausbildung abzuleiten. Das Titel- und Abstractscreening erfolgte durch eine Person allein. Dieses erfolgte allerdings kriteriengeleitet mittels transparent berichteter Ein-/Ausschlusskriterien. Da das Ziel der Arbeit die Zusammenfassung der Rahmen-/Kerncurricula und Empfehlungen umfasste, wurde keine kritische Bewertung der Arbeiten durchgeführt. Insgesamt zeigt sich aufgrund häufig fehlender Angaben eine geringe Berichtsqualität der eingeschlossenen Arbeiten. Vor allem Handlungsanlässe oder Evaluationsmethoden wurden selten berichtet, welches die Aussagekraft dieser Arbeit begrenzt. Da die Begriffe Theorie und Modell in den eingeschlossenen Arbeiten nicht trennscharf unterschieden wurden und sich eine große Heterogenität zeigte, haben wir in den Ergebnissen die Themen der zugrunde liegenden Theorien und Konzepte zusammengefasst und sind nicht detaillierter auf die zugrunde liegenden Referenzen eingegangen.

---

2 Interprofessionelle Ausbildungsstationen kennzeichnen sich dadurch, dass Lernende verschiedener Gesundheitsberufe zusammen die eigenständige Versorgung von Patient*innen und das weitere Stationsmanagement übernehmen und durch Professionelle als Supervisor*innen begleitet werden (vgl. Bundesvertretung der Medizinstudierenden in Deutschland e.V. 2019).

5. Schlussfolgerung

Zusammenfassend hat unser Mixed Methods-Review gezeigt, dass zentrale interprofessionelle Lernziele longitudinal in Rahmen-/Kerncurricula zur Förderung von Kompetenzen für eine interprofessionelle Zusammenarbeit integriert werden sollten. Mittels vielfältiger, interaktiver Lehr-Lernmethoden in Kleingruppen und größeren Vorlesungen sollten Lernende der Pflege und der weiteren Gesundheitsberufe Kompetenzen zum Rollenverständnis, zur interprofessionellen Kommunikation und Zusammenarbeit, zu interprofessionellen Werten und gemeinsamen Entscheidungsfindung entwickeln. Für die Entwicklung und Umsetzung von Curricula zur IPE sollten nationale und internationale Netzwerke zur Förderung von IPE aufgebaut und in Berufsgesetzen aller Gesundheitsberufe interprofessionelle Kompetenzen stärker verankert werden. Außerdem sind notwendige zeitliche, finanzielle und personelle Ressourcen sicherzustellen. Es bedarf einheitlicher Theorien und Modelle für die Entwicklung von Curricula für IPE. Um Kompetenzen für interprofessionelle Zusammenarbeit zu vermitteln, sind Schulungen von Lehrenden, Tutor*innen und Anleitenden von Bedeutung. Zur begleitenden Evaluation der Umsetzung von IPE eignen sich longitudinale Mixed Methods-Designs, die sowohl die Perspektive der Lernenden als auch Lehrenden, Tutor*innen, Anleitenden und zu versorgenden Personen (z.B. Patient*innen, Angehörige) umfassen.

Literatur

Barr, Hugh (2002). Interprofessional Education – Today, Yesterday and Tomorrow. Online: https://www.caipe.org/resources/publications/caipe-publications/caipe-2002-interprofessional-education-today-yesterday-tomorrow-barr-h (Abruf: 18.06.2023).

Barr, Hugh/Gray, Richard/Helme, Marion/Low, Helena/Reeves, Scott (2016). Interprofessional Education Guidelines 2016. Online: https://www.caipe.org/resources/publications/caipe-publications/barr-h-gray-r-helme-m-low-h-reeves-s-2016-interprofessional-education-guidelines (Abruf: 24.06.2023).

Barr, Hugh/Koppel, Ivan/Reeves, Scott/Hammick, Marilyn/Freeth, Della (2005). Effective interprofessional education: argument, assumption and evidence. Oxford: Blackwell Publishing Ltd.

Barzansky, Barbara/Borasky, Stacey/Remondet Wall, Jacqueline/Vlasses, Peter H./Zorek, Joseph A./Brandt, Barbara F. (2019). Guidance on developing quality interprofessional education for the health professions. Chicago: Health Professions Accreditors Collaborative.

Beltran, Susanny J./Miller, Vivian J. (2020). Breaking out of the silo: A systematic review of university-level gerontological curricula in social work and nursing programs. In: Journal of Social Work Education, 56 (4), S. 753-778.

Bluteau, Patricia/Clouder, Lynn/Cureton, Debra (2017). Developing interprofessional education online: An ecological systems theory analysis. In: Journal of Interprofessional Care, 31 (4), S. 420-428.

Braun, Benedikt/Grünewald, Matthias/Adam-Paffrath, Renate/Wesselborg, Bärbel/Wilm, Stefan/Schendel, Lena/Hoenen, Matthias/Müssig, Karsten/Rotthoff, Thomas (2019). Auswirkungen einer interprofessionellen Lehreinheit für Studierende der Medizin und Pflegewissenschaft auf das Ernährungsmanagement von Patienten in stationärer Versorgung. In: GMS Journal for Medical Education, 36 (2), Doc11.

Bundesvertretung der Medizinstudierenden in Deutschland e.V. (2019). Leitfaden »How to IPSTA«. Online: https://www.bvmd.de/wp-content/uploads/2021/04/Leitfaden_How_to_IPSTA_-_Version_1.0.2.pdf (Abruf: 27.06.2023).

Busenhart, Cara A. (2014). Leveling »core competencies for interprofessional collaborative practice« for learners. Lawrence: University of Kansas.

Dahmen, Uta/Loudovici-Krug, Dana/Schulze, Christine/Veit, Andrea/Eiselt, Michael/Smolenski, Ulrich C. (2015). Videobasierte Selbstreflexion – ein neues Tool in einem innovativen Lehrkonzept zum Thema »Interprofessionelle Zusammenarbeit in der stationären Frührehabilitation«. In: Physikalische Medizin, Rehabilitationsmedizin, Kurortmedizin, 25 (04), S. 195-202.

Damschroder, Laura J./Reardon, Caitlin M./Widerquist, Marilla A. O./Lowery, Julie (2022). The updated Consolidated Framework for Implementation Research based on user feedback. In: Implementation Science, 17 (1), S. 1-16.

Department of Health (2007). Creating an interprofessional workforce – an education and training framework for health and social care in England (CIPW). Online: https://www.caipe.org/resources/publications/department-health-2007-creating-interprofessional-workforce-education-training-framework-health-social-care-england-cipw (Abruf: 24.06.2023).

Dreier, Adina/Rogalski, Hagen/Homeyer, Sabine/Oppermann, Roman F./Hingst, Peter/Hoffmann, Wolfgang (2015). Erwartungen, Wünsche und Grenzen der künftigen Aufgabenteilung von Pflege und Medizin – Ergebnisse der Care-N Study MV. In: Pflege, 28 (5), S. 287-296.

Farrell, Timothy W./Luptak, Marilyn K./Supiano, Katherine P./Pacala, James T./De Lisser, Rosalind (2018). State of the science: Interprofessional approaches to aging, dementia, and mental health. In: Journal of the American Geriatrics Society, 66, S. 40-47.

Feldthusen, Caroline/Forsgren, Emma/Wallström, Sara/Andersson, Viktor/Löfqvist, Noah/Sawatzky, Richard/Öhlén, Joakim/Ung, Eva J. (2022). Centredness in health care: A systematic overview of reviews. In: Health Expectations, 25 (3), S. 885-901.

Frantz, Jose M./Rhoda, Anthea J. (2017). Implementing interprofessional education and practice: Lessons from a resource-constrained university. In: Journal of Interprofessional Care, 31 (2), S. 180-183.

Freeman, Sarah/Wright, Anna/Lindqvist, Susanne (2010). Facilitator training for educators involved in interprofessional learning. In: Journal of Interprofessional Care, 24 (4), S. 375-385.

Gahlen-Hoops, Wolfgang von/Busch, Jutta (2023). Hochkomplexe Pflege von Kindern und Jugendlichen. Ein Weiterbildungscurriculum für Pflegeberufe. Bielefeld: transcript.

Garritty, Chantelle/Gartlehner, Gerald/Nussbaumer-Streit, Barbara/King, Valerie J./Hamel, Candyce/Kamel, Chris/Affengruber, Lisa/Stevens, Adrienne (2021). Cochrane Rapid Reviews Methods Group offers evidence – informed guidance to conduct rapid reviews. In: Journal of Clinical Epidemiology, 130, S. 13-22.

Glanville, Julie/Lefebvre, Carol/Manson, Paul/Robinson, Sophie/Shaw, Naomi (Hg., The InterTASC Information Specialists' Sub-Group) (2022). ISSG Search Filters Resource. Online: https://sites.google.com/a/york.ac.uk/issg-search-filters-resource/home (Abruf: 28.06.2022).

Gough, Suzanne/Hellaby, Mark/Jones, Neal/MacKinnon, Ralph (2012). A review of undergraduate interprofessional simulation-based education (IPSE). In: Collegian, 19 (3), S. 153-170.

Handgraaf, Marietta/Dieterich, Sven/Grüneberg, Christian (2016). Interprofessionelles Lehren, Lernen und Handeln – Strukturelle und didaktische Herausforderungen. In: International Journal of Health Professions, 3 (1), S. 47-56.

Hean, Sarah/Craddock, Deborah/Hammick, Marilyn/Hammick, Marilyn (2012). Theoretical insights into interprofessional education: AMEE Guide No. 62. In: Medical Teacher, 34 (2), S. e78–e101.

Herath, Chulani/Zhou, Yangfeng/Gan, Yong/Nakandawire, Naomie/Gong, Yanghong/Lu, Zuxun (2017). A comparative study of interprofessional education in global health care: A systematic review. In: Medicine, 96 (38), e7336.

Herrera, Erika L. W./Ables, Adrienne Z./Martin, Christopher H./Ochs, Scott D. (2019). Development and implementation of an interprofessional education certificate program in a community-based osteopathic medical school. In: Journal of Interprofessional Education & Practice, 14, S. 30-38.

Institut für medizinische und pharmazeutische Prüfungsfragen/Robert Bosch Stiftung (2019). Berufsübergreifend Denken – Interprofessionell Handeln. Empfehlung zur Gestaltung der interprofessionellen Lehre an den medizinischen Fakultäten. Nationales Mustercurriculum Interprofessionelle Zusammenarbeit und Kommunikation. Online: https://www.impp.de/files/PDF/RBS_Berichte/Berufs%C3%BCbergreifend%20Denken%20Interprofessionell%20Handeln.pdf (Abruf: 18.06.2023).

Interprofessional Education Collaborative (2016). Core competencies for interprofessional collaborative practice: 2016 update. Washington: Interprofessional Education Collaborative.

Kaap-Fröhlich, Sylvia/Ulrich, Gert/Wershofen, Birgit/Ahles, Jonathan/Behrend, Ronja/Handgraaf, Marietta/Herinek, Doreen/Mitzkat, Anika/Oberhauser, Heidi/Scherer,

Theresa/Schlicker, Andrea/Straub, Christine/Waury-Eichler, Regina/Wesselborg, Bärbel/Witti, Matthias/Huber, Marion/Bode, Sebastian F.N. (2022). Positionspapier GMA-Ausschuss Interprofessionelle Ausbildung in den Gesundheitsberufen – aktueller Stand und Zukunftsperspektiven. In: GMS Journal for Medical Education, 39 (2), Doc17.

Kirkpatrick, Jim/Kirkpatrick, Wendy K. (2021). An introduction to the New World Kirkpatrick Model. USA: Kirkpatrick Partners.

Lüth, Frederike/Püschel, Laura/Gahlen-Hoops, Wolfgang von/Balzer, Katrin/Rahn, Anne C. (2022). Curricula for interprofessional competencies in nursing education: Rapid review protocol. Online: https://osf.io/rhbvx/ (Abruf: 23.06.2023).

Maddock, Bronwyn/Kumar, Arunaz/Kent, Fiona (2019). Creating a Collaborative Care Curriculum Framework. In: The Clinical Teacher, 16 (2), S. 120-124.

Mahler, Cornelia/Gutmann, Thomas/Karstens, Sven/Joos, Stefanie (2014). Begrifflichkeiten für die Zusammenarbeit in den Gesundheitsberufen – Definition und gängige Praxis. In: GMS Journal for Medical Education, 31 (4), Doc40.

Neitzke, Gerald (2005). Interprofessioneller Ethikunterricht. In: GMS Journal for Medical Education, 22 (2), Doc24.

Mette, Mira/Baur, Christina/Hinrichs, Jutta/Oestreicher-Krebs, Elke/Narciß, Elisabeth (2019). Implementierung der Mannheimer Interprofessionellen Ausbildungsstation (MIA): Erste Evaluationsergebnisse. In: GMS Journal for Medical Education, 36 (4), Doc35.

Mihaljevic, André L./Schmidt, Jochen/Mitzkat, Anika/Probst, Pascal/Kenngott, Theresa/Mink, Johanna/Fink, Christoph A./Ballhausen, Alexej/Chen, Jessy/Cetin, Aylin/Murrmann, Lisa/Müller, Gisela/Mahler, Cornelia/Götsch, Burkhard/Trierweiler-Hauke, Birgit (2018). Die Heidelberger Interprofessionelle Ausbildungsstation (HIPSTA): ein Praxis- und Theorie-geleitetes Vorgehen zur Entwicklung und Implementierung von Deutschlands erster interprofessioneller Ausbildungsstation. In: GMS Journal for Medical Education, 35 (3), Doc33.

Murdoch, Natalie L./Epp, Sheila/Vinek, Jeanette (2017). Teaching and learning activities to educate nursing students for interprofessional collaboration: A scoping review. In: Journal of Interprofessional Care, 31 (6), S. 744-753.

Nock, Lukas (2020). Interprofessionelles Lehren und Lernen in Deutschland. Entwicklung und Perspektiven. Stuttgart: Robert Bosch Stiftung.

Olenick, Maria/Foote, Edward/Vanston, Patricia/Szarek, John/Vaskalis, Zachary/Dimattio, Mary J./Smego, Raymond A. (2011). A regional model of interprofessional education. In: Advances in Medical Education and Practice, 2, S. 17-23.

Orchard, Carole/Bainbridge, Lesley/Bassendowski, Sandra/Casimiro, Lynn/Stevenson, Katherine/Wagner, Susan J./Weinberg, Leah/Curran, Vernon/Di Loreto, Luciano/Sawatzky-Girling, Brenda (2010). A national interprofessional competency framework. Vancouver: Canadian Interprofessional Health Collaborative.

Pitout, Hanlie/Adams, Fasloen/Casteleijn, Daleen/du Toit, Sanetta H. J. (2022). Factors to consider in planning a tailored undergraduate interprofessional education and collaborative practice curriculum: A scoping review. In: South African Journal of Occupational Therapy, 52 (1), S. 78-95.

Robinsohn, Saul B. (1967/1971). Bildungsreform als Revision des Curriculums. In: Braun, Frank/Glowka, Detlef/Thomas, Helga (Hg.) (1973). Erziehung als Wissenschaft. Stuttgart: Ernst Klett Verlag. S. 110-181.

Robinsohn, Saul B. (1969). Ein Strukturkonzept für Curriculumentwicklung. In: Braun, Frank/Glowka, Detlef/Thomas, Helga (Hg.) (1973). Erziehung als Wissenschaft. Stuttgart: Ernst Klett Verlag. S. 182-206.

Rogers, Gary D./Thistlethwaite, Jill E./Anderson, Elizabeth S./Abrandt Dahlgren, Madeleine/Grymonpre, Ruby E./Moran, Monica/Samarasekera, Dujeepa D. (2017). International consensus statement on the assessment of interprofessional learning outcomes. In: Medical Teacher, 39 (4), S. 347-359.

Saul, Surya/Jürgensen, Anke (2021). Handreichung für die Pflegeausbildung am Lernort Pflegeschule. (1. Auflage). Bonn: Bundesinstitut für Berufsbildung.

Stern, Cindy/Lizarondo, Lucylynn/Carrier, Judith/Godfrey, Christina/Rieger, Kendra/Salmond, Susan/Apóstolo, João/Kirkpatrick, Pamela/Loveday, Heather (2020). Methodological guidance for the conduct of mixed methods systematic reviews. In: JBI Evidence Synthesis, 18 (10), S. 2108-2118.

Unesco – International Bureau of Education (2022). Glossary of curriculum terminology. Online: www.ibe.unesco.org/en/glossary-curriculum-terminology (Abruf: 18.06.2023).

Walter, Anja/Dütthorn, Nadin (Hg.) (2019). Fachqualifikationsrahmen Pflegedidaktik. Online: https://dg-pflegewissenschaft.de/wp-content/uploads/2019/03/2019_02_20-FQR-Ver%C3%B6ffentlichung_ES.pdf (Abruf: 21.06.2023).

Welsch, Lauren A./Hoch, Johanna/Poston, Rebecca D./Parodi, V. Andrea/Akpinar-Elci, Muge (2018). Interprofessional education involving didactic TeamSTEPPS® and interactive healthcare simulation: A systematic review. In: Journal of Interprofessional Care, 32 (6), S. 657-665.

Wilhelmsson, Margaretha (2011). Developing interprofessional competence: Theoretical and empirical contributions. Linköping: Linköpings Universitet.

Wissenschaftsrat (2012). Empfehlungen zu hochschulischen Qualifikationen für das Gesundheitswesen. Online: https://www.wissenschaftsrat.de/download/archiv/2411-12.html (Abruf: 18.06.2023).

Witt Sherman, Deborah/Flowers, Monica/Rodriguez Alfano, Alliete/Alfonso, Fernando/De Los Santos, Maria/Evans, Hallie/Gonzalez, Arturo/Hannan, Jean/Harris, Nicolette/Munecas, Teresa/Rodriguez, Ana/Simon, Sharon/Walsh, Sandra (2020). An integrative review of interprofessional collaboration in health care: Building the case for university support and resources and faculty engagement. In: Healthcare, 8 (4), S. 418.

Wolter, Lisa/Busch, Jutta/Lehnen, Tanja/Püschel, Laura/Lüth, Frederike/Rahn, Anne C./Gahlen-Hoops, Wolfgang von/Balzer, Katrin (2022). Über die Grenzen der eigenen

Berufsprofession hinaus. In: Berufsbildung – Zeitschrift für Theorie-Praxis-Dialog, 76 (4), S. 17-20.

World Health Organization (2010). Framework for action on interprofessional education & collaborative practice. Online: https://www.who.int/publications/i/item/framework-for-action-on-interprofessional-education-collaborative-practice (Abruf: 18.06.2023).

Zeeni, Nadine/Zeenny, Rony/Hasbini-Danawi, Tala/Asmar, Nadia/Bassil, Maya/Nasser, Soumana/Milane, Aline/Farra, Anna/Habre, Maha/Khazen, Georges/Hoffart, Nancy (2016). Student perceptions towards interprofessional education: Findings from a longitudinal study based in a Middle Eastern university. In: Journal of Interprofessional Care, 30 (2), S. 165-174.

Wie Qualitätsindikatoren, Qualifikationsniveaus und Vorbehaltsaufgaben das Berufsbild und -verständnis in der (Alten-)Pflege modifizieren
Fachlich-inhaltliche Schwerpunkte für die Pflegedidaktik

Mariella Heyd

Zusammenfassung

Auf die demografischen Herausforderungen mit einem Anstieg der Pflegebedürftigen bei simultanem Personalmangel reagiert die Politik mit der generalistischen Pflegeausbildung und speziell für das Tätigkeitsfeld der stationären Langzeitversorgung mit der neuen Personalbemessung (PeBeM) inklusive Implementierung von Qualifikationsniveaus sowie mit einer Innovation der Prüf- und Evaluationsinstanz durch Qualitätsindikatoren und Qualitätsaspekte. In diesem Kapitel werden die prägnantesten Entwicklungsschritte in langzeitstationären Settings kommuniziert. Es wird deutlich gemacht, dass diese fachlich-inhaltlich im Rahmen der Ausbildung zukünftiger Pflegefachfrauen und -männer hinsichtlich potenzieller Tätigkeitsfelder in der Altenpflege berücksichtigt werden sollten. Zentral dient dieser Beitrag einer pflegedidaktischen Sensibilisierung hinsichtlich des aus diesen neuen Aufgaben resultierenden Berufsverständnisses und Tätigkeitsbereichs, um divergierenden berufspraktischen Auffassungen sowie damit ggf. einhergehenden Berufsausstiegen vorzubeugen.

1. Nationale Entwicklungen und internationaler Forschungs- und Wissensstand

Um dem Desiderat der bedarfs- und bedürfnisgerechten Versorgung älterer und pflegebedürftiger Menschen auch in Anbetracht der Herausforderungen des demografischen Wandels gezielt zu begegnen, wurden gesetzlich verbindlich drei wesentliche Neuerungen eingeleitet, welche derzeit sowie im Verlauf der nächsten Jahre implementiert werden (sollen) und sich mit Ausnahme der Veränderungen durch das Pflegeberufegesetz maßgeblich auf den Berufszweig der originären Altenpflege auswirken:

- Die generalistische Pflegeausbildung gemäß Pflegeberufereformgesetz (PflBRefG), dem darin enthaltenen Pflegeberufegesetz (PflBG) sowie der Pflegeberufe-Ausbildungs- und -Prüfungsverordnung (PflAPrV), welche in der hier vorgelegten Ausarbeitung aufgrund der pädagogisch-didaktischen Verantwortung die Grundlage bildet
- Die neue Personalbemessung (PeBeM) anstelle der bisher bekannten Fachkraftquote mit Integration von Qualifikationsniveaus und einer kompetenzorientierten Aufgabenverteilung unter Berücksichtigung der im Pflegeberufegesetz definierten Vorbehaltsaufgaben für Pflegefachkräfte (vgl. BMG 2021; vgl. Rothgang u.a. 2020)
- Prüfungen des Medizinischen Dienstes bzw. der Privaten Krankenversicherung auf Basis von Qualitätsindikatoren und Qualitätsaspekten (vgl. AOK 2020; vgl. Medizinischer Dienst Bund 2019)

Fachlich-inhaltlich und auch hinsichtlich des Berufsbildes/-verständnisses und der Berufsidentität sollten die Anteile dieser beiden zuletzt genannten Neuerungen auch pflegedidaktisch Berücksichtigung innerhalb der generalistischen Ausbildung finden und die darin enthaltenen Vorbehaltsaufgaben und Kompetenzbereiche speziell für den Sektor der stationären Langzeitversorgung inhaltlich anreichern. Anzumerken ist an dieser Stelle, dass abschließende Diskussionen zur konkreten inhaltlichen Ausgestaltung der Vorbehaltstätigkeiten noch ausstehen und sich die Empfehlungen dieses Beitrags ausschließlich als Impulse und Vorschlagsmodelle verstehen. Aufgrund der spezifischen Ausrichtung der PeBeM sowie der neuen Qualitätsprüfung auf den Sektor der stationären Langzeitversorgung, richtet sich dieser Beitrag nicht an Adressaten des praktischen Ausübungsortes der Akutversorgung in Krankenhäusern o.ä., da dort andere gesetzliche Grundlagen greifen.

1.1 Das aktuelle Berufsverständnis

Das durch die Arbeit mit und am Menschen geprägte Berufsverständnis meint die zur Berufsausübung notwendigen Haltungen, Ziele, Aufgaben sowie Pflichten und dient den Angehörigen des jeweiligen Berufes auf verbindliche und homogenisierende Weise als Orientierung ihrer professionsbezogenen Identität (vgl. Menche 2009: 11; vgl. Anton 2020: 28). Maßgeblich für das neue bzw. erweiterte Berufsverständnis sind die gesetzlich verankerten Vorbehaltsaufgaben gemäß § 4 PflBG als spezifische Kernaufgaben, welche in diesem Beitrag neben den Kompetenzbereichen die Grundlage zur Integration der neuen Personalbemessung und Qualitätsprüfung bilden (vgl. Stöcker 2002: 81).

Ausgehend von dem juristisch geltenden Berufsverständnis (und auch Pflegeverständnis) werden für die Ausbildung verschiedene Berufssituationen ausgewählt, welche curricular so aufbereitet werden, dass die Ausbildung zur späteren Berufsausübung befähigt (vgl. Siebert 1974 in Robert Bosch Stiftung 2001: 276). Aus diesem Grund ist auch die Integration und Abbildung der neuen gesetzlichen Anforderungen in das Berufsverständnis für den Sektor der Altenpflege erforderlich.

Des Weiteren wird in § 5 Absatz 4 PflBG zwar die Entwicklung und Stärkung eines beruflichen Selbstverständnisses benannt, jedoch inhaltlich nicht weiter differenziert. Auch Kompetenzfeld V Absatz 2d) weist auf die Entwicklung eines beruflichen Selbstverständnisses »unter Berücksichtigung berufsethischer und eigener ethischer Überzeugungen« (Anlage 2 zu § 9 Absatz 1 Satz 2 PflAPrV) hin, ohne diese zu konkretisieren. Das Defizit einer konkreten fachlich-inhaltlichen Ausgestaltung des Berufsverständnisses, welches in der praktischen Ausübung erforderlich ist, ist die Begründung dafür, weshalb man sich dieser Frage pflegedidaktisch widmen sollte. Die PeBeM und die Qualitätsindikatoren sowie Qualitätsaspekte stellen innerhalb der Berufsausübung im Sektor der stationären Langzeitversorgung wichtige Pfeiler für die Wahrnehmung und Identitätsbildung in der beruflichen Rolle als Pflegende und eines damit verbundenen neuen pflegerischen Berufsverständnisses innerhalb der Vorbehaltsaufgaben dar.

Auf die zentralen Punkte und Hintergründe dieser Innovationen gehen wir genauer ein (siehe Abschnitt 1.2 und 1.3) und fassen späterhin zusammen, inwiefern sich diese konkret auf das berufliche Selbstverständnis und die Entwicklung der Identität im Beruf bzw. der beruflichen Mentalität auswirken (siehe Abschnitt 3) sowie wie dies im Rahmen der Ausbildung prozesshaft geprägt und begleitet werden kann (siehe Abschnitt 4).

Das Pflegeverständnis bleibt von dieser Ausarbeitung unberührt, da dieses u.a. durch den neuen Pflegebedürftigkeitsbegriff (des Weiteren durch das Heimrecht und Recht der Pflegeversicherung gemäß § 2 SGB XI) bereits gesetzlich definiert ist und davon ausgehend durch weitere Pflegemodelle und -theorien einrichtungsindividuell spezifiziert werden kann (vgl. Wingenfeld u.a. 2011a: 3).

1.2 Die neue Personalbemessung – PeBeM

Im Zuge der scharf kritisierten und ungeeigneten Fachkraftquote bzw. der Personalrichtwerte der Bundesländer gemäß den derzeitigen Heimgesetzen der Länder sowie Personalverordnungen, wurde und wird eine neue Form der Personalbemessung aufbereitet. Hierbei steht eine fachlich fundierte Ermittlung des quantitativen sowie qualitativen/ kompetenzorientierten Personalbedarfs je Einrichtung im Fokus. Prof. Dr. Heinz Rothgang ist als Gesundheitsökonom und Projektleiter gemeinsam mit den Projektpartnern *Institut für Public Health und Pflegeforschung (IPP)*, dem *Institut für Arbeit und Wirtschaft (iaw)* sowie dem *Kompetenzzentrum für Klinische Studien Bremen (KKSB)* für das Projekt *Entwicklung und Erprobung eines wissenschaftlich fundierten Verfahrens zur einheitlichen Bemessung des*

Personalbedarfs in Pflegeeinrichtungen nach qualitativen und quantitativen Maßstäben gemäß § 113c SGB XI (PeBeM) verantwortlich, zu welchem seit August 2020 der Abschlussbericht vorliegt (Rothgang u.a. 2020).

International gibt es bereits seit Längerem Bestrebungen und Instrumente, um den Personaleinsatz im Gesundheitsweisen zu optimieren, z.B.:

- BASIS – Bewohner Assessment und Indikatorenanalyse in der Stationären Altenhilfe
- BESA – Bewohner*innen- Einstufungs- und Abrechnungssystem
- CBS – Controlling und Benchmarking stationär
- CH-NMDS – Confoederatio Helvetica Nursing Data Set
- LEP – Leistungserfassung in der Pflege
- PERSYS – Personalbemessungssystem
- PPR-GL – Pflegepersonalregelung Geriatrie und Langezeitpflege
- PRN – Project de Research en Nursing
- RUG – Resource Utilisation Groups, Version III
- RUM – Resource Use Measure

Rothgang et al. 2020 analysierten die benannten Instrumente. Nach kritischer Prüfung durch die Studienbeteiligten erwies sich jedoch nach deren Verständnis und im Sinne der Untersuchung keines als verbindlich geeignet für die stationäre Langzeitversorgung im deutschen Gesundheitssystem. Begründet wurde dies durch die schlechte Übertragbarkeit, mangelnde Transparenz in den Berechnungsgrundlagen, Lizenzproblemen, einem nicht zu vereinbarenden Pflegeverständnis sowie methodischen Defiziten (vgl. Rothgang u.a. 2020: 33 ff.; vgl. Wingenfeld u.a. 2010: 109 ff.). Hinsichtlich der benannten schlechten Übertragbarkeit stellt sich allerdings hypothetisch die Frage, ob diese ggf. aufgrund eines gesundheitspolitisch primär ökonomischen Fokus zugrunde gelegt wird, was angesichts stationärer Altenpflegeeinrichtungen als nicht ausreichend erachtet werden kann, zumal sich diese zwischen wirtschaftlichen und sozial-dienstleistungsorientierten Zielsystemen befindet (vgl. Mayntz 2018: 59).

Forciertes Ziel des nun neu entwickelten Personalbemessungsinstrumentes ist es, einen Zuwachs an qualifizierten Pflegeassistenzpersonen/-hilfskräften mit dem Fundament einer landesrechtlich geregelten Ausbildung zur Entlastung des geringen Bestandes an Pflegefachpersonen – mit zukünftigem Aufgabenschwerpunkt der Vorbehaltsaufgaben – zu erhalten (vgl. Rothgang u.a. 2020: 27). Ziel ist hierbei, eine bedarfs- und kompetenzorientierte Pflege und somit Verteilung der vorhandenen personellen Ressourcen mit unterschiedlichen Qualifikationen (vgl. ebd.: 354). Hierbei werden den bislang bekannten Eignungen, z.B. Pflegeassistent*in, Pflegehelfer*in, Pflegefachkraft etc., Qualifikationsniveaus zugeordnet, welche einen bestimmten Abschluss sowie ein definiertes Tätigkeitsfeld vorgeben. Konkret sind derzeit acht verschiedene Qualifikationsniveaus (QN) vorhanden, welche in Abbildung 1 näher erläutert werden und die Basis der neuen Personalbemessung darstellen (vgl. ebd.: 92).

Abbildung 1: Zuordnung von Zertifikaten zu Qualifikationsniveaus nach Rothgang u.a. 2020: 90 ff.

QN1
- Service im Lebensumfeld
- Mitarbeiter*innen ohne Ausbildung, nach vier Monaten angeleiteter Tätigkeit

QN2
- Persönliche Assistenz (Pflege/Betreuung)
- Mitarbeiter*innen ohne Ausbildung mit einem 2-6 monatigen Pflegebasiskurs (mind. 200h laut GB-A) und insgesamt einjähriger angeleiteter Tätigkeit
- Betreuungskräfte nach §§43b und 53c SGB XI: 160h Unterricht und drei Wochen Praktikum

QN3
- **Durchführung von Aufgaben im Rahmen des Pflegeprozesses**
- Pflegehelfer*innen mit ein- oder zweijähriger Ausbildung

QN4
- Steuerung und Gestaltung von komplexen Pflegeprozessen
- Pflegefachperson mit beruflicher Ausbildung (3 Jahre)

QN5
- Steuerung und Gestaltung von komplexen Pflegeprozessen für spezielle Patient*innengruppen (Fach/Leitung)
- Pflegefachkraft mit mindestens zwei Jahren Berufserfahrung und Fortbildung im Umfang von mindestens 200 Stunden theoretischem Unterricht (Palliativpflege, Gerontopsychiatrie, Intensivpflege) entsprechend der länderspezifischen Weiterbildungsordnungen
- Pflegefachkraft mit mindestens zweijähriger Berufserfahrung in den letzten fünf Jahren und Weiterbildung für Leitungsaufgaben (mindestens 460 Stunden theoretischer Unterricht)

QN6
- Steuerung und Gestaltung von hochkomplexen Pflegeprozessen und die Leitung von Teams
- Pflegefachkraft mit Bachelorabschluss (primärqualifizierendes Studium, Managementstudium o.ä.)

QN7
- **Pflegerische Leitung in Einrichtungen**
- Pflegefachkraft mit Masterabschluss

QN8
- Steuerung und Gestaltung pflegewissenschaftlicher Aufgaben
- Pflegefachkraft mit Promotion

Es wird anhand der tabellarischen Gliederung deutlich, dass sich durch die nun neu definierte Trennschärfe zwischen den einzelnen Qualifikationsniveaus auch die vorhandenen Aufgaben- sowie Verantwortungsbereiche und Arbeitsabläufe maßgeblich verändern werden, was mit Blick auf Qualifikationsniveau 4 bzw. Pflegefachkräfte zwangsläufig auch Anpassungsmomente in den Bereichen der Einarbeitung, Anleitung, Schulung, Delegation und auch dem kommunikativen Schnittstellenmanagement zwischen den unterschiedlichen Qualifikationsniveaus mit sich bringt und somit erweiterte Kompetenzen seitens der zukünftigen Pflegefachfrauen und -männer (QN 4) insbesondere im Umgang mit QN 1 bis QN 3 erfordert und sich somit auch wiederum auf deren Berufsverständnis auswirkt.

Kritisch zu betrachten sind hinsichtlich der über mehrere Jahre geplanten Implementierung noch offene Fragen, bspw. inwiefern potenzielle Bettenschließungen bei Nicht-Einhaltung der vereinbarten Personalzahlen aufgrund des bestehenden Personalmangels vermieden werden sollen oder auch: Wie soll eine kurzfristige Etablierung neuer Ausbildungsstrukturen für Qualifikationsniveau 3 in Anbetracht des ebenfalls derzeit bestehenden Pflegepädagogenmangels umgesetzt werden?

Ebenso bleiben hinsichtlich der PeBeM auch weiterhin relevante pflegefachliche Fragen offen, welche unter anderem von Herrn Prof. Wolfram Schottler (Geschäftsführer der BAWIG Pflegeakademie), Frau Prof. Martina Hasseler (Ostfalia Hochschule für angewandte Wissenschaften) und Frau Annemarie Fajardo (Dozentin, Beraterin und Vizepräsidentin des Deutschen Pflegerats) gestellt werden. So kann z.B. nicht zwangsläufig eine lineare Kausalität zwischen dem Pflegegrad eines Pflegebedürftigen und dem faktisch vorliegenden Pflegebedarf hergestellt werden. Auch unterliegt die Belegung einer vollstationären Einrichtung bewohnerbedingten Dynamiken, welche durch Veränderungen im Pflegegradgefüge auch einen sich stetig anpassenden Qualifikationsmix bzw. Personalzahlen erfordern würden. Zudem kann der spezifische an den Qualifikationsniveaus ausgerichtete kompetenzorientierte Einsatz bei Mitarbeiterausfall und/oder durch individuelle Ausprägungen in den Mitarbeiterkompetenzen nicht umgesetzt werden, wie es idealiter avisiert ist. Neben den umsetzungsrelevanten Fragestellungen aus pflegefachlicher Perspektive ergeben sich auch begründete Bedenken, was die weiterhin angestrebte Professionalisierung für den Berufsstand Pflege betrifft. Noch immer sind Stellen-, Anforderungs- und Tätigkeitsprofile der unterschiedlichen Qualifikationsniveaus nicht trennscharf voneinander fixiert, was angesichts damit einhergehender fehlender beruflicher Perspektiven und Karrierepfade weder die Attraktivität des Tätigkeitsfeldes in der Pflege stärkt noch die Herausbildung eines eigenständigen professionell-beruflichen Selbstverständnisses (vgl. Schottler u.a. 2023).

Ob sich die neue Personalbemessung in der Umsetzung letztlich auf die Ergebnisqualität in der Bewohnerversorgung auswirkt, wird sich voraussichtlich durch die neue Qualitätsprüfung mit der Implementierung von Qualitätsindikatoren und Qualitätsaspekten zeigen.

1.3 Die neue Qualitätsprüfung

Da die Pflege, ebenso wie medizinische Eingriffe, als Vertrauensgut verstanden wird und die Empfänger der Leistung deren Qualität als Laien kaum einschätzen können, gilt es, Marker für Qualität zu benennen, um diese transparent darzustellen und somit Institutionen für externe Interessierte vergleichbar zu machen. Zudem dienen Qualitätsmarker auch dem internen Qualitätsmanagement bzw. der (Weiter-)Entwicklung der Qualität ggf. auch im Benchmarking (vgl. Hutzschenreuter 2009: 174; vgl. Informationsportal Pflegegüte 2015; vgl. Wingenfeld u.a. 2011b: 7 f.).

Ein internationaler Vergleich zeigt, dass in anderen Ländern schon länger Systeme zur externen Qualitätsdarlegung mithilfe eines indikatorengestützten Vorgehens genutzt werden. Hierzu zählen das amerikanische *Nursing Home Compare*, welches bereits seit 2002 existiert sowie das 2007 initiierte niederländische Projekt *Quality Framework Responsible Care* (vgl. Wingenfeld u.a. 2011b: 9 f.; vgl. Mukamel u.a. 2009; vgl. Steering Committee Responsible Care 2008 in Wingenfeld u.a. 2011b: 10). Weiterhin ist das französische Projekt *ANESM – Agence nationale de l'évaluation et de la qualité des établissements et des services sociaux et médicosociaux* zu nennen (vgl. Wingenfeld u.a. 2011b: 10). Positive Orientierungsgrößen aus den Systemen anderer Länder sind hierbei die Berücksichtigung der Prozess- und Ergebnisqualität, die Einbindung der Nutzerperspektive sowie die Bereitstellung im Internet, welche (ähnlich den früheren Pflege-Transparenzvereinbarungen) einen Vergleich unterschiedlicher Einrichtungen ermöglicht. Vorteil der Bestrebungen anderer Länder ist zeitlich gesehen, dass diese bereits erprobte Indikatoren inzwischen weiter spezifizieren können, sodass auch für kleinere Systemsegmente Auswertungen gemäß deren Spezialgebiet möglich sind, z.B. für Pflege im Bereich Onkologie, welche andere bzw. differenziertere Indikatoren benötigt als es mit allgemeinen pflegerelevanten Indikatoren abbildbar wäre. Bei genauerer Betrachtung wird jedoch erkennbar, dass trotz des gemeinsamen Bestrebens nach ergebnisqualitätsorientierten Indikatoren eine Übernahme, wie bei der Personalbemessung, nicht sinnstiftend erscheint, da auch hier die pflegerische Versorgung unterschiedlichen Versorgungssystemen, einer unterschiedlichen Qualitätswahrnehmung sowie einem unterschiedlichen Pflegeverständnis unterliegt (vgl. Wingenfeld u.a. 2011b: 10).

Nachdem die vormals in Deutschland genutzten Pflegenoten in die Kritik gerieten u.a. aufgrund fehlender Gewichtungen, der Vernachlässigung der Ergebnisqualität sowie mangelndem Fokus auf der Lebens- sowie Versorgungsqualität nicht die reale Qualität einer Pflegeeinrichtung abzubilden, wurde das neue Qualitätsprüfverfahren erarbeitet, welches der (auch intern für das Qualitätsmanagement und die Qualitätsentwicklung zu nutzenden) Qualitätsbeurteilung und öffentlichen Darlegung für Externe dient (vgl. Verbraucherzentrale 2021; vgl. Informationsportal Pflegegüte 2015; vgl. Wingenfeld u.a. 2011b: 7 f.). Hierbei wurden Methoden, Sachverhalte/Kriterien sowie Bewertungsregeln entwickelt, die nun zu aussagekräftigen Qualitätsbeurteilungen verhelfen sollen (vgl.

Wingenfeld u.a. 2018: 8). Gerade im Zuge der Zunahme von pflegebedürftigen Menschen und dem Grad der Pflegebedürftigkeit bei gleichzeitiger Abnahme des Personals ist die kontinuierliche Überprüfung der Qualität essenziell geworden. Seit Inkrafttreten der neuen Maßstäbe und Grundsätze für die Qualität in vollstationären Pflegeeinrichtung (MuG vollstationär) sowie der Qualitätsprüfungs-Richtlinien für die vollstationäre Pflege (QPR vollstationär) sind hierfür nun Qualitätsindikatoren und -aspekte eingesetzt, welche durch eine digitale Dateneingabe sowie eine daran anschließende Prüfung vor Ort als Bewertungsmaß dienen.

Prof. Dr. Klaus Wingenfeld ist wissenschaftlicher Leiter des *Instituts für Pflegewissenschaft* an der *Universität Bielefeld (IPW)* und im Auftrag des *Qualitätsausschusses Pflege* in Zusammenarbeit mit dem *Aqua-Institut* maßgeblicher Mitentwickler des neuen Pflege-TÜVs bzw. *Verfahrens zur Qualitätsprüfung nach §§ 114 ff. SGB XI und der dazugehörigen Qualitätsdarstellung nach § 115 Abs. 1a SGB XI zur Qualitätsbeurteilung in der stationären Langzeitversorgung*. Von Wingenfeld et al. (2018) wurde der Abschlussbericht *Darstellung der Konzeptionen für das neue Prüfverfahren und die Qualitätsdarstellung* verfasst, dessen Inhalte zusammen mit der gesetzlichen Fundierung die Grundlage dieses Kapitels bilden.

1.3.1 Qualitätsindikatoren

Mit den Qualitätsindikatoren steht nun erstmals die Möglichkeit zur indikatorengestützten Ergebnisqualitätsbeurteilung zur Verfügung, welche über Plausibilitätskontrollen mit der externen Qualitätsprüfung durch den Medizinischen Dienst oder die Privaten Krankenkassen verknüpft sind und in die Qualitätsdarstellung münden (vgl. Wingenfeld u.a. 2018: 27). Abbildung 2 zeigt die Qualitätsindikatoren, welche derzeit verwendet werden.

Im Vergleich zur vorherigen Prüfung ist auch das Vorgehen neu. Einrichtungen sind alle sechs Monate innerhalb eines Zeitraums von 14 Tagen zur EDV-gestützten Ergebniserfassung mittels Online-Portal bei der Datenauswertungsstelle (DAS) verpflichtet. Diese Vollerhebung beinhaltet die Übertragung von festgelegten Bewohnerinformationen auf Basis der Pflegedokumentation sowie Ausprägungen der Selbstständigkeit in verschiedenen Modulen des Begutachtungsinstrumentes (vgl. ebd.: 45). Dies verdeutlicht die Schnittstelle zum Pflegeprozess im Rahmen der Vorbehaltsaufgaben und kann somit auch als internes Controllinginstrument verstanden werden.

Die erfassten Informationen werden von der Datenauswertungsstelle einer statistischen Plausibilitätsprüfung unterzogen, nach welcher die Einrichtungen über unschlüssige Eingaben informiert werden und diese ggf. korrigieren können. Eine weitere Plausibilitätskontrolle erfolgt durch externe Prüfdienste (vgl. ebd.: 50).

Die Qualitätsbeurteilung unter Zuhilfenahme von Referenzwerten, Einzelfällen bzw. Mindestgrößen für Qualitätsbereiche/-indikatoren wird mittels einer fünfstufigen Darstellung ausgezeichnet, welche die Ergebnisqualität von bestenfalls *weit über dem Durchschnitt* bis hin zu *weit unter dem Durchschnitt* kategorisiert (vgl. ebd.: 41 f.).

Abbildung 2: Qualitätsindikatoren mit Risikogruppen (vgl. Medizinischer Dienst Bund 2019; vgl. Wingenfeld u.a. 2018: 28)

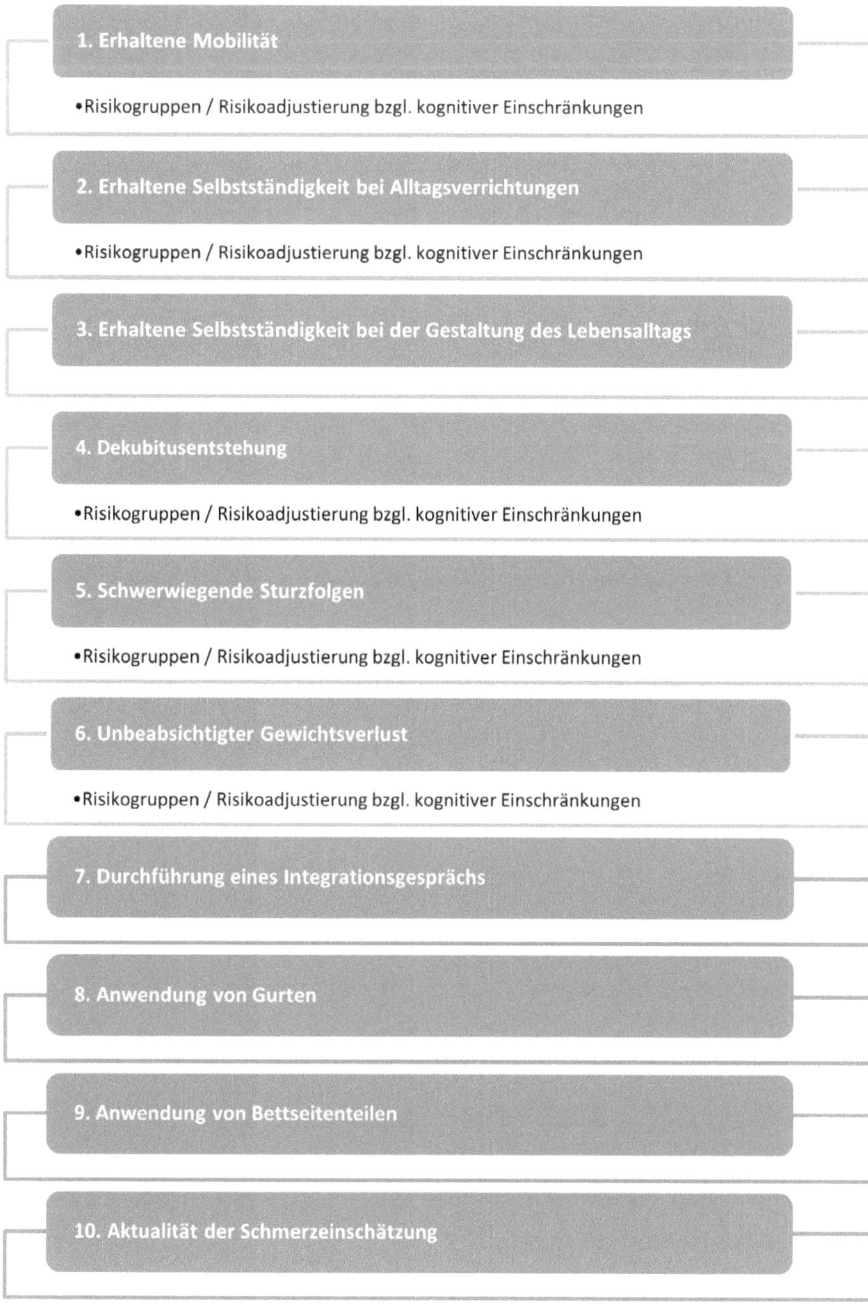

1. Erhaltene Mobilität
- Risikogruppen / Risikoadjustierung bzgl. kognitiver Einschränkungen

2. Erhaltene Selbstständigkeit bei Alltagsverrichtungen
- Risikogruppen / Risikoadjustierung bzgl. kognitiver Einschränkungen

3. Erhaltene Selbstständigkeit bei der Gestaltung des Lebensalltags

4. Dekubitusentstehung
- Risikogruppen / Risikoadjustierung bzgl. kognitiver Einschränkungen

5. Schwerwiegende Sturzfolgen
- Risikogruppen / Risikoadjustierung bzgl. kognitiver Einschränkungen

6. Unbeabsichtigter Gewichtsverlust
- Risikogruppen / Risikoadjustierung bzgl. kognitiver Einschränkungen

7. Durchführung eines Integrationsgesprächs

8. Anwendung von Gurten

9. Anwendung von Bettseitenteilen

10. Aktualität der Schmerzeinschätzung

Abbildung 3: vgl. Qualitätsbereiche und Qualitätsaspekte (vgl. QPR nach AOK 2020; vgl. Wingenfeld u.a. 2018: 326)

Bereich 1: Unterstützung bei der Mobilität und Selbstversorgung

- 1.1 Unterstützung im Bereich der Mobilität
- 1.2 Unterstützung bei der Ernährung und Flüssigkeitsversorgung
- 1.3 Unterstützung bei Kontinenzverlust, Kontinenzförderung
- 1.4 Unterstützung bei der Körperpflege

Bereich 2: Unterstützung bei der Bewältigung von krankheits- und therapiebedingter Anforderungen und Belastungen

- 2.1 Medikamentöse Therapie
- 2.2 Schmerzmanagement
- 2.3 Wundversorgung
- 2.4 Unterstützung bei besonderen medizinisch-pflegerischen Bedarfslagen
- 2.5 Unterstützung bei der Bewältigung von sonstigen therapiebedingten Anforderungen

Bereich 3: Unterstützung bei der Gestaltung des Alltagsleben und der sozialen Kontakte

- 3.1 Unterstützung bei Beeinträchtigungen in der Sinneswahrnehmung
- 3.2 Unterstützung bei der Tagesstrukturierung, Beschäftigung und Kommunikation
- 3.3 Nächtliche Versorgung

Bereich 4: Unterstützung in besonderen Bedarfs- und Versorgungssituationen

- 4.1 Unterstützung der versorgten Person in der Eingewöhnungsphase nach dem Einzug
- 4.2 Überleitung bei Krankenhausaufenthalten
- 4.3 Unterstützung von versorgten Personen mit herausfordernd erlebtem Verhalten und psychischen Problemlagen
- 4.4 Freiheitsentziehende Maßnahmen

Bereich 5: Bedarfsübergreifende fachliche Anforderungen

- 5.1 Abwehr von Risiken und Gefährdungen
- 5.2 Biografieorientierte Unterstützung
- 5.3 Einhaltung von Hygieneanforderungen
- 5.4 Hilfsmittelversorgung
- 5.5 Schutz von Persönlichkeitsrechten und Unversehrtheit

Bereich 6: Organisationsaspekte und internes Qualitätsmanagement

- 6.1 Qualifikation der und Aufgabenwahrnehmung durch die verantwortliche Pflegefachkraft
- 6.2 Begleitung Sterbender und ihrer Angehörigen
- 6.3 Maßnahmen zur Vermeidung und zur Behebung von Qualitätsdefiziten

1.3.2 Qualitätsaspekte

Während die früheren Transparenzkriterien eher kleinschrittig aufbereitet waren, handelt es sich bei den nun genutzten Qualitätsaspekten (s. Abb. 3) um prozessumfassende Sachverhalte, welche in ihrer Differenzierung weitere Teilaspekte einschließen. So umfasst der Qualitätsaspekt des Bereiches 1 *Unterstützung bei der Mobilität und Selbstversorgung* die Teilaspekte Unterstützung im Bereich der Mobilität, der Ernährung und Flüssigkeitsversorgung, bei Kontinenzverlust sowie Kontinenzförderung und Unterstützung bei der Körperpflege. Die einzelnen Teilaspekte dienen somit als Kriterien, um eine Beurteilung des Gesamtbereiches daraus ableiten zu können (vgl. Wingenfeld u.a. 2018: 16).

Des Weiteren orientieren sich die Definitionen der Qualitätsaspekte am neuen Pflegebedürftigkeitsbegriff mit besonderem Augenmerk auf dem Erhalt und der Förderung der Selbstständigkeit (vgl. ebd.: 20). Diese Indikatoren und Aspekte finden sich schließlich in der öffentlich einsehbaren Qualitätsinformation gemäß Qualitätsdarstellungsvereinbarung (QDVS) wieder.

Die Darstellung verdeutlicht, dass die Qualitätsaspekte in engem Zusammenhang mit den Modulinhalten des Begutachtungsinstrumentes stehen, dessen Inhalte wiederum essenzielle Bestandteile des Pflegeprozesses und somit Kerngebiet der Vorbehaltsaufgaben von Pflegefachpersonen mit Qualifikationsniveau 4 sind.

Sowohl die neue Personalbemessung als auch die neue Qualitätsprüfung wirken sich in der Umsetzung auf die Aufgaben- und Verantwortungsbereiche zukünftiger Pflegefachfrauen und -männer aus und bewirken somit auch eine Aktualisierung/Neuorientierung des Berufsbildes/-verständnisses und der damit verbundenen professionsbezogenen Identität am Ausübungsort stationärer Langzeitversorgungseinrichtungen. In welchen Bereichen der generalistischen Pflegeausbildung diese beiden Novitäten potenziell berücksichtigt werden könnten, um ein an den neuen gesetzlichen Anforderungen aktualisiertes Berufsverständnis von schulischer Seite aus aktiv mitzuentwickeln, wird in Kapitel 2 und 3 dargelegt.

2. Personalbemessung und Qualitätsprüfinstrumente im Kontext der generalistischen Pflegeausbildung 2020

Im Rahmen der generalistischen Pflegeausbildung wurden die vormals nur in Deutschland, nicht in Europa, etablierten drei Ausbildungsberufe, die zur Gesundheits- und Krankenpflege, Gesundheits- und Kinderkrankenpflege sowie zur Altenpflege befähigen und jeweils bei einer Regelausbildungszeit drei Jahre in Anspruch nahmen, auf eine generalistische Ausbildung umgestellt, d.h. den Erwerb eines Berufsabschlusses mit der Berufsbezeichnung Pflegefachfrau/Pflegefachmann, welcher zu Pflegehandlungen gegenüber verschiedenen Zielgruppen befähigt (vgl. BMFSFJ 2020). Bis voraussichtlich Ende 2025 können derzeit noch gesonderte Abschlüsse in der Kinderkrankenpflege oder

Altenpflege gewählt werden. Auch nähert sich die Berufsausbildung in Deutschland hierbei Modellen aus anderen Ländern an. Parallel zur Ausbildung an der Pflegeschule ist die Ausbildung inzwischen auch vollständig über Studiengänge mit Bachelorabschluss an Fachhochschulen und Universitäten möglich.

Grundlagen für alle Ausbildungs- und Studienformen sind hierbei das Pflegeberufereformgesetz (PflBRefG) und das darin enthaltene Pflegeberufegesetz (PflBG) sowie die Pflegeberufe-Ausbildungs- und -Prüfungsverordnung (PflAPrV), welche die für die staatliche Prüfung erforderlichen Kompetenzbereiche I bis V konkretisiert, innerhalb welcher auch die neue Personalbemessung und die neue Qualitätsprüfung inhaltlich berücksichtigt werden sollten, wie in den kommenden Abschnitten dargelegt wird.

2.1 Inklusion der PeBeM in Kompetenzbereich III

Interessant für die Inklusion der Personalbemessung ist Kompetenzbereich III zur verantwortlichen Gestaltung intra- und interprofessionellen Handelns. Gerade durch die Einführung der Qualifikationsniveaus durch die neue Personalbemessung wird der heterogene Qualifikationsmix noch trennschärfer hervorgehoben, was eine neue Koordination der Aufgabenverteilung und Verantwortungsbereiche bedingt. Dabei wird vor allem für Pflegefachkräfte des Qualifikationsniveaus 4 die Sicherstellung ihrer Vorbehaltsaufgaben essenziell, was ein transparentes Schnittstellenmanagement in der Kommunikation und Informationsweitergabe der Qualifikationsniveaus 1 bis 3 sowie weiteren am Pflegeprozess Beteiligten an Qualifikationsniveau 4 erforderlich macht.

Im Rahmen des Modellprogramms zur Weiterentwicklung des Personalbemessungsverfahrens sollen laut *Roadmap* auch konkrete Maßnahmen der Personal- und Organisationsentwicklung abgeleitet werden. Das Modellprogramm für vollstationäre Pflegeeinrichtungen sieht konzeptuell hierbei personell auch die Integration akademisierten Pflegefachpersonals, zusätzlicher Betreuungskräfte nach § 43b SGB XI, weitere Berufsgruppen der Therapie und Hauswirtschaft sowie ggf. gerontopsychiatrischer Pflegefachpersonen vor, was die Notwendigkeit einer Integration in Kompetenzbereich III angesichts verschiedener im Pflegeprozess interagierender Berufsgruppen nochmals verdeutlicht. Hierbei ist trotz kompetenzorientierter Aufgabenverteilung der Grundsatz der Bezugspflege einzuhalten (vgl. BMFSFJ 2021: 6). Somit sind zur Umsetzung der Personal- und Organisationsentwicklung gezielt Methoden zur Gestaltung der Kommunikation und Informationsweitergabe an das zukünftige Qualifikationsniveau 4 zu vermitteln. Absatz 1 des Kompetenzbereiches III liefert zur Ausgestaltung nähere Informationen (s. Abb. 4).

Ausgehend von dieser gesetzlichen Vorgabe in Kombination mit dem durch die Personalbemessung verschärften Qualifikationsmix (inklusive der auch darin zu berücksichtigenden Vorbehaltsaufgaben bei Qualifikationsniveau 4), erscheinen die Punkte 1 bis 11 als Schulungsaspekte für die Auszubildenden bezüglich Kompetenzbereich III empfehlenswert:

1. Bedeutung/Definition der unterschiedlichen Qualifikationsniveaus
2. Aufgaben- und Verantwortungsbereiche der verschiedenen Qualifikationsniveaus (auch unter Anbetracht von G- und H-Risikoklassifikationen)
3. Übergeordnete und untergeordnete Tätigkeiten im Arbeitsalltag zwischen den verschiedenen Qualifikationsniveaus
4. Koordination verschiedener Qualifikationsniveaus (Tourenplan, Arbeitsablaufplan)
5. Grundlagen zur Delegation, Befähigung zur Durchführung der Delegation mit Überwachung der Durchführungsqualität von QN 1 bis 3
6. Pflegefachliche Beratung/Fachanleitung inklusive möglicher Inhalte für QN 1 bis 3
7. Unterstützung bei den jeweiligen Aufgaben- und Verantwortungsbereichen für QN 1 bis 3
8. Kommunikatives Schnittstellenmanagement und Informationsweitergabe zwischen unterschiedlichen Qualifikationsniveaus
9. Einarbeitung von QN 1 bis 3
10. Gestaltung konstruktiver Kritikgespräche/Konfliktgespräche
11. Rollenbewusstsein/Reflexion der eigenen Persönlichkeit in der Berufsrolle

Abbildung 4: Kompetenzbereich III Absatz 1 (S. §9 Absatz 1 PflAPrV Anlage 2)

»**III. Intra- und interprofessionelles Handeln in unterschiedlichen systemischen Kontexten verantwortlich gestalten und mitgestalten.**

1. Verantwortung in der Organisation des qualifikationsheterogenen Pflegeteams übernehmen. Die Absolventinnen und Absolventen

a) stimmen ihr Pflegehandeln zur Gewährleistung klientenorientierter komplexer Pflegeprozesse im qualifikationsheterogenen Pflegeteam ab und koordinieren die Pflege von Menschen aller Altersstufen unter Berücksichtigung der jeweiligen Verantwortungs- und Aufgabenbereiche in unterschiedlichen Versorgungsformen,

b) delegieren unter Berücksichtigung weiterer rechtlicher Bestimmungen ausgewählte Maßnahmen an Personen anderer Qualifikationsniveaus und überwachen die Durchführungsqualität,

c) beraten Teammitglieder kollegial bei pflegefachlichen Fragestellungen und unterstützen sie bei der Übernahme und Ausgestaltung ihres jeweiligen Verantwortungs- und Aufgabenbereiches,

d) beteiligen sich im Team an der Einarbeitung neuer Kolleginnen und Kollegen und leiten Auszubildende, Praktikantinnen und Praktikanten sowie freiwillig Engagierte in unterschiedlichen Versorgungssettings an,

e) übernehmen Mitverantwortung für die Organisation und Gestaltung der gemeinsamen Arbeitsprozesse,

f) sind aufmerksam für Spannungen und Konflikte im Team, reflektieren diesbezüglich die eigene Rolle und Persönlichkeit und bringen sich zur Bewältigung von Spannungen und Konflikten konstruktiv im Pflegeteam ein.«

2.2 Vorbehaltene Tätigkeiten im Zuge der PeBeM

Besonders markant sind neben der Zusammenlegung der bis dato verschiedenen Berufsbilder die bereits mehrfach genannten und im Pflegeberufegesetz definierten Vorbehaltsaufgaben, welche den Status einer Pflegefachkraft durch Fokussierung auf deren charakteristische Kernbereiche und -aufgaben hervorheben und somit auch die Attraktivität des Pflegeberufes stärken sollen, da der Pflegeprozess als »berufsspezifische Arbeitsmethode der systematischen Strukturierung und Gestaltung der Pflegearrangements« (BMFSFJ o.J.) verstanden wird.

Es handelt sich bei der Implementierung der Vorbehaltsaufgaben um eine Neuverteilung von Kompetenzen, Befugnissen/Verantwortungen und Aufgabenverteilungen, was somit auch das Berufsbild in seiner originären Ausführung und Wahrnehmung beeinflusst und die berufliche Eigenwahrnehmung sowie Identität prägt (vgl. Bergmann/Garrecht 2016: 28 f.). Didaktisch ist hierbei dafür zu sensibilisieren, dass sich das Tätigkeitsfeld von der konkreten Grundpflege an dem zu versorgenden Menschen entfremdet und sich u.a. auf einen, den Pflegeprozess gestaltenden, steuernden und evaluierenden Bereich ausweitet. Die Vorbehaltsaufgaben umfassen konkret

- die Erhebung und Feststellung des individuellen Pflegebedarfs
- die Organisation, Gestaltung und Steuerung des Pflegeprozesses
- die Analyse, Evaluation, Sicherung und Entwicklung der Qualität der Pflege (S. §4 PflBG).

Auffällig hierbei ist, dass zwar die Organisation, Gestaltung und Steuerung des Pflegeprozesses Vorbehaltsaufgaben sind, die Durchführung pflegerisch geplanter Maßnahmen jedoch nicht (ebd.). Die alleinige Durchführung pflegerischer Tätigkeiten kann somit an Pflegehilfs-/Assistenzkräfte delegiert werden. Hier zeigt sich auch die Schnittstelle zur neuen Personalbemessung, welche die Vorbehaltsaufgaben ebenfalls für Qualifikationsniveau 4 (Pflegefachkräfte) aufgreift und speziell bei den G- und H-Klassifizierungen zur Beurteilung der gesundheitlichen Stabilität sowie der Komplexität in der Bewohnerversorgung ebenso darauf verweist, dass deren Durchführung, je nach Klassifizierung und somit der Zuordnung der Versorgung zu einem Qualifikationsniveau, nicht zwangsläufig eine Pflegefachkraft tragen muss (vgl. Rothgang u.a. 2020: 96 f). Der Abschlussbericht zur neuen Personalbemessung sieht prospektiv das Hauptaufgabengebiet von Pflegefachpersonen mit Qualifikationsniveau 4 in der Erfüllung der vorbehaltenen Tätigkeiten sowie im Zuge dessen in der »Koordination und Supervision von Hilfskräften« (Rothgang u.a. 2020: 354) und in der »Anleitung und Überwachung der Hilfskräfte« (Rothgang u.a. 2020: 354), was zeigt, dass didaktisch in der generalistischen Ausbildung auch Aspekte der Mitarbeiterführung und (didaktische) Schulungskompetenzen im Bereich der Altenpflege vermittelt werden sollten (vgl. Rothgang u.a. 2020: 378). Auch hier springt der Zusammenhang mit dem in Abschnitt 2.1 erläuterten Kompetenzbereich III ins Auge, da es sich bei der Koordination, Supervision und Anleitung von Mitarbeitenden unterhalb des Qualifikationsniveaus 4 ebenfalls um kommunikativ zu transportierende Prozesse im Sinne kollegialer Beratung in einem intra- und interprofessionellen Handlungsspielraum handelt.

Die didaktische Leistung, im Sinne der Kunst des Lehrens und Lernens, besteht nun darin, das neue Bild der Pflegefachpersonen nach Qualifikation, Verantwortungs- und Aufgabengebiet so aufzubereiten, dass das neue Berufsverständnis nicht zu einer Segmentierung der verschiedenen Teilschritte und Maßnahmen an dem zu versorgenden Menschen führt und sich der Gedanke eines ganzheitlichen Pflegeverständnisses am und für den Menschen verliert. Folgende Fragestellungen empfehlen sich nicht nur in Anbetracht der neuen gesetzlichen Vorgaben aufzubereiten bzw. zu aktualisieren, sondern auch didaktisch im Ausbildungsunterricht einzuführen und zu begleiten, um ein zeitgemäßes Berufsbild und -verständnis zu implementieren:

1. Mit welchen Anforderungsprofilen und Stellenbeschreibungen werden sich die künftigen Mitarbeiter*innen mit Qualifikationsniveau 4 (Pflegefachfrauen und -männer, Gesundheits- und Krankenpfleger*innen, Gesundheits- und Kinderkrankenpfleger*innen, Altenpfleger*innen) aufgrund der Vorbehaltsaufgaben identifizieren?
2. Welche Rolle nehmen Pflegefachfrauen/-männer mit Qualifikationsniveau 4 aufgrund der Vorbehaltsaufgaben zukünftig in den Teams ein und wie kann eine neue Form der Arbeitsablauforganisation/Tourenplanung aussehen?
3. Welche Rolle kommt Pflegefachfrauen/-männern mit Qualifikationsniveau 4 und unter Bezugnahme auf Kompetenzfeld IV und V bei der Sicherung und Weiterentwicklung der Qualität speziell in der Altenpflege zu? Welche Schnittstellen sind hierbei in der vollstationären Langzeitversorgung auf gesetzlicher Ebene verbindlich zu berücksichtigen?
4. Wie können Pflegefachfrauen/-männer mit Qualifikationsniveau 4 das Schnittstellenmanagement bzw. die Kommunikationswege gemäß Kompetenzfeld III (S. §9 Absatz 1 PflAPrV Anlage 2) zwischen den Qualifikationsniveaus 1 bis 3 gestalten?
5. Wie erfolgen Koordination, Supervision und Überwachung angeleiteter Tätigkeiten für die Qualifikationsniveaus 1 bis 3 durch Pflegefachfrauen/-männer etc. mit Qualifikationsniveau 4 und wie kann diese (Führungs-)Aufgabe bereits innerhalb der Ausbildung integriert werden?

Besonders im Hinblick auf die dritte Fragestellung empfiehlt sich der Einbezug der im neuen Qualitätsprüfverfahren genutzten Qualitätsindikatoren und Qualitätsaspekte für die vollstationäre Langzeitversorgung.

2.3 Integration der neuen Qualitätsprüfung in Kompetenzbereich IV angesichts der Vorbehaltsaufgaben

Da alle beruflich Pflegenden für die zu versorgenden Menschen und deren Wohl tätig sind und zudem die Reflexion sowie Begründung des eigenen Handelns auf Basis wissenschaftlicher Erkenntnisse, Gesetze, Verordnungen etc. inklusive der Sicherstellung der Pflege- und Versorgungsqualität in Kompetenzfeld IV und partiell V gemäß § 9 Absatz 1 PflAPrV Anlage 2 verankert sind und somit zu den Kompetenzen von Pflegefachpersonal (QN 4) zählen, sollte sich diese Berufsgruppe auch mit der Qualitätsbeurteilung/-messung/-analyse der erbrachten Leistung vertraut machen und entsprechend der Vorbehaltsaufgabe »Analyse, Evaluation, Sicherung und Entwicklung der Qualität der Pflege« (S. §4 PflBG) in ihren Arbeitsalltag integrieren.

Abbildung 5: Kompetenzbereich IV Absatz 1 (S. §9 Absatz 1 PflAPrV Anlage 2)

»IV. Das eigene Handeln auf der Grundlage von Gesetzen, Verordnungen und ethischen Leitlinien reflektieren und begründen.

1. Die Qualität der pflegerischen Leistungen und der Versorgung in den verschiedenen Institutionen sicherstellen. Die Absolventinnen und Absolventen

a) integrieren erweiterte Anforderungen zur internen und externen Qualitätssicherung in das Pflegehandeln und verstehen Qualitätsentwicklung und -sicherung als rechtlich verankertes und interdisziplinäres Anliegen in Institutionen des Gesundheitswesens,

b) wirken an Maßnahmen der Qualitätssicherung sowie -verbesserung mit, setzen sich für die Umsetzung evidenzbasierter und/oder interprofessioneller Leitlinien und Standards ein und leisten so einen Beitrag zur Weiterentwicklung einrichtungsspezifischer Konzepte,

c) bewerten den Beitrag der eigenen Berufsgruppe zur Qualitätsentwicklung und -sicherung und erfüllen die anfallenden Dokumentationsverpflichtungen auch im Kontext von interner und externer Kontrolle und Aufsicht,

d) überprüfen regelmäßig die eigene pflegerische Praxis durch kritische Reflexionen und Evaluation im Hinblick auf Ergebnis- und Patientenorientierung und ziehen Schlussfolgerungen für die Weiterentwicklung der Pflegequalität.«

Anhand der in Abbildung 5 detaillierten Erläuterung zu Kompetenzbereich IV ist die Betonung hinsichtlich der Integration und Mitwirkung an dem aktuellen Qualitätsprüfverfahren erkennbar. Nebst den Dokumentationspflichten für interne und externe Kontrollen (auch durch die Dateneingabe bei der Datenauswertungsstelle auf Grundlage der Bewohnerdokumentation) ist auch die Mitwirkung an Maßnahmen zur Qualitätssicherung und -optimierung gefordert.

Die eingangs benannten Qualitätsindikatoren und Qualitätsaspekte können als Anforderungen und Anhaltspunkte in das Pflegehandeln und die Pflegeprozessplanung/-steuerung für die in 1. a) benannte interne und externe Qualitätssicherung einfließen und einen Orientierungsrahmen zur Sicherung wichtiger Qualitätsmarker der Ergebnisqualität bieten. Hierbei dienen die Qualitätsindikatoren einem systemischen Ansatz, während die Qualitätsaspekte der bewohnerbezogenen Ergebnisqualität dienen.

Die Ergebnisse der neuen Qualitätsprüfung zur Ergebnisqualität der Einrichtung können wichtige Reflexionsgrundlagen für das weitere Pflegehandeln sein, da die Fragen zur Beurteilung der Qualitätsindikatoren und die Qualitätsaspekte eng mit dem Begutachtungsinstrument (BI) zur Feststellung der Pflegebedürftigkeit/Ermittlung des Pflegegrades anhand des Grades der Selbstständigkeit verwandt sind. Die verschiedenen Module etc. des Begutachtungsinstrumentes liefern wiederum wichtige Bausteine für eine umfangreiche und als Vorbehaltsaufgabe definierte Pflegeprozessplanung, wie auch § 14 SGB XI verdeutlicht, wodurch sich der Kreis zwischen den Vorbehaltsaufgaben und der neuen Qualitätsprüfung (und deren Ergebnissen als Anstoß einer Evaluation/Optimierung) als (PDCA-)Zyklus schließt.

Abschließende Fragen zu diesem Kapitel für die Pflegedidaktik lauten:

1. Wie könnte die Vorbehaltsaufgabe »Analyse, Evaluation, Sicherung und Entwicklung der Qualität der Pflege« hinsichtlich der Qualitätsentwicklung einer Einrichtung unter Berücksichtigung der gesetzlichen Qualitätsprüfungen einheitlich konkretisiert werden?
2. Wie könnte Qualitätsentwicklung unter Bezugnahme auf den individuellen und situationsorientierten Pflegeprozess ausgestaltet werden?
3. Wie könnten die Qualitätsindikatoren und Qualitätsaspekte in die Pflegeprozessplanung/-steuerung integriert werden?
4. Wie könnten didaktisch sowohl der systemische Ansatz der Qualitätsindikatoren als auch der bewohnerbezogenen Ergebnisqualität vermittelt werden?
5. Ist die Integration von Qualitätsindikatoren und -aspekten als Teilaspekten eines pflegefachlichen PDCA-Zyklus denkbar?

Abbildung 6: Inhaltliche Verzahnung der neuen Personalbemessung und Qualitätsprüfung in der Altenpflege mit den Vorbehaltsaufgaben und Kompetenzbereichen der generalistischen Pflegeausbildung

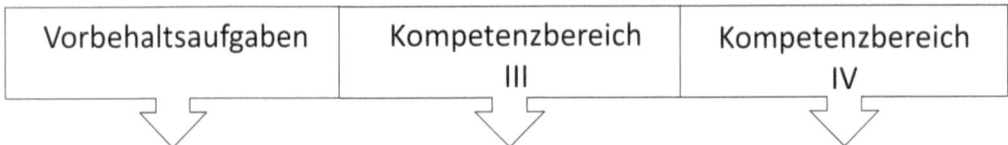

Vorbehaltsaufgaben	Kompetenzbereich III	Kompetenzbereich IV
PeBeM zeigt sich in der Vorbehaltsaufgabe *Organisation, Gestaltung und Steuerung des Pflegeprozesses* und in der Umsetzung in Kompetenzbereich *III. Intra- und interprofessionelles Handeln in unterschiedlichen systemischen Kontexten verantwortlich gestalten und mitgestalten.* Insbesondere in *1. Verantwortung in der Organisation des qualifikationsheterogenen Pflegeteams übernehmen.* **Qualitätsprüfung** Die neue Qualitätsprüfung zeigt sich in der Vorbehaltsaufgabe *Analyse, Evaluation, Sicherung und Entwicklung der Qualität der Pflege* und in der Umsetzung in Kompetenzbereich IV *Das eigene Handeln auf der Grundlage von Gesetzen, Verordnungen und ethischen Leitlinien reflektieren und begründen.* Insbesondere *in 1. Die Qualität der pflegerischen Leistungen und der Versorgung in den verschiedenen Institutionen sicherstellen* (Absatz a bis d §9 Absatz 1 PflAPrV Anlage 2).	1. Verantwortung in der Organisation des qualifikationsheterogenen Pflegeteams übernehmen. **PeBeM** • Kompetenzorientierung • Bedeutung/Definition der unterschiedlichen Qualifikationsniveaus • Aufgaben- und Verantwortungsbereiche der verschiedenen Qualifikationsniveaus (auch unter Anbetracht von G- und H-Klassifikationen) • Koordination verschiedener Qualifikationsniveaus (Tourenplan, Arbeitsablaufplan) • Pflegefachliche Beratung/Fachanleitung /Schulung für QN 1 bis 3 • Unterstützung bei den jeweiligen Aufgaben- und Verantwortungsbereichen für QN 1 bis 3 • Schnittstellenmanagement • Kommunikation • Einarbeitung und Delegation (inklusive Überprüfung der Durchführungsqualität) für die Qualifikationsniveaus 1 bis 3 • Konstruktive Kritikgespräche /Streitgespräche • Rollenbewusstsein / Reflexion der eigenen Persönlichkeit / Rolle im Team	1. Die Qualität der pflegerischen Leistungen und der Versorgung in den verschiedenen Institutionen sicherstellen **Qualitätsprüfung** • Intern und extern • Konkretisierung der Vorbehaltsaufgabe „Analyse, Evaluation, Sicherung und Entwicklung der Qualität der Pflege" hinsichtlich der Qualitätsentwicklung • Gestaltung der Qualitätsentwicklung unter Bezugnahme auf den individuellen und situationsorientierten Pflegeprozess • Integration von Qualitätsindikatoren und Qualitätsaspekte in die Pflegeprozessplanung/-steuerung • Qualitätsindikatoren über die Datenerhebung (Vollerhebung der Bewohnerdaten) über die Datenauswertungsstelle • Qualitätsaspekte in der Prüfung durch den MD Bund oder PKV • Integration von Qualitätsindikatoren und -aspekten als Teilaspekte eines pflegefachlichen PDCA-Zyklus

3. Zusammenfassung der Analyseergebnisse in Anbetracht pflegedidaktischer Handlungsfelder

»Die Aufgabe der Pflegedidaktik besteht darin, die Lehr-Lernprozesse zu beschreiben und zu analysieren. Ihr Anliegen ist die Generierung von Begründungs-, Orientierungs- und Reflexionsrahmen zur zielgerichteten sowie strukturierten Gestaltung von Lern- und Bildungsprozessen und deren Bedingungsgefüge« (Ertl-Schmuck/Fichtmüller 2009: 45 f.).

Didaktisch geht es demnach darum, *was* gelehrt und gelernt wird (Lernziel, Lerninhalt), wie sich dies begründen lässt (Warum? Wozu?) und auch *wie*; hinsichtlich der Lernmethoden (vgl. Arnold/Meili 1971: 376; vgl. Jank/Meyer 2002: 16; vgl. Riedl 2004: 8). Betrachtet man nun die generalistische Pflegeausbildung in Zusammenhang mit der neuen Personalbemessung sowie der neuen Qualitätsprüfung, wird deutlich, dass diesbezüglich fachlich-inhaltlich sowohl Lernziel und -inhalt als auch der Begründungszusammenhang auf der Fach-/Sachebene unmissverständlich hervorgehen, jedoch abseits von Kompetenzfeld V (s. Abbildung 7) keine das *Warum* und *Wie* der pädagogisch-didaktischen Absichten formenden Hinweise hinsichtlich der in der Pflege bedeutsamen Beziehungsebene formuliert wurden – konkret: der Werthaltung und somit Begegnung sowie Identifikation mit dem modernisierten Berufsbild und -verständnis.

Abbildung 7: Kompetenzfeld 5 Absatz 2, s. Anlage 2 (zu § 9 Absatz 1 Satz 2) (PflAPrV)

»V. Das eigene Handeln auf der Grundlage von wissenschaftlichen Erkenntnissen und berufsethischen Werthaltungen und Einstellungen reflektieren und begründen.

2. Verantwortung für die Entwicklung (lebenslanges Lernen) der eigenen Persönlichkeit sowie das berufliche Selbstverständnis übernehmen. Die Absolventinnen und Absolventen

d) reflektieren ihre persönliche Entwicklung als professionell Pflegende und entwickeln ein eigenes Pflegeverständnis sowie ein berufliches Selbstverständnis unter Berücksichtigung berufsethischer und eigener ethischer Überzeugungen,

e) verfügen über ein Verständnis für die historischen Zusammenhänge des Pflegeberufs und positionieren sich mit ihrer beruflichen Pflegeausbildung im Kontext der Gesundheitsberufe unter Berücksichtigung der ausgewiesenen Vorbehaltsaufgaben,

f) verstehen die Zusammenhänge zwischen den gesellschaftlichen, soziodemografischen und ökonomischen Veränderungen und der Berufsentwicklung,

g) bringen sich den gesellschaftlichen Veränderungen und berufspolitischen Entwicklungen entsprechend in die Weiterentwicklung des Pflegeberufs ein.«

3.1 Rechtliche Ausgangslagen des neuen Berufsverständnisses für die Pflegedidaktik

Gleicht man das *alte* Ausbildungsziel nach § 3 KrPflG mit dem Ausbildungsziel aus § 5 PflBG ab, wird deutlich, dass in der neuen Fassung vor allem die Befähigung zu den Vorbehaltsaufgaben mit Fokus auf der »Organisation, Gestaltung und Steuerung des Pflegeprozesses« (S. § 5 PflBG) hervorgehoben wird sowie neuerdings auch die »Anleitung, Beratung und Unterstützung von anderen Berufsgruppen und Ehrenamtlichen in den jeweiligen Pflegekontexten sowie Mitwirkung an der praktischen Ausbildung von Angehörigen von Gesundheitsberufen« (S. § 5 PflBG), wo im Krankenpflegegesetz vormals lediglich die »Beratung, Anleitung und Unterstützung von zu pflegenden Menschen und ihrer Bezugspersonen in der individuellen Auseinandersetzung mit Gesundheit und Krankheit« (s. § 3 KrPflG) benannt war. Die Anpassung des Ausbildungsziels stellt somit die Grundlage für die Veränderung im Berufsbild und Berufsverständnis dar, da der spezifische Kernbereich der Pflege – der Pflegeprozess – mit seiner übergeordneten Funktion in der Ausführung durch Pflegefachfrauen und -männer vordergründig in der Berufsausübung wird und diese hierbei auch eine u.a. beratende und anleitende Funktion gegenüber anderen Berufsgruppen einnehmen, wie auch durch die Qualifikationsniveaus der neuen Personalbemessung untermauert wird. Innerhalb der individuellen Berufsidentität gewinnt die eigene Tätigkeit somit an Wertschätzung.

Die (Analyse), Evaluation, Sicherung und Entwicklung der Qualität der Pflege war zwar bereits Bestandteil des Ausbildungsziels im Krankenpflegegesetz, jedoch führt auch hier die neue Qualitätsprüfung für vollstationäre Pflegeeinrichtungen zu neuen und zu vermittelten Inhalten, um diesem Aspekt des Ausbildungsziels gerecht zu werden, was sich durch die wissenschaftliche Fundierung ebenfalls auf die neue berufliche Identitätswahrnehmung im Rahmen der Altenpflegetätigkeit auswirkt.

Des Weiteren wird in Absatz 4 § 5 PflBG zwar die Entwicklung und Stärkung eines beruflichen Selbstverständnisses benannt, jedoch auch hier inhaltlich nicht weiter differenziert. Auch Kompetenzfeld V Absatz 2d) weist lediglich auf die Entwicklung eines beruflichen Selbstverständnisses »unter Berücksichtigung berufsethischer und eigener ethischer Überzeugungen« hin, ohne diese zu konkretisieren, was zur praktischen Komponente dieses Artikels führt.

3.2 Didaktisch-sensibilisierende Handlungsfelder auf Beziehungsebene

Die drei Ebenen der Kognition, Konation und Affektivität sind zentrale Bestandteile der psychologischen Einstellungsforschung und stellen drei Quellen dar, aus welchen die Einstellungen einer Person gegenüber anderen Menschen, Gegenständen und Situationen resultieren kann (vgl. Festinger 1964). Gerade die affektive Komponente bringt die emotional-gefühlsbetonte Einstellung sowie Einschätzung gegenüber einem Gegenstandsbereich zum Ausdruck und spielt somit in der durch zwischenmenschliche Beziehungen geprägten Pflege eine tragende Rolle. Die kognitiven und konativ-behavioralen Komponenten finden sich bspw. anschaulich in den Qualifikationsniveaus durch eine Unterteilung in Wissen und Können wieder, wie auch durch den von der *Fachhochschule Bielefeld* und vom *Deutschen Institut für angewandte Pflegeforschung* erstellten Qualifikationsrahmen vor dem Hintergrund von Qualifikationsniveaus deutlich wird (vgl. Knigge-Demal u.a. 2013: 8). Gemeinsam mit Prof. Gertrud Hundenborn war Prof. Dr. Knigge-Demal, die aufgrund ihres Engagements im Bereich Pflegepädagogik sowie -didaktik mit dem Deutschen Pflegepreis ausgezeichnet wurde, Projektleiterin für den Anforderungs- und Qualifikationsrahmen für den Beschäftigungsbereich der Pflege und persönlichen Assistenz älterer Menschen innerhalb des Projektes *Erprobung des Entwurfs eines Qualifikationsrahmens für den Beschäftigungsbereich der Pflege, Unterstützung und Betreuung älterer Menschen* und zudem an der Ausarbeitung des Pflegeberufereformgesetzes sowie der Umsetzung des Pflegeberufegesetzes beteiligt (FH Bielefeld 2020).

Abbildung 8: Didaktische Handlungsfelder auf Sach- und Beziehungsebene

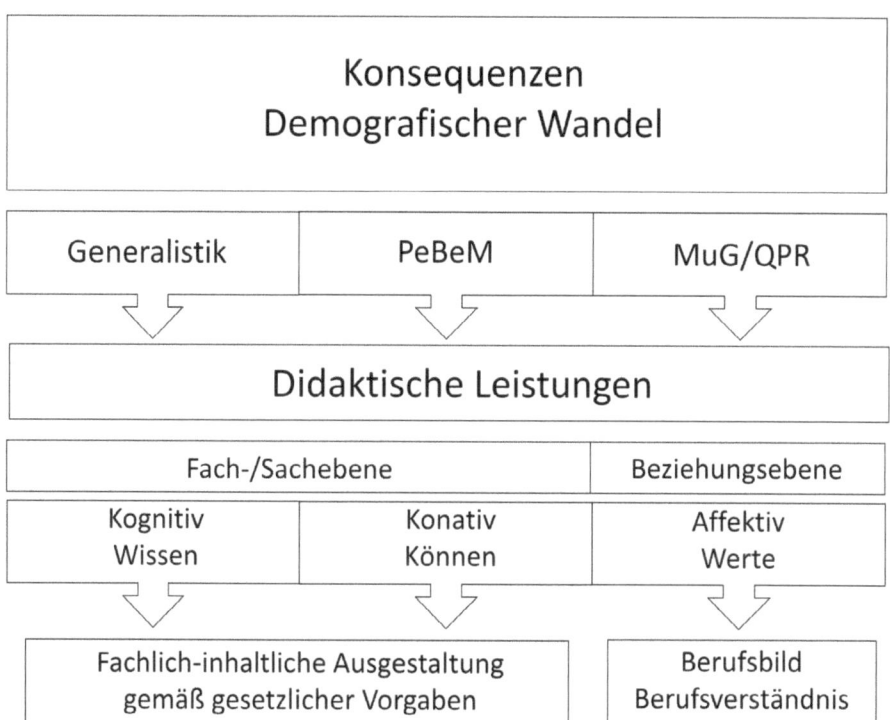

Die affektive Komponente, so Knigge-Demal u.a. (2013), kann nicht systematisch auf die verschiedenen Qualifikationsniveaus verteilt werden, da sie gleichermaßen bei der Ausübung der Aufgaben aller Qualifikationen zur Förderung der Autonomie, Lebensqualität und auch Teilhabe am gesellschaftlichen Leben beiträgt (vgl. ebd.: 8). Gerade deshalb sollte diese Komponente rund um das Berufsbild und Berufsverständnis konkretisiert werden, um den ethisch-moralischen Aspekt der beruflichen Mentalität und Haltung – besonders vor dem historisch gewachsenen Hintergrund der Pflege – angesichts veränderter Aufgaben- und Verantwortungsbereiche nicht zu verlieren.

Inhaltliche Empfehlungen zur Konkretisierung und didaktischen Umsetzung der affektiven Dimension hinsichtlich des Berufsverständnisses und subjektiven Verhältnisses zum gewählten Beruf lauten in Anlehnung an Knigge-Demal u.a. (2013) und in Ergänzung der neuen Personalbemessung und Qualitätsprüfung:

- Reflexionsfähigkeit der eigenen Denk-, Fühl- und Verhaltensweisen
- Berufliche Eigenwahrnehmung sowie Identität/Intrinsische Berufsmotivation
- Schnittstelle zwischen Berufs- und Pflegeverständnis
- Wertschätzung
- Empathiefähigkeit
- Teamfähigkeit/Kollegialität/Kollegiale Beratung
- Teamentwicklung/-bindung/-stabilisation
- Führungs- und Delegationskompetenz bzgl. pflegerischer Tätigkeiten
- Anleitung und Überwachung/Controlling
- Koordination und Supervision von Hilfskräften
- Aspekte der Mitarbeiterführung und (didaktische) Schulungskompetenzen
- Rollenverständnis und -wahrnehmung/Wechselseitige Würdigung verschiedener Qualifikationen mit unterschiedlichen Verantwortungs- und Aufgabenbereichen

Hintergrund der ausgewählten Aneignungsgegenstände für die Pflegedidaktik ist: Pflege findet stets auf der Beziehungsebene statt und ist ein andauernder Aushandlungsprozess zwischen verschiedenen Akteurinnen und Akteuren. Die der Pflege immanenten Werte und Einstellungen als Grundlage für die Entwicklung des eigenen Berufsbildes und -verständnisses dienen der Ausbildung professioneller Beziehungen in einem von zwischenmenschlichen, intimen und sensiblen Bezügen geprägten Sektor. Bezugs- und Ausgangspunkt für die Initiation des Pflegeprozesses als vorbehaltene Tätigkeit und jeglichen pflegerischen Handelns ist stets das Individuum – der pflegebedürftige Mensch. Zudem ist Pflege fortwährend durch interaktive Momente zwischen Pflegeperson und Patient*in/Bewohner*in sowie auch zwischen verschiedenen Berufsgruppen (inter- und multidisziplinär) geprägt, welche den Erfolg der Interventionen hinsichtlich Lebensqualität, Selbstbestimmung/Autonomie etc. erst ermöglichen (vgl. ebd.: 7).

Die punktuell aufgeführten Einstellungs- und Werthaltungsbereiche für Pflege(fach)personen sind im Sinne der persönlichen Eignung Voraussetzung für die Entwicklung einer umfassenden personenzentrierten und beziehungsorientierten Handlungskompetenz für die zu versorgenden Personen, welche auch in komplexen Pflege- und Entscheidungssituationen die Individualität und das Selbstbestimmungsrecht des zu pflegenden Menschen in den Mittelpunkt stellt (vgl. ebd.: 7).

Die didaktisch in der theoretischen und praktischen Ausbildung zu vermittelnden affektiven Komponenten bilden ebenso die Schnittstelle zwischen systematisch-methodischer Pflegeprozessplanung sowie -steuerung bei parallel individuell auf die pflegebedürftige Person ausgerichteten Zielsetzungen (vgl. ebd.: 7 f.). Gerade die neue Differenzierung der Pflegeberufe und damit verbundener Verantwortungs- und Aufgabenbereiche, basierend auf verschiedenen Qualifikationsniveaus, Vorbehaltsaufgaben und neuen Anforderungen an Pflegefachkräfte bzgl. der Analyse, Evaluation, Sicherung und Entwicklung der Qualität der Pflege, führen Fachkräfte partiell *weg vom Bett* und somit *weg* vom direkten Kontakt zu den zu versorgenden Personen, wodurch die Ausbildung intrinsischer Werte und der Berufsmotivation prospektiv noch wichtiger wird, um den Kern der Profession – den Menschen in den Mittelpunkt zu stellen – nicht zu rationalisieren und eine funktionsorientierte Pflege abzuwenden.

Für das Berufsverständnis bedeutet diese Verschiebung im Praxisalltag außerdem, dass sich die Hierarchie zwischen Pflegefach- und Hilfs- bzw. Assistenzkräften im Hinblick auf die beruflichen Aufgaben- und Verantwortungsbereiche wandeln wird, um kompetenzorientiert zu agieren (vgl. Rothgang u.a. 2020: 421 ff.).

Die didaktische Leistung besteht nun darin, das neue Bild der Pflege, nach Qualifikation und Aufgabengebiet, so aufzubereiten, dass das neue Berufsverständnis nicht das übergreifende Pflegeverständnis tangiert und zu einer Segmentierung der verschiedenen Teilschritte und Maßnahmen im Pflegeprozess an der zu versorgenden Person führt und sich der Gedanke eines ganzheitlichen Pflegeverständnisses am und für den Menschen verliert, denn Pflege ist nicht funktional-verrichtungsbezogen orientiert. Die Sicherstellung der hier als affektiven Komponente titulierten didaktischen Leistungen sichert nachhaltig die personenzentrierte und individuelle Bezugspflege.

Die hinsichtlich Werten und Motiven konnotierte Komponente *neues Berufsbild/-verständnis*, welche aus den in diesem Beitrag benannten berufspolitischen Neuerungen resultiert, kann innerhalb der Ausbildungsstrukturen kompetenzbereichübergreifend bzw. kompetenzbereichintegriert vermittelt werden, da die berufspolitischen Innovationen – ausgehend von den gesetzlich für die Ausbildung verankerten Kompetenzbereichen als Voraussetzung für die staatliche Prüfung – gemeinsame Schnittmengen aufweisen, die didaktisch miteinander verzahnbar sind.

I. »Pflegeprozesse und Pflegediagnostik in akuten und dauerhaften Pflegesituationen verantwortlich planen, organisieren, gestalten, durchführen, steuern und evaluieren.

II. Kommunikation und Beratung personen- und situationsorientiert gestalten.
III. Intra- und interprofessionelles Handeln in unterschiedlichen systemischen Kontexten verantwortlich gestalten und mitgestalten.
IV. Das eigene Handeln auf der Grundlage von Gesetzen, Verordnungen und ethischen Leitlinien reflektieren und begründen.
V. Das eigene Handeln auf der Grundlage von wissenschaftlichen Erkenntnissen und berufsethischen Werthaltungen und Einstellungen reflektieren und begründen« (s. §9 Absatz 1 PflAPrV Anlage 2).

Exemplarische Schnittmengen der Neuerungen finden sich beispielsweise in Kompetenzfeld I, welches in seiner Tiefe die Schnittstelle zur Personalbemessung und Qualifikationsniveau 4 mit den Vorbehaltsaufgaben aufzeigt.

Kompetenzfeld III zeigt den Handlungs- und Verantwortungsspielraum bei der Delegation, (Fach-)Anleitung, Beratung etc. in qualifikationsheterogenen Teams an unterschiedliche Qualifikationsniveaus der Stufen 1 bis 3 auf.

Kompetenzfeld IV deutet bezogen auf die hiesige Ausarbeitung auf die Schnittstelle zu der Arbeit mit Qualitätsindikatoren und -aspekten hin.

Auch Kompetenzfeld V weist angesichts der erwähnten berufspolitischen Veränderungen ebenfalls auf die interne Umsetzung und Optimierung des Qualitätsmanagements auf Basis von Qualitätsindikatoren und Qualitätsaspekten hin.

4. Schlussfolgerungen für Akteure/Akteurinnen und Organisationen pflegedidaktischen Handelns sowie die Disziplin Pflegedidaktik

Bei allen hier genannten Neuerungen und den beschriebenen Implikationen sind jedoch auch stets kritisch die damit einhergehenden potenziellen Konsequenzen für das Berufsfeld Pflege zu reflektieren. Die Profession Pflege hat in Deutschland noch immer nicht den gewünschten, erforderlichen und anvisierten Grad der Professionalisierung erreicht. Der Personalaufbau niederer Qualifikationsniveaus im Sinne der neuen Personalbemessung entspricht nicht den durch das Pflegeberufegesetz intendierten Attraktivitäts- und Professionalisierungsbestrebungen. Anstelle einer Investition in mehr Pflegefachkräfte, findet nun eine scheinbare Akzeptanz des geringen Fachkraftbestandes statt. Auch rücken Maßnahmen des Personalaufbaus von Hilfs- und Assistenzkräften den berufspolitischen Schwerpunkt weg von der Steigerung akademischen Pflegepersonals und dem Ausbau von deren Einsatzgebieten. Aus Sicht der Pflegebedürftigen sind zudem die Auswirkungen für vollstationär betreute Menschen zu erörtern, wenn die Kosten für die Mehrpersonalisierung im Bereich des Qualifikationsniveaus 3 auf die Eigenanteilszahlungen umgelegt werden sollten. Ebenso kritisch ist die Kluft zwischen dem Ruf nach Entbürokratisierung und der zunehmenden Digitalisierung zu betrachten. Die Digitalisierung sollte der Entbürokratisierung dienen, wurde allerdings durch die online zu übermittelnde Vollerhebung zur Erfassung der Qualitätsindikatoren für viele Einrichtungen, die noch nicht über ein kompatibles Pflegedokumentationssystem verfügen, zu einer administrativ-bürokratischen Aufzehrung des vorhandenen Personals und dies zweimal jährlich in einem 14-tägigen Intervall. Zuletzt sei angeführt, dass gesetzliche Neuerungen zwar einer situativ bedingten ökonomischen Agenda folgen, darunter jedoch möglicherweise das originäre Berufsethos leidet. So steht die u.a. durch Vorbehaltsaufgaben und die neue Personalbemessung geplante kompetenzorientierte Um-/Neuverteilung von Aufgaben- und Verantwortungsbereichen von Pflegefachkräften durchaus konträr zum Kerngedanken der Pflege. »[Pflege] ist eine Kunst und fordert, wenn sie Kunst werden soll, eine ebenso große Hingabe, eine ebenso große Vorbereitung, wie das Werk eines Malers oder Bildhauers. Denn was bedeutet die Arbeit an toter Leinwand oder kaltem Marmor im Vergleich zu der am lebendigen Körper, dem Tempel für den Geist Gottes?« (Florence Nightingale). Es stellt sich die Frage: Ist die Um-/Neuverteilung von Aufgaben und Verantwortlichkeiten die Lösung oder löst diese Herangehensweise den ganzheitlichen Charakter der Pflege ab?

Zusammenfassend zeigt sich, dass sich die Pflegelandschaft prospektiv durch metastrukturelle Veränderungen politischen Naturells, basierend auf den Konsequenzen des demografischen Wandels, verändern wird. Maßgeblich zu nennen sind hierbei die in diesem Beitrag aufgeführte generalistische Pflegeausbildung, die neue Personalbemessung sowie die neue Qualitätsprüfung durch Qualitätsindikatoren und -aspekte im Rahmen einer internen sowie externen Prüfung.

Die didaktischen Schwerpunkte für die Ausbildung zukünftiger Pflegefachfrauen und -männer mit künftigem (Wunsch-)Einsatzort in der stationären Langzeitversorgung fußen hierbei einerseits auf den erläuterten fachlich-inhaltlichen Aspekten dieser drei Innovationen sowie andererseits auf der damit erforderlichen Sensibilisierung bezüglich des Berufsbildes und Berufsverständnisses und beziehen sich zum einen auf das Aufgabenfeld von Schulen und Lehrenden in Anbetracht des schulinternen Curriculums, welches auf Basis der Empfehlungen des Rahmenlehrplans konzipiert wird sowie zum anderen auf die Träger und Leitungen der praktischen Ausbildung sowie deren Praxisanleitungen im Rahmen des Ausbildungsplans, welcher wiederum gemäß §10 PflBG von der Schule geprüft wird.

Potenzial zur Ausgestaltung fachlich-inhaltlicher Schwerpunkte:

- Inklusion der PeBeM in Kompetenzbereich III in Anbetracht von Qualifikationsniveaus, kompetenzorientierten Aufgaben- und Verantwortungsbereichen, veränderten Prozessen/Arbeitsablaufplanungen sowie der Wahrung der Ganzheitlichkeit und Bezugspflege
- Vorbehaltene Tätigkeiten im Zuge der PeBeM
- Integration der neuen Qualitätsprüfung mit Qualitätsindikatoren und Qualitätsaspekten zur internen und externen Qualitätsoptimierung/-entwicklung in Kompetenzbereich IV sowie angesichts der Vorbehaltsaufgaben

Die in den Abschnitten beschriebenen Fragen können als Anhaltspunkte zur Ausgestaltung innerhalb der Ausbildung dienen.

Bezüglich des Berufsbildes/-verständnisses erscheinen im Rahmen didaktischer Leistungen, welche gesetzlich bislang nicht näher konkretisiert wurden bzw. ableitbar sind, folgende Aspekte zur fachübergeordneten bzw. übergreifenden Ergänzung integrierenswert:

- Reflexionsfähigkeit der eigenen Denk-, Fühl- und Verhaltensweisen
- Berufliche Eigenwahrnehmung sowie Identität/Intrinsische Berufsmotivation
- Schnittstelle zwischen Berufs- und Pflegeverständnis
- Wertschätzung
- Empathiefähigkeit
- Teamfähigkeit/Kollegialität/Kollegiale Beratung
- Teamentwicklung/-bindung/-stabilisation
- Führungs- und Delegationskompetenz bzgl. pflegerischer Tätigkeiten
- Anleitung und Überwachung/Controlling
- Koordination und Supervision von Hilfskräften
- Aspekte der Mitarbeiterführung und (didaktische) Schulungskompetenzen
- Rollenverständnis und -wahrnehmung/Wechselseitige Würdigung verschiedener Qualifikationen mit unterschiedlichen Verantwortungs- und Aufgabenbereichen

Abbildung 9 dient als abschließende Zusammenfassung der Orientierung an potenziellen pflegedidaktischen Handlungsfeldern, um den Wandel des Berufsbildes und -verständnisses – primär für die Tätigkeit in der vollstationären Langzeitversorgung – aktiv im Rahmen der Ausbildung zu begleiten.

Abbildung 9 Didaktische Handlungsfelder auf Sach- und Beziehungsebene – Differenzierung

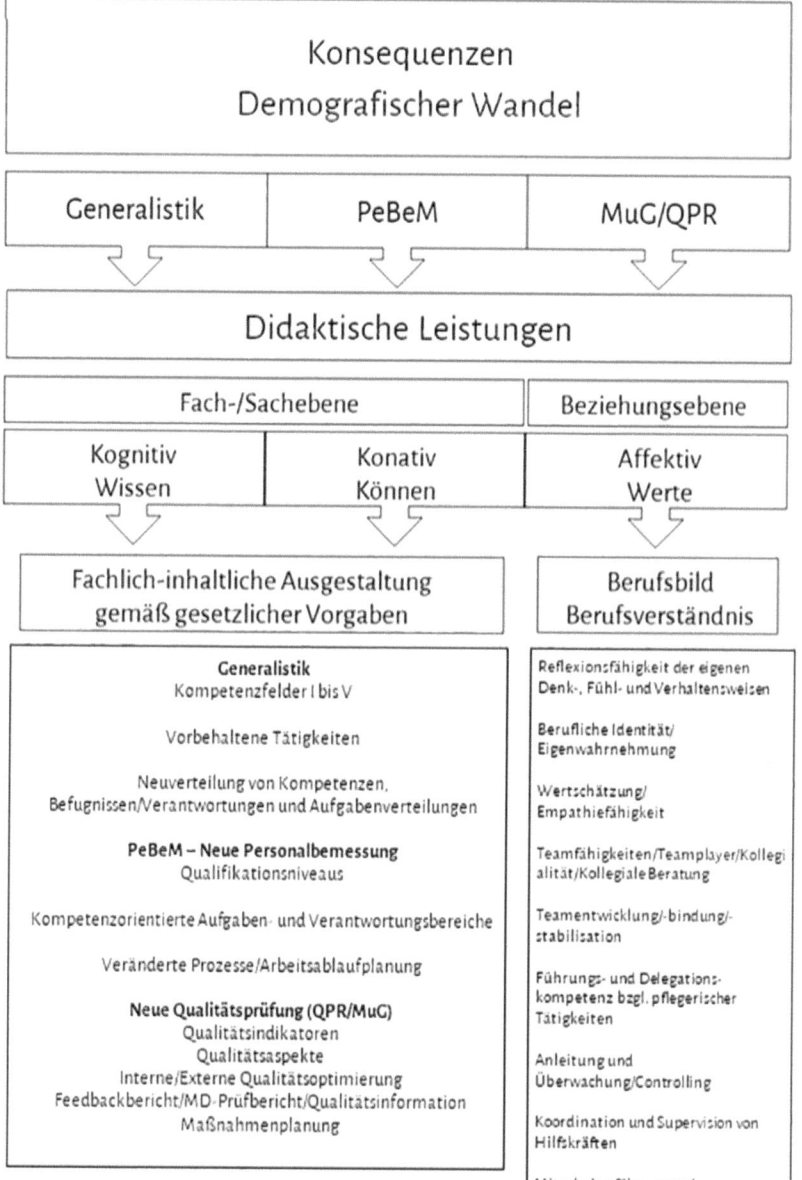

Literatur

Anton, W. (2020). Professionelle Pflege. Pflege als Beruf. In: I care Pflege, 2. Auflage. Stuttgart: Thieme, S. 23-28.

AOK (2. Juni 2020). Qualitätsprüfungs-Richtlinien (QPR). https://www.aok.de/gp/fileadmin/user_upload/Pflege/Qualitaet_in_der_Pflege/Qualitaetspruefung/QPR_vollstationaer.PDF (Abruf: 03.06.22)

Bergmann, R./Garrecht, M. (2016). Organisation und Projektmanagement. 2., aktualisierte und erweiterte Auflage. Berlin Heidelberg: Springer Gabler.

BMFSFJ (17. Juli 2020). BMFSFJ. Bundesministerium für Familie, Senioren, Frauen und Jugend. Neue Pflegeausbildungen: https://www.bmfsfj.de/bmfsfj/themen/aelteremenschen/berufsfeld-pflege/neue-pflegeausbildungen#:~:text=Die%20generalistische%20Ausbildung%20bef%C3%A4higt%20dazu,der%20Gesundheits%2D%20und%20Kinderkrankenpflege%20zusammen. (Abruf: 01.08.22)

BMFSFJ (Februar 2021). Bundesministerium fürFamilie, Senioren, Frauen und Jugend. Roadmap zur Verbesserung der Personalsituation in der Pflege und zur schrittweisen Einführung eines Personalbemessungsverfahrens für vollstationäre Pflegeeinrichtungen: https://www.bundesgesundheitsministerium.de/fileadmin/Dateien/3_Downloads/K/Konzertierte_Aktion_Pflege/Roadmap_zur_Einfuehrung_eines_Personalbemessungsverfahrens.pdf (Abruf: 19.10.22)

BMFSFJ (o.J.). FAQ zur Reform der Pflegeberufe. Bundesministerium für Familie, Senioren, Frauen und Jugend: https://www.pflegeausbildung.net/alles-zur-ausbildung/faq-zur-reform-der-pflegeberufe.html#:~:text=Vorbehaltsaufgaben%20sind%3A,Entwicklung%20der%20Qualit%C3%A4t%20oder%20Pflege (Abruf: 20.05.22)

BMG (Februar 2021). Roadmap zur Verbesserung der Personalsituation in der Pflege und zur schrittweisen Einführung eines Personalbemessungsverfahrens für vollstationäre Pflegeeinrichtungen. Bundesministerium für Gesundheit: https://www.bundesgesundheitsministerium.de/fileadmin/Dateien/3_Downloads/K/Konzertierte_Aktion_Pflege/Roadmap_zur_Einfuehrung_eines_Personalbemessungsverfahrens.pdf (Abruf: 20.05.22)

Ertl-Schmuck, R./Fichtmüller, F. (2009). Pflegedidaktik als Disziplin: Eine systematische Einführung (Pflegepädagogik). Weinheim, München: Beltz Juventa.

Festinger, L. (1964). Conflict, decision, and dissonance. Stanford: CA Stanford University Press.

FH Bielefeld (22. Juni 2020). FH Bielefeld: https://www.fh-bielefeld.de/presse/pressemitteilungen/barbara-knigge-demal-erhaelt-deutschen-pflegepreis (Abruf: 12.10.22)

Gesetz über die Berufe in der Krankenpflege (Krankenpflegegesetz – KrPflG)

Gesetz über die Pflegeberufe (Pflegeberufegesetz – PflBG)

Gesetz zur Reform der Pflegeberufe (Pflegeberufereformgesetz – PflBRefG) vom 17. Juli 2017; Bundesgesetzblatt Jahrgang 2017 Teil I Nr. 49, ausgegeben zu Bonn am 24. Juli 2017

Hoffmann, I. (29. Juli 2020). Time for change – die Pflegeausbildung im Wandel. Elsevier Connect: https://www.elsevier.com/de-de/connect/pflege/pflegeausbildung-wandel (Abruf: 08.06.22)

Hutzschenreuter, T. (2009). Allgemeine Betriebswirtschaftslehre. Grundlagen mit zahlreichen Praxisbeispielen. Wiesbaden: Gabler Verlag.

Informationsportal Pflegegüte (2015). Informationsportal Pflegegüte. Kritik an den ausgewählten Prüfkriterien: https://xn--pflegegte-w9a.de/pflegequalit%C3%A4t/pflegenoten/kritik-pr%C3%BCfkriterien (Abruf: 18.10.22)

Knigge-Demal, B./Eylmann, C./Hundenborn, G. (September 2013). Anforderungs- und Qualifikationsrahmen für den Beschäftigungsbereich der Pflege, Unterstützung und Betreuung älterer Menschen. Deutsches Institut für angewandte Pflegeforschung (dip) e.V., Köln: https://www.dip.de/fileadmin/data/pdf/material/Mod_06_Entwurf-Qualifikationsrahmen.pdf (Abruf: 10.06.22)

Medizinischer Dienst Bund (30. Juli 2019). Maßstäbe und Grundsätze für die Qualität, die Qualitätssicherung und -darstellung sowie für die Entwicklung eines einrichtungsinternen Qualitätsmanagements nach § 113 SGB XI in der vollstationären Pflege vom 23.11.2018. https://md-bund.de/uploads/media/downloads/Pflege_Qualitaet_MuG_stationaer_190730_Gesamt.pdf (Abruf: 03.06.22)

Menche, N. (2009). Repetitorium Pflege heute auf der Grundlage von Pflege heute, 4. Auflage. München: Elsevier, Urban & Fischer.

Mukamel, D./Ladd, H./Weimer, D./Spector, W./Zinn, J. (Dezember 2009). Is there evidence of cream skimming among nursing homes following the publication of the Nursing Home Compare report card? In: Gerontologist 49 (6), S. 793-802.

Pflegeberufe-Ausbildungs- und -Prüfungsverordnung (PflAPrV) – Anlage 2 – V. v. 02.10.2018 BGBl. I S. 1572 (Nr. 34); zuletzt geändert durch Artikel 10 G. v. 19.05.2020 BGBl. I S. 1018

Robert Bosch Stiftung (2001). Pflege neu denken. Zur Zukunft der Pflegeausbildung (Sonderdruck). Stuttgart: Schattauer. https://www.bosch-stiftung.de/sites/default/files/publications/pdf_import/Sonderdruck_Pflege_neu_denken.pdf (Abruf: 18.10.22).

Rothgang, H./Görres, S./Darmann-Finck, I./Wolf-Ostermann, K./Becke, G. (August 2020). Abschlussbericht im Projekt Entwicklung und Erprobung eines wissenschaftlich fundierten Verfahrens zur einheitlichen Bemessung des Personalbedarfs in Pflegeeinrichtungen nach qualitativen und quantitativen Maßstäben gemäß § 113c SGB XI (PeBeM). https://www.gs-qsa-pflege.de/wp-content/uploads/2020/09/Abschlussbericht_PeBeM.pdf (Abruf: 04.06.22)

Schottler, W./Hasseler, M./Fajardo, A. (7. März 2023). Die neue Personalbemessung ist kontraproduktiv. carevor9: https://www.carevor9.de/care-inside/die-neue-personalbemessung-ist-kontraproduktiv (Abruf: 21.06.23).

Stöcker, G. (2002). Bildung und Pflege. Eine berufs- und bildungspolitische Standortbestimmung. Hannover: Schlütersche.

Verbraucherzentrale (9. März 2021). Statt Pflegenoten: Neue Qualitätsprüfungen in Pflegeheimen. A Verbraucherzentrale: https://www.verbraucherzentrale.de/wissen/gesundheit-pflege/pflege-im-heim/statt-pflegenoten-neue-qualitaetspruefungen-in-pflegeheimen-40434 (Abruf: 09.06.22).

Wingenfeld, K./Ammann, A./Ostendorf, A. (2010). GKV Spitzenverband. Abschlussbericht der wissenschaftlichen Begleitung zum Modellprojekt: „Entwicklung und Erprobung von Grundlagen der Personalbemessung in vollstationären Pflegeeinrichtungen auf der Basis des Bedarfsklassifikationssystems der Referenzmodelle": https://www.gkv-spitzenverband.de/media/dokumente/pflegeversicherung/forschung/projekte_unterseiten/entwicklung_1/8_Endbericht_Personalbemessung_und_Bewertung_des_Beirates_17371.pdf (Abruf: 02.11.22).

Wingenfeld, Klaus/Büscher, Andreas/Schaeffer, Doris (2011a). Recherche und Analyse von Pflegebedürftigkeitsbegriffen und Einschätzungsinstrumenten. Schriftenreihe Modellprogramm zur Weiterentwicklung der Pflegeversicherung. Band 1. Berlin: GKV-Spitzenverband.

Wingenfeld , Klaus/Kleina, T./Franz, S./Engels, D./Mehlan, S./Engel, H. (März 2011b). BMFSFJ. Bundesministerium für Familie, Senioren, Frauen und Jugend. Entwicklung und Erprobung von Instrumenten zur Beurteilung der Ergebnisqualität in der stationären Altenhilfe: https://www.bmfsfj.de/resource/blob/93206/2dda7f65c418478da3260d2f7996daa2/abschlussbericht-stationaere-altenhilfe-data.pdf (Abruf: 02.11.22)

Wingenfeld, Klaus/Stegbauer, C./Willms, G./Voigt, Christian/Woitzik, R. (2018). *Entwicklung* der Instrumente und Verfahren für Qualitätsprüfungen nach §§114ff. SGB XI und die Qualitätsdarstellung nach §115 Abs. 1a SGB XI in der stationären Pflege: Darstellung der Konzeptionen für das neue Prüfverfahren und die Qualitätsdarstellung. Abschlussbericht. Im Auftrag des Qualitätsausschusses Pflege. Bielefeld/Göttingen: Universität Bielefeld.

Die kulturelle Heterogenität der Lernenden als pflegedidaktisches Handlungsfeld und Ermöglichungsraum

Marcus Mittenzwei

Zusammenfassung

Die kulturelle Heterogenität der Lernenden erlebt in der pflegeberuflichen Bildung zunehmende Bedeutung. Zugleich stellt ein anderer kultureller Hintergrund immer noch einen Benachteiligungsfaktor in der Pflegeausbildung dar. Unter dem Fokus der Chancengleichheit werden unterschiedliche interkulturelle Kompetenzen von Lehrenden der pflegeberuflichen Bildung auch im pflegedidaktischen Handeln erkennbar. Die Berücksichtigung der kulturellen Spezifika verdeutlicht neben spezifischen Kompetenzanforderungen aber auch Ermöglichungsräume. Diese machen einen besonderen Fokus auf die interkulturelle Kommunikation, den subjektorientierten Lebensweltbezug, die pflegedidaktische Nutzung von Irritationen und das Potenzial der kulturellen Heterogenität als Bereicherung erforderlich. Die kritische Reflexion des Bildungsverständnisses und eine reflexive Haltung stellen dabei mögliche Fundierungen für das professionelle pflegedidaktische Handeln dar.

1. Die kulturelle Heterogenität im pflegepädagogischen Handlungsfeld

Für die Domäne der Pflege ist festzustellen, dass eine langjährige Anwerbung von Pflegenden aus anderen Kulturkreisen vorherrscht. Diese finden beispielsweise durch unterschiedliche Anerkennungsverfahren Eingang in die Pflege oder werden für die Absolvierung der Pflegeausbildung angeworben, was zu einer hohen Anzahl an Lernenden mit kultureller Heterogenität führt (vgl. Statistisches Bundesamt 2021: 110). Dabei ist festzustellen, dass die erforderliche Auseinandersetzung dieses Personenkreises mit einer fremden Pflegewelt nur defizitär stattfindet und auch durch die Berufsbildungsforschung nicht ausreichend berücksichtigt wird (vgl. Dieterich 2017: 99). Trotzdem besteht vor dem Hintergrund der Integrationsleistung der unterschiedlichen Lernorte der pflegeberuflichen Bildung die Anforderung, kontinuierlich individuelle und damit auch kulturspezifische Differenzen zu berücksichtigen. Somit stellen diese Lernorte auch den Raum eines kulturellen Spannungsverhältnisses dar, der je nachdem wie dieser pflegedidaktisch gestaltet wird, Integration begrenzen oder ermöglichen kann. Dieses Spannungsverhältnis wird konkretisiert, indem unterschiedliche Perspektiven sowie Erwartungen der Lernenden und der Lernorte aufeinandertreffen, Widersprüche zwischen pädagogischen Normen und gesellschaftlichen Erwartungen an den Lernorten vorherrschen oder nur begrenzte Möglichkeiten bestehen, der starken Auffächerung von Differenzmerkmalen professionell zu begegnen. Dieses Spannungsverhältnis verschärft sich durch die Orientierung von Pflegelehrenden an einer durchschnittlichen Zusammenfassung von kultureller Heterogenität, da diese dazu führt, dass die individuellen Lernvoraussetzungen vernachlässigt werden (vgl. Dammer 2022: 285 f.).

Vor dem Hintergrund der dargestellten Problematik erhält der professionelle pflegepädagogische Umgang mit der kulturellen Heterogenität der Lernenden besondere Relevanz (vgl. BIBB 2022: 49 f.; Amtsblatt Europäische Union 2022: 4). Dabei ist die Erkenntnis fundierend, dass kulturelle Heterogenität den Normalfall der pflegeberuflichen Bildung darstellt, die sich unmittelbar auf das pflegedidaktische Handeln auswirkt (vgl. Vonken u.a. 2020: 2). Damit zeichnen sich unterschiedliche Anforderungen an Lehrende ab, die neben dem Professionswissen auch Einstellungen und das Verhalten umfassen, um professionelle pflegedidaktische Handlungen zu ermöglichen (vgl. Gebauer/McElvany 2020:1). Dabei wird im pflegedidaktischen Handlungsfeld zwischen den Polen der Fremdbestimmung (z.B. durch Ordnungsmittel) und der erforderlichen Selbstbestimmung der Lehrenden ein Handlungsraum eröffnet, der unter dem Fokus der kulturellen Heterogenität der Lernenden, vor allem durch Überzeugungen und Werthaltungen der Lehrenden geprägt ist (vgl. Dammer 2022: 286). Diese Überzeugungen und Werthaltungen ermöglichen auch unter Unsicherheiten professionell zu handeln, indem kulturelle gesellschaftliche Pluralität positiv und kreativ in das jeweilige fachdidaktische Handeln eingebunden wird (vgl. Cramer 2014: 177). Gleichzeitig verweisen Studien aus der Lehrendenbildung darauf, dass sich Lehrende unzureichend auf den Schulalltag in der Einwanderungsgesellschaft vorbereitet fühlen und dem Aspekt der kulturell heterogenen Lernendengruppen schulformspezifisch und hochschulspezifisch unterschiedlich und meist unzureichend Beachtung geschenkt wird (vgl. Teltemann 2022: 142). Vor diesem Hintergrund wird erkennbar, dass sich Berufsbildungsforschung verstärkt auch der kultursensiblen Lehrendenkompetenz im Bereich der pflegeberuflichen Bildung widmen muss, um eine domänenspezifische Kompetenzmodellierung zu fördern (vgl. Reiber u.a. 2017: 9 ff.)

Dabei tritt die Relevanz einer interkulturellen Kompetenz in den Vordergrund die als Konzept verstanden werden kann, um institutionelle Prozesse der Öffnung und des Abbaus von Integrationshürden und von Diskriminierungsrisiken zu ermöglichen. Diese konkretisiert sich in den Bereichen Wissen, Methoden, professionelle Haltung sowie der Reflexions- und Handlungsfähigkeit (vgl. Schmauch 2020: 309). Die interkulturelle professionelle Lehrendenkompetenz begünstigt die Bewältigung der hohen pflegedidaktischen Anforderungen, um passgenaue Aneignungsprozesse für Lernende aus unterschiedlichen Kulturkreisen zu generieren.

2. Pflegedidaktische Anforderungen und Ermöglichungsräume

Das dargestellte Potenzial der interkulturellen Kompetenz konkretisiert Mittenzwei in einer empirischen Analyse, welche der Fragestellung nachgeht, mit welchen spezifischen Kompetenzen und Handlungsstrategien Lehrende der pflegeberuflichen Bildung der kulturellen Heterogenität von Lernenden professionell begegnen (vgl. Mittenzwei 2020). Unter diesem Analysefokus wurden 27 leitfadengestützte Interviews mit Lehrenden der pflegeberuflichen Bildung in unterschiedlichen Bundesländern durchgeführt. Die qualitative Inhaltsanalyse nach Mayring (vgl. Mayring 2010) wurde als datenanalytisches Vorgehen genutzt, um induktive Kategorien entlang der subjektiven Haltungen und Einstellungen zu generieren. Dadurch konnten unterschiedliche pflegedidaktische Handlungsstrategien von Lehrenden der pflegeberuflichen Bildung ermittelt werden. Diese weisen unterschiedliche Vorgehensweisen auf, um an unterschiedlichen Lernorten Gleichberechtigung und Diskriminierungsfreiheit, trotz kultureller Heterogenität, zu realisieren. Ebenso wurden unterschiedliche pflegedidaktische Handlungsstrategien deutlich, um die kulturellen Spezifika aller beteiligten Personen in die Aneignungsprozesse aufzunehmen. Darauf basierend lassen sich unterschiedliche pflegedidaktische Impulse ableiten, die den folgenden Ausführungen zugrunde liegen. Dabei beziehen sich diese pflegedidaktischen Impulse auf die unterschiedlichen Lernorte der pflegeberuflichen Bildung. Außerdem umfasst der Begriff Lehrende alle Personen, die lehrend an diesen unterschiedlichen Lernorten tätig sind.

2.1 Begründungsaspekte der interkulturellen Kommunikation auf Basis von Habermas

Die interkulturelle Kommunikation fokussiert den Austausch über das Weltverständnis und über das, was subjektiv Sinn verleiht. Dadurch wird ermöglicht, dass die individuellen Standpunkte und Verhaltensweisen der Lernenden für das pflegedidaktische Handeln nachvollzogen werden können. Dies erscheint besonders für den interkulturellen Kontext relevant, da die unterschiedlichen und kulturell geprägten Geltungsansprüche stets mit Emotionen hinterlegt sind und dadurch eine hohe Wirkungsmacht aufweisen (vgl. Habermas 2019a: 126). Um diese Geltungsansprüche im Sinne von Deutungen zu verstehen, muss eine vertrauensvolle und gleichberechtigte diskursive Beziehung aufgebaut werden (vgl. ebd.: 376). Dabei realisiert sich der diskursive Aspekt als gleichberechtigte und freiwillige Argumentation auf der Suche nach Gründen, um Einverständnis über die Berechtigung von kulturell-fundierten Geltungsansprüchen zu erlangen bzw. diese abzuweisen (vgl. Habermas 1984: 161 f.). Diese diskursive Verständigung über die Geltungsansprüche ist vor allem dann erforderlich, wenn der Verständigungsprozess aufgehalten wird (vgl. Habermas 2019a: 69 ff.). Wenn dieser Diskurs in pflegedidaktische Handlungen einbezogen wird, zeichnet sich darin das verständigungsorientierte Gesellschaftsbild nach Habermas ab, welches als wesentliche Ziele Verständigung, Gleichberechtigung durch Dialog, Berücksichtigung der Lebensbedingungen, soziale Integration und Solidarität anstrebt (vgl. Habermas 2019b: 208 f.). Dadurch erlangt es fundierenden bildungstheoretischen Charakter und ermöglicht weitere Impulse für das pflegedidaktische Handeln im Kontext der kulturellen Heterogenität der Lernenden, der Lehrenden und der Pflegenden.

Die Lebenswelt markiert im verständigungsorientierten Gesellschaftsbild den Ort, an dem kulturelle und soziale Handlungszusammenhänge durch ein wechselseitiges Verstehen generiert sowie kontinuierlich modifiziert werden. Die Basis dieser Lebenswelt stellen Deutungen i.S.v. Überzeugungen dar, die es ermöglichen, dass Menschen handeln und sich über etwas in der Welt verständigen. Hierbei erfolgt diese Verständigung durch die bewusste Auseinandersetzung über strukturgebende Faktoren, wie beispielsweise Normen, Werte oder Rituale (vgl. ebd.: 209). Damit verbunden wird Offenheit erforderlich. Diese Offenheit i.S.v. Spielräumen und Freiheit aller beteiligten Personen ermöglicht die erforderlichen Begründungs- bzw. Kritisierungsdiskurse sowie die diskursive Generierung gemeinsamer Geltungsansprüche, die eine Handlungskoordinierung ermöglichen (ebd. 2019b: 208). Soziale Handlungszusammenhänge können sich als problematische Verdinglichung der Lebenswelt darstellen, wenn zweckrationale Systeme die kommunikativen Strukturen der Lebenswelt überformen (Kolonisation der Lebenswelt). Diese einseitige Verdinglichung der Lebenswelt durch die kognitiv-instrumentelle Rationalität der Systemimperative Geld und Macht, lässt keinen Raum für die grundlegende kommunikative Rationalität und führt zu einem einseitigen Gebrauch der menschlichen Vernunft. Dies stellt besonders in den lebensweltlichen Aspekten von kultureller Reproduktion, sozialer Integration und Sozialisation eine zentrale Problematik dar, wenn die dabei erforderliche Kommunikation verdinglicht und deformiert wird (vgl. ebd.: 549). Die Gefahr der einseitigen Verdinglichung der Lebenswelt, ist an dieser Stelle mit determinierenden Faktoren der Pflegebildung gleichzusetzen.

Bildung ist in diesem Kontext nicht als System zu verstehen, sondern stellt eine Form der diskursiven Willensbildung dar (vgl. ebd.: 223). Besonders Bildungsprozesse fokussieren somit ein verständigungsorientiertes Handeln, um gesellschaftliche Sozialisation und Persönlichkeitsbildung zu fördern (vgl. Habermas 1992: 56 f.). An dieser Stelle wird erneut erkennbar, dass die Theorie des kommunikativen Handelns, vielfältige Impulse hinsichtlich der Einbindung von Sprache, Kommunikation und Verständigung in pflegedidaktische Handlungen ermöglicht, um gemeinsame Deutungen und eine gemeinsame soziale

Wirklichkeit zu fokussieren (vgl. Habermas 2019a: 223). Hierbei wird vor dem Hintergrund der kulturellen Heterogenität der Lernenden, die kontinuierliche Ermöglichung von Diskursen als zentrales didaktisches Prinzip erkennbar. Dabei muss in diesen Diskursen die Eingebundenheit der Subjekte in unterschiedliche Zwänge (Ökonomisierung, Kultur, Gesellschaft) kontinuierlich verdeutlicht und diskutiert werden, um Verständnis für Einstellungen und Handlungen der ausbildungsbeteiligten Personen und Institutionen zu ermöglichen. Pflegedidaktisches Handeln basiert somit auf den Prinzipien von Austausch, Respekt und Verständigung (vgl. Gebauer/McElvany 2020: 4), welche sich direkt auf spezifische pflegedidaktische Situationen wie bestimmte Sozialformen oder den Unterrichtseinstieg auswirken, indem eine grundlegende Offenheit und Bereitschaft bzw. Möglichkeit des kommunikativen Austauschs diese und die gesamten Aneignungsprozesse prägen.

Vor dem Hintergrund der beschriebenen Austauschprozesse erhält Sprache und Kommunikation eine grundlegende Bedeutung, um sich über Deutungen auszutauschen und eine geteilte soziale Wirklichkeit zu ermöglichen (vgl. Habermas 2019a: 223). Somit weist die mögliche Sprachbarriere und deren Bewältigung im pflegedidaktischen Handeln eine hohe Relevanz auf, die im Folgenden konkreter an Beispielen aus dem unterrichtlichen Umgang mit der Sprachbarriere, zu Förderstrategien und der sprachsensiblen Benotung verdeutlicht werden sollen (vgl. Mittenzwei 2020). Dabei konnte empirisch ermittelt werden, dass vor allem eine Diagnose dieser Sprachbarriere durch spezifische Beobachtungen der Lernenden oder die aktive Teilnahme an Gruppenarbeiten durch die Lehrenden erfolgt, da die Lernenden hier sprachlich freier agieren als bei einzelnen Wortmeldungen. Im Fokus der Beobachtung und Diagnose der Lehrenden steht dabei das freie Sprechen, das Verstehen von Äußerungen, aber auch die eigenständige Zusammenfassung zuvor gelesener Texte durch die Lernenden. Hinderlich erscheint ein ungefragtes Aufrufen von Lernenden mit Sprachbarrieren aufgrund der damit verbundenen möglichen Bloßstellung. Zum Umgang mit der Sprachbarriere gehören aber auch das aktive Nutzen des Internets bzw. von Wörterbüchern in den Aneignungsprozessen. Lesetexte erfahren in unterschiedlichem Umfang eine Modifikation, indem diese vereinfacht werden oder mittels Visualisierungen die Verständlichkeit erhöht wird. Um den Lernenden das notwendige Sprachniveau vor Augen zu führen, werden aber auch Texte im eigentlichen Sprachniveau bewusst belassen. Grafiken werden als Signale genutzt, um Arbeitsanweisungen zu verdeutlichen. Eine weitere Förderungsstrategie besteht im gemeinsamen lauten Lesen oder der Verschriftlichung pflegerischer Handlungsabläufe. Wiederholungen werden individuell pflegedidaktisch konzipiert und erfolgen in unterschiedlichen Settings (Gesamtgruppe/getrennte Kleingruppen, Teamteaching mit jeweils Lehrenden für den Inhalt und für die deutsche Sprache). Durch eine bestehende Sprachbarriere erscheint die kontinuierliche Verschriftlichung der Unterrichtsinhalte wesentlich. Die Sprachbarriere erfordert darüber hinaus die sprachsensible Konzipierung der Leistungsnachweise. Hierbei erfolgt beispielsweise die Vorbereitung auf die Leistungsnachweise, indem Fragestellungen gemeinsam entwickelt und Lösungen detailliert besprochen werden. Die unterschiedlichen Fragen werden bewusst einfach formuliert bzw. diese durch andere Lehrende hinsichtlich des sprachlichen Verständnisses geprüft, um zusätzliche Hürden zu vermeiden. Es erfolgt aber auch ein gemeinsames Erläutern der Fragestellungen während der Leistungsnachweise, um die Sprachbarriere zu minimieren und dadurch den Fokus auf die berufliche Handlungskompetenz herzustellen. Unterschiedliche Handlungsstrategien konnten auch hinsichtlich möglicher Zeitzuschläge als Nachteilsausgleich bei Leistungsnachweisen ermittelt werden. Stellenweise wird auf kulturspezifische Einstellungen zu Bewertungen eingegangen, indem neben quantitativen Notenvergaben auch qualitative Aussagen erfolgen. Die Korrektur erfolgt teilweise stark unter sinngemäßen Aspekten, indem inhaltlichen Aussagen trotz fehlerhaftem Ausdruck der Lernenden bewertet werden. Wenn Leistungsnachweise offensichtlich aufgrund der Sprachbarriere schlecht ausfallen, können mündliche Nachprüfungen der Lernenden erfolgen (vgl. ebd.: 205 ff.)

2.2 Pflegedidaktische Relevanz eines subjektorientierten Lebensweltbezugs

Die beschriebene diskursive Erschließung der Geltungsansprüche und Deutungen der Lernenden verweisen auf eine erforderliche pflegedidaktische Subjektorientierung (vgl. Ertl-Schmuck 2022: 157 ff.). Diese erhält vor dem Hintergrund der kulturellen Heterogenität der Lernenden besondere Relevanz, da diese kulturell geprägte Biografien und kulturelle Sozialisationshintergründe in die Aneignungsprozesse einbringen, welche diese wesentlich beeinflussen (vgl. Domenig 2021a: 289). Dabei stellt sich der Subjektbezug als Orientierungs-, Begründungs-, und Reflexionsrahmen für pflegedidaktisches Handeln analog zu pflegerischen Handlungen als durch Differenzen geprägt dar. Der Subjektbezug ermöglicht vor allem die wechselseitige Beachtung von Fähigkeiten, Sichtweisen und Erfahrungen der Lernenden und Lehrenden. Dabei wird eine pflegedidaktisch unterstützte kritische Reflexion der Subjektivität aller beteiligten Personen erforderlich, um mögliche Hürden oder Einschränkungen für eine Ausrichtung der Aneignungsprozesse am Subjekt zu verdeutlichen und den sich ergebenden Chancenraum zu erweitern (vgl. Ertl-Schmuck 2022: 157 ff.).

Der Subjektbezug verweist unter dem interkulturellen Fokus besonders auf die Beachtung der Lebenswelt der Lernenden aus anderen Kulturen (vgl. Koch u.a. 2020: 4). Diese Lebensweltorientierung ermöglicht das Sinnverstehen der Handlungen der Lernenden, welches erleichtert werden kann, wenn sich diese vor gemeinsamen Wissenselementen (beispielsweise der pflegeberuflichen Bildung) darstellen (vgl. Wittau/Zurstrassen 2017: 139). Somit müssen pflegeberufliche Aneignungsprozesse Lebenswelt und Arbeitswelt miteinander verbinden und deren wechselseitige Beeinflussung in den reflexiven Fokus nehmen – vor allem vor dem Hintergrund, dass Arbeit einen relevanten Aspekt der Lebenswelt darstellt. Da viele Deutungen auf berufliche Handlungen ihren Sinn in der Lebenswelt erhalten und durch diese auch biografisch gefestigt wurden, gilt es Interdependenzen zwischen Arbeitswelt, Gesellschaft und Lebenswelt im pflegedidaktischen Handeln zu berücksichtigten (vgl. ebd.: 143). Dabei stellt die Lebenswelt den Ort dar, an dem kulturelle Deutungen verortet sind, welche den Lernenden subjektive Orientierung durch einen Vorrat an Deutungen ermöglicht (vgl. Vonken u.a. 2020: 8). Diese Deutungen versinnbildlichen aber auch das Angewiesensein der Lernenden auf die kulturelle Lebenswelt, da die dort hinterlegten Deutungen Sinn für die sozialen Handlungen der Lernenden stiften und soziale Praktiken schlüssig realisiert werden (vgl. Friedrichs 2017: 43). Gleichzeitig grenzt die subjektive Lebenswelt aber auch den eigenen Fokus der Situationsdeutungen ein, da nur Aspekte, welche der eigenen Deutung entsprechen, erkannt und gedeutet werden. Hierdurch können Konflikte oder Schwierigkeiten im gegenseitigen Verständnis entstehen, besonders wenn sich das Wissen, die Verhaltenserwartungen, die Interaktion oder Kommunikation widersprechen und zu Irritationen führen. Die Ursache dafür ist in sich divergierenden Wahrheitsansprüchen bzw. Bedeutungszuschreibungen zu erkennen aus denen unterschiedliche Reaktionen der Lernenden und Lehrenden resultieren (vgl. Demel u.a. 2020: 4).

Die damit verbundene pflegedidaktische Herausforderung ist darin zu erkennen, dass die Lebenswelt einen zentralen pflegedidaktischen Bezugspunkt darstellt, da diese eng mit der Sinngebung von Lernenden verbunden ist, gleichzeitig aber eine gewisse Unzugänglichkeit erkennen lässt. Für Lehrende sind die in der Lebenswelt vorkommenden Formen, Ausdrucksweisen bzw. Strukturen lediglich beobachtbar und müssen diskursiv nachvollzogen werden, um diese pflegedidaktisch zu nutzen bzw. deren Einfluss zu erkennen (vgl. Friedrichs 2017: 38). Weiterführend wird diese Unzugänglichkeit verstärkt, indem sich die Lebenswelt im Wechselverhältnis mit gesellschaftlichen Einflüssen kontinuierlich weiterentwickelt (vgl. Wittau/Zurstrassen 2017: 137). Trotzdem stellt der didaktische Lebensweltbezug eine vielversprechende Möglichkeit dar, um Bildungsgerechtigkeit und Chancengleichheit zu fördern (vgl. Oefterting u.a. 2017: 8 f.). Die Begründung des Lebensweltbezugs als Ausgangspunkt für das pflegedidaktische Handeln leitet sich aber auch davon ab, dass die Lernenden durch lebensweltliche Erfahrungen im privaten wie im ausbildungsbezogenen Kontext, soziale Praxisformen, kommunikatives Handeln, Orientierungen i.S.v. Wahrnehmungs-, Bewertungs- und Denkschemata erworben haben, mit denen sie pflegeberufliche Handlungsfähigkeit hergestellt haben bzw. herstellen. Dieses Verständnis des Lebensweltbezugs fokussiert dabei eine Perspektivierung der Lernenden als Expert*innen in unterschiedlichen ausbildungsbezogenen Teilgebieten. Somit hat pflegeberufliche Bildung, vor allem durch Erfahrungen der Lernenden und die Kommunikation über diese Erfahrungen, Auswirkungen auf die Lebenswelt dieser (vgl. Demel u.a. 2020: 7). Kompetenzaneignung erfolgt, wenn darauf basierend an bekannte Praxisformen und Orientierungsmuster angeknüpft wird. Dies vollzieht sich problemlos, wenn die neuen Kompetenzaspekte mit den bestehenden Deutungen und Erfahrungen übereinstimmen (vgl. Albert 2020: 2). Der subjektorientierte Lebensweltbezug umfasst aber auch die Konfrontation und Irritation der Lernenden mit Ausbildungsinhalten, die deren bisherigen Wahrnehmungen, Bewertungen und Denkmustern nicht entsprechen (vgl. Erlebach u.a. 2020: 2).

2.3 Kulturspezifische Irritationen als Ausgangspunkt pflegedidaktischen Handelns

Vor dem Hintergrund der relativ stabilen Welt- und Selbstverständnisse der Lernenden (vgl. Schwarz-Govaers 2010: 172 f.) und der diskutierten Impulse des subjektorientierten Lebensweltbezugs erhalten Irritationen eine besondere pflegedidaktische Relevanz (vgl. Ertl-Schmuck 2020: 26 ff.). Es bedarf pflegedidaktischer Irritationen, um eine Destabilisierung der kulturellen Beharrungstendenzen und damit eine Veränderung der Lebenswelt anzuregen, indem diese mit Deutungsalternativen konfrontiert werden (vgl. Erlebach u.a. 2020: 2). Dabei markieren Irritationen den Einbruch eines gewohnten und etablierten Handlungsablaufs bzw. eine krisenhafte Situation, bei dem Selbstverständlichkeiten oder Routinen hinsichtlich einer spezifischen Erwartung, einer bisher tragenden Wahrnehmung, Denk- oder Handlungsweise als nicht mehr ausreichend erlebt werden (vgl. Bähr u.a. 2019: 5 f.). Der irritationsgeleitete Rückbezug auf die Lebenswelt der Lernenden kann beispielsweise dann entstehen, wenn das Vorwissen aus der kulturellen Sozialisation hinsichtlich der neuen Ausbildungsinhalte eine zu große Differenz aufweist – es entstehen (kulturelle) Fremdheitserfahrungen (vgl. ebd.: 1; Hänel 2020: 34). Pflegedidaktisches Handeln kann dabei unterstützen, diese Fremdheitserfahrungen iterativ zu analysieren und dadurch neue Ansichten, Kreativität und Produktivität zu verdeutlichen (vgl. Combe/Gebhard 2019: 134). Vor dem Hintergrund der Subjekt- und Lebensweltorientierung stellt die Infragestellung von scheinbaren Normalitätsansichten eine Möglichkeit dar, um eine persönliche Betroffenheit durch Irritationen zu unterstützen. Dabei ist es wesentlich, dass die Irritationen nicht als kontinuierliche Krise empfunden werden, um die Reflexion und Modifikation des Welt- und Selbstverständnisses iterativ zu ermöglichen (vgl. Bähr u.a. 2019: 10). Durch die pflegedidaktische Inszenierung, Wiederholung und Reflexion von Irritationen kann es ermöglicht werden, voreilige und gewohnte Deutungen der Lernenden zu verlangsamen. Dabei wird eine Konfrontation mit Ungelöstem, Unfertigem, Widersprüchlichem und radikal Neuem angestrebt, beispielsweise indem bereits Bekanntes eine Verfremdung erfährt. Didaktische Irritationen ermöglichen eine Öffnung der Aufmerksamkeit gegenüber dem Überraschenden und Fremden, was einen Austausch der inneren und äußeren Realität unterstützt, welche kommunikativ erschlossen und interpretativ bearbeitet werden muss (vgl. Combe/Gebhard 2019: 140 ff.). Bewusste pflegedidaktische Irritationen ermöglichen ebenso, dass die Lernenden die jeweilige Thematik auch affektiv bewusster wahrnehmen und somit ein erfahrungsbasiertes, individuelles und sozial bedeutsames Lernen unterstützt wird. Irritationen stellen somit kein pflegedidaktisches Problem dar, sondern eher eine Lernchance (vgl. Bähr u.a. 2019: 9 f.).

Diesen Aspekt vertiefend erfolgt die Modifikation der kulturellen Sichtweisen in einem Kontinuum zwischen den Polen unterschiedlicher Kulturen. Irritation i.S.v. kulturspezifischen zwischenmenschlichen Begegnungen, welche die bisherigen Deutungen in Frage stellen, stehen dabei beispielhaft für irritationsfokussierte Aneignungsprozesse (vgl. ebd.: 17). Diese Aneignungsprozesse ermutigen zu einem experimentierenden und scheiteranfälligen Handeln und ermöglichen Um- bzw. Irrwege. Dabei sind diese Situationen als Schonräume zu verstehen, in denen eine offene Auseinandersetzung ermöglicht wird, um die Bereitschaft, die eigenen Deutungen in Frage zu stellen, zu unterstützen (vgl. Ertl-Schmuck/Hoffmann 2020: 7 f.). Irritationen als Fremdheitserfahrungen durchkreuzen die bisherigen Deutungen der Lernenden. Dabei kann Unbehagen auftreten, da etwas in das Leben bzw. die routinierten Handlungen der Lernenden tritt und diese irritiert. Dies wird verstärkt, indem die Lernenden nicht konkretisieren können, um was es sich eigentlich handelt und welche Bedeutung dies hat (vgl. Combe/Gebhard 2019: 141). Dadurch erscheint es nicht selbstverständlich das von diesen Prozessen ein erkundendes Handeln ausgeht, sondern eine Verweigerung dieser Irritation zu begegnen, entsteht. Diese volitionalen und motivationalen Hürden, aber auch die Angst vor Kränkungserlebnissen führt dazu, dass solche Momente auch mental bewusst gemieden werden. Da die bewusste Auseinandersetzung mit der Irritation aber das Potenzial dieser darstellt, kann für das pflegedidaktische Handeln erkannt werden, dass die Bereitschaft der Lernenden zur Auseinandersetzung bewusst anzubahnen ist und bewusste Impulse[1] zum Diskurs und zur Reflexion gestaltet werden müssen (vgl. ebd.: 144 f.).

Die dargestellten pflegedidaktischen Impulse ermöglichen die Erkenntnis, dass die Ergebnisse solcher irritationsbasierten Aneignungsprozesse schwer zu vereinheitlichen sind. Viel stärker stellt eine gewisse Unabschließbarkeit das zentrale Merkmal des pflegedidaktischen Handelns dar. Der dabei entstehende kulturelle Deutungsüberschuss lässt sich nicht einheitlich fixieren – eine einheitliche kulturspezifische Sinndeutung erscheint nicht möglich. Durch den kulturellen Deutungsüberschuss wird erkennbar, dass in der Irritation das Fremde nur für einen Moment fassbar und inaktuell gemacht wird. Deshalb kann die pflegedidaktische Produktivität solcher Irritationsmomente nicht im Voraus festgelegt werden. Zusätzlich erhöht sich die Komplexität solcher Irritationsmomente, indem die Produktivität bzw. der Bildungsgehalt von Irritationen nicht auf einmal aufscheint, sondern prozessual zu denken ist (vgl. Bähr u.a. 2019: 33 f.). Die Momente der Ungewissheit bleiben bestehen und machen eine Ambiguitätstoleranz der Lernenden erforderlich. Dabei ermöglicht die Ambiguitätstoleranz eine Offenheit für neue Erfahrungen, aber gleichzeitig ein geringes Vertrauen in das eigene Urteil (positiv konnotiert i.S.v. es könnte auch ganz anders sein). Diese Ambiguitätstoleranz kann durch den vermehrten Kontakt mit Personen, die anders erscheinen, gefördert werden,

---

1 Unter bewussten Impulsen werden hier Situationen im pflegedidaktischen Vorgehen verstanden, welche beabsichtigt die Lebenswelt irritieren und die Lernenden dazu veranlassen sich selbst, ihre Deutungsmuster oder Handlungstrategien zu reflektieren (z.B. provokative Äußerungen, scheinbar unübliches Pflegehandeln in Situationsbeschreibungen oder paradoxe Reaktionen von anderen Lernenden).

da Personen, die nicht der kulturellen Norm entsprechen andere Deutungsmuster aufweisen (vgl. Watzlawik 2020: 35). Diese Vielfältigkeit der Deutungsmuster ist beispielsweise besonders im Bereich der Mehrsprachigkeit bei Personen mit Migrationshintergrund vorzufinden oder bei Personen mit LSBTTIQ+-Hintergrund. Dabei bezieht sich die Vielfalt der Deutungsmuster z.B. auf die Bereiche der inter- und intrapersonalen Kompetenz, der Resilienz, der Problemlösungsfähigkeit, sozialer und kommunikativer Kompetenzen oder Kompetenzen der Selbstentwicklung (vgl. Frohn/Meinhold 2020: 102). Trotz der dargestellten Herausforderungen für das pflegedidaktische Handeln entwickelt sich durch die beschriebenen kulturspezifischen Irritationen ein Bildungsprozess, welcher den dargestellten Austausch der kulturellen Geltungsansprüche fördern kann. Somit haben diese Bildungsprozesse biografische Auswirkungen, die zu einer gewissen Nachdenklichkeit im Sinne der reflektierten Professionalität führen können (vgl. Combe/Gebhard 2019: 142).

Zusammenfassend lassen sich folgende Charakteristika von irritationsbasierten pflegedidaktischen Handlungen unter einem kulturspezifischen Fokus zusammenfassen:

- offene Lernformate, die einen niedrigen Handlungsdruck aufweisen und fehlerfreundlich sind
- irritationsfreundliche Aneignungsprozesse mit Raum für die offene Auseinandersetzung
- Aneignungsprozesse mit einer klaren Handlungsaufforderung, aber Freiräumen für eigene Entscheidungen
- bewusster Einbezug von biografischen, subjektiven, gesellschaftlichen und kulturellen Aspekten
- die fallbezogenen Inhalte der Aneignungsprozesse sollten als diskussionswürdig dargestellt werden und die aktive Auseinandersetzung eingefordert sowie ermöglicht werden
- rekonstruktive Fallerschließung mit dem Schwerpunkt auf der Deutung von abgeschlossenen Fällen, um eine professionelle Balance zwischen dem Anderen und dem Fremden anzubahnen
- die Pflegelehrenden achten auf die bewusste Realisierung der Irritationsmomente und nehmen in den Aneignungsprozessen und bei der Reflexion der Ergebnisse eine beratende und begleitende Lehrendenrolle ein.

(Bähr u.a. 2019: 26 ff.; Combe/Gebhard 2019: 154; Erlebach u.a. 2020: 2; Ertl-Schmuck 2020: 26 f.)

2.4 Fokussierung der kulturellen Heterogenität

Unter dem vorliegenden Fokus der kulturellen Heterogenität ist festzuhalten, dass Migration ein typisches menschliches Merkmal darstellt, obgleich Migration aus unterschiedlichen Gründen erfolgt (sozial, politisch, wirtschaftlich). Dabei ist besonders hervorzuheben, dass viele positive gesellschaftliche Entwicklungen erst durch das Aufeinandertreffen von unterschiedlichen Kulturen ermöglicht wurden (vgl. Cattacin 2021: 75). Diversity Education fokussiert dieses Potenzial von Heterogenität unter einer erziehungswissenschaftlichen Perspektive, indem Vielfalt den gesellschaftlichen Fortschritt begünstigt und die menschliche Individualität den Normalfall darstellt, welches auch in pädagogischen Handlungen unter den Aspekten der Förderung und Anerkennung einfließen muss. Dabei blickt die Diversity Education besonders auf die Barrieren, welche der Persönlichkeitsentfaltung entgegenstehen (z.B. Machtstrukturen) und fokussiert die Kompetenzen, Bedürfnisse und Potenziale der Lernenden, um die Vielfalt der eigenen Person zu entdecken und darauf basierend die Entwicklung der eigenen Persönlichkeit zu fördern (vgl. Sielert 2017: 33). Dies vollzieht sich unter der pflegedidaktischen Perspektive vor allem durch die Anerkennung der subjektiven Vielfalt, einer interaktionsbezogenen Herstellung von Gerechtigkeit und einem darauf basierenden produktiven Umgang mit Vielfalt. Dabei werden spezifische Anforderungen an Lehrende erkennbar, indem Lernenden mit ihren jeweiligen diversitätsspezifischen Besonderheiten professionell begegnet wird, was ein differenzsensibles Handlungswissen erfordert. Dabei umfasst dieses Handlungswissen Informationen über die Sozialisationsbedingungen, Dominanzkulturen und Minderheitspositionen sowie die Auswirkungen von Stereotypen, Vorurteilen und Diskriminierung, um neben der Entwicklung einer professionellen pflegerischen Identität, auch deren begrenzenden und ermöglichenden Einfluss auf das pflegedidaktische Handeln zu erkennen (vgl. ebd.: 34 f.). Das differenzsensible Handlungswissen umfasst aber ebenso unterschiedliche Diversitydimensionen (z.B. sexuelle und geschlechtliche Identität, Alter, Nationalität, Gesundheit/Krankheit oder den ökonomischen Status), um gesellschaftliche Komplexität zu reduzieren. Da sich gesellschaftliche Pluralität aber schwer reduzieren und vereinfachen lässt, sind diese Kategorisierungen wenig belastungsfähig und tragen vor allem die Gefahr der Wertung in sich. Zusätzlich zeigt sich bei genauerer Betrachtung dieser Diversitydimensionen, dass diese in sich schon sehr vielfältig und heterogen erscheinen und immer Überschneidungen zu anderen Dimensionen aufweisen (vgl. Domenig 2021b: 117 f.). Somit dürfen Identitätsfacetten der Lernenden nicht nur isoliert und rein additiv betrachtet werden, sondern müssen immer hinsichtlich ihrer Verbindungen, des Zusammenwirkens und der Determinationen analysiert und verstanden werden (vgl. Watzlawik 2020: 33). Hinsichtlich der Diversitydimension Kultur kann erkannt werden, dass die individuellen kulturellen Erscheinungsformen der Lernenden sich nicht in bestimmte Kulturkonzepte unterteilen lassen, sondern stets quer zu den jeweiligen kulturellen Hintergründen verlaufen. Um diesen Aspekt zu berücksichtigen, muss genau dieser individuelle kulturelle Pluralismus der Lernenden in das Zentrum des pflegedidaktischen Handelns gerückt werden, um ein Voneinander-Lernen anzustreben, beispielsweise indem der Expert*innenstatus der Lernenden aktiv in das pflegedidaktische Handeln einbezogen wird (vgl. Dieterich 2017: 104). Den dabei entstehenden Dynamiken muss respektvoll gegenübergetreten werden, um diese verstehen zu können (vgl. Domenig 2021a: 34).

Um das interkulturelle Verstehen zu fördern, müssen der Austausch und die Interaktion von Lernenden aus unterschiedlichen Kulturen pflegedidaktisch konzipiert und realisiert werden. Hierbei muss vor allem der Perspektivwechsel, beispielsweise durch Simulationen oder Visualisierungen kultureller Sichtweisen und Deutungen, erfolgen, welcher immer durch vielseitige Reflexionen begleitet werden muss. Dadurch werden diversitybezogene Handlungs- und Ermöglichungsräume geöffnet und wird (kulturelle) Heterogenität nutzbar gemacht (vgl. Lummerding 2017: 58). Dabei erscheint eine pflegedidaktische Offenheit erforderlich, um all diesen unterschiedlichen Perspektiven und dem reflexiven Diskurs den notwendigen Raum zu geben. In enger Verbindung zu dieser pflegedidaktischen Offenheit, zeichnet sich erneut eine Ambiguitätstoleranz der Lehrenden und der Lernenden ab, da Diversität nicht als konkret fassbarer Wissensgegenstand handhabbar gemacht werden kann und stets Uneindeutigkeiten und Handlungsunsicherheiten in sich trägt (vgl. ebd.: 47).

Es wird deutlich, dass die bewusste Beachtung der Diversity innerhalb der pflegeberuflichen Bildung Diskriminierung abbauen kann und Orientierung bzw. Handlungssicherheit im Kontext von Vorurteilen oder Stereotypen ermöglicht (vgl. Küpper 2021: 242 ff.). Empirisch konnten unterschiedliche pflegepädagogische Handlungstrategien ermittelt werden, um das kulturspezifische Potenzial der Lernenden pflegedidaktisch zu nutzen und die kulturelle Heterogenität aktiv in die Aneignungsprozesse einzubinden. Hierbei ist handlungsleitend, dass kulturelle Pauschalisierungen vermieden werden, indem eine kontinuierliche Kommunikation und Reflexion über die Kulturspezifika (z.B. Kulturbilder oder Rollenverständnisse) erfolgt. Dabei wird der erforderliche Schonraum bewusst generiert und verdeutlicht, um kulturellen Perspektivwechsel für die Lernenden zu ermöglichen. Ebenso erfolgen bewusste pflegedidaktische Impulse für den kulturellen Austausch unter den Lernenden, spezifisch beispielsweise durch die Diskussion des Rollenverständnisses von Lehrenden und Lernenden, Pflegenden oder Menschen mit Pflegebedarf in unterschiedlichen Kulturen. Es werden aber auch kulturelle Berichte der Lernenden (Besonderheiten des Herkunftslandes, Rituale oder Bräuche) bewusst initiiert (Referate bzw. Vorträge als spezifische Aufgabenstellungen). Ebenso erfolgen kulturspezifische Vorstellungsrunden besonders am Beginn der Ausbildung, um ein gegenseitiges Verständnis zu ermöglichen und im Sinne der Bereicherung die Perspektive auf das Potenzial der Lernenden aus anderen Kulturkreisen zu richten. Eine Diskussion unterschiedlicher kulturellen Sichtweisen wird auch durch persönliche Berichte der Lehrenden angeregt. Hierbei wird die Beziehung zwischen Lehrenden und Lernenden gestärkt, da durch die Darstellung eigener Erfahrungen (auch negativer) mit anderen Kulturen, Lehrende transparenter erscheinen. Dies wird auch durch eine offene Gestaltung der Unterrichtseinstiege verfolgt, bei denen subjektive Erfahrungen oder Meinungen in den Vordergrund gestellt werden. Bei einem ausgeprägten Vertrauensverhältnis werden die Lernenden auch direkt zu kulturellen Sichtweisen angesprochen. Insgesamt wird die Zielstellung der Diversitynutzung in einem erhöhten Verständnis der Lernenden untereinander beschrieben. Dieses Verständnis kann durch wertschätzende kulturbezogene Diskussionen unter den Lernenden beobachtbar werden (vgl. Mittenzwei 2022: 58 f.).

3. Zusammenfassung

Die dargestellten pflegedidaktischen Anforderungen vor dem Hintergrund der kulturellen Heterogenität der Lernenden verdeutlichen, dass die pflegedidaktische Fokussierung dieser Heterogenitätsdimension einen wesentlichen Professionsanspruch der Lehrenden in pflegeberuflichen Bildungsprozessen darstellt. Dabei werden unterschiedliche Aspekte erkennbar, welche dieses professionelle Handeln fundieren:

Eine besondere Relevanz weist hierbei das *Bildungsverständnis* als gemeinsame Handlungsgrundlage auf (vgl. Mittenzwei 2022: 61). Auch für das pflegedidaktische Handeln ist dessen Einbindung in Macht-, Abhängigkeits- und Verdinglichungsprozesse zu erkennen, was es erforderlich macht, dass wissenschaftliche, politische, ökonomische, administrative und moralische Positionen und Erwartungen kontinuierlich diskutiert und reflektiert werden. Unter dem Fokus der kulturellen Heterogenität erscheint die gesellschaftskritische Auseinandersetzung mit Heteronomie, sozialer Ungleichheit, Einschränkung und Unterdrückung erforderlich, um deren Auswirkungen auf die Mündigkeit und Autonomie der Lernenden zu reflektieren und im pflegedidaktischen Handeln zu berücksichtigen. Die Reflexion des pflegepädagogischen Bildungsverständnisses ermöglicht dabei auch, dessen Einfluss auf die Generierung von ökonomischen und gesellschaftlichen Wahrheiten, Deutungen und Einstellungen zu hinterfragen (vgl. Büchter 2019: 2 ff.). Dafür erscheint die Fundierung der pflegedidaktischen Handlungen durch ein kritisch-emanzipatorisches Berufsbildungsverständnis hilfreich, indem dieses eine Orientierung liefert, um die subjektiven Konstitutionen, Verflochtenheit und die Dispositionen der Lernenden zu analysieren. Dieses Bildungsverständnis ermöglicht es aber auch, dass die Verflechtung von Werthaltungen und Wahrnehmungen sowie Einstellungen, die als selbstverständlich genutzt werden und als Handlungsorientierung dienen, besonders aus der Perspektive der Lehrenden kritisch analysiert werden (vgl. ebd.: 15 f.).

Somit wird ein zweiter fundierender Aspekt durch die *professionelle reflexive Haltung* der Lehrenden deutlich. Diese ermöglicht es, unterschiedliche Perspektiven der Lehrenden (berufliches Selbstverständnis, Fachverständnis sowie Aufgabenverständnis) in das pflegedidaktische Handeln einzubinden (vgl. Zimpelmann 2020: 12). Dabei erscheint die reflexive Haltung von Lehrenden nicht ohne Hürden realisierbar, da diese vor allem durch Überzeugungen bzw. Einstellungen geprägt wird (vgl. Gebauer 2019: 11). Diese Überzeugungen bzw. Einstellungen werden hinsichtlich der kulturellen Heterogenität aufgrund von Wissen und Erkenntnissen gebildet und können im Kontext zu einem erwarteten Handlungsergebnis oder Verhalten bei den Lernenden stehen (z.B. die Nutzung der kulturellen Heterogenität vgl. Kap. 2.4). Diese Überzeugungen beinhalten aber auch stets subjektive Elemente, die nicht immer überindividuell verifizierbar sind, da diese primär der subjektiven Rechtfertigung des Lehrendenhandelns standhalten müssen (vgl. Zaruba u.a. 2019: 21). Diese spiegeln sich somit in deren Erklärungen der pflegedidaktischen Handlungen wider, beispielsweise in der Ambiguitätstoleranz (vgl. 2.3), die ein Ausbalancieren von kulturellen Spezifika und den eigenen biografischen Aspekten ermöglicht. Somit stellen diese Beschreibungen des professionellen pflegedidaktischen Handelns einen möglichen Ausgangspunkt für die Auseinandersetzung und Reflexion der professionellen Haltung dar (vgl. Berding u.a. 2021: 104). Dabei fokussiert diese Reflexion das eigene professionelle (kulturspezifische) Wissen und die darauf basierenden pflegedidaktischen Handlungen, die in einen Kontext zu institutionellen, aber auch gesellschaftlichen Faktoren gesetzt werden müssen (vgl. Driesel-Lange/Weyer 2017: 241 f.). Die professionelle reflexive Haltung der Lehrenden wird aber auch durch den Austausch mit anderen Personen (Fortbildung, kollegiale Beratung, Supervision etc.) gefördert, indem dadurch das wissenschaftliche und praktische Handlungswissen miteinander in Verbindung gebracht und auf die subjektive Ebene der Lehrenden transformiert wird (vgl. Hartmann 2020: 147 f.). Somit wird vor dem Hintergrund des kritisch-emanzipatorischen Bildungsverständnisses, welches die Mündigkeit, das kritische Denken sowie die Perspektivenübernahme aller beteiligten Personen unterstützt, auch die reflexive Transformation der Selbst-, und Fremdwahrnehmung begünstigt (vgl. Ertl-Schmuck 2020: 19 f.).

Die Ausführungen verdeutlichen einen dritten fundierenden Aspekt in einem notwendigen *interkulturellen Lebensweltbezug*. Dabei ist festzustellen, dass dieser Lebensweltbezug zu selten in der beruflichen Bildung vorherrscht und die kulturelle Lernendenperspektive zu wenig curricular verankert ist – zu oft erfolgt eine stellvertretende und antizipative Deutung der Lebensweltbezüge durch die Lehrenden (vgl. Spott/Burda-Zoyke 2020: 2). Die Ausführungen verdeutlichen auch, dass sich die kulturellen Lebenswelten der Lernenden immer als subjektive inhomogene, komplexe und pluralistische Wirklichkeitskonstruktionen darstellen. Dabei sind immer nur Ausschnitte aus den kulturellen Lebenswelten der Lernenden für die Lehrenden erkennbar, die sich im Kontext der Lernendengruppe stets parallel und gleichzeitig präsentieren (vgl. Albert 2020: 5). Um einen entsprechenden Zugang zu diesen Lebenswelten zu erhalten, ist der Aufbau und Erhalt von Beziehungen elementar. Dabei müssen Lehrende ihre Position in der Beziehung – Lernende und Lehrende – hinsichtlich der systemimmanenten Machtpositionen reflektieren und erkennen, da sonst der Zugang zur kulturellen Lebenswelt der Lernenden verschlossen bleibt (vgl. Berg 2017: 62). Besonders unter diesem Aspekt erscheint die Fundierung des professionellen Beziehungsaufbaus auf dem kritisch-emanzipatorischen Berufsbildungsverständnis als geeigneter Ausgangspunkt. Als weiterer Schlüssel zur kulturellen Lebenswelt der Lernenden erweist sich das Prinzip der Wertschätzung, die im pflegedidaktischen Handeln beispielsweise durch anerkennende Rückmeldungen, aber auch durch die Fürsorge (z.B. durch Gespräche auf gleicher Ebene) der Lehrenden erkennbar wird, als wesentlich. Wertschätzung verdeutlicht sich auch durch den Einbezug der kulturellen Spezifika in die Bedingungsanalyse, um die Bedeutung und Relevanz der Ausbildungsinhalte für die Lernenden aus unterschiedlichen Kulturkreisen zu beachten und mehrdimensionale bzw. widersprüchliche Bedeutungen innerhalb der Pflegeausbildung zu verbinden (vgl. Spott/Burda-Zoyke 2020: 7). Dabei verändern sich kulturelle Wahrnehmungen und Interpretationen kontinuierlich und müssen demzufolge immer wieder erschlossen und in das pflegedidaktische Handeln einbezogen werden (vgl. ebd.: 11). Somit stellt sich die kulturspezifische Bedingungsanalyse im Kontext der jeweiligen Thematik stets neu dar und erfordert eine hohe Flexibilität der Lehrenden, da sich die antizipierten Vorannahmen themenspezifisch und situationsabhängig verändern können.

Die diskutierten Aspekte des professionellen pflegedidaktischen Handelns vor dem Hintergrund der kulturellen Heterogenität der Lernenden verdeutlichen, dass auch im pflegedidaktischen Handeln Beruf und Person miteinander verbunden sind und schwer voneinander getrennt diskutiert werden können. Dadurch wird eine kontinuierliche professionell-reflektierte Begründung des pflegedidaktischen Handelns notwendig (vgl. Heinrichs/Reincke 2019: 9 f.). Die darin verborgene berufsethische Verbindung von pflegepädagogischem Ethos und Kompetenz ergibt sich aus den dargestellten unterschiedlichen interkulturellen Anforderungen, vor allem aber aufgrund der besonderen Bedeutung von Verantwortung, Gerechtigkeit, Fürsorge, Respekt, Wahrhaftigkeit und Uneigennutz als zentrale ethische Anforderungen an Lehrende (vgl. Herzog/Makarova 2014: 93). Die Orientierung an diesen Prinzipien ermöglicht ein pflegedidaktisches Handeln, welches konsequent die diskriminierungsfreie Wertschätzung und Gleichbehandlung verfolgt (vgl. Scherr/Breit 2020: 232), um damit das Zentrum des pflegedidaktischen Handelns nicht aus den Augen zu verlieren – die Lernenden.

Literatur

Albert, Sabine (2020). Identifizierung von Widersprüchen zwischen jugendlichen Lebenswelten und der Wahrnehmung von sozialen Praxisformen der Lehrpersonen im Unterricht an berufsbildenden Schulen. In: bwp@ Berufs- und Wirtschaftspädagogik – online, 38, S.1-21.

Amtsblatt der Europäischen Union (2022). Empfehlung des Rates vom 28. November 2022 über Wege zum schulischen Erfolg und zur Ersetzung der Empfehlung des Rates vom 28. Juni 2011 für politische Strategien zur Senkung der Schulabbrecherquote. Online: https://eur-lex.europa.eu/legal-content/DE/TXT/PDF/?uri=CELEX:32022H1209(01)&from=EN (Abruf: 13.08.2023).

Bähr, Ingrid/Gebhard, Ulrich/Krieger, Claus/Lübke, Britta/Pfeiffer, Malte/Regenbrecht, Tobias/Sabisch, Andrea/Sting, Wolfgang (2019). Irritationen im Fachunterricht. Didaktische Wendungen der Theorie transformatorischer Bildungsprozesse. In: Bähr, Ingrid/Gebhard, Ulrich/Krieger, Claus/Lübke, Britta/Pfeiffer, Malte/Regenbrecht, Tobias/Sabisch, Andrea/Sting, Wolfgang (Hg.). Irritation als Chance. Bildung fachdidaktisch denken. Wiesbaden: Springer. S.3-39.

Berding, Florian/Jahncke, Heike/Rebmann, Karin (2021). Einfluss von Lehrerüberzeugungen auf die Gestaltung von Lernaufgaben. In: Beck, Klaus/Oser, Fritz (Hg.). Resultate und Probleme der Berufsbildungsforschung. Festschrift für Susanne Weber. Bielefeld: wbv. S.101-120.

Berg, Sabrina (2017). Lebensweltorientierung – Mittelschichtorientierung? In: Oeftering, Tonio/Oppermann, Julia/Fischer, Andreas (Hg.). Der »fachdidaktische Code« der Lebenswelt- und/oder (?) Situationsorientierung in der fachdidaktischen Diskussion der sozialwissenschaftlichen Unterrichtsfächer sowie des Lernfeldkonzepts. Baltmannsweiler: Schneider. S.51-65.

BIBB – Bundesinstitut für Berufsbildung (Hg.) (2022). Zukunftsfähig bleiben! 9 + 1 Thesen für eine bessere Berufsbildung. Bonn: BIBB.

Büchter, Karin (2019). Kritisch-emanzipatorische Berufsbildungstheorie – Historische Kontinuität und Kritik. In: bwp@ Berufs- und Wirtschaftspädagogik – online, 36, S. 1-21.

Cattacin, Sandro (2021). Migration und Mobilität. In: Domenig, Dagmar (Hg.). Transkulturelle und transkategoriale Kompetenz. Lehrbuch zum Umgang mit Vielfalt, Verschiedenheit und Diversity für Pflege-, Gesundheits- und Sozialberufe. Bern: Hogrefe. S.73-92.

Combe, Arno/Gebhard, Ulrich (2019). Irritation, Erfahrung und Verstehen. In: Bähr, Ingrid/Gebhard, Ulrich/Krieger, Claus/Lübke, Britta/Pfeiffer, Malte/Regenbrecht, Tobias/Sabisch, Andrea/Sting, Wolfgang (Hg.). Irritation als Chance. Bildung fachdidaktisch denken. Wiesbaden: Springer.

Cramer, Colin (2014). Charakteristika und Rahmenbedingungen des Lehrerberufs. In: Terhart, Ewald/Bennewitz, Hedda/Rothland, Martin (Hg.). Handbuch der Forschung zum Lehrerberuf (2. Aufl.). Münster: Waxmann. S.83-188.

Dammer, Karl-Heinz (2022). Theorien in den Bildungswissenschaften. Opladen: Budrich.

Demel, Tessa/Richter, Katja/Jahn, Robert (2020). Junge Erwachsene als Berufsexoten. Lebensweltliche Perspektiven auf geschlechtsunkonventionelle Berufswahlprozesse. In: bwp@ Berufs- und Wirtschaftspädagogik – online, 38, S.1-28.

Dieterich, Juliane (2017). Qualifizierung ausländischer Pflegekräfte – ethnographische Perspektiven auf eine heterogene Weiterbildungssituation. In: Weyland, Ulrike/Reiber Karin (Hg.). Entwicklungen und Perspektiven in den Gesundheitsberufen – aktuelle Handlungs- und Forschungsfelder. Bielefeld: Bertelsmann. S.93-112.

Domenig, Dagmar (2021a). Einleitung zum ersten Teil: Gesellschaftliche Dynamiken im Pluralismus. In: Domenig, Dagmar (Hg.). Transkulturelle und transkategoriale Kompetenz. Lehrbuch zum Umgang mit Vielfalt, Verschiedenheit und Diversity für Pflege-, Gesundheits- und Sozialberufe. Bern: Hogrefe. S.33-36.

Domenig, Dagmar (2021b). Einleitung zum siebten Teil: Vermittlung der transkategorialen Kompetenz in Ausbildung und Praxis. In: Domenig, Dagmar (Hg.). Transkulturelle und transkategoriale Kompetenz. Lehrbuch zum Umgang mit Vielfalt, Verschiedenheit und Diversity für Pflege-, Gesundheits- und Sozialberufe. Bern: Hogrefe. S.657-660.

Driesel-Lange, Katja/Weyer, Cristian (2017). Berufliche Entwicklungsprozesse angehender Lehrpersonen im Bereich Gesundheit/Pflege. In: Weyland, Ulrike/Reiber, Karin (Hg.). Entwicklungen und Perspektiven in den Gesundheitsberufen – aktuelle Handlungs- und Forschungsfelder. Bielefeld: Bertelsmann. S.225-246.

Erlebach, Ralf/Leske, Peer/Frank, Carolin (2020). Ein Analyseraster Technischer Wissensinhalte als Grundlage für eine lebenswelt- und ressourcenorientierte Unterrichtsplanung. In: bwp@ Berufs- und Wirtschaftspädagogik – online, 38, S.1-30.

Ertl-Schmuck, Roswitha (2022). Subjektorientierte Pflegedidaktik. In: Ertl-Schmuck, Roswitha/Hänel, Jonas (Hg.). Theorien und Modelle der Pflegedidaktik. Eine Einführung (2. Aufl.). Weinheim: Beltz. S.155-201.

Ertl-Schmuck, Roswitha (2020). Vielschichtige und ungeklärte Verhältnisse in der Lehrer/innenbildung. In: Ertl-Schmuck Roswitha/Hoffmann, Jeanette (Hg.). Spannungsfelder zwischen Theorie und Praxis in der Lehrer/innenbildung. Interdisziplinäre Perspektiven. Weinheim: Beltz. S.16-32.

Ertl-Schmuck, Roswitha/Hoffmann, Jeanette (2020). Einführung in die Thematik. In: Ertl-Schmuck, Roswitha/Hoffmann, Jeanette (Hg.). Spannungsfelder zwischen Theorie und Praxis in der Lehrer/innenbildung. Interdisziplinäre Perspektiven. Weinheim: Beltz. S.7-15.

Friedrichs, Werner (2017). Politische Bildung als dissidente Artikulation in der Lebenswelt. In: Oeftering, Tonio/Oppermann, Julia/Fischer, Andreas (Hg.). Der »fachdidaktische Code« der Lebenswelt- und/oder (?) Situationsorientierung in der fachdidaktischen Diskussion der sozialwissenschaftlichen Unterrichtsfächer sowie des Lernfeldkonzepts. Baltmannsweiler: Schneider. S.34-50.

Frohn, Dominic/Meinhold, Florian (2020). LSBT*-Personen in Arbeit und Wirtschaft: Diversity und (Anti-)Diskriminierung. In: Timmermanns, Stefan/Böhm, Maika (Hg.). Sexuelle und geschlechtliche Vielfalt. Interdisziplinäre Perspektiven aus Wissenschaft und Praxis. Weinheim: Beltz. S.89-108.

Gebauer, Miriam (2019). Einstellungen von (angehenden) Lehrkräften. In: Ehmke, Timo/Kuhl, Poldi/Pietsch, Marcus (Hg.). Lehrer. Bildung. Gestalten. Beiträge zur empirischen Forschung in der Lehrerbildung. Weinheim: Beltz. S.11-109.

Gebauer, Miriam/McElvany, Nele (2020). Einstellungen und Motivation bezogen auf kulturell-ethnisch heterogene Schülerinnen- und Schülergruppen und ihre Bedeutung für differenzielle Instruktion im Unterricht. In: Zeitschrift für Erziehungswissenschaft, 23 (4), S.1-24.

Habermas, Jürgen (2019a) [1995]. Theorie des kommunikativen Handelns. Handlungsrationalität und gesellschaftliche Rationalisierung (11. Aufl.). Frankfurt a.M.: Suhrkamp.

Habermas, Jürgen (2019b) [1995]. Theorie des kommunikativen Handelns. Zur Kritik der funktionalistischen Vernunft (11. Aufl.). Frankfurt a.M.: Suhrkamp.

Habermas, Jürgen (1992). Faktizität und Geltung. Beiträge zur Diskurstheorie des Rechts. Frankfurt a.M.: Suhrkamp.

Habermas, Jürgen (1984). Vorstudien und Ergänzungen zur Theorie des kommunikativen Handelns. Frankfurt a.M.: Suhrkamp.

Hänel, Jonas (2020). Das Andere aus professionstheoretischer Sicht – Erweiterungen einer reflexiven Professionalität. In: Ertl-Schmuck, Roswitha/Hoffmann, Jeanette (Hg.). Spannungsfelder zwischen Theorie und Praxis in der Lehrer/innenbildung. Interdisziplinäre Perspektiven. Weinheim: Beltz. S.33-60.

Hartmann, Jutta (2020). Heteronormativitätskritische Jugendbildung – Pädagogische Professionalisierung zum Themenfeld ›geschlechtliche und sexuelle Vielfalt‹. In: Timmermanns, Stefan/Böhm, Maika (Hg.). Sexuelle und geschlechtliche Vielfalt. Interdisziplinäre Perspektiven aus Wissenschaft und Praxis. Weinheim: Beltz. S.136-153.

Heinrichs, Karin/Reinke, Hannes (2019). Editorial: Impulse zur Diskussion zum professionellen Umgang mit Heterogenität in der beruflichen Bildung in Forschung und Bildungspraxis. In: Heinrichs, Karin/Reinke, Hannes (Hg.). Heterogenität in der beruflichen Bildung. Im Spannungsfeld zwischen Erziehung, Förderung und Fachausbildung. Bielefeld: wbv. S.9-14.

Herzog, Walter/Makarova, Elena (2014). Anforderungen an und Leitbilder für den Lehrerberuf. In: Terhart, Ewald/Bennewitz, Hedda/Rothland, Martin (Hg.). Handbuch der Forschung zum Lehrerberuf (2. Aufl.). Münster: Waxmann. S.83-102.

Koch, Martin/Schröder, Dirk/Seifert, Jennifer/Steuber, Ariane (2020). Lebensweltorientierung in der beruflichen Bildung: Subjektwissenschaftliches Prinzip einer beruflichen Inklusionspädagogik. In: bwp@ Berufs- und Wirtschaftspädagogik – online, 38, S. 1-27.

Küpper, Beate (2021). Menschenfeindlichkeit durch Vorurteile. In: Domenig, Dagmar (Hg.). Transkulturelle und transkategoriale Kompetenz. Lehrbuch zum Umgang mit Vielfalt, Verschiedenheit und Diversity für Pflege-, Gesundheits- und Sozialberufe. Bern: Hogrefe. S.221-248.

Lummerding, Susanne (2017). Diversifizieren. Zur Interrelation der Produktion von Wissen und der Produktion von Differenz. In: Heitzmann, Daniela/Klein, Uta (Hg.). Diversity konkret gemacht. Wege zur Gestaltung von Vielfalt an Hochschulen (2. Aufl.). Weinheim: Beltz. S.47-63.

Mayring, Philipp (2010). Qualitative Inhaltsanalyse. In: Mey, Günter/Mruck, Katja (Hg.). Handbuch Qualitative Forschung in der Psychologie. Wiesbaden: VS.

Mittenzwei, M. (2022). Aspekte einer interkulturellen pflegepädagogischen Kompetenz in Aneignungssituationen. In: Lehren & Lernen im Gesundheitswesen, 7, S. 55-62.

Mittenzwei, M. (2020). Interkulturelle Kompetenz als Beitrag für die professionelle pflegepädagogische Kompetenz. Eine empirische Analyse zur pflegepädagogischen Kompetenzforschung. Hannover: Gottfried Wilhelm Leibniz Universität.

Oeftering, Tonio/Oppermann, Julia/Fischer, Andreas (2017). Der »fachdidaktische Code« der Lebenswelt- und/oder (?) Situationsorientierung in der fachdidaktischen Diskussion der sozialwissenschaftlichen Unterrichtsfächer sowie des Lernfeldkonzepts. In: Oeftering, Tonio/Oppermann, Julia/Fischer, Andreas (Hg.). Der »fachdidaktische Code« der Lebenswelt- und/oder (?) Situationsorientierung in der fachdidaktischen Diskussion der sozialwissenschaftlichen Unterrichtsfächer sowie des Lernfeldkonzepts. Baltmannsweiler: Schneider. S.7-20.

Reiber, Karin/Weyland, Ulrike/Burda-Zoyke, Andrea (2017). Herausforderungen und Perspektiven für die Gesundheitsberufe aus Sicht der Berufsbildungsforschung. In: Weyland, Ulrike/Reiber, Karin (Hg.). Entwicklungen und Perspektiven in den Gesundheitsberufen – aktuelle Handlungs- und Forschungsfelder. Bielefeld: Bertelsmann. S.9-28.

Scherr, Albert/Breit, Helen (2020). Diskriminierung, Anerkennung und der Sinn für die eigene soziale Position. Wie Diskriminierungserfahrungen Bildungsprozesse und Lebenschancen beeinflussen. Weinheim: Beltz.

Schmauch, Ulrike (2020). Regenbogenkompetenz in der Sozialen Arbeit. In: Timmermanns, Stefan/Böhm, Maika (Hg.). Sexuelle und geschlechtliche Vielfalt. Interdisziplinäre Perspektiven aus Wissenschaft und Praxis. Weinheim: Beltz. S.308-325.

Schwarz-Govaers, Renate (2010). Bewusstmachen der Subjektiven Theorien als Voraussetzung für handlungsrelevantes berufliches Lernen. Ein handlungstheoretisch fundiertes Arbeitsmodell zur Pflegedidaktik. In: Ertl-Schmuck, Roswitha/Fichtmüller, Franziska (Hg.). Theorien und Modelle der Pflegedidaktik. Eine Einführung. Weinheim: Juventa. S.166-202.

Sielert, Uwe (2017). Diversity Education im Bachelor- und Masterstudium der Pädagogik an der Universität Kiel – ein hochschuldidaktisches Modell. In: Heitzmann, Daniela/Klein, Uta (Hg.). Diversity konkret gemacht. Wege zur Gestaltung von Vielfalt an Hochschulen (2. Aufl.). Weinheim: Beltz. S.31-46.

Spott, Christoph/Burda-Zoyke, Andrea (2020). Lebensweltorientierung vom Standpunkt des Subjekts im Rahmen der Berufsausbildung: Eine subjektwissenschaftliche Deutung und didaktische Implikationen. In: bwp@ Berufs- und Wirtschaftspädagogik – online, 38, S. 1-34.

Statistisches Bundesamt (2021). Bildung. Auszug aus dem Datenreport 2021. Online: https://www.destatis.de/DE/Service/Statistik-Campus/Datenreport/Downloads/datenreport-2021-kap-3.html (Abruf: 13.08.2023).

Teltemann, Janna (2022). Bildungssoziologie (2. Aufl.). Baden-Baden: Nomos.

Vonken, Matthias/Reißland, Jens/Schaar, Patrick/Thonagel, Tim (2020). Lebenswelt als Ausgangspunkt für gemeinsames Lernen – Zur Bedeutung der Lebenswelt in inklusiven Lehr-Lernsituationen der beruflichen Bildung. In: bwp@ Berufs- und Wirtschaftspädagogik – online, 38, S. 1-27.

Watzlawik, Meike (2020). Sexuelle Orientierung und Geschlechtsidentitäten: Thinking outside the box(es)? Überlegungen aus entwicklungspsychologischer Perspektive. In: Timmermanns, Stefan/Böhm, Maika (Hg.). Sexuelle und geschlechtliche Vielfalt. Interdisziplinäre Perspektiven aus Wissenschaft und Praxis. Weinheim: Beltz. S.22-39.

Wittau, Franziska/Zurstrassen, Bettina (2017). Lebenswelt und Arbeitswelt – lebensweltliche Bezüge in der Berufsbildung. In: Oeftering, Tonio/Oppermann, Julia/Fischer, Andreas (Hg.). Der »fachdidaktische Code« der Lebenswelt- und/oder (?) Situationsorientierung in der fachdidaktischen Diskussion der sozialwissenschaftlichen Unterrichtsfächer sowie des Lernfeldkonzepts. Baltmannsweiler: Schneider. S.137-152.

Zaruba, Nicole/Gronostaj, Anna/Ahlgrimm, Frederik/Vock, Miriam (2019). Unter welchen Bedingungen entwickeln sich Überzeugungen im Praxissemester? Eine Interviewstudie. In: Ehmke, Timo/Kuhl, Poldi/Pietsch, Marcus (Hg.). Lehrer. Bildung. Gestalten. Beiträge zur empirischen Forschung in der Lehrerbildung. Weinheim: Beltz. S.11-19.

Zimpelmann, Eike (2020). Berufliches Selbst-, Fach- und Aufgabenverständnis von Lehrkräften. Analyseschema für die Untersuchung der Sichtweisen von Lehrkräften. In: bwp@ Berufs- und Wirtschaftspädagogik – online, 37, S. 1-14.

Pädagogisches Handeln unter den Bedingungen der Digitalisierung
Digitale Lehre und digitale Pflege in der generalistischen Pflegeausbildung

Thomas Prescher

Zusammenfassung

Die Digitalisierung ist ein omnipräsentes Thema in der heutigen Gesellschaft und betrifft auch die Schulen beruflicher Bildung und das Berufsfeld Pflege. Es scheint jedoch ein Theorie-Praxis-Problem zu bestehen, da der Begriff *Digitalisierung* zu unspezifisch ist und zu Vieles darunter verstanden werden kann, um in der Praxis wirklich etwas gestalten zu können. Es braucht daher eine Professionalisierungsstrategie, die gleichermaßen an den Schulen als lernende Organisationen, den Lehrer*innen als pädagogische Professionals und den Lernenden ansetzt.

Um die digitale Lehre und die Digitalisierung als Querschnittsthema in der generalistischen Pflegeausbildung erfolgreich umsetzen zu können, sind eine didaktische Offensive und eine strukturelle Offensive der Schulen erforderlich, damit die digitale Lehre nicht nur als Lückenfüller für fehlende Lehrer*innen oder Räume fungiert. Es braucht eine Aufwertung des Themas Digitalisierung als organisationale Kernkompetenz, die sich im Leitbild, dem zugrunde liegenden Kompetenzmodell mit digitaler Kompetenz als Querschnittskompetenz und der curricularen Ausgestaltung der Lernsituationen mit dem Gegenstand Digitalisierung in der Pflege und in digitalen Lehr-Lernformaten manifestiert. Das Thema ist als feste didaktische Kenngröße zu etablieren. Dabei müssen die gemeinsam geteilten Selbstverständlichkeiten in der Lehr-Lernkultur aufgebrochen werden.

1. Einleitung

Es gibt *Digitalisierung*. Das Thema ist omnipräsent und entspricht der Wirklichkeit. Die Frage dabei ist, was bestimmt die Konstitution und die Konstruktion der sozialen Wirklichkeit *Digitalisierung* im Kontext der Schulen beruflicher Bildung und dem Berufsfeld Pflege? Damit einher geht die Frage, welche Wirklichkeit genau und wessen Wirklichkeit? Dem Begriff Digitalisierung haftet nämlich der Charme von »Plastikwörtern« an, wie es Pörksen (1992: 16 ff.) formuliert. Unter Plastikwörtern versteht der Autor fachsprachliche Begrifflichkeiten, die sich kaum in die alltäglichen Lebenszusammenhänge einzufügen scheinen. Sie fungieren zwar auf der einen Seite als Türöffner zum Erschließen eines Raumes, eignen sich aber nicht dafür, das Hindurchgehen zu ermöglichen. Sie sind auf eine gewisse Art und Weise verständlich und ermöglichen Anschlüsse im professionellen Austausch, bleiben jedoch zu unspezifisch, als dass die Praxis mit diesen Wörtern tatsächlich etwas gestalten könnte. Der Austausch mit Praxisvertretern führt dementsprechend immer wieder zu der Frage, was denn der Begriff der Digitalisierung meine und wodurch er sich jenseits des akademischen Diskurses beispielsweise von der konkreten bisherigen pflegerischen und pädagogischen Praxis unterscheide. Insgesamt scheint ein Theorie-Praxis-Problem zu bestehen.

Wird von Digitalisierung in pädagogischen Kontexten gesprochen, so braucht es daher eine Professionalisierungsstrategie, die gleichermaßen an den Schulen als lernende Organisationen, den Lehrer*innen als pädagogische Professionals und den Lernenden ansetzt. Die Berücksichtigung solcher Professionalisierungsstrategien erscheint aus zwei Aspekten heraus bedeutsam zu sein: Zum einem braucht es eine Transformation der Plastikwörter in ein anschlussfähiges Verständnis von Digitalisierung und Kompetenzentwicklung als eine gemeinsam geteilte Anschauung darüber, welche Handlungen und Veränderungen für die pädagogische und pflegerischer Praxis möglich und notwendig sind (vgl. Pörksen 1992: 33). Zum anderen stellt sich die didaktische Modellierung von Kompetenzen und digitalen Lehre-Lernarrangements in Unterricht, Ausbildung und Prüfungen als anspruchsvolle Aufgabe dar. Im Beitrag wird dazu die Berücksichtigung von fünf Prinzipien digitaler Lehr-Lernprozessgestaltung durch Synchronisation der Lehrenden und der Schule als Organisation herausgearbeitet und begründet.

2. Digitalisierung zwischen präfaktischer Wirklichkeit und metafaktischer Reflexion

Digitalisierung ist ein Fakt und Teil gesellschaftlicher Wirklichkeit. Aber: »Natürlich können wir uns daran erinnern, was Faktum heißt. Es kommt vom Lateinischen ›facere‹, und das heißt ›machen‹. Also ein Faktum ist etwas, was wir gemacht, d.h. erfunden haben« (Foerster u.a. 1988: 84). Dieser Feststellung folgend erscheint pädagogisches Handeln unter den Bedingungen der Digitalisierung als eine Paradoxie. Paradoxien sind das eingeschlossene Ausgeschlossene. Sie sind für Beobachter ein Problem, aber nicht für das beobachtete System. Eine Paradoxie liegt vor, wenn die Möglichkeit eines Systems – hier Digitalisierung von Lernprozessen und Digitalisierung der Pflege als Gegenstand von Lernprozessen – stets die Unmöglichkeit ihrer Verwirklichung einschließt, d.h. die Pflegepraxis und die Schulen im *digitalen Mittelalter* leben. Paradox wird es, wenn wir die Frage nach der Einheit dieser zwei Unterscheidungen stellen, wie sie sie im Titel zum Ausdruck gebracht werden soll: Die Lehrenden sollen unter den Bedingungen der Digitalisierung pädagogisch handeln, finden diese Bedingungen aber genau nicht vor. Aber welche Bedingungen im Kontext von Digitalisierung finden sie vor, denn das sie etwas vorfinden, liegt auf der Hand.

Digitalisierung in der Pflege erscheint in Anlehnung an Arnold (2018: 55), so die Annahme, als »präfaktische Wirklichkeit«, der eine »faktische« und »kontrafaktische Wirklichkeit« gegenüberstehen. Die präfaktische Wirklichkeit beschreibt das, was sein könnte und sein sollte. Sie steht dafür, dass das Thema medial und berufs- und bildungspolitisch überrepräsentiert ist, wie die Förderbekanntmachung des BMBF für das Cluster *Zukunft der Pflege* sichtbar macht. Digitalisierung wird hier als Option wahrgenommen, die aufwendig beschrieben wird und durch Medizinproduktehersteller wie zum Beispiel das Active Mobilisation System (vgl. Compliant Concept 2022), die digitale Inkontinenzversorgung (vgl. Abena 2022) oder das Sensorikpflaster als digitaler Pflegeassistent (Moio.Care 2022) aufgenommen werden, die aber in der Pflegepraxis und den Schulen nicht ankommen (vgl. Prescher u.a. 2021a). Ebenso ist es um die Digitalisierung der Lehre in den Gesundheitsberufen bestellt. Die mediale Darstellung lebt von einem Buzz-Wording mit digitaler Simulation als Serious Game oder VR-Simulation. Es wird auch auf das einmalige und revolutionäre Lehrmittel, so die Aussage des Herstellers (vgl. anatomage.com), Anatomage verwiesen, als digitalbasierter Tisch für eine virtuelle Anatomie. Aber in welcher Schule für Gesundheitsberufe findet sich all das? In welcher Schule besteht für solch eine Digitalisierung ein didaktisches und curriculares Konzept (vgl. Amon/Prescher 2021: 33 ff.)? Die Beiträge zum Lernen und zur Digitalisierung dienen damit vielleicht eher einer theoretischen Präzisierung der Digitalisierung durch Potenzialerschließung: »In ihnen wird eine Wirklichkeit sichtbar, die vielerorts noch nicht ›ist‹, aber ›sein könnte‹.« (Arnold 2012a: 3)

Dieser präfaktischen Wirklichkeit kann daher eine faktische Wirklichkeit mithilfe einer metafaktischen Reflexion, was Digitalisierung in den Schulen der Gesundheitsberufe auch ist, gegenübergestellt werden. Der Digitalpakt Schule bringt das mit der Reduktion auf »schnelles Internet (...) und Anzeigegeräte« (DigitalPakt Schule 2022) ebenso auf den Punkt, wie die Pressemitteilung der Bundesregierung vom 28.05.2021 zum »Gesetz zur digitalen Modernisierung von Versorgung und Pflege«, in der verkündet wird: »Künftig [Herv. d. Verf.] können digitale Anwendungen auch in der Pflege (...) aufgenommen werden.« (Bundesregierung 2021) Schauen wir so informiert in eine Schule für Gesundheitsberufe, bleibt nichts anderes als der Eindruck, dass sich das Brimborium Digitalisierung im Schul- und Unterrichtsalltag auf ganz magische Art und Weise selbst wegsubtrahiert.

Übrig bleiben ein WLAN, ein SMART-Board, ein Schul- und Learning-Management-System, ein Videokonferenzsystem, mobile Endgeräte und eine EMail-Adresse.

3. Digitalisierung im kontrafaktischen Blick des didaktischen Handelns

Der faktischen Wirklichkeit eines basalen Verständnisses von Digitalisierung kann und muss eine kontrafaktische Wirklichkeit didaktischen Handelns innerhalb eines Mehrebenenmodells als Kontrast zur präfaktischen Wirklichkeit von Digitalisierung an die Seite gestellt werden. Innerhalb eines Mehrebenenverständnisses mit der Mikro-, Meso- und Makroebene kann die curriculare Arbeit als Kernmerkmal und -prinzip didaktischen Handelns angesehen werden (vgl. Prescher 2017: 76). Digitalisierung pädagogischen Handelns ist demnach keine Frage der richtigen Technik, sondern eine Frage des stimmigen didaktischen Ansatzes (vgl. Prescher et al. 2021).

Diese Perspektive markiert ein Denken, das das Offensichtliche und Naheliegende eines öffentlichen Diskurses wie z.B. der technischen Orientierung auf das Thema Digitalisierung bzw. der sozial geteilten Selbstverständlichkeiten eine konträre Perspektive gegenüberstellt und damit die Konstruktion von Wirklichkeit erweitert. Der Vernunftgebrauch wird um das, was präfaktisch und faktisch zu sein scheint erweitert. Der Begriff kontrafaktisch markiert die implizite »Wahrheitskrise« (Pörksen 2017: [4]), d.h., dass das, was wahr zu sein scheint, im Raum der Möglichkeiten kontingent ist und immer auch anders sein kann. Es gibt mehr als eine Wahrheit, als die Wahrheit der Vielen. Digitalisierung ist demnach nicht das, was Informatiker, Techniker und Politiker im Kontext der Gesundheitsberufe technisch für möglich halten, wie z.B. Robotik, Extented Reality, Augmentet Reality usw., sondern was Pädagogen entsprechend ihrer Disziplin und ihrer Ausstattung für realistisch und machbar halten oder was in Klassenräumen gemäß des DigitalPakt Schule tatsächlich an Digitalisierung verfügbar ist. Digitalisierung ist demnach auch das, was im Rahmenlehrplan und in der Ausbildungs- und Prüfungsverordnung für die Pflegeberufe davon sichtbar wird: ein Hauch von Nichts (vgl. Gockel u.a. 2020). Kontrafaktisch, so die Bedeutung, muss daher auf die Zusammenhänge sozialer Praxis und medialer Repräsentation geschaut werden, um Optionen möglicher alternativer Sichtweisen in die Beobachtung einzubringen (vgl. Arnold 2018: 41). Kontrafaktisch, so ließe sich mit Treml (2010: 85) sagen, kann einem normativen Erwarten präfaktischer Wirklichkeit ein kognitives Erwarten von Wahrheit und Wirklichkeit gegenübergestellt werden.

Damit wird ein Plädoyer dafür formuliert, eine relationale Perspektive auf das Thema Digitalisierung einzunehmen. Sie soll es ermöglichen, metatheoretische Bezüge für die Pflegedidaktik und über das pflegedidaktische Handeln im Umgang mit Digitalisierung mit ihrer gegenwärtigen Form der Erkenntnisgewinnung zu eröffnen. Es dominieren, so die Annahme, »hypostasierte Gegenstandsbeschreibungen« (Schaller 2012: 31), die infrage zu stellen sind, da sie mit ihren Universalisierungstendenzen den Möglichkeitsraum dessen, was *Digitalisierung* ist, immer auch anders sein kann oder auch facettenreicher sein kann, erkenntnistheoretisch unterschreiten. Es braucht einen Blick auf die gegenwärtige Form der Gegenstandsbestimmung innerhalb der Didaktik als Wissenschaft, um andere Arten sowie ihre Möglichkeiten aber auch jeweiligen Limitierungen zur Kenntnis zu nehmen. Dies kann den Diskurs über die Forschungsgegenstände und ihre Bezüge eröffnen, um der eigenen vermeintlichen Bescheidwisserei – im Sinne von Schaller (2012: 40) den »Denk- und Sprachgewohnheiten« – entgegenzuwirken. »Sie wurzeln nicht zuletzt in einem Substanzialismus, gegen den anzuarbeiten eine bleibende Aufgabe ist, der aber zugleich ›relational verarbeitet‹ werden kann.« (Ebd.) Dabei verflüssigen sich Gewissheiten, die im Beitrag als Einladung zum Nachdenken entfaltet werden, ohne dass gewiss wäre, dass eine relational informierte Perspektive »wahrer« wäre. Sie bringt andere scheinbare Gewissheiten ans Tageslicht und die bedürfen im Diskurs einer eben solchen Relationalisierung.

Im Diskurs um Digitalisierung erscheint dies notwendig, wie Gabriel (2016: 173) formuliert, da ein Gegenstand nicht an sich existiert, sondern in seiner Bedeutung sogenannten »Identitätsbedingungen« unterliegt. Identitätsbedingungen werden dazu im Zusammenhang mit einem »Sinnfeld« (ebd.) gesehen. Jeder Beobachtungsgegenstand ist demnach nicht objektiv, sondern relativ im Verhältnis zum Sinnfeld und anderen Gegenständen. Hexen, so könnte ein zugespitztes Beispiel lauten, existieren nicht als wissenschaftlicher Fakt in Geschichtsbüchern, die über Hexenverbrennung berichten, sondern als historischer Fakt und soziale Konstruktion einer Zeit, in der die Existenz und Verfolgung von Hexen eine soziale Funktion zur Stabilisierung der Gemeinschaft hatte. Insofern kann eine Ontologie immer als »transfinite Struktur« (Luger 2019: 6) angesehen werden. In diesem Sinne soll es im Folgenden auch nicht um eine *Digitalisierungs-Verfolgung* gehen, sondern um die Frage, wie sich Digitalisierung in einer Schule der Gesundheitsberufe als Teil des didaktischen Handelns und damit als Ausdruck einer bestimmten Zeit mit bestimmten Umständen (re-)konstruieren lässt.

4. Invisibilisierung von Kontingenzen und die paradoxe Notwendigkeit, das Unausweichliche zu organisieren

Mit Süssenguth (2015: 93 ff.) kann pointiert die paradoxe Notwendigkeit herausgestellt werden, dass Schulen das Unausweichliche organisieren müssen: Digitale Lehre und Digitalisierung als Gegenstand der Lehre. Pflege 4.0 und Homeschooling während der Pandemie erscheinen hier als ein industrie-, berufspolitischer oder auch pädagogischer Weckruf. Der Weckruf ist paradox, weil entweder mit der Zukunftsangst gespielt wird., d.h. es wird die Notwendigkeit, sich der Digitalisierung zu stellen, betont, um zukunftsfähig zu sein. Oder es wird im Als-ob-Rahmen so getan, als ob die Organisationen und Einrichtungen bereits heute mit digitalen Praktiken durchzogen wären, sich mitten in der Digitalisierung befänden und die Schulen dies einfach nur abbilden müssten. Pädagogisch bewegt sich das Feld in Digitalisierungssemantiken als Fremdbeschreibungen und Selbstbeschreibungen darüber, was die gesellschaftlichen und fachlichen Anforderungen an die Pflegekräfte sind, und es wird das Regime der Digitalisierung thematisiert, wobei Kontingenzen invisibilisiert werden, indem mit einer Unterscheidung aus Digitalisierung und Nicht-Digitalisierung die (scheinbar) positive Seite Digitalisierung im Diskurs bevorzugt und kontextübergreifend wiederholt wird:

- Digitalisierung ist Technik.
- Digitalisierung ist Pflege.
- Digitalisierung in Lehren und Lernen.
- Digitalisierung ist die Antwort auf die vielen Probleme in der Gesundheitsversorgung.
- Digitalisierung ist komplex.
- Digitalisierung ist verfügbar, unverfügbar, heute noch modern und morgen schon veraltet.

Sie ist nichts, was sich festhalten lässt, sondern im Moment des Entstehens schon wieder zwischen den Synapsen wie der Sand in den Fingern zerrinnt. Wie auch immer die Semantiken sind: Es lässt sich jenseits und auch gerade mit der Digitalisierung als Topthema eine Präferenz für soziale Erwartungsstrukturen ausmachen, denen sich eine kompetenzorientierte und zeitgemäße berufliche Bildung der generalistischen Pflegeausbildung nicht entziehen kann. Sie entzieht sich, weil sie präfaktisch und normativ ist und faktisch in ihrer Dimensionalität und Vielfalt nicht in den Schulen verfügbar ist. Die Prinzipien dazu sind Kompetenzorientierung, Situationsorientierung, Exemplarität usw. Für die Realisierung dieser Prinzipien »(...) wurden die Rahmenbedingungen für das neue Verständnis von Pflege im Pflegeberufegesetz (PflBG) sowie in der parallel in Kraft getretenen Pflegeberufe-Ausbildungs- und Prüfungsverordnung (PflAPrV) verankert«. (StMGP 2020: 11)

Die Definition der Ausbildungsziele (§ 5 Abs. 1 PflBG) benennt das übergeordnete Ziel »selbstständiger, umfassender und prozessorientierter Pflege« (StMGP 2020: 11). Selbst und ständig, sowie Prozess und Orientierung, sind Schlagwörter einer prozess- und schülerorientierten beruflichen Bildung. Im Rahmen der didaktischen Weiterentwicklung und des pandemiebedingten digitalen Alternativentwurfs der Ausbildung zum Pflegefachmann/zur Pflegefachfrau besteht aus bildungstheoretischer Perspektive die Herausforderung, die Lernangebote so zu gestalten, dass kritische Kompetenzen zuverlässig und transferorientiert erworben werden. Es geht um die Frage, wie neben einer Dominanz fachlicher und kognitiver Ansätze in der Lehr-Lernprozessgestaltung auch die Domänen sozialer, personaler und methodischer Kompetenzen als überfachliche Kompetenzen im Rahmen pflegepädagogischer Interaktionen und Interventionen im digitalen Lernraum stärker adressiert und entwickelt werden können, um eine/n handlungskompetente/n und eigenverantwortlich agierende/n Pflegefachfrau/Pflegefachmann nach drei Jahren Ausbildung in die Praxis zu entlassen.

In der Betrachtung der Kompetenzdebatte zeichnen sich vier zusammenhängende Aspekte ab, die im Wesentlichen dazu beitragen, Kompetenzen zu entwickeln (vgl. Prescher u.a. 2023):

1. das selbstbestimmte Erbringen von Arbeitsleistungen,
2. das selbstgesteuerte Lernen,
3. das Arbeiten in sozialer Interaktion sowie
4. die Motivation zur Erbringung einer Lernleistung.

5. Schlussfolgerung: Prinzipien digitaler Lehr-Lernprozessgestaltung

Dem steht eine ganz andere Wirklichkeit des Lehrens und Lernens im digitalen Raum als vierter Lernort gegenüber (vgl. Prescher/Hellriegel 2020: 12). Lehren und Lernen wird hier einseitig und vordergründig auf den Lehrenden zentriert und der Lernende bleibt sich am anderen Ende der Leitung selbst überlassen. Pädagogische Professionalität, so die Hypothese, wird dabei als individualisiertes (In-)Kompetenzmerkmal beschrieben und strukturelle Merkmale der Digitalisierung und des digitalen Unterrichts bleiben ausgeblendet. Es scheinen nach Müller (2004: 129) insbesondere in den Strukturen des Bildungssystems und der Bildungseinrichtungen didaktische Restriktionen eingelagert zu sein, die als sozialer »Reproduktionskreislauf« (Schaeper 2008: 210) zum einen eine die Digitalisierung vermeidende Lernkultur ausmachen und zum anderen einen Lernkulturwandel verhindern, wie zum Beispiel fehlende technische Austattung und Möglichkeiten (Pflegetechnologie, Arbeitsräume für Lehrer*innen statt Großraumbüro, restriktiver Datenschutz in an Kliniken angeschlossenen Bildungszentren, Arbeitsplatzausstattung der Schüler*innen usw.), aber auch fehlende schulnahe Curricula mit digitalen Inhalten und fehlenden Bildungsgangkonzeptionen bzw. didaktischen Jahresplanungen mit einer klaren Verortung digitaler Lehr-/Lern-Arrgangements.

Mit Arnold (2012b: 482) lässt sich dazu darstellen, dass Lehrkräfte selbst ihr Handeln aus eigenen Erfahrungsmustern ableiten, die aus einer institutionellen Bildungs- und Erwerbsbiografie resultieren. Der Autor bringt die Entstehung und Verfestigung dieser Muster in folgenden Aspekten auf den Punkt:
»Sie haben ›gelernt‹ und ›erfahren‹, dass

- Lernen das Lehren zwingend voraussetzt, es somit eine nachlaufende und nachvollziehende Aktivität ist (= Enteignung des Lernens),
- Lernen in einem institutionellen und geregelten Raum stattfinden »muss«, dessen ›heimlicher Lehrplan‹ ihnen das Gefühl stiftet, dass es hier meist nicht um sie selbst, sondern um eine Sache geht (= verlorene Selbstwirksamkeit),

- das Gelehrte – leider unvermeidbar? – sehr häufig wieder verschwindet und sich nicht nachhaltig in der Kompetenz der Lernenden auszudrücken vermag (= Vergessenslernen) und
- dass Lernen eine Zumutung ist, die man gerne hinter sich bringt, weshalb im eigenen Leben alles darauf zustrebt, ›ausgelernt‹ zu haben (= verborgene Idealisierung des Auslernens).« (Ebd.)

Mit Blick auf die Konsequenzen aus der institutionellen Perspektive für die Professionalität der Lehrenden geraten nach Bergmann/Daub (2006: 128) die Bedingungen und Prinzipien der Lernkulturentwicklung in den Blick, die notwendig erscheinen, um pädagogische Innovationen zu ermöglichen. Es wird hier die Annahme vertreten, dass ein Shift von einer individuellen Perspektive der Lehrenden mit ihrer Unterrichtsgestaltung zu einer organisationalen Perspektive notwendig ist, um einen »dysfunctional flip« (Schreyögg/Kliesch 2005: 18) – d.h. das Verharren auf einem bestehenden Kompetenzniveau – zu überwinden. So stellt Rychen (2008: 21) dar, dass die Aneignung und Entwicklung zentraler kompetenzermöglichender didaktischer Kompetenzen nicht nur von einem individuellen Bemühen abhängig sei, sondern dass institutionelle und materielle Faktoren eine entscheidende Rolle spielen. Individuell relevant und im persönlichen Handeln operationalisierbar werden nur die Kompetenzen bei den Lehrenden, die in einem spezifischen Kontext »gefordert« werden und daher zur Anwendung kommen (vgl. Kadishi 2007: 176). So zeigte Baumann (2021: 3 ff.) zum Beispiel die negativen Wirkungen der Strukturprinzipien des Lernraumes bei der Umsetzung des Konzeptes »Selbstorganisierten Lernens« (SOL) im Unterricht der beruflichen Bildung auf und formulierte den Bedarf einer parallelen Entwicklung individueller Haltungen und umfangreicher Reformmaßnahmen an Schulen unter pädagogischen und räumlichen Gesichtspunkten. Der pädagogische Raum ist eine zentrale Größe in der Ausbildung. Der digitale Lernort reicht in diesen Raum hinein. Wird der Lernraum nicht als digitaler Lernort systematisch gestaltet, wird sich eine auf Digitalisierung ausgerichtete Lehr-Lernkultur nicht entwickeln, weil ein selbstgesteuertes Lernen mit 25-30 Schüler*innen in einem viel zu kleinen Klassenraum ohne separate *Lerninseln* einfach eine Herausforderung für die Akustik und die Konzentration der Lehrer*innen und Lerner*innen ist.

Für die Förderung eines Lernkulturwandels bieten demnach Prinzipien des strukturellen Aufbaus von Bildungsinstitutionen mit ihren »rationalen« und strukturlogischen Beziehungen und Argumentationen einen wichtigen Anhaltspunkt für die Beziehung zwischen einer individuellen Professionalität und organisationaler Kompetenz, weil »(...) die eigentlichen Produktionsbedingungen von Innovationen, die Wahrnehmungsmuster und Handlungsstrukturen der Organisationen in den Mittelpunkt« (Bergmann/Daub 2006: 112) geraten. Eine Bildungseinrichtung braucht hier ein pädagogisches Konzept bzw. Leitbild wie zum Beispiel das »SOL nach dem Stuttgarter Modell« (vgl. Kerngruppe Curriculum Stuttgart 2006: 82 ff.) als eine einrichtungsspezifische organisationale Kernkompetenz, die für einen Lernkulturwandel die Bedeutung eines strategischen Managements in den Vordergrund rückt (vgl. Schreyögg/Kliesch 2005: 5), das die Rückkopplungseffekte zwischen der Ebene der Strukturen und Prozesse und den konkreten Handlungen der Lehrenden berücksichtigt.

Ein Lernkulturwandel kann somit als Kompetenzentwicklung verstanden werden, bei der die Kontextbedingungen in Bildungseinrichtungen und Schulen in Form eines organisationalen Lernens gestaltet werden, damit sich von dort aus individuelle und innovative Kompetenzen entfalten können. Mit Wittpoth (1994: VIII) kann dazu auf die Bedeutung der sozialen Rahmungen und Spielräume als zentrale Anker für Gestaltungsprinzipien verwiesen werden, in deren Bezug der Autor aufzeigt, dass die Tendenz der Moderne zur Individualisierung kritisch zu betrachten ist. Es soll hier darauf abgezielt werden, dass Stabilität und Wandel einer professionellen Lehrerpersönlichkeit sowohl im Kontext der Digitalisierung als auch im Kontext der Verankerung des Subjekts in kooperative und pflegerische Handlungsvollzüge betrachtet werden kann. »Individuierung‹ vollzieht sich (...) nicht gegen soziale Kontexte, sondern anhaltend in ihnen.« (Ebd.) Für eine pflegepädagogische Perspektive sieht der Autor hier weitreichende Konsequenzen, weil ein Wechsel von der Annahme der reinen Selbstverantwortung bzw. Selbstentfaltung zu einer Berücksichtigung der zentralen Rahmungen eingeführt wird, wodurch die Förderung einer Digitalisierung für einen Lernkulturwandel als ein wichtiges Erfolgskriterium erscheint.

Digitalisierung wird hier zu einer Lernkultur pluraler Selbststeuerung, bei der die individuelle Professionalisierung der Lehrer*innen und die organisationale Kernkompetenz miteinander verbunden werden (vgl. Abbildung 1). Als zentrale, dies realisierende Gestaltungsprinzipien der Lernkulturentwicklung können folgende angesehen werden:

- Prinzip Leitbild als organisationale Kernkompetenz, z.B. »SOL nach dem Stuttgarter Modell«
- Prinzip Kompetenzorientierung mit einem Kompetenzmodell, z.B. nach dem »Stuttgarter Modell«, erweitert um Digitalisierung als Querschnittskompetenz mit z.B. dem »DigcomEdu« (Punie/Redecker 2017) oder »Competencies for nursing in a digital world« (Egbert et al. 2018)
- Prinzip Curriculumsentwicklung mit Integration des Themas Digitalisierung in *jede* curriculare Einheit und Lernsituation mit einem Lernziel und Unterrichtsabschnitt nach dem SOL-Prinzip einschließlich der dafür notwendigen Verfügbarmachung der Pflegetechnologie
- Prinzip Rhythmisierung als Integration des digitalen Lehren und Lernens in die Bildungsgangplanung mit didaktischer Jahresplanung und Stoffverteilungsplan als verzahntes Blended Learning-Konzept
- Prinzip digitaler Organisation mit Entwicklung einer digitalen Arbeits- (Workflow) und Führungskultur (virtuelle Teams und Klassen)

- Prinzip Technikorientierung mit Technikkonzept zur Förderung digitaler Lernprozesse mit Hardware, Software, Datenschutzkonformität und Alltagstauglichkeit für pädagogische Kontexte

Abbildung 1: Prinzipien digitaler Lehr-Lernprozessgestaltung durch Synchronisation Lehrender und Organisation, Quelle: Eigene Darstellung.

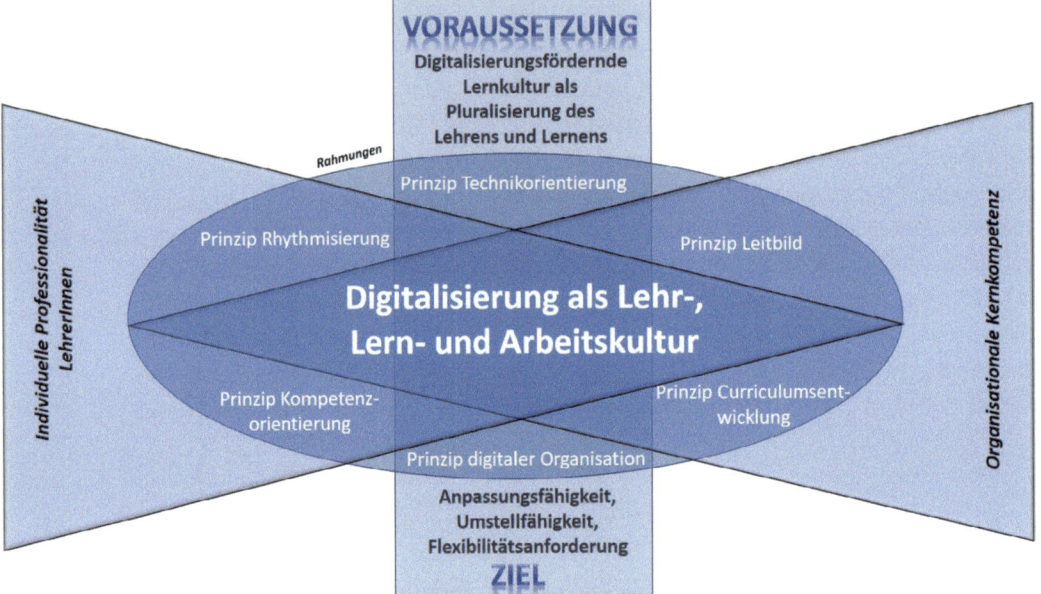

5. Schluss: Bedarf einer didaktischen Offensive und einer strukturellen Offensive

Die Zukunft einer digital gestützten Lehre ist denkbar. Für die Umsetzung ist es erforderlich, eine didaktische Offensive und eine strukturelle Offensive der Schulen für Gesundheitsberufe anzubahnen (vgl. Arnold/Prescher 2011: S. 32 ff.). Um das bisherige Muster der Lehr-Lernprozessgestaltung im digitalen Lernraum durchbrechen zu können, braucht es zunächst eine strukturelle Offensive, die den bisher ausschließlichen Blick auf die Lehrenden als Zentrum des digital gestützten Unterrichts auf die Schule als Organisation richtet, denn: Das Reaktionsmuster auf die Anforderungen der digitalen Lehre scheint zugespitzt formuliert bisher davon geprägt zu sein, dass mit dem Wechsel in die Online-Lehre entweder mehr desselben gemacht wurde, d.h. Frontalunterricht mit der Konsequenz von schwarzen Kacheln als Auditorium, das sich dem Nürnberger-Trichter-Konzept des Unterrichtens entzieht, oder genau entgegengesetzt, weniger desselben gemacht wurde. Lehrer*innen haben ganz aufgehört zu unterrichten und haben Textscans verschickt, die die Lernenden im Rahmen eines nicht-angeleiteten und nicht-strukturierten *Selbststudiums* einfach lesen sollten.

Digitale Lehre kann in diesem Sinne kein Lückenfüller für fehlende Lehrer*innen oder Räume sein, sondern braucht eine Aufwertung als organisationale Kernkompetenz. Dafür werden Aspekte einer vernetzten Lehr-Lernorganisation eine wichtige Rolle spielen. Digitale Formate und Medien ermöglichen dabei nicht nur den Zugang zu Wissen außerhalb von Bildungseinrichtungen und eröffnen den digitalen Lernraum als vierten Lernort, sie ermöglichen und erfordern auch ein integriertes Organisationsentwicklungsmodell, bei dem lose gebundene Einheiten auf verschiedenen Ebenen netzwerkartig zusammenarbeiten und den Lehr-Lernprozess gemäß der oben beschriebenen Prinzipien (vgl. Kap. 5) organisieren.

Das Organisieren braucht dazu zwingend eine didaktische Offensive curricularer Arbeit, um das Thema Digitalisierung und digitales Lehren und Lernen im Bildungsgang zu implementieren und als feste didaktische Kenngröße zu etablieren. Die Lehr-Lernkultur in Schulen scheint oft auf einer tradierten Wolke aus gemeinsam geteilten Selbstverständlichkeiten zu beruhen. Sie ruhen in einem Gehäuse der Fraglosigkeit und jede Zumutung der Veränderung wird abgeblockt (vgl. Zimmermann u.a. 2007: 528). Das Thema Digitalisierung in der generalistischen Pflegeausbildung wird sich ohne eine klare Positionierung der Schulleitungen und ohne ein systematisches Kompetenzmanagement nicht lösen lassen. Ein strategisches und systematisches Kompetenzmanagement kann hier einen Beitrag dazu leisten, die nötigen Rahmenbedingungen zu schaffen. Dabei stehen der lernende Mensch (die Lehrer*innen) und die Organisation Schule mit ihren Werten, Normen, Strukturen und Prozesse n (Schule als Lernende Organisation) im Mittelpunkt. Diese gilt es nicht mit überzogenen Forderungen zu belasten, sondern durch strategisch geschickte Initiativen systemischer Schulentwicklung für eine kompetenzorientierte und digitale Lehr-Lernprozessgestaltung zu befähigen. In diesem Sinne erscheint didaktisches Handeln als Führungshandeln, das in diesem Sinne keine einfache und zu unterschätzende Aufgabe ist. Die Lehrer*innen und Praxisanleiter*innen müssten nach Schaper/Hilkenmeier (2013: 47 f.) im Rahmen von Professionalisierungsprozessen mitgenommen und unterstützt werden.

Literatur

Abena (2002). Digitalisierte Inkontinenzversorgung. Erreichbar unter: https://www.abena.de/nova_b2c/ (Abruf: 12.05.2022).

Amon, Daniel/Prescher, Thomas. (2021). Mediengestützte patientenprozessorientierte Lernaufgaben zur Förderung der Lernortkooperation in der Pflegeausbildung. In: Lehren und Lernen im Gesundheitswesen, H. 6, S. 33 – 44.

Arnold, Rolf/Prescher, Thomas (2011). »Independent Study Mode« – Institutionelle Lehr-Lern-Organisationen entwickeln. Bildung ist Kompetenzentwicklung. In: Zeitschrift Weiterbildung, Jg. 22, H. 6, S. 32 – 35.

Arnold, Rolf (2012a). Ermöglichen: Texte zur Kompetenzreifung. Baltmannsweiler: Schneider Verl. Hohengehren.

Arnold, Rolf (2012b). »Beim Lernen ist es wie beim Eisberg: Das Tragende sieht man nicht«: Ergebnisse einer systemischkonstruktivistischen Lernforschung. In: Diskurs Kindheits- und Jugendforschung, Heft 4, S. 481-485.

Arnold, Rolf (2018). Ach, die Fakten. Wider den Aufstand des schwachen Denkens. Heidelberg: Carl Auer.

Baumann, Rebecca (2021). SOL braucht Raum: Raumkonzepte zur lernförderlichen Gestaltung selbstorganisierten Lernens in der NotSan-Ausbildung. Norderstedt: BoD

Bergmann, Gustav/Daub, Jürgen (2006). Relationales Innovationsmanagement – oder: Innovationen entwickeln, heißt Lernen verstehen. In: Zeitschrift für Management. Jg. 1, H. 2, S. 112 – 140.

Bundesregierung (2021). Mehr Digitalisierung in der Pflege. Erreichbar unter: https://www.bundesregierung.de/breg-de/suche/digitalisierung-pflege-1841204 (Abruf: 12.04.2022).

Compliant Concept (2022). Active Mobilisation System. Erreichbar unter: https://www.compliant-concept.ch/ (Abruf: 12.05.2022).

DigitalPakt Schule (2022). Was soll mit dem DigitalPakt Schule erreicht werden. Erreichbar unter: https://www.digitalpaktschule.de/de/lehrerinnen-und-lehrer-1707.html (Abruf: 12.04.2022).

Egbert, N./Thye, J./Hackl, W. O./Müller Staub, M./Ammenwerth, E./Hübner, U. (2018). Competencies for nursing in a digital world. Methodology, results, and use of the DACH recommendations for nursing informatics core competency areas in Austria, Germany, and Switzerland. Informatics for Health & Social Care, 1 25. https://doi.org/10.1080/17538157.2018.1497635

Foerster, Heinz von/Luhmann, Niklas/Schmid, Bernd/Stierlin, Helm/Weber, Gunthard (1988). Diskussion des Fallbeispiels. In: Simon, Fritz B. (Hg.). Lebende Systeme. Wirklichkeitskonstruktionen in der systemischen Therapie. Heidelberg: Springer, S. 110-125.

Gabriel, Markus (2016). Sinn und Existenz. Eine realistische Ontologie. Berlin: Suhrkamp Verlag.

Gockel, Julia/Westerholt, Stefan/Landherr, Jan/Kuntz, Simone/Strube-Lahmann, Sandra/Schmeer, Regina/Stricker, Birgit/Schneider, Michael/Prescher, Thomas/Wittman, Anna (2020). Technikbezogene Kompetenzen in der Ausbildungs- und Prüfungsverordnung für die Pflegeberufe. Positionspapier der AG »Wissenstransfer und Qualifizierung« des Clusters »Zukunft der Pflege«. In: Pädagogik der Gesundheitsberufe. Die Zeitschrift für den interprofessionellen Dialog (04/2020), S. 262-265.

Kadishi, B. (2007). Schlüsselkompetenzen erfassen und entwickeln. Theoretische Aspekte und ein praktisches Instrument. In: Thom, N./Zaugg, R. J. (Hg.). Moderne Personalentwicklung. 2. Auflage. Wiesbaden: Gabler Verlag, S. 175 – 187.

Kerngruppe Curriculum Stuttgart (2006). Integrative Pflegeausbildung. Das Stuttgarter Modell. Braunschweig: Bildungshaus Schulbuchverlage.

Luger, Michael (2019). Ontologischer Relationismus und Welt. Working Paper: Skizze einer Grundproblematik. Erreichbar unter: https://www.academia.edu/39731587/Ontologischer_Relationismus_und_Welt_Working_Paper_Skizze_einer_Grundproblematik (Abruf: 23.04.2021).

Moio.Care (2022). Das moio.care System. Erreichbar unter: https://moio.care/ (Abruf: 12.05.2022).

Müller, Kurt (2004). Erwachsenenpädagogische Reflexionen auf die Lernformierung des Partizipativen Lernens. In: Faulstich, Peter/Ludwig, Joachim (Hg.). Expansives Lernen. Baltmannsweiler: Schneider Verlag, S. 127 – 147.

PflАPrV (2018). Pflegeberufe-Ausbildungs- und -Prüfungsverordnung vom 2. Oktober 2018 (BGBl. I S. 1572), die durch Artikel 10 des Gesetzes vom 19. Mai 2020 (BGBl. I S. 1018) geändert worden ist. https://www.bgbl.de/xaver/bgbl/start.xav?startbk=Bundes%E2%80%8Banzeiger_BGBl&jumpTo=bgbl118s1572.pdf#__bgbl__%2F%2F*%5B%40attr_id%3D%27bgbl118s1572.pdf%27%5D__1713860477490 (Abruf: 24.11.2022).

Pörksen, Bernhard (2017). Das peinliche Zeitalter. Forschung & Lehre, H. 2,. Erreichbar unter: https://www.forschung-und-lehre.de/zeitfragen/das-peinliche-zeitalter-186 (Abruf: 14.03.2021).

Pörksen, Uwe (1992). Plastikwörter. Die Sprache einer internationalen Diktatur. Stuttgart: Klett-Cotta.

Prescher, Thomas (2017). Modelle der Kompetenzentwicklung: Ein systemisch-evolutionäres Rahmenmodell für die curriculare Ausbildung der Gesundheitsberufe. In: Pädagogik der Gesundheitsberufe, H. 1, S. 74 – 83.

Prescher, Thomas/Gabriel, Oliver/König, Heiko (Hg.) (2023). Berufsfelddidaktik Rettungsdienst. Edewecht: S + K.

Prescher, Thomas/Schneider, Michael/Zerth, Jürgen/Müller, Sebastian/Jaensch, Peter (2021a). Technik, Pflege und prozessorientierte Lernkulturentwicklung: Konstitution und Konstruktion der Technikimplementierung in Pflegeeinrichtungen am Beispiel der Dekubitusprophylaxe. In: Pädagogik der Gesundheitsberufe, 7. Jg., H. 2, S. 115 – 121.

Prescher, Thomas/König, Heiko/Gabriel, Oliver (2021b). Covid-19 als Chance für einen kompetenzorientierten Unterricht in der Notfallsanitäterausbildung: Lernprodukte patientenprozessorientierter Lernaufgaben als Ermöglichungsbedingung selbstorganisierten Lernens. In: Pädagogik der Gesundheitsberufe, Jg. 8, H. 2, S. 115 – 126.

Prescher, Thomas/Hellriegel, Jan (2020). Das Handwerk lernt mobil: Ermöglichung beruflicher Handlungskompetenz mithilfe digitaler Medien im Projekt KOLA (BMBF). ZWH

(Hg. Zentralstelle für Weiterbildung im Handwerk), Düsseldorf. Erreichbar unter: https://zwh.de/wp-content/uploads/KOLA_Broschuere_2019.pdf (Abruf: 12.07.2022)

Punie, Yves/Redecker, Christine (2017). European Framework for the Digital Competence of Educators: DigCompEdu, Publications Office of the European Union, Luxembourg. Erreichbar unter: https://publications.jrc.ec.europa.eu/repository/handle/JRC107466 (Abruf: 25.06.2023).

Rychen, Simone (2008). OECD Referenzrahmen für Schlüsselkompetenzen – ein Überblick. In: Bormann, Inka/Haan, Gerhard de (Hg.). Kompetenzen der Bildung für nachhaltige Entwicklung. Operationalisierung, Messung, Rahmenbedingungen und Befunde. Wiesbaden: VS Verlag für Sozialwissenschaften, S. 15 – 22.

Schaeper, Hilde (2008). Lehr-/Lernkulturen und Kompetenzentwicklung: Was Studierende lernen, wie Lehrende lehren und wie beides miteinander zusammenhängt. In: Zimmermann, Karin/Kamphans, Marion/Metz-Göckel, Sigrid (Hg.). Perspektiven der Hochschulforschung. Wiesbaden: VS Verlag für Sozialwissenschaften, S. 197 – 213.

Schaller, Franz (2012). Eine relationale Perspektive auf Lernen: ontologische Hintergrundsannahmen in lerntheoretischen Konzeptualisierungen des Menschen und von Sozialität. Opladen: Budrich UniPress.

Schaper, Niclas/Hilkenmeier, Frederic (2013). Umsetzungshilfen für kompetenzorientiertes Prüfen. Hochschulrektorenkonferenz (Hg.). https//:www.hrk-nexus.de/fileadmin/redaktion/hrk-nexus/07-Downloads/07-03-Material/zusatzgutachten.pdf (Abruf: 19.11.2015).

Schreyögg, Georg/Kliesch, Martina (2005). Organisationale Kompetenzen und die Möglichkeiten ihrer Dynamisierung: Eine strategische Perspektive. In: QUEM-report Schriften zur beruflichen Weiterbildung, Heft 94: Individuelle und organisationale Kompetenzen im Rahmen des strategischen Managements, S. 3 – 49. Erreichbar unter: https//:www.abwf.de/content/main/publik/report/2005/report-94.pdf (Abruf: 12.03.2013).

StMPG (2020). Ausbildungsleitfaden zur generalistischen Pflegeausbildung ab 2020 – Herausforderungen und Chancen – dem Fachkräftemangel mit einem neuen, zeitgemäßen Berufsbild beggenen. München: Appel & Klinger Druck und Medien GmbH.

Süssenguth, Florian (2015). Die Organisation des digitalen Wandels. In: Süssenguth, Florian (Hg.). Die Gesellschaft des Digitalen. Über die digitale Transformation der sozialen Ordnung. Bielefeld: transcript, S. 93 – 122.

Wittpoth, Jürgen (1994). Rahmungen und Spielräume des Selbst: ein Beitrag zur Theorie der Erwachsenensozialisation im Anschluss an George H. Mead und Pierre Bourdieu. Frankfurt a.M.: Diesterweg.

Zimmermann, Tobias/Michel, Paul/Kappes, Viviane (2007). Schulen im Netz und jetzt? Akten des internationalen Kongresses über Wissenstransfer und enzyklopädische Ordnungssysteme, September 2003, Prangins.

Gesundheits- und Pflegepädagogik als Krisenbearbeitungsinstanzen

Anne Kellner

Zusammenfassung

In diesem Beitrag werden nicht die Krisen **der** Pädagogik thematisiert, sondern vielmehr die Bedeutung von Krisen für das pädagogische Handeln. Die Diskussion, die 2022 von Wrana et al. im Beitrag *Pädagogische Krisendiskurse* angeregt wurde, aufgreifend möchte ich zeigen, wie Krisen auf verschiedenen Ebenen der pädagogischen Reflexion und des Handelns bedeutsam sind. Krisen sind für die Entwicklung der Disziplinen, sowohl der Pädagogik als auch der Gesundheits- und Pflegewissenschaften und damit für die Pflege- und Gesundheitspädagogik relevant. Wie bei der Covid-19-Pandemie deutlich wurde, stellen sie die (Hoch-)Schulorganisationen vor zahlreiche Anpassungsherausforderungen. Als subjektivierende Bildungserfahrungen sind sie – durch ihr transformatives Potenzial – auf der Ebene des pädagogischen Alltagshandelns, für die Gestaltung von pädagogischen Interventionen bedeutsam.

Krisen erscheinen einerseits als Bruch und Ausnahmezustand: Dabei stellt sich die Frage, wie Krisen vermieden oder schneller bewältigt werden könnten. Sie können andererseits als Anlass und Prinzip des Lernens betrachtet werden: Dabei stellt sich die Frage, wie Krisen pädagogisch begleitet bzw. inszeniert werden können. Die Pädagogik erscheint, so Wrana et al., in beiden Fällen als eine der zentralen *Krisenbearbeitungsinstanzen*: Sie kann »nicht umhin, auf Krisen zu ›antworten‹, diese zu problematisieren, zu inszenieren und sich in deren produktive Bearbeitung zu involvieren« (2022: 374).

Im nachfolgenden Beitrag wird der Fokus auf die Relevanz von Krisen für das (pflege-)pädagogische Alltagshandeln gelegt und auf ihre Bedeutung für transformatorische Lernprozesse als Professionalisierungsprozesse.

1. Einleitung

Die Erschütterungen der Covid-19-Pandemie sind noch spürbar, schon steht unsere Gesellschaft vor neuen Herausforderungen. Die Krisendiagnosen mehren sich und brechen in unseren vermeintlich ruhigen Alltag ein: Zu den Krisendiagnosen der 1970er Jahre[1] gesellen sich die Krisen des beginnenden 21. Jahrhunderts[2].

Indem Krisen unsere Gesellschaft vor immer wiederkehrende Herausforderungen stellen, öffnen sie einen Raum, in dem die Pädagogik als eine der zentralen *Krisenbearbeitungsinstanzen*[3] erscheint. Die Corona-Pandemie rückte die Bedeutung von Krisen als Anlass für philosophisch-pädagogische Reflexionen wieder in den Vordergrund: In zahlreichen Publikationen[4] wurden Pädagog*innen ermutigt sich dieser Herausforderung zu stellen.

Unter dem Titel *Pädagogische Krisendiskurse* reflektieren Wrana, Schmidt und Schreiber das »konstitutive Verhältnis von Pädagogik und Krise angesichts der Corona-Pandemie« (2022: 362). Diese Diskussion aufgreifend möchte ich zeigen, wie Krisen auf verschiedenen Ebenen des Pädagogischen bedeutsam sind. Auf der Metaebene sind Krisen relevant für die Entwicklung der Disziplinen, in unserem Fall sowohl der Gesundheits- und Pflegewissenschaft als auch der Gesundheits- und Pflegepädagogik. Auf der organisationalen Ebene haben Krisen und insbesondere die Corona-Pandemie Auswirkungen auf die Gesundheits- und Pflegeschulen und Hochschulen gehabt und u.a. zu einem Digitalisierungsschub geführt. Auf die Mikroebene des pädagogischen Alltagshandelns sind Krisen als subjektivierende (professionalisierende) Bildungserfahrungen für die Lehre von zentraler Bedeutung.

Krisen brechen in eine vermeintlich ruhige Normalität ein. Sie reißen, so Hannah Arendt, Fassaden weg und vernichten Vorurteile (vgl. 1958: 256[5]). Krisen haben damit eine

---

1 Postmoderne Diagnose eines Endes der Großen Erzählungen (Lyotard, J. F. 1974), »Die Grenzen des Wachstums« und Umweltkrise wie im Bericht des Club of Rome (1972); Ölkrise der 1970er Jahre sowie weitere Krisen und Konflikte (Vietnam, Cuba-Krise …)

2 Verschärfung der Umweltkrise, Covid-19-Pandemie, Krieg in der Ukraine, Krise der westlichen Demokratien durch Verbreitung von religiösem und politischem Extremismus, Verschwörungstheorien, Fake News …

3 Begriff bei Wrana et al. 2022: 374; zu weiteren ›Krisenbearbeitungsinstanzen‹ können u.a. die Soziale Arbeit, die Medizin, die Pflege gezählt werden – eigentlich alle Professionen bzw. Berufe mit Professionalisierungsbedarf. Bewusst wird hier auf psychologische Ansätze der Krisen- und Traumabewältigung nicht eingegangen, da diese einen individual-therapeutischen Zugang erfordern.

4 Wie beispielsweise: Mees, Y./Möller, E./Nisters, T. (2021). Philosophieren in Zeiten der Corona-Krise – eine Ermutigung aus der Praxis; Band der Zeitschrift für praktische Philosophie mit dem Schwerpunkt: Die Corona-Pandemie – Praktische Philosophie in Ausnahmesituationen (Bd. 7 Nr. 2, 2020).

5 »Der Verlust von Vorurteilen heißt ja nur, daß wir die Antworten verloren haben, mit denen wir uns gewöhnlich behelfen, ohne auch nur zu wissen, daß sie ursprünglich Antworten auf Fragen waren. Eine Krise drängt uns auf die Fragen zurück und verlangt von uns neue oder alte Antworten, auf jeden Fall aber unmittelbare Urteile. Eine Krise wird zu einem Unheil erst, wenn wir auf sie mit schon Geurteiltem, also mit Vor-Urteilen antworten. Ein solches Verhalten verschärft nicht nur die Krise,

enthüllende Funktion: Sie machen Probleme sichtbar, von denen wir gar nicht (mehr) wussten, dass es Probleme waren (Klonschinski 2020: 249). Dieser Wirkmechanismus von Krisen als Anlass zur Reflexion eines selbstverständlichen, aber dennoch problematischen Alltags, ist für das (pflege-)pädagogische Handeln von besonderer Bedeutung – z.B., wenn es darum geht, die genuinen *Probleme* der Profession Pflege sichtbar zu machen. Eine Sichtbarmachung, die einen diskursiven Raum öffnet, in dem kritisches Denken ein Anders-Denken und damit ein Anders-Werden ermöglicht.

Krisen können plötzlich da sein und nach Bearbeitung drängen. Im pädagogischen Alltag müssen sie jedoch oft pädagogisch-inszeniert werden. Dazu eignet sich eine *Pädagogik der Problematisierung* (Kellner 2011). Durch die Arbeiten von Michel Foucault inspiriert bezieht sie die Arbeit von Martin Saar über die Performativität von Genealogien (2007) und die Theorie transformatorischer Bildungsprozesse, wie sie von Hans-Christoph Koller (2012) entwickelt wurde, mit ein.

2. Pädagogischen Umdeutung: ›trügerische Sicherheit‹ vs. ›transformatorische Verunsicherung‹

2.1 Positive Pädagogik: Immer mehr Wissen und Können ...

In der Zeit einer positiven Besetzung des Kompetenzbegriffs könnte der Hinweis auf die Bedeutung von Krisen zur Initiierung von Bildungsprozessen anachronistisch erscheinen. Obwohl die aktuellen Krisen eine solche Betrachtung geradezu aufzwingen, bleiben in der Pädagogik und v.a. in der Didaktik die großen Erzählungen der Moderne weitgehend unhinterfragt.

> »Die Ungebrochenheit eines solchen Selbstverständnisses der Pädagogik lässt sich [...] mit ihrer ideen- und sozialgeschichtlichen Herkunft aus den Fortschrittserzählungen neuzeitlich-säkulärer Wissenschaft, bürgerlicher Gesellschaft und kapitalistischer Ökonomie erklären.« (Pollack 2016: 126)

Die Humboldt'sche Auffassung, dass der Mensch nur durch Erziehung zum wesenhaftidealen Menschen werden kann, wird von einer ausschließlich positiven Deutung des pädagogischen Handelns getragen:

> »Wenn der Erzieher nichts falsch macht, dann transformieren Erziehung und Bildung die ›rohe Natur‹ des Zöglings in aufgeklärt vernünftige Rationalität wie sittliche Subjektivität.

---

sondern bringt uns um die Erfahrung des Wirklichen und um die Chance der Besinnung, die gerade durch sie gegeben ist.« (Arendt 1958: 256)

> Von Rousseaus pädagogischem Dreigestirn aus Natur, Dingen und Erzieher über die zur Phrase verkommene reformpädagogische Maxime der ›kindgerechten Erziehung‹ bis zur gegenwärtigen Renaissance empirischer Macht-Träume von out-put-orientierter Kompetenzvermittlung reicht dieses Verständnis von positiver Pädagogik.« (ebd.: 129)

Die Tendenz der Pädagogik, die negativen Momente der Fortschrittserzählung auszublenden, geschieht um den Preis, dass »pädagogische Fortschrittsversprechen drohen, [ebenfalls] Gestalt und Gehalt einer mythologischen Erzählung anzunehmen« (ebd.: 126).

Eine *postmoderne* (post-positivistische) Pädagogik müsste sich von den Großen Erzählungen der Moderne verabschieden und *anders*, d.h. *kritischer*[6] und *bescheidener*[7] auf die Krisendiagnosen am Ende des 20. und Beginn des 21. Jahrhunderts eingehen. Weder die 1974 von Mertens eingeläutete Wende in der beruflichen Bildung (von der Qualifikation zur Schlüsselqualifikation), noch der Paradigmenwechsel der Kompetenzorientierung in den 1990er Jahren (die *Employability* in einer sich wandelnden Gesellschaft garantieren sollte) hat den Fortschrittsoptimismus der Moderne und seine Wirksamkeit in der Didaktik gebremst, sondern indem die Erziehungswissenschaft weitgehend unter das Evidenzparadigma gestellt wurde, sogar gefördert. Mehr denn je erscheint eine positive Vermehrung von Wissen und Können gekoppelt an eine herzustellende ökonomische Verwertbarkeit als Ziel des didaktischen Handelns. Endprodukt sind *Kompetenzmaschinen* (Foucault 2004b: 319) bzw. Subjekte als *Unternehmer ihres Selbst* (Bröckling 2007), die ständig bestrebt sind ihr Humankapital zu vermehren. Nicht selten wird dabei auf ein verkürztes Verständnis des Konstruktivismus rekurriert, das Didaktik auf die Gestaltung von Lernumgebungen reduziert und aus Lehrpersonen Gestalter von Lernumgebungen und Lerncoaches macht.

Kompetenzorientierung und Evidenzbasierung wiegen Lehrende und Lernende in trügerischer Sicherheit.

2.2 Verunsicherung und Krise als Bildungsimpulse – Initiierung von transformativen Bildungsprozessen

Demgegenüber stehen zahlreiche theoretische Ansätze, die Irritation, Dissonanz und Negativität als Anlass für Bildungsprozesse betrachten (von denen ich nachfolgend nur drei herausgreifen kann).

Mitte des 20. Jahrhunderts fasste Jean Piaget unter den Begriffen *Assimilation* und *Akkommodation* zwei grundlegende Formen des Lernens: *Assimilation* beschrieb er als Einordnung von neuem Wissen in vorhandene Denk- und Fühlschemata; *Akkommodation* als

---

6 Kritik als Kunst, nicht derart regiert zu werden (vgl. Foucault 1992: 12)
7 Bescheidener, was ihre Wirkmöglichkeit angeht (Technologiedefizit der Pädagogik, Luhmann/Schorr 2015: 120); Pädagogik als Versuchshandeln, Unmöglichkeit gezielter pädagogischer Interventionen (Willke 1987).

Erweiterung und Änderung dieser Denk- und Fühlschemata. Anlass für diese zweite und höhere Lernform sind Momente der Verunsicherung, Irritationen und Krisen, die als *kognitives Disäquilibrium* zu Erschütterungen, Infragestellungen und damit zu Veränderungen von Denk-, Fühl- und Handlungsschemata führen (u.a. 1992: 161 f.).

Diese Differenzierung wurde Ende der 1990er Jahren u.a. von Rolf Arnold und Horst Siebert aufgegriffen und weiterentwickelt. In ihrem Entwurf einer konstruktivistischen Erwachsenenbildung beschreiben sie das Phänomen der Akkommodation als *Reframing*, als Phase der Umdeutung und der Rekonstruktion von Deutungsmustern (1999: 115 ff.).

»Wenn ein Weltbild sich als nicht mehr viabel erweist, kann eine Rekonstruktion, eine Umdeutung, ein ›reframing‹ erforderlich sein. Solche Rekonstruktionen sind meist lernintensiv, sie erfordern ein Verlernen gewohnter Deutungen und Verhaltensweisen und neues Wissen, neue Ansichten. Der englische Begriff reframing weist darauf hin, dass oft ein neuer ›Rahmen‹, ein neues Bezugssystem für unsere Wertungen und Interpretationen benötigt wird.« (ebd. 1999: 117)

Indem sie diesen Prozess auslösen können, sind Krisen für Arnold und Siebert keine Unfälle, sondern vielmehr »Schaltstellen für neue Entwicklungen, für Innovationen« (ebd. 1999: 116).

Mit dem Ziel einer Reformulierung des Bildungsbegriffs entfaltet Hans-Christoph Koller Anfang des 21. Jahrhunderts eine *Theorie transformativer Bildungsprozesse*, in der er Bildung als »Transformation grundlegender Figuren des Welt- und Selbstverhältnisses« definiert. Dazu greift er die von Rainer Kokemohr 1992 getroffene Unterscheidung zwischen Lern- und Bildungsprozessen auf: *Lernen* wird als »Prozess der Aufnahme, Aneignung und Verarbeitung neuer Informationen [...], bei dem jedoch der Rahmen innerhalb dessen die Informationsverarbeitung erfolgt, selber unangetastet bleibt«, bestimmt. *Bildungsprozesse* werden dagegen als »Lernprozesse höherer Ordnung« verstanden, »bei denen nicht nur neue Informationen angeeignet werden, sondern auch der Modus der Informationsverarbeitung sich grundlegend ändert« (vgl. Koller 2012: 15, mit Bezug auf Kokemohr 1992).

Wie bereits Piaget sowie Arnold und Siebert bestimmt Koller Irritationen und Krisenerfahrungen als »Konfrontation mit einer Problemlage, für deren Bewältigung sich das bisherige Welt- und Selbstverhältnis als nicht mehr ausreichend erweist«, als Anlass für solche Bildungsprozesse (vgl. Koller 2012: 15, mit Bezug auf Kokemohr 2000, 2007).

Leider können nicht alle theoretischen Stränge von Kollers Arbeit, die dazu führen, *Bildung anders zu denken*, hier dargestellt werden. Relevant für den vorliegenden Beitrag ist Kollers Ansicht, dass *erschütternde Erfahrungen* bzw. *Erfahrungen aus Krisen und Krisenbewältigung* grundlegend für die Entstehung von Neuem, im Rahmen transformatorischer Bildungsprozesse sind.

Ganz in diesem Sinne soll nachfolgend Bildung als eine (philosophische) Transformation von Welt- und Selbstverständnissen verstanden werden, die durch Erfahrungen eingeleitet werden, die ein Anders-Denken, ein Anders-Handeln, ein Anders-Werden ermöglichen (vgl. Foucault 2005: 52, Koller 2012: 9).

> »Philosophie ist eine Bewegung, mit deren Hilfe man sich nicht ohne Anstrengung und Zögern, nicht ohne Träume und Illusionen von dem freimacht, was für wahr gilt, und nach anderen Spielregeln sucht. Philosophie ist jene Verschiebung und Transformation der Denkrahmen, die Modifizierung etablierter Werte und all der Arbeit, die gemacht wird, um anders zu denken, um anderes zu machen und anders zu werden als man ist.« (Foucault 1984: 22)

Diese grundlegenden Transformationen können nicht durch ein *Mehr Desselben* ausgelöst werden, sondern durch Erfahrungen, die in der Lage sind, eingefahrene Denkmuster zu erschüttern. Zu diesen Erfahrungen zählen neben realen Krisen auch Irritationen und Provokationen, die pädagogisch inszeniert werden. Von pädagogischer Bedeutung erscheint das Auslösen einer Arbeit des Denkens, die zu einer *Problematisierung* des Selbstverständlichen führt:

> »Denken ist Freiheit in Bezug auf das, was man tut; die Bewegung, durch die man sich selbst davon löst, es als ein Objekt etabliert und als ein Problem reflektiert.« (Foucault zit. in Schmid 1991: 13 f.)

Wie bereits mit Hannah Arendt festgestellt, können Krisen als ein Anlass solcher Denkprozesse begriffen werden, in denen sich nicht nur die Krise, sondern auch die Normalität als problematisch zeigt (Wrana et al. 2022: 363).

Folgt man diesen Ansätzen, erscheint als Ziel von Lern- und Bildungsprozessen nicht mehr das Ruhen in trügerischer Sicherheit, sondern das Verändern mittels pädagogisch inszenierter und begleiteter Verunsicherungen, die eine transformatorische Infragestellung von Wissen, Können und Seinsweisen einleiten können.

3. Pädagogik als Krisenbearbeitungsinstanz

Krisen fordern die Pädagogik auf zwei Weisen: Krisen erscheinen zunächst als Bruch und Ausnahmezustand in denen Pädagogen mit der Frage konfrontiert werden, wie Krisen vermieden oder schneller bewältigt werden können. Krisen können demgegenüber als Chance – als Anlass und Prinzip transformatorischer Bildungsprozesse – aufgefasst werden (vgl. Wrana et al. 2022: 364). Krisen fordern zu einer Überwindung bestehender Verhältnisse. Aufgabe der Erziehung ist es daher nicht, in eine gesellschaftliche Ordnung bzw. eine stabile soziale Praxis einzuführen, sondern für die Künftigkeit denkbarer Welten vorzubereiten (ebd.: 366).

Dieses Verständnis von Krisen als Wendepunkt und als Überwindungsanforderung findet sich im Ursprung des Krisenbegriffs wieder. Im Etymologischen Wörterbuch des Deutschen[8] wird Krise als »entscheidender Punkt« als »Höhepunkt einer gefahrvollen Entwicklung« beschrieben. In der Medizin wird mit dem Lateinische *crisis* der Höhenpunkt bzw. Wendepunkt einer Krankheit, der zu Heilung (Leben) oder Gefahr (Tod) führt, bezeichnet. Krisen als Ereignisse, die nach ihrer Überwindung drängen (vgl. Mees et al. 2021: 1) sind Erfahrungen, die einen Wandel – d.h. transformative Bildungsprozesse – ermöglichen.

Im Beitrag *Pädagogische Krisendiskurse* verfolgen Wrana, Schmidt und Schreiber 2022 die Frage »wie die Coronakrise zu einer pädagogisch relevanten Krise« wurde. In der Corona-Krise zeigte sich die Pädagogik als eine »grundsätzlich unverzichtbare Kompensationsinstanz gesellschaftlicher Problemlagen«. Als eine zentrale *Krisenbearbeitungsinstanz* konnte sie »nicht umhin, auf Krisen zu ›antworten‹, diese zu problematisieren, zu inszenieren und sich in deren produktiver Bearbeitung zu involvieren« (2022: 374). Die Pädagogik ist somit »als *Krisenwissenschaft* und *-profession* konstruiert, die die Krisenbewältigung unterstützt, indem sie einen pädagogischen Raum konstruiert, in welchem Krisen produktiv bearbeitbar gemacht werden. Sie *pädagogisiert* also Krisen, um deren Dramatik zu kontrollieren bzw. im Rahmen der ihr eigenen Rationalität organisieren zu können.« (ebd.: 370, mit Bezug auf Schäfer/Thompson 2013).

Durch die Corona-Pandemie entfalteten sich im pädagogischen Diskurs drei Linien: Die erste thematisierte die **Krise als Aussetzung und Unterbruch des Pädagogischen**: eine Unterbrechung der institutionellen pädagogischen Praxis, eine Auslagerung des Lernens auf den privaten Raum sowie einen Verlust des Pädagogischen innerhalb der Wissensvermittlung. Die zweite Linie fokussierte ein Verständnis von **Krise als Transformationsversprechen**: indem Krise als Chance zur Initiierung und Reflexion von Digitalisierung bzw. innovativen Lernformen, zur Individualisierung und Flexibilisierung der Lehre, als Maßnahme der Schulentwicklung betrachtet wurde. Die dritte Diskursline betrachtete **Krise als eine bildungsrelevante Erfahrung**: als Moment der Unterbrechung eingespielter Selbst- und Weltverhältnisse und damit als Bildungsereignis (vgl. ebd.: 370 ff.).

Diese dritte Deutung, die hier bereits angesprochen wurde, setzten Wrana et al. mit einer von Oevermann hergestellten Assoziation von Krisenbewältigung und Professionalisierung in Verbindung, die für die pädagogische Arbeit in den Pflege- und Gesundheitsschulen bedeutsam ist.

---

8 https://www.dwds.de/wb/etymwb/Krise (Abruf: 02.03.23).

3.1 Bildung als Prozess der Krisenbewältigung

In seiner Abschiedsvorlesung *Krise und Routine als analytisches Paradigma in den Sozialwissenschaften*[9] thematisierte Ulrich Oevermann 2008 die Dualität von Krisen und Routine und ihre Bedeutung u.a. für die Einsozialisation in einer Profession. Für Oevermann sind Krisen und der Prozess ihrer Bewältigung »konstitutiv für die Lebenspraxis, also für die Gattung Mensch überhaupt«. Die Gesellschaft oder eine Kultur sind für ihn deshalb »ohne das Konstitutivum der Krise schlechterdings nicht denkbar« (2008: 2).

> »Lebenspraxis vollzieht sich letztlich in einer ständigen Verkettung solcher [Krisenstellen] in eine offene Zukunft, so daß wir sie auch als einen Bildungsprozeß bezeichnen können.« (ebd.: 21)

Gegen Ende seiner Vorlesung *Krise und Routine* greift Oevermann die Differenz zwischen Lernen und Bildung auf und definiert Lernen als »ein[en] Prozess der Routine, der routinisierten Aneignung von schon kodifiziertem Wissen« (2008, Vortrag, Stand 1:36:35).

> »Bildung unterscheidet sich nun aber vom bloßen Lernen genau in dieser Hinsicht, dass sie im Kern in einem Prozeß der Krisenbewältigung besteht und deshalb auch nur sehr begrenzt standardisierbar ist, [...]. Dagegen ist das Lernen eine Angelegenheit der Routinisierung. In ihm muß ein kodifiziertes Wissen durch wirksames Training angeeignet werden. Die für es typische Form ist das Auswendiglernen von Texten, das Einprägen von Vokabeln ins Gedächtnis. Wohlgemerkt: Bildung ist nicht ohne den Bestandteil von Lernen möglich und insofern ist Lernen fraglos notwendig. Aber es zum dominanten Modell zu erheben, wie etwa im von den modernen Erziehungswissenschaften gefeierten Grundsatz des lebenslangen Lernens, bedeutet eben die Beschneidung von Bildungsprozessen auf standardisierbare Routinen.« (ebd.: 60)

Wenn man die Lernenden ernst nimmt, bedeutet Unterricht für Oevermann ein »permanentes Krisen Bewältigen« (ebd.: 60). Mit Rückgriff auf Oevermanns *Theoretische Skizze einer revidierten Theorie professionalisierten Handelns* (1996) erscheint die Krise darüber hinaus als ein zentraler »Moment der Konstitution berufsfeldspezifischer Subjektivität [Habitus] im Rahmen der Einsozialisation in [einem] Handlungsfeld« (Wrana et al. 2022: 369, mit Bezug auf Oevermann 2008).

---

9 Die Abschiedsvorlesung von Ulrich Oevermann (2008) »Krise und Routine als analytisches Paradigma in den Sozialwissenschaften« kann sowohl als Video online verfolgt werden, als auch als Skript gelesen werden. Die für diesen Beitrag interessante Auseinandersetzung musste aus Zeitgründen von Oevermann gekürzt werden, so dass eine Differenz zwischen Text und Vorlesung entstand. Die Zitate aus dem schriftlichen Beitrag sind mit Seitenzahl, mündliche Aussagen mit einer Zeitangabe angegeben.

Folgt man Oevermanns Argumentation stellt sich eine Ausbildung, weil sie als solche bereits ein Bruch mit der Routine ist, als eine bildende Krisenerfahrung an sich dar. Eine Ausbildung – und erst recht eine Pflegeausbildung – müsste somit als ein »genuin [...] krisenhaft strukturierter Erfahrungsraum« (Wrana et al. 2022: 369) gedacht werden, in dem pädagogisches Handeln eine krisenhafte Erzeugung von Neuem initiiert und begleitet. Die Einsozialisation in einem beruflichen Feld – die Professionalisierung im wissenschaftlichen Diskurs und im hermeneutischen Fallverstehen[10] – erscheint somit als ein kriseninduzierter transformativer Bildungsprozess.

Nachfolgend werde ich exemplarisch auf die Pflegebildung eingehen und lade Pädagog*innen anderer Disziplinen ein, diese Ausführungen in den eigenen Erfahrungsraum zu übertragen.

4. Krisen des Alltags/Alltag der Pflege

Professionelles Pflegehandeln zeichnet sich als ein nicht-technologisches Handeln. Als Handeln in Situationen und Kontexten, die hochkomplex (kritische Lebensereignisse) sind, unterliegt es unterschiedlichen Handlungsrationalitäten, die nicht selten widersprüchliche Handlungsanforderungen an den Pflegenden stellen. Im Entscheidungsprozess muss sich die Pflegefachperson einerseits sowohl an objektiven Kriterien ausrichten als auch die subjektiven Bedürfnisse des Klienten einbeziehen. Anderseits stehen ideelle Werte und Berufsverständnis der Pflegenden meist in Widerspruch zu den immer stärker werdenden ökonomischen Zwängen des Gesundheitssystems.

Als krisenhafte und destabilisierende Erfahrungen können insbesondere solche betrachtet werden, in denen Pflegende und Auszubildende mit den Grenzen ihrer Selbstwirksamkeit bzw. mit Machtlosigkeit konfrontiert werden. Eine der prägendsten Erfahrungen, die angehende Pflegefachpersonen machen, ist die des Eingehens einer Beziehung mit einem pflegebedürftigen Menschen. Hier erfahren sie sowohl das ›Schöne‹ (den Sinn dieses Berufs) als auch das ›Gefährliche‹ (Nähe/Distanz). Hier spüren sie das gesamte Spannungsfeld der Zielkonflikte der Pflege und die Grenzen ihrer Möglichkeiten (Kellner 2011: 394). Leider werden solche destabilisierenden Erfahrungen nur selten thematisiert bzw. werden als zum Pflegealltag gehörend abgetan (Es ist halt so in der Pflege ...).

Die Ökonomisierung des Gesundheitssystems und die Anreicherung der Ideologien der Pflege mit den *Klugen Konzepten*[11] der Pflegewissenschaft potenzieren diese Grenzerfahrungen. In ihrem Wunsch, *Menschen zu helfen*, *gute* Pflegefachpersonen zu sein, übernehmen sie weitgehend unkritisch solche überhöhten Erwartungen. Eine Übernahme,

---

10 Doppelte Professionalisierung nach Oevermann 1996.
11 So der Titel des Beitrags von Karin Kersting 2008: Gute Pflege hat individuell, wissenschaftsfundiert, professionell, ... und v.a. wirtschaftlich zu sein.

die sie als *Normenfalle*[12] heute wie früher wirksam diszipliniert und überfordert (Kellner 2011: 394).

Die Differenz zwischen Anspruch und Realität wird in ihrer ganzen Wucht von den Auszubildenden (noch) wahrgenommen (Praxisschock[13]). Um funktionieren zu können, werden diese Erfahrungen allzu oft verdrängt und eine dringend notwendige Reflexion wird weitgehend vermieden.

> »Mit ein wenig Glück bzw. dazu angeleitet, reden sie darüber ... Wenn nicht, wird das, was sie noch sehen, was sie unerträglich finden, worüber sie mit Empörung berichten, wogegen sie sich entschieden positionieren möchten, im Laufe der Zeit [...], verschämt verschwiegen, verdrängt, mit der Zeit ›vergessen‹, nicht mehr gesehen, oder gar als ›Pflegenormalität‹ betrachtet und damit letztendlich übernommen ...« (ebd.: 402)

4.1 Wahrnehmung des Unerträglichen

Die »Wahrnehmung des Unerträglichen« korreliert, so Martin Saar, mit dem »Erkennen einer Hauptgefahr, die die kritische Schwelle einer latenten Gefährlichkeit überschritten hat und auf die deshalb reagiert werden muss«. Dieses Schwellenphänomen – die Wahrnehmung, dass etwas »die Schwelle dessen hinter sich gelassen hat, was geduldet werden kann« – weist eine irreduzible persönliche und krisenhafte Dimension auf (2007: 292).

> »Das Wahrnehmen des Unerträglichen beruht auf einem Erfahrungswissen, einer Kunst oder Technik des Sehens. Und unerträglich ist nur etwas, das man vorher – wissentlich oder unwissentlich – ertragen hatte. Wenn Lebensformen problematisch werden und Subjektivierungsweisen ihren Gewaltcharakter offenbaren, wird etwas brüchig, mit dem und durch das man bisher gelebt hat, das lebensnotwendig und damit getragen und geduldet war.« (ebd.: 292)

Dieser Prozess ist jedoch kein leichter. Die Arbeit an der »Schwelle des noch und nicht mehr Geduldeten« – die Frage, was bin ich nicht mehr bereit zu dulden? – führt zu einer *Kritik des duldsamen Selbst* (Selbst-Kritik) wie auch zur *Kritik einer duldsamen Praxis* (Team, Institution); nicht selten führt sie, wenn sich an der eingefahrenen Situation in der Praxis

---

12 Als Normenfalle wird die Diskrepanz zwischen Anspruch und Wirklichkeit bezeichnet, von Michel Foucault wurde sie als wirksame Machtstrategie beschrieben. Mehr bei Kellner 2011.

13 Im neuen Rahmenlehrplan der generalistischen Pflegeausbildung werden solche Erfahrungen als Antinomien bezeichnet: »Antinomien sind prinzipiell nicht aufhebbar, jedoch kann eine reflexive Erschließung und Handhabung angestrebt werden. Ziel der Auseinandersetzung ist die Sensibilisierung für die zentrale Bedeutung der Antinomien, für die Professionalität, das Aufdecken und Reflektieren typischer individueller und kollektiver Reaktionsmuster auf Antinomien sowie das Entwerfen von Handlungsalternativen. In diesem Zusammenhang erhält ein kritisches Bildungsverständnis Bedeutung.« (Walter 2015: 8, mit Bezug auf Beck et al. 2000)

nichts ändern lässt, zur moralischen Dessensibilisierung (Coolout) und/oder zum Aufgeben des Berufes (Saar 2007: 292, Kellner 2011)

Ein kritisch-konstruktives (pädagogisches) Eingehen auf solche Krisen erscheint als unabdingbar und als eine Schlüsselaufgabe zunächst von Pflegepädagog*innen, aber grundsätzlich auch von allen Pflegefachpersonen unabhängig ihrer Rolle oder Position. Nur unter dieser Voraussetzung werden sich dringend notwendige Transformationsprozesse einleiten lassen. Nur so lässt sich eine Kultur eines solidarischen Zur-Sprache-Bringens (*parrhesia*[14]) in der Pflegepraxis etablieren (Kellner 2011: 405). Eine Kultur, in der Pflegende mit solchen Situationen nicht mehr allein gelassen werden (*Individualisierung der Schuld*[15] vs. *Solidarität*). Die gemeinsame Reflexion, das Öffentlich-Machen des Unerträglichen, holt die Insuffizienzgefühle, das schlechte Gewissen, aus ihrer intimen Geborgenheit heraus und setzt damit die Mechanismen der Normenfalle der Pflege außer Kraft (Kellner 2011: 405, 2019).

Die pädagogische Bearbeitung solcher Krisen ist nur bedingt standardisierbar: hier erscheint Situativität, Offenheit, Risikobereitschaft und Bescheidenheit seitens der Pädagog*innen, die diese Krisen begleiten von zentraler Bedeutung und begründet den Professionalisierungsbedarf von Pädagog*innen (Gestaltung eines auf Vertrauen basierenden pädagogischen Bündnisses).

5. Pädagogische Gedanken im Anschluss an Michel Foucault

5.1 Leitung durch Verunsicherung und Entdeckung

Verunsicherungen des Selbst können, wie bereits besprochen, durch krisenhafte Ereignisse ausgelöst werden – sie können jedoch auch pädagogisch inszeniert werden.

In seiner Vorlesung vom 27. Januar 1982 geht Foucault auf die drei Typen von (pädagogischen) Leitungen in den platonischen Dialogen ein: die *Leitung durch Vorbild*, die *Leitung aufgrund von Kompetenzen* und die *Leitung durch Verunsicherung und Entdeckung* (2004a: 166 ff.).

Die Verunsicherung des Selbst wird bei Sokrates durch das Aufzeigen von Nicht-Wissen ausgelöst. In dieser mäeutischen Geste erscheint der *Lehrmeister* als zentrales Wirkelement, der diese Prozesse der Aus- und Umbildung des Individuums ermöglicht oder durch ständiges Hinterfragen gar erzwingt. Die Lehrperson erscheint damit weder in

---

14 Parrhesia als Wahrsprechen, als Mut zur Wahrheit (siehe Foucault 2004a: 405 f., Kellner 2011: 325 ff.)

15 Die Individualisierung der Schuld, das schlechte Gewissen, das z.B. aus der Normenfalle entsteht, gehört lt. Foucault zu den ›Mitteln der guten Abrichtung‹ – d.h. zu den wirksamsten Disziplinierungsstrategien (siehe Foucault 1977).

der Rolle des klassischen Erziehenden noch in der des Lehrenden von Wahrheiten, Gegebenheiten und Grundsätzen.

In diesem Zusammenhang macht Foucault auf die zwei Ursprünge des Begriffs *Education* aufmerksam: *Educare* weist auf die Vermittlung eines Wissens, das an die Stelle der Unwissenheit tritt oder diese ersetzt (Erziehung). *Educere* – als Modus der Intervention eines *wahrsprechenden* Lehrmeisters – weist demgegenüber auf eine pädagogische Geste, die das Ziel verfolgt, das Individuum aus dem Zustand, dem Status, der Lebensweise, der Seinsweise, in der es sich gegenwärtig befindet, *herauszuführen* (Foucault 2004a: 175, 1985: 42). Eine entsubjektivierende transformative Bewegung, die das Ziel verfolgt, unabhängig und widerstandsfähig (*paraskeue*[16]) zu machen (Kellner 2011: 412).

Abbildung 1: Kritische Bildungsprozesse: educare vs. educere (eigene Darstellung)

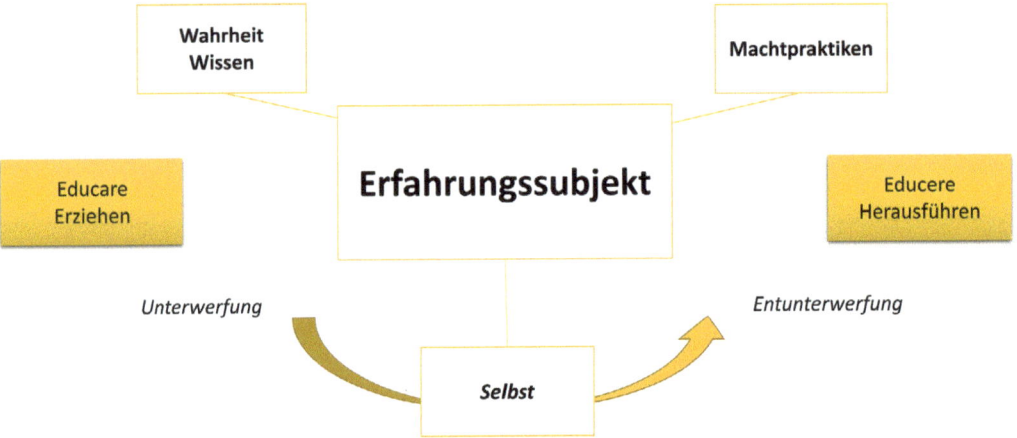

5.2 Pädagogik der Problematisierung

Im Rahmen von geplanten (pflege-)pädagogischen Interventionen können transformative Bildungserfahrungen durch *Problematisierungen*, d.h. Verunsicherungen des Selbstverständlichen durch kritisch-genealogische Analysen, eingeleitet werden. Darüber hinaus weist Foucault auf die Bedeutung von *Fiktionen*, auf die Kraft eines *Es-könnte-anders-sein* hin.

---

16 Prozess des Sich-Rüstens, des Bereit-Werdens, d.h. sich Bereit-Machen für ein kommendes Ereignis (siehe Kellner, 2011:363 und Foucault 2004a: 393 f.)

5.2.1 Performative Struktur von kritischen Genealogien

Neben der dringenden Anforderung, auf *reale Krisen* (s.o. Wahrnehmung des Unerträglichen) einzugehen, weist Martin Saar auf die performative Kraft von *Genealogien* hin, wie sie von Nietzsche und Foucault begründet wurden.

Unter dem Begriff der Genealogie wird seit Nietzsche eine besondere Form von Kritik verstanden: eine Kritik, in der die Geschichtlichkeit und damit die Kontingenz von bestimmten Gegenständen ans Licht gebracht werden[17] (Kellner 2011: 391). Die genealogische Kritik steht für eine radikale Analyse, »die die historischen Wurzeln eines Werts, einer Institution oder einer Praxis freilegt und das Wissen um die Gewordenheit eines Objekts gegen dieses richtet, um es durch den Hinweis auf seinen Ursprung zu kompromittieren und zu delegitimieren« (Kellner 2017: 8, mit Bezug auf Saar 2007: 9).

In seiner Arbeit zeigt Saar, dass die Erfahrung dieser Bedingtheit, dass allein das Wissen um die Historizität und damit Kontingenz der Machtstrukturen, die uns prägen, bereits in der Lage ist, Erschütterungen des Selbst auszulösen, die eine Transformation des Selbst-Verständlichen einleiten können. Für Saar sind Genealogien damit wirksame Kritiken, die die Eingeschriebenheit der Macht in das Selbst erschüttern und damit transformative Prozesse auslösen (Saar 2007).

Der Anlass, der Stachel ist in der Provokation der *Problematisierung* eingeschrieben: Eine Pädagogik der Problematisierung »destabilisiert, lüftet den Schein der Natürlichkeit, enttarnt bestimmte Machtwirkungen und macht sie dadurch unmöglich. Sie löst Zweifel aus, verfremdet das Eigene, verunsichert das Selbstverständliche, problematisiert das, was ›problemlos‹ erschien; legt das uns derzeit konkret bestimmende Denk-, Erfahrungs- und Handlungsmuster frei.« (Kellner. 2011: 389, 391).

---

17 Mehr dazu bei Kellner, A. (2016). Kritische Genealogien als Instrumente einer widerständigen Pflegepädagogik. In: Elfriede Brinker-Meyendriesch/Frank Arens (Hg.). Diskurs Berufspädagogik Pflege und Gesundheit. Berlin: Wissenschaftlicher Verlag, S. 605-622 sowie bei Kellner 2011: 412.In seinem Werk analysiert Foucault historische Gegenstände wie den Wahnsinn, die Strafpraktiken oder die Sexualität, die im Gegensatz zu natürlichen Gegenständen (wie Bäumen, Blumen) Korrelaten von bestimmten Praktiken und damit immer historisch-gesellschaftlich geprägt sind. Die Pflege kann zu einem solchen historischen Gegenstände gezählt werden (Kellner 2011). Die kritische Betrachtung solcher historischer Erfahrungen erfordert drei Analysen, nachfolgend am Beispiel der Pflege formuliert: 1. Zunächst eine Analyse der Formierung des Wissens, das sich auf die Pflege bezieht. Diese nennt Foucault Archäologie, sie entspricht einer kritischen Diskursanalyse. 2.Zweitens eine Analyse der Machtdispositive, die die Ausübung der Pflege regeln; diese Machtanalyse nennt er Genealogie. 3. Drittens eine Analyse der Formen, in denen sich Individuen als Subjekte (an-)erkennen: eine Analyse der Subjektivierungsformen, d.h. eine Untersuchung der Formen und Modalitäten des Verhältnisses zu sich selbst, durch die sich das Individuum als Subjekt konstituiert und erkennt (Foucault 1989: 12 f.). Dieses Analyse-Dreieck wendet Foucault in ähnlicher Weise auf das Subjekt als Erfahrungssubjekt: Das Subjekt ist das Ergebnis von Wissen-, Macht- und Selbstpraktiken, durch die es konstituiert wird und sich selbst konstituiert (Foucault 2005: 94).

Abbildung 2: Performative Struktur von Genealogien (eigene Darstellung mit Bezug auf Saar 2007)

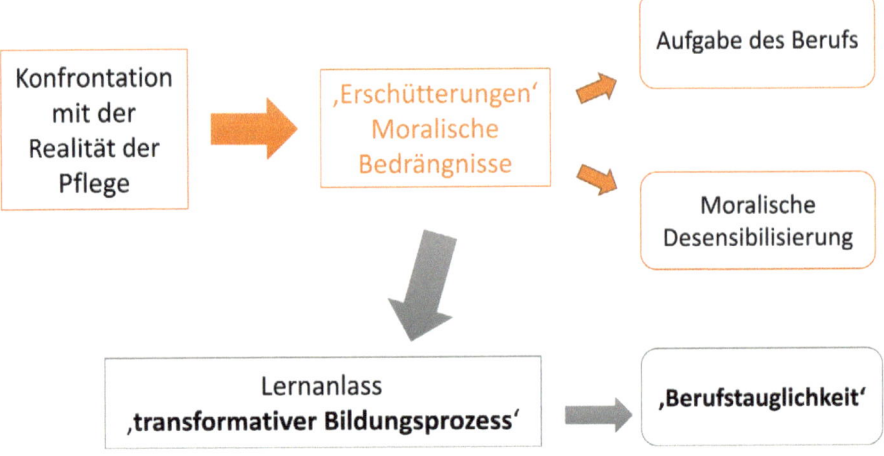

5.2.2 Fiktionieren – Es könnte anders sein

Die genealogische Provokation wird bei Foucault durch fiktionale Gedankenspiele ergänzt. Eine durch Foucault inspirierte Pädagogik arbeitet mit der Geschichte, jedoch nicht ausschließlich mit historisch-genealogischen Geschichten, sondern auch mit *Fiktionen*, mit Geschichten, die einen alternativen Diskurs – das Denken eines ›Es könnte anders sein‹ – öffnen (Kellner 2011: 389).

> »Mir scheint, es gibt die Möglichkeit, die Fiktion in der Wahrheit arbeiten zu lassen, Wahrheitseffekte mit einem Fiktionsdiskurs zu induzieren, und gewissermaßen dafür zu sorgen, dass der Wahrheitsdiskurs etwas hervorruft, erzeugt, das noch nicht existiert, dass er also ›fiktioniert‹. Man ›fiktioniert‹ Geschichte von einer politischen Wirklichkeit her, die sie wahr macht, man ›fiktioniert‹ eine Politik, die noch nicht existiert, von einer historischen Wahrheit her.« (Foucault 2003: 309)

Eine kritisch-transformative Pflegepädagogik greift damit sowohl die *genealogische Verunsicherung* als auch das *Fiktionieren* auf, um Denk- und Selbst-Reflexionsprozesse auszulösen. Sie löst eine Arbeit des Wissens und des Denkens aus, die die Selbstkonstitutionspotenziale des Einzelnen anspricht und mobilisiert. Ziel dieser *Pädagogik der Problematisierung* ist die Bildung widerstandsfähiger und ethischer Subjektivitäten (Kellner 2011: 390). Sie ist m.E. in der Lage zukünftige Pflegefachpersonen mit einem Rüstzeug auszustatten, das sie sowohl widerstandsfähig für sich selbst macht als auch zum Widerstand befähigt: Widerstand sowohl im Sinne einer advokatorischen Ethik als auch im Sinne einer berufspolitischen Positionierung.

6. Fazit: Kritische Professionalität als Ziel

Ziel einer solchen pädagogischen Praxis ist es nicht, Kompetenz-Maschinen zu formen, sondern vielmehr *berufstaugliche*[18] Pflegefachpersonen zu bilden. Es geht nicht darum, die Frustrationstoleranz des Einzelnen (Akzeptanz des vermeintlich ›Unveränderlichen‹) zu erhöhen, sondern vielmehr darum eine widerstandsfähige und zum Widerstand fähige (Selbst-)Transformation einzuleiten und zu begleiten. Sie ist der Versuch, durch offenes und flexibles Infragestellen, aus krisenhaften Erfahrungen und Situationen heraus, Machtformen zu destabilisieren und sich gegen bestimmte Subjektivierungsformen aufzulehnen (Kellner 2011: 388).

> »Eine durch Foucault inspirierte Pflegepädagogik setzt genau hier ein, bei der Konstruktion von widerständigen und ethischen Subjektivitäten. Sie ist eine Praxis, die den ›vielleicht kleinen oder winzigen Raum zwischen Regeln, Normen, Prozeduren und dem Singulären zu einem Raum der Veränderung und Transformation‹ macht. Eine Praxis, in der das Subjekt nicht mehr nur als eine Zielscheibe ›auf die Regierungstechnologien einwirken und es formen‹ erscheint, sondern als der ›Wendepunkt, von dem aus sie im Sinne einer Fluchtlinie ›gefaltet‹ werden‹ kann.« (Kellner 2011: 389 mit Bezug auf Weiskopf 2005: 307)

Ein solches pädagogische Handeln, das Pflegende bei der Konstruktion eines widerständigen Rüstzeugs begleitet, setzt jedoch seitens der Pädagog*innen ein geschärftes kritisches Bewusstsein voraus. Es mutet Lehrpersonen zu, sich selbst und ihren Lehrdiskurs permanent in Frage zu stellen – eine permanente (selbst-)reflexive und dekonstruktive Infragestellung, die ebenso von der Pflegewissenschaft erwartet wird (Kellner 2011: 412).

> »Wir müssen die Frage, welches Spiel wir spielen und wie wir ein Spiel erfinden können, zu einer echten und unabweisbaren [pädagogischen] Herausforderung machen.« (Foucault 2007: 73)

Vor diesem Hintergrund wäre Bildung nicht mehr »der Prozess einer produktiven Verarbeitung, die das Scheitern bzw. die Negativität überwinden oder ›aufheben‹ könnte«, sondern vielmehr eine »Art schwer zu beschreibender Doppelbewegung« (Koller 2012: 183):

---

18 Berufstauglichkeit besteht für Hilde Steppe einerseits in der Kenntnis der Organisation und der Strukturen des Berufsfelds sowie der entsprechenden Regeln, Normen und Werte und in der Fähigkeit, sich dementsprechend zu verhalten. Anderseits versteht Steppe unter Berufstauglichkeit die »Konfliktfähigkeit in Bezug auf die berufsfeldimmanenten Probleme und Risiken«, d.h. für sie, sowohl die Belastungen beim alltäglichen Umgang mit gesellschaftlichen Tabus wie Leiden, Schmerzen, Ängsten, ... als auch die Konflikte, die beim Auseinanderfallen von Idealbild und Realität auftreten, aushalten zu können (Steppe 2003: 54 f.).

»Diese doppelte Bewegung bestünde dazu, einerseits Fremdheitserfahrungen, Scheitern und Negativität als unhintergehbare conditio humana anzuerkennen, sie aber andererseits dennoch als Herausforderung ernst zu nehmen, die uns nötigt, nach einer Antwort zu suchen, die nicht auf deren resignierte Hinnahme beschränkt.« (ebd.: 183 f.)

Literatur

Arendt, H. (1958). Die Krise in der Erziehung. In: Arendt, H. (1994). Zwischen Vergangenheit und Zukunft/Übungen im politischen Denken 1, S. 255-276. https://homepage.univie.ac.at/henning.schluss/seminare/032-Bildung-Politik-Wien/texte/007-Arendt-Krise-in-der-Erziehung.PDF (Abruf: 07.03.23).

Arnold, R./Siebert, H. (1999). Konstruktivistische Erwachsenenbildung – Von der Deutung zur Konstruktion von Wirklichkeit. Hohengehren: Schneider.

Bröckling, U. (2007). Das unternehmerische Selbst – Soziologie einer Subjektivierungsform. Frankfurt a.M.: Suhrkamp.

Foucault, M. (1977). Überwachen und Strafen – Die Geburt des Gefängnisses. Frankfurt a.M.: Suhrkamp.

Foucault, M. (1984). Von der Freundschaft. Berlin: Merve.

Foucault, M. (1985). Freiheit und Selbstsorge. Interview 1982 und Vorlesung 1984. Frankfurt a.M.: Materialis.

Foucault, M. (1989). Der Gebrauch der Lüste. Sexualität und Wahrheit, Band 2(1984). Frankfurt a.M.: Suhrkamp.

Foucault, M. (1992). Was ist Kritik? (1978). Berlin: Merve.

Foucault, M. (2003). Dits et Ecrits – Schriften, Band 3 1976-1979. Frankfurt a.M.: Suhrkamp.

Foucault, M. (2004a). Hermeneutik des Subjekts – Vorlesung am Collège de France 1981-1982. Frankfurt a.M.: Suhrkamp.

Foucault, M. (2004b). Geschichte der Gouvernementalität II. Die Geburt der Biopolitik – Vorlesung am Collège de France 1978-1979. Frankfurt a.M.: Suhrkamp.

Foucault, M. (2005). Dits et Ecrits – Schriften, Band 4 1980-1988. Frankfurt a.M.: Suhrkamp.

Foucault, M. (2007). Ästhetik der Existenz. Schriften zur Lebenskunst. Frankfurt a.M.: Suhrkamp.

Kellner, A. (2011). Von Selbstlosigkeit zur Selbstsorge – Eine Genealogie der Pflege. Berlin: LIT Verlag.

Kellner, A. (2016). Kritische Genealogien als Instrumente einer widerständigen Pflegepädagogik. In: Brinker-Meyendriesch, Elfriede/Arens, Frank (Hg.). Diskurs Berufspädagogik Pflege und Gesundheit. Berlin: Wissenschaftlicher Verlag, S. 605-622.

Kellner, A. (2019). Solidarität in Zeiten des Individualismus. In: PADUA 14 (5), S. 287-291.

Kersting, K. (2008). ›Kluge Konzepte‹ zur Verbesserung der Situation in der Pflege oder zur Perspektive einer kritischen Pflegewissenschaft. In: Pflege 2008:21, Bern: Huber, S. 3-5.

Klonschinski, A. (2020). Philosophie in der Pandemie? Einleitung zu ›Die Corona-Pandemie – Praktische Philosophie in Ausnahmesituation‹. In: Zeitschrift für praktische Philosophie. Band 7, Heft 2, 2020, S. 245-252. https://doi.org/10.22613/zfpp/7.2.10 (Abruf: 07.03.23).

Koller, H. C./Kokemohr R., (1996). Die rhetorische Artikulation von Bildungsprozessen. In: Krüger, H. H./Marotzki, W. (Hg.). Erziehungswissenschaftliche Biographieforschung. 2. Auflage. Opladen: Leske + Budrich, S. 91-102.

Koller, H. C. (2012). Bildung anders denken: Einführung in die Theorie transformatorischer Bildungsprozesse. Stuttgart: Kohlhammer.

Lischewski, A. Hg. (2016). Negativität als Bildungsimpuls? Über die pädagogische Bedeutung von Krisen, Konflikten und Katastrophen. Paderborn: Schöningh.

Luhmann, N./Schorr, K. E. (2015). Reflexionsprobleme im Erziehungssystem (1988). Frankfurt a.M.: Suhrkamp.

Mees, Y./Möller, E./Nisters, T. (2021). ›Philosophieren in Zeiten der Corona-Krise – eine Ermutigung aus der Praxis‹. URN: urn:nbn:de:0111-pedocs-232719 – DOI: https://doi.org/10.25656/01:23271 (Abruf: 07.03.23).

Oevermann, U. (1996). Skizze einer revidierten Theorie professionalisierten Handelns. In: Combe A./Helsper W. (Hg.). Pädagogische Professionalität. Frankfurt a.M.: Suhrkamp. S. 70-182.

Oevermann, U. (2008). Krise und Routine (Abschiedsvorlesung). https://www.kuwi.europa-uni.de/de/lehrstuhl/ehemalige_professoren/polsoz/Lehre-Archiv/lehre-ss08/interviewtechniken/Ulrich-Oevermann_Abschiedsvorlesung_Universitaet-Frankfurt.pdf (Abruf 03.03.23).

Piaget, J. (1992). Psychologie der Intelligenz. Stuttgart: Klett-Cotta.

Pollak, G. (2016). Negative Pädagogik nach Adorno. In: Lischewski, A. (Hg.). Negativität als Bildungsimpuls? Über die pädagogische Bedeutung von Krisen, Konflikten und Katastrophen. Paderborn: Schöningh, S. 123-155.

Saar, M. (2007). Genealogie als Kritik – Geschichte und Theorie des Subjekts nach Nietzsche und Foucault. Frankfurt a.M.: Campus.

Schmid, W. (1991). Denken und Existenz bei Michel Foucault. Frankfurt a.M.: Suhrkamp.

Steppe, H. (2003). Die Vielfalt sehen, statt das Chaos zu befürchten. Ausgewählte Werke. Bern: Huber.

Walter, A. (2015). Der phänomenologische Zugang zu authentischen Handlungssituationen. In: *bwp@* Spezial 10 – Berufsbildungsforschung im Gesundheitsbereich, hg. v. Weyland, U./Kaufhold, M./Nauerth, A./Rosowski, E., S. 1-22. Online: www.bwpat.de/spezial10/walter_gesundheitsbereich-2015.pdf (Abruf: 14.03.23).

Weiskopf, R. (2005). Gouvernementabilität: Die Produktion des regierbaren Menschen in post-disziplinären Regimen. In: Zeitschrift für Personalforschung, 19. Jg., Heft 3, S. 289-311. https://doi.org/10.1177/239700220501900304; https://:www.uibk.ac.at/iol/mitarbeiter/weiskopf/zfp_3_05_weiskopf.pdf (Abruf: 07.03.23).

Willke, H. (1987). Strategien der Intervention in autonome Systeme. In: Bäcker, D./Markowitz, J./Stichweh, R. (Hg.). Theorie als Passion. Frankfurt a.M.: Suhrkamp, S. 333-361.

Wrana, D./Schmidt, M./Schreiber, J. (2022). Pädagogischen Krisendiskurse – Reflexionen auf das konstitutive Verhältnis von Pädagogik und Krise angesichts der Covid19-Pandemie. In: Z.f.Päd. 68, Jahrgang 2022 – Heft 3, S. 362-380.

Konversationsanalytische Unterrichtsforschung in der hoch- und berufsschulischen Pflegeausbildung

Daniel Schönefeld

Zusammenfassung

Eine zentrale Aufgabe pflegedidaktischer Forschung besteht darin, die hoch- und berufsschulische Pflegeausbildung zu beschreiben. Hierfür bieten sich vor allem Verfahren der qualitativen Bildungsforschung an. Dazu zählt auch die ethnomethodologische Konversationsanalyse. Mit ihr wird es möglich, Pflegeunterricht als eine kommunikative Konstruktion zu betrachten, die von Lehrenden und Lernenden methodisch hergestellt wird. Der vorliegende Beitrag stellt diesen Forschungsansatz – vor allem mit Blick auf seine theoretische Fundierung und das analytische Vorgehen – anhand von Beispielen vor. Ferner werden Vorschläge unterbereitet, wie zukünftige Studien an bisher vorliegende Befunde und Perspektiven konversationsanalytischer Unterrichtsforschung anschließen können. Der Beitrag richtet sich aber nicht nur an Forschende der Pflegedidaktik, sondern auch an Lehrende (und Lernende) in Berufs- und Hochschulen. Anhand von drei Beispielen wird gezeigt, dass und wie ein konversationsanalytischer Blick die Gestaltung von Lehr-/Lernprozessen bereichern kann.

1. Vom Unterricht zum Unterrichten – Einleitung

Zahlreiche pflegedidaktische Debatten drehen sich um die Frage, wie Lehr-/Lernprozesse in der berufs- und hochschulischen Pflegeausbildung *praktisch* gestaltet werden: Welche Rolle spielen digitale Artefakte im Lehr-/Lerngespräch? Wie werden die Themen Sterben und Tod im Unterricht vermittelt? Wie lässt sich Sensibilität für die Heterogenität der Pflegepraxis aufbauen?

Um diese und andere Fragen empirisch zu untersuchen, bieten sich insbesondere Verfahren der qualitativen Bildungsforschung an (vgl. Nittel 2016). Zu diesem Kanon zählt auch die ethnomethodologische Konversationsanalyse (im Folgenden KA). Sie geht von der Annahme aus, dass alle sozialen Ereignisse interaktive Herstellungen sind, die von den Teilnehmenden vor Ort mithilfe spezifischer kommunikativer Praktiken in Szene gesetzt werden (vgl. Garfinkel 2020, 1967). Diese Perspektive lässt sich auch auf die Pflegeausbildung übertragen. In diesem Sinne erforscht man nicht *den* Pflegeunterricht, sondern rekonstruiert *wie Pflegeunterricht gemacht wird*.

Während die KA zur Rekonstruktion der Pflegepraxis bereits rege genutzt wird, liegt im Bereich der Pflege*bildungs*praxis nur eine Handvoll Studien vor (vgl. Johansson u.a. 2017; Melander 2017; Jones 2007). Darunter findet sich jedoch bisher keine Arbeit, die sich systematisch mit den sozialen Ordnungen der Unterrichtskommunikation in der hoch- und berufsschulischen Pflegeausbildung beschäftigt. Hier setzt der vorliegende Beitrag an. Sein Ziel besteht darin, die KA als einen theoretisch-methodisch reflektierten Zugang zu diesem Lernort vorzustellen und zu zeigen, wie pflegedidaktische Forschung, aber auch die Pflegebildungspraxis selbst, von dieser eigenwilligen Perspektive auf Lehr-/Lernsituationen profitieren können.

Der Beitrag gliedert sich in vier Abschnitte. (1) Im ersten Teil wird der theoretische Hintergrund der KA – die Ethnomethodologie (Garfinkel 2020) – skizziert. (2) Hieran schließt sich die Vorstellung des konversationsanalytischen Zugangs zur Unterrichtskommunikation an. Im Fokus stehen dabei die drei wichtigsten Forschungsstränge sowie die Frage, wie zukünftige pflegedidaktische Arbeiten an die hier entwickelten Einsichten und Perspektiven anschließen können. (3) Im Zentrum des dritten Abschnitts steht das analytische Vorgehen der KA. Die hierfür relevanten Untersuchungsschritte werden anhand eines aktuellen Forschungsprojekts zum Simulationslernen in der akademisierten Pflegeausbildung vorgestellt. Räumlich begeben wir uns dabei in das Skills Lab bzw. Simulationslabor einer Hochschule, das man in der Taxonomie der Pflegedidaktik auch als den dritten Lernort bezeichnet. Für die Darstellung des Analyseprozesses der KA ist dieser Lernortswechsel jedoch unproblematisch, da seine Prinzipien grundsätzlich auf alle sozialen Interaktionen anwendbar sind, ganz gleich an welchem Lernort. (4) Im letzten Abschnitt werden zunächst die Chancen der KA für die pflegedidaktische Unterrichtsforschung noch einmal thesenhaft zugespitzt. Danach wird anhand von drei Beispielen gezeigt, dass die konversationsanalytische Perspektive auf soziale Prozesse auch als didaktischer Ansatz in der hochschulischen und der beruflichen Pflegeausbildung auf vielfältige Weise genutzt werden kann.

2. Unterricht als methodische Herstellung – Ethnomethodologie

Wenn man die unten stehende Interaktion betrachtet und fragt, wo sich die Teilnehmenden in diesem Moment befinden, gelangen fast alle Leser*innen zu derselben Auffassung.

(1) Schönefeld (2017: 104, stark vereinfacht)

01	A:	der näxte punkt steht unter dem
02		thema diversity. wer von euch weiß
03		was das bedeutet.
04	B:	((hebt seinen Arm))
05	A:	((zeigt auf B))
06	B:	äh so unjefähr. das heißt (...)

›Das ist eine Unterrichtssituation! A ist ein*e Lehrende*r. B ist ein*e Lernende*r.‹ Solche intuitiven Zuordnungen von Situationstypen lassen sich mit vielen anderen Beispielen wiederholen. Bereits nach wenigen Zeilen können wir ohne größere Anstrengung den entsprechenden Handlungskontext und die zu ihm gehörenden Rollen bestimmen. Den Handelnden in den jeweiligen Situationen geht es offenbar genauso. Ohne vorherige Absprachen (wer, wann, wie etwas sagt) oder metakommunikative Einordnungen (was man mit der eigenen Äußerung bezwecken möchte), scheinen sie sich spielend einfach zu verstehen.

Vor dem Hintergrund des sogenannten Indexikalitätsproblems ist aber genau das erklärungsbedürftig (vgl. Garfinkel 2020: 39). Mit dem Begriff *Indexikalität* verweist Harold Garfinkel – der Begründer der Ethnomethodologie – darauf, dass jede verbale und nonverbale Handlung immer mehrere Bedeutungen hat. Die Teilnehmenden an Interaktionen müssen also fortwährend eine Entscheidung über den Sinn der Handlung des/der Anderen treffen. Sie betreiben Sinnselektion. Nun stellt sich die Frage: Warum ist dieses strukturelle Problem für die Teilnehmenden an Interaktionen kein *echtes* Problem? Warum scheinen sie sehr genau zu wissen, was der Andere meint, obwohl sie seine Handlung immer auch anders verstehen könnten? Das Theorieprogramm der Ethnomethodologie liefert hierauf eine Antwort.

Die Ethnomethodologie geht davon aus, dass die Teilnehmenden an der Gesellschaft über unzählige »praktische Theorien« (Bergmann 1988a: 30) verfügen, die jeweils rezepthaft angeben, wie ein immer wiederkehrendes Problem der Interaktionsorganisation gelöst werden kann: Wie beginnt man eine Unterrichtsstunde? Wie erhält man hier das Wort? Wie man wird man es wieder los? Etc.

Diese szenisch strukturierten Wissensbestände nutzen die Handelnden zur Lösung des Indexikalitätsproblems. Sie fragen sich fortwährend, in welcher praktischen Theorie die gerade wahrgenommene Handlung an eben dieser Stelle eine passende Aktivität ist (vgl. Garfinkel 1981: 198 f.). Sinnselektion ist für Garfinkel jedoch nicht allein ein mentaler Prozess, sondern zugleich »ein soziales, ›öffentliches‹ Geschehen« (Bergmann 1988a: 45). Das heißt: Die Teilnehmenden an der Interaktion dokumentieren ihr Verstehen durch eine entsprechende verbale oder nonverbale Aktivität. Auf diese Weise konstruieren sie

Zug um Zug eine gemeinsame Wirklichkeit. Der Handlungskontext ist im ethnomethodologischen Sinne also keine Voraussetzung oder Bedingung des Handelns, sondern stets dessen Produkt.

Diese theoretischen Annahmen sollen nun noch einmal am oben stehenden Auszug verdeutlicht werden (vgl. auch Schönefeld 2017: 104 f.):

	01	A:	der näxte punkt steht unter dem
	02		thema diversity. wer von euch weiß
	03		was das bedeutet.
→	04	B:	((hebt seinen Arm))

Indem B nach der Äußerung von A den Arm hebt, dokumentiert er seine Orientierung an einer Lehr-/Lernsituation. Für diese Ereignisse ist typisch, dass Fragen nicht als Ausdruck eines Wissensdefizits behandelt werden, sondern als Aufforderung, das eigene Wissen öffentlich *auf die Probe zu stellen*. Bevor man jedoch sprechen darf, muss man sich zunächst um das Rederecht bewerben – man hebt den Arm. In Zeile 5 ratifiziert Sprecherin A diese Interpretation:

	04	B:	((hebt seinen Arm))
→	05	A:	((zeigt auf B))

Mit ihrem Zeigen auf B dokumentiert sie öffentlich, dass sie den gehobenen Arm nicht als eine Störung (Was machst du denn da?) oder als eine Aufforderung, an die Zimmerdecke zu schauen (Was soll da sein?) deutet. Stattdessen macht sie erkennbar, dass sie diese Handlung als Bitte versteht, ihre Frage beantworten zu dürfen. Und in eben diesem Sinne deutet B den auf ihn gerichteten Finger. In Zeile 6 beginnt er damit, die Frage von A zu beantworten.

	05	A:	((zeigt auf B))
→	06	B:	äh so unjefähr. das heißt (...)

Indem sich die Handelnden in der oben beschriebenen Weise anzeigen, wie sie die jeweils vorausgegangene Handlung des/der Anderen verstehen, *lösen sie verschiedene strukturelle Probleme*, die wir als typisch für den Handlungskontext Schule (im weitesten Sinne) betrachten. Dazu zählt etwa die Organisation des Sprecher*innenwechsels oder die Aufgabe, sich als Inhaber*in einer spezifischen institutionellen Rolle erkennbar zu machen. Im nächsten Abschnitt werden diese inhaltlichen Überlegungen zu den sozialen Ordnungen der Bildungspraxis noch einmal aufgegriffen, thematisch eingeordnet und begrifflich präzisiert. Zuvor sollen jedoch die bisherigen Ausführungen zum Kernanliegen der Ethnomethodologie noch einmal bündig zusammengefasst werden.

Die Ethnomethodologie betrachtet Lehr-/Lernsituationen als interaktive Herstellungen, die von den Teilnehmenden vor Ort produziert werden (vgl. Breidenstein/Tyagunova 2021; Gardner 2013). Die *Werkzeuge*, die sie dabei einsetzen, werden als Ethnomethoden bezeichnet. Dabei handelt es sich um »Methoden des Verstehens-und-Darstellens« (Schönefeld 2017: 106), mit denen die Handelnden Zug um Zug Sinnselektion betreiben bzw. einander anzeigen, wie sie sich verstehen und damit ihre gemeinsame Wirklichkeit erzeugen. Die Aufgabe ethnomethodologischer Unterrichtsforschung besteht darin, diesen Konstruktionsprozess zu rekonstruieren (vgl. Garfinkel 2020: 27).

3. Konversationsanalytische Beschreibungen von Unterricht – Stand der Forschung und Forschungsanregungen

Die KA ist ein Ansatz (von mehreren), der die ethnomethodologische Betrachtung des Sozialen in ein Forschungsprogramm übersetzt (vgl. Sidnell/Stivers 2013). Ihr Anliegen besteht darin, jene Ethnomethoden zu rekonstruieren, mit deren Hilfe die Teilnehmenden soziale Ordnungen – in unserem Fall: Lehr-/Lernsituationen – reproduzieren. Als Daten kommen dabei ausschließlich »›real time‹-Aufzeichnungen von quasi natürlichen Interaktionsvorgängen (d.h. nicht vom Untersucher festgelegten, kontrollierten oder manipulierten Situationen)« infrage (Bergmann 1988b: 9 ff.). Diese Mitschnitte werden im Anschluss mithilfe eines spezifischen Transkriptionsverfahrens detailliert verschriftlicht:

Tabelle 1: Transkriptionssymbole (vgl. Schönefeld 2017: 332)

=	schneller Anschluss
.h	Einatmen
h.	Ausatmen
(0,2)	Dauer der Stille (in Sekunden)
?	steigende Intonation
,	leicht steigende Intonation
.	fallende Intonation
;	leicht fallende Intonation
-	gleichbleibende Intonation
Unterstrich	Betonung der Silbe(n)

Deh:nung	Dehnung der Silbe
°leise°	leises Sprechen
((Bemerkung))	Bemerkungen des Analytikers/der Analytikerin
()	Äußerung nicht verständlich
→	Markierung durch Analytiker:in

Die konversationsanalytische Betrachtung von Unterricht zählt zu den größten Forschungsströmungen innerhalb der KA (vgl. für Übersichten Breidenstein/Tyagunova 2021; Gardner 2013). Hinsichtlich der von den Forschenden aufgesuchten *Lernorte* fällt auf, dass die überwiegende Anzahl von Studien an allgemeinbildenden Schulen durchgeführt wurde. Es finden sich aber auch Untersuchungen aus dem berufsbildenden und hochschulischen Kontext. Mit Blick auf die *thematischen Schwerpunkte aller bisher vorliegenden Arbeiten* lassen sich drei klassische Forschungsperspektiven identifizieren. Im Folgenden werden diese vorgestellt und es wird aufgezeigt, wie konversationsanalytische Arbeiten im Bereich der Pflegedidaktik daran anschließen könnten.

Lehrer*innenzentrierte Gesprächsführung: Die Studien des ersten Clusters untersuchen die Organisation des Sprecher*innenwechsels (Turn-Taking) in sogenannten »teacher-dominated traditional classrooms« (Garnder 2013: 595). Ein Beispiel für diese Form der Unterrichtsgestaltung wurde bereits am Beginn des zurückliegenden Abschnitts gezeigt. Typisch für diese Unterrichtssituationen ist, dass eine Lehrperson vor einer Gruppe von Lernenden steht und mit ihnen gemeinsam einen bestimmten Stoff erarbeitet. Das sich bei den Handelnden dabei sofort einstellende starke »›feeling‹ of formality« (McHoul 1978: 183) resultiert aus der hierarchisch angelegten Form des Turn-Takings, das für diesen Unterricht typisch ist.

Die wichtigste Arbeit in diesem Forschungsfeld stammt von Alexander McHoul (1978). Seine basalen Einsichten sollen beispielhaft an der folgenden Szene illustriert werden:

(2) Kalthoff (1995: 931, an eigene Transkriptkonventionen – soweit möglich – angepasst; modifizierte Sprecher*innensymbole)

	01	L:	((...)) jetzt kommen etwas längere terme
→	02		(.) christian
	03	S:	ähm (1) zwei komma acht drei a:
	04		plus eins komma vier eins be
	05		((2,83a + 1,41b))
	06	L:	mitnichten.
	07		(1)
→	08	L:	steffen ((...))

Die Möglichkeit, das Rederecht an *verschiedene Personen* zu vergeben, besitzt ausschließlich die Lehrperson (vgl. Z. 2 und 8). Lernende hingegen können das Wort *nur an die Lehrperson zurückgeben*, nachdem sie es zuvor von ihr erhalten hatten (vgl. Z. 4). Im Vergleich zur Organisation des Sprecher*innenwechsels in informellen Mehrpersonengesprächen ergeben sich damit drei markante Unterschiede (vgl. McHoul 1978: 189).

- »The potential for gap and pause is maximized« (ebd.). Lehrende können *innerhalb* einer Äußerungseinheit (in der Regel ein Satz) und *nach deren Abschluss* pausieren, ohne Sorge haben zu müssen, dass ihnen ein*e Lernende*r das Wort *wegnimmt*. In eingeschränkter Weise gilt auch für Lernende: Auch sie können an beiden Stellen aktiv inaktiv bleiben, denn ausschließlich die Lehrperson, darf ihnen das Rederecht wieder entziehen.
- »The potential for overlap in minimized« (ebd.). Im Alltag konkurrieren Sprechende meist um das Rederecht, wenn die/der aktuelle Sprecher*in keine*n Nachfolger*in ausgewählt hat. Aus diesem Grund ist die Gefahr, dass sich zwei oder mehr Redebeiträge überlappen, *gesprächsstrukturell* hoch. Im lehrer*innenzentrierten Gespräch ist das anders. Da nur die Lehrperson das Recht hat, Redebeiträge zu vergeben und selbst entscheiden kann, wann sie es einem/einer Lernenden wieder abnimmt, ist das Risiko einer Überlappung hier gering.
- »The permutability of turn-taking is minimized« (ebd.). Würde man bei einem Gespräch zwischen vier Freund*innen nachzeichnen, wer wann, etwas gesagt hat, erhielte man eine labyrinthartige Zeichnung. Im lehrer*innendominierten Unterrichtsgespräch ist die Struktur deutlich *übersichtlicher*. Die Anordnung (Permutation) der Sprechenden folgt dem immer gleichen Schema: Lehrende und Lernende wechseln sich ab.

McHouls Modell des lehrer*innenzentrierten Turn-Takings wird auch heute noch intensiv rezipiert und durch weitere Forschungen immer stärker nuanciert. Das betrifft beispielsweise die Frage, mittels welcher Praktiken Lernende aktiv an ihrer Auswahl als Sprecher*innen im Unterricht mitwirken (vgl. z.B. Stahlström 2002). Andere Arbeiten fragen, welche Rolle Lehrende während Diskussionen zwischen den Lernenden haben. Dabei zeigt sich gelegentlich, dass sie sogar während solcher Unterrichtsphasen die Fäden der Sprecher*innenwahl – mal mehr, mal weniger offensichtlich – in der Hand behalten. So zeigen Lehrende beispielsweise mithilfe von Blicken, dass der Redebeitrag eines/einer Lernenden abgeschlossen ist und nun eine andere Person im Raum darauf reagieren sollte (vgl. Willemsen u.a. 2020).

Aus dieser Einsicht heraus ergibt sich eine spannende Forschungsfrage für die pflegedidaktische Forschung innerhalb der KA: Eine für die Ausbildung von Pflegenden typische Form der Unterrichtsgestaltung ist das sogenannte Problemorientierte bzw. Problembasierte Lernen (vgl. Lehner 2019: 156 f.). Auszubildende bzw. Studierende müssen hier ein *realitätsnahes* pflegerisches Problem überwiegend eigenständig bearbeiten (vgl. Rathwallner/Schüttengruber 2014). Dozierende übernehmen dabei die Rolle eines Coachs, der die Gruppe an spezifischen Stellen *beratend* begleitet.

So viel zur Theorie. Aber wie wird dieses theoretische Modell in der Bildungspraxis realisiert? Konversationsanalytisch gilt es im Rahmen eines entsprechenden Projekts insbesondere nachzuzeichnen, nach welchen Regeln das System des Sprecher*innenwechsels in Konsultationen zwischen der Lerngruppe und dem/der Dozent*in operiert. Nehmen Lehrende auch hier wieder eine zentrale Rolle ein? Entscheiden sie, wer spricht? Wenn nicht, nach welchen Prinzipien des Turn-Takings organisieren sich diese Gesprächstypen dann? Die Gewinnung solcher Einsichten ist wichtig, um die pflegepädagogischen Ziele des Problemorientierten Lernens – wie etwa die Verbesserung der »Kommunikationsfähigkeiten« im Team – auf Basis empirischer Daten kritisch reflektieren zu können (ebd.: 163).

Herstellung falschen/richtigen Wissens: Der zweite Strang konversationsanalytischer Unterrichtsforschung fokussiert die kooperative Herstellung richtigen und falschen Wissens im Rahmen des lehrer*innenzentrierten Unterrichtsgesprächs. Zentral hierfür ist die sogenannte Initiation-Reply-Evaluation-Struktur (kurz: IRE), die insbesondere durch Hugh Mehan (1979) beschrieben wurde. Er entwickelt sein Modell anhand der folgenden Sequenz:

(3) Mehan (1979: 285; leicht modifizierte Darstellung)

	01	A:	What time is it, Denise?
	02	B:	2:30
→	03	A:	Very good, Denise

Die IRE-Struktur besteht aus einem Frage-Antwort-Paar, das von einer Bewertung gefolgt wird. Fällt diese Evaluierung positiv aus, ist die Sequenz abgeschlossen. Ist das nicht der Fall – etwa weil die Antwort (Reply) nur teilweise korrekt war –, kommt es zu einer »Extended Elicitation Sequence« (ebd.: 287). Das bedeutet, dass die Teilnehmenden so lange weitere Handlungen unternehmen, »until the expected reply does appear« (ebd.). Erst dann ist die IRE-Struktur vollständig abgeschlossen und ein neuer Unterrichtsabschnitt kann beginnen.

Mehans Analyse führt uns zunächst vor Augen, wie man aus interaktionssoziologischer Perspektive *Wissen* beschreiben kann. Es erscheint nicht als eine Art mentale Struktur über die individuelle Akteure verfügen, sondern »as *public* property, *social* constructions, assembled jointly by teachers and students« (ebd.: 294). Vor allem wird aber deutlich, dass dieser gemeinschaftliche Herstellungsprozess *hierarchisch* angelegt ist: Lernende haben eine Art Vorschlagsrecht, was als richtiges Wissen zu den von den Lehrenden ausgewählten Fragen passen könnte. Letztere dürfen und müssen darüber eine Entscheidung treffen (vgl. ebd.).

Viele Forschende haben im Lauf der letzten Jahrzehnte an Mehans Arbeit angeknüpft. Ein erster Strang von Arbeiten bemüht sich um die Rekonstruktion *verschiedener Formen der Herstellung richtigen bzw. falschen Wissens* (vgl. Kalthoff 1995). Die Studien fragen also, *wie* Lehrende und Lernende diese Arbeit verrichten. Eine zweite Strömung fokussiert die *Formungen dieser Praktiken*. Untersucht wird dabei, wie die Handelnden dem Herstellungsprozess richtigen bzw. falschen Wissens eine spezifische *Färbung* – etwa als betont respektvoll – geben (vgl. Jakonen/Evnitskaya 2020).

Ein interessanter Anknüpfungspunkt für Arbeiten im Bereich der pflegedidaktischen Forschung ist die Suche nach disziplinspezifischen Formen dieses Herstellungsprozesses. Ein Beispiel für eine Praktik aus dem Fachgebiet Mathematik findet sich in einem Beitrag von Herbert Kalthoff (1995):

(4) Kalthoff (1995: 934, an eigene Transkriptkonventionen – soweit möglich – angepasst)

01	L:	dreißig mal drei macht?
02	S:	neunzig.
03	L:	sechs mal drei?
04	S:	°achtzehn°.
05	L:	macht zusammen?
06	S:	ähm: (3) hundatacht
07	L:	so (1) jetzt bei der nächsten genauso

Anstatt also (nur) nach der Lösung einer Gleichung zu fragen und diese dann als richtig oder falsch zu bewerten, erarbeiten Lehrende und Lernende mittels mehrerer nacheinander geschalteter Frage-Antwort-Sequenzen gemeinsam die adäquate Lösung.

Es stellt sich nun die Frage, welche Formen der Herstellung richtigen und falschen Wissens in der hochschulischen und beruflichen Pflegeausbildung vorherrschen – etwa in jenen Lernfeldern, in denen klassische Theorien und Modelle der Pflege behandelt werden. Die Entwicklung solcher Einsichten ist vor allem relevant für die Diskussion der Frage, inwiefern die für angehende Pflegekräfte oftmals eingeforderte Fähigkeit zu kritischem Denken am ersten Lernort erzeugt und gefördert wird. Zur Entwicklung dieser Kompetenz zählt auch, dass Auszubildende und Studierende Positionen einnehmen dürfen (und sollen), die sich gegen vorherrschende Lehrmeinungen richten – und damit *eigentlich falsch* sind. Wie gehen Lehrende mit dieser widersprüchlichen Anforderung an ihr Handeln um? Wie gelingt ihnen der Spagat zwischen dem Akzeptieren einer *abweichenden* Haltung und ihrer gesprächsstrukturellen Aufgabe, Antworten von Lernenden als richtig oder falsch zu bewerten, damit das Gespräch als Unterrichtsgespräch erkennbar wird/bleibt?

Classroom Management: Arbeiten in der dritten klassischen Forschungslinie konversationsanalytischer Unterrichtsforschung beschäftigen sich mit dem Classroom Management. Gefragt wird hier nach jenen Praktiken, mit denen die Teilnehmenden an (hoch-)schulischen Interaktionen einander anzeigen, dass eine bestimmte Handlung gegen die Erwartungen eines angemessenen Verhaltens in diesem Setting verstößt.

Viele Studien in diesem Cluster beschäftigen sich mit Störungen des lehrer*innenzentrierten Unterrichtsgesprächs (vgl. Hecht 2009). In der KA werden solche Handlungen auch als »activity contamination« bezeichnet (Jefferson/Lee 1992 in Alder/Buchholz 2018: 110). Das heißt, dass sich in institutionelle Interaktionen phasenweise solche Aktivitäten »einschmuggeln«, die für informelle Kontexte typisch sind, was dazu führt, »dass die Unterscheidung beider Kontextuierungen kollabiert« (ebd.). Ob eine solche *Kontaminierung* vorliegt, ob also eine Handlung gegen die Unterrichtsordnung verstößt, ist dabei keine Entscheidung des Analytikers/der Analytikerin, sondern der Handelnden vor Ort. In der unten stehenden Sequenz, die einer Studie von Michael Hecht (2009) entnommen ist, lässt sich eine solche Markierung beobachten:

(5) Hecht (2009: 277, an eigene Transkriptkonventionen angepasst, teilweise vereinfacht)

	01	L:	((zeigt auf S4))
	02	S3:	appeared
	03	L:	karlos? ((=S3))
	04	S3:	yes?
→	05	L:	i want to see your hand
→	06		before you speak.

Eine zweite Gruppe von Arbeiten zum Classroom Management erweitert diesen Begriff, indem sie darunter auch Verstöße gegen gesellschaftliche Konventionen, wie etwa faires Verhalten in der (Hoch-)Schule, fasst (z.B. Niemi/Bateman 2015). So untersuchen beispielsweise Marie-Luise Alder und Michael B. Buchholz (2018), wie eine Lehrerin versucht, ihren Schüler*innen eine *Standpauke* zu halten, weil diese die Federmappe einer Mitschülerin versteckt hatten. Interessant ist diese Untersuchung vor allem deshalb, weil die Inszenierung dieser »Degradierungszeremonie [...] an der Passivität der Schüler« scheitert (ebd.: 114). Sie übernehmen demonstrativ nicht die ihnen angebotene Rolle der Beschuldigten, die nun Reue zeigen sollen. Alder und Buchholz argumentieren, dass gerade Analysen misslungener *Erziehungsversuche* von Lernenden aufschlussreich sind, weil sie zur kritischen Selbst-Reflexion einladen: Ist die jeweilige Praxis noch zeitgemäß? Gibt es alternative Wege, mit Schüler*innen und Studierenden über normative Erwartungen an ein angemessenes Handeln in der hochschulischen und beruflichen Ausbildung und darüber hinaus zu diskutieren?

Das Thema Classroom Management wird auch in der Pflegedidaktik diskutiert. Ein jüngerer Debattenbeitrag stammt von Daniela Schlosser und Marius Rebmann (2020). Sie beschäftigen sich mit den Ursachen von Unterrichtsstörungen. Interessant ist diese Studie deshalb, weil die Forschenden – im Unterschied zu den meisten Forschungen in diesem Feld – nicht an den Lernenden ansetzen, sondern die Dozierenden in den Blick nehmen. Auf Basis einer qualitativen Befragung von Studierenden der Pflegepädagogik rekonstruieren sie eine Reihe von *Störquellen*, die Lehrende zu verantworten hätten. Dazu zählen die Autor*innen beispielsweise eine mangelnde Aufbereitung des Unterrichts oder unklare Formulierungen von Arbeitsaufträgen (vgl. ebd.: 68).

An diesen Befund lässt sich eine konversationsanalytische Studie anschließen. Dabei rücken (mindestens) zwei Fragen in den Fokus: Zunächst gilt es zu klären, inwiefern sich die von Schlosser und Rebmann berichteten Befunde auch anhand authentischer Materialien reproduzieren lassen. Vor allem stellt sich die Frage, inwiefern die beobachteten *Störquellen* und *Störungshandlungen* spezifisch für den Pflegeunterricht sind: Lässt sich tatsächlich beobachten, dass die Teilnehmenden in und durch ihr Handeln dokumentieren, dass sie sich während dieser komplexen Herstellung auf den fachlichen Kontext beziehen? Wenn ja, wie gelingt ihnen das?

Bereits dieser kursorische Überblick zu den traditionellen Forschungslinien der KA zeigt, dass es zahlreiche Anschlüsse gibt, die zukünftige Studien im Bereich der Pflegedidaktik aufgreifen könnten. Nun stellt sich aber die Frage: Wie macht man Konversationsanalyse? Wie läuft ein Analyseprozess ab? Im nachfolgenden Abschnitt soll diese Frage am Beispiel eines aktuellen Forschungsprojekts zum Simulationslernen beantwortet werden.

4. Konversationsanalytische Datenauswertung – ›Bitte stören Sie sich!‹

4.1 Bemerkungen zum Forschungsprojekt

Im Rahmen der akademisierten Pflegeausbildung sollen Studierende nicht nur theoretisches Wissen, sondern auch pflegerische Handlungskompetenzen erwerben. Vermittelt werden diese auch im Rahmen der Simulationslehre an der Hochschule – meist im sogenannten Skills Lab bzw. Simulationslabor. Hierbei handelt es sich um speziell hergerichtete Räume, in denen verschiedene Pflegesettings nachgeahmt werden (vgl. Gügel/Kern 2021). Als Patient*innen kommen unterschiedliche Modelle infrage, beispielsweise High-Fidelity-Simulatoren oder Schauspielpatient*innen (vgl. Cura u.a. 2020). Dozierende greifen jedoch sehr häufig auf Mitglieder der jeweiligen Seminargruppe zurück, da diese schnell verfügbar sind und – im Unterschied zum Einsatz von Schauspielpatient*innen – keine Aufwandsentschädigung anfällt (vgl. Pilnick u.a. 2018: 3). Unser Projekt[1] fokussiert deshalb diese Form der Simulation, die wir als *Peer-Simulation* bezeichnen.

Lehrveranstaltungen in diesem Format folgen einem spezifischen Ablauf (vgl. auch Schwermann/Loewenhardt 2021: 9). Vor Beginn der Simulation erhalten die ausgewählten Studierenden zunächst ein Briefing (Erläuterung des Krankheitsbilds der Patientin/des Patienten und der anstehenden pflegerischen Aufgabe). Im Anschluss begeben sie sich in den Simulationsraum und durchlaufen das besprochene Szenario. Beobachtet werden sie von der/dem Dozierenden und den übrigen Mitgliedern der Seminargruppe, die das Geschehen auf Monitoren in einem Nebenraum mitverfolgen. Nach der Simulation erfolgt das sogenannte Debriefing, bei dem die Simulationsabläufe reflektiert werden.

Im Rahmen unseres laufenden Forschungsprojekts haben wir zahlreiche Simulationen im Skills Lab aufgezeichnet und (teilweise) transkribiert.[2] Unser Forschungsinteresse richtet sich auf die Frage, wie die Teilnehmenden die Simulation kommunikativ in Szene setzen. Einblicke in diese Praxis zu erhalten, ist zum einen für die pflegedidaktische Theoriebildung relevant, die sich mit der Frage beschäftigt, wie man das Simulationslernen theoretisch modellieren kann. Zum anderen sollen unsere Einsichten Dozierenden helfen, die Lehre im Skills Lab aus interaktionssoziologischer Perspektive besser beschreiben und reflektieren zu können.

4.2 Konversationsanalytische Datenauswertung

Schritt 1 – Intuitive Beschreibung einer Praxis

Konversationsanalytische Forschung zielt darauf ab, jene Handlungen zu rekonstruieren, mittels derer die Handelnden vor Ort gesprächsstrukturelle Probleme lösen (vgl. Garfinkel 2020). Der analytische Ansatzpunkt dabei sind nicht die Probleme, sondern deren Lösungen. Mit Emanuel A. Schegloff und Harvey Sacks (1973: 290) gehen wir davon aus, dass sich diese in Form von Interaktionsmustern in den Daten entdecken lassen. Deshalb gilt es im ersten Schritt, nach Phänomenen Ausschau zu halten, die im Licht der gewählten Forschungsfrage als interessant erscheinen (vgl. Hutchby/Wooffitt 2008: 90).

Ein Phänomen, das uns beim Betrachten des Materials besonders auffiel, lässt sich in der folgenden Sequenz beobachten, in der zwei Studentinnen das Szenario *Wundversorgung* durchlaufen. Zum Kontext: Studentin B (Patientin) liegt im Pflegebett. Auf ihrem Unterschenkel wurde das Modell einer tiefen Schnittwunde aufgeklebt. Studentin

---

1 Projekt: »Lehr-Lern-Kommunikation im Skills Lab«; Leitung: Daniel Schönefeld und Heike Wirth; Projektstart: 01/2022

2 Im Vorfeld der audiovisuellen Aufzeichnung wurden die Studierenden über die Ziele und die Methodik des Projekts informiert. Von allen Teilnehmenden liegen schriftliche Einwilligungserklärungen in die Datenaufzeichnung und anonymisierte Veröffentlichung vor.

A (Pflegende) presst mit deutlicher Anstrengung Wundgel aus einem Behälter auf die *Wunde*. B kommentiert das so:

(6) *Skills Lab Projekt, Wundversorgung 1/2*

	01	B:	da brauchn sie ganz schön kraft=was?
	02		in ihrm beruf.
	03	A:	ja.
	04		((8 Sek.: A trägt das Gel auf))
	05	B:	ach schön kalt.
	06	A:	((ausatmendes Lachen))
	07		((öffnet die Verpackung eines Pflasters))
→	08	B:	°°du musst das andre erstmal aufmachn°°
→	09	A:	((schaut B ins Gesicht))
→	10		((legt das Pflaster wieder weg))
→	11		((nimmt stattdessen eine Creme))
→	12		°°joar°° ((ausatmendes Lachen))
	13		((trägt die Creme auf die Wundränder auf))
	14		ich wisch einmal drumherum-
	15	B:	das is jetz das was meine haut schützt. ja?
	16	A:	genau.

Beim Lesen der Sequenz entwickelte sich der Eindruck, dass die Sprecherinnen hier kurzzeitig aus der Simulation aussteigen, um einen gerade begangenen Fehler zu markieren. Danach setzen sie die Simulation fort.

Schritt 2 – Methodizität der beobachteten Praxis offenlegen

Dieses intuitive Verstehen bildet die Grundlage für den nächsten Schritt der Analyse. Es gilt zu zeigen, wie die Handelnden diesen sozialen Tatbestand interaktiv herstellen (vgl. Bergmann 1988b: 38 f.). Wir fragen also: Wie machen die Handelnden einander deutlich, dass sie aus der Simulation aussteigen, um darüber kritisch zu reflektieren? Welche Ressourcen nutzen sie dabei?

Das Analyseinstrument, das hierbei zum Einsatz kommt, ist das methodische Wissen der Analytiker*innen. Es gilt also, einen Schritt vom eigenen »intuitiven Verständnis zurückzutreten und zu fragen, welche (ethno-)analytischen Mittel und Techniken« uns zu diesem »Verständnis verholfen haben.« (Bergmann 1988b: 39)

Von Zeile 1 bis 7 machen die Handelnden einander deutlich, dass sie als Rollenspieler*innen agieren. A dokumentiert dies, indem sie die aufgeklebte Wunde als eine echte Verletzung am Bein einer echten Patientin betrachtet: Vorsichtig presst sie Gel auf das dunkelrot bedruckte Papier. Mit ihrer Kommentierung, dass dies offenbar »ganz schön kraft« (Z. 1) koste, macht sich B als Darstellerin der Patientin hörbar.

In Zeile 8 nimmt sie jedoch dann einen markanten Bruch der bisherigen Interaktionsordnung vor. Technisch betrachtet, initiiert B eine sogenannte Seitensequenz (vgl. Jefferson 1972). Sie bietet sich nicht mehr als Rollenspielerin, sondern vielmehr als Kommilitonin an, die A auf einen Fehler hinweist. Dieser Kategorisierungswechsel gelingt ihr insbesondere durch den Einsatz zweier Ressourcen: Sie wechselt vom Sie zum Du, womit sie Gleichrangigkeit signalisiert. Statt die Handlungen von A im Stil einer Pflegebedürftigen zu kommentieren (»ach schön kalt«, Z. 5), produziert sie eine Aufforderung zur Handlungskorrektur: »du musst das andre erstmal aufmachn« (Z. 8). Indem Sprecherin A das geöffnete Pflaster tatsächlich zur Seite legt und stattdessen eine Cremetube öffnet, ratifiziert sie ihre vorherige Handlung als fehlerhaft. Mittels des nachgelagert umgangssprachlich gesprochenen »joar« (Z. 12), gefolgt von einem ausatmenden Lachen macht (auch) sie sich als eine Studentin erkennbar, der während einer Simulation ein (peinlicher) Fehler unterlaufen ist, den es schnell zu korrigieren gilt.

Ab Zeile 13 wechseln beide Sprecher*innen wieder in die Geordnetheit der Simulation zurück. A dokumentiert erneut, dass sie das Wundmodell an Bs Unterschenkel als reale Verletzung deutet, die sie pflegerisch versorgt: »ich wisch einmal drumherum« (Z. 14). B macht sich wieder als Darstellerin einer Patientin verfügbar, indem sie (erneut) eine sogenannte »›information seeking‹ question« (Mehan 1979: 285) stellt, die ihren pflegerischen Laienstatus unterstreicht: »das is jetz das was meine haut schützt. ja?« (Z. 15)

Schritt 3 – Kollektionen anlegen

Im dritten Schritt gilt es schließlich zu fragen, inwiefern man im Datenmaterial noch weitere Sequenzen findet, in denen sich das eben beschriebene Phänomen wiederholt (vgl. Hutchby/Wooffitt 2008: 90). Tatsächlich finden sich solche Sequenzen, wie etwa die unten stehende, die derselben Simulation entnommen ist. Wir betreten die Szene, nachdem A die *Wunde* versorgt hat und ihre Pflegemittel auf das mitgebrachte Tablett zurücklegt:

(7) Skills Lab Projekt, Wundversorgung 2/2

	01	A:	ich pack mir alles wieder- (1)
	02		in- (1) in mein tablett rein,
	03		(3)
	04	B:	das brauch alles viel zeit ne?
	05	A:	mhm-
	06		((nimmt ein Desinfektionstuch
	07		aus einer Box und wischt die
	08		Arbeitsfläche damit ab))
→	09	B:	°du hast vorher auch keine des- (.)
→	10		infektion gemacht.°
→	11	A:	°°stimmt°° ((ausatmendes Lachen))
→	12		(1)
→	13	A:	joar-
→	14	B:	°ich wollt=s dir aber nich sagn.°
→	15	A:	((wischt die Arbeitsfläche ab))
→	16		egal. °°ich habs () vergessn°° hehe
	17		(1)
	18	B:	WIE LANGE MÜSSN SIE HEUT NOCH ARBEITN?
	19		(1,5)
	20	A:	ÄHM::-
	21		(1,5)
	22	A:	bis: (2) fünfzehndreißig.

Auch in dieser Sequenz lässt sich beobachten, dass die Handelnden ein Time-out in der Darstellung ihrer Simulation in Szene setzen. Eröffnet wird dieses Nebenprojekt wieder durch Sprecherin B, die ihre Interaktionspartnerin in der Du-Form auf einen Fehler hinweist: »du hast vorher auch keine des- (.) infektion gemacht« (Z. 9 f.). Sprecherin A stimmt hier unmittelbar zu, womit sie die Handlung als eine Fehlermarkierung akzeptiert. Das dann folgende kurze Lachen und die erneute Kommentierung »joar« (Z. 13) unterstreichen, dass auch sie nun nicht mehr in ihrer Simulationsrolle ist, sondern als Studierende agiert, die sich einen weiteren Fehler während der Simulation eingestehen muss. Nach einem kurzen, die Fehlermarkierung präzisierenden Wortwechsel (Z. 14 – 16), nehmen beide wieder die Darstellung der Simulation auf. Sie inszenieren einen Dialog über die Arbeitszeit der *Pflegenden*.

Schritt 4 – Hypothetische Bestimmung des gesprächsstrukturellen Problems
Der letzte Schritt der Analyse folgt einer explikativen Logik. Nachdem man anhand einer Kollektion ähnlich gelagerter Sequenzen gezeigt hat, mittels welcher Ressourcen die Handelnden interaktiv einen sozialen Tatbestand herstellen, gilt es nun jenes strukturelle Interaktionsproblem zu bestimmen, das die Handelnden damit lösen (vgl. Bergmann 1988b: 37). *Welche Funktion erfüllt die Seitensequenz, mittels derer die Teilnehmenden eine zurückliegende Handlung als Fehler markieren?* Zu dieser Frage lassen sich zahlreiche Hypothesen entwickeln. Allen ist gemeinsam, dass die Sprechenden mit dieser Praxis ihr Verständnis der institutionellen Lehr-/Lernsituation öffentlich erkennbar machen.

- Mittels der Initiierung einer Seitensequenz zur direkten Fehlermarkierung kann jene Sprecherin, die die Rolle der Patientin übernommen hat, ein spezifisches Problem der Mitgliedschaftskategorisierung lösen: Sie kann sich als eine Person beschreibbar machen, die – wie ihre Spielpartnerin – ebenfalls *vom Fach* ist und darüber hinaus sogar über mehr fachliche Kompetenz verfügt (vgl. Schönefeld 2017, 2021).
- Indem Sprecherin A die Initiierung der Seitensequenz nicht *überhört*, sondern ratifiziert (Eingeständnis eines Fehlers) lösen beide Sprecherinnen ein weiteres Problem der Kategorisierung. Sie können deutlich machen, dass sie alle Handlungen während der Simulation aus ihrem Studierendenstatus heraus beobachten und bewerten. Es findet also eine Form der Hierarchisierung beider Rollen statt: Die Studierendenrolle bildet eine Basisidentität, auf die die Simulationsrollen aufgesetzt werden.
- Indem die Sprecherinnen die für Lehr-/Lernprozesse zentrale Praxis der Herstellung richtigen und falschen Wissens (vgl. Mehan 1979) in Form einer Seitensequenz realisieren, können sie ihr Verständnis des institutionellen Zwecks der Simulation kenntlich machen: Hier geht es nicht darum, pflegerische Handlungskompetenzen auszuprobieren bzw. aus Fehlern zu lernen, sondern eine bereits erworbene Kompetenz fehlerfrei vorzuführen.
- Mittels der Markierung eines Fehlers während der Simulation entziehen sich die Sprecher*innen ferner der Kritik durch die Dozentin und ihre Kommilitoninnen im Debriefing und machen zugleich deutlich, dass diese in gewisser Weise auch Teil ihrer Simulation sind bzw. jede Handlung im Simulationsraum auch *für sie* bestimmt ist (in der KA nennt man das Mehrfachadressierung).

4.3 Theoretische Verwertbarkeit konversationsanalytischer Befunde

Mittels konversationsanalytischer Studien wird es möglich, ein in der Pflegedidaktik oftmals statisch konzipiertes Phänomen – wie etwa *das* Simulationslernen – als eine methodisch hergestellte Praxis sichtbar zu machen. Diese Einsichten können für sich stehen – als Theorien kleiner Reichweite. Sie können aber auch dazu beitragen, bestehende Theorien und Modelle der Pflegedidaktik (und darüber hinaus) weiterzuentwickeln (vgl. für die Pflegewissenschaft Schönefeld 2021).

Letzteres bietet sich im Rahmen der gerade beispielhaft vorgestellten Studie zum Lernen im Skills Lab an. Unsere (ersten) Einsichten zeigen, dass Studierende die Peer-Simulation auf (mindestens) zwei Ebenen anlegen – Simulationsrollen und Studierendenrollen –, zwischen denen sie hin- und herpendeln, um jeweils unterschiedliche Aufgaben zu erfüllen. Diese Überlegungen lassen sich mit Erving Goffmans (1977: 52 ff.) Konzept der Modulationen verbinden und so zu einer Rahmentheorie des Simulationslernens verdichten.

Auch für die Dozierenden können unsere empirischen bzw. theoretischen Befunde *anregend* sein: Aus Sicht des Classroom Managements handelt es sich bei dem Phänomen der Seitensequenz um eine Störung, da die Lernenden aus ihrem Arbeitsauftrag aussteigen (vgl. Schlosser/Rebmann 2020). Lehrende könnten sich deshalb aufgefordert fühlen, die Studierenden zu ermahnen: *Bitte bleiben Sie in Ihrer Rolle!* Unsere empirischen Einsichten laden jedoch zu einem Perspektivwechsel ein. Seitensequenzen sind keine Störungen der Simulation, sondern ein wesentlicher Bestandteil davon. Mithilfe des phasenweisen Ausstiegs aus dem Rollenspiel tragen die Studierenden zu seiner Ermöglichung bei – sie dokumentieren damit, dass dieses Spiel für sie *bitterer* Ernst ist. Anstatt die Rollenspieler*innen also zur Ordnung zu rufen, empfiehlt es sich, genau das Gegenteil zu tun: *Bitte stören Sie sich hin und wieder!*

Im nun letzten Abschnitt dieses Beitrags möchte ich die Potenziale eines konversationsanalytischen Ansatzes für die pflegedidaktische Forschung noch einmal thesenhaft zuspitzen. Darüber hinaus soll verdeutlicht werden, dass die KA zugleich einen interessanten Ansatz darstellt, mit dessen Hilfe verschiedene Aufgaben in der hochschulischen und beruflichen Pflegeausbildung gelöst werden können.

5. Potenziale der Konversationsanalyse – Praxis für die Theorie und andersherum

5.1 Potenziale für die Pflegedidaktische Forschung

Wie im zurückliegenden Abschnitt deutlich wurde, ist die Verwendung eines konversationsanalytischen Forschungsansatzes vergleichsweise ressourcenintensiv (vgl. Schönefeld 2024). Zunächst muss es gelingen, eine Genehmigung zur Aufzeichnung authentischer Daten zu erhalten. Die audiovisuellen Mitschnitte müssen später so transkribiert werden, dass alle hör- und sichtbaren Phänomene im Transkript präzise erkennbar sind. Die im Fokus stehenden Interaktionsstrukturen gilt es sodann mit den Vokabeln einer komplexen Analysesprache zu bezeichnen (vgl. Sidnell/Stivers 2013). Jeder Arbeitsschritt kostet viel Zeit, Geduld und – vor allem am Anfang – Übung. Warum lohnt sich der Einsatz dieser Ressourcen dennoch? Welche Potenziale stecken in der Konversationsanalyse? Und inwiefern kann die pflegedidaktische Forschung davon profitieren?

Die Herstellung von Lehr-/Lernsituationen sichtbar machen – bis in ihre Verästelungen

Zahlreiche Studien im Bereich der konversationsanalytischen Lehr-/Lernforschung fokussieren »›big packages‹ or relatively long sequences of talk.« (Jefferson 1988: 418) Aufgrund der feingliedrigen Transkripte wird es aber auch möglich, »very small, crystalline bits of the conversational machinery« (ebd.) in den Blick zu nehmen. In diesem Stil arbeiten beispielsweise Teppo Jakonen und Natalia Evnitskaya (2020). Ihnen fiel auf, dass Lehrende nicht zufällig lächeln, sondern diese nonverbale Handlung innerhalb der dritten Position der IRE-Struktur (Mehan 1979) gezielt einsetzen: Je nachdem, wann und wie man lächelt, kann man die Antwort eines/einer Lernenden als *besonders schön* oder *in jeder Hinsicht falsch* markieren.

    Einsichten in die großen und klein(st)en Praktiken des Lehrens und Lernens sind insbesondere für die Pflegedidaktik von zunehmender Bedeutung. So lässt sich in Anlehnung an Roswitha Ertl-Schmuck (2023: 72) argumentieren, dass es uns heute nicht (mehr) an Theorien mangelt, die *vorgeben*, wie man Unterricht gestalten sollte. Stattdessen fehlt es an empirischen Einsichten, wie diese Theorien vor Ort realisiert werden (vgl. ebd.: 80). Die KA eignet sich hervorragend für diese Aufgabe. Sie ermöglicht es, auf Basis authentischer Daten zu fragen, ob und wenn ja, wie die Handelnden vor Ort didaktischen Theorien *Leben einhauchen*. Das besondere Potenzial der KA besteht darin, dass sie dabei nicht nur auf die *großen* Praktiken schaut, sondern aufgrund der Annahme, dass sich »soziale Ordnung bis in die Verästelungen alltäglicher Situationen hinein« (Bergmann 2019: 119) findet, auch für die »sweet little nothings« (Alder/Buchholz 2018: 114) des Unterricht-Machens sensibel ist.

    Vielleicht ist es gerade dieses Potenzial der KA, das sie für die pflegedidaktische Forschung besonders interessant macht. Einen ersten Ansatzpunkt für diese Annahme findet sich im Lehr-/Lerngegenstand der Pflegepädagogik selbst: Pflege ist eine Praxis, die sich durch eine hohe Sensibilität für kleinste Gesten – etwa eine Augenbewegung eines im Sterben liegenden Patienten – auszeichnet. Pflegende richten sich an diesen Phänomenen systematisch aus und sorgen dafür, dass diese minimalen Handlungen einen Unterschied in der pflegerischen Versorgung nach sich ziehen. Inwiefern sich auch die Praxis der hochschulischen und beruflichen Pflegeausbildung selbst durch die besondere Relevanz kleinster Phänomene auszeichnet, müssen empirische Studien in diesem Feld zeigen.

Vernetztes Denken, Forschen und Diskutieren

Ein besonderes Merkmal der KA ist ihre Fachsprache, mit der alle Analytiker*innen die sich in ihren Daten dokumentierenden Interaktionsstrukturen begrifflich sichtbar machen (vgl. Sidnell/Stivers 2013). Die Vokabeln dieser Sprache sind ferner miteinander verbunden. Es sind Knotenpunkte in einem ständig wachsenden Netzwerk. An jedem dieser einzelnen Punkte knüpfen inzwischen unzählige Studien aus den verschiedensten gesellschaftlichen Bereichen an. Damit eröffnet sich für jede konversationsanalytische Studie die Chance einer besonderen Form der Theoriearbeit, die man als komparativ-netzwerkartiges Forschen umschreiben kann (vgl. Schönefeld 2021, 2024).

Hat man beispielsweise im eigenen Datenkorpus eine Aktivität entdeckt, mit deren Hilfe sich Lernende um das Rederecht bewerben, lassen sich mittels der hierfür einschlägigen Termini (turn allocation, turn taking) in der Datenbank *EMCA Wiki* mit wenigen Klicks alle bisher dazu vorliegenden Studien recherchieren. Damit wird es möglich, die im eigenen Material entdeckte Praxis mit den in anderen Studien entdeckten Praktiken in verschiedenen Dimensionen (Form, Funktion, Setting etc.) zu vergleichen. Auf diese Weise können empirisch fundierte, leicht nachprüfbare, detaillierte Beschreibungen und Hypothesen angefertigt werden. Die in konversationsanalytischen Studien entstehenden Befunde sind also stets in ein Netzwerk aus von allen Forschenden geteilten Begriffen und damit verbundenen Studien eingewoben.

Diese spezifische Form des netzwerkförmigen, komparativen Forschens ist für die Pflegedidaktik sehr interessant. Es eröffnet ihr insbesondere die Möglichkeit, sich zielgerichtet mit konversationsanalytischen Studien zu den Praxen anderer Fachdidaktiken – wie etwa der Medizindidaktik – zu vernetzen, um dann Daten und Hypothesen zu den beobachteten Praktiken zu vergleichen. Dieser interdisziplinäre Austausch folgt keinem Selbstzweck, sondern trägt dazu bei, die aktuell virulente Frage nach dem Eigenen der Pflegedidaktik zu beantworten (vgl. Ertl-Schmuck 2023, Gahlen-Hoops 2023). Die KA ermöglicht es, die Grenzen des eigenen Feldes – im Diskurs mit anderen Forschenden/Forschungsarbeiten – auszuloten und so zu erkennen, wo das Eigene beginnt, weil das Andere aufhört.

5.2 Potenziale für die Pflegebildungspraxis

Die KA bietet nicht nur zahlreiche Chancen für die pflegedidaktische Forschung und Theorieentwicklung, sondern hat selbst auch didaktisches Potenzial. Anhand von drei Beispielen soll abschließend gezeigt werden, wie die KA helfen kann, Lehr-/Lernprozesse zu gestalten, ja sogar darin entstehende Konflikte zu lösen:

(1) Die KA lässt sich im Stil einer »sozialwissenschaftlichen Supervision[stechnik]« (Wolff 1986: 78) in der Zusammenarbeit mit Lerngruppen nutzen. Denkbar wäre etwa die Situation, dass Mitglieder einer studentischen Projektgruppe den anderen Teilnehmenden vorhalten, diese würden eine bestimmte Patient*innengruppe in Diskussionen subtil abwerten und deren spezifische Pflegebedürfnisse marginalisieren.

Um die Auflösung dieses Konflikts zu unterstützen, können Lehrende die Rolle von Supervisor*innen einnehmen: Anhand von Mitschnitten einiger Arbeitssitzungen der Studierenden gilt es dabei *gemeinsam* herauszuarbeiten, welche impliziten und expliziten Praktiken der Personenkategorisierung in den Diskussionen genutzt werden und welche Konsequenzen diese im Gespräch entfalten (vgl. Schönefeld 2017). Auf Basis der dabei entstehenden Einsichten in die (überwiegend unbewusst) eingesetzten Praktiken des Unterscheidens lässt sich dann ein kritischer Dialog eröffnen, der in konkrete Vorschläge für veränderte Formen des Diskutierens mündet.

(2) Zweitens bietet sich die KA als theoretisch-methodische Grundlage für das Verfahren des »Lernen[s] durch eigene Forschungsaktivitäten« (Reiber 2017: 88) in besonderer Weise an. Bei dieser Spielart des forschenden Lernens setzen sich Auszubildende bzw. Studierende mit bereits erhobenen Daten konversationsanalytisch auseinander und gelangen so zu eigenen Erkenntnissen. Dieses Format bietet sich vor allem zur Erarbeitung und Diskussion verschiedener pflegerischer Gesprächsformate – wie etwa Beratungen oder Edukationen – an.

Als Lehr- bzw. Forschungsmaterialien können hierbei die in den konversationsanalytischen Publikationen abgedruckten Transkripte dienen, die den Lernenden auf Arbeitsblättern zur Verfügung gestellt werden (vgl. Brühe 2023: 16). Sie erhalten dann den Auftrag, in diesen Daten nach Interaktionsmustern zu suchen, diese (intuitiv) zu beschreiben und sich kritisch-würdigend mit deren kommunikativen Funktionen auseinanderzusetzen.

Karin Reiber (ebd.: 87) argumentiert, dass forschendes Lernen – in allen Spielarten – dazu beträgt »die zukünftige Generation von Pflegepersonen an einen forschend-reflexiven Habitus heranzuführen.« Die Verwendung der KA gibt diesem Vorgang eine spezifische Richtung, weil sie Lernende dazu einlädt ihre berufliche Praxis als eine sprachliche Herstellung zu betrachten, deren Strukturen es aufmerksam zu studieren gilt, um sie danach verändern zu können.

(3) Die KA bietet ferner die Grundlage für eine spezifische Form des Simulationslernens: die sogenannte »Conversation Analytic Role-play Method (CARM)« (Stockoe 2014). Deren Ausgangspunkt ist die Beobachtung, dass es bestimmte Gesprächsphasen bzw. -typen gibt, die entweder scheitern oder gelingen. So kann zum Beispiel das Angebot für eine pflegerische Beratung angenommen oder abgelehnt werden. Anhand der Untersuchung gelingender und nicht gelingender Gesprächsverläufe lässt sich konversationsanalytisch zeigen, dass oftmals bereits eine bestimmte Äußerung – manchmal ein einziges Wort – zum Weichensteller wird.

Solche Gesprächstypen werden von der CARM genutzt. Hierbei wird den Lernenden zunächst der Beginn einer authentischen Interaktion audiovisuell gezeigt. Das Video stoppt jedoch genau vor der kritischen Weichenstellung. Die Teilnehmenden schlüpfen dann in die Rolle der jeweiligen Person, die nun am Zug ist, und müssen entscheiden, wie sie an dieser Stelle handeln würden, um ihr Ziel – z.B. die Zustimmung zu einer pflegerischen Maßnahme – zu erhalten. Diese Lösung wird dann mit den aufbereiten Daten aus beiden Kollektionen (gelingend/nicht-gelingend) verglichen und auf ihre Erfolgschancen hin ausgewertet.

Die KA bietet also die Basis für eine neuartige Form des Simulationslernens. Die Teilnehmenden stellen dabei pflegerische Interaktionen nicht nach, sondern lernen anhand realer Gesprächsverläufe pflegespezifische kommunikative Kompetenzen. Nebenbei machen sie dabei die Erfahrung, dass es sich (eben doch) lohnt, wenn man jedes Wort auf die Goldwaage legt.

Literatur

Alder, Marie-Luise/Buchholz, Michael B. (2018). »Ich find' das sowas von fies von Euch« – Konversationsanalyse eines schulischen Konflikts. In: Brandstetter, Gabriele/Buchholz, Michel B./Hamburger, Andreas/Wulf, Christoph (Hg.). Balance – Rhythmus – Resonanz. Sonderheft der Zeitschrift Paragrana, Internationale Zeitschrift für Historische Anthropologie. Berlin: Walter de Gruyter. S. 106-119.

Bergmann, Jörg R. (1988a). Ethnomethodologie: Untersuchungen zur methodischen Erzeugung von sozialer Wirklichkeit im alltäglichen Handeln. Studienbrief 1 von 3. Fernuniversität/Gesamthochschule Hagen.

Bergmann, Jörg R. (1988b). Ethnomethodologie: Untersuchungen zur methodischen Erzeugung von sozialer Wirklichkeit im alltäglichen Handeln. Studienbrief 2 von 3. Fernuniversität/Gesamthochschule Hagen.

Bergmann, Jörg R. (2019). Konversationsanalyse. In: Flick, Uwe/Kardorff, Ernst von/Steinke, Ines (Hg.). Qualitative Forschung. Ein Handbuch. Reinbek bei Hamburg: Rowohlt.

Breidenstein, Georg/Tyagunova, Tanya (2021). Ethnomethodologie und Konversationsanalyse. In: Bauer, Ullrich/Bittlingmayer, Uwe H./Scherr, Albert (Hg.). Handbuch Bildungs- und Erziehungssoziologie. Wiesbaden: Springer. S.473-492.

Brühe, Roland (2023). Pflegedidaktik in a nutshell: Aufgaben im Pflegeunterricht. In: Gahlen-Hoops, Wolfgang von/Genz, Katharina (Hg.). Pflegedidaktik im Überblick. Zwischen Transformation und Diffusion. Bielefeld: transcript. S.15-26.

Cura, Şengül Üzen/Kocatepe, Vildan/Yıldırım, Dilek/Küçükakgün, Hilalnur/Atay, Selma/Ünver, Vesile (2020). Examining Knowledge, Skill, Stress, Satisfaction, and Self-Confidence Levels of Nursing Students in Three Different Simulation Modalities. In: Asian Nursing Research, 14 (3), S. 158-164.

Ertl-Schmuck, Roswitha (2023). Grundsatzfragen der Pflegedidaktik – ein sich wandelnder Diskurs. In: Gahlen-Hoops, Wolfgang von/Genz, Katharina (Hg.). Pflegedidaktik im Überblick. Zwischen Transformation und Diffusion. Bielefeld: transcript. S.69-94.

Gahlen-Hoops, Wolfgang von (2023). Pflegedidaktik als multiparadigmatische Disziplin. Eine Vorlesung zum Paradigmenproblem. In: Gahlen-Hoops, Wolfgang von/Genz,

Katharina (Hg.). Pflegedidaktik im Überblick. Zwischen Transformation und Diffusion. Bielefeld: transcript.

Gardner, Rod (2013). Conversation Analysis in the Classroom. In: Sidnell, Jack/Stivers, Tanya (Hg.). The Handbook of Conversation Analysis. Chichester, UK: Wiley-Blackwell.S.593-611.

Garfinkel, Harold (1967). Studies in Ethnomethodology. Englewood Cliffs, New Jersey: Prentice-Hall.

Garfinkel, Harold (1981). Das Alltagswissen über soziale und innerhalb sozialer Strukturen. In: Arbeitsgruppe Bielefelder Soziologen (Hg.). Alltagswissen, Interaktion und gesellschaftliche Wirklichkeit. Symbolischer Interaktionismus und Ethnomethodologie. (5. Auflage). Opladen: Westdeutscher Verlag.S. 189-262.

Garfinkel, Harold (2020). Studien zur Ethnomethodologie. Frankfurt a. M./New York: Campus.

Goffman, Erving (1977). Rahmen-Analyse. Ein Versuch über die Organisation von Alltagserfahrungen. Frankfurt a. M.: Suhrkamp Taschenbuch Verlag.

Gügel, Michael/Kern, Michael (2021). Aufbau eines Simlabs in einem Bildungszentrum. In: Kerres, Andrea/Wissing, Christiane/Wershofen, Birgit (Hg.). Skillslab in Pflege- und Gesundheitsfachberufen. Intra- und interprofessionelle Lehrformate. Berlin: Springer. S.35-48.

Hecht, Michael (2009). Selbsttätigkeit im Unterricht. Empirische Untersuchungen in Deutschland und Kanada zur Paradoxie pädagogischen Handelns. Wiesbaden: VS Verlag für Sozialwissenschaften.

Hutchby, Ian/Wooffitt, Robin (2008). Conversation Analysis. Cambridge, Malden: Polity Press.

Jakonen, Teppo/Evnitskaya, Natalia (2020). Teacher smiles as an interactional and pedagogical resource in the classroom. Journal of Pragmatics, 163, S. 18-31.

Jefferson, Gail (1972). Side Sequences. In: Sudnow, David (Hg.). Studies in Social Interaction. New York: The Free Press.

Jefferson, Gail (1988). On the Sequential Organization of Troubles-Talk in Ordinary Conversation. Social Problems, 35 (4), S. 418-441.

Johansson, Elin/Lindwall, Oskar/Rystedt, Hans (2017). Experiences, appearances, and interprofessional training: The instructional use of video in post-simulation debriefings. In: International Journal of Computer-Supported Collaborative Learning, 12, S. 91-112.

Jones, Aled (2007). Putting practice into teaching: an exploratory study of nursing undergraduates' interpersonal skills and the effects of using empirical data as a teaching and learning resource. In: Journal of Clinical Nursing, 16 (12), S. 2297-2307.

Kalthoff, Herbert (1995). Die Erzeugung von Wissen. Zur Fabrikation von Antworten im Schulunterricht. Zeitschrift für Pädagogik, 41 (6), S. 925-939.

Lehner, Martin (2019). Didaktik. Bern: Haupt Verlag (UTB).

McHoul, Alexander (1978). The Organization of Turns at Formal Talk in the Classroom. Language in Society, Bd. 7, S. 183-213.

Mehan, Hugh (1979). »What Time Is It, Denise?«: Asking Known Information Questions in Classroom Discourse. In: Theory Into Practice, 18 (4), S. 285-294.

Melander, Helen (2017). Becoming a ›Good Nurse‹: Social Norms of Conduct and the Management of Interpersonal Relations. In: Pekarek Doehler, Simona/Bangerter, Adrian/Weck, Geneviève de/Filliettaz, Laurent/González-Martínez, Esther/Petitjean, Cécile (Hg.). Interactional Competences in Institutional Settings: From School to the Workplace. Cham, Switzerland: Palgrave Macmillan. S.171-196.

Niemi, Kreeta/Bateman, Amanda (2015). ›Cheaters and Stalkers‹: Accusations in a classroom. In: Discourse Studies, 17 (1), S. 83-98.

Nittel, Dieter (2016). Qualitative Bildungsforschung. In: Tippelt, Rudolf/Schmidt-Hertha, Bernhard (Hg.). Handbuch Bildungsforschung. Wiesbaden: Springer. S. 1-25.

Pilnick, Alison/Trusson, Diane/Beeke, Suzanne/O'Brien, Rebecca/Goldberg, Sarah/Harwood, Rowan H. (2018). Using conversation analysis to inform role play and simulated interaction in communications skills training for healthcare professionals. In: BMC medical education, Vol. 18, Article Number 267, S. 1-10.

Rathwallner, Birgit/Schüttengruber, Gerhilde (2014). Problemorientiertes Lernen. Evaluationsmöglichkeiten in der (Pflege)Ausbildung. In: PADUA, 9 (3), S. 163-166.

Reiber, Karin (2017). Forschendes Lernen im Pflegeunterricht. Konzeptionelle Perspektiven und didaktische Umsetzung. In: PADUA, 12 (2), S. 87-90.

Sahlström, J. F. (2002). The Interactional Organization of Hand Raising in Classroom Interaction. In: The Journal of Classroom Interaction, 37 (2), S. 47-57.

Schwermann, Meike/Loewenhardt, Christine (2021). SimNAT Pflege – Simulations-Netzwerk Ausbildung und Training in der Pflege. In: Kerres, Andrea/Wissing, Christiane/Wershofen, Birgit (Hg.). Skillslab in Pflege- und Gesundheitsfachberufen. Intra- und interprofessionelle Lehrformate. Berlin: Springer. S.1-11.

Schegloff, Emanuel A./Sacks, Harvey (1973). Opening up Closings. In: Semiotica, 8 (4), S. 289-327.

Schlosser, Daniela/Rebmann, Marius (2020). Unterrichtsstörungen – eine Frage der Lehre!? Wenn Lehrende den Unterricht stören und Lernende nicht lernen können. PADUA, 15 (2), S. 67-73.

Schönefeld, Daniel (2017). Arbeiten und Unterscheiden. Zur Praxis des Diversity-Managements. Weinheim, Basel: Beltz Juventa.

Schönefeld, Daniel (2021). Der konversationsanalytische Zugang zur Pflege. In: Pflege & Gesellschaft, 26 (2), S. 118-130.

Schönefeld, Daniel (2024). Das Lebensende als sprachliche Herstellung. Konturen einer ethnomethodologisch-konversationsanalytischen Thanatosoziologie. In: Benkel, Thorsten/Coenen, Ekkehard/Meitzler, Matthias/Sitter, Miriam (Hg.). Lebensende. (Stand: Beitrag unter Begutachtung)

Sidnell, Jack/Stivers, Tanya (Hg.) (2013). The Handbook of Conversation Analysis. Oxford/Malden: Wiley Blackwell.

Stokoe, Elizabeth (2014). The Conversation Analytic Role-play Method (CARM): A method for training communication skills as an alternative to simulated role-play. In: Research on Language and Social Interaction, 47 (3), Vorabdruck auf ResearchGate.

Willemsen, Annerose/Gosen, Myrte N./Koole, Tom/Glopper, Kees de (2020). Teachers' pass-on practices in whole-class discussions: how teachers return the floor to their students. In: Classroom Discourse, 11 (4), S. 297-315.

Wolff, Stephan (1986). Das Gespräch als Handlungsinstrument. In: Kölner Zeitschrift für Soziologie und Sozialpsychologie, Jg. 38, S. 55-84.

»Scheitere früh und oft«
Innovationen und Kreativität in der Pflegedidaktik am Beispiel Design Thinking

Daniela Schmitz

Zusammenfassung

Vor dem Hintergrund des gesellschaftlichen Trends Agilität werden Anknüpfungspunkte zur Pflegedidaktik aufgezeigt. Innovationen in der pflegeberuflichen Bildung können nur durch kreative im Wechselspiel mit analytischen Vorgehensweisen entstehen, wie sie im Design Thinking umgesetzt werden. Der Unterschied zu klassischen Innovationen liegt darin, dass hier nicht erst das fertige Produkt bis ins Detail ausgearbeitet wird, sondern zu Teilaspekten frühzeitig Feedback der Nutzenden eingeholt wird und in die Entwicklung einfließt. Dabei gilt das Prinzip der Fehlerfreundlichkeit, früh und oft zu scheitern. Im Beitrag werden die Prinzipien von Design Thinking und seiner Anknüpfungspunkte für eine Pflegedidaktik abschließend mithilfe des Analysetools der Normalisierungsprozesstheorie zusammengeführt. So können mögliche Vorbehalte und Stolpersteine einer Integration von durch Kreativität entstandenen Innovationen in der Pflegedidaktik identifiziert werden.

1. Agile Gesellschaft als Ausgangspunkt für Innovationen und Kreativität

Agilität bedeutet mehr als motorische Beweglichkeit. In der Literatur finden sich Begriffe wie agile Methoden, agiles Projektmanagement, agile Gesellschaft, agiles Manifest und agiles Mindset, die ursprünglich aus der Softwareentwicklung stammen. Der Kern der gewandelten Anforderungen an ein klassisches Management von Softwareprojekten war, frühzeitig Kundenfeedback zu Zwischenprodukten einzuholen, damit die Software entsprechend der Kundenbedürfnisse entwickelt werden konnte und Kund*innen nicht mit einem fertigen Produkt konfrontiert werden (vgl. Arn/McKavett 2020: 1 f.). Ausgangspunkt der Veränderungen ist die VUCA World. VUCA steht für (vgl. Lévesque 2021: 21 f.):

- Volatilität: Nach jeder externen Anforderung von außen und jeder neu integrierten Technologie steht schon die nächste Veränderung an, die ins Handlungsfeld integriert werden muss (z.B. digitale Lehre, hybride Lehre, Corona, Krieg).
- Unsicherheit: Technologien sind kurzlebiger geworden, das vormals innovative Format CD wurde durch Streaming abgelöst. Daraus folgt, was heute innovativ ist, kann es morgen schon nicht mehr sein.
- Komplexität (complexity): Veränderungen sind dynamischer und variantenreicher geworden und nur rückblickend lassen sich die Verhältnisse von Ursache und Wirkungen rekonstruieren, jedoch nicht immer perspektivisch auf neue Anforderungen transferieren. Der Umgang mit Nicht-Wissen wird eine wichtige Schlüsselkompetenz.
- Ambiguität: Anforderungen sind mehrperspektivisch und können unterschiedliche Wirkungen entfalten. Komplexe Probleme müssen erfasst und bearbeitbar gemacht werden.

Agiles Lernen wurde zunächst in technologiebezogene Lehrveranstaltungen implementiert, die Potenziale daraufhin aber auch für technologiefremde Kurse entdeckt (vgl. Härer/Herzwurm 2022: 270). Wirtschaftsbezogene Fächergruppen orientieren sich an Kund*innenbedürfnissen, didaktisches Handeln verfolgt andere Intentionen, wie die Gestaltung von Lernprozessen und als Outcome von Studium und Ausbildung qualifizierte und auf berufliche Anforderungen gut vorbereitete Absolvent*innen. Demnach sind die Prinzipien eines agilen Lehrens und Lernens folgende (vgl. Arn/McKavett 2020: 4 f.):

1. Fokus auf den Lernprozess der Lernenden und kompetente Lernende als Output
2. wechselnde Anforderungen während eines Semesters können zu Iterationen in Lernprozessen und Abläufen führen, Änderungen sind willkommen
3. Studierende liefern auch kleinere Lernergebnisse in kürzeren Zeiträumen und erhalten konstruktives Feedback
4. enge Zusammenarbeit zwischen Lehrenden und Lernenden (ggf. Praxispartner)
5. Unterstützung, Vertrauen und Motivation der Studierenden
6. sinnvolle Interaktionen: Lernen aktivieren und situativ ermöglichen, nicht aber Inhalte vorwegnehmen: Sobald man Ratschläge gibt, wie man agil sein kann, ist es keine Agilität mehr
7. sichtbares Lernen: Lernende machen Handlungen sichtbar, wählen Strategien und passen diese an
8. Lehrende und Lernende steuern das Lerntempo

9. Lehr-Lernaktivitäten im gemeinsamen Lernraum finden auf höheren Lernzielebenen statt (Analyse, Bewertung, Erstellung), Lernziele auf den Ebenen Wissen und Verstehen können individuell außerhalb erarbeitet werden (Stichwort flipped classroom)
10. Einfachheit beim Lehren und Lernen, Probleme verstehen und kleinschrittig lösen
11. Lernenden ermöglichen, ihr Lernen selbst zu steuern
12. Lehrende sind auch Lernende, daher über Reflexion mit Lernenden Verbesserungspotenziale des Lehrens und Lernens identifizieren

Agilität in der Bildung ist demnach anschlussfähig an verschiedene didaktische und bildungstheoretische Konzepte. Agile Methoden sind zum Beispiel user stories, die auch auf Lernprozesse angewandt werden können als Geschichte, wann eine Person etwas gelernt hat (vgl. Arn/McKavett 2020: 15). Weitere Methoden sind kleinschrittiges Lernen in Sprints (das sog. Scrum als Methode des agilen Projektmanagements, die einfache Regeln für effiziente, flexible Teamarbeit, um schnell auf Veränderungen zu reagieren, beinhaltet (vgl. Jungclaus u.a. 2019) mithilfe von Kanban-Boards als Tool für die Visualisierung der Prozessschritte, das Aufgaben in die Spalten To Do, Doing und Done zuordnet und Lernenden so ermöglicht, den Stand der Bearbeitung einsehen zu können. Durch Agilität verändern sich auch Organisationsstrukturen von vertikalen zu horizontalen und von Silos hin zu Netzwerken (vgl. Baecker 2017: 19). Baecker (2017: 22) sieht Agilität auch als Managementkonzept für Hochschulen, um Eigensinn von Fakultäten und Lehrgebieten anzuerkennen, zu pflegen und weiterzuentwickeln.

Agiles Handeln in der Lehre setzt voraus, im Lehren wahrzunehmen, was bei den Lernenden passiert und situativ darauf zu reagieren, um aus dem Moment heraus zu lehren (vgl. Arn 2020: 9). Arn charakterisiert agile Didaktik auch als Co-Didaktik, »weil diese Didaktik überhaupt erst im Miteinander mit den Lernenden entsteht« (Arn 2020: 19). Zur Veranschaulichung dieser Form Didaktik grenzt er sie zur Plan-Didaktik ab (s. Tab. 1):

Tabelle 1: Agile Didaktik und Plan-Didaktik mit fließenden Übergängen (angepasst an Arn 2020: 22)

Agile Didaktik ⟷	Mixed Zone ⟷	Plan-Didaktik
Die aktive Präsenz im Unterricht steht im Vordergrund.	Die Präsenz im Unterricht und Vorbereitung sind gleich wichtig.	Die Vorbereitung ist zentral.
Die Vorbereitung steht im Dienst dieser Präsenz.	Die Präsenz spielt mit der Planung.	Die Präsenz hat sich an die Planung zu halten.
Zu tun ist, was der Moment erfordert: agil.	Mal leitet der Moment, mal der vorgefasste Plan das Handeln.	Zu tun ist, was die vorbereitete Planung vorsieht.

Pointiert verdeutlicht er diese Abgrenzung sowohl zu einer real unmöglichen radikalen agilen Didaktik, in der keine didaktischen Entscheidungen getroffen werden, bevor das Lehren beginnt und nur aus dem Moment heraus didaktische Entscheidungen entstehen, als auch zu einer real unmöglichen radikalen Plan-Didaktik, in der alle didaktischen Entscheidungen festgelegt wurden, bevor das Lehren beginnt und während des Lehrens keine didaktischen Entscheidungen mehr getroffen werden (vgl. Arn 2020: 23).

Nicht jede Lerneinheit muss agil didaktisch umgesetzt werden, da die Umsetzung von den Inhalten und deren praktischen Bezügen sowie den Kompetenzen der Lehrenden abhängt. Erfahreneren Lehrenden fällt es leichter, von vorgefertigten Plänen abzuweichen: »Lehrende, die sich als gemeinsam mit den Lernenden auf einem Weg sehen; die ihre eigene Sicherheit im Lehren gerne aus etwas anderem als einem fixen Plan gewinnen möchten: aus dem klaren Gefühl, dem Lernen der Lernenden Minute für Minute maßgeschneidert dienlich zu sein – und dabei auch immer wieder scheitern zu dürfen, weil es Erfolg in der agilen Didaktik immer nur gibt mit der Erlaubnis zum Scheitern. Wer sich nicht zuversichtlich scheitern lassen kann, muss volle Kontrolle anstreben – und würde damit alle offenen Lernprozesse töten. Co-Didaktik bedeutet, auf volle Kontrolle zu verzichten. [...] Lehren und Lernen auf Augenhöhe.« (Arn 2020: 31) An Beispielen verdeutlicht, lassen sich mit Fragen an die Lernenden wie »Kann dazu jemand eine Frage stellen?« oder »Wo stehen wir Ihrer Meinung nach im Lernprozess?« agiles Lehren und Lernen anstoßen und perspektivisch kreatives Handeln ermöglichen.

Kreativität umfasst schöpferische Leistungen, sie ist eine Schlüsselkompetenz, die gute, teils neuartige Problemlösungen schafft. Insbesondere in der Pflege ist diese Fähigkeit zentral, unter gegebenen Rahmenbedingungen kreative Problemlösungen zu generieren und umzusetzen, Gewohntes infrage zu stellen, neue Blickwinkel einzunehmen und über den Tellerrand zu schauen (vgl. Schäfer 2021: 109).

Bei Kreativität handelt es sich um einen mehrschichtigen, inkonsistent verwendeten Begriff, der über die unterschiedlichen Disziplinen keine allgemeingültige Definition besitzt. Die einzelnen disziplinären Akzentuierungen und Antworten auf die Frage, wann welche Leistung unter welchen Umständen warum als kreativ einzustufen ist, ist bei Liebscher (2017: 43 ff.) zu finden. Grundsätzlich kann eine Idee als kreativ bezeichnet werden, wenn diese sowohl als sozial akzeptiert als auch nützlich eingestuft wird und sich als praktikabel erweist, also umsetzbar ist (vgl. Kadera 2021: 152). Kreative Ideen können entstehen, wenn Routinen verlassen werden. Förderlich für Kreativität sind angstfreie Umgebungen, spielerische Elemente und ein flexibler Umgang mit Regeln. Für hochschulische Bezüge liegt der Fokus weniger auf der externen Bewertung von Kreativität, sondern vielmehr auf der Perspektive, wie Kreativität bei Studierenden gefördert werden kann. Jahnke u.a. (2011) haben in einer Studie Kreativitätsverständnisse von Lehrenden unterschiedlicher Fächer rekonstruiert und sechs Facetten der Kreativitätsförderung abgeleitet, die aufeinander aufbauen (s. Tab.2):

Tabelle 2: Sechs Facetten der Kreativitätsförderung in der Hochschullehre (gekürzte Darstellung nach Jahnke u.a. 2011: 141)

Facette Nummer	Art der Kreativitätsförderung	Beispiele
6	Originelle, völlig neue Ideen entwickeln	Kann nicht erzwungen werden, z.B. andere Lösungswege nutzen, und Fehler zulassen, ungewöhnliche Themen für Hausarbeiten ermöglichen etc.
5	Förderung einer neuen Denkkultur	Reflexion eigener Kreativität und eigener Denkstrukturen, neue Haltungen, indem Studierende ein Thema aus vielen Perspektiven betrachten und Routinen und Regeln abändern und Bezüge zu anderen Disziplinen herstellen
4	Förderung kreierenden Lernens	Studierende schaffen etwas: Texte, Präsentationen, Projekt- und Forschungsarbeiten, Lösungen etc.
3	(Forschungs-) Neugier und Begeisterung fördern, Lernmotivation steigern	Abwechslungsreiche Lehre mit Praxisbezügen, Studierende durch interessante Problemstellungen begeistern, Reflexion individueller Lernmotivation, damit Studierende die effektivsten Lernmethoden für sich identifizieren können
2	Förderung selbstständigen Lernens	Eigene Entscheidungen treffen, Lernprozesse eigenverantwortlich steuern: Themen selbstständig suchen, eigene Fragestellungen entwickeln, Forschungsstand recherchieren, Lernprozess organisieren, eigene Lernziele formulieren
1	Förderung reflektierenden Lernens	Wissen erarbeiten, Bekanntes hinterfragen und inneren Dialog führen, um Vorurteile und Annahmen zu erkennen und zu hinterfragen sowie über Aufgabenstellungen hinaus arbeiten zu können

Aus der Kontrastierung der Aussagen von Lehrenden und Lernenden identifizieren Haertel und Jahnke eine Diskrepanz: Lehrende führen in ihrer Selbsteinschätzung kreativitätsförderliche Lehre durch, was in etwa nur jeder fünfte Studierende so einschätzt (vgl. Haertel/Jahnke 2011: 242). Das liegt daran, dass Lehrende (und auch Studierende) unterschiedliche Vorstellungen von Kreativität besitzen und davon, was in ihrer Disziplin mit welchen Maßstäben als kreativ bemessen wird: »Kreativität ist je nach Disziplin etwas anderes.« (Haertel/Jahnke 2011: 242) Die häufigsten Antworten der Lehrenden, was eine kreative Leistung ausmacht, lag in Facette 2 gefolgt von Facette 6. Für Studierende kann sich Kreativität in Freiräumen, Offenheit und Eigenverantwortung entfalten. Für die Lehre bedarf es zusätzlich einer positiven Fehlerkultur, die Fehler als Lernchance »wo noch etwas ›fehlt‹ (Arn 2020: 151), Scheitern nicht als Makel, sondern als Ergebnis eines Versuches sieht (vgl. Haertel/Jahnke 2011: 244). Der Fokus liegt verstärkt auf den Prozessen statt auf den Ergebnissen, um Kreativität in der Lehre zu fördern. Zur Förderung der Kreativität von Studierenden in der Lehrpraxis resümiert Kadera, dass Fragen und

Aufgaben mit offenen Lösungen eingesetzt werden, verschiedene Lösungen zur Problemstellung erlaubt sind, interdisziplinäre Herangehensweisen und ein Blick über den Tellerrand angestrebt werden sowie Zeiten und Bereitschaft vorhanden sind, auch über eher ungewöhnliche Lösungen nachzudenken (vgl. Kadera 2021: 159). Lehrende müssen zudem überlegen, auf welcher Stufe sie die Kreativität fördern wollen und wie sie dies organisatorisch und didaktisch umsetzen können: »Je nach Fachgebiet, Kontext und Lernniveau müssen individuelle, stimmige und passgenaue Lehr- und Lernszenarien entwickelt werden, die es den Lehrenden erlauben Kreativitätsmomente zu schaffen, sodass sich die Studierenden frei und intensiv mit den Themen auseinandersetzen können.« (Kadera 2021: 162)

Innovationen sind erfolgreich am Markt umgesetzte, kreative Ideen. Fokus sind nicht immer neue Produkte, es können auch veränderte oder erneuerte Prozesse als Innovationen gelten (vgl. Goffin u.a. 2009: 29 f.). Neben Produkt- und Prozessinnovationen gibt es strukturelle, z.B. neue Arbeitszeitmodelle oder kulturelle Innovationen als Verbesserungen im Sozialbereich, z.B. als neue Haltungen oder Kooperationsformen. Für das Gesundheitswesen als Teil des Dienstleistungssektors lassen sich Innovationen in die folgenden Dimensionen auffächern: neue Dienstleistungen, Kundenprofile, neue Produkte, neue Organisationsprozesse (vgl. Goffin u.a. 2009: 31 f.). Innovationen, die durch Design Thinking entstehen, unterscheiden sich von klassischen Innovationen dadurch, dass hier Jede*r Innovationen hervorbringen kann, dass diese oft in diversen Teams mit partizipatorischen Methoden entstehen. Des Weiteren zeichnen sie sich dadurch aus, dass Problemstellungen weiterentwickelt und Lösungsvorschläge gemeinsam erörtert werden, anstelle einer klassischen Top Down Variante (vgl. Liedtka u.a. 2017: 7).

Design Thinking beinhaltet eine agile Vorgehensweise, nutzt die Kreativität der beteiligten Personen, analysiert Erarbeitetes, um dies in Innovationen umzusetzen. In pflegebezogener Praxis findet Design Thinking im Gesundheitswesen bereits vielfach Anwendung, z.B. gibt es Ansätze im Bereich von Schnittstellen. Hahn-Goldberg et al. (2022) nutzten Design Thinking für den Übergang vom Krankenhaus in die Häuslichkeit, mit dem Ziel, für die Betroffenen und ihre Familien Tools zu entwickeln, die für den Wechsel von Medikamenten Informationen zum Verschreibungsgrund, zur Einnahme und zu Nebenwirkungen bereitstellen. Kriegel (2020) wendete Design Thinking im Rahmen der interdisziplinären geriatrischen Komplexbehandlung an, um kritische Ereignisse, Situationen und Einflussfaktoren zu ermitteln, die bei der Gestaltung zukünftiger Strukturen und Prozesse Anwendung finden sollen. Angestrebt wird ein geriatrisches Fallmanagement zwischen Haus- und Fachärzt*innen, Therapeut*innen und mobiler Pflege: »Ziel ist es, mittels der konsequenten Patientenorientierung als übergreifende Ausrichtung, die Behandlung und Betreuung sowie die Organisation der Versorgungsabläufe, die Unterbringung und Verpflegung an den Bedürfnissen der Patienten auszurichten.« (Kriegel 2020: 229) Weitere Beispiele sind die Weiterentwicklung der Patientenorientierung von Krankenhäusern, Optimierung von Patientenpfaden, Integration von Technologien, wie die Einführung elektronischer Dokumentationen oder elektronischer Patientenakten. Kreative Produkte, die durch Design Thinking im Gesundheitswesen entstanden sind, sind z.B. der Babyinkubator Embrace, der als deutlich günstigere Variante gegenüber klassischen Inkubatoren die Kindersterblichkeit in Entwicklungsländern minieren kann, indem er ohne Strom Wärme abgeben kann, da der Zugang zu Strom oft ein Problem in Entwicklungsländern darstellt. Weitere Beispiele sind spezielle MRT-Geräte, die Kindern die Angst nehmen, indem sie sie in eine bunte Welt eintauchen lassen, Zahnbürsten für Kinder, die sich von kleinen Kinderhänden feinmotorisch besser handhaben lassen als klassische Zahnbürsten, oder auch VR-Brillen zur Beruhigung von Patient*innen. Zudem kann Design Thinking auch dabei unterstützen, berufsgruppenübergreifend ein gemeinsames Verständnis (der sogenannte Common Ground) und einen Austausch über z.B. Standards bei Medizinprodukten herzustellen (vgl. Liedtka u.a. 2017: 6).

Im Bereich des Lehrens und Lernens sowie (pflege)didaktischer Ansätze ist der Forschungsstand zu agilem Lehren und Lernen, Design Thinking und zu durch Kreativität entstandene Innovationen eher überschaubar, insbesondere im deutschsprachigen Raum.

2. Anhaltspunkte für eine agile Pflegedidaktik

Da es nicht »die« eine Didaktik gibt, sondern verschiedene didaktische Ansätze (vgl. Sahmel 2018: 5), werden die weiteren Ausführungen sowohl auf bildungstheoretisch ausgerichtete didaktische Konzepte fokussiert, die auf die jeweiligen Lerngegenstände gerichtet sind, als auch subjektorientierte Konzepte mit Fokus auf Lernende, um die Elemente Agilität, Kreativität und Innovation didaktisch aufgreifen zu können.

Anknüpfungspunkte für Agilität an die Grundsatzfragen der Pflegedidaktik »Annahmen zum pflegerischen Situations-/Handlungs-, Lern- und Bildungsverständnis (1), zum Subjekt in pflegerischen und pflegedidaktischen Situationen (2) sowie zur gesellschaftlichen Bedingtheit der situativ verorteten Pflege- und Bildungsarbeit (3)« (Hänel/Ert-Schmuck 2021: 18) werden in den folgenden Ausführungen erkennbar werden. Komplexe, konfliktreiche und oder widersprüchliche Situationen als auch der Umgang mit Emotionen und Handeln in Ungewissheit, die »nur bedingt über kognitive Vorgehensweisen zu erschließen« (Ertl-Schmuck 2023: 77) sind, finden im Rahmen von Design Thinking-Prozessen statt. Dabei steht die Entwicklung von Personas (Darstellung einer exemplarischen, idealtypischen Person, ihr Gesundheitszustand, in welcher Umwelt lebt sie etc.) im Vordergrund, für die eine Problemlösung generiert wird, und darauf aufbauend die Phase der Empathieentwicklung. Umgang mit Ungewissheit findet in der Entwicklung kleinschrittiger Problemlösungen statt, zu denen frühzeitig Feedback eingeholt wird und Lösungen auch wieder verworfen werden können.

Didaktische Implikationen aus dem neuen Pflegeberufegesetz sind u.a. Situationsorientierung, Kompetenzorientierung, Subjektorientierung, Interprofessionalität (vgl.

von Gahlen-Hoops/Genz 2023: 9). Diese sind für agile Vorgehensweisen zugänglich. Design Thinking ist immer auf eine bestimmte Design Challenge (Arbeitsauftrag) bezogen, als konkrete Situation, in der Probleme gelöst werden sollen. Die Orientierung an den Lernenden als Subjekte ist über die Einbindung ihrer kreativen und analytischen Fähigkeiten zur Problemlösung gegeben. Interprofessionalität (in der Sprache des Design Thinking Interdisziplinarität) ist eines der drei Grundprinzipien des Design Thinking (neben Iterationen und Human Centeredness, die auch als Subjektorientierung verstanden werden kann, siehe 3.)

Abbildung 1: Passungen zwischen Pflegedidaktik (links) und Design Thinking (rechts) (eigene Darstellung)

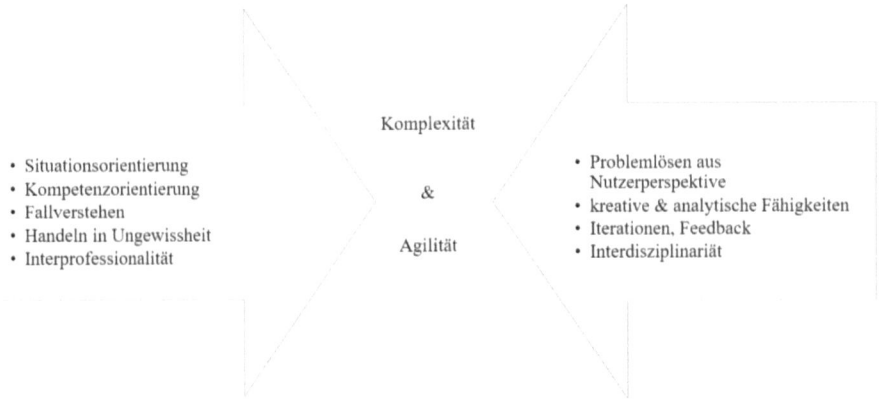

Einzelne Kriterien, die im Fachqualifikationsrahmen Pflegedidaktik benannt werden, erlauben Passungen zu Agilität, wie Komplexität und Verwobenheit der Gegenstände der Pflegebildung, Handeln in Ungewissheit, diffuse wenig standardisierbare Arbeit sowie Fragen zur Komplexitätsbewältigung (vgl. Walter u.a. 2019: 12). Das dort entwickelte Strukturmodell ermöglicht eine Integration agiler Vorgehensweisen wie Design Thinking sowohl auf der Mikro- und Mesoebene als auch auf der Makroebene (vgl. ebd.: 17). Auf der Mikroebene können in Lehr-Lernsituationen Lernende agile Methoden erlernen, anwenden und mit Blick auf pflegerisches Handeln reflektieren. Denkbar wäre auch, wie Praxislernen in ungeplanten, unvorhergesehenen Situationen aussehen kann und wie mit agilen Ansätzen Komplexität bewältigt werden kann. Einsatzbeispiele von Design Thinking in der Curriculumentwicklung (vgl. Pferzinger/Waiguny 2022) oder Schulentwicklung (vgl. Chott 2022) sind in der Literatur beschrieben. Auf der Makroebene sind Einsatzszenarien in Forschungsprojekten denkbar, um Innovationspotenziale entfalten zu können.

Die Perspektive des Scheiterns (als Element kreativitätsförderlicher Lehre) wird auch von Ertl-Schmuck (2021) berücksichtigt. Lehrende können Lerngelegenheiten initiieren, inwieweit sich die Lernenden darauf einlassen, bleibt offen und es kann aus ihrer Perspektive zum Scheitern kommen (vgl. Ertl-Schmuck 2021: 175). Dieses Scheitern ist Ausgangspunkt für kreativitätsförderliche Lernaktivitäten.

Design Thinking in der Lehre kann als Grundlage studierendenzentrierten und handlungsorientierten Lehrens, Lernens und Prüfens eingesetzt werden (vgl. Härer/Herzwurm 2022: 271 ff.). Dies umfasst eine bedürfnisgerechte, flexible Lehre mit regelmäßigen Reflexionen und beinhaltet ein entsprechendes agiles Rollenverständnis der Lehrenden, dass nicht alles im Vorhinein planbar ist. Härer und Herzwurm (2022: 271) arbeiten in ihrem Beitrag Argumente dafür heraus, dass Design Thinking an Konzepte des situierten Lernens, forschenden Lernens sowie problemorientierten Lernens, welche auch in der Pflegedidaktik zum Einsatz kommen (vgl. Ertl-Schmuck/Greb 2013), anschlussfähig ist:

- Aus der Perspektive der Anwendung kann forschungsorientiertes, problem- oder projektbasiertes Lernen mit Design Thinking umgesetzt werden und es ist als handlungsorientiertes als auch iterativer Ansatz zu verstehen. Die Konzepte Agilität, Innovation und Kreativität werden für nutzerzentrierte, subjektorientierte Lösungen kombiniert.
- Aus der Perspektive der Kompetenzentwicklung eignet sich Design Thinking zum Erwerb von Team-, Problemlösungs- und Kreativitätsfähigkeiten, zudem hat es Potenziale, studierendenzentriert und handlungsorientiert, Fähigkeiten in einem Innovations- und Designumfeld sowie entsprechende Denkweisen zu vermitteln.

Konkrete Konzepte auf der Mikroebene von Lehr-Lernsituationen sind im deutschsprachigen Raum vereinzelt zu finden (vgl. Pferzinger/Waiguny 2022). Die Idee einer Integration von Design Thinking (dort als Human Centered Design[1] bezeichnet) in interdisziplinäre Veranstaltungen in der Pflege mit anderen Disziplinen veröffentlichten bereits Saborowski/Kollak (vgl. 2013: 321 ff.).

---

1 Design Thinking und Human Centered Design werden in der Literatur uneinheitlich, z.T. synonym verwendet. Human bzw. User Centered Design griff bereits in den 1990er Jahren Fragen der Nutzererfahrung und Nutzerfreundlchkeit auf, fokussiert jedoch eher die benutzerorientierte Gestaltung interaktiver Systeme, wie z.B. nutzerfreundlicher Apps. Design Thinking hat dies als eine zentrale Säule integriert, um innovative, kreative Lösungen für breitere Anwendungsbereiche zu entwickeln. In den angewandten Methoden und dem iterativen Vorgehen unterscheiden sie sich nicht. Ein neueres Konzept ist das Human Centered Service Design als Variante des Design Thinking, das Lösungen für Prozesse und Abläufe in Dienstleistungsservices sucht.

3. Agile Lehr-Lernformate und ihr Nutzen für die Pflegedidaktik

Agile Lehr-Lernformate zeichnen sich durch ihre offene, situativ entstehende Vorgehensweise aus. Lehr-Lernformen mit agilen, didaktischen Elementen werden zunehmend in die Hochschullehre integriert, um sogenannte Future Skills bei Studierenden zu entwickeln (vgl. Pferzinger/Waiguny 2022: 193). Zu diesen Kompetenzen, die auch für pflegedidaktisches Handeln bedeutsam sind, gehören u.a. Problemlösungskompetenz, Sozialkompetenz, Selbstorganisationskompetenz, Transformationskompetenz, Kritisches Denken, Adaptives Denken, Reflexivität, Kreativität, Empathie und Feedbackfähigkeit (vgl. Sparwald 2022: 201).

Design Thinking ist Prozess, Methode und Mindset (vgl. Schmidberger/Wippermann 2022: 49 ff.). Design Thinking kann als methodischer Ansatz zu Lösungen zum Umgang mit sogenannten *wicked problems* (= komplexe Problemstellungen), wie z.B. Klimawandel oder demografischer Wandel, beitragen (vgl. Meinel/Krohn 2022: 65 f.). Design Thinking basiert als Prozess auf den drei Grundelementen:

- Iterationen: In allen Phasen ist ein Zurückgehen auf vorherige Phasen möglich. Es gibt zwar eine bestimmte Abfolge der Phasen, die aber produktiv im Falle des Scheiterns angepasst werden kann (vgl. Schmidberger/Wippermann 2022: 36).
- Human Centeredness: Während des gesamten Design Thinking-Prozesses wird sich ausschließlich an der Perspektive der Nutzenden orientiert. Design Thinking-Produkte werden von Menschen für Menschen entwickelt.
- Interdisziplinarität: In möglichst heterogen zusammengesetzten Lerngruppen, insbesondere interdisziplinären Teams, ist eine große Ideenvielfalt und ein breites Set an Kompetenzen gewährleistet.

Ausgangspunkt für Design Thinking ist eine Design Challenge. Diese muss auf eine bestimmte Zielgruppe eingegrenzt und aus der Perspektive dieser Zielgruppe als lösungsoffene Fragestellung formuliert sein (vgl. Schmidberger/Wippermann 2022: 37). Die Phasen, in denen der Design Thinking-Prozess abläuft, unterscheiden sich je nach Autor*in bzw. Schule angefangen bei drei Phasen (z.B. nach Tim Brown (2008): 1. Inspiration 2. Ideation 3. Implementation) bis zu sechs Phasen, wobei die Bezeichnung der Phasen auch variiert. Um den Wechsel zwischen kreativen und analytischen Momenten zu verdeutlichen, wird der Ansatz mit sechs Phasen gewählt (vgl. Lewrick u.a. 2018: 38; Härer/Herzwurm 2022: 272; Schmidberger/Wippermann 2022: 41 ff.) und in Abbildung 2 visualisiert und im Folgenden erläutert:

Abbildung 2: Double Diamond und Design Thinking-Prozess (in Anlehnung an Lewrick u.a. 2018: 36,38, Schmidberger/Wippermann 2022: 40)

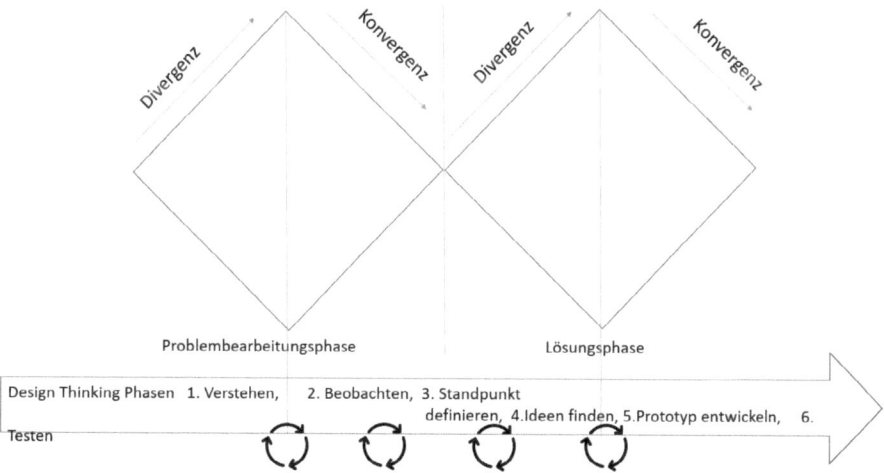

1. Verstehen: Auf der Basis der formulierten Design Challenge (als Fragestellung zur Problemlösung aus Nutzerperspektive) wird das Problem analysiert und ein erstes Verständnis entwickelt: der Lösungsraum wird geöffnet (Divergenz). Methoden sind hier zum Beispiel Personas (Skizze eines typischen identifizierten Nutzers) oder Patienten-Journeys (Reise einer Person durch Stationen des Gesundheitssystems, je visualisiert)
2. Beobachten: Um ein besseres Verständnis für die Nutzerbedürfnisse zu entwickeln, werden Nutzende im Praxisfeld beobachtet, um den großen Lösungsraum begrenzen und sich dem Problem annähern zu können (Konvergenz). Methodisches Vorgehen: Interviews, Beobachtungen; zur analytischen Eingrenzung werden die Ergebnisse über Bugs & Bees visualisiert: die Aspekte, die positiv erscheinen und die negativen.
3. Standpunkt definieren: Nachdem der Problemraum exploriert wurde, erfolgt eine Synthese, indem die gesammelten Informationen abstrahiert werden als Ausgangspunkt für die folgende Ideengenerierung. Methodisch lässt sich hier mit klassischen Bepunktungsverfahren (Dot-Voting) arbeiten.
4. Ideen finden: Durch den Einsatz von Kreativitätstechniken werden möglichst viele Ideen generiert, wie das Problem gelöst werden kann (Divergenz). In diesem Schritt wird mit kreativitätsförderlichen Methoden wie dem Brainstorming gearbeitet.
5. Prototyp entwickeln: Die Ideen werden geclustert und priorisiert. Über Bepunktungsverfahren werden Ideen zur Umsetzung als Prototyp ermittelt. Die am besten bewertete Idee wird als Prototyp umgesetzt. Der Prototyp wird mit unterschied-

lichsten Materialien, die bereitgestellt werden, gebaut. Das können Collagen aus Zeitschriftenbildern sein, etwas Gebautes aus Pappe oder Konzept- und Raumvisualisierungen mit Legoelementen oder Playmobilfiguren.
6. Testen: Der realisierte Prototyp wird potenziell Nutzenden vorgestellt und ihr Feedback dazu eingeholt. Das einzuholende Feedback wird methodisch vorstrukturiert, z.B. über eine Vier-Felder Tafel mit positiven Aspekten, Wünschen, Ideen und Anregungen. Alternativ kann auch mit den Satzanfängen »I like – I wish – what if« gearbeitet werden. Der Prototyp verweist auf exemplarische und nicht komplett realisierte Lösungen. Wird der Prototyp positiv bewertet, können nach und nach weitere Aspekte integriert werden.

Die Pfeile in Kreisform deuten an, dass zwischen den einzelnen Phasen auch Iterationen stattfinden können. Das Charakteristikum der Iterationen verweist darauf, dass stets ein Wechsel in vorherige Phasen möglich ist, z.B. wenn der Prototyp als nicht hilfreich bewertet wurde, geht es zurück in die Ideenfindung und Auswahl einer anderen Idee.

In der Literatur werden unterschiedliche Leitprinzipien als *Mindset* für Design Thinking benannt (vgl. HPI 2018, Brenner u.a. 2016: 8 ff.): Die Lernenden sollen nicht zu kompliziert denken (um kreative Prozesse nicht zu blockieren und viele erste Ideen zu sammeln) und Ideen, Einfälle und Fragen einbringen, auch vermeintlich unübliche Ideen sind in der Phase des Ideen- Sammelns erlaubt sowie das Aufgreifen und Weiterdenken der Ideen anderer Lernender. Wichtig ist es, beim formulierten Problem zu bleiben und nicht vom Thema abzuschweifen oder sich in bereits abgehakte Themen zu verlieren. Ideen sollen vorwiegend visualisiert werden, auf Abkürzungen ist zu verzichten. In den kreativen Phasen ist ein striktes Zeitmanagement einzuhalten, um sich auf Wesentliches konzentrieren zu können und Ideen nicht im Vorhinein auf die Goldwaage zu legen, sondern sie erst einmal mit aufzunehmen, da zu Beginn die Quantität an Ideen zählt und Kritik vermieden wird. Ein zentraler Gedanke ist, möglichst früh und oft zu scheitern, indem Feedback von potenziell Nutzenden oder auch Lehrenden zu Zwischenständen eingeholt wird. Design Teams sollten auf gleicher Augenhöhe arbeiten.

Grundsätzlich wird im Design Thinking-Prozess mit Visualisierungen auf Post-Its gearbeitet, die schnell und einfach umsortiert werden können, statt eher auf größere Moderationskarten zu setzen, die zu ausführlicheren Beschriftungen einladen. Die jeweilige Idee sollte auf einen Blick erkennbar sein. Der Raum muss eine flexible Handhabung erlauben (vgl. Schmidberger/Wippermann 2022: 32 f.). Design Thinking lässt sich in der Hochschullehre in Workshops, Seminaren oder Projekten einsetzen. Voraussetzungen für eine erfolgreiche Integration in die Hochschullehre sind das entsprechende Know-how der Lehrenden, die Passung zur Lehr-Lernkultur an der jeweiligen Hochschule, passende methodisch-didaktische Konzepte und eine Vorbereitung hinsichtlich der Lernherausforderungen und Lernziele sowie die Vorbereitung der Studierenden (vgl. Sparwald 2022: 204 f.).

Das folgende Beispiel stammt aus einem eintägigen Workshop der Autorin in einer multiprofessionellen Lerngruppe zur Design Challenge »Wie können wir pflegende Angehörige von Menschen mit Demenz im Übergang zwischen Versorgungseinrichtungen unterstützen?« Die Gruppe hat sich in der Diskussion der Challenge auf die Perspektive »aus der Häuslichkeit heraus« und frühe Phasen der Pflegeübernahme fokussiert, da dort viele Übergänge zwischen Einrichtungen stattfinden können. Der Ablauf des Workshops ist in Tabelle 3 dargestellt:

Tabelle 3: Beispiel Design Thinking-Workshop (eigene Darstellung)

Zeit	Phase	Ziel	Methode	Material
9:00 - 9.30	Warm-Up	Design Thinking und Anforderungen kennenlernen Workshopregeln festlegen Aufgabenstellung verstehen	1) Impulsvortrag und Fragen klären 2) Regeln visualisieren	Vorbereitetes Plakat mit Prinzipien Post-Its + Stifte
9:30 - 10:15	Verstehen	Problemverstehen, Ursachen, Schnittstellen und Wirkungen	»Demenz«-Journey	Post-Its + Stifte
10 Minuten Lüftungspause				
10:25 - 11:00	Beobachten	Empathie entwickeln, hineinspüren in Journey, Hypothesen verifizieren durch Austausch Erfahrungswissen	Bugs & Bees	Gelbe, runde Post-Its, Stifte
11:00 - 11:20	Synthese	Entwickeln einer Fragestellung ggf. inkl. Iterationen	Dot Voting	Klebepunkte
11:20 - 12:00	Ideen sammeln	Sammlung von Ideen zur formulierten Synthese ggf. inkl. Iterationen	2-faches Brainstorming, Runde 2, nur neue Ideen	Post-Its + Stifte
Mittagspause				
12:30 - 13:30	Prototyp	Konstruieren des Lösungsansatzes, ggf. inkl. Iterationen	Ideal-Journey oder Rollenspiel oder »Bauen«	Auswahl: Legokiste, Zeitschriften, Moderationsmaterial
13:30 - 13:45	Test	Ablauf & Anforderungen dieser Phase kennenlernen	Impulsvortrag	-
13:45 - 14:00	Abschluss	Feedback zum Workshop einholen mit Feedback-Methode der Testphase, Reflexion des Workshops	I Like - I wish - what if, Blitzlichtrunde	Post-Its, Stifte, vorbereitetes Plakat

Der Nutzen einer Integration von Design Thinking in den pflegedidaktischen Wissenskorpus und in Handlungsansätze liegt insbesondre im Umgang mit Widersprüchen, Konflikten und Komplexitäten, denn auch Pflege ist Teil der VUCA World. Fallverstehen besitzt Parallelen zur Empathieentwicklung und Subjektorientierung findet sich im Grundprinzip der Human Centeredness wieder. Diese Aspekte finden sich z.T. auch in Studien wieder.

4. Förderliche und hinderliche Aspekte einer Integration von durch Kreativität entstandenen Innovationen

Liu u.a. (2022) sind im Rahmen einer quasi-experimentellen Studie in Taiwan der Effektivität interdisziplinären Unterrichts von Dozierenden aus Pflege und Design auf die Kreativität von nursing students nachgegangen. Die Lernenden in der Interventionsgruppe schnitten nach der Intervention im kreativen Denken und in Teamkreativität besser ab als die Studierenden der Wartegruppe. Um die Kreativität von nursing students zu fördern, schlagen die Autor*innen vor, interdisziplinäre Lehre von Pflege- und Design-Dozierenden in den Lehrplan zu integrieren (vgl. Liu u.a. 2022: 7 f.). In einer neueren Studie geht Liu (2023) der selbst wahrgenommen Kompetenz im Design Thinking der nursing students nach, die in interdisziplinären Abschlusskursen mit Designstudierenden lernten. Der Bereich Empathie und Synthesefähigkeit fiel in der Selbsteinschätzung sehr gut aus (vgl. Liu 2023: 4 f.). Als weniger kompetent fiel die Einschätzung in den Bereichen Visualisierung, Prototyping und Evaluierung aus. Liu schlussfolgert, dass Design Thinking das Potenzial besitzt, Kreativität und Empathie zu fördern und dazu befähigen kann, Problemen im Gesundheitswesen mit kreativen Lösungen beggnen. Die Forschergruppe um Jang kommt durch Studien in Südkorea zum Ergebnis, dass Design Thinking die Empathiefähigkeit von Pflegenden in der klinischen Praxis fördert (vgl. Jang u.a. 2022: 7 f.). Die Pflegenden absolvierten ein Training zu Service Design (= Design Thinking mit Fokus auf gesundheitsbezogenen Dienstleistungsprozessen). Anschließend gaben die Befragten an, dass sie durch das Training in der Lage waren, Probleme aus der Perspektive von Patient*innen zu betrachten und durch sorgfältige Beobachtung Lösungen für Probleme finden konnten.

Frith thematisiert Design Thinking im Kontext von interprofessioneller Ausbildung. Über gemeinsame Online-Schulungen, bspw. über frei zugängliche Lerninhalte (https://designthinkingforhealth.org/the-course/introduction/), können die Studierenden aus den unterschiedlichen Professionen gemeinsam die Grundlagen des Design Thinking erarbeiten. Innerhalb kleiner, interprofessionell zusammengesetzter Gruppen führen sie im Semester einen Design Thinking-Prozess zu einer selbst gewählten, praxisbezogenen Problemstellung durch. Frith nennt hier als Beispiel Mütter, die ihr neugeborenes Baby stillen möchten (vgl. Frith 2019: 69). Hier unterscheiden sich die Perspektiven der Professionen und der betroffenen Mutter. Der Design Thinking-Prozess ermöglicht so den Lernenden, ihre Praxis gemeinsam aus der Perspektive der Betroffenen zu erfahren.

Koppel und Sullivan integrieren Design Thinking in den Pflegeprozess am Beispiel pädiatrischer Onkologie, um »nursing innovations« umsetzen zu können. Die Phasen des Design Thinking-Prozesses setzen sie in Relation zum nursing process: »Inspiration is analogous to the assessment stage of the nursing process, ideation is analogous to diagnosis and planning, and implementation is analogous to implementation and evaluation.« (Koppel/Sullivan 2020: 241) Aus dieser Perspektive ermöglicht der Pflegeprozess Pflegekräften, pflegerelevante Probleme zu lösen und Entscheidungen zu treffen, die die Patient*innen in den Mittelpunkt stellen.

Bravo (2022) fasst in einem Scoping Framework den Status Quo im englischsprachigen Raum zu Design Thinking in der pflege- und gesundheitswissenschaftlichen Ausbildung und im Studium zusammen. Aus sechzehn passenden Publikationen stammten sieben aus der Pflege, die übrigen wurden als Positionspapiere charakterisiert, die die Integration von Design Thinking empfehlen. Unter den sieben Publikationen befanden sich zwei Beispiele aus Studiengängen, in denen Design Thinking Bestandteil von Seminaren zu Innovation und Forschung war. In weiteren vier Artikeln wurde Design Thinking im Rahmen der interprofessionellen Ausbildung angewandt. Bravo schlussfolgert, dass Bildungsexpert*innen bestrebt sein sollten, die Potenziale einer Integration von Design Thinking in die Pflegebildung voranzutreiben, um Aspekte der Innovation in die Pflegeausbildung zu integrieren, wie z.B. eine Neugestaltung klinischer Ausbildungsmodelle zur Intensivierung von Lernergebnissen, gemeinsames Erforschen sozialer Determinanten von Gesundheit oder Einführung evidenzbasierter Praktiken für Pflegeschüler*innen zu Beginn der Ausbildung (vgl. Bravo 2022: 6 f.). Das verdeutlicht sie an zwei abschließenden Beispielen zu oft unbemerkten Innovationen in der Pflege: Wenn eine Pflegekraft z.B. eine Infusionsleitung so umbindet, dass sie nicht herunterhängt und den Patienten beispielsweise nicht beim Baden behindert, ist das eine kreative Problemlösung. Wenn die Pflegekraft ein Infusionssystem anhand einer Legostecklogik vorschlägt, welche bei Bedarf, wie dem Baden, abtrennbar ist, kennzeichnet das eine praxisnahe Innovation.

McLaughlin u.a. (2019) betonen die Notwendigkeit, Lernende mit Design Thinking-Fähigkeiten für Problemlösungen in komplexen Gesundheitsumgebungen auszustatten und Design Thinking in Lehrpläne und Curricula zu integrieren (McLaughlin u.a. 2019: 6). Die Forschergruppe hat Studien zur Integration von Design Thinking in der health education untersucht. Sie verdeutlichen die Notwendigkeit der Integration von Design Thinking daran, ob Bildung eine nutzerzentrierte Dienstleistung ist und die Lehrplanentwicklung als Design-Herausforderung betrachtet wird, um kreative Lösungen für Herausforderungen in der Ausbildung von Gesundheitsberufen entstehen zu lassen. Beaird u.a. (2018) weisen zudem darauf hin, dass neben Problemlösungspotenzialen für die Praxis und ausgeprägten Empathiefähigkeiten Design Thinking die Ausbildung einer professionellen Pflegehaltung unterstützen kann sowie »enhance nursing education« (ebd.: 117).

Didaktische Hinweise für die Integration von Design Thinking geben Skywark u.a. (2022: 8). Sie empfehlen eine interdisziplinäre Vermittlung von Design Thinking, um institutionelle Barrieren als auch Silos zwischen einzelnen Disziplinen aufzubrechen. Im Rahmen der Durchführung von Design Thinking bedarf es regelmäßiger Reflexionsmöglichkeiten für die Lernenden in ihrer Rolle im Prozess. Die Vermittlung sollte strukturiert erfolgen und zu anderen Problemlösungsmethoden in Bezug gesetzt werden, um an Vorwissen anzuknüpfen.

Anhand von Design Thinking können Lernende insgesamt kritische Fähigkeiten wie Empathie, Kreativität und Innovation erwerben. Ingram u.a. (2022) gingen in ihrer Fallstudie der Frage nach, wie Studierende aus einem Public Health-Studiengang die erlernten Konzepte im Design Thinking anhand von realen Herausforderungen ihrer Wahl anwenden und welchen Schwierigkeiten sie dabei begegnen. Anhand der Ergebnisse der Lerngruppen zeigte sich, dass die Lernergebnisse im Design Thinking am besten erreicht werden konnten, wenn Studierende Herausforderungen wählten, die sie selbst erlebt hatten oder mit denen sie vertraut waren (vgl. Ingram u.a. 2022: 6). Die größten Schwierigkeiten lagen in der Problemfindung und Ideengenerierung.

5. Limitationen

Durch die gesellschaftlichen Anforderungen aus Komplexitäten und Agilität, den Anknüpfungspunkten zu pflegedidaktischen Aspekten wie der Situations- und Kompetenzorientierung, Fallverstehen, Umgang mit Unsicherheit sowie Widersprüchen und Konflikten, verdeutlichen auch die angeführten empirischen Ergebnisse die Anschlussfähigkeiten von Design Thinking für Pflegedidaktik. Natürlich sind agile Lernformen nicht für alle Lerninhalte praktikabel, dennoch bieten sie anhand ausgewählter Themen die Möglichkeit, Empathie und Problemlösefähigkeiten zu entwickeln.

Kritisch zu betrachten, ist die uneinheitliche Begriffsverwendung als auch die divergierende Phasenbezeichnung und Anzahl an Phasen. Guaman-Quintilla u.a. (2022) sind den Begriffen in der Hochschule nachgegangen und stellen heraus, dass es keine einheitliche Definition gibt, dass eine Vielzahl von Instrumenten, Techniken und Modellen eingesetzt wird und dass im Rahmen der Forschung vorwiegend die Selbsteinschätzung der Lernenden erhoben wird (vgl. Guaman-Quintilla u.a. 2022: 327 f.).

Hier bedarf es einer einheitlichen Begriffsverwendung als gemeinsame Wissensbasis für Lehrende und Lernende sowie einer Festlegung auf ein Phasenmodell. Für die Integration von Design Thinking in die pflegedidaktische Lehre wird im Ausblick eine in unterschiedlichen Studien eingesetzte, praktikable Theorie (McEvoy u.a. 2009) eingeführt. Die Normalisierungsprozesstheorie hilft dabei, förderliche und hinderliche Faktoren von Veränderungen in der Praxis, die sich zur Routine entwickeln sollen, zu identifizieren, zu rekonstruieren sowie perspektivisch für die Einführung einer Veränderung zu reflektieren (vgl. May/Finch, 2009: 542 ff.). Diese Theorie fokussiert den Normalisierungsprozess, verstanden als Entwicklungen zur Routine, aus der Perspektive der beteiligten Akteure. Dadurch kann erklärt werden, warum bestimmte Veränderungen in der Praxis zur Routine werden oder nicht. Reguläre Anwendungsfelder lagen im Bereich der Integration neuer Technologien in das Gesundheitswesen, es besteht jedoch ein »growing interest in the application of the NPT beyond its original field of e-health and telehealth« (McEvoy u.a. 2014: 10). Wood wandte sie auf den Bildungsbereich an und ging der Frage der Implementierung von nachhaltigem Wandel in Schulen und Universitäten nach. Zur Implementierung nachhaltigen Wandels in Bildungseinrichtungen bedarf es der Überwindung von »zombie innovations« (Wood 2017: 34), verstanden als Innovationen, die nur in strategischen Plänen formuliert sind, aber nicht in die Praxis überführt wurden.

Durch die Anwendung der Elemente der Normalisierungsprozesstheorie können förderliche und hinderliche Faktoren einer Einführung und Umsetzung von Design Thinking in Lehr-Lernsituationen identifiziert werden. Wood hat einen Fragenkatalog für die vier Schritte des Normalisierungsprozesses entwickelt, der in Tabelle 4 adaptiert wurde.

Tabelle 4: Kriteriengeleiteter Fragenkatalog für die Integration von Design Thinking (angepasst an Wood 2017: 34)

Kohärenz	
»Was bedeutet Design Thinking, Kreativität und Innovation in der Pflegedidaktik für mich?«	Was ist neu daran für mich? Welche Ziele verbinde ich damit? Hat die Veränderung ein klares Ziel? Kann ich die geplante Veränderung in Worte fassen? Haben wir (in meinem Arbeitsbereich etc.) alle ein gemeinsames Ziel? Welche potenziellen Vorteile bietet eine Qualifizierung in diesem Bereich?
Kognitive Partizipation	
»Wer wird in welcher Form an der Integration in die Pflegedidaktik beteiligt sein?«	Wen betrifft die Veränderung? Wer macht was mit wem? Was erwarten Andere von mir? Was erwarte ich von ihnen? Was denken die Beteiligten, wie die Qualifizierung gestaltet sein soll? Welche Formen der Zusammenarbeit sind notwendig?
Kollektives Handeln	
»Wie setzen wir Design Thinking konkret um?«	Wie können wir dies mit unserer alltäglichen Arbeit vereinbaren? Welche Kompetenzen und Ressourcen benötigen wir selbst? Wie werden Aufgaben verteilt, zugewiesen und unterstützt?
Reflexives Monitoring	
»Wie bewerte ich den Umsetzungsprozess?«	Welche Auswirkungen hat die erlebte Umsetzung für mich? Mit welchen Maßstäben lässt sich das bewerten? Wie reflektieren wir diese Veränderungen? Welche Konsequenzen hat es für die Praxis des Prüfens in meinem Bereich?

Kohärenz umfasst sowohl individuelle Zielsetzungen als auch Sinnvorstellungen, die mit der angedachten Veränderung persönlich verbunden sind (vgl. May/Finch 2009: 542). Gedanklich strukturiert werden die geplanten Veränderungen im Schritt der kognitiven Partizipation. Daran schließt sich das kollektive Handeln an, in dem Ressourcen und Kompetenzen für die Umsetzung ermittelt und Aufgaben verteilt werden, um die Vereinbarkeit mit bisherigen Routinen zu überprüfen. Abschließend werden im vierten Schritt die Veränderungen samt Auswirkungen reflektiert und ggf. Anpassungen vorgenommen.

Wird über die Mikroebene der Gestaltung von Lehr-/Lernsituationen hinaus auch auf der Mesoebene, wie der Curriculumentwicklung, dem Bildungsmanagement oder der Schulentwicklung, die Implementierung agiler und kreativer Elemente fokussiert, liefert die erweiterte Normalisierungsprozesstheorie Hinweise für Implementierungsprozesse. Basierend auf dem Normalisierungsprozess aus der Perspektive der Akteure, werden weitere Rahmenbedingungen aus der Perspektive der Organisation ergänzt: sogenannte Kapazitäten als sozio-strukturelle Ressourcen des Systems wie Normen, Werte und Wissen als auch materielle Ressourcen, Kapabilitäten als Möglichkeiten und Grenzen der Umsetzbarkeit und Integrierbarkeit, und Potenziale, verstanden als kognitive Ressourcen der Individuen des Systems mit ihren Einstellungen, ihrem Commitment und ihren Überzeugungen (vgl. Hoben u.a. 2016: 95 f.).

Zudem sind aus der Perspektive von Anhaltspunkten für die Forschung auch die unterschiedlichen Wirkungen von Design Thinking zu fokussieren. So konnten Altman u.a. (2018: 4) zwar für Design Thinking Interventionen im Gesundheitswesen eine verbesserte Nutzerfreundlichkeit und Zufriedenheit ermitteln, jedoch hatten diese Interventionen keinen Einfluss auf die Arbeitsbelastung von Pflegekräften. Sie leiten daraus ein Spannungsverhältnis zwischen dem, was Nutzende wollen, und dem, was Anbietende und Forschende aufgrund von Forschung und Fachwissen für vorteilhaft halten, ab. Im Gesundheitswesen bedarf es eines Gleichgewichts zwischen den unterschiedlichen Nutzergruppen.

Der Forschungsbedarf liegt somit in unterschiedlichen Perspektiven, wie denen der Lehrenden, der Lernenden, Patient*innen, Praktiker*innen, Entscheider*innen im Pflegebildungssystem. Für die unterschiedlichen Perspektiven können Auswirkungen und der Nutzen ermittelt werden, um Hinweise für die Integration von Design Thinking im Pflegebildungs- und Versorgungssystem zu identifizieren. Aus der Perspektive Lehrender und Lernender stehen sowohl Fragestellungen zur Kompetenzentwicklung als auch der Theorie-Praxistransfer aus der Lehre in die Praxis im Fokus, mit Blick auf unterschiedliche Lernszenarien und Ausbildungsabschnitte.

Literatur

Altman, Myra/Huang, Terry T./Breland Jessica Y. (2018). Design Thinking in Health Care. In: Prev Chronic Dis 15:180128.

Arn, Christof (2020). Agile Hochschuldidaktik. Weinheim: Beltz.

Arn, Christoph/McKavett, Douglas (2020). The Agile in higher education as a quality question. In: HQSLF Ausgabe 73, Griffmarke E 1.4.

Baecker, Dirk (2017). Agilität in der Hochschule. In: Die Hochschule 26 (1), S. 19-28.

Beaird, Genevieve/Geist, Melissa/Lewis, Erica (2018). Design thinking. Opportunities for application in nursing education. In: Nurse Education Today, 64 (5), S. 115-118.

Bravo, Katherine (2022). Design Thinking in Nursing Education and Health Sciences Education. In: Nursing Education Perspectives 43(5), DOI: https://doi.org/10.1097/01.NEP.0000000000001055

Brown, Tim (2008): Design Thinking. In: Harvard Business Review 86, S. 84-92.

Brenner, Walter/Uebernickel, Falk/Abrell, Thomas (2016). Design Thinking as Mindset, Process, and Toolbox. In: Brenner, Walter/Uebernickel, Falk (Hg.). Design Thinking for Innovation. Research and Practice. Cham: Springer International Publishing, S. 3-24.

Chiluiza S., Matamoros, K., Everaert, P./ Valcke, Martin (2022). What is the state of the art regarding the application of Design Thinking in higher education? A scoping review. In: AULA ABIERTA, 51 (4), S. 319-328.

Chott, Peter (2022). Agile Schulleitung. Ein Versuch, die Wirtschaftskonzepte ›Agile‹, Scrum und Kanban in die Schule zu übertragen. In: Stricker, Tobias (Hg.). Agilität in der Schulentwicklung: Perspektiven aus Theorie, Forschung und Praxis. Wiesbaden: Springer, S. 37-52.

Ertl-Schmuck, Roswitha (2023). Grundsatzfragen der Pflegedidaktik. Ein sich wandelnder Diskurs. In: Gahlen-Hoops, Wolfgang von/Genz, Katharina (Hg.). Pflegedidaktik im Überblick. Bielefeld: transcript, S. 69-93.

Ertl-Schmuck, Roswitha (2021). Subjektorientierte Pflegedidaktik, In: Ertl-Schmuck, Roswitha/Hänel, Jonas (Hg.). Theorien und Modelle der Pflegedidaktik. Eine Einführung. 2., überarb. und erw. Aufl. Weinheim: Beltz, S. 155-201.

Ertl-Schmuck, Roswitha/Greb, Ulrike (Hg.) (2013). Pflegedidaktische Handlungsfelder. Weinheim, Basel: Beltz-Juventa.

Frith, Karen H. (2019). Design Thinking: An Approach to Innovative Interprofessional Education. In: Nursing Education Perspectives 41 (1), S. 69.

Gahlen-Hoops, Wolfgang von/Genz, Katharina (2023). Einführung in den Sammelband. In: Gahlen-Hoops, Wolfgang von/Genz, Katharina (Hg.). Pflegedidaktik im Überblick. Bielefeld: transcript, S. 9-13.

Goffin, Keith/Herstatt, Cornelius/Mitchell, Rich (2009). Innovationsmanagement. Strategien und effektive Umsetzung von Innovationsprozessen mit dem Pentathlon-Prinzip. München: FinanzBuch Verlag.

Hänel, Jonas/Roswitha Ertl-Schmuck (2021). Theorien und Modelle der Pflegedidaktik. Ein verschlungenes Feld heterogener Praktiken. In: Roswitha Ertl-Schmuck/Hänel, Jonas (Hg.). Theorien und Modelle der Pflegedidaktik. Eine Einführung. 2., überarb. und erw. Aufl. Weinheim: Beltz, S. 17-32.

Härer, Florian/Herzwurm, Georg (2022). Design Thinking als agiler Ansatz zur Entstehung von innovativen Lernumgebungen. In: die hochschullehre, 8/2022. DOI: https://doi.org/10.3278/HSL2218W

Haertel, Tobias/Jahnke, Isa (2011). Wie kommt die Kreativitätsförderung in die Hochschullehre? In: ZFHE 6 (3), S. 238-245.

Hahn-Goldberg, Shoshana/Chaput, Audrey/Rosenberg-Yunger, Zahava/Lunsky, Yona/Okrainec, Karen/Guilcher, Sara/Ransom, Michelle/McCarthy, Lisa (2022). Tool development to improve medication information transfer to patients during transitions of care. A participatory action research and design thinking methodology approach. In: Research in social & administrative pharmacy 18 (1), S. 2170-2177.

Hoben, Matthias/Bär, Marion/Wahl, Hans-Werner (2016). Implementierungswissenschaft für Pflege und Gerontologie. Grundlagen, Forschung und Anwendung. Ein Handbuch. Stuttgart: Kohlhammer.

Ingram, Carolyn/Langhans, Tessa/Perrotta, Carla (2022). Teaching design thinking as a tool to address complex public health challenges in public health students. A case study. In: BMC Med Educ 22, 270. https://doi.org/10.1186/s12909-022-03334-6.

Jahnke, Isa/Haertel, Tobias/Winkler, Michael (2011). Sechs Facetten der Kreativitätsförderung in der Lehre. Empirische Erkenntnisse. In: Nickel, Sigrun/CHE (Hg.). Der Bologna-Prozess aus Sicht der Hochschulforschung. S. 138-152. Online: https://www.che.de/download/che_ap_148_bologna_prozess_aus_sicht_der_hochschulforschung-pdf/ (Abruf 28.03.2023).

Jang Keum-S./Lee Mikyoung/Park Hyunyoung/Chung Kyung-H./Baek Myeong/Kweon Young-R./Kim, Yun-H. (2022). Effectiveness of a service design training program to improve clinical nurses' compassion and problem-solving in Korea. In: PLoS ONE 17 (8): e0272957.

Jungclaus, Jona/Korge, Gabriele/Arndt, Petra/Bauer, Agnes (2019). Agiles Sprintlernen – ein Konzept für dezentrales betriebliches Lernen: Empirische Begründung und praktische Erfahrungen. In: Gr Interakt Org 50, S. 217-227.

Kadera, Stepanka (2021). Kreativität, Kreativitätsförderung und forschendes Lernen in der Hochschullehre. In: Noller, Jörg/Beitz-Radzio, Christina/Kugelmann, Daniela/Sontheimer, Sabrina/Westerholz, Sören (Hg.). Studierendenzentrierte Hochschullehre. Von der Theorie zur Praxis. Wiesbaden: Springer, S. 149-165.

Koppel, Paula D., Shanna D. (2022). Design Thinking Like a Nurse: A Professional Practice Model for Nursing Innovation. In: Creative Nursing, 28 (4), S. 240-246.

Kriegel, Johannes (2020). Critical Incident Technique (CIT) und Design Thinking im Gesundheitswesen am Beispiel der Patient Experiences in der geriatrischen Gesundheitsversorgung. In: Raich, Margit/Müller-Seeger, Julia (Hg.). Symposium Qualitative Forschung 2018. Wiesbaden: Springer Gabler, S. 209-241.

Lévesque, Veronika (2021). Agilität, Welt und Bildung: Von Wurzeln, Definitionen und Zusammenhängen zu Spielfeldern, Handlungsoptionen und Grenzen. In: Kantereit, Tim/Arn, Christof/Bayer, Heinz/Lévesque, Veronika/MacKevett, Douglas (Hg.). Agilität und Bildung. Ein Reiseführer durch die Welt der Agilität. Visual Books, S. 20-33.

Lewrick, Michael/Langensand, Nadia/Link, Patrick/Leifer, Larry (Hg.) (2018). Das Design Thinking Playbook. Mit traditionellen, aktuellen und zukünftigen Erfolgsfaktoren. 2., Aufl. München: Franz Vahlen.

Liebscher, Julia K. (2017). Mobile Learning und Kreativität? Eine empirische Studie über die Berücksichtigung von Kreativität im didaktischen Design für mobile Learning in der Hochschullehre. Online: https://ub-deposit.fernuni-hagen.de/servlets/MCRFileNodeServlet/mir_derivate_00001242/Diss_Liebscher_Mobile_%20Learning_2017.pdf (Abruf: 20.03.2023).

Liedtka, Jeanne Salzmann, Randy/Azer, Daisy (2017). Design Thinking for the Greater Good: Innovation in the Social Sector. New York, Chichester, West Sussex: Columbia University Press.

Liu, Hsing Y. (2023). Design thinking competence as self-perceived by nursing students in Taiwan: A cross-sectional study: In: Nurse Education Today 121 , 105696, S. 1-7.

Liu, Hsing Y/Hsu, Ding Y/Han, Hui M/Wang, Teng I/Chen, Nai H/Han, Chin Y/Wu, Sheau M/Chen, Hsiu F/Huang, Ding H (2022). Effectiveness of Interdisciplinary Teaching on Creativity. A Quasi-Experimental Study. In: International journal of environmental research and public health, 19 (10), 5875, S. 1-9.

May, Carl/Finch, Tracy (2009). Implementing, Embedding, and Integrating Practices. An Outline of Normalization Process Theory. In: Sociology 43 (3), S. 535-554.

McEvoy, Rachel/Ballini, Luciana/Maltoni, Susanna/O'Donnell, Catherine A./Mair, Frances S./MacFarlane, Anne (2014). A qualitative systematic review of studies using the normalization process theory to research implementation processes. In: Implementation science 9 (2).

McLaughlin, Jacqueline E./Wolcott, Michael/Hubbard, Devin/Umstead, Kelly/Rider, Tracy (2019). A qualitative review of the design thinking framework in health professions education. In: BMC Med Educ 19, S. 98.

Meinel, Christoph/Krohn, Timm (Hg.) (2022). Design Thinking in der Bildung. Innovation kann man lernen. Weinheim: Wiley.

Pferzinger, Manfred/Waiguny, Martin (2022). Curriculare Implementierung von Design Thinking. In: Müller, Ulrich/Schmidberger, Iris (Hg.). Design Thinking im Bildungsmanagement. Innovationen in Bildungskontexten erfolgreich entwickeln und umsetzen. Wiesbaden: Springer, S. 191-197.

Saborowski, Maxine/Kollak, Ingrid (2013). Interdisziplinäres Lernen in der Pflegewissenschaft – mit einem Modell für fallbezogene Projektarbeit. In: Pflege & Gesellschaft 18 (4), S. 312- 327.

Sahmel, Karl-Heinz (2018). Hochschuldidaktik der Pflege und Gesundheitsfachberufe. Wiesbaden: Springer.

Schäfer, Jessica (2021). Altersgemischte Teams in der Pflege. Miteinander arbeiten – voneinander lernen. Berlin, Heidelberg: Springer.

Schmidberger, Iris/Wippermann, Sven (2022). Die Innovationsmethodologie Design Thinking. In: Müller, Ulrich/Schmidberger, Iris (Hg.). Design Thinking im Bildungsmanagement. Innovationen in Bildungskontexten erfolgreich entwickeln und umsetzen. Wiesbaden: Springer, S. 25-52.

Skywark Emily R./Chen, Elizabeth/Jagannathan Vichitra (2022). Using the Design Thinking Process to Co-create a New, Interdisciplinary Design Tinking Course to Train 21st Century Graduate Students. In: Frontiers in Public Health 9: 777869, S.1-10.

Sparwald, Hannu (2022). Design Thinking in der Hochschullehre. In: Müller, Ulrich/Schmidberger, Iris (Hg.). Design Thinking im Bildungsmanagement. Innovationen in Bildungskontexten erfolgreich entwickeln und umsetzen. Wiesbaden: Springer, S. 198-206.

Walter, Anja/Dütthorn, Nadin/Altmeppen, Sandra (Hg.) (2019). Fachqualifikationsrahmen Pflegedidaktik. Deutsche Gesellschaft für Pflegewissenschaft. Duisburg: Deutsche Gesellschaft für Pflegewissenschaft (DGP). Online: https://nbn-resolving.org/urn:nbn:de:101:1-2019070115394822648698 (Abruf 20.03.2023).

Wood, Phil (2017). Overcoming the problem of embedding change in educational organizations. In: Management in Education 31 (1), S. 33-38.

Gesundheit und Gesundheitsförderung bei Pflegelehrerinnen und -lehrern

Bärbel Wesselborg

Zusammenfassung

Die Gesundheitssituation von Pflegelehrenden an den Schulen des Gesundheitswesens ist bisher, anders als die Gesundheit von Lehrerinnen und Lehrern an öffentlichen Schulen, nur in wenigen Arbeiten erforscht worden. Diese ersten Ergebnisse weisen auf steigende Anforderungen an den Pflegeschulen hin, aber es zeigen sich auch Besonderheiten. Vor diesem Hintergrund werden in diesem Beitrag zunächst empirische Ergebnisse zur Gesundheit von Pflegelehrpersonen vorgestellt. Dabei werden berufssoziologische Bezüge zur Charakterisierung der Arbeit von Lehrerinnen und Lehrern als personenbezogene Dienstleistungsarbeit aufgezeigt. Zudem werden vergleichend Ergebnisse zur Gesundheitssituation von Lehrkräften an öffentlichen Schulen einbezogen. Abschließend werden Möglichkeiten und Ansätze zur Gesundheitsförderung beschrieben. Hier werden Ansätze zur Stressbewältigung sowie die Erweiterung berufsbezogener Kompetenzen im individuellen als auch pflegeschulbezogenen Kontext aufgezeigt.

1. Einleitung

Pflegelehrende übernehmen zentrale berufsbildende Aufgaben in unserer Gesellschaft. Durch die Gestaltung von hochwertigen Unterrichtsangeboten tragen sie vor dem Hintergrund der steigenden Anforderungen im Gesundheitswesen zum Kompetenzerwerb der zukünftigen Pflegefachkräfte und zur Fachkräftesicherung bei. Bekannt ist, dass bei Lehrerinnen und Lehrern hohe berufliche Anforderungen bestehen. Insbesondere an öffentlichen Schulen wird die gesundheitliche Situation von Lehrkräften seit einigen Jahren immer wieder problematisiert. Ausgehend von umfassenden Studien in den 1990er und 2000er Jahren zeigte sich ein hohes Potenzial an Belastungen und Gesundheitsgefährdungen (u.a. Schaarschmidt 2005; Schönwälder, Berndt/Ströver 2003). Die empirisch bekannten Stressoren bei Lehrkräften erweisen sich je nach Anlage der Studie als sehr heterogen und können sich vom Umgang mit herausfordernden Lernenden über eine hohe Klassenstärke bis hin zur Lärmbelastung im Unterricht erstrecken (vgl. Chang 2009; Unterbrink u.a. 2008; Ksienzyk/Schaarschmidt 2005; Schönwälder u.a. 2003).

Gesundheitlich zeigen Lehrkräfte insbesondere psychische Erschöpfungsreaktionen und eine hohe emotionale Belastung (vgl. Wesselborg/Bauknecht 2023). Dabei sind sie grundsätzlich häufiger als andere Berufsangehörige von psychischen und psychosomatischen Erkrankungen betroffen (vgl. Scheuch/Haufe/Seibt 2015). Auch leiden sie im Vergleich zu sonstigen Erwerbstätigen signifikant häufiger an arbeitsbedingten psychischen Beanspruchungsreaktionen wie Kopfschmerzen, Schlafstörungen oder Mattigkeit (vgl. Bauknecht/Wesselborg 2022; Cramer u.a. 2014). Es gibt Hinweise, dass sich die Gesundheitssituation der Lehrkräfte auf die Unterrichtsqualität und auf den Lernerfolg der Lernenden auswirken kann (vgl. Kunter u.a. 2013).

Entsprechend wurden in den vergangenen Jahren vielfältige Projekte initiiert, welche die Gesundheit von Lehrkräften fördern sollen. Dabei werden u.a. personenbezogene Interventionen, wie das Erlernen von Stressbewältigungstechniken (vgl. Hillert u.a. 2019), angeboten. Zudem werden organisationsbezogene Ansätze, wie z. B. eine gesundheitsgerechte Führungskultur in der Schule (u.a. Paulus/Schumacher/Sieland 2014), verfolgt.

Im Gegensatz zu dem durch zahlreiche empirische Befunde und Präventionsmaßnahmen dokumentierten Stellenwert der Gesundheitssituation von Lehrkräften an öffentlichen Schulen ist das Thema an den Schulen des Gesundheitswesens bisher nur randständig bearbeitet worden. Die Ergebnisse zur Gesundheitssituation der Lehrkräfte an öffentlichen Schulen sind nicht ohne Weiteres auf Pflegeschulen übertragbar, da sich die Schulstrukturen unterscheiden können. Die berufliche Ausbildung in der Pflege erfolgt in Deutschland an den Schulen des Gesundheitswesens und, seltener, an staatlichen Berufsfachschulen (vgl. Zöller 2014: 26). Während sich Berufsfachschulen teilweise in öffentlicher Trägerschaft befinden, sind die Schulen des Gesundheitswesens i.d.R. in frei-gemeinnütziger oder privater Trägerschaft von Institutionen der Gesundheitspflege und Altenhilfe. Die Strukturen an den Schulen des Gesundheitswesens weisen deutliche Unterschiede zum öffentlichen Schulwesen auf. Diese können Auswirkungen auf die Arbeitsbedingungen – und damit auch auf die Gesundheitssituation der Pflegelehrenden – haben. Zum Beispiel haben Pflegelehrende an den Schulen des Gesundheitswesens, im Gegensatz zu Lehrkräften an öffentlichen Schulen, nicht die Möglichkeit einer Verbeamtung, sondern sind beim Träger der Schule angestellt. Die zu leistende Arbeitszeit ist tarifrechtlich geregelt und die wöchentliche Unterrichtsstundenzahl, anders als an öffentlichen Schulen, ist i.d.R. nicht festgelegt. Und den Lehrkräften in den meisten Schulen des Gesundheitswesens steht, anders als an öffentlichen Schulen, ein Arbeitsplatz zur Verfügung, an dem die gesamte Arbeitszeit abgeleistet wird (weiterführend siehe Wesselborg 2017: 256).

Bisher liegen zum Thema Gesundheit und Gesundheitsförderung im Beruf von Pflegelehrerinnen und -lehrern nur wenige Beiträge vor, obwohl auch an Pflegeschulen in den letzten Jahren die Arbeitsdichte deutlich gestiegen ist (vgl. Rahner/Luderer 2022). Entsprechend verfolgt dieser Artikel das Ziel die Gesundheitssituation von Pflegelehrenden vor dem Hintergrund ihrer berufsspezifischen Aufgaben zu beleuchten und Möglichkeiten der Gesundheitsförderung aufzuzeigen. Dabei fokussieren die empirischen Ergebnisse insbesondere Pflegelehrende, beziehen aber flankierend weitere allgemeingültige Ergebnisse im Kontext der Gesundheitsforschung von Lehrkräften ein.

Der Beitrag ist wie folgt aufgebaut: Nach der Klärung des theoretischen Bezugsmodells (Kapitel 2) werden ausgewählte Befunde zur Gesundheit von Pflegelehrenden vorgestellt. Anschließend (Kapitel 3) werden mögliche gesundheitsfördernde Maßnahmen skizziert (Kapitel 4) und der Beitrag mit einem Ausblick (Kapitel 5) beendet.

2. Ein Modell zur Erklärung von Gesundheit von Pflegelehrenden

Zur Erklärung der Entstehung von Gesundheit folgt der Beitrag den Annahmen des systemischen Anforderungs-Ressourcen-Modells (SAR-Modell) (vgl. Becker 2006). Der Begriff der Gesundheit bezieht sich im Modell sowohl auf die körperliche als auch auf die psychische Gesundheit. Gesundheit und Krankheit werden als Resultat von Anpassungs- und Regulationsprozessen zwischen einem Individuum und seiner Umwelt gedeutet. Der Gesundheitszustand eines Menschen ist davon abhängig, wie gut es diesem gelingt, externe und interne Anforderungen durch die Nutzung externer und interner Ressourcen zu bewältigen. Anforderungen sind Bedingungen oder Umstände, die sich an eine Person richten und sie zu einer Reaktion veranlassen, wie z.B. die Notwendigkeit eine Unterrichtsstunde vorzubereiten und zu planen. Wenn die Anforderung aus der Außenwelt stammt, so wird diese als externe Anforderung bezeichnet. Interne Anforderungen stammen aus dem Individuum selbst, wie z.B. die Ansprüche in welchem Perfektionsgrad eine Unterrichtsstunde vorzubereiten ist. Unter Ressourcen werden Mittel oder individuelle Eigenschaften verstanden, mit deren Hilfe externe oder interne Anforderungen bewältigt werden können. Dies können interne Ressourcen sein, wie persönliche Kompetenzen oder externe Ressourcen wie z.B. die soziale Unterstützung durch das Kollegium. Externe Anforderungen wirken als Stressoren, wenn sie nicht mit den bekannten Mitteln bewältigt werden können und eine Überforderung der Ressourcen vorliegt (vgl. Becker 2006: 127). Der Grad der Gesundheit lässt sich am subjektiven Wohlbefinden einer Person oder am Erleben von Beschwerden, an organischen Erkrankungen oder auch indirekt daran ablesen, ob es einer Person gelingt, ihre jeweilige soziale Rolle zu erfüllen (vgl. Becker 2006: 25).

3. Empirische Ergebnisse zur Gesundheit von Pflegelehrenden

Im Folgenden wird auf die Interaktionsarbeit als besonderes Anforderungsmoment im Pflegelehrendenberuf eingegangen. Kernaufgabe von Pflegelehrenden ist die Gestaltung von Unterricht sowie die Durchführung von Praxisbegleitung. Beides erfolgt in ständiger Interaktion mit Auszubildenden. Mit der Einordnung der potenziellen Gesundheitsgefährdungen als Konsequenz typischer berufsspezifischer Anforderungen können sinnvolle Ansätze zur Gesundheitsförderung abgeleitet werden.

3.1 Pflegelehrendenberuf als sozialer Interaktionsberuf

Der Pflegelehrendenberuf gilt aus arbeitswissenschaftlicher Sicht als personenbezogene Dienstleistung (vgl. Hacker 2009: 16). Bei personenbezogener Dienstleitungsarbeit sind die »Arbeitsgegenstände« Menschen. Die Besonderheit dieser Berufe zeigt sich darin, dass die Klienten unmittelbar am Arbeitsprozess beteiligt sind, also ein *Koproduktionsverhältnis* des Arbeitenden mit dem Empfänger der Dienstleistung besteht. Dabei bringen die Dienstleistungsempfänger eigene Bedürfnisse und Vorstellungen ein, wie die Dienstleistung durchgeführt werden soll (vgl. Hacker 2009: 54). Entsprechend setzt ein erfolgreiches berufliches Handeln die Kooperation der beteiligten Akteure voraus (vgl. Böhle/Weihrich 2020).

Bei pflegeberuflicher Bildungsarbeit, welche als klientenverändernde, dialogisch-interaktive Dienstleistungsarbeit gilt, erfordert der Kooperationsprozess, dass die Adressaten des Ausbildungsangebotes die Unterrichtssituation »dulden«. Übertragen bedeutet das: Auszubildende müssen den pflegeberuflichen Unterricht oder die Praxisbegleitung als Lernsituation anerkennen und an ihm teilnehmen. Die alleinige »Duldung« ist für erfolgreiche Lehr-Lern-Prozesse jedoch nicht ausreichend. Wenn Auszubildende vom pflegeberuflichen Bildungsangebot profitieren sollen, ist ihre aktive Mitwirkung erforderlich. Nur dann kann Selbstveränderung, im Sinne von Erkenntnisgewinn, erzielt werden (vgl. Hacker 2009: 48).

Wird die Lernsituationen mit dem Ziel von Kooperation zwischen den Auszubildenden gestaltet, wird das als *Interaktionsarbeit* charakterisiert. Interaktionsarbeit stellt besondere psychosoziale Anforderungen an die Pflegelehrpersonen. Zum einen erfordert sie Gefühlsarbeit auf zwei Ebenen. So versuchen z.B. Pflegelehrpersonen Auszubildende zur Mitarbeit zu motivieren, indem sie Interesse weckende Elemente im Unterricht präsentieren. Diese sollen die Bereitschaft der Lernenden wecken, sich mit den Unterrichtsgegenständen aktiv auseinander zu setzen. Zugleich müssen die Pflegelehrenden jedoch ihre eigenen Gefühle regulieren, wie z.B. Ärger und Verunsicherung, wenn Auszubildende störendes Verhalten zeigen. Das Handeln in den Lernsituationen kann nicht vollständig vorausgeplant werden. Es müssen immer wieder nicht planbare spontane Aktionen und Reaktionen der Auszubildenden als Koproduzenten des Bildungsangebotes integriert und bewältigt werden. Lernende können jederzeit auch eigene Ideen einbringen oder Vorstellungen vom Bildungsangebot rückmelden. So kann etwa die erforderliche Mitarbeit bei Lernaufgaben im theoretischen Unterricht verweigert werden, wenn eine Klasse nach einer Klassenarbeit erschöpft ist. Pflegelehrende müssen, um solche dysfunktionalen Situationen zu bewältigen, die situativ auftretenden Störungen erkennen und abweichend von ihren Planungskonzepten subjektivierend ihr Handeln anpassen (vgl. Böhle/Weihrich 2020). Nur in argumentativer Auseinandersetzung mit der Ausbildungsgruppe kann solchen möglichen Störungen angemessen begegnet werden.

In den Blick genommen werden muss zudem, dass Pflegelehrende auch Interaktions- und Aushandlungsprozesse mit weiteren Interaktionspartnern, insbesondere im Kollegium und mit Vorgesetzten bewältigen müssen. Die hiermit verbundenen Anforderungen können ebenfalls eine Quelle für Gesundheitsbelastung sein – jedoch können gelingende Interaktionsprozesse gleichzeitig auch dabei helfen, die Gesundheit von Pflegelehrenden zu stärken.

3.2 Gesundheitsrelevante Anforderungen und Ressourcen

Das Berufsbild von Pflegelehrenden lässt sich durch bestimmte berufsspezifische Aufgaben charakterisieren. Wie beschrieben übernehmen Pflegelehrende u.a. die Gestaltung von theoretischem oder praktischem Unterricht. Weiterhin organisieren sie die pflegeberuflichen Ausbildungsgänge an den zwei Lernorten Schule und Praxis. Neben der Koordination der praktischen Ausbildung führen sie auch die Praxisbegleitung durch (Pflegeberufegesetz (PflBG) § 9, 10). Die pflegepädagogischen Aufgaben können in Pflegeschulen mit sehr unterschiedlichen Bedingungen und Merkmalen bearbeitet werden. Dabei können diese als mehr oder weniger unterstützend wahrgenommen werden. Abweichen können u.a. das Schulklima, die Struktur und Organisation der Schule, das Verhalten der Schulleitung oder die Zusammenarbeit des Kollegiums. Entsprechend dem systemischen Anforderungs-Ressourcen-Modell (siehe Kapitel 2) können die Bedingungen an den Pflegeschulen als unterstützende externe Ressource oder auch als externer Belastungsfaktor und Stressor wahrgenommen werden.

Im Folgenden liegt der Fokus auf ausgewählten empirischen Befunden zu Belastungsfaktoren, aber auch gesundheitsförderlichen Ressourcen[1] bei Pflegelehrenden. Dabei werden Ergebnisse von Studien vorgestellt, die explizit die Gesundheit bzw. das Belastungserleben von Pflegelehrenden thematisieren. Weiterhin werden Studien einbezogen, welche Teilaspekte adressieren (wie u.a. Studien zur Berufseinmündung). Insge-

---

1 Grundsätzlich wurden zur Erforschung der Gesundheitssituation von Lehrpersonen an allgemeinbildenden Schulen lange Zeit nur subjektiv eingeschätzte Stressoren und personenbezogene Merkmale über Fragebogenstudien fokussiert (u.a. Schaarschmidt 2005). Jedoch werden seit einigen Jahren auch gesundheitsförderliche Ressourcen (vgl. Unterbrink u.a. 2008) erforscht, was eine salutogenetische Sichtweise auf die Faktoren ermöglicht, die Lehrkräfte gesund erhalten.

samt muss darauf hingewiesen werden, dass die Pflegelehrendengesundheit bisher nur randständig, häufig in Qualifikationsarbeiten, bearbeitet wurde, sodass die Ergebnisse nur als eingeschränkt gültig gewertet werden können.

Einbezogen werden sechs Studien. Zum einen wird die qualitative Studie von Wesselborg und Reiber (2011) herangezogen, in welcher mit Schulleitungen (n = 7) Interviews zu Anforderungen und Ressourcen von Lehrkräften an Krankenpflegeschulen geführt wurden. Weiterhin werden Ergebnisse aus der quantitativen Fragebogenstudie zur Berufseinmündung von Pflegelehrenden (n = 204) von Brühe (2013) präsentiert, da hier u.a. besondere Anforderungen und Ressourcen im Berufseinstieg thematisiert wurden. Ferner werden Ergebnisse aus der quantitativen Fragebogenstudie zum Berufseinstieg von Reiber u.a. (2014) einbezogen, in welcher Pflegelehrende bzw. Pflegepädagogikabsolventinnen und -absolventen (n = 193) auch zu Belastungen sowie Ressourcen befragt wurden. Weiterhin werden Daten der quantitativen Fragebogenstudie von Schneider (2014) wiedergegeben, in welcher Lehrpersonen (n = 303) an staatlichen (n = 156) und frei-gemeinnützigen (n = 147) Altenpflegeschulen zu Ressourcen und Belastungen befragt wurden. Zudem wird die Studie von Stelmach-Jung (2022) einbezogen, welcher qualitative Interviews mit Pflegelehrenden (n = 13) im Kontext von Klassenführung führte und auch Belastungsfaktoren identifizierte. Eine weitere aktuelle Studie von Rahner und Luderer (2022) wurde einbezogen, in der das Belastungserleben von Pflegelehrenden mit qualitativen Interviews (n = 26) an Pflegeschulen untersucht wurde.

Die Studienergebnisse zu Anforderungen und Ressourcen werden in zentralen gesundheitsrelevanten Dimensionen in Anlehnung an des SAR-Modell geordnet.

3.2.1 Interne Anforderung: Eigene Ansprüche

Die internen Anforderungen der Pflegelehrenden sind hoch. So berichten die Pflegelehrpersonen von klaren Ansprüchen an ihre Arbeit und empfinden es als belastend, wenn sie diesen nicht nachkommen können. Dabei wird eine hohe Verantwortung zwischen dem Lernerfolg der Auszubildenden und der Qualität in der Pflegepraxis gesehen. Als belastend nehmen die Pflegelehrenden eine Verschlechterung der Situation in der Pflegepraxis wahr. Dies führt aus ihrer Sicht zu einer höheren Kluft zwischen theoretischer und praktischer Ausbildung und erschwert die Zusammenarbeit mit der Praxis (vgl. Rahner/Luderer 2022: 5).

3.2.2 Externe Anforderung und Ressource: Interaktion mit Auszubildenden und Unterrichtsgestaltung

Die empirischen Ergebnisse weisen auf die Gesundheitsrelevanz der Interaktionsarbeit der Pflegelehrpersonen mit den Auszubildenden hin. So identifiziert Schneider die Arbeit mit heterogenen Klassen und das Auftreten von Unterrichtsstörungen als hohe Belastungsfaktoren für die Lehrpersonen. Die Belastung wurde an öffentlichen Schulen als höher empfunden, verglichen mit Schulen in frei-gemeinnütziger Trägerschaft (2014: 152 ff.). Rahner und Luderer berichten ebenso von der Herausforderung für Pflegelehrende beim Umgang mit den Auszubildenden: Es zeige sich »ein deutlich heterogene[re]s Bildungsniveau und ein genereller Bildungsabfall sowie veränderte Disziplin und Selbstständigkeit« (2022: 6). Dem folgend zeigt Brühe (2013), dass Pflegelehrende gerade in der Phase der Berufseinmündung unsicher im Umgang mit leistungsheterogenen Gruppen sind. Dabei wird es als verunsichernd erlebt, wenn Auszubildende sich in nicht wertschätzender Weise gegenüber Pflegelehrenden verhalten und äußern (2013: 114). Reiber u.a. (2014) weisen ebenfalls auf Herausforderungen im Umgang mit Auszubildenden hin und zeigen, dass für Berufseinsteiger die Rollenfindung und die Leistungsbewertung hohe Belastungsfaktoren darstellen. Stelmach-Jung berichtet, dass Unterrichtsstörungen und unkooperatives Verhalten von Auszubildenden für Pflegelehrende mit einer hohen emotionalen Belastung und Stresserleben verbunden sind. Belastende Verunsicherungsgefühle werden sowohl von Berufsanfängern als auch von erfahrenen Pflegelehrenden wahrgenommen (2022: 151).

Wiederum können positive Begegnungen mit den Auszubildenden und die Wahrnehmung einer positiven Entwicklung wichtige Ressourcen für Pflegelehrende darstellen (vgl. Rahner/Luderer 2022: 6). Auch in der Phase der Berufseinmündung stellen Feedback und vertrauensvolle Interaktionen mit den Auszubildenden wichtige unterstützende Aspekte für Pflegelehrende dar (Brühe 2013: 117).

3.2.3 Externe Anforderungen und Ressourcen: Soziale Unterstützung Kollegium und (Schul-)Leitung

Zentraler gesundheitsrelevanter und studienübergreifend beschriebener Faktor ist die soziale Unterstützung durch die Schulleitung und das Kollegium (vgl. Wesselborg/Reiber 2011; Schneider 2014, Rahner/Luderer 2022). Auch im Berufseinstieg wird es als unterstützend und als Ressource wahrgenommen, wenn konstruktiver Austausch im Kollegium über Unterricht stattfindet und eine hohe Akzeptanz im Kollegium spürbar ist (vgl. Brühe 2013: 117; Reiber u.a. 2014: 236).

Dabei berichtet Schneider, dass die soziale Unterstützung von Kollegium und Schulleitung in Altenpflegeschulen in frei-gemeinnütziger Trägerschaft höher erlebt wird als an öffentlichen Altenpflegeschulen (vgl. Schneider 2014: 148 ff.). Neben der Tatsache, dass in Schulen in frei-gemeinnütziger Trägerschaft die Lehrenden ihre Arbeitszeit häufig am Arbeitsplatz ableisten, kann dieses Ergebnis auch damit erklärt werden, dass in der Studie die Altenpflegeschulen in freier Trägerschaft signifikant kleiner waren (vgl. Schneider 2014: 190) und somit vermutet werden kann, dass die Zusammenarbeit enger war.

3.2.4 Externe Anforderung: Rahmenbedingungen

Pflegelehrende berichten häufig von Überstunden aufgrund knapper personeller und zeitlicher Ressourcen an den Pflegeschulen. Der Zeitmangel beeinträchtigt zusätzlich die adäquate Begleitung der Lernenden (vgl. Rahner/Luderer 2022: 6). Auch andere Studien bestätigen, dass organisatorische Rahmenbedingungen wie der Arbeitsumfang und die administrative Arbeit an Pflegeschulen als Belastungsfaktoren eingeschätzt werden (vgl. Reiber u.a. 2014; Schneider 2014). Vielfach werden die (digitale) Infrastruktur und die vorhandenen Räumlichkeiten an Pflegeschulen als ungenügend empfunden. Dies erwies sich insbesondere bei der Durchführung von Distanzunterricht während der Covid-19-Pandemie als hoher Belastungsfaktor (vgl. Rahner/Luderer 2022: 6). Teilweise wird eine starke Belastung durch hohe Lehrdeputate, mit in Spitzenzeiten von 24 bis zu 40 Unterrichtsstunden pro Woche, berichtet. Dies tritt auf, wenn durch Blockunterricht viele Klassen parallel anwesend sind (vgl. Wesselborg/Reiber 2011: 674).

3.2.5 Externe Anforderung: Umsetzung von Reformen

Bereits die Einführung des Krankenpflegegesetzes 2004 brachte große Veränderungen für die Ausbildungsstruktur mit sich und führte zu einer höheren Arbeitsdichte an den Pflegeschulen. Als sehr belastend wurde dabei die Erarbeitung und Implementierung eines neuen fächerübergreifenden Curriculums zur Umsetzung der neuen Vorgaben eingeschätzt. Dabei mussten notwendige Reformen vielfach ohne Stellenerweiterung bewältigt werden (vgl. Wesselborg/Reiber 2011: 672). Ebenfalls wird die aktuelle Umsetzung der Vorgaben zur generalistischen Pflegeausbildung als sehr belastend geschildert, auch weil sich die Pflegelehrenden bei dem Prozess »alleingelassen fühlten« (Rahner/Luderer 2022: 6).

3.3 Gesundheit und berufliches Handeln

An allgemeinbildenden Schulen rücken aktuell Studien ins Zentrum, in welchen die Relevanz der Gesundheitssituation von Lehrkräften im Zusammenhang mit dem beruflichen Unterrichtshandeln und der Unterrichtsqualität untersucht wird. Aufgrund der hohen Relevanz werden hier ausgewählte Studien dargelegt.

Eine erste umfassende Studie legten dazu Klusmann und Kollegen (2006) vor. Diese untersuchten den Zusammenhang zwischen beruflicher Beanspruchung und dem Unterrichtsverhalten aus Schülerperspektive. Nachgewiesen werden konnte, dass aus Schülerperspektive gesündere Lehrpersonen ein gerechteres Verhalten und ein größeres Interesse an den Schülerbelangen zeigten. Weiterhin förderten sie stärker die kognitive Selbstständigkeit der Lernenden und zeigten ein angemesseneres Interaktionstempo im Unterricht.

Auch für den Zusammenhang der schulischen Leistung von Schülerinnen und Schülern und der Lehrergesundheit gibt es erste Ergebnisse. So können erhöhte emotionale Erschöpfungssymptome bei Lehrenden einen negativen Einfluss auf die Motivation von Schülern haben (vgl. Shen u.a. 2015). Klusmann und Kollegen zeigten (2016), dass Schülerinnen und Schüler, welche von Lehrpersonen mit einer höheren emotionalen Erschöpfung unterrichtet wurden, einen im Vergleich mit dem Durchschnitt geringeren Lernerfolg aufwiesen.

Wesselborg, Reiber, Richey und Bohl (2014) untersuchten die Lehrergesundheit unter Verwendung von Videografie. Es zeigte sich, dass neben einem engagierten und disziplinierten Schülerverhalten die Klassenführung – kombiniert mit einer hohen Sozialkompetenz – sowie die verwendeten Unterrichtsmethoden wichtige Ressourcen für Lehrkräfte darstellen. Klare Regeln auch in schülerorientierten Arbeitsphasen führten dazu, dass die Lernenden größtenteils selbstständig an der Aufgabenlösung arbeiteten und die Lehrpersonen diese Phasen zur (interaktionsfreien) Beobachtung nutzen konnten.

4. Ansätze der Gesundheitsförderung

Die im vorangegangenen Kapitel dargestellten empirischen Ergebnisse weisen darauf hin, dass auch für Lehrende an Pflegeschulen das Thema Gesundheit von großer Bedeutung ist. In diesen ersten Studien wurden hauptsächlich mögliche Stressoren und Ressourcen von Pflegelehrenden fokussiert. Studien mit Blick auf die Gesundheitsförderung liegen bisher noch keine vor und auch systematische Programme zur Gesundheitsförderung von Pflegelehrenden sind an den Schulen des Gesundheitswesens nicht implementiert. Hier unterscheidet sich die Situation deutlich von den öffentlichen Schulen, an welchen in den letzten Jahren ausgehend von bedenklichen Ergebnissen zur Gesundheitssituation vielfältige Initiativen und Projekte ins Leben gerufen wurden. Dabei muss bedacht werden, dass die Lehrkräfte an den Schulen des Gesundheitswesens aufgrund unterschiedlicher ministerieller Zuständigkeiten keinen Zugang zu Programmen der Gesundheitsförderung an öffentlichen Schulen haben und nicht von den dort etablierten Angeboten profitieren können.

Im Folgenden werden deshalb Ansätze vorgestellt, die für Pflegelehrende vor dem Hintergrund der Belastungsfaktoren einen hohen Mehrwert haben und unabhängig vom Schulträger verfolgt werden können. Dabei rekurrieren die Ausführungen auf Erkenntnisse und Studien im Kontext der Gesundheitsförderung für Lehrende an allgemeinbildenden Schulen (u.a. Hillert u.a. 2019). Hier wurden bereits Studien durchgeführt, die sich mit der Frage beschäftigen, welche gesundheitsfördernden Maßnahmen die Stressoren wirksam reduzieren und somit einer Erschöpfungssymptomatik entgegenwirken können.

Das Konzept der Gesundheitsförderung kann im theoretischen Rahmenmodell des SAR verankert werden. Im Modell »kann Gesundheitsförderung charakterisiert werden als Verbesserung der Voraussetzungen zur Bewältigung externer und interner Anforderungen mithilfe externer und interner Ressourcen« (Blümel 2020). Dabei können zum einen überfordernde Anforderungen, die als Stressoren wirken können, reduziert werden, indem z.B. lärmsenkende Schallschutzvorkehrungen in Klassenzimmern vorgenommen werden. Zum anderen verfolgt die Gesundheitsförderung das Ziel, Ressourcen gezielt zu stärken. Die Ressourcen können intern, also auf einer persönlichen Ebene, oder extern verortet sein. Externe Ressourcen können auf einer sozialen oder organisationalen Ebene angesiedelt sein (vgl. Blümel 2020).

4.1 Maßnahmen der Gesundheitsförderung zur Stärkung interner Ressourcen

4.1.1 Stress-Bewältigungs-Trainings

Vor dem Hintergrund der hohen Arbeitsbelastung an Pflegeschulen sind Stress-Bewältigungs-Trainings (SBT) eine Möglichkeit zur Stärkung von internen Ressourcen. SBTs zielen auf die Erweiterung der individuellen Bewältigungskompetenzen ab. Dabei sollen die Teilnehmenden lernen, mit Stressoren umzugehen, sie in entlastender Art und Weise zu bewerten und deren negative gesundheitlichen Folgen zu senken (vgl. Hillert et al. 2019).

Speziell zur Stressbewältigung und Gesundheitsförderung bei Lehrkräften wurde das Programm Arbeit und Gesundheit im Lehrerberuf (AGIL) entwickelt (Hillert et al. 2019). Das Präventionsprogramm kann präventiv oder als Interventionsmaßnahme bei auftretender Stresssymptomatik absolviert werden. Das Programm AGIL wird kontinuierlich evaluiert. Die Ergebnisse zeigen, dass das Programm entlastend auf psychosomatisch erkrankte Lehrkräfte wirkt und sehr positiv bewertet wurde (vgl. Hillert et al. 2014).

Am Anfang des Trainings gibt es eine Einführung in verschiedene Ebenen der schulischen Belastung und der Bedeutung von Stressoren. Dabei wird die Fähigkeit, veränderbare und nicht beeinflussbare Stressoren zu unterscheiden, gefördert, um die Beeinflussbarkeit von Stressoren und den notwendigen Kraftaufwand mit Aussicht auf Entlastung zu reflektieren. Weiterhin werden Anzeichen von Überlastung thematisiert und auf eine höhere Sensibilisierung (»Achtsamkeit«) gegenüber psychischen und körperlichen Stresssignalen hingewirkt. Folgende Themenschwerpunkte werden behandelt:

- *Achtsamkeit*: Hier geht es um den Aufbau von Achtsamkeit gegenüber aufkommendem Stress und darum, den Anforderungen und Ereignissen im täglichen Leben sensibel und aufmerksam zu begegnen.
- *Denkbarkeit*: Der zweite Entlastungsweg bezieht sich auf die Entwicklung und das Einüben von Stress »entschleunigenden« Gedanken und Einstellungen. Die inhaltliche Angemessenheit von Gedanken soll einer bewussten Bewertung unterzogen werden.
- *Möglichkeit*: Bei der Arbeit an dieser Entlastungsstrategie sollen neue Handlungskompetenzen gefördert werden, um Belastungen besser zu verstehen und aktiv zu reduzieren.
- *Erholung*: Unter diesem Stichwort wird ein möglichst direkter Zugang zur Erholungswelt der Teilnehmenden angestrebt und erforscht, wo und wie sich die Teilnehmer von Belastungen erholen können. Dies ist besonders relevant, da sich berufliche Belastungen nicht immer vermindern lassen.

Wie auch das Programm AGIL widerspiegelt, hat im Rahmen von Stressbewältigungstrainings in den letzten Jahren das Konzept der Achtsamkeit (engl. Mindfulness) an Bedeutung gewonnen. Das Konzept der Achtsamkeit kam anfänglich aus dem Buddhismus und hier der Meditation. Der Molekularbiologe Jon Kabat-Zinn entwickelte zur Stressreduzierung das Training Mindfulness-Based-Stress-Reduction (kurz MBSR). Über Achtsamkeitsübungen soll die Selbstwahrnehmung geschult und Stress abgebaut werden (vgl. Kabat-Zinn 2014). Das Konzept der Achtsamkeit und deren Wirkung ist in den letzten Jahren häufig Gegenstand wissenschaftlicher Untersuchungen. Dabei gibt es deutliche Hinweise, dass Achtsamkeitstraining bei Lehrkräften das berufliche Stresserleben reduzieren und das Risiko, durch beruflichen Stress zu erkranken, senken kann (vgl. Roeser u.a. 2013).

4.1.2 Erweiterung der Klassenführungskompetenz

Die soziale Interaktion mit Auszubildenden kann für Pflegelehrende eine zentrale Ressource darstellen – ebenso können nicht gelingende Interaktionen und eine nicht gelingende Klassenführung einen gesundheitsrelevanten Stressor darstellen (vgl. Stelmach-Jung 2022; Rahner/Luderer 2022). Dabei hat die Ausprägung der Klassenführung Auswirkungen auf die Gestaltung der Interaktionsarbeit sowie weitere gesundheitsrelevante Anforderungen im Unterricht, z.B. die Lautstärke (vgl. Wesselborg u.a. 2014: 168). Aus diesem Grund ist es relevant, sich mit Klassenführung – neben Unterrichtsqualitätsaspekten (vgl. Wesselborg u.a. 2014: 171) – auch unter Gesundheitsaspekten auseinanderzusetzen. Das Trainingsprogramm PAUER von Kiel und Kollegen stützt diesen Ansatz.

Kiel, Frey und Weiß (2013) deuten Klassenführungshandeln als das Gestalten der spezifischen sozialen Interaktion im Unterricht unter Beachtung spezifischer Werte. Sie stellen in ihrem Klassenführungstraining neben Störungsvermeidung und dem Ermöglichen einer Bildungsatmosphäre auch die Ressourcenschonung von Lehrpersonen in den Mittelpunkt. In ihrem Verständnis hat Klassenführung im Unterricht die Funktion: »1. Gelingensbedingungen von Lernarbeit zu schaffen, 2. einen Rahmen für die Entfaltung und den Schutz eines Einzelnen zu kreieren, unabhängig von seinem Leistungsvermögen, 3. Ressourcen für die Gesundheit von Lehrpersonen, aber auch von Schülerinnen und Schülern zu entwickeln.« (Kiel/Frey/Weiß 2013: 11).

Im Zentrum des Trainings stehen die Einübung und Thematisierung der fünf Dimensionen Präsenz, Aktivierung, Unterrichtsfluss, Empathie und Regeln, die mit dem Akronym »PAUER« abgekürzt werden. Die Basis der Dimensionen wird von den Werten, Einstellungen und Erwartungen der Lehrperson getragen. Die Dimensionen selbst beeinflussen die soziale Interaktion in der Klasse und festigen die Klassenführung der Lehrperson.

Die Dimension *Präsenz* konzentriert sich auf das aktive, situationale Regulieren der Lehrkräfte im Klassenraum. Dabei hat die Lehrkraft einen Überblick über die Vorgänge in der Klasse und signalisiert, dass sie jederzeit einschreiten könnte (z.B. durch die Stimme oder Positionierung im Raum). Die Dimension *Aktivierung* bezieht sich auf einen anregenden Unterricht, der die unterschiedlichen Lernniveaus der Schülerinnen und Schüler berücksichtigt und integriert. Die Dimension *Unterrichtsfluss* bezieht sich auf ein proaktives präventives Handeln von Lehrkräften, um Störungen zu vermeiden. Dabei wird u.a. auf die Vorbereitung des Klassenraums und des Materials geachtet und es werden Routinen und Rituale etabliert. Die Dimension *Empathie* weist der Lehrer-Schüler-Beziehung einen relevanten Aspekt im Klassenführungsverhalten ein. Die Dimension *Regeln* gilt abschließend als Garant für Verbindlichkeit im Klassenzimmer. Dabei können Regeln proaktiv gesetzt oder gemeinsam mit Schülerinnen und Schülern entwickelt werden, um Störungen zu vermeiden oder auf diese zu reagieren (vgl. Kiel u.a. 2013).

Für Lehrerinnen und Lehrer im Berufseinstieg konnten Klusmann (2012) und Dicke/Parker u.a. (2015) zeigen, dass Wissen über Klassenführung mit einer geringeren emotionalen Erschöpfung und höheren Berufszufriedenheit einhergeht.

4.2 Maßnahmen der Gesundheitsförderung zur Stärkung externer und interner Ressourcen

4.2.1 Kollegiales Coaching zur Förderung der Gesundheit von Pflegelehrenden an Pflegeschulen

Die letzte Möglichkeit der Gesundheitsförderung lässt sich im Kontext der Pflegeschulen selbst umsetzen und bezieht sich auf kollegiales Coaching. Bereits bei dem PAUER-Training wird kollegiale Fallberatung bei kritischen Klassensituationen vorgeschlagen und auch der pädagogische Psychologe Helmke entwickelte ein Instrument, das im kollegialen Coaching zur Gesundheitsförderung angewendet werden kann.

Helmke und Kollegen entwickelten zunächst das Fragebogen-Instrument »Evidenzbasierte Methoden der Unterrichtsdiagnostik und -entwicklung« (EMU; vgl. Helmke/Schrader/Helmke 2012) zur Einschätzung und Weiterentwicklung von Unterricht. Das Instrument EMU ermöglicht die kriteriengeleitete Erfassung evidenzbasierter Unterrichtsqualitätsmerkmale in einer konkreten Unterrichtssituation unter Bezugnahme von maximal drei Perspektiven: Lehrperson, Beobachter sowie Schülerinnen und Schüler.

Zur Nutzung von EMU und der Durchführung von Unterrichtsbeobachtungen bilden sich im Idealfall kollegiale Tandems. Diese Tandems führen wechselseitige Unterrichtsbesuche durch und schätzen anhand des EMU-Fragebogens Unterrichtsqualitätsmerkmale ein, z.B. die Klassenführungskompetenz. Übergeordnetes Ziel von EMU ist es, Situationen zu schaffen, in welchen Lehrpersonen Feedback über ihren Unterrichtsstil erhalten und Lehr-Lern-Situationen reflektiert werden können (vgl. Helmke u.a. 2012).

Zur Förderung der Gesundheit von Lehrerinnen und Lehrern entwickelten Helmke und Kollegen (2011) das Zusatzinstrument EMUplus. Dabei thematisiert der »Leitfaden zur kollegialen Reflexion einer Unterrichtsstunde aus Sicht der Lehrergesundheit« ebenfalls im kollegialen Coaching Unterrichtsaspekte unter dem Fokus Belastungen im Unterricht. Exemplarisch werden einzelne Punkte des Leitfadens in der Abbildung 1 wiedergegeben.

Beispielitems aus dem Interviewleitfaden »Unterricht aus Sicht der Lehrergesundheit« (Helmke u.a. 2011)

BILANZ
Die Zufriedenheit mit der Wirksamkeit des eigenen Unterrichts ist ein wichtiger Beitrag zur Förderung der Gesundheit. Wie sieht deine Bilanz der Stunde aus?

Ziele
Welche Ziele wolltest du mit dieser Stunde erreichen?
Hast du diese Ziele erreicht?
Haben deine Schüler*innen heute etwas dazugelernt?
Welche Rolle spielen für Zufriedenheit oder Unzufriedenheit deine Erwartungen und dein Anspruchsniveau (an dich selbst und an deine Schüler*innen)?

Stundenverlauf
Mit welchen Phasen des Stundenverlaufs bist du zufrieden?
Welche Situationen, Ereignisse oder Aspekte der Stunde sind dir in dieser Stunde besonders gelungen, welche hast du als »gute Praxis« in Erinnerung, worüber hast du mich gefreut?
Gibt es etwas, womit du nicht zufrieden bist, was vielleicht anders hätte laufen können? Woran zeigt sich das? Was wäre womöglich eine bessere Alternative gewesen?

Effizienz
Wenn du an die Vorbereitung dieser Stunde denkst: Wie schätzt du die Effizienz ein?
War das Verhältnis zwischen Aufwand und Ertrag angemessen?
Wie ließe sich der Aufwand für die Stundenvorbereitung verringern?

Umgang mit Störungen
Hast du während des Unterrichts Störungen wahrgenommen?
Sind dir dabei einzelne Schüler*innen aufgefallen?
Wenn du dich in sie hineinversetzt, welche Motivationslage könnte dahinterstecken? Könnte es aus psychologischer Sicht vielleicht einen nachvollziehbaren »guten Grund« für das Störverhalten geben?
Welche Maßnahmen hast du ergriffen? Warst du mit deren Wirkung zufrieden? Kannst du dir alternative Maßnahmen vorstellen? Wenn ja, wie könnten sie in dieser Situation wirken?
Hast du in dieser Stunde weitere Störungen wahrgenommen (z.B. Straßenlärm, fehlende oder nicht funktionierende Medien, ungünstige Sitzordnung usw.)? Wie könnte man diese reduzieren?

EMUPlus kann zur Eigenreflexion oder auch im kollegialen Tandem eingesetzt werden. Neben Aspekten, die relevant für die Belastung in der Unterrichtssituation sind, können die kollegialen Auswertungsgespräche zusätzlich entlastend wirken, da die gesundheitsrelevante Dimension der sozialen Unterstützung als Ressource genutzt wird.

5. Zusammenfassung und Fazit

Der Gesundheitszustand von Pflegelehrkräften hängt im Sinne des SAR-Modells davon ab, wie gut es ihnen gelingt, die an sie gestellten Anforderungen zu bewältigen. Im Pflegelehrendenberuf weisen die ersten Studien auf steigende Anforderungen hin. Zentrale gesundheitsrelevante Dimensionen zeigen sich in der Interaktionsarbeit, aber auch in einer hohen Arbeitsdichte und in als mangelhaft empfundenen Rahmenbedingungen. Eine wichtige Ressource stellt die kollegiale Zusammenarbeit dar. Entsprechend dieser Ergebnisse sollten in der Ausbildung von Pflegelehrkräften sowie in der Fort- und Weiterbildung Kompetenzen adressiert werden, die den Umgang mit diesen potenziellen Belastungsfaktoren aufgreifen. Über die Erweiterung der gesundheitsrelevanten Kompetenzen kann gezielt die Gesundheit von Pflegelehrkräften gestärkt und der berufliche Bildungsauftrag gesichert werden.

Literatur

Bauknecht, Jürgen/Wesselborg, Bärbel (2022). Psychische Erschöpfung in sozialen Interaktionsberufen von 2006 bis 2018. In: Prävention und Gesundheitsförderung, 17 (3), S. 328-335.

Becker, Peter (2006). Gesundheit durch Bedürfnisbefriedigung. Göttingen u.a.: Hogrefe.

Blümel, Stephan (2020). Systemisches Anforderungs-Ressourcen-Modell in der Gesundheitsförderung. Online: https://leitbegriffe.bzga.de/alphabetisches-verzeichnis/systemisches-anforderungs-ressourcen-modell-in-der-gesundheitsfoerderung/. (Abruf: 24.04.2023).

Böhle, Fritz/Weihrich, Margit (2020). Das Konzept der Interaktionsarbeit. In: Zeitschrift für Arbeitswissenschaft, 74 (1), S. 9-22.

Brühe, Roland (2013). Berufseinmündung von Pflegelehrern. Eine empirische Untersuchung zur Situation und zum Erleben von Pflegelehrenden an Pflegebildungseinrichtungen in der Phase der Berufseinmündung. Dissertation: Pflegewissenschaftliche Fakultät der Philosophisch-Theologischen Hochschule Vallendar. Online: https://nbn-resolving.org/urn:nbn:de:0295-opus-1376, (Abruf: 01.11.2023).

Chang, Mei-Lin (2009). An Appraisal Perspective of Teacher Burnout: Examining the Emotional Work of Teachers. In: Educational Psychology Review, 21 (3), S. 193-218.

Cramer, Colin/Merk, Samuel/Wesselborg, Bärbel (2014): Psychische Erschöpfung von Lehrerinnen und Lehrern. Repräsentativer Berufsgruppenvergleich unter Kontrolle berufsspezifischer Merkmale. Paralleltitel: Mental exhaustion of teachers. In: Lehrerbildung auf dem Prüfstand, 7 (2), S. 138-156.

Dicke, Theresa/Parker, Philip D./Holzberger, Doris/Kunina-Habenicht, Olga/Kunter, Mareike/Leutner, Detlev (2015). Beginning teachers' efficacy and emotional exhaustion: Latent changes, reciprocity, and the influence of professional knowledge. In: Contemporary Educational Psychology, 41, S. 62-72.

Hacker, Winfried (2009). Arbeitsgegenstand Mensch. Psychologie dialogisch-interaktiver Erwerbsarbeit: ein Lehrbuch. Lengerich u.a.: Pabst.

Helmke, Andreas/Helmke, Tuyet/Kultusministerium Baden-Württemberg (2011). Leitfaden für den kollegialen Austausch über Unterricht aus Sicht der Lehrergesundheit (EMUplus). Online: http://www.unterrichtsdiagnostik.info/media/files/Leitfaden%20 fuer%20das%20kollegiale%20Feedback%20im%20Tandem.pdf, (Abruf: 27.11.2023).

Helmke, Andreas/Schrader, Friedrich-Wilhelm/Helmke, Tuyet (2012). EMU: Evidenzbasierte Methoden der Unterrichtsdiagnostik und -entwicklung. Unterrichtsdiagnostik – Ein Weg, um Unterrichten sichtbar zu machen. In: Schulverwaltung Baden-Württemberg (6), S. 180-183.

Hillert, Andreas/Bracht, Maren/Koch, Stefan/Lüdtke, Kristina/Ueing, Stefan/Lehr, Dirk/Sosnowsky-Waschek, Nadja (2019). Arbeit und Gesundheit im Lehrerberuf (AGIL). Das individuelle Arbeitsbuch. Stuttgart: Schattauer.

Hillert, Andreas/Koch, Stefan/Kiel, Ewald/Weiß, Sabine/Lehr, Dirk (2014). Psychische Erkrankungen von Lehrkräften. Berufsbezogene Therapie- und Präventionsangebote. Empirische Pädagogik, 28 (2), S. 190-204.

Kabat-Zinn, Jon (2014). Achtsamkeit für Anfänger. Unter Mitarbeit von Lienhard Valentin. 2. Auflage. Freiburg i. Br.: Arbor.

Kiel, Ewald/Frey, Anne/Weiß, Sabine (2013). Trainingsbuch Klassenführung. Bad Heilbrunn: Klinkhardt.

Klusmann, Uta/Kunter, Mareike/Trautwein, Ulrich/Baumert, Jürgen (2006). Lehrerbelastung und Unterrichtsqualität aus der Perspektive von Lehrenden und Lernenden. Zeitschrift für Pädagogische Psychologie, 20 (3), S. 161-173.

Klusmann, Uta/Kunter, Mareike/Voss, Thamar/Baumert, Jürgen (2012). Berufliche Beanspruchung angehender Lehrkräfte: Die Effekte von Persönlichkeit, pädagogischer Vorerfahrung und professioneller Kompetenz. In: Zeitschrift für Pädagogische Psychologie, 26 (4), S. 275-290.

Klusmann, Uta/Richter, Dirk/Lüdtke, Oliver (2016). Teachers' emotional exhaustion is negatively related to students' achievement: Evidence from a large-scale assessment study. In: Journal of Educational Psychology, 108 (8), S. 1193-1203.

Ksienzyk, Bianca/Schaarschmidt, Uwe (2005). Beanspruchung und schulische Arbeitsbedingungen. In: Uwe Schaarschmidt (Hg.). Halbtagsjobber? Psychische Gesundheit im Lehrberuf. Analyse eines veränderungsbedürftigen Zustandes. 2. Auflage. Weinheim: Beltz, S. 72-87.

Kunter, Mareike/Klusmann, Uta/Baumert, Jürgen/Richter, Dirk/Voss, Thamar/Hachfeld, Axinja (2013). Professional competence of teachers: Effects on instructional quality and student development. In: Journal of Educational Psychology, 105 (3), S. 805-820.

Paulus, Peter/Schumacher, Lutz/Sieland, Bernhard (2014). Evaluationsbericht der DAK-Initiative »Gemeinsam gesunde Schule entwickeln« 2007-2013. Online: https://www.dak.de/dak/download/studie-gesunde-schule-evaluationsbericht-2121162.pdf(Abruf: 24.04.2023).

Rahner, Marianne/Luderer, Christiane (2023). Belastungserleben von Lehrenden in der Gesundheits- und Krankenpflege. In: Pflege, 36 (2), S. 95-104.

Reiber, Karin/Winter, Maik/Mosbacher-Strumpf, Sascha (2015). Berufseinstieg in die Pflegepädagogik. Eine empirische Analyse von beruflichem Verbleib und Anforderungen. Lage: Jacobs.

Roeser, Robert W./Schonert-Reichl, Kimberly A./Jha, Amishi/Cullen, Margaret/Wallace, Linda/Wilensky, Rona/Oberle, Eva/Thomson, Kimberley/Taylor, Cynthia/Harrison, Jessica (2013). Mindfulness training and reductions in teacher stress and burnout: Results from two randomized, waitlist-control field trials. In: Journal of Educational Psychology, 105 (3), S. 787-804.

Schaarschmidt, Uwe (Hg.) (2005). Halbtagsjobber? Psychische Gesundheit im Lehrberuf. Analyse eines veränderungsbedürftigen Zustandes. 2. Auflage. Weinheim: Beltz.

Scheuch, Klaus/Haufe, Eva/Seibt, Reingard (2015). Teachers' Health. In: Deutsches Ärzteblatt international, 112 (20), S. 347-356.

Schneider, Claudia (2014). Ressourcen und Belastungen im Berufsalltag von Lehrenden. Empirische Befunde zur Situation an Altenpflegeschulen. Lage: Jacobs.

Schönwälder, Hans-Georg/Berndt, Jörg/Strövers, Frauke (2003). Belastung und Beanspruchung von Lehrerinnen und Lehrern. Bremerhaven: Wirtschaftsverlag NW.

Shen, Bo/McCaughtry, Nate/Martin, Jeffrey/Garn, Alex/Kulik, Noel/Fahlman, Mariane (2015). The relationship between teacher burnout and student motivation. In: The British Journal of Educational Psychology, 85 (4), S. 519-532.

Stelmach-Jung, Marvin (2022). Classroom-Management in der schulischen Pflegeausbildung. Erfahrungen von Pflegelehrenden mit der Gestaltung der Lehr-/Lernatmosphäre. Berlin: Wissenschaftlicher Verlag Berlin.

Unterbrink, Thomas/Zimmermann, Linda/Pfeifer, Ruth/Wirsching, Michael/Brähler, Elmar/Bauer, Joachim (2008). Parameters influencing health variables in a sample of 949 German teachers. In: International archives of occupational and environmental health, 82 (1), S. 117-123.

Wesselborg, Bärbel (2017). Lehrergesundheit im Zusammenhang mit Lehrer-Schüler-Beziehungen – Zentrale Befunde und Perspektiven für die Forschung. In: Weyland,

Ulrike/Reiber, Karin (Hg.). Entwicklungen und Perspektiven in den Gesundheitsberufen – aktuelle Handlungs- und Forschungsfelder. Bonn: BIBB, S. 247-267.

Wesselborg, Bärbel/Bauknecht, Jürgen (2023). Belastungs- und Resilienzfaktoren vor dem Hintergrund von psychischer Erschöpfung und Ansätzen der Gesundheitsförderung im Lehrerberuf. In: Prävention und Gesundheitsförderung, 18 (2), S. 282-289.

Wesselborg, Bärbel/Reiber, Karin (2011). Schulorganisation und Lehrergesundheit. In: Pflegewissenschaft (12), S. 670-676.

Wesselborg, Bärbel/Reiber, Karin/Richey, Petra/Bohl, Thorsten (2014). Untersuchung der Lehrergesundheit im Mixed-Method-Design unter Verwendung von Videografie. Paralleltitel: Investigation of teacher's health in a mixed-methods-design study using videography. In: Lehrerbildung auf dem Prüfstand, 7 (2), S. 157-174.

Zöller, Maria (2014). Gesundheitsfachberufe im Überblick. Bonn: BIBB. Online: https://www.bibb.de/dienst/publikationen/de/8594 (Abruf: 24.04.2023).

Lehrendenbildung

Qualifizierung von Pflegelehrer*innen im 20. Jahrhundert

Heinrich Recken

Zusammenfassung

Die heutige Struktur der Qualifizierung von Lehrkräften außerhalb der Vorgaben für Lehrende an staatlichen, berufsbildenden Schulen lässt sich auf die Genese der Entwicklung von Qualifikationsstrukturen in der Krankenpflege zurückführen. Daher werden in der historischen Analyse als Bedingungsfaktoren die Ausbildungsstrukturen in der Pflege, der Einfluss von Pflegeverbänden, -organisationen und Gewerkschaften sowie das Handeln der staatlichen Akteure analysiert und bewertet.

1. Einleitung: Vorstellung der Untersuchungsfrage

Die Entwicklung des Lehrer*innenberufes in der Pflege[1] und der Wege zur Qualifizierung lassen sich nicht ohne die Entwicklung in der Pflege beschreiben, bzw. sie sind zwei Stränge eines Prozesses, die sich gegenseitig beeinflussen.

Die historische Entwicklung der Krankenpflege von einer unberuflichen Liebestätigkeit zu einem professionalisierten Beruf vollzog sich im 20. Jahrhundert (vgl. u.a. Steppe 1997; Kreutzer 2005; Rübenstahl 2003). Historische Pflegeforschung schaut dabei auf Kontinuitäten, aber auch Brüche, um Entwicklungsprozesse herauszuarbeiten und Erklärungsansätze für einen heutigen Zustand zu abzustimmen (vgl. Steppe 1993: 168).

Das Modell weiblich-caritativer Liebestätigkeit der katholischen, protestantischen und Rot-Kreuz-Genossenschaften, das im System der *Mutterhauspflege* seinen formalen Ausdruck fand, ermöglichte im Verlauf des 19. Jahrhunderts eine ideelle Aufwertung

---

[1] Bei den Berufsbezeichnungen für Pflegelehrer*innen und Pflegepersonen wird die in den jeweiligen historischen Epochen übliche Bezeichnung verwendet, auf eine nachträgliche Genderisierung wird verzichtet, wenn diese nicht im Original zu finden ist.

öffentlicher Pflegetätigkeit als anerkanntes Wirkungsfeld für bürgerliche Frauen (vgl. Steppe 1995: 130) Die Berufsorganisation der Krankenpflegerinnen Deutschlands als Ausdrucksform der *freien Krankenpflege* lehnte das System des Mutterhauses ab, an seine Stelle setzte sie die Schwesternschaft, mit einer Oberin an der Spitze, die nach außen hin mit Krankenhäusern einen Gestellungsvertrag schloss, im Innenverhältnis einen „lebendigen, mütterlichen Geist" verbreitete, die Schwestern zu einer Gemeinschaft zusammenhielt und „Sittlichkeit" und „Schwesterlichkeit" gewährleistete (vgl. Karll 1910: 26). Auch auf der gewerkschaftlichen Seite wurde 1928 eine Schwesternschaft gegründet, die *Schwesternschaft der Reichssektion Gesundheitswesen*, die sich aber gegen den Kost- und Logiszwang in den Krankenanstalten wendete (vgl. Recken 1998). Dieses Modell der Pflegeorganisation wird erst in den 1960er und 1970er Jahren brüchig. Im Tarifvertrag für die öffentlich-rechtlichen Krankenhäuser wurde 1961 der Logiszwang abgeschafft (vgl. Fritz 1964: 48). Ebenso kann zur gleichen Zeit eine Abkehr vom Berufszölibat festgestellt werden, sodass vereinzelt verheiratete Krankenschwestern in Teilzeitbeschäftigung wieder in die Berufstätigkeit zurückkehren. Erst ab den frühen 1970er Jahren der BRD verlor das Zusammenleben von Schwestern im Zuge der Pluralisierung weiblicher Lebens- und Bewusstseinsentwürfe an Bedeutung (vgl. Kreuzer 2018: 139). Diese Ausformung der unberuflichen Attribute galt nicht für die Pflegeentwicklung in der DDR. Die Krankenpflege wurde als Facharbeiterberuf ins berufliche Bildungssystem integriert (Thiekötter 2006: 113).

Die Regelung der Fort- und Weiterbildung in den Pflegeberufen wurde lange Zeit den Schwesternschaften und Berufsverbänden überlassen mit der Konsequenz, dass sehr unterschiedliche, kaum miteinander in Inhalten und Dauer vergleichbare Lehrgänge existierten (vgl. Wittneben 1995).

Der Autor möchte in seinem Beitrag aufzeigen, warum die Akademisierung der Lehrer*innenausbildung für die Pflege in Deutschland erst Ende des 20. Jahrhunderts einsetzte und nicht als Lehramtsstudiengang an Universitäten, sondern an Fachhochschulen etabliert wurde.

2. Normative Grundlagen der Ausbildungsgesetze zur Frage der Lehrer*innenqualifikation

1907 traten in Preußen erstmals Prüfungsbestimmungen zur Krankenpflegeausbildung in Kraft, bis 1922 in allen Ländern des Deutschen Reiches entsprechende gesetzliche Regelungen bestanden (vgl. Wanner 1993: 79).[2] Sie ersetzten die im 19. Jahrhundert vereinzelt geführten Bildungsmaßnahmen, die in überwiegender Zahl von Ärzten, seltener

---

2 Nicht näher behandelt werden hier die staatlichen Vorgaben von Prüfungsbestimmungen ab 1917 für die Säuglings- bzw. Kinderkrankenpflege (vgl. Wolff/Wolff 2008: 195) und ab den 60er Jahren auf der Ebene der einzelnen Bundesländer für die Altenpflege (Balluseck 1980: 144; Grabe 2018: 249).

Oberinnen organisiert und durchgeführt wurden (vgl. ebd.: 84 f.). Die besondere Stellung der Medizin gegenüber der Pflege wurde in den ersten Ausbildungsbestimmungen in Preußen festgeschrieben, indem standardisiertes medizinisches Regelwissen und technisch-praktische Fähigkeiten zur Unterstützung ärztlichen Handelns zum Prüfungsgegenstand bestimmt wurden (vgl. Schweikardt 2008: 257). Es lässt sich festhalten, dass die Ärzte durch ihren Einfluss auf die inhaltliche Gestaltung der Ausbildung eine weitreichende Kontrolle über den Pflegeberuf institutionalisierten und über weite Jahrzehnte des 20. Jahrhunderts sichern konnten.

Die Tabelle 1 verdeutlicht, dass ab der ersten staatlichen Regelung einer pflegerischen Ausbildung die qualifikatorischen Vorgaben in Bezug auf Dauer der Ausbildung und Umfang der theoretischen Ausbildung kontinuierlich angehoben wurden. Insbesondere die Verdreifachung der theoretischen Ausbildungsstunden zwischen 1957 und 1965 spiegelte die veränderten Strukturen im Gesundheitswesen und damit die gestiegenen Anforderungen in der medizinisch-pflegerischen Versorgung wider, ohne dass dies zu einer Abkehr von der Medizingebundenheit der Pflege führte. Kruse (1987: 166) verweist in diesem Kontext darauf, dass der originäre pflegerische Aspekt im Fächerkanon keine angemessene Ausweitung erhielt, sondern ihm im Vergleich ein relativ kleiner Anteil zugewiesen wurde.

Tabelle 1: Gesetzliche Regelungen zu den Rahmenbedingungen der Krankenpflegeausbildung zwischen 1907 und 2017 (vgl. Kruse 1987: 158 f.; KrPflG 2003; KrPflAPrV 2003; PflBRefG 2017)

Jahr	Dauer des Lehrgangs	Theoretischer Unterricht	Zugangsalter
Ausbildungs- und Prüfungsordnung 1907 (für Preußen)	1 Jahr	keine Stundenvorgaben	21 Jahre
Regelung von 1938	1,5 Jahre (2 Jahre)	200 Stunden	18 Jahre
Krankenpflegegesetz von 1957	2 Jahre + 1 Jahr Praktikum	400 Stunden	17 Jahre
Krankenpflegegesetz von 1965	3 Jahre	1200 Stunden	17 Jahre
Krankenpflegegesetz von 1985	3 Jahre	1600 Stunden	17 Jahre
Krankenpflegegesetz von 2003	3 Jahre	2100 Stunden	Keine Angabe
Krankenpflegegesetz von 2017	3 Jahre	2100 Stunden	Keine Angabe

Seit 1985 bleiben die formalen Bestimmungen zu Dauer und Umfang der theoretischen Ausbildung unverändert. Eine weitere Erhöhung der theoretischen Stundenzahl würde bei gleicher Ausbildungsdauer zu einer Verkürzung der praktischen Ausbildung führen, die mit dem europäischen Übereinkommen zur Anerkennung der Ausbildungsabschlüsse in der EU nicht vereinbar wäre (vgl. Amtsblatt der Europäischen Union 2005: Artikel 31).

Tabelle 2 verdeutlicht, in welcher Weise es den Mediziner*innen gelungen ist, Ihren Einfluss auf die Pflegeausbildung gesetzlich festzuschreiben.

Tabelle 2: Gesetzliche Regelungen zur Leitung von Schulen und Lehrequalifikation im Rahmen der Krankenpflege-ausbildung zwischen 1907 und 2017 (vgl. Kruse 1987: 158 f.; KrPflG 2003; KrPflAPrV 2003; PflBRefG 2017)

Jahr	Leitung	Aussagen zur Qualifikation Lehrer*innen
Ausbildungs- und Prüfungs- ordnung 1907 (für Preußen)	Arzt	Keine differenzierten Angaben
Regelung von 1938	Leitung der Schule durch einen Arzt; Vertretung durch eine Kranken- schwester	keine differenzierten Angaben zur Qualifika- tion einer Lehrschwester (-pfleger)
Krankenpflegege- setz von 1957	gemeinsam von einem Arzt und einer Oberin	ausreichende Zahl geeigneter Lehrkräfte, darunter eine Unterrichtsschwester/-pfleger
Krankenpflegege- setz von 1965	durch einen Arzt, eine leitende Kran- kenschwester und beide gemeinsam	ausreichende Zahl geeigneter Lehrkräfte, darunter eine besonders vorgebildete Unter- richtsschwester/-pfleger
Krankenpflegege- setz von 1985	Unterrichtsschwester/-pfleger oder gemeinsam mit einem Arzt/Ärztin bzw. Leitenden Pflegeperson	eine ausreichende Zahl von Unterrichts- schwestern/-pflegern, an der Ausbildung mitwirkende Ärztinnen/Ärzte
Krankenpflegege- setz von 2003	hauptberufliche Leitung der Schule durch eine entsprechend qualifizierte Fachkraft mit einer abgeschlossenen Hochschulausbildung	ausreichende Zahl fachlich und pädagogisch qualifizierter Lehrkräfte mit entsprechender, abgeschlossener Hochschulausbildung
Pflegeberufe- reformgesetz von 2017	hauptberufliche Leitung der Schule durch eine pädagogisch qualifizierte Person mit einer abgeschlossenen Hochschulausbildung auf Master- oder vergleichbarem Niveau	angemessene Zahl fachlich und pädagogisch qualifizierter Lehrkräfte mit entsprechender, insbesondere pflegepädagogischer, abge- schlossener Hochschulausbildung auf Master- oder vergleichbarem Niveau

Bis 1965 wurde die Leitung der Krankenpflegeschule immer mit einem Arzt oder einer Ärztin besetzt, erst ab 1965 war auch eine alleinige Leitung durch eine/einen Unterrichts- schwester/-pfleger möglich. Erst die Regelung von 2003 sieht die ärztliche Berufsgruppe nicht mehr in der Schulleitung vor. Neben den Ärzt*innen wird auch die starke Stellung der Oberin (Leitende Pflegeperson) deutlich, die ebenfalls bis 2003 Teil der Schulleitung sein oder auch eine Ausbildungsstätte allein leiten (bis 1965) und damit den Einfluss der Ausbildungsstätte Praxis auf die theoretische Ausbildung sichern konnte.

Erste Regelungen zur Qualifikation von Pflegelehrer*innen finden sich im Gesetz von 1965, in dem eine/ein besonders vorgebildete/r Unterrichtsschwester/-pfleger gefordert wurde, ohne jedoch eine nähere Spezifikation vorzunehmen. Bei der Reform des Krankenpflegegesetzes von 2003 wird erstmalig für neu eingestellte Pflegelehrer und Pflegelehrerinnen in § 4 (3) eine akademische Qualifikation vorgeschrieben; bisher Beschäftigte erhalten eine Bestandsgarantie, ohne Vorgabe einer Nachqualifizierung. (vgl. KrPflG 2003).

3. Qualifikationsformen zwischen 1900 und 1945

3.1 Weiterbildung

Die erste Weiterbildungseinrichtung wurde 1903 vom Roten Kreuz als Oberinnenschule in München gegründet und zwei Jahre später nach Kiel verlegt (vgl. Wittneben 1995: 254). Als Bezeichnung findet sich hier bereits der Begriff der *Schwesternhochschule* (vgl. Verband der Schwesternschaften vom Deutschen Roten Kreuz ca. 1978: 20). Zu den Kennzeichen der Rot-Kreuz-Schwesternschaften gehörte – auch bis in heutige Zeiten –, dass sie der Aus- und Weiterbildung einen sehr viel höheren Stellenwert beimaßen als die kirchlichen Pflegegenossenschaften – auch um in der Konkurrenz um den Abschluss von Gestellungsverträgen mit Krankenhausträgern den Qualifikationsvorteil zu betonen. Die Oberinnenschülerinnen sollten „aus gutem Hause" stammen, „gute Allgemeinbildung" besitzen und mindestens zwei Jahre in der Pflege tätig gewesen sein. (vgl. Verband der Schwesternschaften vom Deutschen Roten Kreuz ca. 1978: 10). Im Lehrplan fanden sich Inhalte und Fächer wie: Ethik, Pädagogik, Hygiene, Versicherungswesen, einfache kaufmännische Buchführung, Übungen in französischer und englischer Sprache, Kochen und Haushaltsführung, die als Grundlage zur Qualifikation als Oberin gesehen wurden. Hieran wird deutlich, dass die Rekrutierung von Pflegekräften und insbesondere von Leitungskräften aus den bürgerlichen Schichten der Gesellschaft erfolgen sollte. Aus wirtschaftlichen Gründen wurde die Schule 1923 geschlossen (vgl. Herbst 2007: 205 f.).

1927 wurde die Werner-Schule vom Roten Kreuz in Berlin (später Göttingen) unter der Leitung der Oberin Erna Wittich, die die Oberinnenschule in Kiel absolviert und als Mutterhausoberin in verschiedenen Krankenanstalten gewirkt hatte (vgl. Verband der Schwesternschaften vom Deutschen Roten Kreuz ca. 1978: 21), wieder eröffnet. Die angebotenen Weiterbildungen wurden in fünf verschiedenen Abteilungen differenziert. In der Abteilung I war der Jahreslehrgang zur Schule für leitende Schwestern zu finden, der in einzelnen Inhalten in Kooperation mit der Akademie für soziale und pädagogische Frauenarbeit Berlin gestaltet wurde und in erster Linie der »Persönlichkeitsbildung« dienen sollte. Hierzu zählten u.a. folgende Fächer: »Aufgaben der Wohlfahrtspflege, Psychologie und Pädagogik, Hygiene, Rechtskunde, Pathopsychologie, Gedanken der Frauenbewegung, in ethischen Fragen und neuere Literatur« (ebenda 1978: 24). Als Eingangsbedingung wurde eine Empfehlung durch eine Schwesternschaft nach sechsjähriger Berufstätigkeit festgelegt (vgl. ebenda 1978: 25).

In der Zeit der Weimarer Republik stagnierte der Ausbau von pflegerischen Weiterbildungseinrichtungen, erst zu Beginn der 1930er Jahre traten weitere Verbände hinzu, die sich der Fortbildung von Pflegekräften widmeten: die Diakonie Berlin (1931) und der Caritas-Verband in Köln-Hohenlind[3] (1932) (vgl. Wanner 1993: 95).

Während der Zeit des Nationalsozialismus wurden nicht nur die Pflegeverbände, sondern auch die Weiterbildungseinrichtungen gleichgeschaltet (vgl. Steppe 2013: 68 f.). 1938 startete an der NS-Schule in Tutzing der erste Lehrgang für leitende Pflegekräfte (Wittneben 1995: 261), um die Absolventinnen im Sinne der NS-Ideologie auf die Neugestaltung des Gesundheitswesens im Rahmen der Volksgesundheitspflege und die neue Ausrichtung der Aufgaben der Krankenpflegerinnen auszurichten (vgl. Steppe 2013: 78 f.).

Neben dem Roten Kreuz führte die Diakonie Berlin 1943 als zweite Institution eine Weiterbildung für Unterrichtsschwestern ein.

Staatliche Institutionen hielten sich mit Eingriffen in die Weiterbildung von Pflegekräften zurück; weder auf der normativen Ebene der Regelung von Qualifikationsanforderungen an Lehrschwestern noch auf der Ebene von Universitäten finden sich staatliche Reglementierungen oder Institutionen. Es ist bis 1945 zu konstatieren, dass die Ausbildung der Krankenpflegerinnen hauptsächlich durch Ärzt*innen, in zweiter Linie durch Krankenhausoberinnen und erfahrene Pflegekräfte durchgeführt wurde. Pädagogisch weitergebildete Personen bildeten dagegen eine Seltenheit in den Ausbildungsstätten der Krankenhäuser und Schwesternschaften – die mangelnde Verankerung von hauptamtlichen Lehrerinnen in der praktischen Pflegetätigkeit bildete hier ein wesentliches Argument (vgl. Wanner 1993: 96), das auch in den Diskussionen um die Qualifikation von Pflegelehrer*innen der achtziger und neunziger Jahre als Argument gegen eine Akademisierung der Ausbildung wieder Konjunktur hatte. »Wer gut pflegte, konnte eben auch gut leiten und gut lehren« (Bischoff/Wanner 1993: 30), findet sich als Begründung für die gewünschte Verankerung in der praktischen Pflegetätigkeit.

3.2 Hochschule

Erste akademische Anfänge der Qualifizierung für Pflegepersonen finden sich in der 1911 durch Henriette Goldschmidt gegründeten Hochschule für Frauen in Leipzig. Die Grundidee der Gründung wird von Spranger in der Dualität von Allgemeinbildungsanstalt und Berufsschule gesehen (vgl. Spranger 1916: 44 f.). In der *Ordnung der Hochschule für Frauen zu Leipzig 1917* wurde in § 1 ausgewiesen, dass durch »einen auf wissenschaftlicher Grundlage beruhenden Lehrbetrieb für Frauen, die sich [...] für leitende Stellungen in der

---

3 Nach dem 2. Weltkrieg nimmt die Caritas-Akademie erst 1962 wieder die Qualifizierung zur Unterrichtsschwester in einen einjährigen Lehrgang auf (Hähner-Rombach 2018: 169).

Krankenpflege weiterbilden wollen,« (Hochschule für Frauen 1917: 1) ein Bildungsangebot eröffnet wurde. Die Hochschule verfügte über drei Fachabteilungen: eine pädagogische, eine sozialwissenschaftliche und eine medizinische Abteilung. Letztere entstand durch einen Kontakt der *Berufsorganisation der Krankenpflegerinnen Deutschlands* (Vorsitzende Agnes Karll) mit der Hochschule zur Ausbildung von Oberschwestern und Oberinnen (vgl. Spranger 1916: 47). Angeboten wurden ab 1916 zwei Lehrgänge, die aufeinander aufbauten: Lehrgang von Krankenschwestern zur sozialhygienischen Berufsarbeit und für leitende Stellungen in der Krankenpflege. Dies schließt auch die Vorbereitung auf die Unterrichtstätigkeit in praktischer Krankenpflege mit ein – es findet sich im Vorlesungsverzeichnis von 1915 der Inhalt »Methodik des Unterrichts in der Krankenpflegetechnik« (Dorschner 1998: 5 f.). Agnes Karll lehrte hier zur »Geschichte der Krankenpflege« (vgl. Wittneben 1995: 258). Aus wirtschaftlichen Gründen (Inflation) musste die Hochschule dieses Angebot 1921 einstellen, es wurde in ein sozialpädagogisches Frauenseminar der Stadt Leipzig überführt, ohne jedoch einen pflegebezogenen Inhalts- und Qualifikationsbereich fortzuführen (vgl. Dorscher 1998: 8). Bei einer Bewertung dieser Entwicklung unter hochschulischen Kriterien muss herausgestellt werden, dass das Studium zwar nach hochschulischen Regularien (z.B. überwiegend Professoren als Lehrende, Semesterstruktur, Vorlesungsverzeichnisse, Prüfungsordnungen) gestaltet war und Hochschulzeugnisse ausgestellt wurden, allerdings kein akademischer Grad verliehen wurde (vgl. Dorschner 1998: 9; Wittneben 1995: 258; Wanner 1993: 97 f.).

4. Qualifikation nach 1945: zwischen Weiterbildung und Studium

Für die Entwicklungsphase nach dem Ende des 2. Weltkriegs bis Anfang der neunziger Jahre lassen sich folgende Tendenzen beschreiben: Qualifikatorisch wird sowohl in der Aus- als auch in der Weiterbildung von Krankenschwestern an den Strukturen und Regularien der Weimarer Republik angesetzt. Das bedeutet, dass der Einfluss der Pflegeverbände in der Bundesrepublik Deutschland auf Fragen der Aus- und Fortbildung dominant blieb, die staatliche Ebene sich auf allgemeine Regelungen zur Pflegeausbildung beschränkte, ohne jedoch den Einfluss der Pflegeverbände und Schwesternschaften auf Pflegeschulen und Lehrer*innenqualifizierung einzuschränken.

In der DDR entwickelten sich andere Strukturen. Die Pflegeausbildung wurde in die allgemeinen beruflichen Qualifikationsstrukturen eingebunden mit der Folge, dass die Ausbildung der Lehrer*innen für die Ausbildungsstätten akademisiert wurde. Mit dem Ende der DDR als eigenem Staat beginnt eine Phase der Akademisierung der Pflege in der Bundesrepublik Deutschland, ohne jedoch eine Vergleichbarkeit mit dem allgemeinen Berufsbildungssystem herzustellen.

4.1 Allgemeine Entwicklung

Bereits 1946 nahmen die Werner-Schule des Roten Kreuzes und die Diakonie Berlin (jetzt unter der Bezeichnung Schwesternhochschule) ihre Tätigkeit wieder auf. Der Neuaufbau der Weiterbildungen wurde in der Regel als Doppelqualifikation (Leitende Pflegekräfte/ Unterrichtsschwester) in einjährigen Vollzeitweiterbildungen konzipiert (vgl. Wanner 1987: 97 ff.). Wittneben spricht hier von einem »Pseudohochschulstatus« (vgl. Wittneben 1995: 266).

Die weiterführende Entwicklungsrichtung für die fünfziger Jahre lässt sich beispielhaft an folgenden Einrichtungen verdeutlichen:

1953 eröffnete die Agnes-Karll-Schule für Schwesternvorbildung und Schwesternfortbildung ihr Lehrgangsangebot in Berlin, ab 1960 in Frankfurt a. M. unter dem Namen der Schwesternhochschule des Berufsverbandes AKV (heute DBfK). Eine einjährige Doppelqualifikation zur Oberin und Unterrichtsschwester wurde eingeführt; 1961 wurden beide Qualifikationen in unterschiedlichen Bildungsangeboten differenziert. 1981 wurde der Lehrgang auf 2 Jahre ausgedehnt, auf Intervention des Landes Hessen und des Landesarbeitsamtes 1987 auf 18 Monate verkürzt (vgl. Wittneben 1995: 268 f.; Hähner-Rombach 2018: 16 f.).

Die Schwesternschule der Universität Heidelberg wurde nach dem 2. Weltkrieg mit Unterstützung der Rockefeller Foundation gegründet. Trotz der amerikanischen Tradition der universitären Qualifikation in der Pflege konnten hier keine Studiengänge etabliert werden (vgl. Bartholomeyczik 2017: 104). Neben der grundständigen pflegerischen Ausbildung wurde 1953 ein eigenständiger Unterrichtsschwesternkurs konzipiert, der ab 1958 auf 12 Monate, 1961 auf 18 und 1980 auf 24 Monate verlängert wurde (vgl. Wittneben 1995: 271 f.; Schmidt-Richter 2003: 109). Ab den sechziger Jahren wurden einzelne Vorlesungen in Pädagogik in Kooperation mit der Universität und Pädagogischen Hochschule Heidelberg durchgeführt (vgl. Hähner-Rombach 2018: 164).

1957 wurde ein Lehrgang zur Heranbildung von Unterrichtsschwestern und Unterrichtspflegern beim Senator für Gesundheit und Soziales Berlin über 6 Monate, ab 1974 über 1 Jahr eingerichtet. Hier bestand erstmalig die Möglichkeit für Männer, sich für eine Tätigkeit an einer Pflegeschule zu qualifizieren (vgl. Wittneben 1995 273 f.).

In den sechziger und siebziger Jahren werden zahlreiche neue Weiterbildungsstätten zur Qualifikation von Unterrichtsschwestern und -pflegern mit heterogenen weltanschaulichen Ausrichtungen eröffnet. So findet sich bei Wittneben (1995: 263) für die Jahre 1970–1979 folgende Statistik:

Auffällig ist das Aufkommen gewerkschaftlich getragener Bildungseinrichtungen in dieser Zeitperiode. In Remscheid gründete der Bund freier Schwestern in der ÖTV ein Weiterbildungsinstitut (ab 1983 Verlegung nach Duisburg), es folgten im gleichen Jahr in Stuttgart, 1973 in Frankfurt a. M. und 1977 in Hamburg Weiterbildungsstätten, die vom Berufsfortbildungswerk des DGB betrieben. In den Einrichtungen erfolgte 1981 eine Angleichung der Konzepte zur Qualifikation von Unterrichtsschwestern und -pflegern in einem zweijährigen Lehrgang (vgl. Hähner-Rombach 2018: 174 f.). Damit boten sich sowohl Männern in der Pflege als auch Krankenschwestern, die nicht in Pflegeverbänden oder Schwesternschaften organisiert waren, neue Bildungschancen und ein beruflicher Aufstieg.

Tabelle 3: Anzahl und Art der Träger von Weiterbildungsinstituten, die die Lehrer*innenausbildung anbieten (vgl. Wittneben 1995: 263).

Jahrzehnt	Rotes Kreuz	Konfess. Evang.	Konfess. Kathol.	DBfK	DGB, ÖTV	Anthroposophisch	staatlich
1970 - 1979	2	3	3	1	4	1	3

Zu ihrer Finanzierung erhoben die Weiterbildungsinstitute Lehrgangsgebühren von ihren Teilnehmer*innen. Eine finanzielle Teilförderung speiste sich aus unterschiedlichen Quellen, zumeist über das AFG (Arbeitsförderungsgesetz) hergeleitet und über das Arbeitsamt (heute: Bundesanstalt für Arbeit) vergeben. Dazu mussten die Institute Lehrgangsinhalte, Dauer und Gebühren über die Arbeitsverwaltung anerkennen lassen. Immer wieder klagten Institute darüber, dass das Arbeitsamt sich einer Verlängerung der Lehrgänge über 1 Jahr hinaus entgegenstellte und auf andere, kostengünstige Anbieter im Weiterbildungsmarkt verwies. Die Lehrgänge und ihre Abschlüsse waren in der Regel nicht staatlich anerkannt, da die meisten Bundesländer auf ihre Regelungskompetenz verzichteten (vgl. Steppe 1993: 112). Ab den siebziger Jahren fanden Treffen der Leitungen der Weiterbildungsinstitute statt, um gemeinsame Grundsätze zur Gestaltung der formalen Vorgaben der Weiterbildungen miteinander abzustimmen und damit den Versuchen der Arbeitsverwaltung entgegenzutreten, Lehrgänge inhaltlich unter Hinweis auf andere Träger in ihrer Dauer zu beschränken. Institutionalisiert wurde dieses Treffen in der *Ständigen Konferenz der Weiterbildungsinstitute für leitende und lehrende Pflegepersonen*[4], in der Weiterbildungsträger der unterschiedlichen weltanschaulichen Richtungen vertreten waren (vgl. Steppe 1993: 121 f.; Herbst 2007: 228). Nicht vertreten waren die privaten, kommerziell betriebenen Einrichtungen, die Ende der achtziger und Anfang der neunziger Jahre ihren Betrieb aufnahmen (vgl. Wittneben 1995: 283)

Erst in den achtziger Jahren begannen die meisten Weiterbildungsträger, die bisher beide Qualifikationen vermittelten, die Lehrgänge zu trennen und auf zwei Jahre zu verlängern (vgl. Hähner-Rombach 2018: 175). Die Werner-Schule des Roten Kreuzes hielt jedoch bis 1995 an der Struktur der Doppelqualifizierung Pflegedienstleitung und Unterrichtstätigkeit an Krankenpflegeschulen fest, auf »Wunsch der Schwesternschaften vom Roten Kreuz« (Herbst 2007: 229); aus finanziellen Gründen wurde die Akademie 2005 geschlossen (vgl. ebenda 2007: 232).

---

4 In einer Arbeitsgruppe der Konferenz wurde 1989 die Gründung der wissenschaftlichen Fachgesellschaft »Deutscher Verein für Pflegewissenschaft« (heute: Deutsche Gesellschaft für Pflegewissenschaft – DGP) initiiert und umgesetzt (vgl. Steppe 1993: 123).

4.2 Modellstudiengang Berlin

Ein erster Versuch des Aufbaus einer akademischen Qualifikation[5] für »Lehrkräfte der Kranken- und Kinderkrankenpflege« für die Bundesrepublik Deutschland wurde von 1978–1981 an der Freien Universität Berlin als Modellversuch gestartet. In einem sechssemestrigen Diplomstudiengang wurden insgesamt 28 Studierende aufgenommen; das Studium schloss mit einer Diplomprüfung ab. Als Aufnahmekriterien waren eine abgeschlossene Ausbildung in der Kranken- oder Kinderkrankenpflege, zwei Jahre Berufserfahrung und als allgemeinbildender Nachweis das Fachabitur festgeschrieben (vgl. Botschafter et al. 1982: 6). Das Curriculum basierte auf drei Stützpfeilern, die sich an universitären Lehramtsstudiengängen orientierten:

- Krankenpflege als wissenschaftliche Fachdisziplin mit dem Konzept der Patienten- und
- Personalorientierung (vgl. Botschafter et al. 1982: 12 f.)
- erziehungswissenschaftlicher Anteil (vgl. Botschafter et al. 1982: 24 f.)
- zweites Hauptfach: zur Auswahl standen: biologisch-medizinische Grundlagen,
- sozialwissenschaftliche Grundlagen oder Grundlagen des Gesundheitswesens (vgl. Botschafter et al. 1982: 26)
- Orientierung an der Praxis (Praktika)

Nach nur einem Durchlauf wurde der Studiengang im Jahr 1982 eingestellt (vgl. Bischoff/Botschafter 1984: 21 f.). Die Berliner Senatsverwaltung für Gesundheit, Soziales und Familie fasst 1983 ihre Einschätzung des abgeschlossenen Modellstudiengangs wie folgt zusammen: »Es handelt sich im Wesentlichen um ein kämpferisches Studium für eine vom Arzt und von anderen Akademikern sowie gegenüber dem Betrieb Krankenhaus unabhängigere Krankenpflege. Als Konsequenz daraus erwächst im Hinblick darauf, daß Lehrkräfte herangebildet werden sollen, die Gefahr eines Primats der Eigenbrötelei. Von solchen Lehrkräften ausgebildete Krankenpflegeschüler brauchten m.E. eine andere als die reale berufliche Wirklichkeit, wenn sie eine Chance haben sollen, in ihrem Beruf zurechtzukommen« (zit. n. Botschafter/Moers 1990: 123). Er scheiterte einerseits an einer mangelnden inneruniversitären Unterstützung und fehlender Unterstützung vonseiten des Berliner Senats, andererseits setzten sich aber auch die Pflegeverbände und Vertreter der Unterrichtsschwestern und -pfleger nicht für dieses Studienmodell ein (vgl. Moses 2015: 29; Bartholomeyczik 2017: 105).

---

5 Zwei weitere Versuche (an der Universität Heidelberg 1946 und der Universität Osnabrück 1979) können an dieser Stelle nicht genauer untersucht werden; sie erreichten auch nicht die Komplexität in der Realisierung wie der Modellstudiengang an der FU Berlin.

Mit der Überführung des Modellstudiengangs in ein reguläres achtsemestriges, universitäres Angebot hätten nach Botschafter/Moers (1990) unter dem Eindruck eines quantitativen und qualitativen Pflegenotstands folgende Ziele erreicht werden können:

- **Eine systematische fachliche und pädagogische Qualifizierung der Lehrkräfte**: Dies sollte dazu führen, dass der Unterricht überwiegend von hauptamtlichen Lehrer*innen durchgeführt werden konnte und auf den umfangreichen Anteil an nicht pädagogisch qualifizierten Dozenten hätte verzichtet werden können.
- **Eine Verringerung des Theorie-Praxis-Gefälles in der Pflege**: durch eine Beteiligung der Lehrkräfte an der Unterweisung in der beruflichen Praxis und durch die Koordination zwischen Theorie und Praxis
- **Eine Steigerung der Attraktivität des Pflegeberufes**: Über eine verbesserte Berufsmotivation der Auszubildenden sollte eine Senkung der Fluktuation im Pflegeberuf erreicht werden (vgl. Botschafter/Moers 1990: 129 f.).

4.3 Der Weg in der DDR

Während sich nach 1945 in der Bundesrepublik Deutschland (BRD) eine gewisse Kontinuität in den organisatorischen Strukturen der Pflege vollzog, nahm die Entwicklung der Krankenpflege in der Deutschen Demokratischen Republik (DDR) eine andere Richtung auf. Die Unterschiede lassen sich auf drei Feldern beschreiben:

- Die Krankenpflegeausbildung wird als Facharbeiterberuf seit 1961 ins berufliche Bildungssystem integriert (vgl. Thiekötter 2006: 113 f.; Wolff/Wolff 2002: 244). Die Ausbildung verändert sich in verschiedenen zeitlichen Schritten. Die 1974 eingeführten Medizinischen Fachschulen fassen verschiedene Fachrichtungen (z.B. Krankenpflege, Kinderkrankenpflege, Krippenpädagogik, Hebammen, Physiotherapie) zusammen. Die Anzahl der Fachschulplätze variiert zwischen 300 und 1.500 (vgl. Wolff/Wolff 2002: 253 f.). In der Ausbildung wird die Nähe der Pflege zur Medizin betont, eine kritische Distanz – wie in Teilen der westdeutschen Pflegewissenschaft – wird nicht beschrieben (vgl. Recken 2009: 29).
- Damit einhergehend stellt sich in der DDR auch viel früher die Frage nach der Akademisierung der Pflege. Der erste Schritt zur Akademisierung wird bereits 1963 mit der Ausbildung von Diplomlehrern für das Gesundheitswesen am Institut für Berufspädagogik an der Humboldt-Universität zu Berlin unternommen. 1969 wird die Zuständigkeit für das Studium von der Pädagogischen Fakultät auf die Medizinische Fakultät verlagert. Das Studium, an dem Absolventen der verschiedenen Gesundheitsberufe teilnehmen konnten, setzte sich aus Teilen des Medizinstudiums, Inhalten der Lehramtsstudiengänge sowie den Grundlagenfächern Marxismus/Leninismus und Russisch zusammen und schloss mit dem akademischen Grad der

Medizinpädagogin bzw. des Medizinpädagogen ab (vgl. Thiekötter 2006: 247; Wolff/Wolff 2002: 247 f.). Eine Akademisierung der pflegerischen Ausbildung wurde nicht umgesetzt.
- Während in der BRD die pädagogische Betreuung in der praktischen Ausbildung weitestgehend ungeregelt ist, wird 1969 der Lehrmeister für die Berufspraxis durch die Medizinpädagogin bzw. den Medizinpädagogen – Lehrkraft für den berufspraktischen Unterricht abgelöst (vgl. Wolff/Wolff 2002: 255).
- Die inhaltliche Struktur der Lehrer*innenausbildung zeigte eine starke Anlehnung an die Medizin und anders als im Modellstudiengang der FU Berlin fand sich im Studienkanon kein Unterrichtsfach Krankenpflege. Eine Annäherung an die Sozial-/Gesellschaftswissenschaften, wie in der bundesrepublikanischen Akademisierungsdiskussion fand nicht statt (vgl. Bartholomeyczik 1996: 44).
- Die in der DDR entstandenen Berufs- und Bildungsstrukturen werden 1990 mit dem Beitritt der DDR zur Bundesrepublik Deutschland weitestgehend durch die Übernahme der bestehenden bundesrepublikanischen Rechtsnormen nicht weitergeführt (vgl. Wolff/Wolff 2008: 266 ff.). Es erfolgt eine schleichende Anpassung an die kulturellen Normen und Werte, die nach 1945 in der Bundesrepublik Deutschland entwickelt worden sind.

5. Fachhochschulische oder universitäre Qualifikation

Auch wenn viele Weiterbildungsinstitute sich mit dem Titel einer *Schwesternhochschule* schmückten, verbargen sich dahinter keine akademischen Strukturen. Erst ab 1991 –- zur Zeit eines quantitativen und qualitativen Pflegenotstands – wurden dann, zumeist an Fachhochschulen, Studiengänge eingerichtet. Auffällig ist, dass hier kirchlich verfasste Träger von Fachhochschulen bei der Überleitung in den tertiären Bildungsbereich eine dominante Rolle spielten – teilweise fand ein Übergang von einer Weiterbildungseinrichtung in eine Fachhochschule statt (z.B. Katholische Fachhochschulen Köln und Freiburg) (vgl. Bögemann-Großheim 2002, S. 181 ff.). Unbeachtet blieb dabei die pflegerische Grundausbildung, die nicht in den tertiären Bildungsbereich[6] integriert wurde, sondern die bisherigen Weiterbildungen Unterrichtstätigkeit und Pflegedienstleitung wurden an die Hochschulen überführt. Bollinger/Grewe (2002) unterstellen hier, dass nicht die Verwissenschaftlichung der Pflege, sondern das Streben nach Sozialprestige die Motivation gewesen sei und konstatieren, dass »das Pferd von hinten aufgezäumt« (Bollinger/Grewe 2002: 48) wurde.

Wesentliche Elemente in der Diskussion um die institutionelle Ausgestaltung spiegelten sich u.a. in den Bildungsprogrammen der Berufsverbände DBfK (1989) und Ka-

---

6 Eine Ausnahme bildeten die im Bundesland Hessen eingeführten Pflegestudiengänge, die aber keine Berufsanerkennung nach dem Krankenpflegegesetz boten (vgl. Bartholomeyczik 2017: 112)

tholischer Berufsverband für Pflegeberufe (1991) und der Gewerkschaft ÖTV (1991) sowie in der Denkschrift der Robert Bosch Stiftung (RBS) *Pflege braucht Eliten (1992)* wider (vgl. Herbst 2007: 234). In der Darstellung der Bildungskonzepte wird z.T. Bezug genommen auf die zweiphasige Ausbildung (Universität und Referendariat) von Lehrer*innen für den berufsschulischen Bildungsbereich. Im Lehramtsstudium werden zwei Arten von Lehrern unterschieden: Lehrer*in für Fachtheorie, der/die praxisrelevante Theorie mit wissenschaftlichen Ansprüchen verbindet, und Lehrer*in für Fachpraxis[7], der/die zumeist manuelle berufliche Fertigkeiten vermitteln soll (vgl. Bischoff 1993: 78 f.).

Der DBfK legte in seinem *Bildungskonzept Pflegeberufe* (1989) für die Qualifizierung von Pflegepädagog*innen ein dreistufiges Konzept vor:

- Dreijährige Pflegeausbildung und berufsbegleitende zweijährige Weiterbildung, mit deren Abschluss eine Hochschulreife erworben wird
- Ein viersemestriger FH-Studiengang mit dem Diplomabschluss Lehrer für Kranken-, Kinderkranken- und Altenpflege, der zum Einstieg in das universitäre Hauptstudium Lehre berechtigt
- Achtsemestriges Studium Lehre an einer Universität mit Magisterabschluss
- Beide Studienabschlüsse sollten eine Tätigkeit an einer Pflegeschule ermöglichen

(vgl. DBfK 1989).

Ähnlich sahen die Vorstellungen des Katholischen Berufsverbandes für Pflegeberufe aus (1991); hier wurde ein vierjähriger Fachhochschulstudiengang *Lehren in der Pflege* mit dem Abschluss Diplom-Pflegepädagogin/Diplompflegepädagoge gefordert. Voraussetzung für eine Studienaufnahme sollte eine mindestens zweijährige Berufstätigkeit nach Ende der Pflegeausbildung sein (vgl. Katholischer Berufsverband für Pflegeberufe 1991: 7)

Im Bildungskonzept der Gewerkschaft ÖTV, das die Pflegeberufe in das System der Berufe nach dem Berufsbildungsgesetz einordnen wollte, finden sich folgende Aussagen zur Qualifizierung von Lehrer*innen für Pflegeberufe:

- Öffnung der Hochschulen für Pflegekräfte auch ohne Abitur
- Universitäres Studium für Lehrende an Schulen des Gesundheitswesens mit dem Abschluss eines Staatsexamens
- Auch Abiturienten können nach einem Praktikum in der Pflege ein Lehramtstudium aufnehmen (vgl. ÖTV 1991: 15 f.). »Ebensowenig lassen sich auf Dauer die Lehrer*innen und Pflegedienstleitungen nur aus der Berufsgruppe rekrutieren«, konstatierte Dielmann als Vertreter der Gewerkschaft ÖTV (vgl. Dielmann 1991: 41).

---

[7] Die Lehrer*in für Fachpraxis ist nicht mit dem Ausbilder (Praxisanleiter) in der betrieblichen Ausbildung zu verwechseln

Die Robert Bosch Stiftung plädierte für ein vergleichbares Studium der Pflegelehre*innen gegenüber der Qualifikation von Lehrer*innen für das berufsbildende Schulwesen und damit für eine Implementierung der Studiengänge an Universitäten. Allerdings wird diese Angleichung dadurch wieder eingeschränkt, dass als Zugangsvoraussetzung eine dreijährige Pflegeausbildung und Berufserfahrung gefordert wurde (vgl. Robert Bosch Stiftung 1992: 35). Da die institutionellen Voraussetzungen für ein Referendariat und damit eine zweite berufsvorbereitende Phase des Studiums für Pflegelehrer*innen nicht implementiert sind, spricht sich die RBS für eine ins Studium integrierte Möglichkeit von schulischen Praktika aus. Als personelle Lösung wird »eine vorübergehende Delegation interessierter und geeigneter Lehrkräfte der Kranken- und Kinderkrankenpflegeschulen an die Universitäten« (ebenda 1992: 127) vorgeschlagen.

Tabelle 3: Vergleich der Bildungskonzepte der unterschiedlichen Institutionen (vgl. DBfK 1989; Katholischer Berufsverband für Pflegeberufe 1991; ÖTV 1991; Robert Bosch Stiftung 1992)

	Robert Bosch Stiftung	DBfK	ÖTV	Katholischer Berufsverband für Pflegeberufe
Institution	Universität	Fachhochschule/Universität	Universität	Fachhochschule
Dauer	8 Semester	4 Semester/4 Semester	8 Semester	8 Semester
Referendariat	ins Studium integrierte Praktika an Krankenpflegeschulen	ins Studium integrierte Praktika an Pflegeschulen	Referendariat	ins Studium integrierte Praktika an Pflegeschulen
Zugangs-voraussetzung	dreijährige Berufsausbildung ausreichende Berufserfahrung	dreijährige Berufsausbildung und Weiterbildung zur Erlangung der Fachhochschulreife	Pflegeausbildung oder Praktikum in der Pflege	dreijährige Berufsausbildung, 2 Jahre Berufserfahrung

Von Relevanz für die politische Entscheidung waren auch die Aussagen im Gutachten des Sachverständigenrats für die konzertierte Aktion im Gesundheitswesen (1991) und die Empfehlungen des Wissenschaftsrats, die beide die Lehrer*innenqualifkation für die Pflege an Fachhochschulen ansiedeln wollten (Botschafter 1993: 127).

Wesentliche Argumente sprechen gegen die Etablierung von Lehramtsstudiengängen der Pflege an Fachhochschulen und für deren Errichtung an Universitäten:

- Mit der Etablierung von Fachhochschulstudiengängen ist der Verzicht auf eine gleichartige und -wertige Ausbildung und einen gleichwertigen Status gegenüber den Lehrer*innen im berufsbildenden Schulsystem festgeschrieben.
- Das vorhandene Ausbildungspersonal und die etablierten Fachwissenschaften an den Universitäten hätten mit genutzt werden können.
- Die Errichtung eines wissenschaftlichen Faches Pflege als interdisziplinäres Fach und die Förderung des wissenschaftlichen Nachweises wären an der Universität gesichert (vgl. ebd. 1993: 141 f.).
- Die Etablierung eines zweiten Unterrichtsfaches hätte dazu führen können, die große Anzahl an Unterricht an Pflegeschulen durch nicht pädagogisch qualifizierte Personen zumindest weitgehend zu verringern.

6. Fazit

Die Beschäftigung mit der historischen Entwicklung der Qualifizierung von Pflegelehrer*innen bis zum Beginn der 1990er Jahre des 20. Jahrhunderts zeigt, dass in den Bildungsfragen der Pflegeberufe immer wieder Sonderwege beschritten wurden, die durch den Verzicht auf eine weitergehende staatliche Regulierung der politischen Handlungsträger ermöglicht wurden und damit den religiös geprägten Organisationen und Schwesternschaften die Möglichkeiten boten, ihre spezifischen Interessen durch- und umzusetzen. Dies zeigt sich sowohl in der Struktur als auch an den Trägerschaften von FH-Studiengängen mit dem Abschluss Pflege- bzw. Berufspädagog*in. Sonderregelungen und -bedingungen für Pflegeberufe vermitteln »trügerische Sicherheiten [...] Das Resultat ist Unkenntnis und Uninformiertheit, ist Isolierung« (Botschafter 1992: 35).

Literatur

Amtsblatt der Europäischen Union (2005). RICHTLINIE 2005/36/EG DES EUROPÄISCHEN PARLAMENTS UND DES RATES vom 7. September 2005 über die Anerkennung von Berufsqualifikationen.

Balluseck, H. von (1980). Die Pflege alter Menschen. Berlin: Deutsches Zentrum für Altersfragen.

Bartholomeyczik, S. (1996). Pflege. Zwischen Wissenschaftsanspruch und ritualisiertem Handwerk. In: Dr. med. Mabuse 3/21. S. 42-46.

Bartholomeyczik, S. (2017). Zur Entwicklung der Pflegewissenschaft in Deutschland – eine schwere Geburt. In: Pflege & Gesellschaft 2/22, S. 101-118.

Bischoff, C. (1993). Pädagogische Überlegungen zu einer Rechtsform der Lehrerausbildung in der Pflege oder: Müssen wir alles neu erfinden? In: Bischoff, C./Botschafter,

P. (Hg.). Neue Wege in der Lehrerausbildung für Pflegeberufe. Melsungen: Bibliomed, S. 73-86.

Bischoff, C./Wanner, B. (1993). Wer gut pflegt, der gut lehrt? Zur Geschichte einer unbekannten Lehrergruppe. In: Bischoff, C./Botschafter, P. (Hg.). Neue Wege in der Lehrerausbildung für Pflegeberufe. Melsungen: Bibliomed, S. 13-32.

Bischoff, C./Botschafter, P. (1984). Krankenpflege und Hochschule kein Widerspruch! Über die Schwierigkeiten, einen Studiengang für Krankenpflegelehrer einzurichten. In: Deutsche Krankenpflegezeitschrift 1/37, S. 21-24.

Bögemann-Großheim, E. (2002): Die berufliche Ausbildung von Krankenpflegekräften. Frankfurt a. M.: Mabuse-Verlag.

Bollinger, H./Grewe, A. (2002). Die akademisierte Pflege in Deutschland zu Beginn des 21. Jahrhunderts – Entwicklungsbarrieren und Entwicklungspfade. In: Jahrbuch für kritische Medizin. Band 37. Qualifizierung und Professionalisierung. Hamburg: Argument-Verlag, S. 43-59.

Botschafter, P./Bischoff, C./Schagen, U. (1982). Entwicklung und Erprobung eines dreijährigen Studiengangs für Lehrkräfte an Lehranstalten für Medizinalfachberufe, Lehrer/in für Kranken- und Kinderkrankenpflege (Diplom): Abschlussbericht 1982/ der Präsident der Freien Universität Berlin. Berlin: Freie Universität.

Botschafter, P./Moers, M. (1990). Pflegewissenschaft und Pflegenotstand, Errichtung eines Studiengangs »LehrerIn der Pflege« an der Freien Universität Berlin. In: Jahrbuch für kritische Medizin. Band 15. »Gesundheitsreform« und die Folgen. Hamburg: Argument-Verlag, S. 123-139.

Botschafter, P. (1992). Quo vadis Pflege? Pflegewissenschaft und Lehre an die Hochschulen. In: Dr. med. Mabuse 1/13, S. 34-36.

Botschafter, P. (1993). Selbstverständlich, aber nicht akzeptiert – die Forderung nach einer universitären Ausbildung von Pflegelehrer/innen. In: Bischoff, C./Botschafter, P. (Hg.). Neue Wege in der Lehrerausbildung für Pflegeberufe. Melsungen: Bibliomed, S. 125-143.

Deutscher Berufsverband für Pflegeberufe (DBfK) (Hg.) (1989). Bildungskonzept Pflegeberufe Kranken-, Kinderkranken- und Altenpflege. Frankfurt: Eigendruck.

Dielmann, G. (1991). Akademisierung der Pflege. Wege und Widersprüche. In: Dr. med. Mabuse 5/12, S. 39-42.

Dorschner, S. (1998). Das Krankenpflegestudium an der Hochschule für Frauen zu Leipzig von 1912 bis 1921. In: PR-INTERNET Pädagogik 0/1998, S. 210.

Fritz, E. (1964). Problematik der Krankenpflege und ihrer Berufsverbände. Hannover: Staude.

Grabe, N. (2018). Altenpflegerin – ein neuer Beruf für die »moderne« Frau. Die Entstehung einer eigenständigen Altenpflegeausbildung und deren Entwicklung, 1950 bis 1990. In: Hähner-Rombach, S./Pfütsch, P. (Hg.). Entwicklungen in der Krankenpflege und anderen Gesundheitsberufen nach 1945. Frankfurt a. M.: Mabuse-Verlag, S.249-286.

Hähner-Rombach, S. (2018). Aus- und Weiterbildung in der Krankenpflege in der Bundesrepublik Deutschland nach 1945. In: Hähner-Rombach, S./Pfütsch, P. (Hg.). Entwicklungen in der Krankenpflege und anderen Gesundheitsberufen nach 1945. Ein Lehr- und Studienbuch. Frankfurt a. M.: Mabuse.

Herbst, U. (2007). Der Verband der Schwesternschaften vom Deutschen Roten Kreuz e.V. und sein Auftrag: Ausbildung – Fort- und Weiterbildung – Akademisierung. In: Historia Hospitalium. Jahrbuch der Deutschen Gesellschaft für Krankenhausgeschichte. Band 25 (2006 – 2007). Münster: LIT Verlag.

Hochschule für Frauen (Hg.) (1917). Ordnung der Hochschule für Frauen zu Leipzig: genehmigt durch Verordnung des Königlichen Ministeriums des Kultus und öffentlichen Unterrichts (Sachsen) vom 16. Mai 1917. Verlag nicht ermittelbar.

Karll, A. (1910). Schwesternschaft und Fachverband. Aussprache beim Stiftungsfest der Berufsorganisation der Krankenpflegerinnen Deutschlands. In: Unterm Lazaruskreuz 5/3, S. 26.

Katholischer Berufsverband für Pflegeberufe (1991). Perspektiven der Pflege. Mainz: Eigendruck.

Kreutzer, S. (2005). Vom »Liebesdienst« zum modernen Frauenberuf. Die Reform der Krankenpflege nach 1945 Frankfurt a. M. u. a.: Campus-Verl.

Kreutzer, S. (2018). Abschied vom zölibatären Berufsbild? Gewerkschaftspolitik in der Pflege nach 1945. In: Hähner-Rombach, S./Pfütsch, P. (Hg.). Entwicklungen in der Krankenpflege und anderen Gesundheitsberufen nach 1945. Frankfurt a. M.: Mabuse-Verlag, S. 120-145.

KrPflG (2003). Gesetz über die Berufe in der Krankenpflege (Krankenpflegegesetz – KrPflG) vom 16. Juli 2003 (BGBl. I: 1442) in der Fassung vom 24. Juli 2010 (BGBl. I: 983).

Kruse, A.-P. (1995). Die Krankenpflegeausbildung seit der Mitte des 19. Jahrhunderts. 2. überarbeit. Aufl. Stuttgart: Kohlhammer.

Moses, S. (2015). Die Akademisierung der Pflege in Deutschland. Bern: Hans Huber.

ÖTV (1991). Pflege in Not, wir handeln. Vorschläge und Forderungen der Gewerkschaft Öffentliche Dienste., Transport und Verkehr zur Reform der Aus-, Fort- und Weiterbildung in den Pflegeberufen. Stuttgart 1990.

PflBRefG (2017). Gesetz zur Reform der Berufe in der Krankenpflege (Pflegeberufegesetz – PflBRefG) vom 17. Juli 2017 (BGBl. I: 2581) in der Fassung vom 24. Juli 2017 (BGBl. I: 2581).

Recken, H. (1998). Die Entstehung der Schwesternschaft der Reichssektion Gesundheitswesen. In: Seidl, E./Walter, I. (Hg.). Rückblick für die Zukunft. Beiträge der historischen Pflegeforschung. Wien: Wilhelm Maudrich, S. 169-179.

Recken, H. (2009). Von Aarau nach Jena: Rückblick und Ausblick auf 16 Jahre Historische Pflegeforschung. In: Thiekötter, A./Recken, H./Schoska, M./Ulmer, E. M. (Hg.). Alltag in der Pflege – wie machten sich Pflegende bemerkbar? Frankfurt a. M.: Mabuse, S. 13-26.

Robert Bosch Stiftung (Hg.) (1992). Pflege braucht Eliten. Gerlingen: Bleicher.

Rübenstahl, M. (2003). Wilde Schwestern. Krankenpflegereform um 1900. 2. Auflage. Frankfurt a. M.: Mabuse-Verlag.

Schmidt-Richter, R. (2003). Die Weiterbildung an der USH. In: Schwesternschule der Universität Heidelberg: Festschrift zum 50-jährigen Jubiläum am 26. und 27. Juni 2003. Heidelberg: Schwesternschule der Universität Heidelberg, S. 209-210.

Schweikardt, C. (2008). Die Entwicklung der Krankenpflege zur staatlich anerkannten Tätigkeit im 19. und frühen 20. Jahrhundert. Das Zusammenwirken von Modernisierungsbestrebungen, ärztlicher Dominanz, konfessioneller Selbstbehauptung und Vorgaben preußischer Regierungspolitik. München: Martin Meidenbauer.

Spranger, E. (1916). Die Idee einer Hochschule für Frauen und die Frauenbewegung. Leipzig: Verlag der Dürr'schen Buchhandlung.

Steppe, H. (1993). Unterrichtsschwester/Unterrichtspfleger oder Lehrer/in für Pflegeberufe? Zur Situation der Weiterbildung für Lehrkräfte in Pflegeberufen. In: Bischoff, C./Botschafter, C. (Hg.). Neue Wege in der Lehrerausbildung für Pflegeberufe. Melsungen: Bibliomed, S. 111-123.

Steppe, H. (1993). Pflegewissenschaft und Geschichte. In: Seidl, E. (Hg.). Betrifft: Pflegewissenschaft. Wien: Wilhelm Maudrich, S. 158-170.

Steppe, H. (1995). »... denn nur die Frau ist die geborene Krankenpflegerin ...«. Zur Entstehung des Frauenberufs Krankenpflege im 19. Jahrhundert. In: Steppe, H. (2003): »Die Vielfalt sehen, statt das Chaos zu befürchten«. Ausgewählte Werke. Bern: Hans Huber, S. 127-136.

Steppe, H. (1997). Die Entwicklung der Krankenpflege in Deutschland von der Mitte des 19. Jahrhunderts bis zu Anfang des 20. Jahrhunderts. In: Steppe, H. (2003): »Die Vielfalt sehen, statt das Chaos zu befürchten«. Ausgewählte Werke. Bern: Hans Huber, S. 137-147.

Steppe, H. (2013). Krankenpflege im Nationalsozialismus. 10. aktualisierte und erweiterte Auflage. Frankfurt a. M.: Mabuse.

Thiekötter, A. (2006). Pflegeausbildung in der Deutschen Demokratischen Republik. Frankfurt a. M.: Mabuse-Verlag.

Verband der Schwesternschaften vom Deutschen Roten Kreuz (ca. 1978). 75 Jahre Weiterbildung für Schwestern im Roten Kreuz 1903 – 1978. Bonn: Eigenverlag.

Wanner, B. (1987). Lehrer zweiter Klasse? Historische Begründung und Perspektiven der Qualifizierung von Lehrerinnen und Lehrern in der Pflege. Frankfurt a. M.: Lang.

Wittneben, K. (1995). Zur Situation der Weiterbildung von Pflegekräften zu Pflegelehrkräften in Deutschland von 1903 bis 1993. In: Mischo-Kelling, M./Wittneben, K. (Hg.). Pflegebildung und Pflegetheorien. München: Urban & Schwarzenberg, S. 252-293.

Wolff, H.-P./Wolff, J. (2008). Krankenpflege. Einführung in das Studium ihrer Geschichte. Frankfurt a. M.: Mabuse-Verlag.

Bestehende Studienstrukturen in der Lehrendenbildung Pflege

Wolfgang von Gahlen-Hoops und Roland Brühe

Zusammenfassung

Wie werde ich Pflegelehrer*in? Diese Frage ist in einem Handbuch Pflegedidaktik sicherlich gut aufgehoben, kann aber leider nicht einfach beantwortet werden. In diesem Beitrag werden die derzeitigen heterogenen Strukturen der Lehrendenausbildung für den Bereich der Pflege in Deutschland aufgezeigt. Dabei wird herausgestellt, dass die Macht- und Ungerechtigkeitsstrukturen, die dem Pflegeberuf anhaften, auch die akademische Ausbildung von Pflegelehrenden prägen. Aufgezeigt werden strukturelle Herausforderungen der Pflegelehrendenausbildung und Wege, diesen Herausforderungen zu begegnen.

Bereits 1987 fragte Bernd Wanner in seiner Dissertation, ob Lehrende der Pflege »Lehrer zweiter Klasse« seien (Wanner 1993). Er untersuchte das Selbstverständnis der damaligen Weiterbildungsinstitute, die »Lehrerinnen für Pflegeberufe« ausbildeten, zur Frage, ob Pflegelehrende unterrichtende Pflegende seien oder eher Lehrende, die Pflege unterrichten. Seine Befunde zur Sondersituation der Pflegelehrenden machen deutlich, welchen Einfluss kirchliche Träger und tradierte Rollenbilder (siehe »die Frau als Krankenschwester«) auf politische und intraberufliche Machtverhältnisse und Entscheidungen haben (zur Situation der Lehrendenbildung im 20. Jahrhundert siehe den Beitrag von Recken in diesem Band). Im Verhältnis zu beispielsweise Deutschlehrer*innen oder Physiklehrer*innen, die ein reguläres universitäres Lehramtsstudium durchlaufen haben, werden Pflegelehrer*innen[1] gesellschaftlich und politisch als Lehrer*innen zwei-

---

1 Lehrende in der Pflegeausbildung werden unterschiedlich bezeichnet. Während Lehrer*in für Pflegeberufe in der Zeit der vormaligen Weiterbildungen zur Lehrtätigkeit an Pflegeschulen geprägt wurde, ist die Bezeichnung Pflegepädagoge/Pflegepädagogin heute vielfach in Gebrauch. Sie schließt sowohl an die Bezeichnung der in den 1990er Jahren an Fachhochschulen eingeführten Studiengänge der Pflegepädagogik zur Ausbildung von Lehrenden der Pflege an als auch an übliche Subdisziplinen der Erziehungswissenschaften wie Wirtschaftspädagoge*in oder Sozialpädagoge*in. Eine

ter Klasse eingestuft. Dies ist auch heute noch festzustellen. In den berufsbildenden Schulen etwa ist zu beobachten, dass die Schulleitungen fast vollständig den strukturell machtvolleren gewerblich-technischen oder wirtschaftspädagogischen Bereichen entstammen – und nicht dem Pflegebereich, der den größten Ausbildungsbereich in Deutschland darstellt (vgl. BIBB 2022).

1. Studiengangsprofile der Ausbildung von Pflegelehrer*innen

Im Zuge der durch Bologna vollzogenen Umstellungen haben Ingrid Darmann-Finck und Roswitha Ertl-Schmuck (2008) eine umfassende Analyse und eine professionstheoretisch geleitete Beurteilung der bestehenden Modelle der Lehrer*innenbildung vorgenommen. Demnach existieren folgende fünf Modelle, wie man Pflegelehrer*in in Deutschland werden und die Facultas Docendi für Pflege erwerben kann (vgl. ebd: 70 ff.).

1. Zugang über ein traditionelles Lehramtsstudium für Berufsbildende Schulen der beruflichen Fachrichtung Pflege und einem Zweitfach mit Erstem und Zweitem Staatsexamen, d.h. mit Anschluss für ein Referendariat. Vorausgesetzt wird hier kein Berufsabschluss in einem Pflegeberuf, sondern neben der Hochschulzugangsberechtigung ein berufsfeldbezogenes Praktikum von 12 Monaten. Erweiterte Berufsfeldkenntnisse werden nicht vorausgesetzt.
2. Zugang über ein gestuftes, integratives (grundständiges) Bachelor-Masterstudium mit Erstfachrichtung und allgemeinbildendem Zweitfach, d.h. mit Anschluss für ein Referendariat oder auch den direkten Einstieg an Pflegeschulen. Vorausgesetzt wird hier in der Regel kein Berufsabschluss in einem Pflegeberuf. Erweiterte Berufsfeldkenntnisse werden nicht vorausgesetzt.
3. Zugang über ein primärqualifizierendes Bachelorstudium und ein lehrendenbildendes Masterstudium: Ein grundständiges Bachelorstudium im Bereich Gesundheit/Pflege (z.B. Bachelor »Pflege« oder Bachelor »Physiotherapie«) wird mit einigen lehrendenbildenden Anteilen studiert und um einen lehrendenbildenden Aufbaumaster ergänzt (z.B. Brandenburgische Technische Universität Cottbus-Senftenberg, Hoch-

---

andere Bezeichnung ist Berufspädagoge*in für Pflegeberufe, die wiederum die Berufspädagogik als zentrale Bezugsdisziplin führt, was der Multiparadigmatik und damit der Professionalität von Pflegelehrenden nicht entspricht. Ebenso ist eine Bezeichnung wie Medizinpädagoge*in als irreführend strikt abzulehnen, weil Pflegende weder Mediziner*innen sind, noch Ärzt*innen unterrichten. Die Bezeichnung Pflegelehrer/Pflegelehrerin wird dagegen in der einschlägigen Literatur zunehmender als Alternative verwendet. Damit wird der Tätigkeits- und Handlungsschwerpunkt als studierte Lehrperson im Berufsbildungskontext verdeutlicht und eine begriffliche Gleichstellung mit Lehrenden anderer Berufe oder Fächer angebahnt. In diesem Beitrag möchten wir deshalb von Pflegelehrer*innen sprechen.

schule Esslingen, Pädagogische Hochschule Schwäbisch Gmünd, Charité/Humboldt-Universität zu Berlin). Das Zweitfach wird in der Regel nicht realisiert oder über eine affine Zweitlösung oder als Kurzstudium auch mit allgemeinbildendem Zweitfach angeboten. Die Ausbildung in einem Gesundheitsfachberuf bzw. Pflegeberuf auf hochschulischem oder gleichwertigem Niveau ist hier integriert. Erweiterte Berufsfeldkenntnisse werden für den Übergang in den Master in der Regel nicht vorausgesetzt.
4. Zugang über einen fachwissenschaftlichen Bachelor und lehrendenbildenden Master: Ein fachwissenschaftliches Studium wie Gesundheitswissenschaften und Pflegewissenschaften wird durch einen Aufbaumaster ergänzt (z.B. BTU Cottbus-Senftenberg, Otto-von-Guericke-Universität Magdeburg). Das Zweitfach wird in der Regel gar nicht oder über eine affine Zweitlösung oder als Kurzstudium auch mit allgemeinbildendem Zweitfach angeboten. Die Ausbildung in einem Gesundheitsfachberuf bzw. Pflegeberuf wird zum Teil vorausgesetzt. Erweiterte Berufsfeldkenntnisse werden für den Übergang in den Master in der Regel nicht vorausgesetzt.
5. Zugang über einen pflegepädagogischen Bachelor: oft ein siebensemestriges Bachelorstudium an Hochschulen (z.B. Hochschule Ludwigsburg) mit klarer pflegewissenschaftlicher und pflegepädagogischer Perspektive. Für den Bachelor wird die hochschulische oder pflegeschulische Ausbildung in einem Pflegeberuf in der Regel vorausgesetzt.

Die pflegepädagogisch Forschenden Frank Arens und Elfriede Brinker-Meyendriesch (2018: 148) unterscheiden in ihrer neuesten Überblicksarbeit neben diesen fünf Modellen noch zwei weitere Formen:

6. Zugang über einen fachrichtungsergänzenden Master: Dieser ermöglicht bei vorhandenem Studium für berufsbildende Schulen den Erwerb einer Lehrbefähigung in einer weiteren, z.B. dritten Fachrichtung.
7. Zugang über einen für das Bildungsmanagement qualifizierenden Master: Hier werden spezialisierende Kompetenzen für das Bildungsmanagement bzw. Schulleitungsmanagement erworben.

Insgesamt zeigen sich die Grundqualifikationen für die Pflegelehrer*innen als sehr heterogen. In vielen Profilen werden keine oder sehr wenig praktische oder allgemeine Pflegebildungskenntnisse vorausgesetzt. Einige Profile bereiten auf einen Vorbereitungsdienst im Anschluss vor, andere Studienprofile bereiten eher enger für die pädagogische Tätigkeit in der hochschulischen oder pflegeschulischen Ausbildung vor.

In vielen Profilen werden auch keine grundständigen oder vertieften wissenschaftlichen Kenntnisse der Pflege vermittelt. Entweder, weil angesichts von Zweitfach und Erstfach kaum Zeit ist, Pflege als Fach zu studieren oder weil keine Professuren an den Standorten geschaffen wurden, die pflegefachdidaktische oder pflegewissenschaftliche Inhalte erforschen oder vermitteln könnten.

Ab Wintersemester 2021/22 werden beispielsweise bundesweit 41 pflegelehrendenbildende Masterstudiengänge an 39 Standorten angeboten. Die Abschlussbezeichnung variiert erheblich von Master of Arts (63 % aller Masterabschlüsse in diesem Bereich), über den Master of Science bis hin zum Master of Education (29 %). Entsprechend der adressierten Zielgruppe der bereits an einer Schule tätigen Lehrenden mit Bachelorabschluss sind fast die Hälfte der Studienangebote berufsbegleitend. Von den beteiligten Hochschularten übersteigt die Zahl der Fachhochschulen bzw. Hochschulen für angewandte Wissenschaften die der Universitäten, obgleich Lehrendenbildung klassischerweise der Universität zugesprochen wird. Interessant ist die hohe Beteiligung von privaten Hochschulen, darunter viele neue Institutionen, die weder eine Tradition noch Erfahrung in der Lehrer*innenbildung aufweisen. 15 der 38 Standorte mit einschlägigen Masterprogrammen sind private Hochschulen, der kleinere Teil davon ist in kirchlicher Trägerschaft mit einer bereits längeren Geschichte in der Pflege- und Berufspädagogik; der größere Teil ist jedoch relativ »neu auf dem Markt«. Mit der privaten Trägerschaft korrespondieren z.T. erhebliche Semester- bzw. Studiengebühren, die sich pro Semester auf bis zu 3.500 Euro belaufen können. Einschlägige Forschung findet hier nicht statt (Reiber 2021; vgl. Arens/Brinker-Meyendriesch 2018).

2. Strukturelle Herausforderungen derzeitig bestehender Studiengangsprofile

Die derzeitigen Studiengangsprofile stehen vor einigen Herausforderungen. Einerseits wird der Bedarf an neu ausgebildeten Pflegelehrer*innen nicht gedeckt, da die Standorte der Lehrendenbildung Pflege nicht ausreichend ausgebaut sind. Da es keine bundeseinheitlichen Übereinkünfte oder gar eine Bundesaufsicht über die Pflegebildung und ihre Lehrendenbildung gibt, mangelt es außerdem an einer angemessenen Qualitätskontrolle. Eine weitere Herausforderung stellt die besondere Stellung des Pflegeberufs als Heilberuf dar, die sich auch auf die Lehrendenbildung auswirkt. Und letztlich zeigen sich höhere gesetzliche und intraprofessionelle Anforderungen an die Pflegeausbildung, denen bislang nicht mit der Verankerung einer Fortbildungspflicht für Pflegelehrer*innen begegnet wird. Diese strukturellen Herausforderungen sollen im Folgenden skizziert werden.

2.1 Der Bedarf an Pflegelehrenden wird nicht gedeckt – Strukturschwäche: unterentwickelte Standorte der Pflegelehrendenbildung

Die Lehrendenbedarfe in dem größten Gesundheitsberuf und deutschlandweit stärksten Ausbildungsberuf, dem Pflegeberuf, werden derzeit nicht gedeckt (Unger/Heinze 2022). Dem vielfach (leider oft automatisch und inhaltsleer) geäußerten Argument der Fachkräftesicherung folgen selten verstärkte Anstrengungen der Bundesländer, neue Studienstandorte an öffentlichen Hochschulen bzw. Universitäten für die Pflegelehrer*innenausbildung einzurichten. Vielmehr etablieren zunehmend nichtöffentliche Hochschulen entgeltpflichtige pflegelehrendenbildende Studiengänge, die durch ihre Abschlüsse und Studiengangsprofile pflegedidaktische Standards unterlaufen und Ansprüche akademisch-kritischer Bildungsprozesse eher negieren. Der mangelnde Aufbau von tragfähigen Studiengangstrukturen der 16 Bundesländer ist ursächlich dafür auszumachen.

Laut WHO (»Nursing Now«, WHO 2018) und Wissenschaftsrat (2023) sollen bereits seit 2020 vermehrt Studiengangstrukturen im Bereich Pflegebildung ermöglicht werden. Deutschland ist angesichts dessen hinsichtlich der Einrichtung von akademischen Studienstrukturen in der Pflegebildung international – sowohl in Europa als auch weltweit – nicht konkurrenzfähig. Das hat Auswirkungen bis in die Pflegebildungspraxis, in der beispielsweise europäische Austauschprogramme noch wenig bis gar nicht angekommen sind. Wenn den deutschen Pflegeschulen allgemein ein niedriges Bildungsniveau attestiert wird, ist dies vor dem Hintergrund mangelnder struktureller Bedingungen[2] zu verstehen und weniger aufgrund einer individuellen Schwäche der Pflegebildungsakteure zu lesen. Vergleicht man die universitären Standorte der Mediziner*innenausbildung mit den Standorten der Pflegendenlehrenden, so fallen doch eindeutige strukturelle Diskrepanzen auf hinsichtlich Ausstattung und Qualitätsstandards; diese dürfen auf Dauer so nicht bestehen bleiben. Hier ist die berufspolitische Arbeit von Verbänden strukturell hilfreich. So trägt der Berufsverband der Lehrenden in Gesundheits- und Sozialberufen (BLGS) durch regelmäßige Stellungnahmen zu einer Stärkung der pflegepädagogischen Stimme in Deutschland bei (vgl. Drude 2021).

2.2 Mangelnde Qualitätskontrolle durch Agieren der Bundesländer – Strukturschwäche: keine Bundesaufsicht über Pflegebildung

Grundlagen für Qualität in der beruflichen Bildung stellen einerseits Qualifikationswege und andererseits staatlich verantwortete Kontrollinstanzen dar. Sowohl in der hochschulischen als auch in der pflegeschulischen Ausbildung des Pflegeberufes unterrichten viele Lehrende, die selber keine pflegedidaktische und auch keine pflegewissenschaftliche Ausbildung auf einer professoral organisierten Ebene erhalten haben. Das liegt primär daran, dass aufgrund der bundesgesetzlichen Regelungen zur Pflegebildung allgemeine Standards der Berufsbildung nicht gültig sind. Dies betrifft einerseits eine Schulaufsicht und andererseits die Ordnung zur Lehrbefähigung in der Fachrichtung Pflege (Facultas Docendi) entsprechend des von der Kultusministerkonferenz (KMK) definierten Typ V (berufliche Schulen). An Schulen des Gesundheitswesens sind diese

---

2 Beispielsweise ist die Auseinandersetzung mit allgemeinbildenden Themen im Unterschied zu Ausbildungen nach dem Berufsbildungsgesetz durch die Pflegeausbildungs- und Prüfungsverordnung des Bundesgesetzgebers nicht vorgesehen. Allgemeinbildende Fächer sind insofern vielfach kein regulär eingeforderter Bestandteil des Pflegelehrendenstudiums.

Regelungen nicht wirksam. Das Pflegeberufegesetz macht darüber hinaus zur Qualitätssicherung von Lehrenden keinerlei Vorgaben, sondern überlässt dies Länderregelungen. Die Länder legen keine mit fachdidaktischen Fachgesellschaften (z.B. Sektion Bildung der Deutschen Gesellschaft für Pflegewissenschaft) oder mit fachwissenschaftlichen Standards abgestimmte Kriterien für die Einstellung von Lehrenden in Pflegeberufen an. Sie folgen vielmehr augenscheinlich diffusen Kriterien und handeln meistens politisch-pragmatisch. Diese strukturelle Schwäche der Schulaufsicht und der für die Pflegeausbildung zuständigen behördlichen Stellen der 16 Bundesländer zieht sich bis an die Pflegschulen und an das Patientenbett, wo Gewalt, Vernachlässigung und »Patientenignorierung« die direkte Folge sein können.

Im Dezember 2021 waren in Deutschland 4,96 Millionen Menschen pflegebedürftig im Sinne des Pflegeversicherungsgesetzes (SGB XI). Wie das Statistische Bundesamt (Destatis) weiter mitteilt, hatte die Zahl der Pflegebedürftigen im Dezember 2019 bei 4,13 Millionen gelegen. Die Zahl der pflegebedürftigen Personen liegt insgesamt deutlich über dem nach SGB XI erfassten Wert, weil auch nichterfasste Gruppen wie obdachlose Menschen, Migranten*innen, Kinder, Jugendliche und Menschen ohne Pflegegrade eine Pflegebedürftigkeit aufweisen können (Statistisches Bundesamt, 2022a). 2021 lag die Zahl des Gesundheitspersonal bei 6,0 Millionen (Statistisches Bundesamt, 2022b). Der Umgang mit Pflegebedürftigkeit ist ein allgemeines Thema, an dem über 10 Millionen Menschen in Deutschland beteiligt sind und dem auf struktureller Ebene nicht entsprochen wird.

2.3 KMK-Typ V stellt unzureichende Orientierung dar – Strukturschwäche: keine strukturell verankerte internationale Orientierung als Heilberuf in der Pflegebildung

Das Hauptproblem der Lehrendenbildung Pflege ist, dass der Pflegeberuf im Bereich der beruflichen Bildung nicht so verortbar ist wie andere Berufe. Er stellt einen sogenannten Heilberuf dar, welcher einen über die WHO und den International Council of Nurses (ICN) sichergestellten eigenen Professionsstatus mit sich führt. Pflege ist demnach eine Profession. Dass auch die Lehrendenbildung auf diese Profession Pflege deutlicher als bislang Bezug nimmt, gelingt an den jeweiligen hochschulischen Standorten sehr unterschiedlich. Die strukturell fehlende Verankerung an internationalen Pflegebildungsstandards sorgt für eine massive Bedeutungslosigkeit der deutschen Pflegebildung. Das ist auch der Grund, weshalb eine starke Orientierung der Pflegebildung an Strukturen, Standards und Diskursen der Berufs- und Wirtschaftspädagogik (im Sinne einer »VerBWPisierung«) nicht funktioniert bzw. professionsbezogen viel zu kurz greift. Im Fortgang sorgt diese diskursive Orientierungslosigkeit aber auch für ein subjektives Überforderungserleben an den Pflegeschulen – zumindest, wenn sich Pflegelehrer*innen und Schulleiter*innen aufgerufen sehen, diese strukturellen Schwächen durch ihr Handeln selbst auszugleichen bzw. ausgleichen zu müssen.

2.4 Höhere Anforderungen an die Pflegeausbildung – Strukturschwäche: keine Verankerung einer Fortbildungspflicht für Pflegelehrer*innen

Mit dem seit 2020 in Kraft gesetzten Pflegeberufegesetz müssen Pflegelehrende neuartige Aufgaben übernehmen. Durch die nunmehr definierten Vorbehaltsaufgaben erhalten beispielsweise Pflegeprozess und Pflegediagnostik eine neue, gesetzlich gerahmte Bedeutung. Ebenso werden interprofessionelle Lehr-/Lernformate notwendig. Dies für die Ausbildungsprozesses zu organisieren, anzubieten und spezifisch funktionierende Theorie-/Praxisverknüpfungen hierzu herzustellen, gehört zu diesen neuartigen Aufgaben von Pflegelehrer*innen. Auch im Bereich der neuen höheren Verantwortlichkeit bei der Übernahme medizinischer Tätigkeiten und der Berücksichtigung einer leitliniengestützten Versorgung ist der Anspruch an das Niveau der pflegedidaktischen Lehre deutlich gestiegen – ebenso im Bereich der sprachlichen Aufgaben von künftig Pflegenden. Curricular ist weitaus mehr zu leisten als vor der Berufsreform: Man muss nun tatsächlich in der Lage sein, ein schulnahes Curriculum pflegedidaktisch zu konstruieren, zu implementieren und zu evaluieren. Dem Anspruch, diese strukturell anspruchsvolleren inhaltlichen Niveaus fachlich zu treffen, können momentan sicherlich nur sehr wenige Ausbildungsprofile für Pflegelehrende in Deutschland gerecht werden. Insofern stellt die Forderung nach kontinuierlichen Fortbildungen von Pflegelehrenden – wie es sie bei Praxisanleitenden oder Ärzten*innen bzw. Psychologen*innen gibt – ein bedeutsames Instrument zur Sicherstellung des geforderten Niveaus dar. Eine strukturell verankerte Pflicht von Fortbildungen ist aber bei Pflegelehrenden in Deutschland bisher nicht vorgegeben.

3. Wesentliche Strukturmerkmale einer Lehrendenbildung Pflege

Wenn wir von Herausforderungen für die derzeitigen Studiengangsprofile sprechen sowie von Strukturschwächemerkmalen, geschieht dies vor dem Hintergrund eines bestimmten Bildes von Pflegelehrer*innenausbildung. Die Einschätzungen beruhen darauf, dass wir spezifische Strukturmerkmale als zentral für die Lehrendenbildung Pflege verstehen.

Strukturmerkmal: Multiparadigmatik

Die Pflegelehrendenbildung geht von einer Multiparadigmatik der Pflegelehrenden aus bzw. weist diese in verschiedenen Studienprofilen nach (Gahlen-Hoops 2023). Pflegelehrer*innen sind handlungspraktisch und reflexiv in der Lage, verschiedene paradigmatische Orientierungen sowohl in ihren Handlungsfeldern als auch in ihren Forschungsfeldern einzunehmen. Neben einer pflegedidaktischen Orientierung sind dies primär pflegerische, pflegewissenschaftliche, pflegegeschichtliche und pflegeethische Orientierungen. Dazu kommen naturwissenschaftliche als auch sozialwissenschaftliche und bildungswissenschaftliche Orientierungen. Zusätzlich werden auch medizinische, juristische und ernährungswissenschaftliche Orientierungen adressiert. Es ist deutlich, dass die Multiparadigmatik bei Pflegelehrenden sehr vielfältig ausgeprägt ist. Dementsprechend sollte die Pflegelehrendenbildung nur an Hochschulen und Universitäten angelegt sein, die diesem Strukturmerkmal auch entsprechen können und werden.

Strukturmerkmal: Professionsorientierung

Die Professionalisierung der Gesundheitsberufe stellt ein weiteres Kennzeichen des Berufsfeldes Gesundheit und Pflege dar. Dies lässt sich zum einen mit dem Verweis darauf, dass Pflege- und Therapieberufe im angloamerikanischen und europäischen Ausland an Hochschulen ausgebildet werden, einordnen (BMBF 2014; Ewers/Lehmann 2023). Zum anderen bedingen komplexer werdende und anspruchsvollere Versorgungsstrukturen sowie chronische Krankheitsverläufe eine höhere Verantwortung der einzelnen Gesundheitsberufe im Versorgungsprozess. Insbesondere ist die Praxis der Gesundheitsberufe gekennzeichnet von einer Komplexitätszunahme. Erwartungen an Professionalität und an Interprofessionalität nehmen in diesem Zusammenhang ebenfalls deutlich zu.

Strukturmerkmal: Praxisorientierung

Pflegelehrende sind nicht nur für die Pflegeschule als Praxisort ausgebildet, sondern weisen gleichermaßen eine hohe Kenntnis der pflegerischen Praxis- und Handlungsfelder auf. Diese Kenntnisse konstituieren und beeinflussen ihre Lehre in einem hohen Ausmaß. Sie ermöglichen auch die Realisierung spezifischer Lehr-/Lernformate wie die Praxisbegleitung, die eine systematische Verbindung der Lernpotenziale der Lernorte Schule und Betrieb ermöglicht und einfordert.

Strukturmerkmal: empirische Pflegebildungsforschung

Die Beforschung der Pflegebildungspraxis hat in den letzten 20 Jahren in Deutschland deutlich zugenommen. Sie wird einerseits durch den Einfluss bundesweiter Forschungsprogramme, beispielsweise des Bundesinstituts für Berufsbildung (BIBB) und des Bundesministeriums für Bildung und Forschung (BMBF) beschleunigt, aber auch durch parallel zu einzelnen Projekten sowie solitär durchgeführte Studien. Die Forschungsergebnisse aus vielen einzelnen Projekten werden dazu führen, dass es deutlich konkretere Bezugsmöglichkeiten und Ansetzstellen für Pflegelehrende gibt. Empirisch erhobene Zahlen, wie die Zahl der Ausbildungsabbrüche, sagen zwar nicht, was einzelne Lehrende an der spezifischen Pflegeschule zu deren Abminderung bzw. Veränderung beitragen können. Wichtig erscheint es aber, durch die Bezugnahme auch auf quantitative Erhebungen zielgerichteter und reflektierter handeln zu können. Zudem wird das hier vorliegende zweibändige Handbuch Pflegedidaktik dazu beitragen, dass Forschungsergebnisse qualitativer und quantitativer Studien bei Studierenden und Lehrenden an Pflegeschulen deutlicher als bislang ankommen.

Strukturmerkmal: hermeneutische Fallkompetenz

In vielen Publikationen wird auf die Bedeutung der hermeneutischen Fallkompetenz verwiesen (Ertl-Schmuck et al. 2024). Sie erscheint als eine zentrale Konstruktion im gegenwärtigen Pflegebildungsdiskurs. Allerdings wird sie doch recht unterschiedlich gedeutet oder in Anspruch genommen. Grundsätzlich wird auf die Relevanz der Deutungsaspekte an einem Fallgeschehen abgehoben. Spezifischer sind pflegedidaktisch konkrete Kriterien der Fallarbeit in Form von authentischen, rekonstruierten und eben nicht konstruierten Fällen. Das Fallverständnis ist dabei offen, sehr breit und umfasst auch Interaktionen, Situationen oder Narrative. Welche Wissensarten wie mit dem Fall in Beziehung stehen, ist manchmal stark abhängig von der angelegten Pflegebildungslogik (Konstruktivismus, Kritische Theorie, Kritischer Rationalismus, Postmoderner Strukturalismus, Positivismus wie z.B. Positive Psychologie) und dem jeweiligen Einblick oder Zugang in die Fallstrukturgesetzlichkeit. Die Aspekte der Bezugnahmen sind vielgestaltig und werden der Multiparadigmatik der Pflegebildung gerecht, aber auch dem komplexen Bio-Corpo-Psycho-Sozialen Raum, der die pflegerische Interaktion immer kennzeichnet.

4. Strukturvorschläge

Wodurch kann und sollte eine professionsorientierte, qualitätsbewusste und bedarfsgerechte Pflegelehrendenbildung gekennzeichnet sein? Zu dieser Frage wurden und werden Strukturvorschläge erarbeitet und veröffentlicht. Einige sollen im Folgenden skizziert werden.

4.1 Fachqualifikationsrahmen Pflegedidaktik

Vertreter*innen der Pflegedidaktik haben über die Sektion Bildung der Deutschen Gesellschaft für Pflegewissenschaft im Zeitraum 2015 bis 2017 einen eigenen Fachqualifikationsrahmen erarbeitet (Walter/Dütthorn 2019). Darin werden Kompetenzziele der Ausbildung von Pflegelehrenden, Spezifika der Pflegedidaktik und die Stellung der Pflegedidaktik behandelt. Erstmals wird deutlich gemacht, wozu pflegedidaktisch ausgebildet werden soll. Ausgehend von sogenannten pflegedidaktischen Reflexions- und Handlungsebenen werden Kompetenzen für das Bachelor- und Masterstudium auf der Makro-, Meso- und Mikroebene unterschieden. Dabei wird deutlich, dass die vollständige Handlungskompetenz von Pflegelehrenden erst mit Erreichen des Niveaus 7 im Sinne des Deutschen Hochschulqualifikationsrahmens (KMK 2017) und des Europäischen Qualifikationsrahmens erreicht wird, also mit Erreichen des Mastergrades.

Der Fachqualifikationsrahmen bietet eine gute Perspektive zur Orientierung von Pflegelehrer*innen sowie von Schulleitungen. Auch weil er konsequent an die fachwissenschaftlichen Standards der KMK anschließt (KMK 2019). Demnach sollen Studierende der beruflichen Fachrichtung Pflege befähigt werden, »in Kenntnis grundlegender pflege- und bezugswissenschaftlicher Wissensbestände sowie pflegedidaktischer Theorien, Modelle, Konzepte und Methoden die Spezifika pflegerischen Handelns zu analysieren, zu reflektieren und die sich daraus ergebenden Bildungsanforderungen didaktisch und begründet für Lern- und Lehrprozesse zu transformieren« (ebd.: 88). Mit dem Fachqualifikationsrahmen Pflegedidaktik wird der Blick auf das Pflegerische in der Pflegelehrendenbildung gelenkt. Damit werden die oben mit Strukturmerkmalen der Studiengangsprofile angeführten Ansprüche umfassend adressiert. Die von den Autor*innen intendierte Relevanz des Fachqualifikationsrahmens bei der Akkreditierung von neuen Studiengängen der Pflegelehrer*innenbildung konnte dieses Dokument allerdings bislang nicht erwirken.

4.2 Deutsches Netzwerk Qualitätsentwicklung Lehrendenbildung Pflege und Gesundheit (DNQL)

Das Deutsche Netzwerk Lehrendenbildung Pflege und Gesundheit (DNQL) wurde 2021 als Reaktion auf die heterogen Studienstrukturlandschaft gegründet. Ziel ist es, ein Strukturmodell der Pflegelehrendenbildung als Referenzrahmen für Studiengangsanbieter (Hochschulen), akkreditierungsbeauftragte Organisationen, politische Entscheidungsträger und letztlich Studiengangsinteressierte zu entwickeln. Dazu beteiligt das Netzwerk Experten und Expertinnen aus verschiedenen Bundesländern sowie verschiedener Hochschulen und Universitäten. Bislang erfolgte eine Bestandsaufnahme der Situation der Lehrendenbildung im Bereich Pflege und Gesundheit, die in einer oktagonalen Struktur zusammengefasst wird (vgl. Brinker-Meyendriesch et al. 2023). Das zu entwickelnde Strukturmodell basiert auf drei Arbeitsschritten und wird 2024 einer breiteren Öffentlichkeit vorgestellt. Es plädiert für ein zeitgemäßes Modell der Lehrendenbildung Pflege.

4.3 Bildungsarchitektur der Pflegeberufe in Deutschland (BAPID)

Das vom Deutschen Pflegerat (DPR) in Auftrag gegebene Projekt BAPID (Bildungsarchitektur der Pflegeberufe in Deutschland – eine Bildungskonzepterstellung) möchte in einem iterativ und partizipativ gestalteten Forschungsprozess die sich verändernde Pflegebildungslandschaft in Deutschland beschreiben. Dem Krankenpflegegesetz von 1985 folgte 1994 ein erstes Bildungskonzept durch den im Jahr 1993 gegründeten Deutschen Bildungsrat für Pflegeberufe (DBR). Mit der Novellierung des Krankenpflegegesetzes und Einführung des Altenpflegegesetzes 2003 wurde das Bildungskonzept »Pflegebildung offensiv« vom DBR (2007) diesen veränderten Anforderungen gerecht. Mit dem 2020 in Kraft getretenen Pflegeberufegesetz und den damit einhergehenden Veränderungen des Pflegeberufes ist eine Übersicht über die neue »Bildungsarchitektur in der Pflege« zwingend notwendig. Neben der vertikalen und horizontalen Pflegebildungslandschaft und den Problemen bei Durchlässigkeit und Anerkennung von Vorleistungen spielt die bildungspolitisch- und bildungsträgerinduzierte Unübersichtlichkeit eine entscheidende Rolle. Diese Heterogenität führt zu Entfremdungserscheinungen durch Dissoziationserfahrungen und beinträchtigt die Versorgungserfordernisse. Innerhalb des Projekts BAPID wird folgenden zwei Fragen nachgegangen: 1. Wie kann man nach der Reform der Pflegeausbildung an vorherige Modelle und Konzeptionen des Pflegebildungsraumes in Deutschland anschließen? 2. Welche Erfordernisse stellen sich mit Blick auf künftige Bedarfslagen in Deutschland und welche Kompetenzen gehen damit einher?

Methodisch arbeitet das Projekt dreigliedrig durch eine Dokumentenanalyse, Expert*inneninterviews und eine Befragung über ein Sounding Board. Diese unterschiedlichen Datenarten und Ergebnisse werden über Side-by-Side Joint Displays zusammengetragen. Das Projekt BAPID legt in 2024 ein neues übergreifendes Konzept zur Bildungsarchitektur in Deutschland vor. Über eine wissenschaftsbasierte Typisierung werden berufsbiografische Optionen in dem Pflegebildungsraum vertikal und horizontal deutlich, die wiederum jeweils mit klaren Rollen- und Aufgabenprofilen hinterlegt werden. Aus der Konzepterstellung werden auf Basis der Projekterkenntnisse, die pflegepädagogische Nutzbarmachung, deren Implementierung in die Pflegepraxis und die damit verbundene Bildung von Identifikationsmöglichkeit mit Pflegelernenden erfolgen (vgl. Projekt BAPID 2024).

5. Wer studiert? Studierendentypen der Lehrendenbildung Pflege

Die vorherigen Ausführungen verdeutlichen, dass sehr unterschiedliche Studiengangsprofile vorzufinden sind, wenn es um das Studieren mit dem Ziel geht, Pflegelehrer*in zu werden. Die Profile weisen vielfältige Herausforderungen auf, da sie sich in einem diffus regulierten Bildungsbereich bewegen, den die Pflegebildung in Deutschland historisch betrachtet schon immer darstellt. Welche Bedeutung haben eine Pflegeausbildung und eigene pflegerische Berufserfahrung für das anschließende Lehrendenstudium? Welche Bedeutung hat die unterschiedliche ministerielle/behördliche Verortung der Pflegebildungseinrichtungen in den unterschiedlichen Bundesländern? Was bedeutet es für den eigenen Berufsweg und die eigene Lehrendenidentität, das Studium zur Pflegelehrer*in an einer Fachhochschule oder einer Universität zu absolvieren? Dies sind Fragestellungen, die vor oder aber spätestens im Verlauf des Studiums für Studieninteressierte bzw. Studierende Relevanz erlangen. Insgesamt betrachtet kann der Verlauf der Ausbildung von Pflegelehrer*innen derzeit anhand von drei Studierendentypen gezeichnet werden.

Typ A: Über eine primäre Identität der Beruflichkeit Pflege wird die sekundäre berufliche Identität der Pflegepädagogin ausgebildet. Hier liegt eine erste Expertise oder ein Wunsch nach einer Expertise in dem Beruf Pflege und seinen Handlungsfeldern zugrunde und tatsächlich oftmals auch vor. Im Anschluss an diese berufliche Expertise oder parallel dazu wird ein Ein-Fach-Studium mit pflegepädagogischem Schwerpunkt studiert, wodurch es zu einer wesentlichen Transformation der bisherigen pflegerischen Identitätsbildung kommt. Das primäre subjektive Studienziel liegt in dem Fach Pflege und der pädagogisch-didaktischen Expertise dazu. Motto: »Ich will Pflegelehrerin werden, um meine Erfahrungen und mein Wissen an die junge Generation weiterzugeben.«

Typ B: Nach der allgemeinbildenden Schule wird ein Praktikum im Bereich des Gesundheitssystems absolviert und im Anschluss das berufsbildende Lehramt für die Fachrichtungen Gesundheit/Pflege mitsamt einem Zweitfachstudium aufgenommen. Das Zweitfach umfasst einen großen Anteil im Erleben des eigenen Studiums. Darüber kommt es zu einer Identität als Berufsschullehrer*in, die im Fortgang zu einer Aufnahme in den Vorbereitungsdienst/das Referendariat führt. Man erwirbt die Perspektive, an Beruflichen Schulzentren zu unterrichten und sieht Pflegeschulen als Teil einer »Berufsschulkultur«, weniger als Teil der großen klinischen Versorger (Regionale und Städtische Kliniken, Universitätskliniken). Motto: »Ich bin Berufsschullehrerin und unterrichte das Fach Pflege.«

Typ C: Nach einer Zeit der beruflichen Expertise im Pflegeruf wird ein berufsbildendes Lehramt wie bei Typ B in der Fachrichtung Pflege und mit Zweitfach aufgenommen. Dadurch wird diese Expertise der beruflichen Pflege im Studium meistens ganz negiert, sie erscheint subjektiv als nichtig. Erst nach dem Studium und nach dem Vorbereitungsdienst entwickelt sich ein Bewusstsein für die besondere Kombination aus der eigenen Fachexpertise und eigenen berufspädagogischen Expertise. Motto: »Das Studium hat mich von der Pflege weggeführt, jetzt aber kann ich alle meine erworbenen Expertisen im Unterricht wertschätzen.«

6. Fazit und Ausblick

Was antwortet man in einem Handbuch Pflegedidaktik, wenn einfach und simpel gefragt wird: »Wie werde ich Lehrer*in für Pflege?« Pflegedidaktisch – vor dem Hintergrund, dass wir inzwischen mehr als 1.000 Studierende in Deutschland betreut und ausgebildet haben – möchten wir so antworten: Es ist positiv zu sehen, vor dem Pflegelehrer*innenstudium zunächst einmal die Entscheidung zu treffen, den Gegenstand Pflege und damit das berufliche Pflegen genauer zu erforschen und die Praxen des Pflegens persönlich zu erlernen (Typ A). Positiv deshalb, weil die eigene berufliche Identität als Pflegeperson ein Teil der Lehrendenidentität bilden wird – wenn auch nach einer Phase der Irritation durch das Studium (vgl. Brühe 2008). Es ist aber auch möglich, gleich oder relativ schnell nach dem Abitur die Entscheidung zu treffen, eine Lehrexpertise zu entwickeln. Als Deutschlehrer*in ist es ja auch nicht notwendig, mehrere Jahre deutsch mit verschiedenen Gruppen zu sprechen, um dann Deutsch bzw. Germanistik zu studieren, oder als Mathelehrer*in erstmal in Unternehmen Abschlussbilanzen durchrechnen, bevor man Mathematik lehrt; gleichwohl solche Erfahrungen durchaus helfen können, als Fachlehrer*in in einer Schule zurechtzukommen.

Wie ist also eine Lehre des Pflegens mit oder ohne beruflicher Pflegeexpertise verstehbar? Die derzeitigen Strukturen der Lehrendenbildung Pflege sind in Deutschland defizitär. Sie bleiben national gegenüber anderen vergleichbaren Studienprofilen weit zurück, werden politisch benachteiligt und hochschulintern ausgegrenzt bzw. als Randdisziplin oder Minidisziplin toleriert. Es gibt keinen Standort, an dem die Lehrendenbildung Pflege strukturell ausreichend abgesichert ist. Oft werden die pflegewissenschaftliche und die pflegedidaktische Expertise eingespart und das Etikett »Berufsschullehramt« darüber geklebt, indem man Studierende zu Modulen von anderen Disziplinen mit in den Hörsaal oder Zoomraum setzt.

Aus Sicht der Berufspädagogik und ihrer Tradition der Ausbildung eines eigenen Lehramtstyps in Deutschland geht es nicht darum, den Gegenstand des Berufs immer genau zu kennen. Vielmehr wird darauf geschaut, das Berufsfeld grundsätzlich zu kennen und die zentralen Wissensformen der eigenen Lehre immer wieder zu erneuern, weil alle Wissensarten ohnehin einem starken gesellschaftlichen Wandel unterliegen.

Pflegepädagogisch kann behauptet werden, dass es in den Studiengangsprofilen darauf ankommt, wo und bei wem man studiert hat, wer also das Pflegeverständnis an dem hochschulischen Standort geprägt hat. Standortübergreifend lässt sich sagen, dass das wie auch immer geartete hochschulische Studium zum Lehrenden für Pflege eine eigene Dignität hat. Bei wem man studiert hat, ist nicht egal, es prägt die eigene Biografie erheblich und sollte in der Wahl des Studienortes eine zentrale Rolle spielen. Hierzu kann man sich vor dem Studium an Universitäten und Hochschulen die Berufsbiografien der Lehrpersonen und deren Expertisen in der Pflege und Pflegebildung ansehen. Wo das nicht möglich und transparent ist, ist Skepsis geboten.

Literatur

Arens, Frank/Brinker-Meyendriesch, Elfriede (2018). Spektrum Lehrerbildung Pflege und Gesundheit: Zeitzeugen einer Disziplinenentwicklung. Berlin: Wissenschaftlicher Verlag Berlin.

Brinker-Meyendriesch, Elfriede/Brühe, Roland/Gahlen-Hoops, Wolfgang von (2023). Deutsches Netzwerk für Qualitätsentwicklung Lehrendenbildung Pflege/Gesundheit, http://dnql.de/ (Abruf 08.01.2024).

Brühe, Roland (2008). Identität von Lehrenden im Berufsfeld Pflege: eine explorative Studie zum Einfluss (berufs-)biografischer Erfahrungen auf das Selbstverständnis von Pflegelehrern. Saarbrücken: VDM Verlag.

Bundesinstitut für Berufsbildung (2022). Datenreport zum Berufsbildungsbericht 2022. Informationen und Analysen zur Entwicklung der beruflichen Bildung. Bonn: Barbara Budrich.

Bundesministerium für Bildung und Forschung (BMBF) (Hg.) (2014). Bestandsaufnahme der Ausbildung in den Gesundheitsfachberufen im europäischen Vergleich (Bd. 15). Bonn.

Darmann-Finck, Ingrid/Ertl-Schmuck, Roswitha (2008). Strukturmodelle der Lehrerbildung im Bachelor-/Master-Studiensystem. In: Bischoff-Wanner, Claudia/Reiber, Karin Eleonore (Hg.). Lehrerbildung in der Pflege: Standortbestimmung, Perspektiven und Empfehlungen vor dem Hintergrund der Studienreformen. Weinheim, München: Juventa-Verl., S. 65-84.

Deutscher Bildungsrat für Pflegeberufe (2007). Pflegebildung offensiv: das Bildungskonzept des Deutschen Bildungsrates für Pflegeberufe 2006. München, Jena: Elsevier/Urban & Fischer.

Drude, Carsten (2021). Pflegebildung 2021: Blickpunkt Generalistik. In: Pflegezeitschrift, 71 (10), 40-42.

Ertl-Schmuck, Roswitha/Hänel, Jonas/Fichtmüller, Franziska (Hg.) (2024). Pflegedidaktik als Disziplin: eine systematische Einführung. 2., überarbeitete und erweiterte Auflage. Weinheim, Basel: Beltz Juventa.

Ewers, Michael/Lehmann, Yvonne (2023). Aus- und Weiterbildung geregelter Gesundheitsberufe in Europa – eine Betrachtung aus international vergleichender Perspektive. In: Darmann-Finck, Ingrid/Sahmel, Karl-Heinz (Hg.), Pädagogik im Gesundheitswesen. Berlin, Heidelberg: Springer, S. 39-56.

Gahlen-Hoops, Wolfgang von (2023): Pflegedidaktik als multiparadigmatische Disziplin. Eine Vorlesung zum Paradigmenproblem. In: Gahlen-Hoops, Wolfgang von/Genz, Katharina (Hg): Pflegedidaktik im Überblick – zwischen Transformation und Diffusion. Bielefeld. transcript. S. 125-140.

Kultusministerkonferenz (2017). Qualifikationsrahmen für deutsche Hochschulabschlüsse. https://www.kmk.org/fileadmin/Dateien/veroeffentlichungen_beschluesse/2017/2017_02_16-Qualifikationsrahmen.pdf (Abruf: 20.01.2024)

Kultusministerkonferenz (2019). Ländergemeinsame inhaltliche Anforderungen für die Fachwissenschaften und Fachdidaktiken in der Lehrerbildung. https://www.kmk.org/fileadmin/Dateien/veroeffentlichungen_beschluesse/2008/2008_10_16-Fachprofile-Lehrerbildung.pdf (Abruf: 20.01.2024)

Projekt BAPID (2024). BAPID –Bildungsarchitektur der Pflegeberufe in Deutschland – eine Bildungskonzepterstellung. https://www.pflegepaedagogik.uni-kiel.de/de/projekt-bapid-1 (Abruf: 10.01.2024).

Reiber, Karin (2021). Qualifikation der Lehrenden für die berufliche Fachrichtung Pflege – ein langer Weg zur Meisterklasse. In: DENK-doch-MAL.de (1). https://denk-doch-mal.de/karin-reiber-qualifikation-der-lehrenden-fuer-die-berufliche-fachrichtung-pflege-ein-langer-weg-zur-meisterklasse/ (Abruf: 15.01.2024).

Statistisches Bundesamt (2022a). Pressemitteilung Nr. 554. https://www.destatis.de/DE/Presse/Pressemitteilungen/2022/12/PD22_554_224.html (Abruf: 10.01.2024)

Statisches Bundesamt (2022b). Gesundheitspersonal. https://www.destatis.de/DE/Themen/Gesellschaft-Umwelt/Gesundheit/Gesundheitspersonal/_inhalt.html (Abruf: 10.01.2024).

Walter, Anja/Dütthorn, Nadin (Hg.) (2019). Fachqualifikationsrahmen Pflegedidaktik. Duisburg: Deutsche Gesellschaft für Pflegewissenschaft.

Wanner, Bernd (1993). Lehrer zweiter Klasse? Historische Begründung und Perspektiven der Qualifizierung von Lehrerinnen und Lehrern der Pflege (2. Auflage). Frankfurt a. M.: Lang.

WHO – World Health Organization (2018). Nursing Now Campaign, https://www.who.int/news/item/27-02-2018-nursing-now-campaign (Abruf: 07.01.2024).

Wissenschaftsrat (Hg.) (2023). Perspektiven für die Weiterentwicklung der Gesundheitsfachberufe: wissenschaftliche Potenziale für die Gesundheitsversorgung erkennen und nutzen. Köln: Wissenschaftsrat.

Das außerschulische Berufsfeldpraktikum im Lehramtsstudium der beruflichen Fachrichtungen Gesundheit und (Körper-)Pflege
Eine Bestandsaufnahme

Martin Karstädt

Zusammenfassung

Die Lehramtsstudiengänge der beruflichen Bildung werden von den Rahmenrichtlinien der KMK und den damit verbundenen Empfehlungen geeint. Die Ausrichtung dieser Empfehlungen unterliegt freilich einem Spielraum. So auch in Bezug auf die darin geregelten fachpraktischen Tätigkeiten. Sie stellen für Lehramtsstudierende, die bisher keine einschlägige Berufsausbildung im Berufsfeld der studierten beruflichen Fachrichtungen vorweisen können, in fast allen Bundesländern Deutschlands, maßgeblich eine Voraussetzung dar um in den Vorbereitungsdienst eintreten zu können. Die Strukturen und der inhaltliche Aufbau dieser besonderen Praktikumsphasen unterliegen heterogenen Bedingungen, welche die einzelnen Hochschulen individuell ausrichten können. Den Fragen, wie die fachpraktischen Tätigkeiten aus struktureller und inhaltlicher Sicht aufgebaut sind und welche Auswirkungen sie aus (pflege-)didaktischer Perspektive auf Hochschule, Studierende und Lehrer*innen haben, soll sich im folgenden Beitrag angenähert werden.

1. Das außerschulische Berufsfeldpraktikum im Kontext beruflicher Lehrer*innenbildung

1.1 Begriff und Relevanz

Das außerschulische Berufsfeldpraktikum grenzt sich begriffssystematisch von den Praxisphasen ab, die mehrheitlich am Lernort Schule stattfinden und über alle Schularten hinweg einen festen Bestandteil des Lehramtsstudiums darstellen. Eine Fokussierung des Lernortes führte daher zum Plädoyer, die in der Schule verorteten Praktika unter der Bezeichnung der *schulpraktischen Studien* zusammenzufassen (vgl. Schüssler u.a. 2017: 27 f.). Deren Ausrichtung liegt vor allem in der Erschließung des zukünftigen Berufsfeldes als Lehrende. Dabei steht der Einbezug einer wissenschaftlichen Vor-, Auf- und Nachbereitung für die Student*innen seitens der universitären Begleitung während der schulpraktischen Phasen im Fokus, der durch Mentoring-Programme und die curriculare Einbettung in die Studienordnungen verwirklicht wird (vgl. ebd.).

Praktika, die Lehramtsstudierende außerhalb der Schule und damit abseits des zukünftigen Berufsfeldes als Lehrkraft absolvieren, wie beispielsweise Orientierungspraktika oder Betriebspraktika, können unter den außerschulischen Berufsfeldpraktika subsummiert werden. Im allgemeinbildenden Lehramt existiert das außerschulische Berufsfeldpraktikum teilweise als obligatorische Praxisphase und ist in Bundesländern wie Nordrhein-Westfalen auch gesetzlich im Lehrerbildungsgesetz verankert (vgl. §12 Abs. 1 Satz 2 LABG). Als ausgewiesenes Ziel sollen durch das Praktikum »[...] konkretere berufliche Perspektiven außerhalb des Schuldienstes eröffnet oder Einblicke in die für den Lehrerberuf relevanten außerschulischen Tätigkeitsfelder gewährt [...]« (ebd.) werden. Es sollen zudem Perspektiven angrenzender Berufsfelder des Lehr*innenberufs eröffnet, alternative Berufswege aufgezeigt und kennengelernt werden (vgl. Host 2019: 84). Im Kontext der beruflichen Bildung existiert ebenfalls ein außerschulisches Berufsfeldpraktikum, das je nach Hochschule und zugrunde liegenden Dokumenten verschieden betitelt wird. Die Bandbreite der verwendeten Begriffe in den für diesen Beitrag gesichteten Dokumenten reicht von *fachpraktische Tätigkeiten, Betriebspraktikum, Berufspraktikum, Fachpraktikum, Berufsfeldpraktikum* bis hin zu *einschlägige Berufspraxis*. Laut KMK-Richtlinie wird als Empfehlung der Begriff der *fachpraktischen Tätigkeiten* gestützt (vgl. KMK 2018: 2). Durch die heterogene Zuschreibung für ein und dasselbe Praktikum wird jedoch deutlich, dass zum Zeitpunkt der Erhebung kein Konsens über eine einheitliche Bezeichnung des Praktikums besteht und ein differenziertes Verständnis von den daran beteiligten Akteuren*innen eine grundlegende, definitorische und inhaltliche Verortung erschwert. Im Rahmen der beruflichen Bildung scheint der Begriff des außerschulischen Berufsfeldpraktikums dennoch angemessen zu sein, da er breitere Deutungsspielräume im Sinne der erlebbaren Erfahrungen und Eindrücke während des Praktikums zulässt. Die Zuschreibung von fachpraktischen Tätigkeiten hingegen weist auf ein aktives Handeln oder ein Durchführen fachbezogener Arbeitsprozesse hin. Auch bei den Begrifflichkeiten wie Berufs- oder auch Betriebspraktikum werden die im Praktikum auftretenden Handlungssituationen unter einer stark institutionalisierten Perspektive betrachtet. Während Praktika grundlegend in ihrer Nomenklatur verschiedene Systematisierungsversuche durchlaufen haben und beispielsweise nach zeitlichen (Langzeit- und Kurzpraktika), motivationalen (fakultative und obligatorische Praktika), finanziellen (bezahlte oder unbezahlte Praktika) oder Einsatzgebieten (Betriebs-, Schnupper- oder Orientierungspraktika) unterteilt werden, können die fachpraktischen Tätigkeiten im außerschulischen Berufsfeldpraktikum im Lehramtsstudium der beruflichen Bildung als blinder Fleck der Professionsforschung bezeichnet werden (vgl. Popella 2017: 34 ff.).

Gleichzeitig besteht, trotz der differenzierten, teilweise auch divergierenden Verständnisse des außerschulischen Berufsfeldpraktikums der berufsbildenden Lehramtsstudiengänge, mit der »Rahmenvereinbarung über die Ausbildung und Prüfung für ein Lehramt an der Sekundarstufe II (berufliche Fächer) oder für die beruflichen Schulen (Lehramtstyp 5)« (KMK 2018) der Kultusministerkonferenz ein gemeinsames Grundlagengerüst. Daraus geht bereits in den Grundsätzen für die Ausbildung und Prüfung hervor, dass die Studiengänge so anzulegen sind, dass sie »[...] den wissenschaftlichen Erkenntnissen sowie der beruflichen Praxis Rechnung tragen und zu einer [...] professionellen Handlungskompetenz führen«. (Ebd.: 2) Je nach gewählter beruflicher Fachrichtung sind dabei entsprechende fachpraktische Tätigkeiten im Umfang von 12 Monaten nachzuweisen (vgl. ebd.). Der Lehramtstyp 5 vereint dabei die je nach Landesrecht bezeichneten Lehramtsstudiengänge an beruflichen Schulen, berufsbildenden Schulen, der Sekundarstudie II (berufliche Fächer), Berufskollegs sowie das Höhere Lehramt an beruflichen Schulen. Insgesamt werden in der Lehrer*innenausbildung 16 berufliche Fachrichtungen ausgewiesen, unter denen *Gesundheit und Körperpflege* sowie *Pflege* einzeln aufgeführt werden (vgl. ebd.: 5). Die Einteilung in isoliert betrachtete Fachrichtungen hat im Umkehrschluss auch Auswirkungen auf die damit verbundenen, hochschulisch entwickelten Organisationsstrukturen und Bedingungen der fachpraktischen Tätigkeiten. Sie unterliegen den Entwicklungen und damit verbundenen Veränderungen der zugehörigen Berufsfelder mit den entsprechenden Berufen bzw. den beruflichen Arbeitsprozessen. Fachpraktische Tätigkeiten besitzen folglich ein dynamisches Profil und können nicht als starr formulierte Aufgaben- bzw. Tätigkeitsbereiche gesehen werden. Zusätzlich unterliegen sie einer fachwissenschaftlichen Spezifik, die zu hochschulinternen Ausdifferenzierungen von einzelnen Fach- sowie Vertiefungsrichtungen führte, die teilweise auch auf standortbezogenen Besonderheiten beruht. Die Empfehlungen der KMK besitzen eine eher breite Auslegung, die sich auch in den Vorstellungen des außerschulischen Berufsfeldpraktikums an den einzelnen Hochschulen und angebotenen Lehramtsstudiengängen der beruflichen Bildung zeigt (vgl. Herkner/Pahl 2011: 70 f.). Die fachpraktischen Tätigkeiten können daraus folgend als Teil der breit geführten Debatte um berufliche Fachrichtungen angesehen und ihr Nachweis hinterfragt werden, da das Verständnis des

Berufsfeldes, das letztlich »[...] die Gesamtheit der in ihm vereinigten Berufe [...]« (Pahl 2019: 3) meint, nur bedingt über ein Praktikum mit begrenzten Zeit- und Tätigkeitskorridoren abgebildet werden kann. Hinzu kommt die schrittweise Reformierung einer Feldbezeichnung, in der die bisher getrennt voneinander betrachteten Felder der Gesundheits- und Körperpflegeberufe als nunmehr zusammengesetztes Berufsfeld gelten und die Vielzahl der darin verorteten Berufe vereint (vgl. Bonse-Rohmann 2018: 110). Eine klare strukturelle und inhaltliche Ausrichtung der fachpraktischen Tätigkeiten ist im Lehramtsstudium für berufsbildende Schulen mit den Fachrichtungen Gesundheit- und/oder (Körper)-Pflege ohne eine stringente Kongruenz des Berufsfeldes mit der beruflichen Fachrichtung kaum möglich und unterliegt den damit verbundenen Spannungen und Herausforderungen. Für den vorliegenden Beitrag steht die Bezeichnung der beruflichen Fachrichtungen *Gesundheit und (Körper-)Pflege* für ein breiter angelegtes Verständnis des zugehörigen Berufsfeldes und der damit verbundenen Berufe, um im Kontext des außerschulischen Berufsfeldpraktikums trotz der heterogenen Strukturen keine Berufe zu exkludieren. Unabhängig der von den Studierenden gewählten beruflichen Fachrichtung sind die fachpraktischen Tätigkeiten in den einzelnen Bundesländern beispielsweise in den Lehrer(-bildungs)gesetzen (vgl. Bayerisches Staatsministeriums für Bildung und Kultus, Wissenschaft und Kunst 2017) sowie Ordnungen (vgl. Freistaat Sachsen 2022: 46) und Verordnungen über den Vorbereitungsdienst (vgl. §3 Abs. 6 LVO-Lehramt) verankert und bilden damit bis auf wenige Ausnahmen eine Zugangsvoraussetzung für den Eintritt in das Referendariat. Um in den Vorbereitungsdienst eintreten zu können, bedarf es also des Nachweises der fachpraktischen Tätigkeiten von mindestens 12 Monaten, die der gewählten beruflichen Fachrichtung entsprechen müssen. Eine einschlägige, im Berufsfeld Gesundheit und Pflege zumeist 3-jährige Ausbildung wird von den verantwortlichen Institutionen in der Regel als fachpraktische Tätigkeit anerkannt. Die Relevanz besteht folglich vor allem bei Studierenden, die in ein berufsbildendes Lehramtsstudium eintreten, ohne eine abgeschlossene Berufsausbildung entsprechend der gewählten beruflichen Fachrichtung nachweisen zu können und somit bis zum Eintritt in den Vorbereitungsdienst des entsprechenden Bundeslandes ein 52-wöchiges, außerschulisches Berufsfeldpraktikum absolvieren müssen.

Die Spezifik dieses besonderen Praktikums liegt primär in der Bipolarität der einzunehmenden Perspektive der Studierenden sowie einer damit verbundenen, anzubahnenden beruflichen Orientierung. Einerseits finden sich die Praktikant*innen in der Rolle einer angehenden Lehrkraft wieder, wodurch das Praktikumserleben in einen Kontext des zukünftigen Lehrberufes gesetzt und eingebettet wird. Andererseits sollen die Praktikant*innen verschiedene Berufe des Berufsfeldes der studierten beruflichen Fachrichtung kennenlernen. Darüber hinaus steht die Erschließung und Sensibilisierung der beruflichen Lebenswelt im Fokus, in der sich die zukünftigen, zu unterrichtenden Auszubildenden bewegen.

Abbildung 1: Bipolarität der Perspektive von Studierenden (eigene Darstellung)

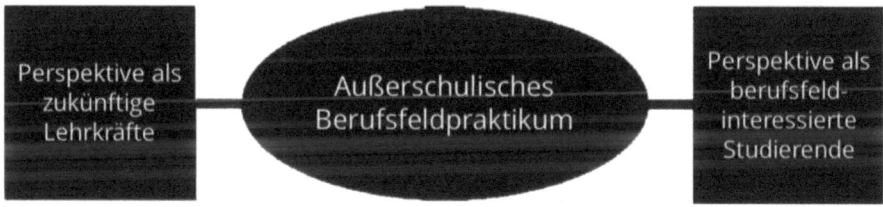

Die Praxisphasen stehen dabei als Chance für die Studierenden, sich implizites und explizites Wissen anzueignen und bisher unbekannte Handlungsfelder verschiedenster, im Falle der beruflichen Fachrichtungen Gesundheit und (Körper-)Pflege, Gesundheits- und Pflegeberufe zu entdecken und kennenzulernen. Da die fachpraktischen Tätigkeiten während der Praxiseinsätze in der Regel in verschiedenen Berufen absolviert werden, erlangen die Praktikant*innen auch interprofessionelle Kompetenzen und sind in der Lage, Schnittstellen der einzelnen Gesundheits- und/oder Pflegeberufe aufzudecken (vgl. Gahlen-Hoops 2019: 185 f.). In den Praxisphasen können zusätzlich grundlegende Lerngelegenheiten entstehen, die für angehendes Lehrpersonal eine zentrale Bedeutung in Hinblick auf die Entwicklung von Professionalisierung, Deutung und Haltung der eigenen Lehrer*innenrolle, einnehmen (vgl. Arnold u.a. 2014: 7).

Eine quantitativ gestützte Relevanz für das außerschulische Berufsfeldpraktikum lässt sich nur bedingt darstellen, da in diesem Punkt hochschulübergreifende Daten fehlen. Eine breit angelegte Erhebung wie viele Lehramtsstudierende ohne abgeschlossene Berufsausbildung die fachpraktischen Tätigkeiten nachweisen müssen, existiert nach aktuellem Stand nicht. Lediglich eine lokal durchgeführte Studie am Studienstandort Münster lässt erste Rückschlüsse zu. Driesel-Lange (vgl. Driesel-Lange 2017: 235 ff.) befragte auf Grundlage der EMW-Studie von 2013 (vgl. König u.a. 2013) in der Erweiterungsstudie *EMW-E* unter anderem 80 Studierende der beruflichen Fachrichtung Gesundheit und Pflege des Lehramtsstudiums für Berufskollegs nach Gründen für die Studienwahl sowie nach biografischen Einflüssen auf die Entscheidung für das Studium. Dabei wurden auch quantitative Daten erhoben, welche die fachpraktischen Tätigkeiten tangieren. Unter den 80 Student*innen konnten 62,5 % eine abgeschlossene Berufsausbildung nachweisen. Demnach sind 37,5 %, also etwas mehr als 1/3 der Lehramtsstudierenden der beruflichen Fachrichtung Gesundheit und Pflege, auf fachpraktische Tätigkeiten über ein außerschulisches Berufsfeldpraktikum angewiesen. Dementsprechend sind nicht nur einzelne Student*innen, sondern ganze Studierendengruppen mit dem außerschulischen Berufsfeldpraktikum konfrontiert.

Während die Praxiseinsätze der schulpraktischen Studien universitär begleitet und hochschulcurricular verankert sind, finden die fachpraktischen Tätigkeiten häufig ohne universitäre Begleitung statt. Hinzu kommt, dass sich bisher kaum empirische Ergebnisse und damit verbundene Forschungen über diese spezifische Praktikumsform finden lassen, obwohl sie für eine Professionalisierung und entsprechende pädagogische Konzeptionen notwendig wären (vgl. Herzmann u.a. 2021: 8).

1.2 Aktueller Forschungsstand

Die Präsenz und Bedeutung von Praxisphasen im Lehramtsstudium aller Schularten zeigt sich innerhalb der letzten Jahre in einer Vielzahl von Veröffentlichungen und Forschungen sowie im Zusammenschluss von Akteur*innen der unterschiedlichen Praxisphasen in Form von Gesellschaften, wie beispielsweise der bereits 2014 gegründeten *Internationalen Gesellschaft für Schulpraktische Studien und Professionalisierung (IGSP)*. Das Interesse, blinde Flecken im Gegenstand der heterogenen Praktikumslandschaft im Lehramt aufzudecken und dem *Mythos Praktikum* (vgl. Hascher 2011) entgegenzutreten, liegt dabei jedoch hauptsächlich auf der Seite der schulischen und unterrichtlichen Praxisphasen. Obwohl über viele Dekaden die Praxisphasen von Lehramtsstudierenden in der Bildungsforschung nur selten zum Forschungsgegenstand gemacht wurden, lässt sich laut Hascher bereits 2012 »[...] die Forschung zu Praktika als ein florierendes Feld bezeichnen«. (Hascher 2012: 91) Innerhalb der darauffolgenden Jahre zeichnete sich ein Zuwachs empirisch erhobener Daten ab, was sich auch an einer Vielzahl von Veröffentlichungen zeigt. Als interprofessionelle und -disziplinäre Buchreihe soll an dieser Stelle nochmals auf die *IGSP* hingewiesen werden. Im jährlichen Rhythmus veröffentlicht sie die Buchreihe *Schulpraktische Studien und Professionalisierung*, in der schul- und berufspraktische Studien von Herausgebern wie Weyland, Gröschner, Kosinar und Leonhard durch aktuelle Forschungen, Studien und theoretisch-reflexive Beiträge thematisiert werden (vgl. Kosinar u.a. 2019).

Außerschulische Praxisphasen werden in den Veröffentlichungen jedoch nur vereinzelt berücksichtigt und es liegen dem Autor des Beitrags zum Zeitpunkt der Veröffentlichung keine Ergebnisse vor, die gezielt aus Forschungen über die fachpraktischen Tätigkeiten im berufsbildenden Kontext erhoben wurden. Es finden sich jedoch Publikationen, die gewisse Schnittmengen aufweisen und Ableitungen zulassen bzw. einen kleinen Fundus an Grundlagenforschung darstellen, mit denen das außerschulische Berufsfeldpraktikum in Beziehung gesetzt werden kann. Die folgenden Erwähnungen sind dabei als exemplarische Bezugsforschungen zu sehen und besitzen einen Überblickscharakter.

Ulrich u.a. (vgl. Ulrich u.a. 2020) fertigten beispielsweise ein ausführliches Review über schulische Langzeitpraktika an und untersuchten in Form einer Dokumentenanalyse »[...] alle publizierten, empirischen Studien im deutschsprachigen Raum [...], welche die Wirkung von Praxissemestern auf Lehramtsstudierende [...]« (ebd.: 9) thematisierten.

Das Spektrum der untersuchten Publikationen umfasste sowohl qualitative als auch quantitative sowie Mixed-Method-Designs, was einem gut austarierten Querschnitt an gesichtetem Material entspricht. Nach der Auswertung aller analysierten Veröffentlichungen kamen die Autor*innen zum Schluss, dass sowohl kurze als auch lange Praxisphasen das Kompetenzerleben steigern, insofern eine zumindest moderate Reflexion stattfindet (vgl. ebd.: 55). Dieser reflektorische Ansatz stellt für die fachpraktischen Tätigkeiten, die mehrheitlich unbegleitet stattfinden, einen wichtigen Impuls dar.

Lewek und Teusch erläutern das Modul *Außerunterrichtliches Pädagogisches Praktikum* der Martin-Luther-Universität Halle-Wittenberg (vgl. Lewek und Theusch 2021: 200 ff.), welches gewisse Parallelen zum außerschulischen Berufsfeldpraktikum aufweist. Sie werten dafür ein zweiwöchiges Praktikum in einem pädagogischen Handlungsfeld der Kinder- und Jugendhilfe aus, welches die Lehramtsstudent*innen der Schulformen Grundschule, Sekundarschule und Gymnasium obligatorisch ab dem 3. Semester absolvieren. Das Modul erfolgt im Tenor des forschenden Lernens, da die Student*innen Feldbeobachtungen und Interviews durchführen und über kasuistische Reflexionsprozesse zum erwünschten Erkenntnisgewinn gelangen. Mit dem Ziel, einen Fall hinsichtlich seiner innersten Strukturen zu verstehen und zu durchdringen, wird bewusst der schulische Handlungsrahmen verlassen. So können »[…] soziale Räume von Kindern und Jugendlichen auch außerhalb von Schule ethnografisch […]« (ebd.) erforscht werden. Diese Erforschung geschieht durch die Struktur des Moduls, welches sich zeitgleich im Spannungsfeld von Nähe und Distanz befindet, da die Studierenden sowohl Teilnehmende am beruflichen Arbeitsalltag, als auch forschend Außenstehende sind und mit den erhobenen Daten das Praktikum im universitär begleiteten Kontext bearbeiten. Während die meisten lehramtsbezogenen Praktika an der Befähigung der unterrichtlichen Praxis orientiert sind, versucht das erwähnte außerunterrichtliche Praktikum eine Grundlage für ein analytisch-reflexives Denkvermögen zu bilden, dass im Sinne der Distanz zur unterrichtlichen Praxis agiert und als Chance zur Professionalisierung der pädagogischen Praxis genutzt werden kann (vgl. ebd.: 213 f.). Diese Erkenntnis ähnelt den Zielvorstellungen der fachpraktischen Tätigkeiten, wie sie einführend erwähnt wurden.

Das subjektive Erleben von Praktikant*innen in betrieblichen Praktika, und damit den außerschulischen Berufsfeldpraktika ähnlich, greift Langer auf, der das Arbeitswelterleben im betrieblichen Praktikum von Fachoberschüler*innen erforscht und dargestellt hat (vgl. Langer 2017). Er beschreibt zunächst das betriebliche Praktikum als Erkenntnisobjekt und hält Funktionen wie beispielsweise eine Orientierungs-, Motivations-, Berufswahl- sowie Sozialisationsfunktion fest, die im Kontext fachpraktischer Tätigkeiten ebenfalls Reflexionsgegenstand sein könnten. Zusätzlich wurden verschiedene Typen des subjektiven Praktikumerlebens durch qualitative Interviews eruiert (vgl. ebd.: 144 ff.).

Bezüglich der dokumentenanalytischen Aufbereitung der praktikumsbestimmenden Ordnungsmittel für die fachpraktischen Tätigkeiten sei an dieser Stelle die Erhebung von Heinrichs, Reinke und Gruber (Heinrichs u.a. 2020) erwähnt, die durch eine Lehrplananalyse verschiedener Schulformen, darunter auch der beruflichen Bildung, die Ziele und Typen von Praktika im österreichischen Schulsystem untersuchte. Die Autor*innen gingen dabei gesondert auf Betriebspraktika als Instrument der Berufsorientierung ein (vgl. ebd.: 2 f.). Der Forschungsschwerpunkt steht zwar nur bedingt in einem

Zusammenhang mit dem Lehramtsstudium in Deutschland, allerdings lassen sich auch hier Erkenntnisse für die fachpraktischen Tätigkeiten, vor allem aus Sicht der Berufsorientierung, ableiten.

Eine neuere Veröffentlichung, welche die Relevanz der fachpraktischen Tätigkeiten nochmals untermauert und vom Berufsfeld Gesundheit und (Körper-)Pflege gerahmt wird, stammt von Philipp Struck (vgl. Struck 2023), der über Interviews Änderungswünsche und Verbesserungsvorschläge bezüglich Ausbildungssettings bei Auszubildenden des Gesundheitswesens eruiert hat (vgl. ebd.: 91). Unter den dargestellten Interviewpassagen lassen sich erwähnenswerte Bezüge herstellen, die im außerschulischen Berufsfeldpraktikum zum Tragen kommen. In die von Struck beschriebene Kategorie »Lob für die Lehrkräfte« (ebd.: 96) fällt neben der *Empathie* auch die Aussage des *Praxisbezugs*. Dieser wird von den Interviewten als relevant erachtet, da es »[...] wichtig ist, wenn die Lehrkräfte wissen und verstehen, wovon sie reden und auch die praktischen Arbeitssituationen der Auszubildenden nachvollziehen können«. (Ebd.) Parallel dazu beschreibt die Kategorie *Kritik an den Lehrkräften* auch einen *fehlenden Praxisbezug*, der von den Auszubildenden zusätzlich kritisch erwähnt wird, insofern Lehrkräfte keine Praxiserfahrung im zu unterrichtenden Thema vorweisen können oder die Praxiserfahrung bereits viele Jahre zurückliegt (vgl. ebd.: 98). Dieser Einwand knüpft direkt an die fachpraktischen Tätigkeiten an und verdeutlicht den Stellenwert des damit verbundenen Praktikums, das bis dato eine Blackbox darstellt. Im Folgenden sollen erste Einblicke in eine bisher spärlich aufgedeckte Praktikumslandschaft und damit verbundene organisatorische, in Teilen aber auch inhaltliche Strukturen gegeben werden.

2. Dokumentenanalytische Aufbereitung

2.1 Methodisches Vorgehen

Eine Grundfrage des außerschulischen Praktikums und der verbundenen fachpraktischen Tätigkeiten betrifft die Verantwortlichkeit. Trotz der rechtlichen Verbindlichkeit kann die Organisation und Durchführung aus Hochschulperspektive als äußerst heterogen angesehen werden, was nicht zuletzt auch auf eine generelle Vielfalt der Lehrer*innenbildung der beruflichen Fachrichtungen Gesundheit und (Körper-)Pflege zurückzuführen ist. (vgl. Arens/Brinker-Meyendrisch 2020: 1) Ausgangslage für die im Folgenden beschriebene Erhebung und Darstellung einer Praktikumslandschaft stellt die Vollerhebung der Studienmodelle von Arens und Brinker-Meyendrisch (vgl. Arens/Brinker-Meyndrisch 2018: 158 ff.) dar. Durch die Sichtung und dokumentenanalytische Aufbereitung entstand ein detaillierter Überblick über die den beruflichen Fachrichtungen Gesundheit und (Körper-)Pflege zuzuordnenden 60 Studiengänge, die sich in 3 Studiengangtypen und entsprechend mannigfaltige Studiengangformen unterteilen lassen. Im

Studiengangtyp I existieren dabei verschiedene Modelle lehrerbildender Studiengänge, vom klassisch-tradierten Lehramtsstudiengang mit erstem und zweiten Staatsexamen bis hin zu Bildungsmanagement-qualifizierenden Masterstudiengängen (vgl. Arens und Brinker Meyndrisch 2020: 9).

Daneben wurden mithilfe des LBS-Navigators (vgl. Bertke u.a. 2021) alle Studiengänge selektiert, die durch eine zweiphasige Struktur gekennzeichnet sind, zum Eintritt in den Vorbereitungsdienst qualifizieren und eine Lehrtätigkeit in staatlichen, berufsbildenden Schulen ermöglichen. Die dazu in Verbindung stehende Typologisierung von Studiengangsmodellen im beruflichen Lehramtsstudium ließ eine zusätzliche Eingrenzung der Hochschulstandorte zu (vgl. Porcher und Trampe 2021: 13 ff.). Mithilfe des Navigators wurde die Recherche der jeweiligen Internetauftritte erleichtert und durch Gespräche mit den einzelnen Studienfachberatungen gestützt. Insgesamt liegen 9 analysierte, auf die fachpraktischen Tätigkeiten bezogene Dokumente vor, die in Anlehnung an Mayring (vgl. Mayring/Fenzl 2014: 547) einer zusammenfassenden qualitativen Inhaltsanalyse unterzogen wurden. Da die Dokumente in ihrer Form bereits durch Kapitel und/oder kategorisierte Abschnitte vorstrukturiert sind, wurde eine Kategorisierung in Anlehnung an Kuckartz (vgl. Kuckartz 2014: 69) unter einem deduktiv-induktivem Prozess vorgenommen (vgl. Schmidt 2017: 10).

2.2 Ergebnisskizze

Um die Strukturen der fachpraktischen Tätigkeiten und deren Durchführung beschreiben zu können, bedarf es zunächst einer punktuellen Verortung der hochschulischen Rahmenbedingungen. Die hochschulische Anerkennung von fachpraktischen Tätigkeiten wird beispielsweise in dem Moment obsolet, wenn eine abgeschlossene Berufsausbildung als Zulassungsvoraussetzung notwendig ist oder die fachpraktischen Tätigkeiten ausschließlich als Zulassungsvoraussetzung für den Vorbereitungsdienst deklariert sind. (vgl. Tab. 1). Je nach Bundesland und Hochschule existieren weitere Besonderheiten, wie beispielsweise in Sachsen. Dort muss der Nachweis fachpraktischer Tätigkeiten bereits für die Zulassung zum ersten Staatsexamen erbracht werden (vgl. §102 Abs. 1 LAPO I 2022). Dadurch ergeben sich je nach Bundesland und Hochschulstandort individuelle Ausgangslagen, in denen außerschulische Berufsfeldpraktika absolviert werden.

Tabelle 1: Zulassungsbedingungen für den Vorbereitungsdienst (eigene Darstellung)

Abgeschlossene Berufsausbildung als Zulassungs-voraussetzung	Berufsausbildung oder 52 Wochen fachpraktische Tätigkeit als Zulassungs-voraussetzung	Keine Zulassungsvoraussetzung*	Sonderfälle
Universität Bremen	TU Darmstadt	TU München	TU Dresden (52 Wochen für erstes Staatsexamen)
Universität Heidelberg	Universität Kassel und FH Fulda	Universität Erfurt	FH Münster (4 Wochen für Bachelor; mind. 26. Wochen bis Ende des Masters)
BTU Cottbus-Senftenberg	Universität Rostock und Hochschule Neubrandenburg	Universität Kaiserslautern	Universität Koblenz (Mind. 26 Wochen fachpraktische Tätigkeit bis Ende des Masters)
	Universität Hamburg	Universität Magdeburg	Universität Osnabrück (mindestens 26 Wochen bis Ende des Masters)
Kategorien der Praktikumsdokumente			
• Geltungsbereich/rechtliche Bestimmungen • Aufgaben • Inhalte • Allgemeine Bestimmungen • Dauer und zeitliche Bestimmungen • Anrechnung und Anerkennung		• Ziele • Tätigkeitsprofile • Zweck • Zuständigkeit • Betreuung • Versicherungsaspekte • Fachrichtungsbezogene Informationen	
*(Nachweis von 52 Wochen fachpraktischer Tätigkeit für Eintritt in den Vorbereitungsdienst des jeweiligen Bundeslandes notwendig)			

Eine Systematisierung der einzelnen Studiengänge erfolgte über eine kriteriengeleitete Zuordnung. Beginnend mit den einzelnen Bundesländern und den damit einhergehenden, die fachpraktischen Tätigkeiten betreffenden gesetzlichen Rahmenbedingungen wurden zunächst die *rechtlichen Grundlagen* eruiert. Anschließend wurden die *Studiengangsorte* bestimmt und die entsprechenden *Studiengänge* mit den entsprechenden *Zulassungsvoraussetzungen* dezidiert festgehalten. Letztlich wurde das Vorhandensein *studienbegleitender Praktika*, die auf die fachpraktischen Tätigkeiten bezogen sind, im jeweiligen Studiengang überprüft. Im Ergebnis konnten alle Kriterien für alle Bundesländer der Bundesrepublik Deutschland eruiert werden, wobei Schleswig-Holstein, Berlin und das Saarland keine beruflichen Lehramtsstudiengänge in den beruflichen Fachrichtungen

Gesundheit und (Körper-)Pflege aufweisen und daher ausgeklammert wurden, obwohl beispielsweise eine Richtlinie für das Betriebspraktikum im Bundesland Berlin vorliegt (vgl. TU Berlin 2016).

Die Landschaft des außerschulischen Berufsfeldpraktikums im Lehramtsstudium der beruflichen Fachrichtungen Gesundheit und (Körper-)Pflege, das innerhalb Deutschlands an 15 Standorten studiert werden kann, zeichnet sich in ihrer Heterogenität auch durch die Form der auf die fachpraktischen Tätigkeiten bezogenen Dokumente aus, die von *Ordnungen (4), Richtlinien (3), Informationsschreiben (1) und Hinweisen (1)* reicht. Davon beinhalten 4 Dokumente einen allgemeingültigen und fachrichtungsübergreifenden sowie einen expliziten Teil, der die fachpraktischen Tätigkeiten der Fachrichtungen Gesundheit und (Körper-)Pflege aufgreift. Drei Dokumente wurden ausschließlich für diese Fachrichtungen herausgegeben und sind entsprechend ihrer Struktur und Inhalte auf die damit einhergehenden Studiengänge ausgelegt. Die verbleibenden zwei Dokumente weisen eine generelle Gültigkeit für alle angebotenen beruflichen Fachrichtungen des jeweiligen Studiengangstandortes auf und besitzen keine fachrichtungsspezifischen Hinweise. Eine hochschulcurriculare Verortung mit einer obligatorischen, universitären Begleitung findet an keinem der gesichteten Hochschulstandorte statt. Allerdings existieren an drei Standorten berufsfeldspezifische Praktika, die als fachpraktische Tätigkeiten anerkannt werden können. An fünf Standorten fehlt sowohl eine curriculare Einbettung des außerschulischen Berufsfeldpraktikums als auch ein dafür angelegtes, verbindliches Dokument völlig. Auch bei der inhaltlichen Ausgestaltung der einzelnen Dokumente kann eine hohe Bandbreite an enthaltenen Informationen festgestellt werden, was sich bereits am Umfang zeigt, der vom zweiseitigen Hinweisschreiben (vgl. Ministerium für Bildung, Wissenschaft und Weiterbildung 2023) bis zur 8-seitigen Praktikumsordnung (vgl. TU Darmstadt) reicht. Innerhalb dieses Spektrums treten 13 Kategorien auf (vgl. Tab.1). Diese Kategorien bilden ein Gesamtbild der inhaltlichen Ausrichtung der einzelnen Praktikumsdokumente ab, wobei nicht jede Kategorie in jedem Dokument erscheint. Weiterhin existieren erhebliche Unterschiede im Umfang der einzelnen Kategorien in den jeweiligen Dokumenten, wodurch die Studierenden, die ein außerschulisches Berufsfeldpraktikum absolvieren müssen einer grundlegenden Abhängigkeit des jeweiligen Studienganges unterliegen und sich beispielsweise in verschiedene Tätigkeitsprofile, je nach Praktikumsdokument, begeben müssen. Die Ausrichtung der fachpraktischen Tätigkeit steht folglich in einem direkten Zusammenhang mit den vorliegenden Praktikumsdokumenten der einzelnen Hochschulstandorte, was die Relevanz empirisch gestützter Praktikumsdokumente untermauert.

3. Fachpraktische Tätigkeiten im Spannungsfeld zwischen Schule, Hochschule und Praxis

Betrachtet man die fachpraktischen Tätigkeiten aus einem didaktischen Blickwinkel, so soll im vorliegenden Beitrag zwischen dem Verständnis einer Berufsfelddidaktik (vgl. Degen u.a. 2019; Pahl 2019; Walter 2021) und einer hochschuldidaktischen Ebene differenziert werden, gleichzeitig sollen aber auch gegenseitige Wechselwirkungen im Kontext fachpraktischer Tätigkeiten beschrieben werden.

Auch wenn sich Walter auf berufsbegleitend Studierende bezieht, die bereits im Lehrberuf tätig sind und »[...] zwischen den Welten *Bildungspraxis* und *wissenschaftliche Praxis* changieren [...]« (Walter 2022: 265), trifft dies auch auf Vollzeit-Studierende der beruflichen Fachrichtungen Gesundheit und (Körper-)Pflege zu, die sich in einem permanenten Spannungsfeld zwischen dem Lernort Schule und dem Lernort Hochschule und den damit verbundenen Antinomien pädagogischer Professionalisierungsverständnisse befinden (vgl. Terhart 2011). Studierende, die sich zudem im außerschulischen Berufsfeldpraktikum befinden, können durch die fachpraktischen Tätigkeiten zusätzlich als direkte Akteure der Versorgungspraxis angesehen werden.

Steht die Universität typischerweise für die Entwicklung eines akademischen Habitus, wird in den Institutionen der Versorgungspraxis ein praktisches Handeln durch die Interaktion mit Klient*innen des Gesundheitssystems fokussiert. (vgl. Darmann-Finck 2018: 50) Darmann-Finck (vgl. ebd.) bezieht sich in der Symbiose dieser Entwicklungen auf das Rollenmodell reflektierter Praktiker*innen (vgl. Schön 1983), die dazu befähigt werden, sowohl »[...] *in* der Handlung als auch *über* die Handlung zu reflektieren«. (Darmann-Finck 2018: 50) Berufspraktische Erfahrungen, die über das außerschulische Berufsfeldpraktikum von den Studierenden gemacht werden, bedürfen daher im Sinne einer doppelten Sozialisationslogik und der professionellen Entwicklung reflektierter Praktiker*innen darauf ausgelegte, hochschuldidaktisch aufbereitete Lehr- und Lernformen zur Unterstützung dieser Prozesse. (vgl. ebd.: 56 f.) Solche Prozesse könnten durch hochschulcurriculare Strukturen angeregt werden wie beispielsweise Mentoring-Programme mit entsprechenden Qualifizierungsmaßnahmen, eine modulare Integration des außerschulischen Berufsfeldpraktikums in die entsprechenden Studienordnungen, klar strukturierte Verantwortungsübernahmen durch universitäre Betreuungspersonen, Kooperationen der Hochschulen mit Praxiseinrichtungen sowie Zeitfenstermodelle, die Langzeitpraktika für die fachpraktischen Tätigkeiten vorsehen (vgl. Karstädt i.E.)

Lehrer*innen der beruflichen Fachrichtungen Gesundheit und (Körper-)Pflege sehen sich zudem der Herausforderung gegenübergestellt, Auszubildende »auf die komplexen Anforderungen der Gesundheitsversorgung vorzubereiten [...]« (Hülsken-Gießler/Böhnke 2007: 169) und daraus folgend professionelle Fachkräfte, die für den beruflichen Alltag ausreichend qualifiziert sind und eine hochwertige Versorgung von Menschen gewährleisten können, auszubilden (vgl. Driesel-Lange 2017: 225). Diese Vorbereitung bedarf in der unterrichtlichen Ausgestaltung der Auszubildenden eines wohl austarierten Maßes an geeigneten Lerngegenständen. Diese sollten Lehrkräfte mit notwendiger, *reflexiver Fachlichkeit* (vgl. Meister/Hericks 2021: 149) entwickeln, um den teils widersprüchlichen »[...] Anforderungen und Interessen der Berufswirklichkeit auf der Mikroebene des Handelns auch und besonders im Kontext sich stetig wandelnder Bedingungen der beruflichen Praxis gerecht zu werden [...]« (Hülsken-Giesler 2007: 170) und Bildungsprozesse bei Auszubildenden anzustoßen sowie begleiten zu können (vgl. Meister/Hericks 2021: 149).

Die Student*innen als zukünftige Lehrpersonen sind dadurch einem besonderen, der beruflichen Bildung immanenten Spannungsfeld ausgesetzt, das Ertl-Schmuck als *doppelte Handlungslogik* (vgl. Ertl-Schmuck 2018) beschreibt und die Logik des Lehrer*innenhandelns von der des pflegerischen Handelns trennt. Während ein professionelles Lehrer*innenhandeln über die klassischen, professionstheoretischen Ansätze (vgl. Terhart 2011: 205 ff.) betrachtet werden kann, zeichnet sich professionelles Handeln im Kontext von Gesundheits- und Pflegeberufen durch ein interaktionistisches, vor allem im Berufsfeld Pflege auf Körper und Leib bezogenes Verständnis aus, dessen Lerngegenstände auch die Beziehungsgestaltung und Mimesis als Handlungsmodus inkuldieren (vgl. Ertl-Schmuck 2018: 20).

Die Autor*innen des Fachqualifikationsrahmens Pflegedidaktik (vgl. Walter/Dütthorn 2019: 11 ff.) sprechen indes vom doppelten Handlungsbezug und der damit verbundenen, notwendigen didaktischen Transformation, da »[...] die Lehrenden neben der Unterrichtssituation auch die Pflegesituation reflexiv bearbeiten müssen« (ebd.: 14). Als Spezifik der beruflichen Bildung gilt es dementsprechend, neben dem Handlungsfeldbezug der Schule und der Hochschule, auch im Aufbau des Unterrichts die Berufs- bzw. Versorgungspraxis mitzudenken und vor allem, sie in reflexive Prozesse einzubetten (ebd.: 16).

Ergänzend dazu beschreibt der auf die berufliche Fachrichtung Gesundheit und Pflege ausgerichtete *doppelte Fallbezug* (vgl. Seltrecht 2015: 216 ff.) zum einen die damit einhergehenden Lehrer-Schüler-Interaktionen, zum anderen die Fallbezüge zu pflegerischen, therapeutischen oder generalisierten, gesundheitsbezogenen Tätigkeiten, mit denen sich Lehrkräfte auseinandersetzen müssen. Die hochschulische Vorbereitung darauf konstatiert Seltrecht mit einem Desiderat, obwohl die »[...] Lehramtsausbildung für die berufliche Fachrichtung Gesundheit und Pflege [...] die angehenden Lehrkräfte [...] auf beide Fallbezüge vorbereiten [...] muss«. (Seltrecht 2015: 217) Die beschriebenen Logiken und Verständnisse zu einer dialektischen Betrachtung zweier verschiedener Handlungsfelder werden maßgeblich von den eigenen berufsbiografischen Erfahrungen, sei es durch eine abgeschlossene Berufsausbildung oder das Absolvieren außerschulischer Berufsfeldpraktika, geprägt. Die Lücke zwischen den Logiken und Bezügen könnte, insofern die Praktika hochschuldidaktisch und reflexiv eingebettet sind, verringert werden. Die wissenschaftliche, kritische und hochschulcurriculare Verankerung sowie Begleitung der fachpraktischen Tätigkeiten wäre dafür ein erster Schritt.

Auch der Entwicklungsprozess von der Handlungssituation hin zur Lernsituation und dem daraus resultierenden Unterrichtsgeschehen wird durch die beschriebenen Aspekte von den fachpraktischen Tätigkeiten der Lehramtsstudierenden in der späteren Lehrtätigkeit beeinflusst. Bereits die kriteriengeleitete Auswahl geeigneter Handlungssituationen (vgl. Walter 2015: 12) erfordert sowohl von Student*innen als auch von Lehrkräften eine fachpraktische Expertise, um beispielsweise den Exemplaritätsgehalt der ausgewählten Szenerie ausloten zu können. Diese, für die Berufsausbildung bedeutsamen didaktischen Bezugspunkte haben das Ziel, »[...] eine möglichst vollständige Ausführung oder Durchdringung aller Arbeits- bzw. Handlungsschritte, [...] der Berufswirklichkeit möglichst ganzheitlich zu erfassen«. (Trumpa 2021: 378) Denkbar wäre dabei ein Festhalten von im außerschulischen Berufsfeldpraktikum erlebten Handlungssituationen, die von den Studierenden beispielsweise in Form von Lerntagebüchern abgebildet werden. Solche Handlungssituationen könnten dann als Grundlage für die Entwicklung eigener Lernsituationen während der schulpraktischen Studienphasen genutzt werden.

Mithilfe von berufsfelddidaktischen Modellen kann die Spezifik des beruflichen Handelns in den Blick genommen werden, um Lerngegenstände mit sich daran anschließenden Bildungszielen zu identifizieren (vgl. Walter u.a. 2023: 167). Ohne an dieser Stelle vertiefend auf die berufsfelddidaktischen Modelle einzugehen, können die subjektorientierte Pflegedidaktik (vgl. Ertl-Schmuck 2000, 2010, 2022), die dialektisch-reflexive Pflegedidaktik (vgl. Greb 2003, 2010, 2020, 2022), das Situationsbearbeitungsmodell mit einem phänomenologischen Zugang (vgl. Walter 2013, 2015, 2022) sowie die Pflegedidaktische Heuristik (vgl. Darmann-Finck 2000, 2010, 2022) für die Eruierung geeigneter Lerngegenstände genutzt werden und so den Unterricht bildungstheoretisch legitimieren. Die daraus entstehenden Lernsituationen mit entsprechenden Lehr-/Lernarrangements sind immer auch ein Produkt der berufspraktischen Erfahrungen, die Lehrkräfte über berufsfeldbezogene, fachpraktische Tätigkeiten gemacht haben.

Eine enge Verknüpfung besteht außerdem in der Auswahl und der entsprechenden Legitimation des Lernortes. Bereits in den 1960er Jahren entstand die Forderung nach einer Lernortkooperation im Sinne des Lernortverständnisses, dass »[...] Ausbildungsbetriebe und die beruflichen Schulen zusammenwirken [...]« (Deutscher Ausschuss für das Erziehungs- und Bildungswesen 1964), da man sich dem Spannungsverhältnis von *Berufstheorie* und *Berufspraxis* (vgl. Pätzold 1999: 148) und damit auch der *doppelten Handlungslogik* (Remmers 2000) annehmen wollte. Dieses Bestreben ist bis heute noch aktuell (vgl. Unger 2013; Ertl-Schmuck 2013) und gehört zum komplexen Aufgabenspektrum der Lehrer*innen. Sowohl im Sinne von Kooperationsbestrebungen als auch dem Unterrichten an dritten Lernorten wie dem Skills Lab oder Lernwerkstätten existieren fachrichtungsspezifische Lernpotenziale. Ertl-Schmuck (vgl. Ertl-Schmuck 2013: 325) beschreibt unter subjektorientierter Perspektive die Lernwerkstatt als Ort, um pflegerische Einzeltätigkeiten, das Lernen reflexiver Urteilsbildung, aber auch die Reflexion erlebter Praxissituationen, wie sie beispielsweise während der fachpraktischen Tätigkeiten gemacht werden, zu ermöglichen. Diese Zuschreibungen müssen für Lehrkräfte ohne abgeschlossene Berufsausbildung und ohne das Erleben von fachpraktischen Tätigkeiten aufgrund einer nur bedingt möglichen Zugänglichkeit hinterfragt werden und sind nur in Teilen betreu- und begleitbar. Ein Ausschöpfen der beschriebenen Lernpotenziale der Auszubildenden bedarf einer qualitativ hochwertigen didaktischen Transformation von praxisbezogenen Lerngegenständen, die ohne fachpraktische Expertise durch außerschulische Berufsfeldpraktika nur begrenzt umsetzbar scheint.

4. Zusammenfassender Ausblick

Eine Bestandsaufnahme der Landschaft des außerschulischen Berufsfeldpraktikums ist im Kontext der fachpraktischen Tätigkeiten in den beruflichen Fachrichtungen Gesundheit und (Körper-)Pflege trotz erster dokumentenanalytischer Daten längst noch nicht abgeschlossen. Durch die Sichtung der Praktikumsdokumente konnte zunächst nur festgehalten werden, welche Bedingungen der einzelnen Hochschulstandorte an die fachpraktischen Tätigkeiten geknüpft wurden und damit verbundene, erste Rahmenbedingungen konnten beschrieben werden. Die Praktikumsdokumente sind geprägt von Hinweisen und Empfehlungen mit stark normativem Charakter und stehen auf keinem empirisch-fundierten Fundament. Weiterhin weisen die gewonnenen Kategorien keine Bezugnahme zu hochschulcurricularen Bezugsveranstaltungen oder generellen modularen Verortungen auf. Das hohe Maß an Eigenverantwortlichkeit in der Praktikumsausgestaltung führt durch den hohen Abstraktionsgrad der gesichteten Dokumenteninformationen zu einem relativ großen Spielraum bezüglich der Durchführung der fachpraktischen Tätigkeiten. Wie sich die spezielle Ausrichtung, also die Auswahl der Praktikumsorte, die Intentionen bei der dazugehörigen Entscheidung, die finanzielle Absicherung und auch die Dauer der verschiedenen Praxiseinsätze im Praktikumsfeld zeigen, bleibt ebenfalls bisweilen unerschlossen.

Die im Beitrag deutlich gewordene Relevanz zeigt sich nicht bloß in organisatorisch-administrativen Strukturen, sondern auch im didaktisch-reflexiven Gegenstandsbereich. Für die unterrichtliche Ausgestaltung sind situationsorientierte Lehr-/Lernarrangements mit berufspraxisnahen Handlungssituationen im Sinne des Lernfeldkonzeptes unentbehrlich. Die darauf aufbauenden Lernsituationen bedürfen einer reflexiven, berufspraktischen Expertise, die ohne eine abgeschlossene Berufsausbildung durch das Erleben fachpraktischer Tätigkeiten im entsprechenden Berufsfeld angebahnt werden könnte. Ein tiefgründiges Verständnis über das Erleben und die vollzogenen Tätigkeitsprofile der Studierenden erfordert auch in Hinblick auf interprofessionelle Kompetenzen qualitative, explorativ angelegte Forschungsschritte, die im Rahmen des parallelen Promotionsvorhabens des Autors aufgegriffen werden. Durch Interviews mit Praktikant*innen könnten erste Schlussfolgerungen für die hochschulcurriculare Einbettung der fachpraktischen Tätigkeiten erfolgen und die Praktikumslandschaft detaillierter beschrieben werden. Bis dahin stellt das außerschulische Berufsfeldpraktikum im Lehramtsstudium der beruflichen Fachrichtungen Gesundheit und (Körper-)Pflege aus Forschungsperspektive noch eine Nische im großen Geflecht der schul- und berufspraktischen Studien dar.

Literatur

Arens, Frank/Brinker-Meyendriesch, Elfriede (2020). Berufs- und Wirtschaftspädagogik Schwerpunkt Gesundheit. Die berufs- und wirtschaftspädagogischen und fachwissenschaftlichen Bezüge im Spektrum Lehrerbildung Pflege und Gesundheit. In: bwp@ Berufs- und Wirtschaftspädagogik (37). Online verfügbar unter https//:www.bwpat.de/ausgabe37/arens_brinker-meyendriesch_bwpat37.pdf (Abruf: 27.07.23).

Arens, Frank/Brinker-Meyendriesch, Elfriede (2018). Spektrum Lehrerbildung Pflege und Gesundheit. Zeitzeugen einer Disziplinentwicklung. Band 3 der Schriftenreihe Berufsbildungsforschung Pflege und Gesundheit. Berlin: wvb.

Arnold, Karl-Heinz/Gröschner, Alexander/Hascher, Tina (2014). Schulpraktika in der Lehrerbildung. Einführung in das Forschungsfeld. In: Arnold, Karl-Heinz/Gröschner, Alexander/Hascher, Tina (Hg.). Schulpraktika in der Lehrerbildung. Theoretische Grundlagen, Konzeptionen, Prozesse und Effekte. 1. Aufl. Münster: Waxmann.

Bertke, Lisa/Frommberger, Dietmar/Lange, Silke (2021). 1. LBS-Netzwerk-Workshop. Informationen zum LBS Monitor. Vortrag im Rahmen des 1. LBS-Netzwerk-Workshops als Teil des Projekts DEIN LBS Campus, 03.05.2021. Online verfügbar unter https://www.dein-lbs.uni-osnabrueck.de/forschung/publikationen-und-konferenzbeitraege/ (Abruf: 27.07.23)

Darmann-Finck, Ingrid (2010a). Interaktion im Pflegeunterricht. Begründungslinien einer Interaktionistischen Pflegedidaktik. Franfurt a. M.: Peter Lang.

Darmann-Finck, Ingrid (2010b). Eckpunkte einer interaktionistischen Pflegedidaktik. In: Ertl-Schmuck, Roswitha/Fichtmüller, Franziska (Hg.). Theorien und Modelle der Pflegedidaktik. Eine Einführung. 1. Aufl. Weinheim: Juventa.

Darmann-Finck, Ingrid (2018). Hochschulische Erstausbildung – Voraussetzungen für eine nachhaltige Professionalisierung der Pflegepraxis. In: Friese, Marianne (Hg.). Reformprojekt Care Work. Professionalisierung der beruflichen und akademischen Ausbildung (Berufsbildung, Arbeit und Innovation, Band 50). Bielefeld: wbv.

Darmann-Finck, Ingrid (2022). Eckpunkte einer Interaktionistischen Pflegedidaktik. In: Ertl-Schmuck, Roswitha/Hänel, Jonas (Hg.). Theorien und Modelle der Pflegedidaktik. Eine Einführung. 2. Aufl. Basel, Weinheim: Beltz Juventa.

Degen, D./Leumann, S./Keller, A./Gut, J. (2019). Konstituierende Elemente der Berufsfelddidaktik – spezifische Charakteristika und Unterschied. In bwp@ Spezial 16:

Berufsfelddidaktik in der Schweiz, hg. v. Barabasch, A./Baumeler, C., 1-23. Online: https://www.bwpat.de/spezial16/degen_etal_spezial16.pdf (Abruf: 18.11.2019).

Deutscher Ausschuss für das Erziehungs- und Bildungswesen (1966). Gutachten über das berufliche Ausbildungs- und Schulwesen v. 10. Juli 1964. In: Deutscher Ausschuß für das Erziehungs- und Bildungswesen, Empfehlungen und Gutachten, 1953-1965, zusammengestellt von H. Bohnenkamp, W. Dirks und D. Knab. Stuttgart, S. 413 – 515.

Driesel-Lange, Katja. (2017). Berufliche Entwicklungsprozesse angehender Lehrpersonen im Bereich Gesundheit/Pflege. In: Weyland, Ulrike/Reiber, Karin (Hg.). Entwicklungen und Perspektiven in den Gesundheitsberufen – aktuelle Handlungs- und Forschungsfelder (Berichte zur beruflichen Bildung). Bielefeld: W. Bertelsmann Verlag.

Ertl-Schmuck-Roswitha (2000). Pflegedidaktik unter subjekttheoretischer Perspektive. Frankfurt a. M.: Mabuse.

Ertl-Schmuck, Roswitha (2010). Subjektorientierte Pflegedidaktik. In: Ertl-Schmuck, Roswitha/Fichtmüller, Franziska (Hg.). Theorien und Modelle der Pflegedidaktik. Eine Einführung. 1. Aufl. Weinheim: Juventa.

Ertl-Schmuck, Roswitha (2013). Lernwerkstatt. In: Ertl-Schmuck, Roswitha/Greb, Ulrike (Hg.). Pflegedidaktische Handlungsfelder. Weinheim, Basel: Beltz Juventa.

Ertl-Schmuck, Roswitha (2018). Das Theorie-Praxis-Verständnis als produktive Irritation. In: Erlt-Schmuck, Roswitha/Hänel, Jonas (Hg.). Passagen pflegedidaktischer Arbeit an der Schnittstelle von Hochschule und Schulpraxis. Weinheim: Beltz Juventa.

Ertl-Schmuck, Roswitha (2022). Subjektorientierte Pflegedidaktik. In: Ertl-Schmuck, Roswitha/Hänel, Jonas (Hg.). Theorien und Modelle der Pflegedidaktik. Eine Einführung. 2. Aufl. Basel, Weinheim: Beltz Juventa.

Friese, Marianne (2018). Einleitung. In: Friese, Marianne (Hg.). Reformprojekt Care Work. Professionalisierung der beruflichen und akademischen Ausbildung (Berufsbildung, Arbeit und Innovation, Band 50). Bielefeld: wbv.

Freistaat Sachsen (2022). Verordnung des Sächsischen Staatsministeriums für Kultus über die Erste Staatsprüfung für Lehrämter an Schulen im Freistaat Sachsen. LAPO I.

Gahlen-Hoops, Wolfgang von (2019). Berufliche Fachrichtung Gesundheit und Pflege. In: Claudia/Kaiser, Franz (Hg.). Bildung beruflicher Lehrkräfte. Wege in die pädagogische Königsklasse (Berufsbildung, Arbeit und Innovation, Band 48). Bielefeld: wbv.

Greb, Ulrike (2003). Identitätskritik und Lehrerbildung. Frankfurt a. M.: Mabuse.

Greb, Ulrike (2010). Die pflegedidaktische Kategorialanalyse. In: Ertl-Schmuck, Roswitha/ Fichtmüller, Franziska (Hg.). Theorien und Modelle der Pflegedidaktik. Eine Einführung. 1. Aufl. Weinheim: Juventa.

Greb, Ulrike (2022). Dialektisch-reflexive Pflegedidaktik. In: Ertl-Schmuck, Roswitha/ Hänel, Jonas (Hg.). Theorien und Modelle der Pflegedidaktik. Eine Einführung. 2. Aufl. Basel, Weinheim: Beltz Juventa.

Hascher, Tina (2011). Vom »Mythos Praktikum« … und der Gefahr verpasster Lerngelegenheiten. In: Journal für Lehrerinnen- und Lehrerbildung, 3, S. 8-16.

Hascher, Tina (2012). Forschung zur Bedeutung von Schul- und Unterrichtspraktika in der Lehrerinnen- und Lehrerbildung – In: Beiträge zur Lehrerbildung 30 (2012) 1, S. 87-98.

Heinrichs, Karin/Reinke, Hannes/Gruber, Maximilian (2020). Betriebspraktika als Maßnahme der Berufsorientierung oder berufsfachlichen Kompetenzentwicklung? Eine Lehrplananalyse zu Zielen und Typen von Praktika im österreichischen Schulsystem. In: bwp@ Spezial PH-AT1: Österreichs Berufsbildung im Fokus der Diversität – Berufspädagogische Forschung an Pädagogischen Hochschulen – Status quo, Herausforderungen und Implikationen.

Herzmann, Petra/Leonhard, Tobias/Košinár, Julia (2021). Einleitung. In: Leonhard, Tobias/Herzmann, Petra/Košinár, Julia (Hg.) »Grau, theurer Freund, ist alle Theorie«? Theorien und Erkenntniswege Schul- und Berufspraktischer Studien (Schulpraktische Studien und Professionalisierung, Band 5). Münster, New York: Waxmann.

Host, Henning (2019). Berufsfeldpraktika Digitale Lehre. In: Schöning, Anke/Krämer Astrid (Hg.). Schulpraktische Studien 4.0. Chancen und Herausforderungen der Digitalisierung bei der Ausgestaltung und der Begleitung von Praxisphasen im Lehramtsstudium. Leipzig: Leipziger Universitätsverlag.

Hülsken-Giesler, Manfred/Böhnke, Ulrike (2007). Professionelles Lehrerhandeln in Gesundheit und Pflege – eine Herausforderung für Reformprozesse. In: Pflege & Gesellschaft 12. Jg., Heft 2, S. 165-187.

Karstädt, Martin (2023, im Erscheinen). Curriculare Überlegungen zum außerschulischen Berufsfeldpraktikum im Lehramtsstudium der beruflichen Fachrichtung Gesundheit und (Körper-)Pflege. In: Spöttl, Georg (Hg.). Handbuch berufliche Didaktiken.

Košinár, Julia/Gröschner, Alexander/Weyland, Ulrike (Hg.) (2019). Langzeitpraktika als Lernräume. Historische Bezüge, Konzeptionen und Forschungsbefunde (Schulpraktische Studien und Professionalisierung, Band 4). Münster, New York: Waxmann.

Kultusministerkonferenz (Hg.) (2016). Rahmenvereinbarung über die Ausbildung und Prüfung für ein Lehramt der Sekundarstufe II (berufliche Fächer) oder für die beruflichen Schulen (Lehramtstyp 5). (Beschluss der Kultusministerkonferenz vom 12.5.1995 i. d. F. vom 13.09.2018.) Berlin.

König, Johannes/Rothland, Martin/Darge, Kerstin (2013). Erfassung und Struktur berufswahlrelevanter Faktoren für die Lehrerausbildung und den Lehrerberuf in Deutschland, Österreich und der Schweiz. In: Zeitschrift für Erziehungswissenschaft (2013) 16 (3), S. 553-577.

Landesschulamt Sachsen-Anhalt (2011). Verordnung über den Vorbereitungsdienst und die Laufbahnprüfung für ein Lehramt im Land Sachsen-Anhalt.

Langer, Jan (2017). Ja, Freund, das ist hier die Arbeitswelt. Das Arbeitsleben von Fachoberschülerinnen und Fachoberschülern im betrieblichen Praktikum. Kassel: University Press.

Lewek, Tobias/Theusch, Sarah (2021). Das Modul »Außerunterrichtliches Pädagogisches Praktikum« als kasuistisches Reflexionsangebot für Lehramtsstudierende. Zur Praxis fallorientierter Lehrerinnen- und Lehrerbildung. In: Leonhard, Tobias/Herzmann, Petra/Košinár, Julia (Hg). »Grau, theurer Freund, ist alle Theorie«? Theorien und Erkenntniswege Schul- und Berufspraktischer Studien (Schulpraktische Studien und Professionalisierung, Band 5). Münster, New York: Waxmann. S.197-216.

Mayring, Philipp/Frenze, Thomas (2015). Qualitative Inhaltsanalyse. In: Baur, Nina/Blasius, Jörg (Hg.). Handbuch Methoden der empirischen Sozialforschung. Wiesbaden: Springer VS. S.543-558.

Meister, Nina/Hericks, Uwe (2021). Reflektierte Fachlichkeit und doppeltes Praxisverständnis. Studienkonzeptionelle Grundlagen und ihre Umsetzung. In: Leonhard, Tobias/Herzmann, Petra/Košinár, Julia (Hg). »Grau, theurer Freund, ist alle Theorie«? Theorien und Erkenntniswege Schul- und Berufspraktischer Studien (Schulpraktische Studien und Professionalisierung, Band 5). Münster, New York: Waxmann. SS.147-162.

Ministerium des Innern des Landes Nordrhein-Westfalen (2023). Gesetz über die Ausbildung für Lehrämter an öffentlichen Schulen (Lehrerausbildungsgesetz – LABG).

Ministerium für Bildung, Wissenschaft und Weiterbildung Rheinland-Pfalz (2023). Informationen zum Vorbereitungsdienst für das Lehramt an berufsbildenden Schulen. Trier.

Pätzold, Günter (1999). Lernfeldorientierung und handlungsorientierte Gestaltung von Lehr-Lernsituationen – Konsequenzen für die Lernortdiskussion. In: Husinga, Richard/Lisop, Ingrid/Speier, Hans-Dieter: Lernfeldorientierung. Konstruktion und Unterrichtspraxis. Frankfurt a. M.: Gesellschaft zur Förderung arbeitsorientierter Forschung und Bildung. S. 121-159.

Pahl, Jörg-Peter (2019). Didaktisierung der Berufsfelder – Eine Aufgabe auch für Berufswissenschaft und Berufsbildungswissenschaft. In: bwp@ Berufs- und Wirtschaftspädagogik – online, Ausgabe 37, S. 1-20.

Popella, Florian (2017). Praktikanten zwischen Mindestlohngesetz und Berufsbildungsgesetz. Baden-Baden: Nomos Verlagsgesellschaft mbH & Co. KG.

Porcher, Christoph/Trampe, Kristina (2021). Das berufliche Lehramtsstudium in Deutschland. Eine Typologie von Studienmodellen. In: Berufsbildung 75 (190), S. 13-16.

Remmers, Hartmut (2000). Pflegerisches Handeln. Wissenschafts- und Ethikdiskurse zur Konturierung der Pflegewissenschaft. Bern: Huber.

Schmidt, Werner (2017). Dokumentenanalyse in der Organisationsforschung. In: Liebig, Stefan/Matiaske, Wenzel/Rosenbohm, Sophie (Hg.). Handbuch Empirische Organisationsforschung. Wiesbaden: Springer Gabler. S.443-466.

Schön, Donald (1983). The reflective Practitioner. How professionals think in action. New York: Basic Books.

Schüssler, Renate/Schwier, Volker/Klewin, Gabriele/Schicht, Saskia/Schöning, Anke/Weyland, Ulrike (Hg.) (2017). Das Praxissemester im Lehramtsstudium: Forschen,

Unterrichten, Reflektieren. 2., überarbeitete und erweiterte Auflage (utb Schulpädagogik, 4168). Bad Heilbrunn: Verlag Julius Klinkhardt.

Seltrecht, Astrid (2015). Der »doppelte Fallbezug« – Herausforderungen in der Lehramtsausbildung der beruflichen Fachrichtung Gesundheit und Pflege. In: Jenewein, Klaus/Henning, Herbert. (Hg.). Kompetenzorientierte Lehrerbildung: neue Handlungsansätze für die Lernorte im Lehramt an berufsbildenden Schulen (Berufsbildung, Arbeit und Innovation, 39). Bielefeld: W. Bertelsmann Verlag. S.209-227.

Struck, Philipp (2023). Entwicklungs- und Verbesserungsperspektiven für berufliche (Aus-)Bildungsprozesse im Gesundheitswesen. In: Friese, Marianne/Braches-Chyrek, Rita (Hg.). Care Work in der gesellschaftlichen Transformation. Beschäftigung, Bildung, Fachdidaktik (Berufsbildung, Arbeit und Innovation, Band 71). Bielefeld: wbv. S.91-104.

Technische Universität Berlin (2016). Richtlinien für das Betriebspraktikum der Studierenden der lehramtsbezogenen Bachelor- sowie Quereinstiegsmasterstudiengänge mit beruflicher Fachrichtung.

Technische Universität Darmstadt (2013). Praktikumsordnung für die Anerkennung fachpraktischer Tätigkeiten.

Terhart, Ewald (2011). Lehrerberuf und Professionalität. Gewandeltes Begriffsverständnis – neue Herausforderungen. In: Helsper, Werner/Tippelt, Rudolf (Hg.). Pädagogische Professionalität. Weinheim: Beltz. S.202-224.

Trumpa, Silke/Dorn, Tobias (2021). Gesundheitsunterricht in der Berufsschule. In: Goldfriedrich, Martin/Hurrelmann, Klaus (Hg.). Gesundheitsdidaktik. 1. Auflage. Weinheim, Basel: Beltz Juventa. S.375-394.

Unger, Angelika (2013). Lernortkooperation. Hintergründe. In: Ertl-Schmuck, Roswitha/Greb Ulrike (Hg.). Pflegedidaktische Handlungsfelder. Weinheim, Basel: Beltz Juventa.

Ulrich, Immanuel/Klingebiel, Franz/Bartels, Antonia/Staab, René/Scherer, Sonja/Gröschner, Alexander (2020). Wie wirkt das Praxissemester im Lehramtsstudium auf Studierende? Ein systematischer Review. In: Ulrich, Immanuel/Gröschner, Andreas (Hg.). Praxissemester im Lehramtsstudium in Deutschland: Wirkungen auf Studierende. Edition ZfE, vol. 9. Wiesbaden: Springer VS. S.1-66.

Walter, Anja (2013). Schulnahe Curriculumentwicklung. In: Ertl-Schmuck, Roswitha/Greb, Ulrike (Hg.). Pflegedidaktische Handlungsfelder. Basel, Weinheim: Beltz Juventa. S.124-151.

Walter, Anja (2022). Der phänomenologische Zugang zu Pflegesituationen – eine pflegedidaktische Arbeitsweise. In: Ertl-Schmuck, Roswitha/Hänel, Jonas (Hg.). Theorien und Modelle der Pflegedidaktik. Eine Einführung. 2. Aufl. Basel, Weinheim: Beltz Juventa. S.293-334.

Walter, Anja/Dütthorn, Nadin (Hg.) (2019). Fachqualifikationsrahmen Pflegedidaktik. Deutsche Gesellschaft für Pflegewissenschaft. 2019 02 20 FQR-Veröffentlichung.

Walter, Anja (2021). »Konturen einer Berufsfelddidaktik Gesundheit und Pflege«. In: Public Health Forum, vol. 29, no. 3, S. 216-219. Online: https://doi.org/10.1515/pubhef-2021-0059

Walter, Anja (2022). Der phänomenologische Zugang zu Pflegesituationen – eine pflegedidaktische Arbeitsweise. In: Ertl-Schmuck, Roswitha/Hänel, Jonas (Hg.). Theorien und Modelle der Pflegedidaktik. Eine Einführung. 2. Aufl. Basel, Weinheim: Beltz Juventa. S.293-334.

Walter, Anja/Fritzenwanker, Martin/Karstädt/Martin (2023). Von Berufsfeldanalysen zum Unterricht – empirisches Material für die Bildungspraxis im Berufsfeld Gesundheit und Pflege nutzen. In: Friese, Marianne/Braches-Chyrek, Rita (Hg). Care Work in der gesellschaftlichen Transformation. Beschäftigung, Bildung, Fachdidaktik (Berufsbildung, Arbeit und Innovation – Hauptreihe). Bielefeld: wbv. S.165-182.

Betriebliche Bildungsarchitekturen der Domäne Pflege
Strukturen, Prozesse und lernförderliches Klima

Karin Reiber und Jutta Mohr

1. Berufliche Bildung im Kontext aktueller Entwicklungen und Anforderungen

Die Domäne[1] Pflege erlebt derzeit einen großen Umwälzungsprozess. Eine weitreichende Ausbildungsreform befindet sich in der Umsetzung: die Zusammenlegung der vormaligen Altenpflege-, Gesundheits- und Kinderkrankenpflege- sowie der Gesundheits- und Krankenpflegeausbildung zu einer generalistischen Ausbildung sowie alternativ ein hochschulischer Bildungsweg zur Berufszulassung in Form eines primärqualifizierenden Studienganges. Neben einer adäquaten Antwort auf sich verändernde gesellschaftliche Erwartungen und fachliche Anforderungen an professionelle Pflege hat die Reform zum Ziel, den Pflegeberuf attraktiver und die beruflichen Entwicklungsperspektiven vielfältiger zu machen.

Die berufliche Bildung ist in diesem Zusammenhang eine Art Transmissionsriemen für die Umsetzung der Reform und die Weiterentwicklung von Strukturen, Abläufen und lernförderlichem Klima. Der nachfolgende Beitrag zeichnet die Entwicklungen auf Ebene der Ausbildungsbetriebe in Folge der Umsetzung des Pflegeberufegesetzes (PflBG)[2] nach und weist zugleich im Sinne einer operativ wirksamen Vision über die aktuellen Anpassungsleistungen der Pflegepraxis als Berufsbildungssystem hinaus. Aufgezeigt werden strukturelle Ausdifferenzierungen in Folge der Umsetzung des PflBG.

---

1 In der Bildungsforschung bezeichnet *Domäne* ein spezifisches inhaltliches Feld, d.h. die Perspektive auf Fachbezogenheit von Lehr-/Lern-Prozessen (vgl. Gräsel 2011). Eine berufliche Domäne ist nicht nur fachlich, sondern auch durch die für das jeweilige Berufsfeld geltenden wissensbasierten Problemlösungsprozesse und Handlungspraktiken (vgl. Nickolaus/Seeber 2013) und »den je spezifischen Situationskontext« (Seeber 2016: 6) geprägt.

2 Pflegeberufegesetz (PflBG). Bundesgesetzblatt Jahrgang 2017 Teil I Nr. 49, ausgegeben zu Bonn am 24. Juli 2017. 2581-2614.

Während die Verwendung des Begriffs *Architektur* im bildungswissenschaftlichen Diskurs metaphorisch für netzbasiertes Lernen mit einer digitalen Infrastruktur (vgl. z.B. Keller 2009; Zimmermann 2020) oder auch wörtlich für Bildungsräume wie z.B. Schulbauten verwendet wird (vgl. z.B. Nugel 2014), wird er hier symbolisch genutzt. In Anlehnung an die etymologische Bedeutung von Architektur wird der Begriff im Sinne einer Grundlage für Handwerk und Kunst zur Erschaffung eines Bauwerks (vgl. Kluge 2011) nachfolgend mithilfe von drei sich wechselseitig ergänzenden Dimensionen verwendet. Dahingehend werden die betrieblichen Berufsbildungsstrukturen wie Aufbau und Bauweise eines Bauwerks als rahmengebende Gestaltung unter ermöglichungsdidaktischen Gesichtspunkten diskutiert. Das Handwerk der Baukunst in Form von Prozessen erweitert die Strukturen. Die spezifische Prägung erhält das Bauwerk durch eine unverwechselbare Atmosphäre, die die Strukturen und Prozesse belebt.

2. Über- und innerbetriebliche Bildungsstrukturen

Wie in jeder dual organisierten Ausbildung, hat die Lernortkooperation auch im Zuge der Umsetzung des PflBG eine prominente Funktion im Kontext des Theorie-Praxis-Transfers (vgl. Wochnik u.a. 2022). Die Intensität und Beschaffenheit des Austauschs der Lernorte kann sehr unterschiedlich ausgeprägt sein und lässt sich anhand unterschiedlicher Merkmale qualifizieren wie z.B.

- der Qualität des Austauschs (vgl. Euler 2004),
- dem der Zusammenarbeit zugrunde liegenden Verständnis (vgl. Pätzold 2003) oder
- der seitens der Auszubildenden zu bewältigenden Transferleistung (vgl. Aprea/Sappa 2015)

Das neue Pflegeberufegesetz bringt mit Blick auf den Theorie-Praxis-Transfer folgende Änderung mit sich: Neben dem Träger der praktischen Ausbildung, der die Verantwortung für die Durchführung und Organisation der praktischen Ausbildung wahrzunehmen hat und Vertragspartner für die Auszubildenden ist (§ 8 Abs. 1 PflBG), sind weitere Institutionen zu beteiligen. Sie stellen Orte für einen oder mehrere Praxiseinsätze bereit. In vertraglicher Hinsicht können diese unterschiedlichen Akteure jeweils über bilaterale Kooperationsvereinbarungen eingebunden werden. Neu ist nun die Möglichkeit, den multilateralen Kooperationsbeziehungen eine höhere Verbindlichkeit und Einheitlichkeit durch Abschluss eines gemeinsamen Vertrags zu verleihen. Diese sogenannten Ausbildungsverbünde nach § 7 PflBG werden bereits häufig genutzt und weisen eine große Vielfalt auf: Die Anzahl der beteiligten Kooperationspartner variiert und kann mit unterschiedlichen Intentionen verbunden sein:

»[...] es entstehen teilweise komplexe Kooperationsbündnisse in sehr unterschiedlichen Variationen, z.B. Zusammenschlüsse von mehr als 100 Betrieben oder aber nur von Schulen, die sich in einem Verbund zusammenfinden, um dann gemeinsam nach betrieblichen Partnern zu suchen.« (Wochnik u.a. 2022: 271)

Die aktuell existierenden Ausbildungsverbünde lassen sich differenzieren nach strukturellen und inhaltlichen Merkmalen. Strukturelle Aspekte sind die Anzahl der Verbundpartner und ob im Rahmen der Pflichteinsätze weitere Kooperationspartner notwendig sind. Dabei ist ein wesentliches Merkmal, ob Verbundpartner für die sogenannten *Nadelöhreinsätze* in der Pädiatrie und Psychiatrie bereits im Ausbildungsverbund integriert sind oder hierfür zusätzliche Kooperationsverträge geschlossen werden müssen (vgl. Lauxen u.a. 2022). Inhaltliche Unterscheidungsmerkmale lassen sich dahingehend feststellen, ob im Verbund eine gemeinsame Rahmenvereinbarung getroffen wurde und Strukturen und Prozesse, bspw. in Form eines abgestimmten Ausbildungsplans, formalisiert wurden. Ein zentrales Merkmal der Ausbildungsverbünde (ebd.) bei gleichzeitigem Bedarf an stärkerer Formalisierung (vgl. Wochnik u.a. 2022) ist die Integration regelmäßiger Austauschformate zu organisatorischen und inhaltlichen Fragen, wobei die Verantwortung hierfür meist bei den Pflegeschulen angesiedelt ist (vgl. Lauxen u.a. 2022; Wochnik u.a. 2022). Ein hoher Abstimmungsbedarf in den Ausbildungsverbünden besteht hinsichtlich eines gemeinsamen Ausbildungsverständnisses sowie organisatorischer und administrativer Fragen im Kontext der praktischen Ausbildung (vgl. Lauxen u.a. 2022; Wochnik u.a. 2022). Besonders herausfordernd werden »pädagogische Aushandlungsprozesse« (Wochnik u.a. 2022: 271) im Sinne eines »gemeinsamen Bildungsverständnisses« (ebd.) und die Entwicklung eines zwischen Schule und Betrieben abgestimmten Curriculums eingeschätzt, diese Entwicklungsarbeit tritt aktuell häufig hinter organisatorisch zu klärende Fragen zurück (vgl. ebd.). Gleichwohl stellt dies ein besonderes Qualitätsmerkmal der generalistischen Pflegeausbildung dar, da erstmals sowohl für den theoretischen Unterricht als auch die praktische Ausbildung Empfehlungen in Form der Rahmenlehr- und Rahmenausbildungspläne vorliegen (vgl. Fachkommission nach § 53 PflBG 2020).

Artikel 54 PflBG umfasst den Aufbau unterstützender Strukturen und Angebote wie beispielsweise Koordinierungsstellen, die dafür Sorge tragen, dass alle Auszubildenden ihre Pflichteinsätze absolvieren können (vgl. Wochnik u.a. 2022: 261 f.). Zu diesem Zweck vernetzten sie die ausbildungsbeteiligten Institutionen im Kontext einer regionalen Ausbildungsplanung. Die Koordinierungsstellen sind teilweise auf Landkreisebene eingerichtet worden, können aber auch Teil eines – dann meist größeren – Ausbildungsverbunds sein. Die Aufgabe der Ausbildungskoordination kann auch in Personalunion mit anderen ausbildungsbezogenen Funktionen wie der Praxisanleitung oder einer Leitungsfunktion ausgeübt werden (vgl. Tsarouha u.a. 2023).

Unabhängig von der organisationalen Verortung der Koordinierungsaufgaben ist mit Blick auf die Bildungsarchitekturen in der Pflegeausbildung bedeutsam, dass sich die

Aufgaben im Kontext der praktischen Ausbildung ausdifferenzieren. Neben der Anleitungstätigkeit im operativen Geschehen pflegerischer Versorgung kommen konzeptionelle, planerische und administrative Aufgaben hinzu (vgl. Reiber u.a. 2022).

- Mesodidaktische Handlungsebene der Praxiskoordination: Neben der Koordination der unterschiedlichen an der Ausbildung beteiligten Personen und Institutionen sowie der Praxiseinsätze der Auszubildenden kommen auf dieser Ebene auch konzeptionelle Aufgaben hinzu wie die Adaption des Rahmenlehrplans für die praktische Ausbildung und die Entwicklung eines eigenen Ausbildungsplans und der Praxisaufgaben. Auch kann es Bestandteil des Tätigkeitsspektrums sein, die Praxisanleiter*innen anzuleiten und zu beraten.
- Mikrodidaktische Handlungsebene der operativen Praxisanleitung: Neu ist an der Aufgabe der Praxisanleitung, dass die Anleitung in der vollständigen Handlung des Pflegeprozesses zu kontextuieren ist, was eine stärkere Theorieanbindung für die Anleitung mit sich bringt. Weiterhin ist neu und auch herausfordernd für diese Handlungsebene, dass die Anleitung stärker an individuellen Voraussetzungen anzupassen ist (vgl. Tsarouha u.a. 2023). Auch die kompetenzorientierte Ausrichtung aller Teilprozesse der Anleitung (Planung, Durchführung und Dokumentation) ist in dieser Konsequenz neu (Reiber u.a. 2022).

Diese Entwicklung ist höchst spannend, weil sie nicht nur als Ausdifferenzierungs-, sondern auch als Professionalisierungsprozess betrieblicher Bildungsarbeit gedeutet werden kann (vgl. Reiber 2024), nicht zuletzt auch deshalb, weil der Stellenwert betrieblicher Bildung für alle Beteiligten deutlich wahrnehmbarer wird.

Für die weitere Entwicklung im Sinne tragfähiger Bildungsarchitekturen ist zu wünschen, dass die sich nun etablierenden Strukturen nach außen wie innen transparent dargestellt werden und mittelfristig um eine weitere Handlungsebene ergänzt werden, die Kathrin Brünner als »Ausbildungsstrukturen bestimmende Handlungsebene« (Brünner 2014: 134) definiert, wozu u.a. die Integration von über- und außerbetrieblichen Ausbildungsmaßnahmen und die Gestaltung und Integration berufsorientierender Maßnahmen zählen. Vor dem Hintergrund der wachsenden Heterogenität von Pflegeauszubildenden und der höheren Ausbildungsanforderungen könnte bspw. die systematische Einbindung von ausbildungsbegleitenden Hilfen nach SGB III zur Integration außerbetrieblicher Ausbildungsmaßnahmen zählen. Weiterhin wäre auf dieser Ebene auch eine Erweiterung der Kooperationen denkbar, indem bspw. gemeinsam mit anderen Einrichtungen die Einrichtung und Nutzung eines Simulation Labs mit High Fidelity Manikins und/oder Schauspiel-Klient*innen realisiert werden, oder Praxisanleitungen sich für mehrere kleine Ausbildungsbetriebe verantwortlich zeigen, wie sie in der ambulanten Pflege häufig anzutreffen sind.

3. Die Prozessdimension betrieblicher Bildung

Quasi als handwerkliche Baukunst neben dem vorab beschriebenen baulichen Fundament der betrieblichen Bildungsstrukturen ist die Ausbildung auch durch Prozesse strategisch abzusichern, in denen Bildungsanforderungen als konstitutives Element verankert sind. Im Sinne einer Strategie bedeutet das, dass bei Entscheidungen und der Planung von Abläufen mit bedacht wird, welche Auswirkungen sie jeweils auf die Ausbildung haben. Anders ausgedrückt: Wie können die betrieblichen Bildungsaktivitäten so integriert werden, dass sie mindestens nicht beeinträchtigt, wenn möglich sogar in den Prozessen abgebildet sind? Ausbildung wäre somit ein Querschnittsthema zu allen anderen Prozessen und Aktivitäten und fest im Betriebsalltag verankert.

Als Lernort bietet die Praxis die einzige Möglichkeit arbeitsgebundenen Lernens in Form von Beobachtung, gemeinsamem Handeln und anschließender Reflexion oder systematischer Anleitung (vgl. Fachkommission nach § 53 PflBG 2020). Reale Pflegesituationen ermöglichen in ihrer situativen Einzigartigkeit »Lernmöglichkeiten, die in keiner anderen Lernumgebung in dieser Komplexität gegeben sind« (ebd.: 17). Aufgrund der erweiterten Pflichteinsätze im Rahmen der generalistischen Ausbildung steigt die Relevanz, die Praktika zu nutzen, um den Auszubildenden die Spezifika des jeweiligen Feldes zu vermitteln und einen entsprechenden Kompetenzerwerb zu ermöglichen. Wie komplex und herausfordernd diese Aufgabe ist, wird an der aktuellen Diskrepanz zwischen intendierter und tatsächlicher Ausbildungspraxis deutlich. Eine übergeordnete Ausbildungsstrategie trifft häufig auf massive Umsetzungsprobleme in der Praxis, die – geprägt durch den langanhaltenden Fachkräftemangel – auf praktische Unterstützung in Form zusätzlicher Hände im Arbeitsalltag angewiesen ist. Ein »*Muddling-Through*« (Mohr u.a. 2022: 234) ist die Folge, gekennzeichnet dadurch, dass Praxisanleitungen häufig einspringen müssen, um Arbeitsausfälle zu kompensieren und Auszubildenden Hilfstätigkeiten übertragen werden (vgl. ebd.). Hinzu kommt, dass in den Betrieben aktuell nicht ausreichend Pflegefachpersonen mit Weiterbildung zur Praxisanleitung beschäftigt sind, um den Bedarf für die eigenen Auszubildenden und die Auszubildenden der Kooperationspartner zu gewährleisten (vgl. Lauxen u.a. 2022).

Für die Aufdeckung dieser Widersprüche spielen die Leitungspersonen eine zentrale Rolle, da sie meist Entwicklungen anstoßen und an Entscheidungen beteiligt sind. Wird die Ausbildung zur *Chefsache* erklärt, erfährt sie dadurch eine enorme Aufwertung und Sichtbarkeit, was alle anderen Beteiligten für deren Relevanz sensibilisieren kann. Ganz konkret kann das bedeuten, das Thema Ausbildung auf oberster Managementebene in das Qualitätsmanagement/Controlling zu integrieren und ausbildungsspezifische Kennzahlen zu erheben. Erfolgte Übernahmen, erfolgreich abgeschlossene Ausbildungen oder auch die Erfüllung gesetzlicher Vorgaben im Rahmen der praktischen Ausbildung sind Kennzahlen erfolgreicher Nachwuchsgewinnung (vgl. ZAFH care4care 2020), die auch den Leitungspersonen auf allen Ebenen und den Praxisanleitungen Orientierung geben können (vgl.

Mohr u.a. 2021). Darüber hinaus stehen Leitungspersonen in der Verantwortung, dass die Einhaltung der geforderten zehn Prozent Praxisanleitung nicht lediglich als nachzuweisende Pflicht betrachtet wird, sondern tatsächlich als Kennzahl für die Ausbildungsqualität. Dass hier eine Diskrepanz zwischen Verpflichtung und Umsetzung besteht, hierauf weisen die aktuellen Zahlen des Ausbildungsreports der Gewerkschaft ver.di hin. Bei zwölf Prozent der befragten Auszubildenden wurden die Zeiten nicht eingehalten, zwei Fünftel der Auszubildenden geben an, dass die Anleitungszeiten lediglich *auf dem Papier* eingehalten werden (vgl. ver.di 2022). Diese formale Erfüllung gesetzlicher Vorgaben entlastet scheinbar vom unmittelbaren Handlungsdruck, hat mittelbar jedoch konkrete Auswirkungen auf die Ausbildungsqualität und hierüber langfristig Folgen für die Handlungskompetenz der Berufseinsteigerinnen und Berufseinsteiger, die später auch selbst Verantwortung für Anleitungsprozesse übernehmen werden (vgl. Mohr u.a. 2021).

»Ausbildung als Strategie« integriert somit alle beteiligten Hierarchieebenen und Berufsgruppen. Besonders Bereichs- und Abteilungsleitungen sind in diesem Zusammenhang gefordert, das Thema Ausbildung nachhaltig und transparent in ihre Tätigkeitsbereiche zu integrieren. In Bezug auf die konkrete Umsetzung der gesetzlich geforderten, geplanten Anleitung gilt es, Ausfälle zu kompensieren und alternative Anleitungsformen, wie bspw. Gruppenanleitungen, zu integrieren. Dabei ist eine Transparenz dieser Maßnahmen auch allen anderen Teammitgliedern gegenüber bedeutsam und ggf. müssten hier zusätzlich andere Berufsgruppen einbezogen werden. Grundlage hierfür sind der konsequente, regelmäßige Einbezug der Themen Ausbildung und Anleitung in die Routinebesprechungen und ein regelmäßiger Austausch mit den Auszubildenden, Praxisanleitungen und Ausbildungspartnern (vgl. ZAFH care4care 2020).

Die Definition von Ausbildung als betrieblichem Kernprozess bringt es mit sich, dass jede Pflegefachperson – einerseits im Kontext von Pflegequalität und andererseits im Sinne erfolgreicher Nachwuchsgewinnung – sensibilisiert wird für ihre Funktion als Vorbild für eine professionelle Haltung und Handlungspraxis. Der überwiegende Anteil der praktischen Ausbildung findet ungeregelt jenseits der verpflichtenden Praxisanleitung statt. Wichtig ist in diesem Zusammenhang, dass sich die Pflegefachpersonen in der Mitverantwortung sehen, Auszubildende in den täglichen Handlungsvollzügen anzuleiten.

4. Das lernförderliche Klima

Belebt und atmosphärisch geprägt werden Strukturen und Prozesse der betrieblichen Bildung durch ein Klima der Aufmerksamkeit den Auszubildenden gegenüber. Wie für den schulischen Kontext belegt, trägt das Klima dazu bei, kognitive und soziale Lernprozesse (vgl. Helmke/Schrader 2008) und die Entwicklung der beruflichen Identität (vgl. Struck 2023) zu fördern. Diese Qualitätsdimension schulischer Bildungsprozesse lässt sich auf die Praxis übertragen (vgl. Mohr u.a. 2021). In Befragungen von Pflegefachpersonen zeigt sich, dass ein positives Betriebsklima und eine gute Teamkultur hochrelevant sind und zur Arbeitszufriedenheit beitragen – besonders in Bezug auf die im Pflegeberuf hohe psychische und physische Arbeitsbelastung (vgl. Breinbauer 2020). Im Kontext ihrer Praxiseinsätze geben die Auszubildenden an, dass ihnen am wichtigsten ist, dass sie respektvoll und fair behandelt werden, und sie in das Team integriert werden (vgl. Olden u.a. 2023). Hierzu gehört in erster Linie, sie in ihrer Rolle als Lernende wahr- und ernst zu nehmen – ein Imperativ mit Gültigkeit über alle Hierarchie-Ebenen hinweg. Auch hier nehmen die Leitungspersonen eine wichtige Rolle ein, da sie das betriebliche Klima auf Arbeitsebene entscheidend prägen (vgl. Weider 2020). Neben dem Zusammenhang zwischen Zufriedenheit der Auszubildenden und ausreichend Zeit für die Praxisanleitung (vgl. ver.di 2020), tragen weitere Faktoren dazu bei, dass Auszubildende sich wertgeschätzt fühlen. Grundsätzlich geht es darum, dass sich Leitungspersonen für die Auszubildenden und ihre Anliegen interessieren und hierfür eine Gesprächskultur etablieren. Dafür ist ein regelmäßiger institutionalisierter Austausch sinnvoll und hilfreich, da manche notwendige Veränderung im Sinne der Auszubildenden über die Leitungsebene angestoßen werden muss (vgl. Mohr u.a. 2021).

Ein lernförderliches Klima zeigt sich darüber hinaus in einer *Willkommenskultur*. Begrüßungstage, der Einbezug in Teamroutinen und -aktivitäten sowie eine open-door policy lassen Auszubildende spüren, dass sie willkommen sind. So finden sie bestenfalls eine Person, die für Schwierigkeiten, Konflikte oder sonstige Anliegen ein offenes Ohr hat (vgl. ZAFH care4care 2020). Eine professionelle, wertschätzende Haltung Auszubildenden gegenüber zeigt sich wiederum im täglichen Umgang. Erfahrungen, die eine Hierarchie allzu deutlich werden lassen und Auszubildenden vermitteln, dass sie als Hilfsperson primär Anweisungen auszuführen haben, tragen zu einem Gefühl des Ausgenutzt-Werdens bei (vgl. Mohr u.a. 2022). Diesem Gefühl entgegenzuwirken gelingt, indem den Auszubildenden ein Interesse entgegengebracht wird und im pflegerischen Alltag Handlungsanlässe auch jenseits geplanter Praxisanleitung genutzt werden, um den Kompetenzerwerb der Auszubildenden zu unterstützen (vgl. ZAFH care4care 2020). Auf Ebene der an der Anleitung beteiligten Personen trägt der Austausch über den aktuellen Lern- und Kenntnisstand der Auszubildenden dazu bei, dass die Praxiseinsätze an den Lernstand anknüpfen, und die Auszubildenden ihre Kompetenzen einsetzen und erweitern können. Dies scheint aktuell häufig nicht gegeben (vgl. hierzu die Ergebnisse der Auszubildenden-Befragung von Olden u.a. 2023). Auf Teamebene lässt sich das Interesse an den Auszubildenden fördern, indem bereits vor dem Einsatz ein Kennenlernen und auch die Möglichkeit zum informellen Austausch ermöglicht wird, sodass eine Basis gelegt wird für ein grundlegendes Verständnis für die jeweilige Person. Das ist angesichts eines hoch verdichteten Arbeitsalltags eine zusätzliche Anforderung. Soll Ausbildung jedoch als Maßnahme der Fachkräftegewinnung nachhaltig wirksam sein, ist diese besondere Aufmerksamkeit für Auszubildende als potenzielle zukünftige Kolleg*innen wichtig.

Ein lernförderliches Lernklima ist somit Ergebnis des Zusammenspiels aller an der Ausbildung beteiligten Akteure. Dabei geht es nicht nur um die Interessen der Auszubildenden. Eine positive Ausbildungskultur ist auch Werbung für den eigenen Betrieb – im Zuge der generalistischen Ausbildung ein nicht zu unterschätzender Effekt.

5. Fazit und Ausblick

Das Pflegeberufegesetz bringt zahlreiche Veränderungen für den praktischen Teil der Ausbildung mit sich: Die Einsätze haben unterschiedliche Funktionen (Orientierung, Vertiefung und Pflichteinsätze) von unterschiedlicher Dauer und es sind unterschiedliche Institutionen zu beteiligen. Neben der herkömmlichen Anleitung fallen zusätzliche Aufgaben wie die Koordination der Praxiseinsätze, die Gesamtplanung und -konzeption der Praxisanleitung sowie die curriculare Planung mit Entwicklung eines Sets an Lernaufgaben an. Grundlegend für eine erfolgreiche Ausbildung ist es, dass Lernen und Bildung in den beteiligten Institutionen eine große Anerkennung erfahren und von allen mitgetragen werden. Schließlich arrondieren ein lernförderliches Klima und eine positive Atmosphäre die Strukturen und Strategie zu einer Bildungsarchitektur.

»Um ein Kind aufzuziehen, braucht es ein ganzes Dorf«, besagt ein afrikanisches Sprichwort. Um junge Menschen zu kompetenten und motivierten Pflegefachpersonen auszubilden, benötigt es eine breite aktive und unterstützende Beteiligung vieler unterschiedlicher Akteure – weit über die für Ausbildungsfunktionen denominierten Personen hinaus. Im Sinne einer Bildungsarchitektur für die Pflegeausbildung gesprochen, stellen die einzelnen Partner in den Ausbildungsverbünden und Lernortkooperationen unterschiedliche Bauwerke dar, die als Grundlage ihrer jeweiligen Feldspezifik die Entwicklung unterschiedlicher Handlungskompetenzen von Auszubildenden adressieren. Zwischen den Bauwerken existieren Strukturen und Abläufe für die ausbildungsbezogene Zusammenarbeit und auch in ihnen gibt es tragende Elemente einer Binnenstatik im Sinne unterschiedlicher Handlungsebenen betrieblicher Bildung. Im Rahmen dieser Strukturen ist eine übergeordnete Ausbildungsstrategie erforderlich, die alle Beteiligten integriert und immer wieder an die aktuellen Entwicklungen angepasst wird. Einen spezifischen Charakter erhalten die Architekturen durch ein Klima der wertschätzenden Akzeptanz von Auszubildenden als Kolleg*innen am Anfang ihrer beruflichen Laufbahn.

Literatur

Aprea, Carmela/Sappa, Viviana (2015). School-Workplace Connectivity: Ein Instrument zur Analyse, Evaluation und Gestaltung von Bildungsplänen der Berufsbildung. In: BWP – Berufsbildung in Wissenschaft und Praxis, 44 (1), 27-31.

Breinbauer, Mareike (2020). Arbeitsbedingungen und Arbeitsbelastungen in der Pflege. Eine empirische Untersuchung in Rheinland-Pfalz. Wiesbaden: Springer VS.

Brünner, Kathrin (2014). Aufgabenspektrum und Handlungsstrukturen des betrieblichen Ausbildungspersonals: Selbstwahrnehmung und Fremdattribuierung im Kontext von Berufskonzept und Professionalisierung. Paderborn: Eusl.

Euler, Dieter (2004). Lernortkooperation – Eine unendliche Geschichte? In: Euler, Dieter (Hg.). Handbuch der Lernortkooperation. Band 1: Theoretische Fundierung. Bielefeld: Bertelsmann, S. 12-24.

Fachkommission nach § 53 PflBG (2020). Rahmenpläne der Fachkommission nach § 53 PflBG. Rahmenlehrpläne für den theoretischen und praktischen Unterricht. Rahmenausbildungspläne für die praktische Ausbildung. Online: https://www.bibb.de/dienst/publikationen/de/download/16560 (Abruf: 12.05.2023).

Gräsel, Cornelia (2011). Was ist Empirische Bildungsforschung. In: Reinders, Heinz/Ditton, Hartmut/Gräsel, Cornelia/Gniewosz, Burkhard (Hg.). Empirische Bildungsforschung. Strukturen und Methoden. Wiesbaden: Springer VS, S. 13-27.

Helmke, Andreas/Schrader, Josef (2008). Merkmale der Unterrichtsqualität. Potenzial, Reichweite und Grenzen. In: SEMINAR – Lehrerbildung und Schule, 3 (14), S. 17-47.

Keller, Katrin (2009). Netzbasiertes Lehren und Lernen in der betrieblichen Weiterbildung. Eine Fallstudie am Beispiel der Telekom. Wiesbaden: Springer.

Kluge, Friedrich (2011). Etymologisches Wörterbuch der deutschen Sprache. Berlin, Boston: De Gruyter.

Lauxen, Oliver/Ender, Carla/Morici, Sabrina (2022). KOMPASS-Studie. Abschlussbericht. Ein Projekt im Auftrag des Ministeriums für Arbeit, Soziales, Transformation und Digitalisierung Rheinland-Pfalz und des Ministeriums für Bildung Rheinland-Pfalz. Online: https://www.iwak-frankfurt.de/wp-content/uploads/2022/05/Bericht_KOMPASS-1.pdf (Abruf: 12.05.2023).

Nickolaus, Reinhold/Seeber, Susanne (2013). Berufliche Kompetenzen: Modellierungen und diagnostische Verfahren. In: Frey, Andreas/Lissmann, Urban/Schwarz, Bernd (Hg.). Handbuch Berufspädagogische Diagnostik. Weinheim, Basel: Beltz, S. 166-194.

Mohr, Jutta/Riedlinger, Isabelle/Reiber, Karin (2022). Die berufspraktische Pflegeausbildung. Zur Entwicklung beruflicher Identität im Kontext des Fachkräftemangels. In: Weyland, Ulrike/Reiber, Karin (Hg.). Professionalisierung der Gesundheitsberufe. Berufliche und hochschulische Bildung im Spiegel aktueller Forschung (Zeitschrift für Berufs- und Wirtschaftspädagogik – Beiheft). Stuttgart: Steiner, S. 215-241.

Mohr, Jutta/Schwarzer, Gabriele/Hofmann, Nicola/Reiber, Karin (2021). Das Fundament einer gelingenden Ausbildungspraxis in der Pflegeausbildung. In: DENK-doch-MAL.de 4 (1). Beruflichkeit in den Gesundheits- und Pflegeberufen. Online: http://denk-doch-mal.de/wp/jutta-mohr-gabriele-schwarzer-nicola-hofmann-karin-reiber-das-fundament-einer-gelingenden-ausbildungspraxis-in-der-pflegeausbildung/ (Abruf: 15.05.2023).

Nugel, Martin (2014). Erziehungswissenschaftliche Diskurse über Räume der Pädagogik: Eine kritische Analyse. Wiesbaden: Springer VS.

Olden, Daria/Großmann, Daniel/Dorin, Lena/Meng, Michael/Peters, Miriam/Reuschenbach, Bernd (2023). Die generalistische Pflegeausbildung in Deutschland aus Sicht Auszubildender. Ergebnisse einer bundesweiten Onlinebefragung. In: Pflege, 36 (5), S. 249-257. Online: https://econtent.hogrefe.com/doi/epdf/10.1024/1012-5302/a000930 (Abruf: 12.05.2023).

Pätzold, Günter (2003). Lernfelder – Lernortkooperationen. Neugestaltung beruflicher Bildung. 2. Aufl. Bochum: Projekt Verlag.

Reiber, K. (2024). Berufsbildung in den Care-Berufen im Kontext von Professionalisierung. In: Schütz, Julia/Elsholz, Uwe (Hg.). Pädagogisches Handeln und Professionalisierung in der Beruflichen Bildung, Erwachsenenbildung und Hochschulbildung. Bielefeld: wbv, S. 65-77.

Reiber, Karin/Tsarouha, Elena/Rebmann, Marius (2022). Erweiterte Tätigkeitsprofile für das betriebliche Bildungspersonal in den neuen Pflegeausbildungen. Implikationen für Kompetenzprofile und Qualifikationsanforderungen. In: BWP – Berufsbildung in Wissenschaft und Praxis, 51 (4), S. 30-34.

Reiber, Petra/Rölle, Anita/Reiber, Karin/Winter, Maik H.-J. (i.E.). Kompetenzorientierung reloaded – jetzt aber wirklich!? In: Reiber, Karin/Mohr, Jutta/Evans, Michaela/Peters, Miriam (Hg.). Fachkräftesicherung, Versorgungsqualität und Karrieren in der Pflege: Forschung zur beruflichen Bildung im Lebenslauf. Bielefeld: wbv.

Seeber, Susan (2016). Vom Domänenmodell zum Kompetenzmodell: Konturen eines Assessmentdesigns zur Messung beruflicher Fachkompetenzen bei Medizinischen Fachangestellten. In: bwp@. Berufs- und Wirtschaftspädagogik – online, Profil 4, S. 1-25. Online: https://www.bwpat.de/profil4/seeber_profil4.pdf (Abruf: 10.11.2023).

Struck, Philipp (2023). Entwicklungs- und Verbesserungsperspektiven für berufliche (Aus-)Bildungsprozesse im Gesundheitswesen. In: Friese, Marianne/Braches-Chyrek, Rita (Hg.). Care Work in der gesellschaftlichen Transformation. Beschäftigung, Bildung, Fachdidaktik. Bielefeld: wbv, S. 91-104.

Tsarouha, Elena/Krause-Zenß, Antje/Greißl, Kristina/Reiber, Karin (2023). Ambivalenzen und Herausforderungen für die Praxisanleitung in der generalistischen Pflegeausbildung. In: Kögler, Kristina/Weyland, Ulrike/Kremer, H.-Hugo (Hg.). Jahrbuch der berufs- und wirtschaftspädagogischen Forschung 2023. Opladen, Berlin, Toronto: Verlag Barbara Budrich, S. 104-119.

ver.di (Hg.) (2022). Ausbildungsreport Pflegeberufe 2021. Online: https://gesundheit-soziales-bildung.verdi.de/++file++6347da65633e1ac561cb8116/download/V-FB3_010_Ausbildungsreport_2022_RZ_ab_screen.pdf (Abruf: 12.05.2023).

Weider, Nicole (2020). Teamarbeit im Krankenhaus: Handlungswissen für erfolgreiche Zusammenarbeit. Stuttgart: Kohlhammer.

Wochnik, Markus/Tsarouha, Elena/Krause-Zenß, Antje/Greißl, Kristina/Reiber, Karin (2022). Lernortkooperation als besondere Herausforderung in den neuen Pflegeausbildungen. In: Kögler, Kristina/Weyland, Ulrike/Kremer, H.-Hugo (Hg.). Jahrbuch der berufs- und wirtschaftspädagogischen Forschung 2022. Opladen, Berlin, Toronto: Verlag Barbara Budrich, S. 261-274.

ZAFH care4care (Hg.) (2020). Ausbildung. Online: https://www.zafh-care4care.de/schwerpunktthema/berufliche-bildung/ausbildung/ (Abruf: 12.05.2023).

Zimmermann, Volker (2020). Betriebliche Aspekte von digitalen Bildungsangeboten. In: Niegemann, Helmut/Weinberger, Armin (Hg.). Handbuch Bildungstechnologie. Berlin, Heidelberg: Springer, S. 559-570. Online: https://link.springer.com/chapter/10.1007/978-3-662-54368-9_47 (Abruf: 15.05.2023).

Disziplin Pflegedidaktik

Karin Wittnebens kritisch-konstruktive Pflegelernfelddidaktik
Eine Spurensuche in wenig beleuchtete Winkel ihres akademischen Werdegangs

Christine Auer

Zusammenfassung

Karin Wittneben gilt als deutsche Pflegedidaktikerin der ersten Stunde, manchmal wird auch die Geburtsstunde der Pflegedidaktik mit ihrem Namen in Verbindung gebracht. Dies ist, ob nun verdient oder nicht, eine deutliche Auszeichnung. Es sollte deshalb keine Mühe gescheut werden, sich mit Wittneben und ihrem akademischen Werdegang ausführlicher zu befassen. In diesem Aufsatz geht es darum, eine Spurensuche zu betreiben und in bislang wenig beleuchtete Winkel ihres akademischen Lebens hineinzuschauen. Die geplante Spurensuche leuchtet drei dieser wenig erforschten Winkel aus. Es geht zum einen um die frühen Heidelberger Prägungen Wittnebens, zum anderen um das Potenzial ihrer pflegehistorischen Biografien hinsichtlich einer Erweiterung pflegedidaktischer Studien sowie um die Rezeption ihrer Arbeit bis heute.

Um diese Spurensuche betreiben zu können, wurden Unterlagen im Universitätsarchiv Heidelberg (=UAH) gesichtet, es wurden die pflegehistorischen Biografien einem historisch-hermeneutischen Verfahren unterzogen und es wurden Bücher durchgearbeitet, in denen eine Rezeption Wittnebens zu vermuten stand.

1. Eine dreifache Hinführung

1.1 Die Weiterbildung zur Lehrerin für Pflegeberufe Karin Wittnebens

Karin Wittneben (1935-2016) gilt als Pflegedidaktikerin der ersten Stunde. Sie ist bekannt geworden für ihre »kritisch-konstruktive Didaktik der Krankenpflege«.[1] Ihre frühen akademischen Prägungen wurden u.a. in der *Weiterbildung zur Lehrerin für Pflegeberufe* an der *Schwesternschule der Universität Heidelberg (USH)* gelegt.

Das *Marsilius-Kolleg der Ruprecht-Karl-Universität Heidelberg*, das 2008 im Zuge der *Exzellenzinitiative des Bundes und der Länder zur Förderung von Wissenschaft und Forschung an deutschen Hochschulen*[2] ins Leben gerufen wurde, versteht sich seitdem als Kolleg zur Zusammenarbeit verschiedener Wissenschaftskulturen. Die auseinanderdriftenden Wissenschaftsdisziplinen sollen sich wieder mehr aneinander annähern und ihre Ergebnisse miteinander verknüpfen, so die Anspruchshaltung. Die *Marsilius-Fellows* wechseln jährlich. Bislang gab es in keiner *Marsilius-Klasse* Fellows aus der Pflegewissenschaft. Dabei war es die USH gewesen, die seit ihrer Gründung im Jahr 1953 Wert auf Interprofessionalität und Interdisziplinarität legte. Die Pflegeauszubildenden belegten Veranstaltungen an mehreren Fakultäten der Universität Heidelberg und erhielten Pflegeunterricht von eigens qualifiziertem Lehrpersonal in den Räumlichkeiten der Schule. Auch der Unterricht in medizinischen und weiteren naturwissenschaftlichen Fächern fand in den Räumlichkeiten der Schule statt. Es entstanden bedeutungsvolle interprofessionelle und interdisziplinäre wissenschaftliche Arbeiten, die heute fast schon wieder vergessen sind. Am *Institut für Geschichte der Medizin* verbanden die Pflegewissenschaftlerin Antje Grauhan (1930-2010) und der Medizinhistoriker Heinrich Schipperges (1918-2003) die Hippokratische Tradition mit modernen US-Pflegetheorien, verbanden somit das alte europäische Erbe mit aktuellen pflegewissenschaftlichen Erkenntnissen aus dem angelsächsischen Raum. Schipperges wandelte die Diätetik des Hippokrates um in die geometrische Figur des Kreises. Grauhan fädelte zunächst die Pflegetheorie von Faye Glenn Abdellah (1919-2017) in diesen Kreis ein (vgl. Seidler 1993: 58, vgl. Auer 2010: 24). Diese Pflegetheorie verfolgte den *Enabling approach*. Es ging also darum, Patient*innen zu etwas befähigen zu wollen. In dem so entstandenen Kreismodell standen der Patient bzw. die Patientin im Mittelpunkt. Es handelte sich also um einen, für die damalige Zeit, innovativen patient*innenzentrierten Versorgungsansatz. Zu einem späteren Zeitpunkt wurde zusätzlich die Pflegetheorie von Virginia Henderson implementiert.

---

[1] So Wittneben, Dissertation 1991: Pflegekonzepte in der Weiterbildung zur Pflegelehrkraft. Über Voraussetzungen und Perspektiven einer kritisch-konstruktiven Didaktik der Krankenpflege (erste Auflage).

[2] Lt. WIKIPEDIA 2005 erstmals ausgelobt. Vgl. auch die Information des BMBF zur Exzellenzinitiative: https://www.bmbf.de/bmbf/shareddocs/kurzmeldungen/de/die-exzellenzinitiative-staerk-universitaere-spitzenforschung.html (Abruf 20.01.2024)

Der Erziehungswissenschaftler Christian Caselmann (1889-1979) machte in seinen Vorlesungen, an denen die Auszubildenden der USH teilnahmen, hippokratisches Denken für seinen pädagogischen Ansatz fruchtbar. Caselmanns Nachfolger wiederum, der Erziehungswissenschaftler Hermann Röhrs (1915-2012), unterstützte die USH bei der Entwicklung des Curriculums für die Weiterbildung zur *Lehrerin für Pflegeberufe*. Die Schwesternschülerinnen besuchten zudem Veranstaltungen am *Diakoniewissenschaftlichen Seminar* sowie der philosophischen Fakultät. In diesem interprofessionellen bzw. interdisziplinären Kontext absolvierte Karin Wittneben ihre *Weiterbildung zur Unterrichtsschwester* und erhielt wichtige akademische Prägungen.

Wenn bislang noch kein *Marsilius-Fellow* aus der Pflegewissenschaft kam, so muss aber gesagt werden, dass mit Karen Nolte (*1967), die zur Fellow-Klasse 2021 gehörte, durchaus eine Pflegehistorikerin im *Marsilius-Kolleg* vertreten war. Allerdings war Nolte, ihrer Denomination entsprechend, als Medizinhistorikerin und nicht als Pflegehistorikerin berufen worden. Wittneben, so der Gedanke, hätte eine *Marsilius-Fellow* der ersten Stunde gewesen sein können und hätte damit die Pflegewissenschaft an der Universität Heidelberg vertreten, sofern es das Kolleg damals schon gegeben hätte.

1.2 Karin Wittneben als Pflegehistorikerin

Fast beiläufig, wie es scheinen mag, erstellte Karin Wittneben in dem von Horst-Peter Wolff und später Hubert Kolling herausgegebenen *Biographischen Lexikon zur Pflegegeschichte »Who was who in nursing history«* zahlreiche Biografien historisch relevanter Pflegepersonen, die ihr während ihrer wissenschaftlichen Arbeit begegneten. Eine Vorgabe für Personen, die im Lexikon aufgenommen werden können, ist diejenige, dass die betreffende Person verstorben sein muss.[3] Wittneben ging es in den Biografien unter anderem darum, Pflegepersonen zu identifizieren, die in Vergessenheit geraten waren und deren Wissen entsprechend verloren ging. Da inzwischen auch die von Wittneben erstellten Biografien in Vergessenheit geraten sind, kann man von einem »doppelten Vergessen« sprechen.

1.3 Kritische Auseinandersetzung mit Karin Wittneben

Roswitha Ertl-Schmuck unterschied 2019 eine Entstehungsphase, Konstituierungsphase und Konsolidierungsphase innerhalb der neu entstehenden »Disziplin Pflegedidaktik«. Sie sprach davon, dass eine erste wissenschaftstheoretische Verortung im Jahr 1991 mit der Dissertation von Karin Wittneben gelungen sei und gab Karin Wittneben damit eine

---

3 Vorgabe des ersten Herausgebers, Horst-Peter Wolff. Diese Vorgabe wurde von seinem Nachfolger als Herausgeber, Hubert Kolling, unverändert übernommen.

zentrale Position in der Konstituierungsphase.[4] Andererseits wiederum verwies Ertl-Schmuck schon 2010 darauf, dass das Festhalten Wittnebens am »Modell der multidimensionalen Patientenorientierung« als problematisch zu bewerten sei, da es Gefahr laufe, einen zu engen Pflegebegriff zu transportieren. Deshalb sei es nicht zielführend, das Modell von Wittneben in die Auswahl von Theorien und Modellen der Pflegedidaktik aufzunehmen, die das gleichnamige Buch schlussendlich füllen sollten (vgl. Ertl-Schmuck/Fichtmüller 2010: 10). Innerhalb zweier Jahrzehnte sichert sich Wittneben somit einen Platz in der Konstituierungsphase der Disziplin Pflegedidaktik, während ihr »Modell der multidimensionalen Patientenorientierung« bereits als Auslaufmodell gekennzeichnet wird. Ein interessantes Spannungsverhältnis.

2. Der wissenschaftliche Denkweg von Karin Wittneben: eine dreifache Spurensuche in wenig ausgeleuchtetem Terrain

Aus dem hinführend Gesagten führt die Bandbreite des Denkens von Karin Wittneben auf eine dreifache Spurensuche, der hier nachgegangen werden soll:

1. Inwiefern prägte die Heidelberger Zeit das wissenschaftliche Denken von Wittneben? (Erste Spurensuche: frühe Prägungen)
2. Welche Rolle spielte Wittneben in der Geschichte der Fachdidaktik Pflege? (Zweite Spurensuche: pflegehistorische Biografien)
3. Welche Rezeption erfuhr die Arbeit Wittnebens? (Dritte Spurensuche: Rezeption)

2.1 Erste Spurensuche: frühe Prägungen Wittnebens durch Christian Caselmann, Antje Grauhan und Heinrich Schipperges, Hermann Röhrs und Wolfgang Klafki, Hans-Georg Gadamer und Jürgen Habermas

2.1.1 Christian Caselmann, Antje Grauhan und Heinrich Schipperges

Der Erziehungswissenschaftler Christian Caselmann studierte in Erlangen, München und Heidelberg. Er belegte die Fächer Biologie und Philologie für das höhere Lehramt an Gymnasien. Im Ersten Weltkrieg war er nahezu durchgehend an der Front und lag gegen Ende des Krieges ein halbes Jahr lang im Lazarett. Nach dem Ersten Weltkrieg wurde er Gymnasialprofessor in Karlsruhe. In Baden wurde zu jenem Zeitpunkt ein Seminar für Studienreferendar*innen eingerichtet und Caselmann wurde dessen Leiter. Dieses Amt bekleidete er allerdings nur bis zum Jahr 1938, da er als NS-kritisch galt. Ebenfalls

---

4 So Ertl-Schmuck im September 2019 in ihrem Vortrag zur »Selbstvergewisserung der Pflegedidaktik als Disziplin« anlässlich einer Tagung zur Historischen Berufsbildungs- und Wissenschaftsforschung an der Universität Rostock. Ähnlich auch Ertl-Schmuck 2023: 70.

im Jahr 1938 wurde er an die *Reichsanstalt für Film und Bild in Wissenschaft und Unterricht (RWU)* berufen und wurde deren pädagogischer Leiter. Diese Reichsanstalt stand unter dem Direktorat von Karl Gauger, der 1933 der NSDAP sowie der SS beigetreten war. Bis 1944 produzierte die Reichsanstalt ungefähr 900 Filme, davon waren ein Drittel für Lehrzwecke an Schulen und zwei Drittel für Forschungs- und Lehrzwecke an Hochschulen bestimmt. Caselmann empfand Filme gerade in Kriegszeiten als unverzichtbar, weil die Verbreitungsmöglichkeit eine bessere war als beim *An-die-Tafel-Schreiben* und Neuerungen schnell bekannt gemacht werden konnten (Beispiel: chirurgische Verbandslehre an der Front). 1945 wurde die Reichsstelle von US-Soldaten beschlagnahmt und später in das *Institut für Film und Bild in Wissenschaft und Unterricht (FWU)* überführt. Caselmann wurde aufgrund seiner NS-kritischen Haltung als Treuhänder eingesetzt. 1959 hielt Caselmann in Heidelberg seine erste Vorlesung zur *Geschichte von Film, Bild und Ton im Unterricht*. 1947 wurde er Vorsitzender der Schulreformkommission in Württemberg-Baden. Der sogenannte *Caselmann-Plan* (eigentlicher Titel: *Der Neuaufbau der Deutschen Schule*), den die Kommission entwickelte, sah ein dreigestuftes Schulsystem vor (Volksschule, Realschule, Gymnasium). Caselmann wollte die Realschule als differenzierten Mittelbau im württemberg-badischen Schulsystem implementiert sehen. Eine Studienreise führte ihn in die USA. Der Gemeinschaftsgedanke, der am *Teachers College* in Chicago praktiziert wurde, faszinierte ihn (vgl. UAH Rep. 211/311). 1952 wurde Caselmann auf den Lehrstuhl für Erziehungswissenschaft der *Ruprecht-Karls-Universität Heidelberg* berufen. Diesen Lehrstuhl hatte bis 1945 der NS-getreue Ernst Krieck (1882-1947) innegehabt. Caselmann entwickelte eine Lehrertypologie und unterschied einen logotropen (der Wissenschaft zugewandten) von einem paidotropen (dem Kind zugewandten) Lehrertypus. Die Lehrertypologie war für Caselmann der Ausgangspunkt für eine individualisierte Didaktik und Methodenlehre (vgl. Caselmann 1953a: 53). Logotrope Lehrer sollten, so Caselmann, wissenschaftlich weiterarbeiten, um ihre Möglichkeiten voll auszuschöpfen. Nur so kämen die positiven Seiten seines Typus zur Geltung. Der logotrope Typus habe eine Scheu, ein persönliches Wort zu sagen. Er doziere und ginge dabei immer vom zu unterrichtenden Stoff aus. Hingegen stehe für den paidotropen Typus das Kind mit seinen geistig-seelischen Möglichkeiten und Bedürfnissen im Mittelpunkt der Überlegung (vgl. Caselmann 1953a: 57). Stoff und kindlicher Geist seien nicht kongruent. Wenn man den Ausgangspunkt vom Kind nehme, so müsse man ein Maximum an Rücksicht auf den Stoff walten lassen. Caselmann sah sich mit seiner Lehrertypologie durchaus als im Gefolge des Hippokrates stehend. Auch dieser habe in seiner *Humoralpathologie (=Viersäftelehre)* bereits Typologien entwickelt.

Caselmann wurde 1958 emeritiert, aber er blieb dem *Erziehungswissenschaftlichen Seminar* in Heidelberg treu und dozierte bis zum Jahr 1971, also dem Jahr, in dem Wittneben ihre Abschlussarbeit einreichte. Caselmanns Veranstaltungen waren bei den Schwesternschülerinnen der USH beliebt (vgl. UAH Rep. 211/318).

Caselmann dehnte seine an Hippokrates orientierte Typenlehre auch auf die Krankenschwestern (es gab an der USH zum damaligen Zeitpunkt keine männlichen Studierenden) aus und unterschied heitere von melancholisch-schwerblütigen, nüchterne von schwungvollen und empfängliche von gestaltenden Krankenschwestern. Angesichts dieser Typenvielfalt empfahl Caselmann denn auch eine Pädagogik der Mannigfaltigkeit für den diesbezüglichen Unterricht.[5]

Nebst der Hippokratischen Typenlehre war der Gemeinschaftsgedanke kennzeichnend für Caselmanns Denken. Dies findet sich an etlichen Stellen seines wissenschaftlichen Werkes wieder. Nicht die ungegliederte Masse, wohl aber die Gruppe, die kleine überschaubare, durchseelbare Gemeinschaft kann humanisiert, geformt, gebildet werden, je nach Begabungsrichtung ihrer Individuen, je nach ihrer Umwelt und je nach ihrem Gruppenzweck (vgl. Caselmann 1953b: 8).[6] Caselmann war davon überzeugt, dass Studierende eine enge Lebensgemeinschaft bilden sollten, namentlich da, wo die Studierenden in Colleges (Bsp. USA) wohnten (vgl. Caselmann 1964: 79). Von diesen Lebens- und Wohngemeinschaften ginge ein starker erzieherischer Einfluss aus, der den deutschen Universitäten fast ganz fehle, so Caselmann.[7] Die Internatspflicht der USH mag Caselmann deshalb besonders beeindruckt haben.

Seine Tätigkeit als pädagogischer Leiter der *RWU* führte Caselmann insofern fort, als er zahlreiche Vorträge zu den neuen Unterrichtsmedien *Ton, Bild und Film* hielt, die er als unverzichtbar für modernen Unterricht erachtete.

Die Leistung von Schipperges und Grauhan wurde bereits in der Hinführung thematisiert. (Umwandlung der Diätetik des Hippokrates in die geometrische Figur des Kreises bei Einfädelung von Pflegetheorien sowie Positionierung der Patient*innen im Zentrum des Kreises). Die Erkenntnisse aus Caselmann'schen Unterrichten hinzunehmend, lässt sich m.E. unschwer erkennen, dass Wittneben in ihrer Abschlussarbeit zur Lehrerin für Pflegeberufe diese Tradition fortführte. In der neu entstandenen Kreisfigur Schipperges' und Grauhans umrunden die Berufsgruppen eines Krankenhauses, umrundet also eine Gemeinschaft, ein Team, die Patient*innen schalenförmig wie bei einer Zwiebel.

---

5 So u.a. beschrieben im Abschlusszeugnis für die Schwesternschülerin Heidrun Marschollek. Universitätsarchiv Heidelberg (UAH) 1959. Weitere Hinweise darauf finden sich in den Vorlesungsskripten Caselmann UAH Rep. 211/311.

6 Caselmann verstand sich als dem *Reeducationsprogramm* der US-Besatzungsmacht verpflichtet und hielt etliche Vorträge an Volkshochschulen, in denen er seine Gedanken pointiert zum Ausdruck brachte.

7 Vortrag Caselmanns am 11. Januar 1949 vor Personen im Studienreferendariat in Stuttgart.

Karin Wittnebens kritisch-konstruktive Pflegelernfelddidaktik 445

Abbildung 1: Die Zuordnung der verschiedenen Heilberufe auf die Grundbedürfnisse des Menschen (vgl. Seidler 1993: 58). Abbildung zur Verfügung gestellt von Antje Grauhan 2010.

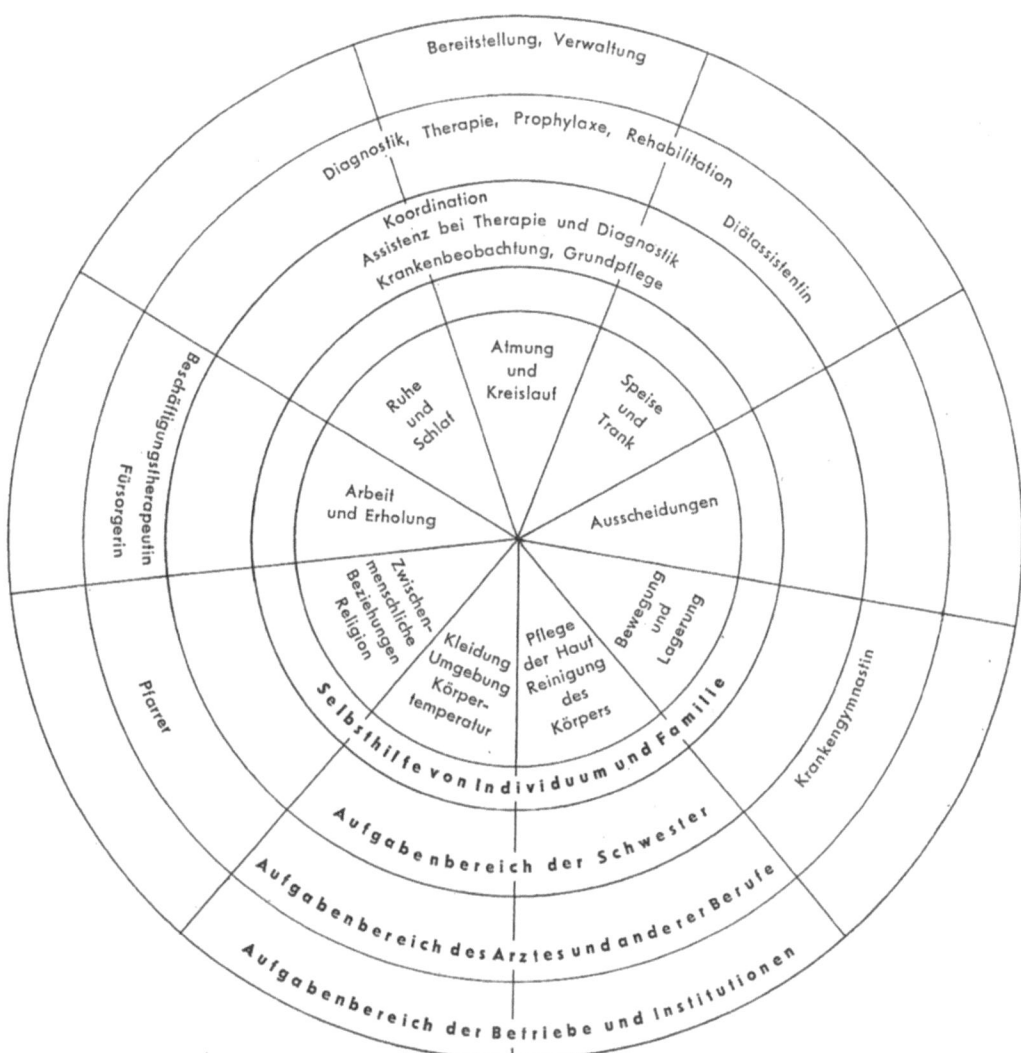

Die Abschlussarbeit Wittnebens trug den Titel *Team-Arbeit: Versuch einer empirischen Analyse von Phänomenen in der Zusammenarbeit von Ärzten und Pflegepersonal, aufgezeigt am Beispiel einer Krankenstation* (vgl. UAH Acc 43/08 (1)). Team-Gedanke, interprofessionelle Zusammenarbeit im Sinne der im Mittelpunkt stehenden Patient*innen, sind Inhalt dieser Abschlussarbeit.

Abbildung 2: Archivliste der Abschlussarbeiten Weiterbildungslehrgang 1971: Karin Wittneben

Archivkiste = Archivliste NR. _IV_
(römische Ziffern); je 1 Liste *außen* auf Kiste befestigen und 1 Liste *innen* hineinlegen
1 weitere Liste in den USH-Archivordner

Archivierung erfolgte am: 20.4.99

Kurs GK (Nr. des Ordners)

Kurs WBL (Nr. des Ordners) (32) Abschlußarbeiten '71

Name, Vorname	geb. am
Alcock, Marion	
Barcsay, Andrea	
Kache, Susanne	
Kühhirt, Elisabeth	
Maas, Ingrid	
Mecke, Ursula	
Reuss, Hildegard	
Vogt, Christa	
Wittneben, Karin	
Wolfangel, Inge	

Dass der logotrope Lehrer*innentypus sich wissenschaftlich weiterqualifizieren solle und dass sich US-amerikanische Universitäten, an denen eine Sache im wissenschaftlichen Team vorangebracht wird, hierfür besonders eigneten, mag Wittneben beeindruckt haben. Immerhin folgte sie dieser Aufforderung. Die *Pädagogik der Mannigfaltigkeit* angesichts unterschiedlicher hippokratischer Schwesterntypen mag sich in Wittnebens Vorstellung von Multidimensionalität niedergeschlagen haben. Für den Einsatz von Film, Bild und Ton im Unterricht lassen sich bei Wittneben keine Spuren finden. Es ist lediglich festzuhalten, dass im Unterricht an der USH mit Diapositiven[8] gearbeitet wurde[9] und dass die Schwesternschülerinnen Fotoalben anlegten. An der USH spielten zudem dramatologische Elemente im Unterricht eine Rolle, die gerne fotografiert wurden.[10] Dies war auch ein Verdienst Caselmanns.

---

8 Diapositiv oder auch kurz »Dia« genannt = durchscheinendes, meist kleinformatiges fotografisches Bild in Form eines Positivs auf Umkehrfilm, das in der Regel mit einem Rähmchen eingefasst ist und mit einem Diaprojektor auf eine Bildwand projiziert werden kann.

9 So die Auskunft einer ehemaligen Schwesternschülerin der damaligen Zeit, Christa Winter-von Lersner. Besonders hervorgetan habe sich der Medizinhistoriker Eduard Seidler.

10 Entsprechende Nachweise finden sich im UAH.

Zurück zu Grauhan und Schipperges. In ihrer Dissertation 1991 verwies Wittneben auf das Ulmer Projekt einer internistisch-psychosomatischen Krankenstation, an dem Grauhan federführend beteiligt war. Dieses Projekt mündete in ein entsprechendes Weiterbildungsstudium ein. Kernpunkt war es, die teilnehmenden Ärzt*innen und Pflegenden von einem krankheitsorientierten zu einem patient*innenorientierten Verständnis zu führen. Es zielte somit auf eine Veränderung medizinischer und pflegerischer Denk- und Handlungsformen (vgl. Köhle u.a. 1980: 18, vgl. Wittneben 1991: 3, Berufsfachschule UK Erlangen 2005: 3). Auch beschäftigte sich Wittneben in ihrer Dissertation mit dem, was Schipperges als *Verkümmerungsprozess* beschrieb, wenn er davon sprach, dass die Kultur der Hippokratischen *sex res non naturales* von der Medizin im Laufe der Jahrhunderte als unwissenschaftlich disqualifiziert wurde (vgl. Wittneben 1001: 20, 22) und damit der Krankheitsorientierung Vorschub leistete. Ähnlich argumentierte auch die Pflegelehrerin Wittnebens, Renate Schwarz-Govaers, wenn sie davon sprach, dass die Krankheitsorientierung die Pflege in die Rolle des medizinischen Handlangers getrieben habe (vgl. Schwarz-Govaers 1983: 2, Wittneben 1991: 19). Schwarz-Govaers war ab 1970 Lehrerin und Leiterin der *Weiterbildung zur Lehrkraft für Pflegeberufe*. Ihr wird die Konzeption eines konstruktivistischen Ansatzes innerhalb der Pflegedidaktik zugeschrieben (vgl. von Gahlen-Hoops 2023: 134).[11]

Für Wittneben war es keine Frage, dass mithilfe des Begriffs von patient*innenorientierter Pflege ein Referenzrahmen erarbeitet werden könne, innerhalb dessen die Konzeption einer Fachdidaktik der Krankenpflege überhaupt erst denkbar wird (vgl. Wittneben 1991: 14).

Auch betonte sie in ihrer Dissertation, dass die US-Pflegewissenschaft sich den *sex res non naturales* des Hippokrates zugewandt habe und dass dies als inhaltliches Fundament einer Fachdidaktik der Krankenpflege (vgl. ebd.: 24) anzusehen sei. Wenn Wittneben die Pflegetheorie von Faye Glenn Abdellah (vgl. Wittneben 2009: 108) als initial für ihre weiteren Ausführungen zu einer Fachdidaktik Pflege ansieht, lässt sich unschwer erkennen, dass Grauhan, Schwarz-Govaers, Schipperges und Caselmann hier auf deutscher Seite Pate gestanden haben.

2.1.2 Hermann Röhrs (und Wolfgang Klafki

Verfolgen wir die Spuren weiter und kommen zum Erziehungswissenschaftler Hermann Röhrs, zum Philosophen Hans-Georg Gadamer (1900-2002) und zum Diakoniewissenschaftler Herbert Krimm (1905-2002). Hier ist die Spurensuche schon sehr viel einfacher, weil von Wittneben selbst beschrieben (vgl. Wittneben 2009: 106 f.).[12] Von Hermann Röhrs führt uns die Spur zu Wolfgang Klafki, von Hans-Georg Gadamer zu Jürgen Habermas,

---

11 Dargelegt in ihrer Dissertation mit dem Titel *Subjektive Theorien als Basis von Wissen und Handeln*. Universität Tübingen 2004.
12 Wittneben beschrieb Wilhelm Dilthey, Wolfgang Klafki und Jürgen Habermas als wichtige akademische Lehrer (vgl. Wittneben 2009: 106). In der Weiterbildung zur Lehrerin für Pflegeberufe an der USH spielte Wolfgang Klafki eine herausragende Rolle, wie zahlreiche Dokumente im UAH belegen.

von Herbert Krimm zu Wilhelm Dilthey und zur Schwesternhochschule der Diakonie in Berlin.

Wolfgang Klafkis kritisch-konstruktive Didaktik und Jürgen Habermas' Theorie des kommunikativen Handelns wurden zu Eckpfeilern des pflegedidaktischen Ansatzes von Wittneben (vgl. Wittneben 2009: 107). Wilhelm Dilthey spielte in Wittnebens wissenschaftlichem Denkweg zunächst eine wichtige Rolle, wurde dann aber zu einem späteren Zeitpunkt weiterentwickelt (vgl. Wittneben 2009: 106).

Röhrs war der Lehrstuhlnachfolger Caselmanns in Heidelberg. Gadamer folgte 1949 einem Ruf nach Heidelberg auf den Lehrstuhl von Karl Jaspers. Zwischen 1967 und 1971 debattierten Gadamer und Jürgen Habermas. Krimm war der Begründer des *Diakoniewissenschaftlichen Instituts* der *Universität Heidelberg*.

Röhrs hatte einen Lehrstuhl für vergleichende und internationale Erziehungswissenschaft inne. Er forschte während seines Ordinariats weltweit zu Schul- und Bildungssystem. In Heidelberg initiierte Hermann Röhrs in den 1970er Jahren die Gründung der *Internationalen Gesamtschule Heidelberg (IGH)*. Beim Modell IGH stand die *Comprehensive School* der angelsächsischen Länder Pate.

Diese Schule hatte ab 1971, dem Jahr des Weiterbildungsabschlusses von Wittneben, einen schweren Start, da Gesamtschulen in Baden-Württemberg nicht unbedingt gerne gesehen waren.

Für den Erziehungswissenschaftler Röhrs war zum einen das interdisziplinäre Denken kennzeichnend. Mit Wolfgang Klafki diskutierte er zum anderen über die *Integrierte Gesamtschule* und *Comprehensive School* (vgl. Klafki u.a. 1970). Röhrs betreute interdisziplinäre Abschlussarbeiten in der Weiterbildung zur Lehrerin für Pflegeberufe auch im Jahrgang mit Abschluss 1971, also dem Jahrgang, dem auch Wittneben angehörte.

Mitte der 60er Jahre nahm auf Anregung von Röhrs ein interdisziplinäres Kolloquium über die Jugendproblematik seine Arbeit auf, dem die Psychologen Johannes Rudert und Carl Friedrich Graumann, die Mediziner Alexander Mitscherlich und Paul Christian, der Philosoph Ernst Topitsch, der Kriminologe Heinz Leferenz sowie der Diakoniewissenschaftler Herbert Krimm angehörten. Eine Pflegewissenschaftlerin von der USH war hier leider nicht dabei, da eben doch nur eine Schule innerhalb der Universität.

Klafki und Röhrs kamen in ihrer Diskussion zu dem Ergebnis, dass integrierte Gesamtschulen respective *Comprehensive Schools* für die Zukunft unverzichtbar seien. Röhrs folgerte in seinen Ausführungen zudem, dass es Sinn mache, *ohne Hierarchie im Kreis beisammenzusitzen* und der Lehrerweiterbildung mehr Bedeutung zuzumessen (vgl. Klafki 1970: 99). Da Röhrs zu diesem Zeitpunkt Berater der USH war, bezogen sich diese Bemerkungen sicherlich auch auf den unterrepräsentierten Status der USH sowie die Notwendigkeit der dortigen Lehrer*innenweiterbildung. Klafki wiederum folgerte in seinen Überlegungen, dass die Gesamtschulfrage in unauflösbarem Zusammenhang mit der Lehrer*innenbildung stünde. Die Gesamtschulfrage zwänge dazu, die wissenschaftliche Ausbildung neu zu durchdenken (vgl. Klafki 1970: 151). Nicht zuletzt diese Ansichten zum Organisationssystem einer Schule sowie der durch die US-Besatzungsmacht forcierte Akademisierungsanspruch der USH dürften Wittneben dahingehend beflügelt haben, selbst ein Studium der Erziehungswissenschaft, Soziologie und Psychologie in Angriff nehmen zu wollen und die Akademisierung des Pflegelehrer*innenstudiums voranzutreiben. Es ging ihr auch darum, die Weiterbildung zur/zum Unterrichtsschwester/Unterrichtspfleger vergleichbar der Ausbildung zu wissenschaftlichen Lehrkräften zu machen und nicht im Schattendasein von fachpraktischen Lehrkräften zu verbleiben (vgl. Wittneben 1991: 4).[13]

2.1.3 Hans-Georg Gadamer und Jürgen Habermas

Kommen wir nun noch zu Hans-Georg Gadamer und Jürgen Habermas als besondere Heidelberger Philosophen und Wissenschaftstheoretiker. Jürgen Habermas' »Theorie des kommunikativen Handelns« (1981) spielte in Wittnebens wissenschaftlichem Denkweg eine herausragende Rolle. Hans-Georg Gadamer berief Jürgen Habermas im Jahr 1961 als apl. Professor nach Heidelberg. Habermas blieb daselbst bis 1964, als er einen Ruf an die Goethe-Universität Frankfurt a.M. erhielt und sich in die *Frankfurter Schule* einreihte. Die Auseinandersetzung zwischen Gadamer und Habermas um hermeneutische Fragen wurde von Wittneben in ihrer Dissertation konstruktiv aufgegriffen (vgl. Wittneben 1991: 158, vgl. Gadamer 1967: 124 f.). Jürgen Habermas' Erkenntnisinteresse sollte im weiteren Verlauf auch für die Schülerin Wittnebens, Ingrid Darmann-Finck, wichtig werden (vgl. Darmann-Finck 2009: 2).

2.1.4 Herbert Krimm

Auch das Diakoniewissenschaftliche Institut war an der interdisziplinären Ausrichtung der USH beteiligt. Herbert Krimm war Lehrstuhlinhaber daselbst bis zum Jahr 1970, ihm folgte Paul Philippi mit seiner Habilitationsschrift zur Mutterhausdiakonie. Den Theologen und Philosophen Wilhelm Dilthey (Hermeneutik) bezeichnete Wittneben als einen Meilenstein ihres wissenschaftlichen Denkweges (vgl. Wittneben 2009: 106). Wittnebens zahlreiche Forschungen zu Diakonie und Diakoniegeschichte[14] zeigen deutliche Berührungspunkte zu Lehre und Forschung am Diakoniewissenschaftlichen Institut.

---

13 Für Karin Wittneben war eine akademische Qualifikation auch ein wichtiger Schritt, um sich aus weiblichen Qualifikationsmustern zu emanzipieren. Ihr Vorwurf an die erste Schulleitung der USH, Olga von Lersner, war derjenige, dass sie es versäumt habe zu studieren und es bei einem lediglich mehrwöchigen Studienaufenthalt in Yale belassen zu haben. Damit sei Olga von Lersner in alten weiblichen Denkmustern verhaftet geblieben, habe der Akademisierung der Pflege insgesamt eher geschadet denn genutzt und schlussendlich die institutionelle Integration der USH in die Universität Heidelberg verhindert (vgl. Wittneben 1995: 273).

14 So z.B. in Kapitel 6 der Dissertation Wittnebens: Zu einem Pflegebegriff an der Schwesternhochschule der Diakonie in Berlin (vgl. Wittneben 1991: 169 f.)

2.1.5 Resümee

Zur Beantwortung der ersten Forschungsfrage nach frühen Prägungen des wissenschaftlichen Denkwegs von Wittneben in Heidelberg lässt sich somit resümieren, dass Wittneben die Arbeiten von Schipperges und Grauhan weiterführte, dass sie interprofessionelles Handeln, Pflegetheorien und Patientenorientierung zu pflegedidaktischen Elementen machte. Caselmanns Gedanken zum logotropen Lehrer*innentypus, der sich akademisch, und dies am besten in den USA, weiterqualifizieren solle, haben bei Wittneben Nachklang gefunden. Hermann Röhrs brachte erfolgreich Wolfgang Klafki ins Spiel. Klafki wurde zu einem Eckpfeiler der pflegedidaktischen Vorstellungen von Wittneben. Von Röhrs kamen zudem weitere Inspirationen zum Thema Interdisziplinäres Handeln. Gadamer und Habermas schließlich überzeugten mit der Auseinandersetzung zur Hermeneutik. Habermas wurde, neben Klafki, zu einem weiteren pflegedidaktischen Eckpfeiler. Krimm brachte Wittneben Dilthey und dessen hermeneutisches Verständnis sowie die Diakoniegeschichte näher. Der Vollständigkeit halber sei die medizinische Fakultät erwähnt, mit Repräsentanten wie Paul Christian (1910-1996), der die durch Alexander Mitscherlich (1908-1982) begründete Tradition, die Psychosomatik für die USH als Einsatzfeld zu öffnen, fortführte.

Damit kämen wir zur zweiten Spurensuche, zur Spurensuche in Wittnebens pflegehistorischen Biografien.

2.2 Zweite Spurensuche Wittnebens Biografien im Historischen Lexikon Band 1

Im *Biographischen Lexikon zur Pflegegeschichte* »Who was who in nursing history«, dessen erster Band im Jahr 1997 erschien (Wolff 1997), erwies sich Wittneben als fleißige Erstellerin pflegehistorisch relevanter Biografien. Allein in Band eins erstellte sie 42 von insgesamt 202 Biografien, also ca. 20 % aller in Band 1 enthaltenen Biografien. Diese Biografien wurden bislang kaum zur Kenntnis genommen und gerieten in Vergessenheit. Es steht zu vermuten, dass diese Biografien ein Zusatzprodukt der Dissertation von Karin Wittneben sind; der Recherchezeitraum deckt sich teilweise mit demjenigen des Erstellens der Promotion. Deshalb sei in diesem Beitrag ein Augenmerk auf diese Arbeiten gelegt. Daraus ergibt sich die Forschungsfrage, welcher Beitrag zur Geschichte der Pflegedidaktik von diesen Biografien ausgehen und welcher weitere Forschungsbedarf sich daraus ergeben kann. Inwieweit ist die historische Biografiearbeit Wittnebens ein Beitrag zu einer Geschichte der Fachdidaktik Pflege?

2.2.1 Analyse der Wittneben'schen Biografien

Die 42 Biografien wurden in einem historisch-hermeneutischen Verfahren durchquert. Im Sinne einer akzidentalen Dokumentenanalyse wurde zunächst eine quantitative Analyse durchgeführt. Dazu wurden Kategorien gebildet. Die Kategorien wurden zum einen prospektiv, im Sinne der Forschungsfrage, erstellt. Die prospektive Kategorienbildung wurde nach Durcharbeiten der 42 Biografien ergänzt anhand der Häufigkeit der in den Biografien genannten Attributionen, die in direktem oder indirektem Zusammenhang mit der Pflegedidaktik stehen. Hierbei war die Vorgehensweise eine hermeneutische (vgl. Mayring 1996: 88).

Tabelle 1: Übersicht Kategorien und Anzahl der Nennungen

Kategorien (prospektiv und hermeneutisch)	Anzahl Nennungen
Vergessene/totgeschwiegene/nie gewürdigte/noch zu erforschende Pflegeperson	18
(Pflege-)ausbildung	14
Nationalsozialismus/Ausbildung NS/Widerstand NS/Entnazifizierung	14
Krieg/Kriegsverbrechen/Verwundetenpflege	9
Oberin	9
Schulschwester/Unterrichtsschwester/Lehrperson/Schulleitung	8
Lehrbuch	5
Vorstehende Berufsverband	5
Wohlhabend-aristokratische (adlige) Person	4
Erste Bausteine für Pflegewissenschaft	3
Kinderkrankenpflege/Hebamme	3
Schriftstellerin/Fachbuchautorin	2
Nightingale Style of Nursing	2
Geschichte der Krankenpflege	2
Christin	2
Internationales	2
Bezahlung	1
Ganzheitliches Pflegeverständnis	1
Anarchistin	1
Redaktion (Pflege-)Zeitschrift	1
Mutterhaus/Nonne/Diakonisse/DRK-Schwester	Zahlreich, nicht wirklich zu erheben

Es darf eigentlich nicht verwundern, dass Wittneben bei 17 ihrer Biografien darauf verwies, dass hier ein Forschungsdesiderat besteht (Kategorie 6: *vergessene/totgeschwiegene/ nie gewürdigte/noch zu erforschende Pflegeperson*). Wittneben war forschungsfreudig und schreibfleißig. Die Entwicklung der Pflegewissenschaft lag ihr am Herzen. Auch die zahlreichen Nennungen der Kategorie 1 *(Pflege-)ausbildung* sowie der Kategorie 2 *Schulschwester/Unterrichtsschwester/Lehrperson/Schulleitung* erstaunen bei der wissenschaftlichen Ausrichtung von Wittneben nicht. Immerhin gilt sie als Wegbereiterin der Pflegedidaktik.

An dieser Stelle seien die Namen der entsprechenden Pflegepersonen eingefügt, die den jeweiligen Kategorien zugehören:

18 Nennungen Kategorie 6: *vergessene/totgeschwiegene/nie gewürdigte/noch zu erforschende Pflegeperson*: es sind dies: Edith Louisa Cavell, Maria Agnes Dohna, Elisabeth Gerter, Emma Goldmann, Johanna Haarer, Emma Haase, Lili von Hackewitz, Elisabeth Heise, Grete Heim, Berta Kaboth, Eleonore Patzig geb. von Busekist, Lilli Petschnigg, Amalie Rau, Ruth Schramm, Irmgard Simon, Marie Simon, Eleonore Sponseil, Adrienne Thomas.

14 Nennungen Kategorie 1 *(Pflege-)ausbildung* sowie 8 Nennungen Kategorie 2 *Schulschwester/Unterrichtsschwester/Lehrperson/Schulleitung* (beide Kategorien hier zusammen genommen): Luise Büchner, Monica Dickens, Maria Agnes Dohna, Johanna Maria Fichte, Elisabeth Gerter, Emma Goldmann, Emma Haase, Elisabeth Heise, Charlotte Helmsdorfer, Elisabeth Ischebeck, Annemarie von Klitzing, Dörthe Krause-Kümell, Asta von Lindeiner-Wildau, Eleonore Patzig geb. von Busekist, Lilli Petschnigg, Amalie Rau, Charlotte Reuter, Hedwig Gräfin Rittberg, Ruth Schramm, Irmgard Simon, Marie Simon, Amalie Wertheimer.

Als Schnittmenge Kategorie 6 sowie Kategorien 1+2 ergeben sich folgende 11 Namen:

Maria Agnes Dohna, Elisabeth Gerter, Emma Goldmann, Emma Haase, Elisabeth Heise, Eleonore Patzig geb. von Busekist, Lilli Petschnigg, Amalie Rau, Ruth Schramm, Irmgard Simon, Marie Simon.

Für weitere Forschungen zur Geschichte der Pflegedidaktik scheint es sinnvoll zu sein, Kategorie 3 *Lehrbuch* mit 5 Nennungen zusätzlich heranzuziehen: Johanna Haarer, Lili von Hackewitz, Berta Kaboth, Annemarie von Klitzing, Charlotte Reuter.

Auch hier soll eine Schnittmenge mit Kategorie 6 gebildet werden, aus der sich 3 Namen extrahieren lassen: Johanna Haarer, Lili von Hackewitz, Berta Kaboth.

Somit ergibt sich eine Summe von insgesamt 14 Namen, die sich als Schnittmenge aus der Kategorie 6 und den Kategorien 1-3 ergeben. Nachdem Karin Wittneben in Kategorie 6 darauf hinwies, dass sie bei diesen Pflegepersonen ein Forschungsdesiderat sieht und in den Kategorien 1-3 Bezüge zu Ausbildung, Pflegelehre und Pflegelehrbuch herstellt, sollten sich aus der einen oder anderen dieser 14 Biografien weitere Bezüge zu einer Entstehung der Disziplin Pflegedidaktik herstellen lassen. Voraussetzung dafür wäre natürlich, dass die historische Pflegeforschung sich mit diesen 14 Biografien auseinandersetzt und hinreichendes archivalisches Material gefunden werden kann.

An dieser Stelle seien ausgewählte Exemplare dieser 14 Biografien ausführlicher dargestellt, weil sich hier bereits Bezüge zu weiteren wissenschaftlichen Arbeiten von Karin Wittneben herstellen lassen. Es soll ja auch darum gehen, die Querverbindungen zwischen den Biografien und dem weiteren wissenschaftlichen Werk von Wittneben herzustellen.

Diese Biografien wurden dahingehend ausgewählt, dass sie auch weiteren Kategorien zugeordnet werden können. Zudem zitierte sich Wittneben in diesen Biografien selbst bzw. schilderte eine persönliche Begegnung.

2.2.2 Ausgewählte Biografien: Lilli Petschnigg, Amalie Rau, Irmgard Simon

Die erste Biografie: Lilli Petschnigg (1905-1983)

In dieser Biografie zitierte Wittneben sich selbst, was für eine engere Verbindung zwischen Biografie und Dissertation spricht.

Lilli Petschnigg war eine in Österreich geborene Unterrichtsschwester. Vor dem Zweiten Weltkrieg arbeitete sie in der Hauptgeschäftsstelle des ICN in London. In der NS-Zeit wurde sie Mitarbeiterin im *Fachausschuss für Schwesternwesen in der Arbeitsgemeinschaft der freien Wohlfahrtsverbände*, die wiederum der *NS-Volkswohlfahrt* in Berlin unterstand. Als Unterrichtsschwester hatte sie hier eine hoch angesiedelte Position. Sie sorgte für die Erstellung und Verbreitung von Tätigkeitsberichtsheften in den Pflegeausbildungen sowie von Lehrschwesternbriefen unter den lehrenden Schwestern mit dem Ziel der Vereinheitlichung und Verbesserung der Ausbildungen (Wittneben 1997a: 149). 1944 war sie Mitglied in einem Prüfungsausschuss, vor dem elf angehende Unterrichtsschwestern ihre Prüfungen abzulegen hatten. Diese Gruppe war die Keimzelle der 1946 gegründeten, später so genannten *Schwesternhochschule der Diakonie* in Berlin (ebd: 149). Lilli Petschnigg übernahm in den weiteren Unterrichtsschwesternkursen das Fach Geschichte der Krankenpflege und weckte damit das Interesse der späteren Pflegehistorikerin Lieselotte Katscher (1915-2012). Ihr abwechslungsreiches Leben führte sie als stellvertretende Direktorin nach Genf in das *Büro für Schwesternwesen der Rotkreuzgesellschaften*. Sie pflegte enge Verbindungen mit der *Werner-Schule vom DRK* in Göttingen mit seiner Oberin, Cläre Port. Petschnigg verstarb 1983. Wittneben hinterlässt die Frage, wie jemand, der im NS-Machtapparat mitarbeitete, später eine herausgehobene Position beim *Roten Kreuz* erhalten konnte (vgl. Wittneben 1997a: 149).

Diese Biografie ist uns als Forschungsdesiderat mitgegeben und es steht zu vermuten, dass eine Analyse der genannten Tätigkeitsberichtshefte zu weiteren Erkenntnissen in der *Geschichtsschreibung Pflegedidaktik* führen wird. Die erwähnte Schwesternhochschule der Diakonie spielte in weiteren Arbeiten von Wittneben eine Rolle, sodass hier eine Brücke geschlagen werden kann.

Die zweite Biografie: Amalie Rau (1888-1974)

Rau erlernte die Krankenpflege im Stadtkrankenhaus in Essen und trat früh der *Berufsorganisation der Krankenpflegerinnen Deutschland B.O.K.D.* bei. Sie wurde von Agnes Karll ermutigt, den Oberinnenlehrgang an der *Hochschule für Frauen in Leipzig* zu belegen. In Leipzig lernte Amalie Rau Erna von Abendroth kennen und wurde deren Mitarbeiterin als Schulschwester an der Dresdner *Krankenpflegeschule* bis zur Konfiskation durch das

NS-Regime. Von 1933 bis 1934 war Rau stellvertretende Leiterin der *Reichsfachschaft Deutscher Schwestern und Pflegerinnen* in Berlin, wurde aber aus dieser Position bereits 1934 wieder entlassen (vgl. Wittneben 1997b: 158) und übernahm die Leitung des *Rudolf-Hess-Krankenhauses* in Dresden. Danach verlor sich ihre Spur.

Auch diese Biografie wird uns von Wittneben als beforschensnotwendig mitgegeben. Sollten sich in der genannten Dresdner Krankenpflegeschule noch Unterlagen aus dieser Zeit finden lassen, ließe sich eine Verbindung zwischen dem Hochschulstudium in Leipzig und dem Krankenpflegeunterricht in Dresden herstellen. Hier könnten möglicherweise neue Erkenntnisse für die *Geschichte Fachdidaktik Pflege* generiert werden.

Bliebe noch die dritte Biografie: Irmgard Simon (1929-1987)

Irmgard Simon legte das deutsche und englische Krankenpflegeexamen sowie beide Hebammenprüfungen ab. Sie war danach in Südafrika tätig. Später studierte sie an der *Agnes Karll Hochschule* in Frankfurt a. M. und wurde Pflegedienstleiterin. 1973 übernahm sie die Leitung der *Geschäftsstelle des Deutschen Berufsverbandes für Krankenpflege (DBfK)* in Bayern (vgl. Wittneben 1997c: 188). Sie war berufspolitisch aktiv und befeuerte früh die Durchsetzung des Pflegeprozesses und der Pflegeforschung. Sie organisierte die ersten eintägigen Fortbildungsveranstaltungen zur Pflegeforschung. Und Simon ermutigte zu einem Pflegestudium in England, Schottland und den USA. Diesem Ruf folgten Monika Krohwinkel und Karin Wittneben. Simon verstarb an einem Krebsleiden.

Das Interessante an dieser Biografie ist die direkte Beziehung zwischen Simon und Wittneben. Simon war Ideengeberin für Wittneben. Eine Analyse der Unterlagen aus den eintägigen Fortbildungsveranstaltungen zur Pflegeforschung, die von Simon initiiert wurden, könnte hilfreich sein für die weitere Entwicklung der *Geschichte Fachdidaktik Pflege*.

Unabhängig von der Häufigkeit in den einzelnen Kategorien ist auf eine weitere Biografie aufmerksam zu machen, die beim Durcharbeiten auffiel. Es handelt sich um die Biografie von Hedwig Gräfin von Rittberg. Als Quelle ist die *Sammlung Karin Wittneben* angegeben. Vielleicht ist es lohnend, dieser Sammlung ein Forschungsprojekt zu widmen und so der *Geschichte der Fachdidaktik Pflege* ein Stück näherzukommen.

2.3 Spurensuche Rezeption Wittneben

Wittneben wird gemeinhin als Wegbereiterin der Pflegedidaktik angeführt. Unter diesem Namen hat sie sich möglicherweise einen kleinen Platz in der Geschichte der Pflege gesichert? Zitationen finden sich durchaus üppig in entsprechender Literatur.[15] Allerdings muss gefragt werden, ob bzw. inwiefern noch eine inhaltlich-kritische Auseinandersetzung mit Wittneben stattfindet. In dieser knapp gehaltenen Spurensuche geht es darum, einige wenige Werke zu untersuchen, in denen Wittneben, nach Einschätzung

---

15 So beispielsweise noch im Jahr 2023 bei K.-H. Sahmel (vgl. K.-H. Sahmel 2023: 23 f.)

der Autorin, wohl hätte aufgeführt werden müssen und dies möglicherweise im Sinne einer kritischen Würdigung. Das Volumen des Artikels ist begrenzt. Deshalb handelt es sich hier um eine zu erweiternde Recherche. Zur Rezeption bzw. Nicht-Rezeption Wittnebens bei Ertl-Schmuck wurde bereits in der Hinführung hingewiesen.

Birgit Panke-Kochinke beschäftigte sich im Jahr 2000 in einem Buch mit der *Fachdidaktik der Berufskunde Krankenpflege*.[16] Ein 38 Seiten langes Unterkapitel lieferte eine ansprechende Zusammenfassung der damals aktuellen fachdidaktischen Diskussion in der Pflege. Wittneben wurde durchaus, als eine unter mehreren, ausführlicher dargestellt, aber sonst nicht weiter kommentiert; allerdings schienen die Überlegungen zu einer Fachdidaktik Pflege von Georg Czumanski mehr zu beeindrucken (vgl. Panke-Kochinke 2000: 77). Auch Klafki fand deutlich mehr Erwähnung als Wittneben. Panke-Kochinke kam zu dem Ergebnis, dass es im Jahr 2000 keine Fachdidaktik Pflege gebe, die ihren Gegenstandsbereich hinreichend genau bestimmen könne. In ihren Augen gab es lediglich Bestrebungen, die Handlungsfelder zu analysieren und daraus den Gegenstandsbereich zu explorieren (vgl. Panke-Kochinke 2000: 87).

Ellen Bögemann-Großheim beschäftigte sich 2002 in ihrer Dissertation mit der *beruflichen Ausbildung von Krankenpflegekräften*.[17] Wittneben wurde ein eigenes Unterkapitel zugedacht und sie erhielt die Attribution, einen ersten ausgearbeiteten und durchargumentierten Versuch der Begründung einer Fachdidaktik Pflege (vgl. Bögemann-Großheim 2002: 352) vorgelegt zu haben. Es erfolgte durchaus eine kritische Auseinandersetzung mit Wittneben. Der Entwurf enthalte erkenntnistheoretische Paradoxien, es sei Wittneben auch nicht gelungen, den Pflegebegriff materiell zu bereichern. Sie argumentiere letztlich außerhalb eines fachwissenschaftlichen Zusammenhangs (vgl. ebd.: 344).

Marianne Rabe behandelte 2009 in ihrer Dissertation die *Ethik in der Pflegeausbildung* und verstand ihre Arbeit als einen Beitrag zu deren Theorie und Didaktik.[18] Im Literaturverzeichnis findet sich Wittneben überhaupt nicht; lediglich in einer Fußnote wird auf Pflegedidaktikerinnen verwiesen, die sich auf Klafki beziehen und es werden Wittneben und Oelke genannt. Weiterhin wird in dieser Fußnote darauf verwiesen, dass von elf untersuchten Bildungseinrichtungen vier ausdrücklich auf die kritisch-konstruktive Didaktik nach Klafki als Bezugstheorie hingewiesen hätten.[19] Wolfgang Klafki hingegen bekommt ein ganzes Unterkapitel zugeschrieben.[20] Damit wird vielleicht nicht unbedingt ein Schritt nach vorne gegangen, wenn Klafki ein eigenes Unterkapitel wert ist,

---

16 So auch der gleichnamige Titel *Fachdidaktik der Berufskunde Pflege*. Buch erschien neun Jahre nach der Dissertation Wittnebens.
17 Zeitlicher Abstand zur Dissertation Wittnebens elf Jahre.
18 Dissertation erschien im Jahr 2009, also 18 Jahre nach der Dissertation Wittnebens. Titel: *Ethik in der Pflegeausbildung. Beiträge zur Theorie und Didaktik*.
19 Hier bezog sich Rabe auf eine Untersuchung von Ertl-Schmuck, die elf Bildungseinrichtungen zu den theoretischen Grundlagen der dort vermittelten Didaktik befragte.
20 Unterkapitel der Dissertation 3.1.1. *Bildung als zentrale Kategorie der Didaktik*.

Wittneben hingegen subsummiert wird unter diejenigen Pflegedidaktikerinnen, die sich auf Klafki beziehen und ansonsten keiner weiteren Erwähnung bedürfen?

Wolfgang von Gahlen-Hoops kam im Jahr 2009 zu dem Ergebnis, dass Wittnebens kritisch-konstruktive Fachdidaktik den *Point of no Return* in der bundesdeutschen Fachdidaktik Pflege bedeute (vgl. Ertl-Schmuck/Fichtmüller/v. Gahlen-Hoops 2009: 183). Wittneben habe einen genuin fachdidaktischen Blick auf die Pflegewissenschaft als Bezugswissenschaft eröffnet. Damit sei das Grundverhältnis zwischen Bezugswissenschaft und Fachdidaktik auf eine neue erkenntnisleitende Stufe gestellt worden (vgl. ebd.: 185). Wittneben bedeute eine Schallmauer. Eine Rückkehr in vortheoretische Pflegeverständnisse sei nun nicht mehr möglich. Mit dieser Einschätzung wird Wittneben ein entscheidender, wenn nicht gar der entscheidende Platz in der Geschichte der Fachdidaktik Pflege zugeschrieben.

2023 stellte von Gahlen-Hoops eine Übersicht der methodischen Multiparadigmatik innerhalb der Pflegedidaktik zusammen und unterschied bereits neun unterschiedliche Ansätze. Einen kritisch-konstruktiven Ansatz verfolgen, so die Übersicht, Wittneben und Darmann-Finck (vgl. Gahlen-Hoops 2023: 134). Interessant wäre sicherlich, eine Synopse dieser Ansätze zu erstellen.

Das Resultat dieser kleinen Untersuchung ist schillernd. Für die einen ist Wittneben eine unter mehreren, für die anderen ist sie offensichtlich verzichtbar und für die dritten bedeutet sie einen Point of no Return. Spannend wäre sicherlich, in einigen Jahrzehnten noch einmal neu zu beleuchten, wie sicher Wittneben ihren Platz in der Geschichte der Fachdidaktik Pflege verteidigen konnte.

Aber werfen wir den abschließenden Blick auf Ingrid Darmann-Finck. Ihre Doktormutter war Karin Wittneben. Auch Darmann-Finck verfolgt einen kritisch-konstruktiven Ansatz, so die genannte Übersicht (vgl. ebd.: 134). Beide, so von Gahlen-Hoops, bedienen sich der drei Habermas'schen Diskursunterscheidungen. Es gebe drei Erkenntnisinteressen und Diskurssetzungen, das empirisch-analytische (das technische), das hermeneutisch-geisteswissenschaftliche (das praktische) und das kritisch-emanzipatorische (ebd.: 127). Die Selbsteinschätzung Darmann-Fincks (2009) ist eine etwas andere. Sie sieht sich als Vertreterin einer »interaktionistischen Pflegedidaktik«, die sich durchaus an die kritisch-konstruktive Didaktik Klafkis anschließt (vgl. Darmann-Finck 2009: 2), durchaus auch auf die Habermas'schen Erkenntnisinteressen zurückgreift (hier ähnelt sich die Argumentation mit derjenigen von Gahlen-Hoops), aber zusätzlichen Bezug nimmt auf ein interaktionistische Lehr-/Lernverständnis, also auf das interaktive Aushandeln von Bedeutungen (vgl. ebd.: 2). Es werden Anleihen im psychoanalytischen Persönlichkeitsmodell genommen, um entsprechende Lernprozesse beschreiben und konzipieren zu können (vgl. ebd.: 3).

So ist Darmann-Finck zum einen Schülerin von Wittneben, erweitert ihr Modell aber unter anderem durch das psychoanalytische Persönlichkeitsmodell, ein Modell, das bei Wittneben nicht zu finden ist. Darmann-Finck folgte Habermas also noch einmal anders, als dies bei Wittneben der Fall war.

3. Conclusio

Karin Wittneben hat uns Aufgaben mitgegeben. Es gibt eine Sammlung Wittneben, die möglicherweise weiteren Aufschluss über die Heidelberger Zeit geben könnte und bislang nicht gesichtet wurde. Auch findet sich eine persönliche Korrespondenz zwischen der Pflegehistorikerin Hilde Steppe (1947-1999) und Karin Wittneben in der Hilde Steppe Dokumentationsstelle der University of Applied Science, Frankfurt a.M.[21]

Wittneben hat uns zu erforschende pflegehistorische Biografien mitgegeben, die Aufschluss über pflegedidaktische Elemente in der Zeit vom Ersten bis zum Ende des Zweiten Weltkriegs geben könnten, somit also eine retrograde Perspektive Pflegedidaktik ermöglichen könnten. Auch wäre es an der Zeit, sich mit ihrem Werk wieder kritisch-konstruktiv auseinanderzusetzen. Ansatzpunkte dafür wurden unter den Stichworten »Team«, »interprofessionell« oder »Kreismodelle der pflegerischen und medizinischen Versorgung« gegeben.[22]

Die Pflege/Pflegewissenschaft hat ein Problem mit der Sammlung, Bündelung und Systematisierung ihres Wissens. Zu vieles geht durch langwierige Akademisierungsprozesse, geringe Durchschlagkraft aufgrund fehlender Lehrbücher, geringe Rezeption etc. verloren. Und obwohl in der Tat etliches an ihrem Denken überholt zu sein scheint bzw. de facto überholt ist, bleibt der bescheidene Wunsch, dass sich Karin Wittneben dennoch einen Platz in der Geschichte der (Fach-)disziplin »Pflegedidaktik« wird sichern können oder aber, vielleicht passender, einen Platz in der Geschichte der Wissenschaftstheorie der Pflege.

Literatur

Auer, Christine (2010). Eine frei denkende Krankenschwester: Antje Grauhan M. A. wird 80 Jahre alt. Festgabe zu ihrem Geburtstag. Heidelberg: Auer.

Auer, Christine (2008). Vorstudie zur Entstehung der Pflegewissenschaft in Deutschland. Im Auftrag der Deutschen Gesellschaft für Pflegewissenschaft. Durchsicht von Leitz Ordnern aus der Gründungszeit. Teil 3. Frankfurt a.M.: Bibliothek der University of Applied Science Frankfurt a.M., Dokumentationsstelle Hilde Steppe, S. 3.

Bögemann-Großheim, Ellen (2002). Die berufliche Ausbildung von Krankenpflegekräften. Kontinuitäten, Verunsicherungen, Reformansätze und Zukunftsrisiken einer Ausbildung besonderer Art. Frankfurt a.M.: Mabuse.

---

21 Signatur 0159+160 persönliche Korrespondenz H. Steppe, Jahre 1986 und 1990. Im Briefverkehr 1990 zwischen Wittneben und Steppe geht es um Kontroversen mit Afaf Meleis (vgl. Auer 2003: 3). Für das Jahr 1990 ist ebenfalls eine Korrespondenz zwischen Hilde Steppe und dem Pflegehistoriker Horst-Peter Wolff, dem Herausgeber des Bd. 1 des Biographischen Lexikons verzeichnet (vgl. Haas 2001).

22 So auch Heinrich Schipperges: Regelkreis (vgl. Schipperges/Vescovi/Geue 1988); Felix von Cube: Kybernetisch-informationstheoretische Didaktik (vgl. v. Cube 1982).

Caselmann, Christian (1953a). Wesensformen des Lehrers. Versuch einer Typenlehre. (2. Auflage). Stuttgart: Klett.

Caselmann, Christian (1953b). Bildungsgeschichte und Besitzklassen. Vortrag gehalten vor den Leitern der bad.-württbg. Volkshochschulen in Bretten am 30.05.1953. UAH Rep. 211, 319.

Caselmann, Christian (1959). Zeugnis für Schwester Heidrun Marschollek, USH, schriftliche Abschlussarbeit mit dem Titel: »Strukturwandel in der gegenwärtigen Gesellschaft und die Aufgaben der Berufserziehung«. Heidelberg, 5. März 1959, (Gutachten gemeinsam mit Dr. Schorb). UAH Heidelberg Rep. 211, 40.

Caselmann, Christian (1961). Die Schwesternschule als Erziehungsstätte. Vortrag gehalten am 16. Januar 1961 in der Schwesternschule der Universität Heidelberg. UAH Rep. 211, 336.

Caselmann, Christian (1964). Vom Abiturienten zum Studenten. Eine Einführung in das akademische Studium für die Studierenden der geisteswissenschaftlichen Fakultäten. Stuttgart: Klett.

Cube, Felix von (1982). Kybernetische Grundlagen des Lernens und Lehrens. Stuttgart: Klett-Cotta.

Darmann-Finck, Ingrid (unter Mitarbeit von Sabine Muths) (2009). Interaktionistische Pflegedidaktik. In: Olbrich, Christa (Hg.) (2009). Modelle der Pflegedidaktik. München: Elsevier, S. 1-19.

Darmann-Finck, Ingrid/Sahmel, Karl-Heinz (2023). Pädagogik im Gesundheitswesen. Berlin: Springer.

Ertl-Schmuck, Roswitha/Fichtmüller, Franziska (Hg.) (2009). Pflegedidaktik als Disziplin. Eine systematische Einführung. Unter Mitarbeit von Claudia Bischoff-Wanner und Wolfgang Hoops. Weinheim/München: Juventa (2. Auflage erscheint voraussichtlich Oktober 2023).

Ertl-Schmuck, Roswitha/Fichtmüller, Franziska (Hg.) (2010). Theorien und Modelle der Pflegedidaktik. Eine Einführung. Weinheim/München: Juventa.

Ertl-Schmuck, Roswitha (2019). Zur Selbstvergewisserung der Pflegedidaktik als Disziplin in der Lehrer_innenausbildung für die Pflege. Vortrag anlässlich der Tagung »Retroperspektiven, Perspektiven, Synergien einer Historischen Berufsbildungs- und Wissenschaftsforschung« an der Universität Rostock vom 2.- 4. September. Universität Rostock: digital verfügbares PDF. https://www.ibp.uni-rostock.de/storages/uni-rostock/Alle_PHF/IBP/Aktuelles/Rostock_Tagung__Wiederhergestellt_.pdf

Ertl-Schmuck, Roswitha (2023). Grundsatzfragen der Pflegedidaktik – ein sich wandelnder Diskurs. In: Gahlen-Hoops, Wolfgang/Genz, Katharina (Hg.) (2023). Pflegedidaktik im Überblick. Zwischen Transformation und Diffusion. Bielefeld: transcript.

Gadamer, Hans-Georg (1967). Kleine Schriften I. Philosophie. Hermeneutik. Tübingen: J. C. B. Mohr.

Gahlen-Hoops, Wolfgang von (2023). Pflegedidaktik als multiparadigmatische Disziplin. Eine Vorlesung zum Paradigmenproblem. In: Gahlen-Hoops, Wolfgang/Genz, Katharina (Hg.) (2023). Pflegedidaktik im Überblick. Zwischen Transformation und Diffusion. Bielefeld: transcript. S. 125-140

Haas, Walburga (2001). Nachlass Hilde Steppe. Bestandsübersicht. Dokumentationsstelle Hilde Steppe. Frankfurt a.M.: University of Applied Science.

Klafki, Wolfgang/Rang, Adalberg/Röhrs, Hermann (1970). Integrierte Gesamtschule und Comprehensive School. Motive, Aspekte, Diagnosen. Braunschweig: Westermann.

Köhle, Karl/Simons, Claudia/Böck, Dieter/Grauhan, Antje (Hg.) (1980). Angewandte Psychosomatik. Die internistisch-psychosomatische Krankenstation – Ein Werkstattbericht. (2. Auflage). Basel: ROCOM.

Mayring, Philipp (1996). Einführung in die qualitative Sozialforschung. (3. Auflage). Weinheim: Beltz PsychologieVerlagsUnion.

Olbrich, Christa (Hg.) (2009). Modelle der Pflegedidaktik. München: Elsevier.

Panke-Kochinke, Birgit (2000). Fachdidaktik der Berufskunde Pflege. Bern: Huber.

Rabe, Marianne (2009). Ethik in der Pflegeausbildung. Beiträge zur Theorie und Didaktik. Bern: Huber.

Sahmel, Karl-Heinz (2023). Grundbegriffe der Pädagogik in den Gesundheitsfachberufen: Bildung und Kompetenzen. In: Darmann-Finck, Ingrid/Sahmel, Karl-Heinz . Pädagogik im Gesundheitswesen. Berlin: Springer. S. 23-38

Schipperges, Heinrich/Vescovi, Gerhard/Geue, Bernhard (1988). Die Regelkreise der Lebensführung. Gesundheitsbildung in Theorie und Praxis. Köln: Deutscher Ärzteverlag.

Schwarz-Govaers, Renate (1983). Von einem krankheitsorientierten zu einem patientenorientierten Krankenpflegeunterricht. In: Deutsche Krankenpflegezeitschrift 36 (6+7), Beilage.

Schwarz-Govaers, Renate (2005). Subjektive Theorien als Basis von Wissen und Handeln. Bern: Huber.

Seidler, Eduard (1993). Geschichte der Medizin und der Krankenpflege. 6. Auflage. Stuttgart: Kohlhammer (bis 5. Auflage u. d. T.: Seidler, Eduard: Geschichte der Pflege des kranken Menschen).

Staatliche Berufsfachschule für Krankenpflege am Universitätsklinikum Erlangen UKE (2005). Pädagogisches Konzept. Kapitel 2. Das Modell der multidimensionalen Patientenorientierung von Karin Wittneben.

WIKIPEDIA. Online: https://de.wikipedia.org/wiki/Exzellenzinitiative (Abruf: 15.03.2023).

Wittneben, Karin (1971). Team-Arbeit – Versuch einer empirischen Analyse einiger Phänomene in der Zusammenarbeit von Ärzten und Pflegepersonal, aufgezeigt am Beispiel einer Krankenstation. Abschlussarbeit Weiterbildung Lehrerin für Pflegeberufe. UAH Acc 43/08 (1).

Wittneben, Karin (1991). Pflegekonzepte in der Weiterbildung zur Pflegelehrkraft. Über Voraussetzungen und Perspektiven einer kritisch-konstruktiven Didaktik der Krankenpflege. Frankfurt a.M., Berlin, New York, Paris: Peter Lang.

Wittneben, Karin/Mischo-Kelling, Maria (1995). Pflegebildung und Pflegetheorien. München, Wien,/Baltimore: Urban & Schwarzenberg.
Wittneben, Karin (1997a). Lilli Petschnigg. In: Wolff, Horst-Peter (Hg.). Biographisches Lexikon zur Pflegegeschichte »Who was who in nursing history«. Band 1. Berlin,Wiesbaden: Ullstein Mosby, S. 148 f.
Wittneben, Karin (1997b). Amalie Rau. In: Wolff, Horst-Peter (Hg.). Biographisches Lexikon zur Pflegegeschichte »Who was who in nursing history«. Band 1. Berlin, Wiesbaden: Ullstein Mosby, S. 158 f.
Wittneben, Karin (1997c). Irmgard Simon. In: Wolff, Horst-Peter (Hg.). Biographisches Lexikon zur Pflegegeschichte »Who was who in nursing history«. Band 1. Berlin, Wiesbaden: Ullstein Mosby, S. 188 f.
Wittneben, Karin (1997d). Hedwig Gräfin Rittberg. In: Wolff, Horst-Peter (Hg.) . Biographisches Lexikon zur Pflegegeschichte »Who was who in nursing history«. Band 1. Berlin, Wiesbaden: Ullstein Mosby, S. 163 f.
Wittneben, Karin (2009). Leitlinien einer kritisch-konstruktiven Pflegelernfelddidaktik. In: Olbrich, Christa (Hg.). Modelle der Pflegedidaktik. München: Elsevier, S. 105-120.
Wolff, Horst-Peter (Hg.) (1997). Biographisches Lexikon zur Pflegegeschichte »Who was who in nursing history«. Band 1. Berlin, Wiesbaden: Ullstein Mosby.

Das didaktische Pflegen – das Didaktische pflegen

Dieter Grottker

> Zur Pflege wird man ausgebildet,
> zum Pflegen wird man erzogen.

Wissenschaft stets hat eine doppelte Aufgabe: Sie bewahrt das Erkannte und sie erforscht das Unbekannte. So ist auch die Didaktik eine spezifische Form der Bewahrung: Sie produziert und reproduziert Lehr- und Lernerfahrungen ganzer Generationen. Das Erkannte ist Voraussetzung der Forschung, das Erkennen deren Ergebnis. Eine Wissenschaft, die kein Wissen schafft, ist keine Wissenschaft. Indes droht in einer Zeit schneller Lebigkeit und informierter Unübersichtlichkeit manche Erinnerung in einem Halbdunkel zu versinken: Geistige Quellen und soziale Wurzeln, von woher alles gekommen ist, geraten zeitweilig in Vergessenheit. Ein individuelles Vergessen ist schlimm, schlimmer noch ein kollektives Vergessen. Gegenwart und Zukunft scheinen stets wichtiger als ein Bewahren von Vergangenem – der zählebige Irrtum der Gegenwart. Das überlieferte Wissen der Jahrtausende ist unendlich reicher als jene unsicheren und lückenhaften Kenntnisse gegenwärtiger Meinungen: Das bewahrte Wissen ist das einzige Wissen, was uns wirklich gehört. Aus dieser Doppelfunktion von Wissenschaft erwächst eine auch zweifache Aufgabe ihrer Didaktik. Didaktisches Gestalten von Lernen ist auf besondere Weise a) eine Bewahrung und Festigung des Bekannten und b) ein forschendes Lernen im Umgang mit Unbekanntem. Wissen misst sich an der Differenz von Be- und Unbekanntem, Bildung an der Differenz von Wissen und Halbwissen. Die Verbindung zwischen beidem ist Lernen. Das Problem einer jeden Bildungsforschung besteht in dem Widerspruch zwischen dem didaktischen Wissen und dem noch immer lernpsychologischen Halbwissen, eine Didaktik zwischen Macht und Ohnmacht. Hinzu kommt: Je präziser Inhalt und Substanz der Allgemeinen Didaktik bestimmt sind, umso höher auch die kritische Bewusstheit über das spezifisch (berufs-)didaktische Wissen. Ist nicht schon diese Deduktion eine falsche Vorstellung? Didaktik wurde zu einer Wissenschaft der Lehrkunst, indem man aus den überlieferten Erfahrungen des *Unterweisens* eine Theorie und Methode des *Unterrichtens* ableitete:

induktiv! Dies auch der Weg der Pflegedidaktik: Was also sind jene Überlieferungen der Pflege und wie können diese zu einer Didaktik des Pflegeunterrichts erhoben werden. Erfahrungen werden zur Theorie, indem an die Stelle bloßer *Worte* fachliche *Bezeichnungen* und bestimmbare *Begriffe* treten: Didaktik als eine Theorie zu lehren, ist Arbeit am Begriff, Didaktik als theoretisch verallgemeinerte Erfahrung zu erlernen, ist Arbeit geistigen Begreifens: das begriffliche Bestimmen des noch Unbestimmten.

Tabelle 1: Semantische Ebenen didaktischer Gestaltung

- Arbeit an und mit pflegewissenschaftlichen und pflegedidaktischen Begriffen,
- Arbeit an und mit pflegewissenschaftlichen und pflegedidaktischen Aussagen,
- Arbeit an und mit Reflexionen[1] pflegewissenschaftlichen und -didaktischen Denkens[2].

Begriffe und Aussagen haben im pflegedidaktischen Denken und Urteilen eine zweifache Funktion: In der Arbeit mit solchen Aussagen erweisen sie sich als gedankliche Mittel, um neue Aussagen zu generieren, in der Arbeit an diesen Aussagen werden die Prädikationen funktional selbst Gegenstand fortschreitender Präzisierung und feinfühliger Reflexion, Ziel notwendiger Bestätigung oder Widerlegung sowie praktischer Prüfung einer Anwendbarkeit.

---

1 Das Denken erlangt geistige Höhe, Stufe für Stufe: a) Erkenne die Welt, b) Erkenne Dich selbst, c) Erkenne die Denkweise Deines Denkens. Erst macht das Denken äußere Dinge zu seinem Gegenstand, später gelangt das Denken zur Selbsterkenntnis: »Cognosce te ipsam«, so Augustinus in »De Trinitate« (X, 9.12). Schließlich wird das Denken selbst Gegenstand des Gedankens. Der Denkende ergründet die eigene gewohnte Denkweise. Das Denken reflektiert die Wandlungen eines Gedankens vor, während und nach einem Denkvorgang. Der Mensch blickt in einen inneren Spiegel. »Mithin denkt er sich selbst […] und ist das Denken des Denkens«, wie es bei Aristoteles im XII. Buch der Metaphysik heißt (Aristoteles 2015: 309).

2 Analog durchläuft das pflegewissenschaftliche Denken ebenso drei Stufen: a) Erkenne den Anderen: Beobachten und Verstehen des zu Pflegenden, b) Erkenne Dich selbst: Selbstbeobachtung und Selbsterkenntnis, c) Reflexion des eigenen Denkens durch das kritische Erkennen üblicher und gewohnter Denk- und Deutungsmuster. Analog schreitet auch die Didaktik von einer sachlich-konventionellen über eine adressatenspezifische zu einer kritisch-reflexiven Stufe voran: Zunächst erscheint sie als Vereinfachung komplexer Lerninhalte, woran sich zunehmend die Einbeziehung adressatenspezifischer Lernvoraussetzungen anschließt und schließlich eine Stufe eigener didaktischer Reflexivität erreicht: ein kritisches Nachdenken über das gewöhnliche Unterrichten, die Banalität stets unzureichender Gestaltungsformen.

Tabelle 2: Semantische Ebenen der Arbeit an und mit Aussagen

Didaktische Gestaltung der Arbeit an und mit pflegewissenschaftlichen Begriffen und Aussagen ist:
• die Arbeit an und mit pflegephänomenologischen Beobachtungs- und Beschreibungsaussagen: S = P
• die Arbeit an und mit pflegedidaktischen Erklärungsaussagen: U → W [kausal/nicht kausal]
• die Arbeit an und mit pflegehermeneutischen Deutungen: Sn → Pn
• die Arbeit an und mit moralischen Urteilen: S = P [ethisch gerechtfertigt/ungerechtfertigt]
• die Arbeit an und mit pflegewissenschaftlichen Theorien und Paradigmen: Th → p sowie p → Th
• die Arbeit an und mit handlungsorientierenden Methoden: Th → M [brauchbar/unbrauchbar]

1. Vergessene Wurzeln – Quellen pflegedidaktischen Denkens

Die Didaktik ist eine der ältesten Lehren über Wissen und Unterricht, die Pflegedidaktik eine der jüngsten. Noch bevor von Didaktik als solcher die Rede ist, ist sie Ausdruck eines Lernens mit Verstand, Inbegriff eines Lehrens mit Vernunft. Man nennt diese in Ergänzung zur Mathetik[3] – der Kunst des Lernens – eine Kunst des Lehrens. Pflegerisches Lehren solle etwas Bewahren, indem Erfahrung tradiert wird: Die Archäologie des Wissens erfordert eine Methodologie des Erkennens. Philosophische Erkenntnistheorie und psychologische Lerntheorie gehen eine didaktische Ehe miteinander ein – bis heute. In der Gegenwart erlangt die Pflegedidaktik inzwischen eine Phase der Konsolidierung (Ertl-Schmuck 2023: 72). Auch die didaktische Wiederentdeckung der *Phänomenologie* macht Hoffnung: eine Rückbesinnung darauf, dass all unsere Vorstellungen Beobachtungen entstammen. Daraus folgt a) eine mühselige Aufarbeitung des Konzepts der mehrstufigen phänomenologischen Reduktion sowie zugleich b) eine langwierige Abgrenzung zur *Hermeneutik*. Die Hoffnung schmilzt: Wird die Erziehungswissenschaft diese erkenntniskritische Lektion bewältigen? (...) Mit Husserl[4] und Dilthey treffen zwei folgenschwere Paradigmen aufeinander. Gibt es indes eine Mög-

---

3 Vgl. Komensky 1970: 199.

4 Für Husserl ist die Erfahrung bitter: In einem Brief an Dilthey vom 5. Juli 1911 zeigt er sich enttäuscht von dem, was sich bei diesem als Hermeneutik darstellt. Husserl will zeigen, wie weit »unsere philosophischen Anschauungen zusammengehen, um sich von da ab zu trennen« (Husserl 1997: 181). Dennoch ist das Bemühen spürbar, an Gemeinsamkeiten anzuknüpfen: »Was wir – von verschiedenen Studien herkommend, durch verschiedene historische Motive bestimmt, durch verschiedene Entwicklungen hindurchgegangen – erstreben und erforschen, stimmt zusammen und gehört zusammen: die phänomenologische Elementaranalyse und phänomenologische Analyse im Großen, an der Hand der von Ihnen erschlossenen Morphologie und Typik der großen Kulturgestaltungen«, so Husserl (ebd.: 185).

lichkeit, beide paradigmatische Monopole produktiv zu verknüpfen? Lassen sich beide Theorien zu einem neuartigen Paradigma vereinen? Allein der Wunsch, Brauchbares zu kombinieren, macht aus zwei miteinander konkurrierenden Theorien noch kein falsifizierbares neues Paradigma. Allein mit einer Kopula[5] ist die methodische Verknüpfung keineswegs bewältigt. Grenzsteine müssen verrückt, Schranken durchbrochen werden. Die Stabilität einer scheinbar anerkannten Wissenschaftsklassifikation fällt zusammen wie ein Kartenhaus. Der Turmbau zu Babel gerät ins Stocken: nicht nur, dass man sich nicht mehr versteht, sondern vielmehr, dass Alle alle anderen nicht mehr zur Kenntnis nehmen und nehmen können – ein Tabu.

Didaktische Beobachtungen und Erfahrungen sind seit der Antike mit dem Entstehen der Kunst der Unterweisung (διδαχη) und des Berufs des Lehrers (διδασκαλουξ) stets an einen sachlichen Inhalt gebunden (artes liberales, artes mechanicae, artes medicae): Die inhaltsspezifische Brauchbarkeit einer Didaktik kann nur in Bezug auf ein Fach oder einen Beruf bewiesen werden. Die *latenten* Fach- und Berufsdidaktiken gehen mithin historisch einer *systematischen* Allgemeindidaktik voraus – nicht umgekehrt. Und noch heute können Fach- und Berufsdidaktiken die allgemeindidaktische Theorie bereichern. Bis zum 17. Jahrhundert profitieren die theoretischen Verallgemeinerungen von den Erfahrungsdidaktiken der Fächer und Berufe – später orientieren sich diese an dem inzwischen entstandenen allgemeindidaktischen Begriffssystem und entfalten nun systematisch ihre eigene originäre berufsdidaktische Fachsprache. Der Pflegeunterricht vereint indes Begriffe der Berufsdidaktik, der Fachdidaktiken der Medizin sowie der Allgemeinen Didaktik (vgl. Terhart[6]), sodass ein komplexes Gebäude in statu nascendi entsteht. Jede Theorie, sogar jeder Begriff, erweist sich als eine berufsdidaktische Baustelle, da Begriffe die notwendigen Werkzeuge eines Lehrers bilden und stets zugleich ein Korrektiv individueller didaktischer Gewohnheiten und ein theoriekritisches Instrument eigener Reflexion sind. Die Spezialisierung von Methoden des Lehrens und die Spezifizierung von Inhalten des Lernens führen mithin in der Gegenwart mehr und mehr zu einer nahezu unübersehbaren Vielfalt mannigfaltiger »Didaktiken« der Fächer und Berufe, zu einem gewissen anything goes der Beliebigkeit (Feyerabend). Dagegen jedoch spricht die Auffassung, dass man eigentlich

---

5 So gibt es die Vorstellung einer hermeneutisch-phänomenologischen (Ertl-Schmuck/Fichtmüller (Hg.) 2010: 230) bzw. einer phänomenologisch-hermeneutischen Pflegedidaktik (ebd.; 228, 231). Vgl. ferner Ertl-Schmuck/Hänel (Hg.) 2022: 307, 375): ein bleibendes, erkenntnistheoretisch unbewältigtes Problem.

6 In seinem Buch »Didaktik« entwickelt Terhart eine Hierarchie zunehmend komplexerer Operatoren: Drei erkenntniskritische Perspektiven (horizontal) werden drei Formen didaktischen Handelns (vertikal) zugeordnet – eine *Gitterstruktur* entsteht, die an das bekannte *Strukturgitter* erinnert und in einer systematischen Schrittfolge didaktisch abgearbeitet werden kann (vgl. Terhart 2009: 145). Jeder der so entstehenden neun Operatoren ist durch ein horizontales und ein vertikales Merkmal verortet – das System ist zwingend.

alle Inhalte mit ein und derselben *allgemeinen* Methode lernen und lehren könne (Paradigma I). Die Alternative dazu wäre, dass jeder spezifische Inhalt einer auch *speziellen* Methode bedarf (Paradigma II). Letzteres allerdings würde bedeuten, dass es ebenso viele Didaktiken geben muss, wie es Fächer bzw. Berufe gibt: Diese jedoch wären als ein dann plurales didaktisches Begriffs- und Methodensystem weder lehr- noch lernbar. Eine begrenzende Überlegung also ist nötig, um inhaltliche Mannigfaltigkeit beherrschbar und methodische Vielfalt lehrbar zu machen: In einer Welt scheinbar unbegrenzter Möglichkeiten muss man sich zu begrenzen wissen. Ein solcher Kompromiss führt somit zu der Idee, dass es möglich sei, einen überschaubaren Umfang an didaktischen Grundlagen so zu ordnen, dass diese für mehrere, untereinander ähnliche fachliche und berufliche Inhalte brauchbar sind (Paradigma III). Dies auch entspricht dem Werkzeugdenken eines Lehrers, der universell nutz- und handhabbare Lehr- und Lernmittel benötigt. Drei bildungstheoretische Auffassungen also lassen sich alternativ unterscheiden:

Tabelle 3: Wie sind Methoden unendlich vielen Inhalten zuzuordnen

I	Für unendlich viele Lerninhalte gibt es eine einzige *universelle* Didaktik, eine *Logik* des Lehrens.
II	Für eine endliche Anzahl von Fächern existiert äquivalent eine endliche Zahl *spezieller* Didaktiken.
III	Gruppen von Inhalten und Fächern werden *grundlegenden* didaktischen Methoden zugeordnet.

Bündelt man Inhalte nach dem Kriterium der Ähnlichkeit und Gleichartigkeit, dann wäre dies eine Voraussetzung auch der Bündelung notwendiger didaktischer Grundlagen. Für die Pflegedidaktik resultieren daraus analog folgende Alternativen:

Tabelle 4: Wie sind Methoden unendlich vielen pflegedidaktischen Inhalten zuzuordnen

I	Für den Unterricht in allen Pflegeberufen gibt es *universelle* pflegedidaktische Grundlagen.
II	Für die betreffenden Berufe sind jeweils entsprechend *spezielle* Pflegedidaktiken notwendig.
III	Die Generalisierung der Pflegeausbildung führt analog zu einer »Generalisierung« der Didaktiken.

2. Vergessene Worte – Pflegen ist Sprechen, Pflege ist Sprache

Pflege hat eine eigene Sprache. Was auch immer gesagt wird, ist Sprache. Was auch immer nicht gesagt wird, ist ebenso Sprache. Das Hörbare und Unhörbare, das Wortreiche und das Wortlose: alles ist Zeichen. Und jedes Zeichen hat eine Bedeutung. Folgen zwei Zeichen aufeinander, entsteht eine Aussage, die einen Sinn darstellt. Deuten ist ein Verstehen von Zeichen. Pflegen ist ein Deuten von Bedeutungen, ein Erkennen von Sinn – jener Zauber, wenn Menschen beginnen, einander zu verstehen, auch in der Pflege. Vielschichtig allein die menschliche Stimme: Es gibt Obertöne, helle und dunkle, Harmonien und Disharmonien. Kann man das lernen, lässt sich dies lehren? Man muss zunächst selbst lernen, um es lehren zu können. Und gibt es dafür eine Didaktik? Nein? Dann muss man eine erfinden. Die kognitionspsychologische Didaktik hat manches bewirkt, indes fehlt bislang eine »Didaktik der Gefühle«. Der Siegeszug der natur- und technikwissenschaftlichen Berufsdidaktiken besteht in einem Lehrsystem logischer Erkenntniswegstrukturen: Im Umgang mit solchen Inhalten erweisen sich induktives und deduktives sowie regressives und progressives Schließen als erfolgreich. Der Unterricht in der Medizin macht sich diese Logik der Kausalität zunutze: Die diagnostische Suche nach der Wurzel einer Krankheit ist ein regressiver Schluss, um Ursachen und Ursachen von Ursachen zu ermitteln. Die Therapie indes beschreitet den Weg einer progressiven Hypothese. In allen Fällen werden Ursache und Wirkung sowie Grund und Folge in einen zwangsläufigen Zusammenhang gebracht. Wenngleich die Pflege einer anderen Didaktik folgt, so sind dennoch auch hier solcherart Methoden durchaus üblich. Durch ein umsichtiges Pflegen einem Menschen Linderung zu verschaffen, setzt eine ähnliche kausale Logik voraus, die eingeübt werden muss. Mithin sind sich Medizin- und Pflegedidaktik ähnlicher, als sie mitunter zugeben wollen. Die Medizindidaktik, ursprünglich die Mutterwissenschaft des Pflegeunterrichts, ist heute notwendig zur Hilfswissenschaft der Pflegedidaktik geworden: Beide sind der Logik unterworfen, beide können sich der Macht des »gesunden Verstandes« und der »reinen Vernunft« nicht entziehen. Zwischen der älteren und etablierten Medizin und der sich entwickelnden Pflegewissenschaft vollziehen sich historisch vielfältige Transformationen. So auch sind Medizin- und Pflegedidaktik gleichermaßen spezifische Anwendungen allgemeiner didaktischer und lernpsychologischer Erkenntnisse. Dieser Vorgang der Übertragung von Aussagen einer Disziplin auf eine andere müsste im Detail näher untersucht werden: Was eigentlich geschieht a) erkenntnistheoretisch und b) semantisch, wenn disziplinspezifische Aussagen in ein anderes begriffliches System übertragen werden? Was genau ist eine Übertragung (Freud), was eine Transformation? Was macht die Sprache mit uns, wenn wir etwas mit der Sprache machen? So treten andernorts neuerdings an die Stelle von Beruf und Bildung u.a. Profession und Kompetenz: Man entledigt sich schwerwiegender begrifflicher Probleme und ersetzt Kategorien durch scheinbar leichter verständliche und modernere Wörter. Der Irrtum ist unübersehbar: Die Sprache wandelt sich, die Probleme bleiben. Das Bildungsproblem ist der Pädagogik dauerhaft aufgegeben. Der bloße Austausch von Worten ist ein schleichender Paradigmenwechsel. Pflegen dagegen gründet sich auf Bildung, Didaktik auf die Bildungsidee, dies ist ihre paradigmatische Stärke.

3. Vergessene Perspektiven – Die Pflege und der ärztliche Blick

Berufe entwickeln einen je eigenen Blick auf die Dinge. Aus der Spezifizierung des beruflichen Handelns resultiert eine Spezifizierung der berufstypischen Denkweise. Aus diesem Gedanken entsteht die Idee eines eigentümlichen ärztlichen Blicks (Foucault). Indes ist es aufschlussreich, nach dem typischen Blick des Pflegenden zu fragen. Gewissermaßen richtet sich der Blick von beiden auf denselben Gegenstand: Sie sehen das Gleiche, erblicken jedoch Verschiedenes. Man könnte behaupten: Der Arzt erblickt die Krankheit, der Pflegende den Kranken. Die ärztliche Hand seziert und operiert das kranke Organ, die pflegerische Hand berührt den Menschen. Die Pflege hat einen anderen als einen nur ärztlichen Blick. Der medizinisch geschulte Blick des Chirurgen ist auf kausale Zusammenhänge gerichtet: Kennt man die Kurz- und Langzeitwirkungen einer Krankheit, dann lassen sich daraus deren Ursachen ableiten. Die Therapie besteht in der Minimierung oder Ausschaltung der Ursachen sowie in der Linderung der Folgen. In einem solchen Denken hat der funktionale Zusammenhang[7] von Körper und Geist bzw. Leib und Seele kaum Platz: Ein Arzt ist kein Chirurg des Geistes. Die Pflege indes hat es dagegen stets gleichermaßen mit dem Leib *und* der Seele zu tun, Denken und Tun sind komplexer. Die Medizin erscheint eher als eine Komplexitätsreduktion – man richtet den Fokus auf zumeist nur ein oder wenige Organe: ein Tunnelblick. Die Pflege umfasst ein ganzheitliches Handeln: Es wird nicht nur ein einzelnes Organ gepflegt. Gegenstand der Pflege ist der ganze Mensch – körperlich und geistig, physisch und psychisch, biografisch und seelisch. Der Perspektivenwechsel vom logisch folgerichtigen *Erklären* hin zum methodisch geleiteten *Verstehen* erhält hier eine didaktische Akzentuierung. Wilhelm Dilthey gilt nicht nur als der Begründer der Geisteswissenschaft, er ist auch der Vordenker einer ganzheitlichen Wissenschaft vom Menschen: philosophisch, psychologisch, soziologisch. Die von ihm begründete Geisteswissenschaft ist eine beeindruckende Verknüpfung von Philosophie und Ethik, Logik und Erkenntnistheorie, Anthropologie und Psychologie, Soziologie und Pädagogik: und Didaktik. Diese Breite und Tiefe der Betrachtung kommt der Pflegewissenschaft sehr entgehen. Man verachtet die Geisteswissenschaft nicht ungestraft,[8] dies gilt für all jene Disziplinen, die sich dem Menschen in einer bewusst ganzheitlichen Absicht widmen. Mithin gehört die Pflegedidaktik nicht zu den sich mehr und mehr spezialisierenden Fachdidaktiken, sondern eher zu einer »Allgemeinen Berufsdidaktik« in einem bewusst geistes- und sozialwissenschaftlichen Sinn.

---

7 »Orandum est, ut sit mens sana in corpore sano«: dass man also in einem gesunden Körper einen gesunden Geist habe und es nur in einem gesunden Leib eine gesunde Seele gibt. Ganzheitliches Lernen umfasst Leib und Seele, ganzheitliche Didaktik ein Lehren und Pflegen an Körper und Geist.

8 So bleibt jede Didaktik, die sich nur an den lernpsychologischen Erkenntnissen orientiert, unter ihren Möglichkeiten und bleibt hinter den Anforderungen zurück. Lehren und Lernen ist auch ein strukturfunktionaler Zusammenhang, eine durch Kommunikation bezweckte Verständigungsorientierung.

4. Vergessene Zusammenhänge – Das Leib-Seele-Problem in lerntheoretischer Sicht und pflegedidaktischer Reflexion

Explizit ist das Entstehen des betreffenden Wortfeldes ein Produkt relativ später Entwicklung christlichen Denkens. Noch bei Augustinus findet sich keine begriffliche Unterscheidung von Leib und Körper[9] (corporis), wohl aber eine Differenz zwischen Körper und Geist sowie zwischen Geist und Geistseele (mens vero et spiritus[10]). Die Dreieinigkeit[11] der Seele sei ein Spiegel der Trinität: Seele besitzt ein Wesen dann, wenn es über Gedächtnis (memo), Erkenntnis (mens) sowie Liebe (amor) bzw. Willen (voluntas) verfügt. Die Seele hat einen Leibessinn (sensibili corpori) und verfügt über eine Sehkraft des Geistes. Mit Kant könnte man sagen: Geist und Seele[12] verhalten sich zueinander wie Erkenntnis- und Begehrungsvermögen. Alle genannten Kategorien deuten nicht wenig auf die Enge und Weite jener geistigen und emotionalen Zusammenhänge hin, die auch für jeden Pflegenden und für jeden zu pflegenden Menschen prägend sind. Gefühle sind dialogisch, Pflegen ist nicht nur eine Arbeit mit Leib und Seele, sondern eine Einfühlung in Leib und Seele des Anderen, ein Verstehen. Grundlage sind: a) die Begriffe Einfühlen und Nacherleben, bereits bei dem diesbezüglich oft vergessenen Wilhelm Dilthey, b) ferner die Theorie der Einfühlung bei Edmund Husserl[13] und Georg

---

9 Man sollte nicht leichtfertig und in stereotyper Weise von einem *Zusammenhang* zwischen Leib *und* Seele sprechen, wenn jene vielschichtigen funktionalen Beziehungen nicht auch zusammenhängend dargestellt werden. Die Natur kennt keine Kopula »und«: das Bindewort ist eine List der Vernunft, so zu tun, als wäre allein damit ein Zusammenhang aufgezeigt. Wie man auf didaktisch angemessene Weise solche Zusammenhänge bewältigt, bestätigt den hohen pflegewissenschaftlichen Anspruch im Unterschied zu mancher pflegerischen Praktik.

10 De Trinitate IX, 2.2 (vgl. Augustinus 2001: 52)

11 Bei Augustinus wechseln die Zuschreibungen. Ausgehend von der Idee Gottes – als Dreieinigkeit des Vaters, des Sohnes und des Heiligen Geistes – kommen bei der Seele weitere differenzierte Betrachtungsperspektiven hinzu: Gedächtnis (memo), Erkenntnis (notitia) sowie Liebe (amor) und Willen (voluntas) (De Trinitate IX, 5.8). Auch wirken in der Seele drei Dinge zusammen. Glaube, Hoffnung und Liebe: fides, spes, caritas (VIII, 4.6). Die folgende Vorstellung kann als eine gewisse didaktische Vereinfachung verstanden werden: Die erste Instanz, der sogenannte Vater, ist Geist und Gedächtnis. Durch die Menschwerdung entsteht eine zweite Instanz, deren Wesen durch das funktionale Zusammenwirken von Leib und Seele bestimmt wird. » ... animam eius corpori copulatam ...« (VIII, 5.8): die Seele ist mit dem Leib verbunden. Beide sind Orte menschlicher Identität, Ziel pflegerischer Zuwendung, die vielschichtigen Beziehungen Inhalt didaktischer Reflexion.

12 Nach Aristoteles ist der Begriff Seele (anima) durchaus rational fassbar, mehr als zehn bewusste und unbewusste Seelenteile greifen ineinander, auch die Vernunft und das Begehren, logos und eros gehören dazu (Aristoteles 2006:, 351). Eine ganzheitliche Pflegedidaktik muss diese Zusammenhänge einbeziehen.

13 Bereits um 1900 wird bei Edmund Husserl das Problem der Einfühlung zu einer Grundfrage der Phänomenologie. Wie kann Fremderfahrung der eigenen Erfahrungswelt zugänglich gemacht werden? Wie können Fremdgefühle erfühlt werden, Fremdängste erahnt und gemindert werden?

Simmel,¹⁴ c) der Analogieschluss der Einfühlens nach Max Scheler, d) das Fremdverstehen von Gefühlen nach Theodor Lipps und e) der Gedanke von Mitleid und Mitfühlen nach Edith Stein. Indes: Ein Einfühlen in das Fremde ist mit dem Fühlen des Eigenen verbunden. Mit den Händen zu fühlen, ist eine bekannte Gewohnheit, das Handauflegen galt im Altertum und der frühen Neuzeit als ein mystisches Mittel der Heilung. Was eigentlich fühlt die Hand? Den Anderen. Und der Betreffende fühlt sich selbst? Oder fühlt man weder nur sich selbst und weder nur den Anderen, sondern ein Drittes, nämlich jenes Gefühl, welches aus beidem resultiert? Jede Empfindung ist ein Indikator einer Bedeutung: Rätsel der Sprache, Geheimnis der Kommunikation, mithin eine didaktische Herausforderung. Dies zu bedenken, ist Alltag. Dies zu beachten, ist Praxis, nicht nur bloße Theorie. Und der Weg dorthin ist eine gedankliche Reflexion: Das »reflexive Denken« und das »Reflexive denken« gehören zusammen. Sich Einfühlen in das Fremde, erscheint als eine Fähigkeit, die auf Erfahrung und Beobachtung beruht. Bereits in die gedankliche Versprachlichung solcher Beobachtungen mischen sich Reflexionen, mindestens reflexive Residuen: eine anspruchsvolle Herausforderung didaktischer Theorie und langwierige Aufgabe theoriedidaktischer Übung. Pflege hat eine andere Sprachlichkeit, Pflegen benutzt andere Worte. Die »Mutter« der Fachsprache der Pflegewissenschaft ist die Alltagssprache des Pflegens: Aus den einst alltäglichen Wörtern sind Begriffe geworden. Was früher eine Geste war, nennt die Wissenschaft eine nonverbale Sprachlichkeit. Man pflegt ohne große Worte. Schweigend. Wir kennen die Bedeutung des Gesprochenen – was aber ist die Bedeutung des Schweigens? Oft folgt aus der Ohnmacht vor dem Leiden des Anderen ein Gefühl der eigenen Machtlosigkeit. Mitleid ist Ausdruck dieser Ohnmacht. Professionalität sollte dieses Gefühl beseitigen: Für Mitleid sei in professionellem Handeln kein Platz. Gefühle werden verdrängt, erst zeitweilig, dann bewusst und dauerhaft, schließlich aus Gewohnheit: der »heimliche Lehrplan« der Pflegeausbildung, ein Abgewöhnen von Selbst- und Mitleiden. Die Zeit tut ihr übriges. – Und diese Tragik soll eine Sprache kritisch zu didaktischem Bewusstsein bringen. Sprachkritik ist nicht nur eine Kritik dessen, was man hört, sondern auch dessen, was man nicht hört. Das Unsagbare sa-

---

14 Georg Simmel stand und steht im Schatten von Max Weber: ein ungerechtfertigtes Vorurteil. Simmel ist Philosoph, Weber Soziologe. So sind auch jene Gedanken unbekannt geblieben, in denensich Simmel mit der Methode der Einfühlung beschäftigt und eindeutig feststellt, dass eine Theorie der Einfühlung keinesfalls ein hermeneutisches Verstehen sei, denn dann »müsste ich bei dieser Theorie des ›Einfühlens‹ meiner eigenen Innenvorgänge in den andern zuvor wissen, *welchen* Teil meiner *eigenen* Erlebnisse ich zu dieser Mission delegieren soll; die Anschauung des Fremdvorgangs, die ich auf diesem Weg zu gewinnen hätte, wird für ihn also schon vorausgesetzt.« (Simmel 1999, Bd. 16: 160). Das unlösbare Problem der Einfühlung besteht darin, dass es stets meine eigenen Gefühle sind, von denen ich meine, es seien die des anderen: Ich komme aus meiner eigenen Sprache nicht heraus. Den anderen zu fühlen, ist immer identisch damit, mich selbst zu fühlen: welch eine Dialektik.

gen, das Unhörbare wahrnehmen. Vieles, was da so gesagt wird, gleicht einer Maske. Man schaut nicht darunter – die Maske ist Schutz und Hilfsmittel. Man redet und redet, Belanglosigkeiten, Bekanntheiten, Nebensächlichkeiten. Worüber aber man redet, das sagt man nicht. Es sind oft die Nebensätze, die mehr sagen als die professionell eingeübten Formulierungen oder üblichen Hülsen. Und irgendwann ist dies alles so tief zur Gewohnheit geworden, dass man das Alltägliche nicht mehr hinterfragt: die (De-)Professionalisierung hat gewonnen. Hier beginnt die Arbeit einer sprach- und erkenntniskritischen Pflegedidaktik. Beobachtungen und Beschreibungen werden didaktisch gedeutet: Was ist der Ursprung aller Gewohnheiten, was sind deren Ursachen und Gründe. Wer sind die Lehrer unserer Gewohnheiten: die Erziehung, die Kultur, der »Zeitgeist«, der Marktplatz der Meinungen, die Ideologien der Schulen? Francis Bacon hat dies die »Grundirrtümer« des Menschen genannt. Auch die Kultur der Sprache gehört dazu. Die Gedankenlosigkeit legt uns die Worte in den Mund. Kritik des Sprechens ist letztlich Kritik des Denkens, Sprachkritik Gedankenkritik. Der Weg dorthin ist die eigene Reflexion und eine wachsame Benutzung der Sprache.

Tabelle 5: Semantische Ebenen der pflegedidaktischen Selbstreflexion

Reflexives Pflegen: »Was habe ich damals eigentlich gedacht? War es Freude, Ärger, Unsicherheit, ein Gefühl der Überforderung, vielleicht Ekel, Überwindung?«
Reflexive Didaktik: »Was hatte ich eigentlich damals vor meinem Unterricht für Erwartungen? Was war die Rechtfertigung dafür, dass ich z.B. gerade diese didaktische Methode angewandt habe?«
Reflexive Pflegewissenschaft: Worauf gründet sich eigentlich unsere Überzeugung von Wissenschaft?
Metareflexives Denken: Lässt sich reflexives Denken reflektieren und beschreiben? Was genau passiert da?
Reflexive Pflegeethik: Worin ist unsere Ethik begründet? Bin ich mir des Unterschieds zwischen Moral und Ethik bewusst? Wie verwende ich beide Begriffe im Unterricht: synonym, willkürlich, abwechselnd oder generell in bewusster Unterscheidung?

5. Die Semantik der Pflegewissenschaft – Paradigmen und Theorien

Jede Wissenschaft stellt ihr begriffliches Gebäude in einer bestimmten Form dar. Teils übernimmt sie Begriffe aus der betreffenden Mutterwissenschaft, teils aus Nachbarwissenschaften, teils entstehen neue Kombinationen. So etwa lässt sich die Entwicklung auch der Pflegewissenschaft kennzeichnen. Die geistige Architektur ihres Sprachbaus als einer Erfahrungswissenschaft besteht primär aus Beobachtungs-, Beschreibungs- und Erklärungsaussagen. Letztere gelten als Festsetzungen (Tatsachen) oder Vermutungen (Hypothesen). Zudem sind alles Beobachten, Beschreiben und Erklären an Methoden und methodenähnliche Instrumente gebunden: Eine spezifische Methode entspricht dann der Erwartung, wenn sie für einen originären Zweck brauchbar ist: für Methoden des Lehrens, Lernens und wissenschaftliches Erkennen. Wahrheit des pflegewissenschaftlichen Aussagensystems einerseits und Brauchbarkeit des pflegedidaktischen Methodensystems andererseits bedingen einander. Den Kern des Sprachbaus bildet ein sogenanntes Paradigma, auf dem das Ganze ruht. Das Bauwerk der Pflegewissenschaft als Ganzes besteht aus Elementen, Funktionen und Operatoren:

Tabelle 6: Architektonik der Pflegedidaktik

Gegenstand:	Funktion:	Operatoren:	Gütekriterien:
Worte	bezeichnen etwas	werden kommuniziert	Verständlichkeit
Begriffe	bedeuten etwas	werden definiert	Strenge
Aussagen	beschreiben etwas	werden konstruiert	Wahrheit
Hypothesen	behaupten eine Tatsache	widerlegt/bestätigt	Widerlegbarkeit
Theorien	erklären eine Kausalität	werden verteidigt	Stringenz
Texte	repräsentieren Bedeutungen	werden interpretiert	Sinnhaftigkeit
Methoden	schreiben eine Schrittfolge vor	werden erprobt	Brauchbarkeit
Paradigmen	identifizieren die eigene Disziplin	schotten ab	Identität

Das fachsprachliche Umfeld hat die Funktion einer Hülle, diesen Kern nach außen zu schützen und nach innen zu stützen. Zwischen Kern und den diesen umhüllenden Aussagen besteht eine zirkuläre Beziehung: Die Hülle ist Bedingung für die Existenz des Kerns – dieser deren zentrale Grundlage. Daraus resultiert eine Abhängigkeit: Empirische Erschütterungen der Hülle verursachen Schwankungen im Kern. In der Hülle befinden sich Sensoren, die die Funktion eines Seismografen haben: Korrekturen falscher Beobachtungen, unzulänglicher Beschreibungen oder unzulässiger Erklärungen führen zu Irritationen des Paradigmas, im Extremfall zum Absturz. Die Widerlegung einer einzigen tragenden Tatsachenaussage genügt, das gesamte Gebäude zum Einsturz zu bringen. Das Prinzip der Widerlegbarkeit ist Teil einer Methodisierung des Irrtums, Widerlegungen sind keine unerwünschten Nebeneffekte von Entwicklungen, sondern die einzige Möglichkeit, Falsches zu identifizieren. Ein verirrtes Paradigma öffnet eine Tür zu einer neuen paradigmatischen Idee. Wieder und wieder etwas zu bestätigen, erzeugt keinen Fortschritt. Wiederholte Deduktionen zementieren ein System, die Stabilität ist eine scheinbare. Das Deduzieren eines falschen Paradigmas verfälscht gleichsam auch alle stützenden Theorien und umgekehrt. Ein mühseliges Induzieren ist der einzige, wenn auch irrungsvolle Weg zu einer allgemein geltenden Erkenntnis und gültigen Theorie. Für den einzelnen Wissenschaftler erscheint der damit verbundene Misserfolg ggf.

als ein Schicksal, für die Gesellschaft als ein Segen. Der Einzelne hat das Gefühl, dass der Fortschritt für die Gesellschaft für ihn selbst ein Rückschritt sei. Ein doppelter Irrtum: Würde er lieber lebenslang mit dem Irrtum leben wollen, nur um sich das Gefühl der wissenschaftlichen Niederlage zu ersparen? Die Geschichte der Wissenschaften ist mit Irrtümern gepflastert, Schlaglöcher auf einem Weg zur Wahrheit. Schiller verweist auf die Einseitigkeit des Menschen als Grund für den unausbleiblichen Irrtum.[15] Die möglichst große Allseitigkeit unserer Denkweisen könnte eine Voraussetzung dafür sein, die Gefahr *sachlicher* und *methodischer* Irrtümer zu mindern. Und so kann die begriffliche Binnenstruktur der pflegewissenschaftlichen Architektur nur verstanden werden, wenn die Verschiedenheit von Wahrheitswerten (wahr/falsch) und Tauglichkeitskriterien (passend/unpassend) beachtet wird: 1) Auf die empirisch gewonnene lerntheoretische Hypothese folgt 2) eine bestätigte pflegedidaktische Erklärung 3) als Teil eines Aussagensystems, welches sich 4) auf ein bestimmtes pflegewissenschaftliches Paradigma gründet. Die so entstehende Theorie gilt als Voraussetzung pflegerischer Entscheidungen und praktischer Handlungen. Das didaktische Programm besteht in der Arbeit an und mit pflegewissenschaftlichen Aussagen, einer Festigung geistiger Kulturtechniken:

Tabelle 7: Arten wissenschaftlicher Aussagen

Aussagearten:	werden gewonnen:
-beschreibende A.	durch Schließen einzelner Eigenschaften auf allgemeine Merkmale
-bezeichnende A.	durch ein subsumierendes Schließen von Dingen auf Bezeichnungen (Verstand)
-hypothetisch A.	durch ein abduktives Schließen in Bezug auf ähnliche Beziehungen (Abduktion)
-verallgemeinernde A.	durch induktives Schließen von Einzelnem auf Allgemeines (Abstraktion)
-abstrahierende A.	durch Schließen von realer Ungleichheit abstrakte Gleichheit (Begriff)
-konkretisierende A.	durch Schließen von der abstrakten Gleichheit auf die konkrete Ungleichheit
-syllogistische A.	durch Schließen von wahren Prämissen auf eine wahrheitserbliche Konklusion
-prognostizierende A.	durch progressives Schließen von Ursachen/Bedingungen auf Wirkungen
-historiografische A.	durch regressives Schließen von Wirkungen auf frühere Ursachen/Bedingungen
-sinnverstehende A.	durch Schließen von einem Kontext (Ganzes) auf einen »Text« (Teil)
-konstruktivistische A.	durch Reduktion einer konkreten »Situation« auf einen abstrakten »Fall«

---

15 »Einseitigkeit der Uebung der Kräfte führt zwar das Individuum unausbleiblich zum Irrthum, aber die Gattung zur Wahrheit. Dadurch allein, daß wir die ganze Energie unsers Geistes in einem Brennpunkt versammeln, und unser ganzes Wesen in eine einzige Kraft zusammenziehen, setzen wir dieser einzelnen Kraft gleichsam Flügel an...« (Schiller 1962, Bd. 20: 327).

-phänomenologische A.	durch eidetische Reduktion auf das zu Beobachtende selbst (epoché)
-Entscheidungen	durch Schließen von realen Situationen auf mögliche Handlungsoptionen
-methodisierende A.	durch Schließen von Handlungsoptionen auf legitime Methoden des Handelns
-dialogische A.	durch Schließen sprachlicher Bedeutungen auf einen sozialen Sinn
-rechtfertigende A.	durch Schließen von a) notwendigen auf b) notwendig hinreichende Bedingungen
-falsifizierende A.	durch Entscheiden von Ungültigkeit wegen Fehlen notwendiger Bedingungen
-moralkritische A.	durch Schließen von einer rechtfertigenden Ethik auf Imperative des Handelns
-paradigmatische A.	durch Schließen von verifizierten Aussagen auf nicht widerlegte Behauptungen

Hypothetische Annahmen stehen mithin am Beginn wissenschaftlicher Analyse, sind jedoch nicht der allererste Anfang des Denkens: In der Wissenschaft beruht eine Hypothese bereits auf wiederholbaren Beobachtungen, überprüften mehrfachen Beschreibungen, minimal gerechtfertigten Deutungen. Eine Behauptung in Form einer Hypothese ist bereits eine fortgeschrittene Stufe der Erkenntnis: Vorstufe von Theorie oder Paradigma. Bevor man also an das Formulieren von Theorien und Reklamieren von Paradigmen herangeht, müssen Hypothesen formuliert und Behauptungen bestätigt werden. Diese hypothetische Stufe lässt sich nicht überspringen, zudem sich auf diese Weise leichter feststellen lässt, inwiefern eine Theorie chancenreich, ein Paradigma hoffnungsvoll ist. So fehlen bei aller pflegedidaktischen Berechtigung der Phänomenologie und Hermeneutik mitunter die diesbezüglich vorausgehenden Hypothesen, auf die sich jene paradigmatischen bzw. paradigmenähnlichen Identifikationen beziehen. So notwendig es ist, über pflegedidaktische Paradigmen und sich widersprechende paradigmatische Ansätze nachzudenken, so notwendig ist die Arbeit an und mit Hypothesen und die Arbeit mit deren möglichen Bestätigungen.

Tabelle 8: Funktion wissenschaftlicher Aussageformen

1. Beobachtungssaussagen:	defizitär/zutreffend/unzutreffend	sich ausschließend
2. Beschreibungsaussagen:	alltagssprachlich/fachsprachlich	sich ergänzend
3. Hypothesen:	regressiv/progressiv: Ursache/Wirkung	sich ergänzend
4. Weg der Hypothesenprüfung:	falsifizierend/verifizierend: wahr/falsch	sich ausschließend
5. Methoden:	brauchbar/unbrauchbar	sich ausschließend
6. Klassische Referenzmethodik:	Autoritätsbeweise oder antiautoritär	sich ergänzend
7. Triangulation:	zirkulär/ergänzend	sich ergänzend
8. Fehleranalyse:	objektive/subjektive Fehler	sich ausschließend
9. Protokollaussagen:	propositional/attributiv	sich ergänzend

10. Verallgemeinerungen:	signifikant/korrelativ/reliabel	sich ergänzend
11. Allaussage:	wahr/falsch	sich ausschließend
12. Festsetzung:	bedingt/unbedingt/universell	sich ausschließend
13. Wiederholbarkeit der Beobachtung:	Reliabilität/Zufall/Willkür/Variabilität	sich ausschließend
14. Aussagensysteme (Theorie):	Folgerichtigkeit [Grund/Folge]	sich ausschließend
15. Theorienpluralismus:	Echtheit/Unechtheit von »Theorien«	sich ergänzend
16. Rechtfertigung:	gerechtfertigte/ungerechtfertigte Schlüsse	sich ausschließend
17. paradigmatische Formen:	Paradigma/Gegenparadigma/ »Pluralität«	sich ausschließend
18. schützende Aussagen:	linear/zirkulär	sich ergänzend
19. multiparadigmatische Situation:	Selektion echter/unechter »Paradigmen«	sich ergänzend
20. Disziplinarität:	Disziplin vs. »Disziplinlosigkeit«	sich ausschließend

Paradigmen gelten als besonders scharfe Instrumente wissenschaftlicher Entscheidungslogik. Sie zwingen zur alternativen Beurteilung: Jede Entscheidung gilt als Tatsache und kann auf der Grundlage von Eindeutigkeit widerlegt werden. Die Paradigmentheorie ist an naturwissenschaftlichen Beispielen gewachsen. Auch zwischen zwei miteinander konkurrierenden pflegedidaktischen Paradigmen kommt es zur gegenseitigen Prüfung von Annahmen und Hypothesen, zur Rechtfertigung von Befunden und Argumenten, zu Bestätigungen und Widerlegungen: so lange, bis endgültig Wahrheit oder Falschheit bewiesen sind. Der Vorzug der dabei angewandten zweiwertigen Logik beruht auf unserem polaren Verständnis von Wahrheit: Besteht zwischen zwei Paradigmen eine Antivalenz, dann bedeutet die Falschheit des einen zwangsläufig die Richtigkeit des anderen. Um diese Logik anwenden zu können, müssen jegliche Hypothesen, Festsetzungen, Rechtfertigungen und Paradigmen so formuliert werden, dass sie widerlegbar sind.[16] Bei allen theoretischen Ansätzen und methodischen Konzepten, die sich gegenseitig nicht ausschließen, sondern ergänzen, handelt es sich mithin nicht um paradigmatische Alternativen. So wird das Beobachten und Beschreiben, Bezeichnen und Kategorisieren, Verstehen und Deuten sowie das progressive und regressive Schließen von allen Wissenschaften gleichermaßen benutzt,

---

16 Imre Lakatos (1922-1974) hat vorgeschlagen, anstelle eines Paradigmenwechsels die Konkurrenz zwischen zwei Forschungsprogrammen zu untersuchen. Wenn zum Beispiel Forschungsprogramme miteinander konkurrieren, und das eine voranschreitet während das andere stagniert, so neigt der Mainstream dazu, sich dem fortschrittlicheren Paradigma anzuschließen (vgl. Lakatos 1974: 20) Das ungelöste Problem absoluter Widerlegbarkeit wird ersetzt durch ein »Für-wahr-Halten« einer community – ideologiekritisch problematisch.

ohne dass dies Paradigmen wären. Bei den Methoden der Phänomenologie einerseits und der Hermeneutik andererseits haben wir es dagegen mit *alternativen* Betrachtungen zu tun, mit verschiedenen Gegenständen und Methoden: Der Phänomenologe *beschreibt* die Sachen selbst, der Hermeneutiker *deutet* Objektivationen. Ein Naturwissenschaftler dagegen *erklärt* die Kausalität zwischen einer (vereinfachten) Ursache mit einer (vereinfachten) Wirkung unter Berücksichtigung vereinfachter Bedingungen. Die Pflegewissenschaft sucht mithin nach Identität, ihre Didaktik eilt ihr nach. Es ist berechtigt, von einer gewissen Nähe zwischen der Methodologie, die ein Wissenschaftler vertritt, und dem Paradigma, welches er behauptet, auszugehen. So ist die pflegewissenschaftliche Hermeneutik ein *verstehendes Paradigma* im Unterschied zum typisch *erklärenden Paradigma* der Naturwissenschaft: Der Schrägstrich zwischen Paradigma und Methodologie macht die enge Verbindung sichtbar (Ertl-Schmuck/ Greb 2009: 300). Ein Paradigma wie die Hermeneutik ist *spezifisch*, die hermeneutische Methode des Deutens dagegen *universell*. Gedeutet wird stets eine Situation, ein Fall dagegen wird konstruiert. Der zu pflegende Mensch ist kein Fall, eine Situation kein Typus. Ein Fall ist vielmehr ein pflegedidaktisches Konstrukt, dessen Ausgangspunkt Beobachtungen und Beschreibungen (Εποχή) sind, aus denen auf das Wesen (eidos) geschlossen werden soll (Husserl 2002: 51-59, 114). Zum Zweck der Entwicklung didaktischer Typologien kann es notwendig sein, typische Fälle zu konstruieren, die funktionalen Erklärungen unterworfen werden: Der *Fall* erhält so die Funktion eines didaktischen Modells. Zum Zweck des Lernens konstruiert der Lehrende einen Fall, dem er jene ausgewählten Merkmale zuschreibt, deren Erkennen und Deuten für das Lernen als besonders wichtig und nachhaltig erscheinen. Das Konstrukt ist eine didaktisch absichtsvolle Selektion und Verdichtung von Beobachtungen und Erfahrungen. Die beabsichtigte Kompetenz der Lernenden besteht in einem Beschreiben des anschaulich sichtbar gemachten *Falls* als einer bereits *idealisierten Situation*. Dieser hat gewissermaßen eine Stellvertreterfunktion für die Situation. a) Die Lernenden beschreiben die beobachteten Merkmale mit alltagssprachlichen, nicht mit fachsprachlichen Begriffen. b) Aus der Konfrontation mit einem Fall resultiert die Aufgabe, sich in eine, ggf. ähnlich erfahrende Situation hinzuversetzen: ein regressiver Schluss. Dies nennt Husserl 1913 bekanntlich »Einfühlung« (ebd.: 90, 317). c) Was dabei geschieht, ist wegen der Einmaligkeit der Konstitution aus erkenntnistheoretischer Sicht prinzipiell eindeutig nicht zu versprachlichen. Im Unterricht allerdings muss dieses Problem umgangen werden: Um das Beschreiben lehren zu können, müssen Beobachtungen geradezu versprachlicht werden. Um Beschreibungen korrigieren zu können, müssen Lernende Begriffe lernend verwenden. Etwas lehr- und lernbar zu machen, setzt zumeist voraus, es sprechbar und nur so verstehbar zu machen, während die Einfühlung keiner Worte bedarf: das Einmalige – das eigentlich Unsagbare der Einzigartigkeit der Situation – wird sagbar gemacht, da ansonsten kaum ein Lernen möglich ist. Selbst das vermeintlich Sichtbare ist eigentlich nicht sagbar und somit nicht lehrbar (Foucault 2008: 67). Pflegedidaktik wird zu einer Kunst spezifischen Verstehens von Bedeutungen und eines sensiblen Umgangs mit Sprache und Sprechen.

6. Vergessene Widerlegungen – die Methodisierung des Irrtums als didaktische Methode

Fortschritt scheint darin zu bestehen, zu prüfen, ob übliche Behauptungen und Gewohnheiten (in der Praxis) oder voreilige Hypothesen (in der Theorie) falsch sind: *Enthauptete Behauptungen und bewahrheitete Wahrheiten sind Ergebnis geistiger Bewegung*: Sie bewirken etwas. Behauptung von Unwahrheit dagegen bedeutet Stagnation. Der Beweis von Falschheit ist in jedem Fall Gewinn: Das, was auf den ersten Blick als Tragödie erscheint, ist Fortschritt. Die Semantik einer Aussage *S ist P* erlaubt die logische Alternative *S ist nicht P*. Dies ist die semantische Herausforderung der Bildung hypothetischer Aussagen. Die sprachliche *Arbeit an und mit Hypothesen* erfordert fortwährende Präzisierung und Forschungserfahrung sowie in Studium und Unterricht ein didaktisch gesteuertes Üben: Was eigentlich sind gute, was schlechte Hypothesen? Viel zu oft sind die üblichen Hypothesen schlechte Hypothesen.

Übung mit argumentativen Widerlegungen

Pflegedidaktisches Seminar: Setzen Sie sich argumentativ mit einer jeden der drei Behauptungen auseinander!

A. *Die Pflegewissenschaft gehört generell zur Medizin – in Geschichte, Gegenwart, Zukunft.*
B. *Die Pflegewissenschaft gehört keinesfalls zur Medizin – hier und jetzt. Sie ist eine eigenständige Disziplin.*
C. *Pflegewissenschaft und Medizin repräsentieren gegenseitig eine latente Transdisziplinarität.*

Zusammenfassung: A und B sind paradigmatische Behauptungen. Sie sind widerlegbar, aber wenig kommunikativ. C ist ein Wunschgedanke: dieser ist nicht widerlegbar, kommunikativ aber nachhaltig.

Die oben angedeuteten Beziehungen zwischen Medizin- und Pflegedidaktik sind konfliktreich. So lassen sich in Analogie die Behauptungen A, B und C auch für das Verhältnis von Berufsdidaktiken[17] formulieren. An einer Schule sind Lehrer in medizinischen Fächern und

---

17 Die für das Lehramt »*Gesundheit & Pflege*« geltende Berufsdidaktik besteht mithin aus zwei sich ergänzenden Didaktiken: *Pflegedidaktik & Medizindidaktik*. Da die Absolventen sowohl Auszubildende der Pflegeberufe wie auch medizinischer Berufe unterrichten werden, benötigen sie ein entsprechend breites didaktisches Instrumentarium. Nicht uninteressant ist, dass *pflegedidaktische* Aussagen Bestandteil einer *Berufsdidaktik*, *medizindidaktische* Aussagen oft Teil einer *Fachdidaktik* sind – dies der mögliche Konflikt zwischen Fach- und Berufsdidaktik. Die betreffenden Schnitt-

Lehrer in Pflegeberufen ohnehin auf eine enge Kooperation angewiesen – das, was die Wissenschaft disziplinspezifisch trennt, um Eigenständigkeit zu erzielen, bildet in der Praxis eine, wenn auch widersprüchliche Einheit. Die erkenntnistheoretische Grundstruktur beider Didaktiken indes unterscheidet sich grundsätzlich: 1) die medizindidaktische Gestaltung des Lehrens und Lernens ist auf die Fähigkeit gerichtet, kausale und funktionale Zusammenhänge des menschlichen Organismus erklären zu können, 2) die pflegedidaktische Gestaltung des Unterrichts richtet sich auf die Fähigkeit, reale pflegerische Situationen verstehen sowie verbale und nonverbale Sprachlichkeit deuten zu können: Der *pflegerische Fall* wird konstruiert und funktional erklärt – die *pflegerische Situation* beobachtet und gedeutet. Allerdings ist all dies oft vage, subjektiv empfunden und wahrscheinlichkeitsbehaftet.

Übung der didaktischen Arbeit mit Hypothesen

Pflegedidaktisches Seminar: Inwiefern sind Hypothesen wahrscheinlichkeitsbehaftet? Im Seminar soll die Frage beantwortet werden, wie eine Hypothese formuliert sein muss, damit sie eine geeignete Wahrscheinlichkeit aufweist – eine verführerische Frage.

1. Die meisten Studierenden antworten, dass eine Hypothese mit einer möglichst hohen Wahrscheinlichkeit die beste und erfolgversprechendste sei. Hinweis: Die größte Herausforderung ist vielmehr gegeben, wenn man es mit einer Hypothese zu tun hat, die etwa eine Wahrscheinlichkeit zwischen 49 und 51 % aufweist. Neunundneunzigprozentige Hypothesen sind für die Forschung unbrauchbar, absolut unwahrscheinliche Vermutungen von 0 % für den Verstand sinnlos.
2. Formulieren Sie ferner drei verschiedene pflegewissenschaftliche oder -didaktische Hypothesen: eine mit einer sehr hohen und einer sehr niedrigen Wahrscheinlichkeit sowie eine Hypothese, die eine Korrelation von etwa 50 % aufweist.

Von der Hypothese zur paradigmatischen Tatsache: Bevor man beginnt, über Paradigmen nachzudenken, muss man sich um Hypothesen bemühen. Bevor man beginnt, feststehende Aussagen zu bilden, muss man Hypothesen wasserdicht bestätigen. An die Stelle der pflegedidaktischen Paradigmendiskussion tritt zunächst eine pflegewissenschaftliche Hypothesendiskussion. Feinschrittigkeit ist gefordert, Folgerichtigkeit notwendig.

---

mengen zwischen der Didaktik eines Faches und der Didaktik eines Berufes wären genauer zu bestimmen: Was sind die gemeinsamen didaktischen Prinzipien, worin bestehen Unvereinbarkeiten. Immerhin ist in der Geschichte das *Entstehen von Fächern* und die *Entwicklung von Berufen* Ausdruck ein und derselben Tendenz: der Arbeitsteilung und Kombination von Wissen und Handeln.

Argumentationsgeschick gefragt. Und wie überall in der Wissenschaft beginnt jedes Problembewusstsein mit Beobachtungen.

Übung der didaktischen Arbeit mit Beobachtungsaussagen

Pflegedidaktisches Seminar: Formulieren Sie am Beispiel der Beobachtung einer realen Pflegesituation alternativ zwei Aussagentypen:

a) Die Beobachtungsaussage wird mit strikter fachsprachlicher Zurückhaltung formuliert.
b) Die Beobachtungsaussage enthält theoretische Vorannahmen, die nicht aus der Beobachtung stammen und als deren Interpretation hinzugefügt werden.

7. Das pflegephilosophische Verstehen – das Pflegephilosophische verstehen

Hermeneutik entsteht zunächst als theologisches Instrument der Exegese (Schleiermacher). Sie wird zur philosophischen Methode der Geschichtswissenschaft (Droysen) und schließlich zum Zentralbegriff der Geisteswissenschaft (Dilthey), verdichtet in »Wahrheit und Methode« von Gadamer. Das Praktizieren hermeneutischer Methoden wird so zu einer in nahezu allen Wissenschaften alltäglichen Praktik. Zudem ist die sogenannte objektive Hermeneutik (Oevermann) ein mehr oder weniger taugliches Mittel zwischenmenschlichen Verstehens. Verstehen ohnehin ist Grundlage jeglicher Zwischen-Mensch-Lichkeit: Verstehen als Chance und Schicksal des Menschen. Wir alle sind mehr oder weniger gute oder schlechte Hermeneutiker. Ein *Verstehenwollen* geschieht aus menschlicher Nähe, ein *Verstehenmüssen* ist berufliche Qualifikation: Ein *pflegendes Verstehen* und ein *verstehendes Pflegen* sind gewissermaßen eine Kompetenzvoraussetzung beruflichen Handelns. Ist Verstehen ein Deuten von Zeichen (im weitesten Sinne), so kommt zu den verbalen eine diffuse Menge nonverbaler Codes hinzu – allesamt Schleier oder Verschleierungen.[18] Jedes Zeichen hat eine Funktion, jeder Kontext einen Sinn. So kann die Bedeutung körpersprachlicher Zeichen nur im Zusammenhang mit dem situa-

---

18 Solcherart »Verschleierungen« zu dekodieren ist eine Dekonstruktion ihrer wirklichen Bedeutung (vgl. Derrida 1983: 62). Krankheit ist Symptom, Symptom ist Zeichen, Zeichen ist Bedeutung. Es entsteht eine »Medizin der Symptome und der Zeichen«. (vgl. Foucault 2008: 88, 106 f.). Auch in der Pflege stehen sich personifiziert Bedeutungen gegenüber – beide in einer Verkleidung ihrer Seele: Der Mensch verbirgt sein Selbst.

tiven Kontext verstanden werden. Ein Zeichen, abstrakt und losgelöst vom individuellen und sozialen Umfeld wird nicht oder sogar falsch begriffen. Ein Dilemma deutet sich an, wenn man unterstellt, dass zunächst der Kontext verstanden sein muss, um einzelne Zeichen verstehen zu können: der bekannte hermeneutische Zirkel. Die Erfahrungen der Pflegewissenschaft wie auch aller anderen Wissenschaften bestätigen, dass es keinerlei Maß dafür gibt, was (noch) und was nicht (mehr) Kontext ist – zudem ein didaktisches Problem der Abgrenzung. So gehören in der Pflege zweifelsfrei Lebensgeschichte und Krankheitsgeschichte zu den notwendigen kontextuellen Zusammenhängen. Welches Maß an Vorgeschichte einer Krankheit muss und kann ein Pflegender kennen, um einen zu Pflegenden verstehen zu können? Darin besteht der unbestreitbare Vorteil der familialen Pflege. Von dieser urwüchsigen Form ausgehend durchläuft das pflegerische und spätere pflegewissenschaftliche Denken folgende geschichtliche Stadien: Der Urzustand, noch ganz determiniert von der Medizin und deren Anhängsel, Teil des »ganzen Hauses« (oikos): Man arbeitet und wirtschaftet, säet und erntet, hegt und pflegt. Später folgen im Mittelalter erste tastende Schritte hin zu einer Eigenständigkeit, z.B. bei den Beginen. In den Klöstern herrscht eine feste Arbeitsteilung gemäß der Regel des Benedikt: die Pflege der Alten und Kranken. Schließlich folgt geschichtlich die Institutionalisierung der Pflege: die Zweck-Rationalität pflegerischen Handelns als Ausdruck einer instrumentellen Vernunft. Die kommunikative Vernunft bleibt *sekundär* und steht hier noch ganz im Dienst des bloßen Zwecks: Man muss sich verständigen, um rationale Ziele erreichen zu können. Schließlich das neue Paradigma: Pflegen wird *primär* zu einem kommunikativen Handeln. Alles was man tut, ist Sprache. Alles, worauf der zu Pflegende reagiert, ist Sprache. Pflegehandlungen selbst sind eine kodierte spezifische Körpersprache. Ein Arzt handelt, indem er chirurgische u. ä. Handlungen ausübt, primär zweckrational. Er benutzt, um sein Ziel zu erreichen, zum Zwecke der Verständigung (auch) Formen kommunikativen Handelns. Wichtiger ist es allerdings aus medizinischer Sicht, jene Mittel anzuwenden, die eine Wiederherstellung der Gesundheit erlauben: Dies ist die typische Zweck-Mittel-Rationalität der Medizin. Pflegerisches Handeln ist als Kommunikation stets verständigungsorientiert. Teil dieser Interaktion sind notwendig auch bestimmte zweckrationale Handlungen. Dafür Verständigung und Verständnis zu erzielen, ist erfolgsorientierte Pflege. Und dies erfordert deshalb eine andere Didaktik als die Einübung z.B. chirurgischer Fähigkeiten, diagnostischer Fertigkeiten u. ä. Pflegedidaktik vertritt die Vision einer hermeneutischen Vernunft: Wenn alles und jedes Bedeutung hat, bedarf es einer Methode, jenen Sinn erkennen zu können: Das Einordnen eines Wortes in einen Gedanken, einer Aussage in einen Zusammenhang von Text und Kontext, Teil und

Ganzem, Grund und Folge – all das ist eine Kunst des Verstehens. Dies zu üben, verlangt selbst ein *verstehendes Lehren*: Indem der Lehrende in seiner Sprache die eigene Methode des Verstehens indirekt präsentiert, prägt er damit das *verstehende Lernen*. Auch führt die Erfahrung, dass man ein und dieselben Dinge und Situationen unterschiedlich deuten kann, zu der Erkenntnis, dass dies seinen Grund in verschiedenen Beobachtungen und Beschreibungen haben kann, die gleichermaßen zutreffend oder falsch sind: Lückenhafte Beobachtungen führen zu mangelhafter Beschreibung, diese zu falschen Deutungen. »Man muss genau die Schwächen des Kranken, seine Leiden, seine Gesten, seine Haltung, seine Worte, seine Klagen wiedergeben.« (Foucault 2008: 32) Die Kunst der epochè lehrt, dass man während dieser Beobachtung alle Vorurteile unterdrückt: Welche spezifische Didaktik aber führt dorthin, damit dies bewusst zur Gewohnheit auch der Lernenden wird? Nicht: »Das kenne ich schon«, sondern: »Es kommt mir bekannt vor, aber ich muss genauer hinsehen. Es könnte auch ganz anders sein.« Dies der höhere Anspruch einer neuartigen Pflegedidaktik: 1) Auf die übliche Berufsdidaktik der Zweckrationalität folgt 2) eine Pflegedidaktik des Verstehens, die Wiederentdeckung des Erlernens von Beobachten und Beschreiben.

Tabelle 9: Funktionalität: Teleologie – Mathetik – Didaktik

Handlungsweise → Teleologie	→Lernweise (Mathetik)	→Lehrweise (Didaktik)
1) zweck-rationales Handeln	1) Erlernen der Handhabung der Zweck-Mittel- Rationalität	1) *naturwissenschaftlich typische* Didaktik: kausales Erklären
2) verstehendes Handeln	2) hermeneutisches Lernen	2) *hermeneutische* Didaktik
3) beobachtendes Handeln und alltagssprachliches Beschreiben	3) phänomenologisches Lernen: Einüben des Beobachtens	3) *Paradigma einer zukünftigen phänomenologischen Didaktik*

8. Vergessene Alternativen – die didaktische Arbeit an und mit Gegenargumenten

Eine zentrale pflegedidaktische Aussage wird dann zu einem Paradigma, wenn diese sich als besonders stabil erweist, *innerdisziplinär* anerkannt ist oder als anerkannt gilt und wenn sie keine ernsthaften *interdisziplinären* Widerlegungsversuche befürchten muss. Alle Versuche des Widerlegens jedoch sind aufschlussreich und nachhaltig: Man versteht nicht selten die Dinge über ihr Gegenteil. Paradigmen und Gegenparadigmen sind bewusst formulierte »Bruchstellen« von Theorien, an ihnen werden Stabilität und Reliabilität geprüft. Damit Bestätigungen (Verifikation) oder Widerlegungen (Falsifikation) in logischer Form möglich sind, muss ein Paradigma stets die eindeutige semantische Form einer Behauptungsaussage haben. Die Geschichte der Natur- und Technikwissenschaften war und ist eine Geschichte von Falsifikationen – anders in den Geistes- und Sozialwissenschaften, so auch in der Pflege. Im Frühstadium der Pflegewissenschaft scheint vieles möglich und tauglich. Anleihen aus anderen Disziplinen werden modifiziert, sofern sie brauchbar scheinen. Solange etwas nicht widerlegt ist, bleiben alle Gütekriterien unangegriffen: Aussagen gelten als wahr, wenn sie nicht falsch sind, Methoden als tauglich, wenn sich nicht unbrauchbar sind. Dies führt, anders als in Natur und Technik, zu einem Nebeneinander mehr oder weniger ähnlicher Theorie- und Methodikansätze, zumal Falsifikationsversuche selten öffentlich ausgetragen werden. Diese finden eher im Inneren statt, da das eigene Beharren auf einem Ansatz eigentlich nichts anderes ist als eine (individuelle) Widerlegung des Anderen: die Überzeugung, dass der Andere nicht recht hat, auch wenn dessen Paradigma bislang nicht widerlegt ist. Es fehlt mitunter der öffentliche Diskurs, der allein durch das Prinzip »Argument gegen Argument« die Paradigmen vergleichbar macht. Jede Behauptung, die auf diese Weise durch andere nicht widerlegt werden kann, geht als gerechtfertigt aus dem Diskurs hervor: Dies könnte einer der Hintergründe sein, dass man solcherart paradigmatische Diskussionen eher vermeidet – entweder aus einer falsch verstandenen Höflichkeit oder aus Scheu vor einem Eklat u.a. Das Problem bleibt in der Schwebe, man hält den Topf am Kochen, solange paradigmatische Auffassungen weder völlig bestätigt noch gescheitert sind. Darin auch besteht die Dramaturgie der pflegedidaktischen *Arbeit an und mit Paradigmen*: Die Formulierung eines zu diskutierenden Gegenparadigmas darf niemals *relativieren*. Jede Aussage der Form S = P muss *verabsolutieren*, selbst dann, wenn die praktischen Umstände zwangsläufig später ohnehin einen Kompromiss erzwingen. Als ethischer Imperativ gilt das Prinzip der »Kritischen Theorie«: »Und so war unser Grundsatz: theoretischer Pessimist zu sein und praktischer Optimist!« (Horkheimer 1972:175)

Paradigmatische Diskussion I

Pflegedidaktisches Seminar: Vergleichen Sie die Semantik der beiden sich gegenüberstehenden Paradigmen. Welche Begriffe sind jeweils identisch, welche verschieden? Entscheiden Sie, ob Sie dem Paradigma oder dem Gegenparadigma zustimmen. Durch welche Argumente ist Ihre Entscheidung gerechtfertigt? Sind Sie der Auffassung, dass man einen a) sprachlichen bzw. b) praktischen Kompromiss beider Paradigmen anstreben sollte? Oder dass die paradigmatische Spannung als didaktische Dramaturgie erhalten bleiben muss?

Tabelle 10: Paradigmatische Diskussion II

Paradigma	Gegenparadigma
Pro: Pflege ist dem Wesen nach generell einer zweckrationalen Handlungsweise unterworfen.	*Contra*: Pflege ist dem Wesen nach generell einer kommunikativen Handlungsweise unterworfen.
Pro: Pflegehandlungen folgen primär einer Zweck-Mittel-Rationalität: allerdings unter Berücksichtigung verständigungsorientierter Ansprüche, sofern dies die Rahmenbedingungen zulassen.	*Contra*: Pflegehandlungen sind primär verständigungsorientiert: allerdings unter Berücksichtigung zweckrationaler Umstände und Bedingungen.
Pro: Pflegeeinrichtungen unterliegen ausschließlich dem Kriterium der Wirtschaftlichkeit: Sie sichern auf diese Weise notwendig das Wohlbefinden der betroffenen zu Pflegenden wie auch eine zumutbare Belastung der Pflegenden selbst.	*Contra*: Pflegeeinrichtungen unterliegen ausschließlich dem ethischen Kriterium der Unantastbarkeit der menschlichen Würde: Sie sichern zu diesem Zweck notwendig die höchstmögliche Wirtschaftlichkeit der Einrichtung.
Pro: Die Aufgabe der Pflegwissenschaft ist es, eine Theorie so aufzubauen, dass sie nützlich, anwendbar und kompromissbereit gegenüber der Praxis ist.	*Contra*: Anspruch einer Pflegewissenschaft ist es, Theorien und Modelle sowie Erkenntnismethoden zu generieren und idealtypisch zu formulieren.
Pro: Das Gütekriterium einer Pflegetheorie ist ihre Brauchbarkeit in der Praxis.	*Contra*: Das Gütekriterium einer Pflegetheorie ist die Wahrheit und nichts als die Wahrheit.
Pro: Die Pflegedidaktik muss auf die praktischen Tätigkeiten der Pflege ausgerichtet sein, da eine zu abstrakte Theorie ohnehin zumeist nicht verstanden wird und deshalb eher kontraproduktiv wirkt.	*Contra*: Die Pflegedidaktik muss auf einer theoretischen Grundlage der Abstraktion von Wissen und geistigem Können zu einer Kritik gegenüber der alltäglichen Praxis befähigen.
Pro: Im Unterricht ist generell eine kritische Sicht auf vorherrschende Praktiken und Ideologien zu vermeiden: Es sind die realen Bedingungen der Pflege zu betonen. Berufsschulunterricht hat die Aufgabe der Handlungskompetenz, nicht die Erzeugung einer Praxis- und Ideologiekritik.	*Contra*: Der Pflegeunterricht soll zu einer begründeten und gerechtfertigten Kritikfähigkeit beitragen, die alle notwendigen Bedingungen und Umstände der Pflege im komplexer Weise berücksichtigt und konstruktiv nach Lösungen sucht.
Pro: Der Pflegeunterricht hat sich aller Kritik gegenüber der praktischen Ausbildung zu enthalten. Es gilt generell das Prinzip der Subsidiarität.	*Contra*: Der Pflegeunterricht hat gemeinsam mit den Praxisanleitern nach kooperativen Lösungen zu suchen, wobei subsidiäre Prinzipien zu beachten sind.

Auch dann, wenn man der Auffassung ist, dass sich weder die eine noch die andere Seite widerlegen lässt, so bedeutet dies nicht, dass man auf jegliche Kritik verzichten muss, sofern diese berechtigt und begründet ist: Und diese ist immer dann berechtigt, wenn die Argumente nicht gerechtfertigt sind. Auch ein folgerichtiges Kritisieren muss didaktisch geübt werden. Weicht ein Paradigma einer Widerlegung aus, so ist regressiv nach dessen rechtfertigenden Argumenten zu fragen. Sind konkurrierende Paradigmen nicht widerlegbar, ist zu prüfen, ob die stützenden und rechtfertigenden Argumente falsch oder unbrauchbar sind: Aus dem Kampf zwischen *Paradigmen* wird ein Kampf zwischen

Argumenten. Ein Argument lässt sich leichter widerlegen als ein Paradigma: Die Pro- und Kontradiskussion wird zur didaktischen Methode.

Tabelle 11: Bestätigen und Widerlegen als Grundfunktionen der Wissenschaft

Bestätigen	→	*Bestätigen*	→	*Bestätigen*
Hypothese	→ Beobachtung	→ Erklärung	→ Theorie	Paradigma
Widerlegen	←	*Widerlegen*	←	*Widerlegen*

Der Perspektivenwechsel hin zur Widerlegung einer Hypothese wäre eine Alternative zur Falsifikation eines Paradigmas. Wenn man offensichtlich weder das eine noch das andere Paradigma widerlegen kann, wäre zu prüfen, ob nicht ein Widerlegen der betreffenden rechtfertigenden Argumente möglich ist: Ist ein Argument widerlegt, so ist folgerichtig auch das entsprechende Paradigma hinfällig, sind die ein Paradigma rechtfertigenden Theorien und die diese begründenden Erklärungen und diesbezüglichen Beobachtungen und Hypothesen regressiv widerlegt, so gilt die Theorie als falsch und das Paradigma als falsifiziert bzw. dessen Begründung als hinfällig.

9. Situation oder Fall – Ein pflegewissenschaftliches Paradigma als didaktisches Problem

So trivial der Begriff »Fall« erscheint, so schwierig erweist sich eine Definition, was man in den Sozialwissenschaften genau darunter versteht. Dass etwas zu einem Fall erklärt wird, ist bereits Ergebnis einer Abstraktion. Wodurch eigentlich wird etwas zu einem Fall? – Indem man eine Begebenheit als einen Fall bezeichnet, gründet sich dessen Konstruktion auf bestimmte herausgehobene Merkmale, wodurch ähnliche Situationen unter die Kategorie »Fall« subsumiert werden können. Zusammenfassend ergeben sich folgende pflegedidaktische Probleme: 1) Fälle sind abstrakte *Deutungsmuster* typischer Situationen, bereinigt von allen situativen Zufälligkeiten: Ein Fall repräsentiert etwas *Allgemeines* in Form einer *besonderen* Situation an einem *einzelnen* Beispiel. Die Situation ist konkret, der Fall abstrakt. Es geht um das didaktische Einüben eines »phänomenologischen Zugangs zur Pflegesituation« (Anja Walter 2022). 2) Die theoriedidaktische Übung beginnt a) mit einem aufmerksamen Beobachten und Wahrnehmen, b) mit einem bewusst *nichtfachsprachlichen* Beschreiben und c) einem Unterdrücken jeglicher sich in die Beobachtung hineindrängenden und in die Beschreibung einmischenden Theorien. Wissenschaftler neigen zu einer Theoretizität[19]. Sehen sie ein Phänomen, denken sie zuallererst an jene Theorien, die dies scheinbar erklären: Man sieht das Phänomen schließlich nur noch durch die Optik bereits bekannter Begriffe und im Fokus üblicher Theorien und Modelle. 3) Werden solcherart Deutungsmuster auch bei Lehrenden zur didaktischen Routine, verhindert dies ein Erkennen des je Einzigartigen und Einmaligen. Eine Pflegesituation ist reicher, lebendiger, schicksalhafter als ein Fall. In der Situation kommt der Mensch als ganzheitliches Wesen vor, in einem Fall[20] wird er zum Typus. Das erkenntnisleitende Interesse sucht nach dem Besonderen und Einmaligen und macht es zu einem Fall im Rahmen einer Typologie. 4) Indem Merkmale durch Vergleichen als allgemeingültig bestimmt werden, erscheint der so gewonnene Fall übertragbar auf alle ähnlichen Situationen. Ähnlichkeit allerdings ist ein denkbar unscharfer Begriff, eine subjektive Zuschreibung, die der Begründung bedarf. Es gibt keine »gleichen« Situationen – die Situation ist originär, einmalig, einzigartig – und damit unsagbar. Erst ihre Verallgemeinerung zu einem Fall macht es möglich, dass man mit ähnlichen Begriffen Ähnliches beschreiben kann. Durch diese Versprachlichung aber ist die Situation bereits vorverstanden: Indem von ihr die Rede ist, handelt es sich schon nicht mehr um die vermeintliche reale Situation, sondern um ein Konstrukt. 5) Situationen werden beobachtet, Fälle konstruiert: Einen Fall erklären zu können, »bedarf der Fähigkeit, generalisiertes, also zeitenthobenes Wissen auf stetig wechselnde Situationen in der Zeit personenbezogen anzuwenden« (Ertl-Schmuck 2010: 144). Durch Verallgemeinerung werden lebendige Situationen verkürzt und unter einen Typus subsumiert. 6) Um den Unterschied zwischen Situation und Fall zu erkennen und die Verschiedenheit zwischen Verstehen und Erklären zu beachten, ist ein geduldiges unterrichtliches Üben nötig. Dabei ist es hilfreich, zwischen dem Begriff Eigenschaft und dem Wort Merkmal zu unterscheiden: Situationen werden durch *Eigenschaften* beschrieben, Fälle durch den kausalen Zusammenhang von

---

19 Wolfgang Stegmüller hat diesen Kritikbegriff eingeführt. Theoretizität bedeutet die Theoriebeladenheit von Beschreibungen. Selbst dann, wenn man bewusst nur alltagssprachliche Wörter für Beschreibungsaussagen verwendet, macht man die Erfahrung, dass selbst diese noch immer von fachsprachlichen Deutungen überlagert sind bzw. das eine vom anderen schwer zu trennen ist. Umso wichtiger ist das Unterscheiden: Die *Nichttrennbarkeit* von Zusammenhängen bedeutet ja nie und nimmer, auf *Unterscheidbarkeit* zu verzichten.

20 Die Sprache verrät den Perspektivenwechsel. Beobachtet wird z.B. folgende Situation: Ein 85-jähriger Mensch ist dauerhaft an das Bett gebunden. Beschreibungsaussage: »Dieser Mensch liegt dauerhaft im Bett, weil er selbstständig nicht mehr aufstehen kann.« Die Substantivierung reduziert diese Situation auf ein einziges Wort: Bettlägerigkeit. Die Abstraktion macht aus der *Situation* einen *Fall*. Im pflegedidaktischen Seminar kann es geschehen, dass stereotyp nur noch der Begriff »Fall« oder das o.g. Substantiv verwendet wird. Und der Betroffene selbst würde vielleicht das Gefühl haben, dass er für den Pflegewissenschaftler nur noch ein *Fall* sei und kaum noch als *Mensch* wahrgenommen wird: Mit einem Menschen hat man Mitleid, mit einem Fall nicht. Ohnehin sind Substantivierungen nicht ungefährlich, weil auf diese Weise wichtige Attribute und Verben verschwinden. Die Dingwörter bemächtigen sich des Denkens – ein Wortaberglaube entsteht.

Merkmalen erklärt. Erst die so erzeugten ganzheitlichen Beschreibungen und verallgemeinerten Erklärungen erlauben ein Verstehen von Sinn. 7) Zudem müssen während des Beobachtens der Einzigartigkeit einer Situation alle Vorkenntnisse und Vorerfahrungen über Ähnliches unterdrückt werden: Die epoché wird zu einem *didaktischen Prinzip*, da die Gefahr besteht, dass den realen beobachtbaren Eigenschaften bereits Merkmale zugeschrieben werden, die aus anderen ähnlichen Beobachtungen stammen. 8) Es ist deshalb sogar nützlich, wenn man *bewusst* so beobachtet, als ob es sich gerade nicht um einen bereits ähnlichen und (scheinbar) bekannten Fall handelt. Vielmehr muss nach dem *Unähnlichen* gesucht werden, denn nur dies widerspiegelt das je Besondere. Diese methodischen Vorüberlegungen sind Lernenden nur dann zuzumuten, wenn feinschrittig die Überlegungen in diese Richtungen gelenkt werden. Selbst für manchen Lehrer wird es eine Herausforderung sein, den ungewohnten Regeln der phänomenologischen Reduktion zu folgen. 9) Was auch immer didaktisch absichtsvoll betrachtet wird: In letzter Instanz sind es immer logische Schlüsse, die vollzogen werden. Jedes Lernen folgt intuitiv einer *urwüchsigen* Logik. Bourdieu nennt es *praktische Logik*, eine *unbewusst* entstehende und beizubehaltende Folgerichtigkeit des Handelns. Lehren steuert das Lernen, indem es diesem eine *bewusste Logik* verleiht: Der zu lernende Inhalt wird logisch folgerichtig in eine methodisch lernbare Reihenfolge gebracht, zunächst fremdgesteuert, später durch selbstgesteuertes Lernen. Gewissermaßen berühren sich im Unterricht zwei Logiken – die der Matetik und jene der Didaktik. Beide bedienen sich des deduktiven/induktiven Schließens, beide arbeiten mit regressiven/progressiven Vermutungen:

Tabelle 12: Regressives und progressives Schließen im Unterricht

	Regressiver Schluss	**Progressiver Schluss**
kausal:	Rückschluss von Wirkungen auf Ursachen bzw. von Folgen auf Gründe.	Schluss von Ursachen auf Wirkungen und von Nahwirkungen auf Spätwirkungen
verstehend:	Rückschluss vom Text auf den Kontext, vom Ganzen zum Teil, vom Sinn eines Ganzen auf die Bedeutung seiner Teile.	Schließen vom Kontext auf den Text, vom Teil auf das Ganze, von der Bedeutung des Teils auf die Funktion des Systems.
phänomenologisch:	epoché: Einklammern von Begriffen und Beschreiben durch Worte (nicht durch Fachbegriffe). Phänomenologische Reduktion: Rückschluss von den (sichtbaren) *Beobachtungsmerkmalen* auf die (unsichtbaren) *Wesensmerkmale*.	Schließen von den *Eigenschaften* der Beobachtungsaussagen auf die *Merkmale* der Beschreibungsaussagen sowie von den Erscheinungen auf *Wesensaussagen*: die Annäherung an eine »Wesensschau« (Husserl).

Es fällt auf, dass die Berufspädagogik in der Ausarbeitung einer Didaktik des theoretischen Lernens weit fortgeschritten ist: Diese lehrt u.a. das *logisch folgerichtige Denken* durch induktives oder deduktives Verknüpfen von Aussagen. Eine Didaktik des praktischen Lernens müsste mithin ein *logisch folgerichtiges Handeln* üben, sodass auch hier einzelne Operationen induktiv bzw. deduktiv miteinander verknüpft werden. So, wie nach den Regeln des Syllogismus und den Gesetzmäßigkeiten der logischen Folge aus den Prämissen eine Konklusion gewonnen wird, so zieht jede praktische Operation eine folgerichtige Operation nach sich, wodurch eine rationale Handlung entsteht. Diese eher praxisanleitende Didaktik des Handelns gibt es zurzeit bestenfalls in Ansätzen. Der vielzitierte Theorie-Praxis-Transfer erweist sich indes bei näherer Betrachtung als anspruchsvoll und keineswegs trivial. Häufig handelt es sich nicht mehr (und nicht weniger) um die Übertragung wissenschaftlicher Begriffe in eine Milieusprache. Der Transfer selbst erscheint als eine gewisse prädidaktische Vereinfachung. Die Transformation einer *pflegewissenschaftlichen* Theorie in eine *pflegedidaktische* Theorie ist indes das Einfügen deskriptiver Aussagen in ein operationalisiertes und somit didaktisiertes Aussagensystem. Mithin lassen sich vier Fälle *pflegedidaktischer Transformationen* unterscheiden:

Tabelle 13: Formen der Theorie-Praxis-Transformation

Praxis (1) → Praxis (2): Transpraktikabilität zwischen verschiedenen didaktischen Praktiken
Praxis (1) → Th (1): Theorie-Praxis-Praktikabilität – hin zu einer prätheoretischen Praktik des Unterrichtens
Th (1) →   Th (2): Transdisziplinarität zwischen Theorien verschiedener disziplinärer Didaktiken
Th (1) → Praxis (n): Transpraktikabilität einer didaktischen Theorie bezüglich verschiedener Praktiken P(n)

Jeder der Fälle ist konfliktreich, jede Transformation mit praktischen Problemen beladen: Das allgemeine Theorie-Praxis-Problem zeigt sich im konkret Einzelnen in verschiedener Gestalt und unterschiedlicher Konsequenz. Auch erhebt sich die Frage, was die Transformation mit dem zu Transformierenden macht, welchen Anpassungen und Verkürzungen dieses während der Transformation selbst unterworfen ist. Das Ergebnis ist eine Komplexitätsreduktion: die Transformation der Pflegewissenschaft in eine spezifische Didaktik nach dem Prinzip der Fasslichkeit. Auch die Transformation einer *Theorie der Pflege* (Aussagensystem) in eine *Praxis des Pflegens* (Handlungssystem) ist mit einer Reduktion des Merkmalsumfangs und einer Anpassung der Fachsprache an eine Alltags- und Milieusprache verbunden: Man muss ein guter Hermeneutiker sein, wenn man möchte, dass Praktiker eine Theorie verstehen. Und nur dann, wenn sie diese verstehen, werden sie in der Lage sein, dies didaktisch konstruktiv anzuwenden. Die Theorie- und Praxisdidaktik selbst unterliegen einem Ethos: das didaktische Pflegen und das Didaktische zu pflegen.

Literatur

Aristoteles (2015). Metaphysik. XII. Buch. Hg. Rolfes, E. Köln: Anaconda.
Aristoteles (2006). Nikomachische Ethik. Hg. Wolf, U. Reinbek: Rowohlt.
Aristoteles (2020). Nikomachische Ethik. Hg. G. Krapinger. Stuttgart: Reclam.
Augustinus (2001). De trinitate. Hg. J. Kreuzer. Hamburg: Meiner.
Derrida, J. (1983). Grammatologie. Frankfurt a. M.: Suhrkamp.
Ertl-Schmuck, R./Fichtmüller, F. (Hg.) (2010). Theorien und Modelle der Pflegedidaktik. Weinheim: Juventa.
Ertl-Schmuck, R./Hänel, J. (Hg.) (2022). Theorien und Modelle der Pflegedidaktik. 2. Aufl. Weinheim: Beltz, Juventa.
Ertl-Schmuck, R. (2023). Grundsatzfragen der Pflegedidaktik – ein sich wandelnder Diskurs. In: Hoops-Gahlen, W. v./Grenz, K. (Hg.). Pflegedidaktik im Überblick. Bielefeld: transcript, S. 79-93.
Foucault, M. (2008). Die Geburt der Klinik. Eine Archäologie des ärztlichen Blicks. Frankfurt a. M.: Fischer.
Greb, U. (2015). Identitätskritik und Lehrerbildung. Frankfurt a. M.: Mabuse.
Grottker, D. (2020). Zu des Menschen Selbst. Wissenschaftstheoretische Annäherungen an eine pflegedidaktische Phänomenologie. In: Hänel, J./Altmeppen, S. (Hg.). Subjekt – Pflege – Bildung. Weinheim: Juventa. S. 35-59.
Horkheimer, M. (1972). Gesellschaft im Übergang. Frankfurt a. M.: Suhrkamp.
Husserl, E. (1997). Brief an Wilhelm Dilthey. In: Steiner, U. C. (Hg.). Husserl. München: Diederichs, S. 181-185.
Husserl, E. (2002). Ideen zu einer reinen Phänomenologie und phänomenologischen Philosophie. Tübingen: Max Niemeyer.
Komenský, J. A. (1970). Allgemeine Beratung zur Verbesserung der menschlichen Dinge. Berlin: Volk und Wissen.
Lakatos, I. (Hg.) (1974). Kritik und Erkenntnisfortschritt. Braunschweig: Vieweg.
Schiller, F. (1962). Ueber die ästhetische Erziehung. Sechster Brief, Werke. Nationalausgabe. Bd. 20, Weimar: Böhlau.
Simmel, G. (1999). Vom Wesen des historischen Verstehens. Gesamtausgabe, Bd. 16, Frankfurt a. M.: Suhrkamp.
Terhart, E. (2009). Didaktik. Eine Einführung. Stuttgart: Reclam.

In Beziehung lernen
Konzept relationalen Lehrens und Lernens in der europäischen Pflegebildung

Nadin Dütthorn

Zusammenfassung

Bildungspolitische Initiativen in Europa streben seit den 2000er Jahren eine Angleichung und Vereinheitlichung von Bildungsprozessen an (vgl. EU 2008). Dieser Paradigmenwechsel betont nicht mehr nur den Input von Lehrinhalten, sondern legt den Fokus auf den erzielten Kompetenzerwerb als ein outputorientiertes Verständnis. Diese Reformen, etwa im Rahmen des Bolognaprozesses, zielen darauf ab, berufliche Mobilität und Employability zu fördern. Obwohl es auf europäischer Ebene weder eine einheitliche Definition für den Kompetenzbegriff im Allgemeinen noch für die Domäne der Pflege im Speziellem gibt, zeigt die pflegedidaktische Realität durchaus ein in mehreren Ländern Europas angenommenes, gemeinsames Verständnis sinnstiftentenden Lehrens und Lernens, welches als *Konzept Relationalen Lehrens und Lernens in der Pflegebildung* bezeichnet werden kann. Als *Relationalität* des Lehrens und Lernens wird hierbei der Zusammenhang von Lehr-/Lernprozess betont und von den sozialen Beziehungen, in denen Lernen stattfindet.

Dieser Beitrag stellt jenes pflegedidaktische *Konzept Relationalen Lehrens und Lernens* in seinen theoretischen Prämissen und empirischen Befunden zur Diskussion und setzt damit den instrumentellen, verwertungsorientierten europäischen Bildungsprozessen eine pflegedidaktische Konzeption entgegen, die auf die Gestaltung lernförderlicher Beziehungen in europäischen Pflegebildungsprozessen ausgerichtet ist. Damit wird die Bedeutung der Gestaltung von Lehr-/Lernbeziehungen in ihrer Interaktionsgebundenheit und Aufeinander-bezogenheit von Lehrenden und Lernenden herausgestellt sowie pflegedidaktisch differenziert.

1. Hinführung

1.1 Ausgangslage

Das Europäische Parlament und der Europäische Rat streben in ihren Initiativen eine Stärkung Europas als dynamischen, wettbewerbsfähigen Wirtschaftsraum an. Bildungspolitische Maßnahmen konzentrieren sich diesbezüglich auf die transparente Darstellung von Bildungsabschlüssen und die Förderung beruflicher Mobilität (vgl. EU 2008). Zur Bewältigung der Komplexität europäischer Bildungssysteme werden Qualifikationsrahmen entwickelt. Allerdings existiert kein einheitliches Verständnis des Kompetenzbegriffs, was die Vergleichbarkeit von Bildungsabschlüssen infrage stellt. Der Europäische Qualifikationsrahmen (EQR) dient als Referenzinstrument, definiert jedoch Kompetenz eher funktionalistisch und im Sinne der rechtskräftigen Verantwortungsübernahme festgelegter Zuständigkeiten (vgl. EU 2008). Dies schließt breitere Verständnisse aus, etwa eine dispositionale Konnotation mit sozialen und persönlichkeitsidentifizierenden Dimensionen, wie sie im deutschsprachigen Raum bildungspolitisch begründet ist (vgl. Dütthorn 2014). Damit scheint der EQR als Instrument der Vergleichbarkeit europäischer Bildungsabschlüsse, die mit einem funktionalistisch verengtem Kompetenzbegriff agiert, ungeeignet.

Betrachtet man die in diesem Kontext entwickelten Kompetenzprofile aus einer ländervergleichenden Perspektive, zeigt sich zum Begriff Kompetenz ein außerordentlich heterogenes Verständnis (vgl. Dütthorn 2014). Während sich die englischsprachigen Länder im Kompetenzverständnis an die Konnotation des EQR anlehnen und damit auf einen funktionalen Kompetenzbegriff zurückgreifen, der Performanz und Kompetenz als Minimalstandard zur Beschreibung von Tätigkeitsforderungen gleichsetzt (vgl. EU 2008), hat sich im deutschsprachigen Bildungsraum ein Kompetenzverständnis durchgesetzt, welches demgegenüber Kompetenz als Disposition von der tatsächlich präsentierten Performanz unterscheidet (vgl. Erpenbeck/Rosenstil 2007; Ertl/Sloane 2005).

In diesem Beitrag wird einführend gezeigt, dass diese bildungspolitisch erzeugten Differenzen im europäischen Bildungsraum für die zugrunde liegenden Bildungskonzepte der handelnden Lehrenden in den unterschiedlichen schulischen und hochschulischen Bildungsinstitutionen ohne Einfluss bleiben. Die Bedeutung der Gestaltung von pflegerischen Beziehungen und damit eng verbunden die Bedeutung der lernförderlichen Gestaltung der Lehr-/Lernbeziehungen scheint den Lehrenden in der Pflegebildung so entscheidend, dass sie ihre je geltenden bildungspolitischen Rahmenvorgaben pflegedidaktisch so umdeuten, dass die Beziehungsgestaltung als pflegerische und pflegedidaktische Kernkategorie im Mittelpunkt der Bildungsprozesse steht (vgl. Dütthorn 2014; Dütthorn 2015).

In diesem Beitrag wird diesem Befund theoretisch wie auch empirisch nachgegangen: Das resultierende *Konzept Relationalen Lehrens und Lernens* begründet sich aus den vorangestellten pflegewissenschaftlichen, erziehungswissenschaftlichen und empirischen Impulsen.

1.1 Zielsetzung und Fragestellung des Beitrages

Der Begriff *Relationalität* bezieht sich allgemein auf die Natur von Beziehungen. In unterschiedlichen Kontexten kann der Begriff verschiedene Bedeutungen haben. Dieser Beitrag nimmt eine soziologische Perspektive ein, in der Relationalität darauf hinweist, dass soziale Phänomene und Identitäten im Zusammenhang mit sozialen Beziehungen verstanden werden. Das bedeutet, dass Individuen und Gruppen in einem sozialen Kontext miteinander verbunden sind und durch ihre Beziehungen geprägt werden. In diesem Ansatz werden traditionelle dualistische Konzepte des Lernens überwunden, die eine cartesianische Trennung von Körper und Geist vorsehen (vgl. Künkler 2011). Gleichzeitig werden auch individualtheoretische Ansätze überwunden, die das Subjekt isoliert als den alleinigen Fokus des Lernprozesses betrachten. Stattdessen wird ein relationaler Bildungsansatz verfolgt, der das konsequente *Aufeinander-bezogen-Sein* von Lehrenden, Lernenden und Lerngegenständen in der jeweiligen Lernumgebung in den Mittelpunkt der pflegedidaktischen Reflexion rückt. Dieser Beitrag zielt darauf ab, ein relationales Verständnis von Lehren und Lernen in der Pflegebildung zu konzipieren, indem er die komplexen Wechselwirkungen dieser Elemente als integralen Bestandteil des Bildungsprozesses betrachtet. Dabei werden bestehende empirische Arbeiten in diesem Feld (vgl. Dütthorn 2014; Fichtmüller/Walter 2007) aufgegriffen und theoretisch wie konzeptuell zu einem pflegedidaktischen *Konzept Relationalen Lehrens und Lernens* weiterentwickelt.

Dieser Beitrag folgt der leitenden Fragestellung: Wie lässt sich die Kernkompetenz *Pflegerische Beziehung gestalten* über ein pflegedidaktisches *Konzept Relationalen Lehrens und Lernens* empirisch und theoretisch fassen und in mikrodidaktischen Implikationen für eine sinnstiftende Gestaltung von Lehr-/Lernprozessen in der Pflegebildung weiterentwickeln?

1.2 Forschungsdesign

Die in den Qualifikationsrahmen aufgeführten Kompetenzprofile sind vorwiegend aus bildungspolitisch, strukturellen Anforderungen entwickelt worden. Um diese instrumentellen Vorgaben mit empirischen pflegedidaktischen Begründungen zu fundieren, folgte die diesem Beitrag zugrunde liegende Studie dem Forschungsstil der Grounded-Theory-Methodologie (GTM) in ihrer reflexiven und konstruktivistischen Ausgestaltung (vgl. Breuer 2009; Dütthorn 2014).

Zur Datenerhebung wurden insgesamt 23 problemzentrierte Interviews (vgl. Witzel 2000) und multiperspektivische Falldiskussionen (vgl. Dütthorn 2014) mit Lehrenden und Lernenden der Pflegeausbildung in den europäischen Ländern Schottland, Schweiz und Deutschland durchgeführt. Diese Länderauswahl ergab sich vor allem aus der differenten Konnotation zum Kompetenzbegriff, auch dem erfahrungsbezogenen Zugang der Forscherin zum Forschungsfeld und aus dem pflegedidaktischen Interesse heraus, vor allem zum deutschen Bildungsraum vorbildhafte oder kontrastierende Pflegebildungen zu beleuchten (vgl. ausführlich Dütthorn 2014). Die Datenerhebung der zugrunde liegenden Studie erfolgte in den Jahren 2009 bis 2012.

Um pflegedidaktische Prämissen im Studiendesign zu verorten, wurde ein erweitertes Methodenarrangement im Stil der Perspektivverschränkung nach Gieseke (2001) entwickelt, das ein leitfadengestütztes Interview mit anschließender multiperspektivischer Falldiskussion umfasst. Die multiperspektivische Falldiskussion basierte auf einem authentischen, komplexen Fallbeispiel, das durch die pflegedidaktischen Prinzipien der Deutungsoffenheit, Perspektivenvielfalt und Authentizität gekennzeichnet ist (vgl. Darmann-Finck 2009; Dütthorn 2014).

Die empirischen Ergebnisse der zugrunde liegenden Studie wurden in diesem Beitrag um bildungstheoretische Perspektiven der Relationalität in Lernprozessen erweitert und münden im pflegedidaktischen Konzept des *Relationalen Lehrens und Lernens in der europäischen Pflegebildung*.

2. Theoretische Perspektiven der Dimensionen Interaktion und Beziehung in der Pflege

2.1 Pflegewissenschaftliche Perspektiven auf Beziehungsgestaltung in personenbezogenen Dienstleistungsberufen

Pflegeberufe als personenbezogene Dienstleistungsberufe (PD) sind geprägt durch interaktive und individualisierte Arbeit, die im Kern frei von Routine ist und mit vielfältigen, unvorhersehbaren Herausforderungen umzugehen hat (vgl. Korczynski 2005). Aus pflegewissenschaftlicher Sicht stellt sich Professionalität pflegerischen Handelns im Spannungsfeld zwischen universellem Regelwissen und kontextbezogenen Besonderheiten heraus (vgl. Remmers 2000). Pflegeberufe zeichnen sich wie andere soziale Berufe durch einen hohen Anteil an Interaktionsarbeit aus (vgl. George 2008). Die Unvorhersehbarkeit der interaktiven Begegnungen erzeugt berufliche Handlungsunsicherheit und eingeschränkte Planbarkeit, da die Berufspraxis Pflegender stets zwischen theoretischen Ansprüchen und kontextuellen Gegebenheiten agiert. Berufliche Pflege als personenbezogene Dienstleistung erfordert demnach komplexe Problemlösungen, die die Integration von fachwissenschaftlichem Wissen und individuellen Situationen umfassen (vgl. doppelte Handlungslogik bei Remmers 2011; Verbindung von externer und interner Evidenz bei Behrens/Langer 2010). Pflegende müssen Interaktionsprozesse in professionellen Beziehungen und in Bezug auf Pflegeempfänger*innen und Angehörige begründen können (vgl. Hülsken-Giesler/Korporal 2013; Dütthorn 2014; Dütthorn 2015). Die Herausforderung besteht also für Pflegende darin, ihre in schulischen Kontexten erworbene Fachkompetenz mit individuellen Bedarfen in situationsangemessenen Interaktionen aus der beruflichen Pflegepraxis zu verknüpfen, um schließlich situative Urteilsfähigkeit zeigen zu können.

Die Grundlage pflegerischen Handelns als personenbezogene Dienstleistung ist durch eine *doppelte Handlungslogik* geprägt, wie bereits frühzeitig von Dornheim et al. (1999) betont wird. Diese Logik erfordert die Verschränkung von wissenschaftlichem Regelwissen, als Evidence-based Nursing bezeichnet, mit den individuellen und kontextbezogenen Besonderheiten jedes Einzelfalls. Die Professionalität in der Pflege, gemäß professionstheoretischen Erkenntnissen, zeichnet sich dabei durch die einzigartige Verbindung eines universalisierbaren Regelwissens mit den situativen Erfahrungen der Betroffenen aus (vgl. Remmers 2011; Remmers 2000).

Ein weiteres spezifisches Element der Professionalität im Pflegehandeln ist der besondere, situativ gebundene Körper- und Leibbezug (vgl. Remmers 2011; Böhnke 2012; Hülsken-Giesler 2008). Pflegerisches Handeln am und mit dem Körper wird als vorsprachliche Entität beschrieben. Die Herausforderung besteht darin, den »Zugang zum Anderen« (vgl. Hülsken-Giesler 2008) zu verstehen, wobei die Berücksichtigung körperlich-leiblicher Kommunikations- und Deutungsprozesse von zentraler Bedeutung ist (vgl. Böhnke 2012).

Diesen hermeneutisch-geisteswissenschaftlichen Befunden stehen pflegewissenschaftliche Positionen entgegen, die in Anlehnung an medizinische Professionslogiken den Kern des Pflegerischen zunehmend über funktionalistisch orientierte Professionalisierungsmethoden bestimmen. Dabei kommen standardisierte Instrumente der evidenzbasierten Pflegediagnostik, Pflegeinterventionen und Outcome-Bestimmungen zum Einsatz (Hülsken-Giesler 2008). Diese Methoden beruhen auf rational begründeten Verfahren und definieren den Pflegeprozess als systematisch begründeten Regelkreis der Problemidentifikation und Problemlösung. Allerdings wird in dieser Entwicklung eine Ebene vernachlässigt, die das Sinnverstehen als grundlegendes Verstehen verortet. Dies geht über intentionale verbale oder nonverbale Verständigung hinaus und bezieht grundlegende körperlich-leibliche Ausdrucksformen wie Haltung, Bewegung, Mimik und Gestik mit ein (vgl. Hülsken-Giesler 2008). Ein mimetisches Sinnverstehen auf dieser vorrationalen und vorsprachlichen Ebene wird als Basis des pflegerischen Handelns betrachtet und erhält zunehmend Aufmerksamkeit in Pflegewissenschaft und der Pflegebildung (vgl. Uzarewicz/Uzarewicz 2005; Hoops 2013; Hülsken-Giesler 2008; Hülsken-Giesler 2013; Ertl-Schmuck 2010; Böhnke 2012).

Die Pflegewissenschaft als Handlungswissenschaft sieht sich vor der Herausforderung, die Komplexität des Pflegehandelns auf mindestens zwei Ebenen zu reflektieren: auf der der Komplexität praktischer Herausforderungen und der der Komplexität professionellen Wissens (vgl. Remmers 2011). Diese Reflexion erfordert einen Pluralismus der Erkenntnismethoden und eine Einbindung verschiedener Wissenschaftsparadigmen (vgl. Hülsken-Giesler/Dütthorn 2011). Bartholomeyczik (2011) hebt als zentrale Frage der Pflegeforschung die Bedeutung von Krankheit und Beeinträchtigung für die betroffenen Menschen hervor und betont die Notwendigkeit, systematische Verfahren zur Bearbeitung von *Einzelfällen* zu entwickeln. Die Pflegeforschung bedient sich dabei eines breiten Methodenspektrums aus Natur-, Geistes- und Sozialwissenschaften (vgl. Bartholomeyczik 2011; Brandenburg et al. 2007; Wittneben 1998). Diese umfassendere Perspektive auf das pflegerische Handeln verdeutlicht die Notwendigkeit einer ganzheitlichen Betrachtung, die sowohl pflegewissenschaftliche Erkenntnisse als auch die individuellen, körperlich-leiblichen Aspekte der Pflege miteinbezieht. Der Mensch in seinen individuellen und auch sozialen Bedürfnissen wird zum Kern pflegerischer Beziehungsgestaltung.

Die Tätigkeitsbereiche der Pflegeberufe fokussieren auf die Art und auch die Intensität der Beziehungsgestaltung, die differenziert werden kann in Tauschbeziehung, Dispositionsbeziehung und eine Bearbeitungsbeziehung (vgl. Böhle/Glaser 2006). Allen gemein ist hierbei der hohe Grad an Unvorhersehbarkeit der interaktiven Begegnungen, die wiederum ein großes Maß an Unsicherheit und auch eingeschränkte Planbarkeit der Aktionen und sich daran anschließenden Reaktionen mit sich bringen. Die Befähigung, auf Interaktion beruhende Aushandlungsprozesse dieser Art in der beruflichen Beziehungsgestaltung der Professionellen untereinander aber auch in Bezug auf die Pflegeempfänger*innen und ihre Angehörigen zu begründen, gilt als eine Kernkompetenz professionell Pflegender (vgl. Hülsken-Giesler/Korporal 2013; Dütthorn 2014; Dütthorn 2015). Pflegende haben dabei beständig Fachkompetenz mit den individuellen Bedürfnissen der zu Pflegenden in situationsangemessenen Interaktionen zu verknüpfen. Das erfordert neben einem ausgeprägten Gespür für die Situation und dem Zugriff auf standardisierte Lösungen des professionellen Handelns immer auch Kompetenzen der situativen Urteilsfähigkeit. Die professionell Pflegenden sind aufgefordert, die jeweilige berufliche Situation in ihrer allumfassenden Komplexität zu erfassen und die möglichen Handlungsoptionen daran anschließend auszuwählen, unter Abwägung evidenzbasierter Standards mit den in der Situation vorherrschenden sozialen, persönlichen und auch institutionellen Herausforderungen. Eine wesentliche Handlungsproblematik, die häufig auch als Theorie-Praxis-Problem benannt ist, ergibt sich dabei in der Notwendigkeit, den auf beruflichen Erfahrungen aufbauenden Handlungsimpulsen in der jeweiligen Situation entscheidungsstark zu folgen (Entscheidungszwang) und sie dann aber nachträglich stets unter Bezugnahme auf fachgebundene Erkenntnisse und Evidenzen professionell legitimieren zu können (Begründungspflicht) (vgl. Raven 2006).

2.2 Pflegedidaktische Prämissen zur Anbahnung pflegespezifischer Kompetenz der Beziehungsgestaltung

Für die Ausbildung der in dem skizzierten pflegerischen Handlungsfeld zukünftig Tätigen ergibt sich die Herausforderung, diese als *doppelte Handlungslogik* bezeichnete methodologische Doppelseitigkeit zwischen personalem Handlungs- und verallgemeinerbaren Wissenschaftsbezug kompetenzorientiert zur Reflexion zu bringen (vgl. Remmers 2011; Dütthorn 2014). Ein wesentliches Ausbildungsziel der Pflege besteht also darin, Kompetenzen im Zusammenhang mit der Recherche und Bewertung pflegerelevanten allgemeingültigen Wissens anzubahnen sowie die Lernenden dazu zu befähigen, angemessene Reaktionen für den berufsbezogenen Einzelfall in der jeweils vorherrschenden Situation abzuleiten. Diese auch als *hermeneutische Einzelfallkompetenz* beschriebene zentrale pflegdidaktische Kompetenz

> »...bezeichnet die Fähigkeit, Informationen des Interaktionspartners in einer Interaktionssituation, richtig aufnehmen zu können, sie zu transformieren und darauf aufbauend eigene Informationen zu erzeugen. Nur mit Hilfe dieser Prozesse können Kommunikationspartner die Gegenstände ihrer Kommunikation kompetent bewältigen und sowohl sich selbst als auch ihre Beziehung zum jeweils anderen einschätzen.« (Greb 2010: 144).

Entsprechende Lernprozesse sind dabei immer an die Komplexität beruflicher Arbeitsprozesse und realer beruflicher Kontexte zu binden. Bildungsprozesse, die für die professionelle Arbeit in den Pflegeberufen befähigen, haben neben wissenschaftstheoretischen Perspektiven folglich immer auch die konkreten beruflichen Problemsituationen unter Berücksichtigung verschiedener am konkreten Einzelfall beteiligter Perspektiven in den Blick zu nehmen (vgl. Darmann-Finck 2010b; Greb 2010; Dütthorn/Gemballa 2013). Mit dem hier eingeforderten hermeneutischen Fallverstehen verknüpft sich der pflegedidaktische Anspruch auf authentische Fallarbeit unter Bezugnahme auf komplexe, multiperspektivische Sinn- und Bedeutungszuschreibungen einzelner Narrativa aus der Pflegepraxis. »Hermeneutische Fallkompetenz bedarf der Fähigkeit, generalisiertes, also zeitenthobenes Wissen auf stetig wechselnde Situationen in der Zeit personenbezogen anzuwenden.« (Greb 2010: 144)

Das Konzept der Fallarbeit ist in der Pädagogik dabei nicht neu. Vielfach jedoch werden mit Fallarbeit im berufsbezogenen Unterricht Lernmedien zur schlichten Illustration von Lerngegenständen in Form von konstruierten Übungsfällen mit geringer Komplexität eingesetzt (vgl. Fichtmüller/Walter 2007; Dütthorn/Busch 2016). Der Lernende erfährt häufig mit der Aufgabenstellung bereits, welche diagnostisch-therapeutischen Handlungsabläufe anhand des Fallbeispiels zu erarbeiten sind. Neugier, intuitives Gespür und perspektivenreiche Problemlösefähigkeit als Merkmale eines entdeckenden Lernens können in diesen Zusammenhängen nicht angebahnt werden. Die pflegedidaktisch geforderte authentische, multiperspektivische Fallarbeit hingegen ermöglicht es den Lernenden, in hermeneutischer Deutungsarbeit erst *deutungsoffen* ganz unterschiedliche Aspekte auf die Situation, die darin involvierten Personen und deren Beziehungsgeflechte zu entdecken und hinsichtlich der je veränderbaren Konsequenzen im weiteren Handlungsvollzug zu antizipieren (vgl. Hülsken-Giesler/Kreutzer/Dütthorn 2015; Darmann-Finck 2010a; Greb 2010). Authentische, mehrdimensionale Fälle haben gegenüber den fiktiven, mit pädagogischer Intention sorgfältig konstruierten Fällen den Vorteil, dass sie durch den Realitätsbezug einen stärkeren Wiedererkennungswert und damit deutlicheren Aufforderungscharakter zum weiterführenden Handeln besitzen. In diesem Zusammenhang postuliert auch Raven (2006) bezüglich der beruflichen Handlungskompetenz im Bereich des Pflegehandelns: Wissenschaftliche Kompetenz des Theorieverstehens und hermeneutisch-lebenspraktische Kompetenz des Fallverstehens sind in Pflegebildungsprozessen zur Reflexion zu bringen. Theorieverstehen umfasst standardisiertes Wissen, während hermeneutisch-lebenspraktische Kompetenz auf die situative Berücksichtigung subjektiv-interaktionaler Handlungsprobleme abzielt. Pflegerische Handlungskompetenz entwickelt sich durch berufsschulische Bildung und berufliche Sozialisationsprozesse. Raven (2006) rekurriert damit auf ein dispositionales Kompetenzverständnis, welches pflegerisches Handeln auf Kompetenzstrukturen bezieht, die Theorie- und Fallverstehen gleichermaßen ausbalancieren. Die Entwicklung generativer Kompetenzstrukturen erfordert jedoch nicht automatisch ihre Nutzung. Raven (2006) begründet den Prozess der Kompetenzentwicklung bis zur erlebbaren Performanzausübung mit dem Habituskonzept nach Bourdieu (1979). Demnach ist die Sozialisation eines professionellen Pflegehabitus notwendig, damit Pflegende in der Dialektik von Entscheidungszwang und Begründungsverpflichtung situationsangemessen handeln können.

3. Empirische Befunde zur Kompetenz pflegerischer Beziehungsgestaltung im europäischen Bildungsraum

Im Folgenden werden die, vorwiegend aus dem deutschsprachigen Bildungsverständnis abgeleiteten, pflegewissenschaftlichen und pflegedidaktischen Prämissen durch empirische Befunde zum Verständnis pflegespezifischer Kompetenz kontrastiert. In den Ländern Schottland, Schweiz und Deutschland lassen sich unterschiedliche Verständnisse pflegespezifischer Kompetenz empirisch identifizieren. Diese spiegeln sich in den Diskursen über Kompetenz in den jeweiligen Ländern wider und erlauben schließlich pflegedidaktische Rückschlüsse auf curriculare Begründungszusammenhänge.

3.1 Kompetenz im Fokus situativer Anforderungen (Deutschland)

Die zugrunde liegende Studie »Pflegespezifische Kompetenzen im europäischen Bildungsraum« (vgl. Dütthorn 2014) stellt für den deutschsprachigen Bildungsraum Kompetenzen als *dispositionalen Voraussetzungsdiskurs* in den Kontext der *Bewältigung situativer Anforderungen* des pflegerischen Handelns. Vor diesem Hintergrund werden hier Kompetenzdiskurse pflegerischen Handelns durch das Verständnis von Kompetenz als *dispositionaler Voraussetzungsdiskurs* geprägt. Die Kompetenz wird als persönliche Disposition interpretiert, die es einem Individuum ermöglicht, situative Anforderungen im pflegerischen Handeln zu bewältigen. Hier richtet sich der Blick des Kompetenzträgers vor allem auf die Pflegesituation, die Bedürfnisse der Patient*innen und die situationsbezogenen Ressourcen. Dabei treten personengebundene Ressourcen der Pflegenden wie z.B. Selbstfürsorge oder auch Achtsamkeit gegenüber persönlichen Grenzen selbst in den Hintergrund und werden wenig berücksichtigt (vgl. Dütthorn 2014).

3.2 Kompetenz im Fokus persönlicher Positionierung (Schweiz)

Für den Bildungskontext der Schweiz können Kompetenzen als *dispositionaler Voraussetzungsdiskurs* im Kontext der *Befähigung zur persönlichen Positionierung* herausgestellt werden. Somit fokussiert das dispositionale Kompetenzverständnis Lehrender und Lernender aus der Schweiz auf einen Voraussetzungsdiskurses, der die persönliche Positionierung der Pflegenden betont. Hier wird der Blick vor allem auf die Stärkung des individuellen Ressourcenpotenzials der Pflegenden gelegt, was zu persönlicher Positionierung und berufspolitischer Abgrenzung in Bezug auf andere Professionen befähigt. In der Schweiz fokussieren Kompetenzen auf die Persönlichkeitsentwicklung Pflegender, die vor allem auch die achtsame Anerkennung persönlicher Grenzen betont und die Bereitschaft wie auch Fähigkeit zur persönlichen Positionierung fördert und zur Stärkung individueller Ressourcen beiträgt (vgl. Dütthorn 2014).

3.3 Kompetenz im Fokus klinischer Tätigkeitsanforderungen (Schottland)

Die Interviewdaten aus Schottland zeigen, dass in diesem englischsprachigen Bildungsraum ein normativ-funktionaler Kompetenzbegriff vorherrschend ist. Diese instrumentell verengte Konnotation zum Begriff Kompetenz (engl.: competence) allein wird von Lehrenden allerdings aufgehoben, wenn sie implizit nach Bildungskonzepten zur Anbahnung pflegerischer Professionalität befragt werden: Hier dient das Konzept des *Caring* ergänzend zur Darstellung dessen, was schottischen Lehrenden in der Pflegebildung bedeutsam erscheint. In dieser Zusammenführung von Kompetenz und Caring dann werden auch für schottische Bildungsprozesse komplexe, situativ-pflegespezifische Realitäten anerkannt (vgl. Dütthorn 2014). In Schottland wird also pflegespezifische Kompetenz allein in einem normativ-funktionalen Ergebnisdiskurs betrachtet. Hier repräsentieren Kompetenzen beobachtbare Pflegehandlungen, die standardisierten klinischen Tätigkeitsanforderungen entsprechen und in messbare, objektive Beobachtungskriterien überführt werden können. Dieser Ansatz blendet jedoch persönlichkeitsgebundene Aspekte und komplexe emotionale Elemente der Pflegeinteraktion aus. Letztere werden in schottischen Bildungsprozessen über die Bezugnahme auf das Konzept des Caring ausbildungsrelevant. Das folgende Zitat verdeutlicht eindrucksvoll diese Zusammenhänge zwischen funktionalistisch-instrumentellem Kompetenzverständnis und Caring als persönlichkeitsgebundenes Konzept pflegerischer Professionalität, welches es pflegedidaktisch anzubahnen gilt:

»Ehm it is really difficult to differentiate them, I suppose because I mean to be a good nurse, you need to be competent. Yes. But you need to be able to care. And I think if you- you're not able to care, then . you don't really have everything to you need, to be a good nurse. I mean, you can be competent to do skills, but I think the caring is what essentially you need to be good nurse. ((Pause)) Ehm it's really hard to .express.« (Lescot Cunningham, § 82)

Anhand dieser überlieferten Betrachtung wird die in dieser Studie erkennbare Differenzierung der Konzepte Kompetenz und Care verständlich. Die in den angelsächsischen Ordnungsmitteln bildungspolitisch inskribierte Dichotomie zwischen funktional-technischem Professionalitätserleben Pflegender und emotionsbetonter Arbeit als personenbezogene Dienstleistung erscheint in den Ergebnissen dieser Studie überwunden. Nicht nur die Studierenden, sondern auch und insbesondere die Lehrenden betonen die Zusammengehörigkeit und unmittelbare Verbindung der Konzepte Kompetenz und Care als pflegespezifische Elemente der Beziehungsgestaltung. Möglicherweise sind diese Ergebnisse erste Reaktionen auf staatlich geförderte Programme, bei denen Begrifflichkeiten wie Compassionate Care wieder verstärkt als Ausdruck pflegerischer Professionalität proklamiert werden (vgl. Smith 2012). Damit ergeben sich auch für die Pflegeausbildung weiterführende Bedarfe zur adäquaten Thematisierung emotionaler Pflegearbeit. In diesen Zusammenhang sind auch die empirischen Erkenntnisse zu bringen, wenn einerseits pflegespezifische Kompetenz in einem normativ-funktionalen Verständnis in Schottland curriculare Verwendung findet und wenn andererseits allerdings auch die personengebundene Fähigkeit zur Gestaltung pflegerischer Beziehung als zentrales pflegespezifisches Phänomen postuliert wird. Der Begriff Care resp. Caring gilt hierbei als Brücke zwischen diesen unterschiedlichen Konnotationen.

Zusammenfassend zeigen die identifizierten Konzepte pflegeberuflicher Kompetenz in verschiedenen Ländern unterschiedliche Schwerpunkte in Annäherung an die Begründung einer Kernkompetenz *Pflegerische Beziehung gestalten* (vgl. Tabelle 1). In der Schweiz steht die persönliche Positionierung im Vordergrund, wobei die Reflexion des Verhaltens gegenüber Patient*innen und Angehörigen einen zentralen Lerngegenstand darstellt. In Deutschland wird ein dispositionales Kompetenzverständnis betont, das personalen, institutionellen und gesellschaftlichen Einflüssen in der Pflegesituation Rechnung trägt. Hier liegt der Fokus auf der Stärkung der Gesundheitsressourcen des Patienten und der Bewältigung der pflegerischen Situationen. In Schottland stellt das normativ-funktionale Kompetenzverständnis eine Herausforderung dar, da es pflegerische Beziehungsstrukturen nicht ausreichend abbilden kann. Die dortige Rezeption des Konzepts »Care« allerdings verdeutlicht auch aus dieser eher funktionalistisch-verengten Perspektive auf das Kompetenzverständnis allein, dass dies zur Begründung pflegerischen Handelns nicht ausreichend ist, sondern dass Kompetenzen in diesem Verständnis vielmehr um personengebundene und situationsabhängige Faktoren der Pflegepraxis (über das Konzept Caring) ergänzt werden müssen. Die Trennung von emotionsbetontem Caring und rational-instrumenteller Kompetenz geht auf frühe Akademisierungsbestrebungen in Großbritannien zurück. Die Unterschiede in diesen Konzepten verdeutlichen, dass das Verständnis von pflegespezifischer Kompetenz stark von kulturellen, bildungspolitischen und historischen Kontexten geprägt ist. Insgesamt verdeutlichen die unterschiedlichen Kompetenzverständnisse die terminologische Vielfalt und die Notwendigkeit einer erweiterten Terminologie, insbesondere im normativ-funktionalen Kontext, um die Komplexität pflegerischer Arbeit adäquat zu erfassen. Im Kern jedoch wird bereits mit Blick auf die Begriffsbildung pflegerischer Kompetenz die Bedeutung der Anbahnung pflegerischer Beziehungen für europäische Bildungsprozesse deutlich.

Tabelle 1: Charakteristika pflegespezifischer Kompetenz aus Perspektive der Länder (vgl. Dütthorn 2014: 242f.)

	Deutschland	Schweiz	Schottland
Verhältnis Kompetenz und Performanz	Kompetenz ≠ Performanz		Kompetenz = Performanz
Kompetenzverständnis	Dispositional		Normativfunktional
Diskurs zum Kompetenzbegriff	Voraussetzungsdiskurs		Ergebnisdiskurs
Fokussierung	Fokus situative Anforderungen	Fokus persönliche Positionierung	Fokus klinische Tätigkeitsanforderungen
Charakteristika zum Kompetenzbegriff	• Situative Bewältigung pflegerischer Anforderungen • Disposition zum selbstorganisierten Handeln • Situations- und Kontext-bezug • Blick richtet sich vorwiegend auf die Pflegesituation	• Individuelles Vermögen der Person/Ressourcenpotenzial • Persönliche Abgrenzung • Professionelle Eigenständigkeit • An persönliche Erfahrungen gebunden • Intrapersonaler Aushandlungsprozess • Blick richtet sich vorwiegend auf die Pflegende Person	• Minimalstandards • Funktionale Tätigkeitsanforderungen • Gebunden an klin. Praxiserfahrungen • Care als ergänzendes Konzept persönlichkeitsgebundener Eigenschaften
Bedeutung von Ressourcen	Identifikation von Ressourcen, bezogen auf den Patienten	(Selbst-)Reflexion des Ressourcenpotenzials der Pflegenden	Bedeutung von Ressourcen im Kompetenzdiskurs nicht expliziert
Funktion von Kompetenz	• Selbstorganisierte Bewältigung komplexer Handlungsanforderungen in interaktionalen Aushandlungsprozessen	• Persönlichkeitsbildung zur individuellen, berufspolitischen, organisatorisch-strukturellen Positionierung	• Sicherstellung von Minimalstandards pflegerischer Tätigkeiten • Übertragung rechtmäßiger Zuständigkeit

4. Empirische Befunde zu *Beziehung gestalten lernen* im Europäischen Bildungsraum

Trotz der unterschiedlichen Verständnisse zum Kompetenzbegriff verweist das im Rahmen der hier vorgestellten Studie »Pflegespezifische Kompetenzen im europäischen Bildungsraum« (vgl. Dütthorn 2014) entwickelte *Modell pflegespezifischer Kompetenz und Kompetenzentwicklung* auf einen gemeinsamen Kern pflegerischer Arbeit: Für Lehrende und Lernende in Schottland, der Schweiz und Deutschland stellt *Pflegerische Beziehung gestalten* die zentrale Kernkompetenz pflegerischen Handelns dar (vgl. Dütthorn 2014; Dütthorn 2015).

Abbildung 1: Modell Pflegespezifische Kompetenz und Kompetenzentwicklung im europäischen Bildungsraum

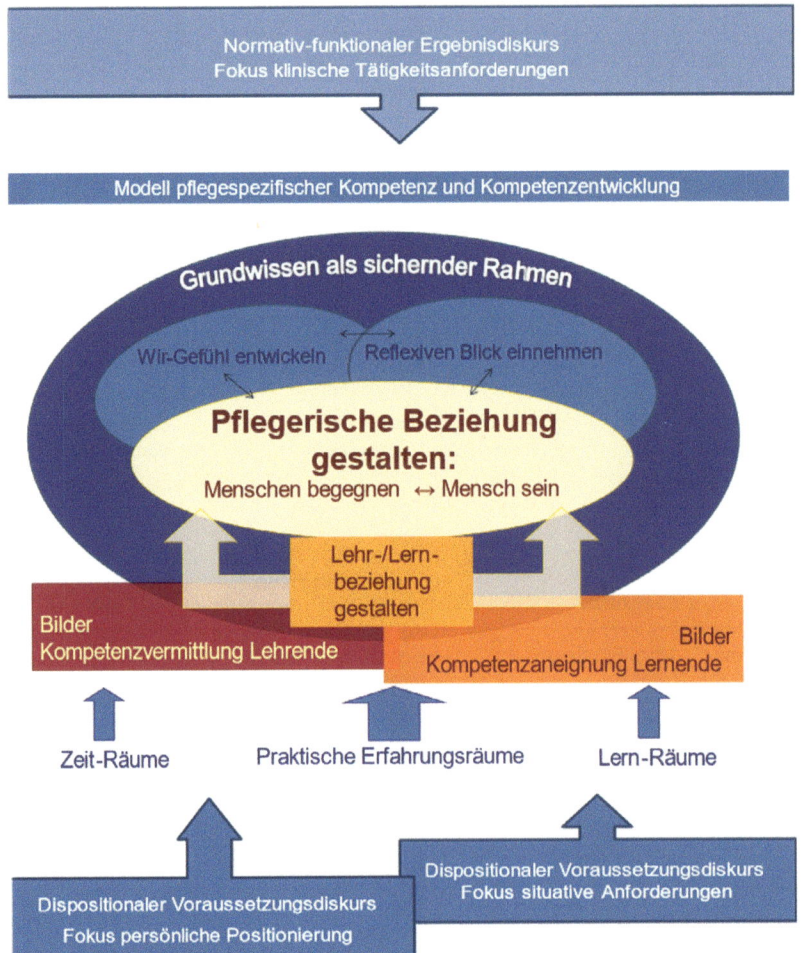

Im Folgenden wird zur Begründung relationaler Bildungsprozesse für eine europäische Pflegeausbildung das *Modell pflegespezifischer Kompetenz und Kompetenzentwicklung* hinsichtlich der Kernkategorie *Pflegerische Beziehung gestalten* und der pflegedidaktischen Bezugskategorie *Lehr-/Lernbeziehung gestalten* ausführlich dargestellt. Sowohl Kernkategorie als auch Bezugskategorie gelten in ihrer jeweils grundlegenden pflegedidaktischen Bedeutung für alle drei europäischen Länder gleichermaßen, das kann bei Dütthorn (2014) für die Länder Deutschland, Schottland und Schweiz differenziert nachgelesen werden. Weitere Strukturkategorien »Wir-Gefühl entwickeln« und »Reflexiven Blick einnehmen« stehen zwar ebenfalls mit der Kernkategorie in Verbindung, werden in dieser Publikation mit Blick auf die Begründung *Relationaler Bildungsprozesse* in der Pflege nicht weiter vertieft (ausführlicher dazu: Dütthorn 2014: 306ff.).

4.1 Die Kernkategorie Pflegerische Beziehung gestalten

Die aktive Gestaltung pflegerischer Beziehungen wird von den befragten Lehrenden und Lernenden in allen untersuchten Ländern als zentrale Aufgabe pflegerischen Handelns betont. Dabei werden sowohl persönlichkeitsbezogene Charakteristika der Pflegenden als auch situationsangemessene, auf den Einzelfall bezogene Interventionen gefordert.

Die Kernkategorie *Pflegerische Beziehung gestalten* lässt sich durch folgende Subkategorien differenzieren:

- Persönlichkeit einbringen
- Sich-Einlassen auf die Welt des Anderen
- Komplexität überblicken
- Kommunikation dialogisch ausrichten

Das grundsätzliche Eingebundensein der Pflegenden in menschliche Beziehungsstrukturen wird als bedeutend erachtet, sowohl im Umgang mit Patient*innen und deren Angehörigen als auch in der beruflichen Verbindung zu Kolleg*innen im Team. Zwischenmenschliche Beziehungen werden nicht als selbstverständlich angesehen, sondern aktiv von den Pflegenden in Auseinandersetzung mit dem Gegenüber gestaltet. Allein der aktive Prozess des gegenseitigen Miteinanders wird als *Beziehung gestalten* bezeichnet. Das grundsätzliche Eingebunden-Sein der Pflegenden in menschliche Beziehungsstrukturen mit Patient*innen und deren Angehörigen erscheint ebenso bedeutungsvoll wie die pflegeberufliche Verbindung zu den Kolleg*innen im Team. Zwischenmenschliche Beziehungen gelten dabei nicht als per se vorhanden, sondern werden von den Pflegenden in aktiver Auseinandersetzung mit dem jeweils beteiligten Gegenüber erst hergestellt. Wenngleich die Initiierung einer pflegerischen Beziehung ebenso ausgehend von den Patient*innen zu denken wäre, verweisen die Interviewdaten der Lehrenden und Lernenden dieser Studie auf den formulierten Anspruch Pflegender, selbst die pflegerische

Beziehungsgestaltung zu verantworten. Die Interviewdaten weisen darauf hin, dass die Pflegenden die Verantwortung für die Gestaltung der pflegerischen Beziehung tragen, und dass diese über eine rein funktionale Kontaktgestaltung oder einen Informationsaustausch (vgl. Dütthorn 2014; Fichtmüller/Walter 2007) zwischen Personen hinausgeht.

Lernende beobachten während ihrer Ausbildung, dass die Qualität der Beziehungsgestaltung von Persönlichkeitsfaktoren und der Bereitschaft zur zwischenmenschlichen Interaktion als aktiver Prozess der Beziehungsgestaltung abhängt. Es wird betont, dass eine professionelle Pflegeinteraktion nicht nur einen funktionalen Kontakt darstellt, sondern vor allem situationsabhängiges Einfühlungsvermögen erfordert.

Lehrende und Lernende sehen die Entwicklung der Kompetenz zur Gestaltung pflegerischer Beziehungen als zentrale Herausforderung der Pflegearbeit. Lernende setzen während ihrer Ausbildungszeit intensiv auf die Aneignung dieser Kernkompetenz, die von emotionsbetonten, körperlichen und interaktionsreichen Erfahrungen geprägt ist (vgl. Dütthorn 2014; Klimasch 2021). Lehrende betonen die Notwendigkeit einer ausgewogenen Balance zwischen Nähe und Distanz in der Beziehungsgestaltung und gehen pflegedidaktisch auf Widersprüche zwischen professionellen Anforderungen und subjektiven Erfahrungen ein. Die Art der zwischenmenschlichen Lehr-/Lernbeziehung beeinflusst dabei maßgeblich die Entwicklung der Kompetenz *Pflegerische Beziehung gestalten* (vgl. Dütthorn 2014).

Im Folgenden werden diese empirischen Befunde durch einen differenzierten Blick auf die Subkategorien spezifiziert:

4.1.1 Persönlichkeit einbringen

Von zentraler Bedeutung ist die Persönlichkeitsentwicklung während der Pflegeausbildung. Die Subkategorie »Persönlichkeit einbringen« bringt die individuellen Eigenschaften von Selbsterkenntnis, Selbstfürsorge, Selbstverantwortung und Selbstsicherheit in den Mittelpunkt der Reflexion. Diese persönlichen Merkmale beeinflussen die Entwicklung einer pflegeberuflichen Identität sowie das Persönlich-Präsentsein in der Pflege. Laut den Lehrenden sollte das Hauptziel der Ausbildung darin bestehen, nicht nur fachlich, sondern auch persönlichkeitsbildend und -entwickelnd zu wirken. Eine solche Entwicklung erfordert eine kontinuierliche Begleitung der Lernenden von Anfang an, um ihre individuelle Persönlichkeitsentwicklung zu unterstützen.

Besonders interessant ist die Erkenntnis, dass das Lebensalter einen maßgeblichen Einfluss auf die persönlichkeitsbildenden Momente der Pflegeausbildung hat. In der Adoleszenz sind junge Menschen bereits mit Fragen der Beziehungsgestaltung und Identitätsfindung beschäftigt. Die Pflegeausbildung intensiviert diese Auseinandersetzung und fördert darin persönliche Reifungsprozesse der Auszubildenden. Dabei werden Verantwortungsbewusstsein und Selbstständigkeit besonders bei jungen Menschen herausgefordert und entwickelt.

Neben dem Lebensalter wird die Persönlichkeitsentwicklung und damit die Bereitschaft, »sich als Persönlichkeit« zu erkennen und einzubringen, auch von individuellen biografischen Erfahrungen beeinflusst wird (vgl. Dütthorn 2014). Die Ausbildung konfrontiert die Lernenden mit emotional belastenden Themen, die eine individuelle Begleitung erfordern. Hier sind Prozesse der Selbsterkenntnis, aber auch der Emotionsregulation bedeutende Dimensionen kompetenzorientierten Lernens (vgl. auch Klimasch 2021) zur Gestaltung pflegerischer Beziehungen, die über eine Kontaktgestaltung deutlich hinausgehen. Biografische Erfahrungen dienen als wichtiger Bezugspunkt für die Verständigung über pflegerelevante Themen, wodurch die Auszubildenden ihre eigenen Erfahrungen in den Lernprozess einbringen und an den Erfahrungen persönlicher und erlebter Handlungsunsicherheit wachsen und reifen (vgl. Dütthorn 2014; Dütthorn 2015).

Die Fähigkeit zur Selbsterkenntnis wird in diesem Zusammenhang als zentrales Ausbildungsziel hervorgehoben (vgl. Dütthorn 2014). Die Lernenden gewinnen nicht nur praktische Fähigkeiten, sondern lernen auch, wie sie als Menschen agieren und mit Belastungen umgehen. Selbsterkenntnis erstreckt sich über die Wahrnehmung eigener Grenzen hinaus und umfasst die Fähigkeit zur selbstkritischen Reflexion. Die Herausforderung besteht darin, diese persönlichen Erkenntnisse nicht nur zu gewinnen, sondern sie auch im komplexen Pflegealltag umzusetzen.

Insgesamt zeigen die Ergebnisse, dass persönlichkeitsbildende Kompetenzen in der Pflegeausbildung von zentraler Bedeutung sind und durch Eigenschaften wie Selbsterkenntnis, Selbstfürsorge und Selbstverantwortung gefördert werden.

Tabelle 2: Übersicht zur Subkategorie »Persönlichkeit einbringen«

Subkategorie	Eigenschaften	Dimensionen
Persönlichkeit einbringen	Personenbezogen	
	Selbsterkenntnis	Einschätzen von persönlichen Stärken - persönliche Grenzen anerkennen, selbstkritisch sein - unverhältnismäßig selbstkritisch sein
	Selbstfürsorge und Selbstverantwortung	Persönliche Belastungsgrenzen: erkennen - fürsorglich meiden - überschreiten, sich persönlich einbringen - distanzieren
	Selbstsicherheit und Selbstbewusstsein	persönlich - berufspolitisch, unsicher - selbstsicher - zu selbstsicher
	Pflegebezogen	
	Pflegeberufliche Identität entwickeln	Professionelle Identität - persönliche pflegerische Haltung (internalisieren)
	Präsent-Sein	körperlich - mental - berufspolitisch

4.1.2 Sich-Einlassen auf die Welt des Anderen

Die pflegerische Beziehungsgestaltung erfordert neben der Fähigkeit zur Introspektion auch die Fähigkeit zur Fremdwahrnehmung. Die Subkategorie »Sich-Einlassen auf die Welt des Anderen« stellt diesbezüglich die dynamische Verbindung zwischen Selbst und Welt empirisch heraus. Ein Sich-Einlassen auf die Welt des Anderen umfasst Interesse am Gegenüber, Empathie, Verstehen des Anderen und beschreibt damit empirische Dimensionen der Befähigung zum Perspektivwechsel. Lernende in der Pflege stoßen auf Herausforderungen, da sie oft von technischen Aufgaben abgelenkt sind und Schwierigkeiten haben, sich auf den/die Patienten/Patientin als Mensch einzulassen. Sich-Einlassen auf die Welt des Anderen erfordert, persönliche Ängste und Bedürfnisse zu erkennen (Persönlichkeit einzubringen) und in der Beziehung zum Anderen (Patient*innen, Angehörige, Kolleg*innen) konstitutiv wirken zu lassen. Im Interesse am Gegenüber konstituiert sich erst der Zugang zur aktiven Beziehungsgestaltung. Empathie als die Fähigkeit, sich in Patienten einzufühlen, erfordert Zeit und Erfahrung. Die emotionale Herausforderung, sich zurückzunehmen und dennoch persönlich beteiligt zu sein, stellt eine Schwierigkeit dar. Verstehen des Anderen geht über Empathie hinaus und erfordert neben der schulisch intendierten kognitiv-reflexiven Auseinandersetzung mit der Pflegesituation immer auch die intuitive Wahrnehmung impliziter Prozesse und leibgebundener Phänomene des Selbst und der Anderen (vgl. Dütthorn 2014; Hülsken-Giesler 2008: Klimasch 2021). Hier entsteht im Moment der Selbst- und Fremdwahrnehmung der Raum der Zwischenwahrnehmung, der als Relationalität der Beziehungen die Kontaktgestaltung erweitert und eine aktive Verbindung zum Anderen eröffnet. Dies beinhaltet die Bezugnahme auf individuelle Bedürfnisse, situationsbedingte Bedarfe als soziale Perspektive. Die Subkategorie »Sich-Einlassen auf die Welt des Anderen« stellt die Bedeutung von Fremdwahrnehmungsprozessen in der pflegerischen Praxis empirisch heraus.

Tabelle 3: Übersicht zur Subkategorie »Sich-Einlassen auf die Welt des Anderen«

Subkategorie	Eigenschaften	Dimensionen
Sich-Einlassen auf die Welt des Anderen	Interesse am Gegenüber	Beziehungsgestaltung eröffnen – berufsbezogener Zwang
	Empathisch-Sein	intuitiv – emotionsbetont, sich einfühlen – sich zurücknehmen, Aneignung prozesshaft in der Pflegepraxis
	Verstehen des Anderen	pflegebezogen – individuell – sozial – alltagsweltlich – hermeneutisch-reflexiv, Perspektivwechsel

4.1.3 Komplexität überblicken

Pflegespezifische Kompetenz konstituiert sich unter vielfältigen, gleichzeitig auftretenden Anforderungen. Dieser Herausforderung wird mit der Subkategorie »Komplexität überblicken« Ausdruck verliehen. Hierin spiegelt sich die pflegewissenschaftlich herausgestellte doppelte Handlungslogik personenbezogener Dienstleistungsberufe (vgl. Remmers 2000) wider. Das schulisch erworbene evidenzbasierte Regelwissen ist in der pflegerischen Praxis in der Komplexität der Einzelfälle erfahrbar und fordert Pflegende heraus, die Komplexität der pflegerischen Einzelfälle zu deuten (vgl. Dütthorn 2014). Die empirischen Eigenschaften *Pflegearbeit koordinieren*, *Zwischen den Akteuren vermitteln* und *Entscheidungen verantwortungsbewusst treffen* markieren damit relevante Kompetenzdimensionen Pflegender, einen Überblick sowohl über die pflegerische Situation in ihren Auftretenseigenarten als auch über die darin aufscheinenden personenbezogenen Faktoren zu erlangen (vgl. ebd.). *Pflegearbeit koordinieren* zielt als Pflegekompetenz darauf ab, die Komplexität pflegerischen Handelns zu erfassen. Die Koordination pflegerischen Handelns bedeutet dabei auch, bestimmte Aufgaben abgeben zu können, ohne den Gesamtüberblick über die Pflegesituation zu verlieren. Dieser Anspruch verweist auf einen professionellen Umgang mit Kontextualität, der immer auch mit Ungewissheiten verbunden ist. Pflegerisches Handeln erfordert von den Pflegenden die gleichzeitige Bewältigung von verschiedenen Anforderungen. Die Dimension *Gleichzeitigkeit verschiedener Anforderungen* verweist auf das situative Geschehen pflegerischen Handelns, das sich nicht in festen Abläufen und standarisierten Prozessen abbilden lässt, wie im folgenden Zitat eines schottischen Lehrenden eindrucksvoll exemplarisch herausgestellt wird:

> »Certainly nursing and competence is about multitasking, there is never a time where you are just doing one thing. Even if you thought you started for doing one thing, the patient didn't just collapse you are collecting all this data, and what does it actually mean.« (Lescot Mitchel, § 97)

Ein systematisches, regelhaftes Abarbeiten pflegerischer Prozesse ist in der Pflegepraxis nicht möglich. Für Lernende und Berufsanfänger ist die Gleichzeitigkeit verschiedener Anforderungen stark herausfordernd. Die Gleichzeitigkeit verschiedener pflegerischer Anforderungen kann bei Lernenden zu einem starken Handlungs- und Anforderungsdruck führen, der schnell in ein Überforderungserleben umschlägt (vgl. Dütthorn 2014).

Die Interviewdaten belegen außerdem, dass Kompetenzdimensionen der Aufmerksamkeit und Flexibilität eine große Rolle bei der Koordination komplexer Pflegearbeit spielen. Folglich ist die Befähigung zur Aufmerksamkeit prozesshaft in den Verlauf der Ausbildungszeit einzubinden (vgl. auch Fichtmüller/Walter 2007).

Die Fähigkeit, Komplexität zu überblicken, bezieht sich neben den direkten pflegerischen Versorgungsaufgaben auch auf Vermittlungsleistungen zwischen den klinischen

Akteuren. Diese Vermittlerrolle erfordert nicht nur beratende Tätigkeiten, sondern auch soziale Organisationsaufgaben zur Sicherstellung der Pflege- und Betreuungsleistung.

Die Interviewdaten der zugrunde liegenden Studie entfalten jedoch auch eine Unzufriedenheit seitens der Lernenden hinsichtlich der geringen Anerkennung und Verantwortungsübertragung in dieser hier herausgestellten Vermittlungs- und Organisationskompetenz. Es wird betont, dass Pflegende oft von anderen Berufsgruppen dominiert werden und damit in ihrer Vermittlungsrolle wenig Akzeptanz erfahren (vgl. Dütthorn 2014).

Die pflegespezifische Kompetenz *Komplexität überblicken* setzt zudem die Fähigkeit voraus, in komplexen Fällen verantwortungsbewusste Entscheidungen zu treffen. Die Entscheidungsfindung umfasst das Einschätzen und Beurteilen von Situationen. Pflegende werden aufgefordert, die Anwaltschaft für die Patient*innen zu übernehmen. In diesem Zusammenhang ergibt sich eine ethische Verantwortung der Pflegenden, die Interessen und Entscheidungen der Patient*innen zu vertreten. Die Rolle Pflegender, besteht als zentrale Bezugsperson darin, für die Bedürfnisse, Entscheidungen und Interessen der Patient*innen einzutreten. Rechtlich ist diese Rolle der Anwaltschaft für Patient*innen in Großbritannien und auch in der Schweiz über den Berufskodex geregelt. Der Berufskodex gibt Richtlinien für angemessenes pflegerisches Verhalten vor und ermöglicht den Pflegenden in der Schweiz und in Schottland somit einen Entscheidungsspielraum für ethisch verantwortungsvolles Handeln (vgl. Dütthorn 2014).

Professionelle Entscheidungen der Pflegenden stehen stets in einem Spannungsverhältnis zwischen dem eigenen pflegerischen Anspruch, möglicherweise bekannten wissenschaftlichen Erkenntnissen zu pflegerischem Handeln, den individuellen Voraussetzungen, Bedürfnissen und auch dem persönlichen Pflegeerleben der Patient*innen. Zur verantwortungsbewussten Entscheidungsfindung bedarf es der situativen Aufmerksamkeit und einer entsprechenden Flexibilität, um überhaupt die individuellen Befindlichkeiten der Patient*innen erfassen und zu angemessenen Problemlösungen beitragen zu können. Pflegerische Entscheidungsspielräume zu ermöglichen und in der Vielfältigkeit der Handlungsalternativen zu realisieren, ist mit Unsicherheiten verbunden, trägt allerdings zum eigenen Kompetenzerleben Pflegender bei. Pflegende haben auszuhandeln, wann die pflegerischen Absichten, den individuellen Bedürfnissen der Patient*innen nachzuordnen wären. Pflegerische Entscheidungen verantwortungsbewusst zu treffen und zu begründen, konstituiert sich dabei zwischen den Merkmalspolen einer Patient*innenorientierung und Machtausübung bzw. Patient*innenignorierung (vgl. auch Wittneben 1991).

Tabelle 4: Übersicht zur Subkategorie »Komplexität überblicken«

Subkategorie	Eigenschaften	Dimensionen
Komplexität überblicken	Pflegearbeit koordinieren	Strukturierungs- und Orientierungsfunktion durch Standards – Gleichzeitigkeit verschiedener Anforderungen – Prioritäten setzen, Aufmerksamkeit – Flexibilität, multiperspektivische Deutungen
	Zwischen den Akteur*innen vermitteln	Zentrale Bezugsperson sein – mangelnde Anerkennung von Vermittlungskompetenz durch andere Professionen
	Entscheidungen verantwortungsbewusst treffen	Situation einschätzen – Situation beurteilen – Entscheidungen treffen Anwaltschaft für Patienten übernehmen – Verantwortungsübernahme – interdisziplinäre Verantwortungsteilung – Entscheidungsspielräume ermöglichen

4.1.4 Kommunikation dialogisch ausrichten

Die Subkategorie »Kommunikation dialogisch ausrichten« betont Kommunikation als wegweisendes Charakteristikum zur Gestaltung pflegerischer Beziehungen. Diese Kommunikation ist im Handlungsfeld der Pflege durch eine dialogische Ausrichtung gekennzeichnet und betont damit die wechselseitige Aufeinanderbezogenheit pflegespezifischer Kommunikation. Pflegerische Beziehungsgestaltung konstituiert sich also in kommunikativ-vermittelten, dialogischen Aushandlungsprozessen (vgl. Dütthorn 2014; Dütthorn 2015; Ertl-Schmuck 2000).

Kommunikatives Handeln orientiert sich dabei, ausgehend von der Pflegeperson, am jeweiligen Gegenüber. Die Subkategorie differenziert sich in die empirischen Eigenschaften (vgl. Dütthorn 2014) *Technik beherrschen, kommunikatives Handeln in der Pflegesituation* und *Mittel zur wechselseitigen Verständigung*. In der schulischen bzw. akademischen Ausbildung beschäftigen sich die Lernenden zunächst mit theoretischen Kommunikationsmodellen und -techniken. Die zugrunde liegende Studie arbeitet heraus, dass Kommunikation als Technik erlernbar ist, indem man Interesse am Anderen zeigt, Zuhören kann und Fragetechniken beherrscht. Die Verwendung von Kommunikationstechniken erfordert jedoch immer auch eine zugrunde liegende pflegespezifisch dem Anderen zugewandte Haltung. Kommunikatives Handeln konstituiert sich folglich in der Verschränkung von Technik und Haltung. In der Reflexion impliziter Dimensionen der pflegerischen Haltung werden auch nonverbale Ausdrucksweisen deutlich, die in pflegerischen Interaktionen unbewusst wahrgenommen werden. Die Kommunikation geht also über funktionale Techniken hinaus und erfordert Empathie. Zur pflegerischen Beziehungsgestaltung wirkt die Empathie als Grundlage für die Kommunikation (vgl. Dütthorn 2014)

Kommunikatives Handeln in der Pflegesituation umfasst verschiedene kommunikative Anlässe und erfordert situativ-angemessene Anwendung: Pflegende sind in der Lage Alltagsgespräche, Informationsgespräche, Beratungsgespräche und etwa Krisengespräche situativ zu unterscheiden und ihre Kommunikation darin flexibel anzuwenden.

Die Subkategorie »Kommunikation dialogisch ausrichten« mündet als Ziel der Gestaltung pflegerischer Beziehungen in die Ausrichtung von dialogischen Aushandlungsprozessen (vgl. Ertl-Schmuck 2010). Die dialogische Beteiligung der Patient*innen als gleichwertige Kommunikationspartner*innen betont die Aufgabe an Pflegende, die Pflegesituation in ihrer Komplexität zu erfassen und darin kommunikativ wirksam zu werden. Durch dialogisch aufeinander bezogene Kommunikationsstrukturen erst konstituiert sich die hier zu begründende Kategorie *Pflegerische Beziehung gestalten*.

Die Studie verweist in diesem Zusammenhang auf Lerngegenstände der dialogischen Kommunikation: Insbesondere adoleszente Auszubildende haben Schwierigkeiten, professionelle pflegerische Beziehungen zu Gleichaltrigen herzustellen (vgl. Dütthorn 2014). Diese Handlungsproblematiken ermöglichen Lernanlässe für Pflegebildungsgänge und bezeugen, dass in den dialogisch ausgerichteten Kommunikations- und Beziehungsstrukturen immer auch persönliche und biografische Erfahrungen mitschwingen.

Insgesamt zeigt sich, dass die Subkategorie »Kommunikation dialogisch ausrichten« eine wesentliche Einflussnahme auf die Gestaltung pflegerischer Beziehungen einnimmt.

Tabelle 5: Übersicht zur Subkategorie »Kommunikation dialogisch ausrichten«

Subkategorie	Eigenschaften	Dimensionen
Kommunikation dialogisch ausrichten	Technik beherrschen	Kommunikationstechnik – Haltung, Zuhören – Fragetechnik – nonverbale Zeichen deuten und senden – Fachsprache nutzen
	Kommunikatives Handeln in der Pflegesituation	patientenzentriert – Patient*innen ignorierend, Alltagsgespräche – Informationsgespräche – Beratungsgespräche – Krisengespräche
	Mittel zur wechselseitigen Verständigung	Transparenz herstellen – dialogische Beteiligung – kommunikative Begrenzung

4.2 Pflegedidaktische Bezugskategorie: Lehr-/Lernbeziehung gestalten

Die Entwicklung der Kompetenz zur Gestaltung pflegerischer Beziehungen steht nach Ansicht der in der hier zitierten Studie befragten Lehrenden und Lernenden über vorbildhaftes Handeln in einem Zusammenhang mit der Ausgestaltung der Lehr-/Lernbeziehung (vgl. Dütthorn 2014). Insbesondere durch pflegedidaktisch initiierte, dialogisch ausgerichtete Lehr- und Lernprozesse am Lernort (Hoch-)Schule gelingt auch die Aneignung der Kompetenz Pflegerischer Beziehungsgestaltung (vgl. ebd.). Die aktive Gestaltung der (hoch-)schulischen Lehr-/Lernbeziehung hat aus Sicht der Lehrenden in den untersuchten Ländern eine besondere Bedeutung für die Entwicklung pflegespezifischer Kompetenzen. Die Lehrenden sehen ihr pädagogisches Handeln als vorbildhaft für die Ausbildung der Kernkompetenz *Pflegerische Beziehung gestalten*. Ein Zitat einer Lehrenden verdeutlicht diesen Zusammenhang:

> »Also meine grundsätzliche Haltung ist schon dadurch geprägt, dass ich denke, dass ich Vorbild sein möchte. So, wie ich mit den Auszubildenden umgehe, so dass sie vielleicht an dem Vorbild sehen, wie sie mit dem Patienten oder alten Menschen umgehen, dass ich da eine Vorbildfunktion habe.« (Ledeu Trommler, § 24)

Die Lehr-/Lernbeziehung wird in dieser Perspektive einer Pflegelehrenden als Modell für die Gestaltung pflegerischer Beziehungen betrachtet. Lehrende setzen die Ausgestaltung der Lehr-/Lernbeziehung gleich mit dem Aufbau einer Pflegende-Patient*innen-Beziehung (vgl. Dütthorn 2014; Dütthorn 2015).

Die empirischen Befunde Lehrender zur Übernahme der Anwaltschaft für Lernende und die wahrgenommene Übertragung dieses asymmetrischen Beziehungsgefüges auf die Pflegende-Patient*innen-Beziehung stellt einen Hinweis auf die relationale Bezogenheit pflegerischer Interaktionen dar. Die These hier stellt in Aussicht, dass die Lehr-/Lernbeziehung auch auf die Ausgestaltung der Pflegende-Patient*innen- Beziehung übertragbar sei (vgl. Dütthorn 2014; Dütthorn 2015).

Lehrende beeinflussen die Kompetenzentwicklung der Lernenden aktiv, indem sie eine beachtenswerte Vorbildfunktion zur Entwicklung pflegespezifischer Kompetenzen einnehmen. Gleichzeitig wirken Selbstständigkeit und Verantwortungsübernahme der Lernenden auf Lehrende als Signal zunehmender Reifung und Persönlichkeitsentwicklung. Lehrende betonen in der Studie gleichermaßen die Bedeutung einer wertschätzenden Lehr-/Lernbeziehung als Modell für die Entwicklung pflegespezifischer Kompetenzen der Beziehungsgestaltung. Lehrende hoffen, dass die Auszubildenden diese Beziehungsgestaltung im schulischen Kontext als Grundlage für pflegerische Beziehungen im klinischen Alltag übertragen können. Wenngleich die Lehrenden gerade zu Beginn der Ausbildung hier die Verantwortung für die Beziehungsgestaltung übernehmen, betonen sie die Notwendigkeit einer gemeinsamen »Beziehungsarbeit« von Lehrenden und Lernenden, die sich im Laufe des gemeinsamen Lernens als Zusammengehörigkeitsgefühl, als Wir-Gefühl entwickelt (vgl. Dütthorn 2014).

Die Lehr-/Lernbeziehung ist durch ein vertrauensvolles Aufeinander-bezogen-Sein geprägt. Die wechselseitige Verflochtenheit zeigt sich darin, dass bestimmte Verhaltensweisen der Lernenden die Notwendigkeit von Lernkontrolle und möglichen Sanktionen auslösen können. Kontrollmaßnahmen werden von den Lehrenden als notwendiger Bestandteil ihrer professionellen Rolle betrachtet, wenn Lernende angemessenes, Kompetenz entwickelndes Verhalten vermissen lassen. Dies kann jedoch zu einem Verlust an gegenseitigem Vertrauen und einer Störung der partnerschaftlichen Lehr-/Lernbeziehung führen. Die Lehrenden bedauern den möglichen Vertrauensverlust, da dies auch eine lernförderliche Atmosphäre beeinträchtigt. Dennoch fühlen sie sich aus professioneller Verpflichtung zur Sicherstellung der Kompetenzentwicklung verpflichtet, das Einhalten von gemeinsamen Abmachungen und Absprachen durchzusetzen. Die Lehr-/Lernbeziehung ist abhängig von verschiedenen Faktoren beider Seiten und kann von einer vertrauensvollen Lernbegleitung zu einer kontrollierenden Überprüfung wechseln, wenn die Kompetenzentwicklung der Lernenden gefährdet scheint. Demnach lassen sich hier asymmetrische Beziehungsstrukturen für diese Lehr-/Lernbeziehung ausmachen (vgl. Dütthorn 2014; Ertl-Schmuck 2010; Fichtmüller/Walter 200/).

Zur Sicherstellung der Aneignung pflegespezifischer Kompetenzen übernehmen die (hoch-)schulisch Lehrenden die Anwaltschaft für den gesamten Bildungsprozess, sie verpflichten sich in diesem Rahmen, lernförderliche Bedingungen zu ermöglichen, um dann die Lernenden am Lernprozess auch schrittweise zu beteiligen. Lehrende in allen untersuchten Ländern sehen sich folglich in der Verantwortung zur Ermöglichung der Ausbildungsprozesse (vgl. Dütthorn 2014).

Lehrende erkennen, dass förderliche Lehr-/Lernbeziehungen durch eine vertrauensvolle, wertschätzende Lernatmosphäre und dialogische Aushandlungsprozesse zwischen Lehrenden und Lernenden aktiv gestaltet werden. Die Lernenden suchen eine partnerschaftliche, anerkennende Begegnung, während die Lehrenden, ihrer Machtposition bewusst, sich um eine wertschätzende und vertrauensvolle Lehr-/Lernbeziehung bemühen. Beurteilungsprozesse und sanktionierende Maßnahmen können die Lehr-/Lernbeziehung verändern, aber die Ermöglichung von dialogischen Aushandlungsprozessen kann nach Ansicht der Lehrenden zu einer stabilen, kompetenzfördernden Beziehung führen. Die Lehrenden tragen die Verantwortung für diese Prozesse, ermöglichen jedoch einen Dialog, der die Perspektiven der Lernenden aufnimmt und die Entwicklung von emanzipativen Persönlichkeitskompetenzen fördert (vgl. ebd.).

Auch die *Lernenden*, so kann empirisch gezeigt werden, orientieren sich vorbildhaft am Verhalten ihrer Lehrenden und fordern eine aktive Beteiligung und Unterstützung ihrer Lehrenden vor allem zur Bewältigung von emotional belastenden Ausbildungssituationen. Dabei scheint das persönliche Engagement der Lehrenden besonders bedeutsam zu sein (vgl. auch Fichtmüler/Walter 2007). Die Entwicklung pflegespezifischer Kompetenzen wird aus Sicht der Lernenden maßgeblich von leidenschaftlichen und am Lernerfolg der Lernenden interessierten Lehrerpersönlichkeiten beeinflusst. Neben berufspraktischen Erfahrungen und Fachkenntnissen spielt die Begeisterung für den Lerngegenstand eine entscheidende Rolle, wie aus dem folgenden Zitat hervorgeht:

»Also theoretisch war hier im [Ausbildungszentrum in der Schweiz] der Unterricht wirklich topp von Lehrpersonen her, die erfahren waren […]. Da waren wirklich engagierte und auch fast ein bisschen leidenschaftliche Lehrpersonen dabei, die einem das vermittelt haben. Das waren für mich Vorbilder, da hab ich was abgeguckt, wie denken die.« (Studschwi Landers § 25)

Die empirischen Ergebnisse betonen hierbei die Bedeutung von einer auf die Relationalität des Lehrens und Lernens ausgerichteten Pflegedidaktik. Diese bringt die aktive Eingebundenheit von Lehrenden und Lernenden gemeinsam in den Fokus der Gestaltung von Lernprozessen (vgl. Dütthorn 2014; Dütthorn 2015).

Förderliche Lehr-/Lernbeziehungen werden demnach gestärkt durch eine vertrauensvolle, wertschätzende Lernatmosphäre und werden aktiv gestaltet durch auf Dialog ausgerichtete Lernprozesse zwischen Lehrenden und Lernenden. Die Lernenden suchen eine partnerschaftliche, anerkennende Begegnung. Auch Lernende bekräftigen den Wert einer respektvollen Lehr-/Lernbeziehung, die im Laufe der Ausbildung zu einer partnerschaftlichen Beziehung auf Augenhöhe heranreift.

Bedeutungsvolle Lernanlässe zur Ausbildung der pflegespezifischen Kernkompetenz *Pflegerische Beziehung gestalten* stellen für die Lernenden vor allem emotionale und relationale Problembereiche dar. Während Fachwissen als Grundwissen aus Büchern und durch wissenschaftliche Aufsätze eigenständig erarbeitet werden kann, betonen die Lernenden die Thematisierung und Bearbeitung von emotionsbetonten Pflegeerfahrungen als wichtigste Voraussetzung für die pflegespezifische Kompetenzentwicklung am Lernort (Hoch-)Schule (vgl. hierzu auch Klimasch 2021). Dabei erscheint insbesondere der persönliche Austausch zwischen Lehrenden und auch Lernenden bedeutsam. Folglich bilden die Bewältigung emotionaler und relationaler Problematiken und die individuelle Auseinandersetzung mit den persönlichen Veränderungsprozessen die hauptsächlichen Ausbildungsanstrengungen der Lernenden. Aus Sicht der Lernenden bietet die (Hoch-)Schule in diesem Zusammenhang einen Ort des Rückzugs und der handlungsentlastenden (Selbst-)Reflexion von interaktionalen pflegespezifischen Handlungen zur Ausbildung der Kernkompetenz *Pflegerische Beziehung gestalten*: Schule wird für die Lernenden zum »Heimatbahnhof« (vgl. Dütthorn 2014: 409f.)

Der Lernort (Hoch-)Schule wird als geschützter Raum erlebt, der einen reflektierten Kompetenzerwerb zunächst ohne die anspruchsvolle Beteiligung von Patient*innen ermöglicht. Die (Hoch-)Schule bietet den Lernenden einen Rückzugsort, der die (Selbst-)Reflexion von pflegerischen Interaktionen und die Verarbeitung pflegerischer Erfahrungen erlaubt. Die Lernenden betrachten die Schule als einen »Heimatbahnhof«, an dem sie willkommen sind und von den Lehrerenden persönlich gekannt werden. Eine vertrauensvolle und wertschätzende Beziehung zwischen Lehrenden und Lernenden dient als wesentlicher Motivator zur Aneignung der pflegerischen Kompetenz der Beziehungsgestaltung (vgl. Dütthorn 2014).

Zusammenfassend lässt sich konstatieren, dass die Art der Gestaltung der Lehr-/Lernbeziehung ein zentrales Element und einen Motivator zur Entwicklung pflegespezifischer Kompetenzen darstellt. In dialogisch-relationalen Aushandlungsprozessen sind hierbei Lehrende und Lernende aufgefordert, eine vertrauensvolle Beziehung unter Entwicklung und Anerkennung eines Zusammengehörigkeitsgefühls auszubilden. Diese empirischen Befunde werden im Folgenden zu einer pflegedidaktischen Rahmung als *Konzept Relationalen Lehrens und Lernens* zusammenführt.

5. Konturierung einer pflegedidaktischen Konzeption Relationalen Lehrens und Lernens

»Wir sind der Auffassung, dass dieser unverwechselbare, nach einer umfassenden und differenzierten Verwissenschaftlichung verlangende ›Kern‹ in dem besteht, was als pflegerisches ›Arbeitsbündnis‹ (Behrens & Langer 2006) oder als Beziehungsarbeit apostrophiert wird. Alle weiteren denkbaren pflegerischen Aufgaben und Funktionen empfangen letztendlich im Rekurs auf dieses Zentrum ihren Sinn.« (Remmers 2011: 27, Hervorhebung im Original)

In diesem Beitrag wird ein interaktionaler, dialogisch ausgerichteten Aspekt der Beziehungsgestaltung als pflegespezifische Kernkompetenz empirisch begründet. Dabei charakterisieren vor allem die subkategorialen Dimensionen *Persönlichkeit einbringen*, *Sich-Einlassen auf die Welt des Anderen* und *Kommunikation dialogisch ausrichten* diese interaktionale Form der relationalen Beziehungsgestaltung. In Anlehnung an Künkler (2011) lässt sich dies als relationaler Ausdruck der Kernkompetenz *Pflegerische Beziehung gestalten* (vgl. Dütthorn 2014) deuten. Relationalität betont in diesem Zusammenhang die konstitutive Rolle der zwischenmenschlichen Beziehung, die eine »dualistische und auch individualtheoretische Bahnung zugunsten eines gegenseitigen Aufeinander-bezogen-Seins in lebensweltlichen Beziehungen überwindet« (vgl. Künkler 2011: 408).

Die empirischen Ergebnisse zur Kernkompetenz *Pflegerische Beziehung gestalten* schließen an die von der Pflegedidaktikerin Ertl-Schmuck (2010) postulierten *dialogischen Aushandlungsprozesse* zwischen Pflegenden und Patient*innen an. Auch Ertl-Schmuck (2000) charakterisiert dialogische Aushandlungsprozesse trotz ihrer gegenseitigen Interaktionsbezogenheit als asymmetrisch: »Auch wenn allen Beteiligten im Pflegeprozess gleiche Rechte zugebilligt werden, kommt weitgehend keine Gleichberechtigung zustande.« (Ertl-Schmuck 2000: 158) Sie rekurriert hierbei auf ein stetes Eingebundensein der Akteure in gesellschaftliche Abhängigkeiten (vgl. Ertl-Schmuck 2010). Damit sich diese Asymmetrien der pflegerischen Beziehungsgestaltung nicht in dualistischen Strukturen von einseitig gerichteter Interaktion oder gar Machtübernahme ausprägen, sondern durch dialogische Kommunikations- und Interaktionsformen verhandelt werden, erscheint eine Reflexion von pflegerischen Beziehungsstrukturen im gesellschaftlichen und institutionellen Kontext bereits während der Ausbildung bedeutsam (vgl. Dütthorn 2014; Dütthorn 2015).

Ferner postuliert Ertl-Schmuck (2000) für die Gestaltung von Lehr-/Lernprozessen dialogische Interaktionsformen wechselseitiger Aushandlungen. In der asymmetrischen Lehr-/Lernbeziehung wird den Lehrenden eine leitende Funktion der Aktivierung zum beispielswiese kritischen Denken und der bewussten Anleitung zum selbstbestimmten Lernen zuerkannt. Anhand von Lehr-/Lernverträgen können dann dialogische Interaktionsprozesse etabliert werden, die den Lernenden zunehmend Verantwortungsbereiche und Mitbestimmungsrechte einräumen (vgl. Ertl-Schmuck 2000; Dütthorn 2014). Mit dem von Ertl-Schmuck (2000) pflegedidaktisch begründeten *dialogischen Prinzip* (Ertl-Schmuck 2010: 80) lassen sich, wie in der hier diskutierten qualitativen Studie, ebenfalls Parallelen zwischen der Beziehungsgestaltung von Patient*innen und Pflegenden sowie der Beziehung von Lehrenden und Lernenden herausstellen. Damit soll die Position von Patient*innen und Auszubildenden nicht grundsätzlich gleichgesetzt werden, strukturell werden allerdings analoge Interaktionsformen von Asymmetrie deutlich (vgl. Dütthorn 2014). Im Erleben der Lehrenden und Lernenden der hier zitierten Studie bestätigen sich die pflegedidaktischen Konzeptualisierungen dialogischer Aushandlungsprozesse (vgl. Ertl-Schmuck 2010; Dütthorn 2014; Dütthorn 2015). Demnach sind dialogisch ausgerichtete Beziehungsstrukturen für eine pflegespezifische Kompetenzentwicklung förderlich, wenn sie trotz asymmetrischer Rahmenbedingungen den Blick wertschätzend auf das *wechselseitige Bezogen-Sein* und *Eingebunden-Sein* von menschlichen Beziehungen richten.

Vor diesem Hintergrund lassen sich die empirischen Erkenntnisse dieses Beitrages in Diskurse einer relationalen Theorie des Lehrens und Lernens einbetten:

> »Geht man mit [...] dem Sozialen Konstruktivismus von einem in (vielfältige) Beziehungen eingebunden Selbst aus, dann muss für eine Relationale Theorie des Lernens vor allem gelten, dass sie statt von Individuen von Beziehungen als zentrale Bezugseinheit ausgeht und Lernen radikal als ein Beziehungsgeschehen beschreibt« (Künkler 2011: 464, Hervorhebung im Original).

5.1 Grundannahmen zum Konzept Relationalen Lehrens und Lernens

Relationales Lehren und Lernen in Pflegebildungsprozessen konstituiert sich in folgenden Grundannahmen:

Autopoiesis im Lernprozess: Dieser Ansatz fokussiert auf die Selbstorganisation von Individuen und Lernprozessen. Autopoiesis bezieht sich auf die Fähigkeit von Systemen und Subsystemen, sich selbst zu erschaffen und zu regulieren. In einer relationalen Theorie des Lehrens und Lernens bedeutet dies, dass Lernsubjekte als eigenes System nicht nur passive Empfänger von Informationen sind, sondern aktiv an der Konstruktion ihrer Kompetenzentwicklung beteiligt sind. Autopoiesis wird hier also nicht, wie die konstruktivistische Literatur um Siebert häufig verkürzt rezipiert wird (vgl. Gieske 2009), auf eine körperliche und identitätsbezogene Abgeschlossenheit verengt. Vielmehr wird postuliert, dass das Individuum sehr wohl auf andere bezogen ist und gerade durch diese Bezogenheit erst die individuelle Antriebskraft und Dynamik erhält. Die Lehr-/Lernbeziehung wird als dynamischer Prozess der gemeinsamen Konstruktion von Wissen und Kompetenzaneignung verstanden. Autopoiesis im pflegedidaktischen Bezugsrahmen einer relationalen Theorie macht Individuen als Systeme oder Subsysteme in Selbstbezogenheit und Freiheit beschreibbar, die durch interaktive Anregungen aus dem Umfeld als anthropologische Grundvoraussetzung Lernen erst ermöglicht. Dabei sind Emotionen, die durch zwischenmenschliche Beziehungen gestiftet werden, als die Träger des Lernens, Behaltens, Erinnerns und Vergessens zu werten (vgl. Arnold/Holzapfel 2008; Gieseke 2009; Klimasch 2021; Dütthorn 2015). »Die Beziehung ist allem Anschein nach die grundlegendere Dimension des Lernens.« (Gieseke 2009: 220)

Beziehung als Grundlage für Bildung: Dieser Aspekt hebt die zentrale Rolle von Beziehungen in Bildungsprozessen hervor. Beziehungen zwischen Lehrenden und Lernenden sowie unter den Lernenden schaffen den Kontext, in dem Lernen stattfindet. Eine relational orientierte Theorie betont, dass die Qualität der Beziehung direkten Einfluss auf den Lernprozess hat (vgl. Dütthorn 2014; Dütthorn 2016). Bildung wird somit nicht nur als Übertragung von Wissen und Aneignung bloßer Handlungskompetenzen verstanden, sondern als gemeinsame Konstruktion von Bedeutung in einer sozialen und interaktiven Lernumgebung.

Kontinuierliche Veränderung und Anpassung: In einer relationalen Theorie des Lehrens und Lernens wird betont, dass Lernprozesse sich in ständiger Veränderung befinden. Die Dynamik der Beziehungen zwischen den Lehrenden und Lernenden und ihren Umgebungen erfordert eine kontinuierliche Anpassung der Lehr- und Lernmethoden. Dieser Ansatz legt nahe, dass eine statische und starre Sichtweise auf Bildung nicht angemessen ist und dass Flexibilität und Anpassungsfähigkeit wesentliche Merkmale von erfolgreichen Lehr-/Lernbeziehungen sind (vgl. Gieseke 2009; Dütthorn 2014). Ein relationaler Ansatz zum Verständnis des Lernens würde demnach nicht von einem isolierten Lernsubjekt und dessen individuellem Lernprozess ausgehen. Stattdessen würde er von einer komplexen Figuration von Lernsubjekten ausgehen, die durch verschiedene Eigendynamiken geprägt ist und sich kontinuierlich verändert. Diese Figuration befindet sich in einem ständigen Zustand der Veränderung (vgl. Künkler 2011; Rosa/Endes 2016; Dütthorn 2014). Damit entwickelt sich die Kompetenzaneignung weniger selbstgesteuert aus den Lernenden heraus, sondern durch die Gestaltung der Lehr-/Lernbeziehung in Begegnung mit den Anderen (vgl. Dütthorn 2014). Damit eröffnen sich methodische Fragestellungen, die den konstruktivistisch begründeten Ansätzen selbstgesteuerter Lernaufgaben, relationale Konzepte an die Seite stellen. Die Resonanzpädagogik (vgl. Rosa/Endres 2016) ist daran anschlussfähig.

Resonanz als Leitbild pflegedidaktischer Lehr-/Lernbeziehung: Pflegedidaktische Bildungsbemühungen streben danach, einen Resonanzraum zu schaffen (vgl. Rosa/Endres 2016). Dieser Raum entsteht, wenn Lehrende und Lernende gleichermaßen von den Lerngegenständen sowie den beteiligten Personen im Aneignungsprozess berührt werden. In diesem Kontext wird die Kompetenzaneignung als ein kontinuierlicher Prozess verstanden, der sich zwischen den Polen der Entfremdung und Resonanz bewegt (vgl. Dütthorn 2014; Rosa 2019).

5.2 Resonanztheoretische Begründungen zum Konzept Relationalen Lehrens und Lernens

Relationales Lehren und Lernen konstituiert sich zusammenführend als zentraler Aspekt pflegedidaktischer Überlegungen im Kontext von Resonanz. Pflegedidaktische Lehr-/Lernprozesse sind in diesem Rahmen Beziehungsprozesse, die im Resonanzraum des Lehrens und Lernens kontinuierlichen Anpassungsdynamiken unterworfen sind. In der Resonanztheorie von Hartmut Rosa (2019) wird Resonanz zudem in Verbindung zu Entfremdung gesetzt. Während Entfremdung eine Distanz und Trennung zwischen Individuum und Umwelt darstellt, steht Resonanz für eine tiefe, positive Verbindung und Wechselwirkung zwischen Individuen, Themen und der Umwelt. In dieser resonanztheoretischen Perspektive liegt eine verantwortungsvolle Rolle bei den Lehrenden selbst: Sie überwinden die konstruktivistisch angetragene Rolle der Moderatoren und werden zu aktiven Mit-Gestaltern des Lernraumes. Lehrende übernehmen die Rolle der »Ersten Stimmgabel« (Rosa/Endres 2016: 51) und setzen den Anfangsimpuls. Wenn der/die Lehrende nicht die Funktion der ersten Stimmgabel übernimmt, würden sich die Lernenden häufig nur in vertrauten Kreisen und Beziehungen bewegen. Die Moderatorenrolle allein reicht nicht mehr aus, der/die Lehrende wird den Ton angeben, seine/ihre Verantwortung für den Lernprozess anerkennen (vgl. Dütthorn 2014), damit die Inhalte in Schwingung versetzt werden. Lehrende agieren als Resonanzboden, dazu befähigt, die Lernenden auf emotionaler Ebene zu erreichen. Dies geschieht nicht im freien, selbstgesteuerten Gestalten allein und auch nicht einzig über die fallbasierte Aneignung der pflegedidaktischen Lerngegenstände, sondern über die gegenseitige Schwingung in Begeisterung. Leidenschaftlich Lehrende (vgl. Dütthorn 2014), die sich vom eigenen Handlungsfeld berühren lassen, vermögen diese Begeisterung auf die Lernenden zu übertragen. Hierdurch entsteht eine Resonanz, bei der nicht nur Wissen weitergegeben wird, sondern auch eine emotionale Verbundenheit zwischen Lehrenden und Lernenden entsteht. In einem resonanten Lernumfeld fühlen sich Lernende als Personen akzeptiert und sind von dem behandelten Thema gefesselt. Lehrende und Lernende kreieren gemeinsam eine Atmosphäre des miteinander »In-Schwingung-versetzt-Werdens« (Rosa/Endres 2016: 53). Pflegebildung wird zum Resonanzraum, in dem nicht nur Kompetenzcluster zur Aneignung gebracht werden, sondern auch die persönliche Entwicklung und Entfaltung der Lernenden im Fokus stehen. Es entsteht ein Resonanzraum, in dem auch die Lehrenden als Individuen wahrgenommen werden können und in einen dialogischen Prozess des Miteinanders eintauchen.

Das relationale Lehr- und Lerntheater (vgl. Rosa/Endres 2016) erscheint dem Lehrenden und den Lernenden gleichermaßen bedeutsam. Es bildet einen Rahmen für eine erlebnisorientierte und bedeutungsvolle Auseinandersetzung mit pflegedidaktischen Lerngegenständen. Durch die Integration von kreativen Elementen wird die Lernsituation zu einem Feld voller bedeutungsvoller Möglichkeiten und Herausforderungen. Lehrende und Lernende betreten gemeinsam dieses Theater, in dem das Lernen nicht nur als Wissensvermittlung, sondern als sinnstiftender Prozess im »Heimatbahnhof« Pflegeschule (Dütthorn 2014: 409) erlebt wird.

Der Lernort Schule offenbart sich allerdings nicht ausschließlich als permanenter Wohlfühlort. Vielmehr treten bewusste Augenblicke der Entfremdung durch Irritationen und Widersprüche auf, die als Momente des Fremdwerdens wahrgenommen werden. Diese Entfremdungsverhältnisse stehen im Gegensatz zu Resonanzverhältnissen (vgl. Rosa/Endres 2016). In solchen Situationen fühlen sich die Lernenden nicht angenommen, und das Lernen selbst wird zu einer distanzierten und entfremdeten Erfahrung. Die Herausforderung besteht darin, die Elemente des Resonanzraums zu fördern, um eine Umgebung zu schaffen, in der sowohl Lernende als auch Lehrende gleichermaßen von einer resonanten Wechselwirkung profitieren können. Dies kann durch dialogische Aushandlungsprozesse moderiert werden, die nicht durch Übereinstimmung, sondern durch Irritation und Widerspruch ausgelöst werden. Ohne Momente des Fremdwerdens, des Widerspruchs und des Widerstands oder der Widerspenstigkeit würde Resonanz allmählich nachlassen (vgl. Rosa 2019). Die Momente des Fremdwerdens fördern dialogische Prozesse, die die Balance, Brückenbildung und Aushandlung unterstützen und somit notwendig sind, um neue Resonanzen aufzubauen. In dieser Rezeption finden pflegedidaktische Modelle, die eine gesellschaftskritische Reflexion von restriktiven Widersprüchen intendieren (vgl. Darmann-Finck 2010b) oder gar grundsätzlich die pflegedidaktische Transformation pflegerischer Antinomien nach Tradition der älteren Kritischen Theorie Adornos (vgl. Greb 2010) einfordern, eine Renaissance: Das *Konzept Relationalen Lehrens und Lernens* bewegt sich in kontinuierlicher Pendelbewegung zwischen Entfremdung und Resonanz, freilich im Bestreben, die Lern-/Lehrbeziehung hin zu förderlichen Bedingungen zum Resonanz-Erleben bewegen zu können. Das ist ein Erleben von Lernprozessen, das sich im Dazwischen von Lehrenden und Lernenden mit all den mitschwingenden Emotionen, Bedingungen und Kontexten als kompetenzförderliche Lehr-/Lernbeziehung entwickelt.

In der Begründung einer relationalen Theorie des Lehrens und Lernens, welche Emotionen und Resonanz als zentrale Lernerlebnisse konstituiert, liegt somit eine Chance, die Lehr-/Lernarrangements in der Pflegebildung nicht nur persönlichkeitsbildender und kompetenzorientierter, sondern auch menschlicher zu gestalten. Resonanz eröffnet die Möglichkeit, die Verbindung zwischen Lehrenden und Lernenden zu vertiefen und den Bildungsprozess zu einem bedeutsamen und gemeinschaftlichen Erlebnis zu machen.

5.3 Mikrodidaktische Prinzipien zur Umsetzung Relationalen Lehrens und Lernens

Relationales Lehren und Lernen in der Pflegebildung konstituiert sich mikrodidaktisch in den folgenden Merkmalen:

Emotionale Verbindung: In der Pflegebildung geht es darum, eine emotionale Verbindung zwischen Lehrenden und Lernenden zu schaffen. Resonanz entsteht, wenn die Lehrenden nicht nur die Anwaltschaft für den Lernprozess übernehmen (vgl. Dütthorn 2014), sondern auch eine empathische Beziehung zu den Lernenden annehmen. Die Lehr-/Lernbeziehung kreiert einen vertrauensvollen Lernraum, wenn Emotionen ins Lernen mit hineingenommen werden (vgl. Dütthorn 2014). Emotionen, die sich in der zwischenmenschlichen Lehr-/Lernbeziehung entfalten, werden zum Träger des pflegedidaktischen Lernprozesses. In diesem Zusammenhang bedarf es neben der Emphatiefähigkeit gleichzeitig auch der Kompetenz der Emotionsregulation (vgl. Klimasch 2021). Gerade hochempathische Menschen, wie wir sie in Pflegebildungsgängen sensibilisieren, sind gefährdet, ohne Fähigkeit der Emotionsregulation, in einen Zustand der emphatischen Übererregung zu treten (vgl. Klimasch 2021). Ziel emotionaler Verbindungen relationaler Lehr- und Lernarrangements wäre es folglich, Pflegelernenden »praktische Handlungsstrategien zur Stabilisierung des eigenen emotionalen Wohlergehens zu vermitteln« (Klimasch 2021: 480). Die emotional regulierte Kontextunterstützung wird in relationalen Lehr- und Lernprozessen zur zentralen Aufgabe der Lehrenden (vgl. Arnold/Holzapfel 2008; Klimasch 2021; Dütthorn 2014).

Bedeutsame Lehr-/Lernerfahrungen: Resonanz in der Pflegebildung zeichnet sich durch bedeutsame Lehr-/Lernerfahrungen aus. Lehrende streben danach, Lerninhalte so zu präsentieren, dass sie nicht nur fachlich relevant sind, sondern auch persönliche Bedeutung sowohl für die Lehrenden selbst als auch für die Lernenden haben. In diesem Kontext sind Methoden der ästhetischen Bildung noch stärker in Pflegebildungsprozesse zu integrieren, weil sie auch über leibliche Lernerfahrungen einen vorbewussten Zugang zum Gegenstand Pflege herzustellen vermögen.

Achtsame Kommunikation: Relationales Lehren und Lernen impliziert eine achtsame Kommunikation. Lehrende übermitteln nicht nur Informationen und evidenzbasierte Pflegetheorien, sondern ermöglichen einen Lernraum, in dem Lehrende und Lernende gleichermaßen ihre individuellen Bedürfnisse und Erfahrungen in den Lernprozess einbringen und über achtsame Prozesse der Anerkennung, Selbstfürsorge und über einen wertschätzenden Umgang mit dem Anderen eine gemeinsame Lehr-/Lernatmosphäre schaffen. Die achtsamen, aber differenten Anregungen aus der Gruppe ermöglichen Lernen über die Differenzerfahrung im Streben nach Resonanz.

Partizipation und Interaktion: Relationales Lehren und Lernen in der Pflegebildung wird durch aktive Partizipation und Interaktion gefördert. Lehrende ermutigen die Lernenden dazu, aktiv am Unterricht teilzunehmen, Fragen zu stellen und sich in Diskussionen einzubringen, um eine lebendige und dynamische Lerngemeinschaft zu schaffen. Resonanzerleben ermutigt zur Reflexion und fördert die Selbstwirksamkeit der Lernenden. Lehrende unterstützen die Lernenden dabei, ihre eigenen Erfahrungen zu reflektieren und in den Lernprozess einzubinden.

Gemeinschaftsgefühl: Relationales Lehren und Lernen legt Wert auf die Schaffung eines Gemeinschaftsgefühls in der Pflegebildung (vgl. auch Dütthorn 2014). Lehrende fördern eine Atmosphäre, in der die Lernenden sich als Teil einer gemeinsamen Lehr-/Lerngemeinschaft fühlen und sich gegenseitig unterstützen.

Flexibilität und Anpassungsfähigkeit: Die Resonanztheorie erfordert in der Pflegebildung Flexibilität und Anpassungsfähigkeit seitens der Lehrenden und Lernenden. Sie sollten in der Lage sein, auf die Bedürfnisse der Lernenden einzugehen und Lehrkonzepte entsprechend anzupassen, um eine resonante Lehr-/Lernumgebung zu schaffen.

Offener Umgang mit Fehlern: Eine erfolgreiche Lehr-/Lernbeziehung gedeiht in einem Resonanzraum, der eine offene Kultur im Umgang mit Fehlern ermöglicht und eine angstfreie Feedbackkultur fördert. Ein wesentliches Merkmal relationalen Lehrens und Lernens ist die Möglichkeit, ohne Ängste miteinander zu besprechen, was gut funktioniert hat (Stärkung von Potenzialen und Ressourcen) und welche Entwicklungsmöglichkeiten sich anschließen können. Eine übertriebene Wettbewerbskultur wird einer solchen Kultur eher abträglich sein.

Abschließend lässt sich festhalten, dass eine *Relationale Theorie des Lehrens und Lernens* in der Pflegebildung eine grundlegende Neuausrichtung des Bildungsverständnisses vorschlägt. Die Betonung der wechselseitigen Abhängigkeit von sozialen Interaktionen, Selbstorganisation, Beziehungen und kontinuierlicher Veränderung legt einen starken Fokus auf die Bedeutung der zwischenmenschlichen Beziehungen im Lernprozess. Im Zentrum dieser Theorie steht die Idee, dass Bildung nicht nur ein individueller, isolierter Akt ist, sondern vielmehr als dynamischer Prozess in ständiger Veränderung in einer sozialen Realität eingebettet ist. Diese Sichtweise hebt die Relevanz von Beziehungen zwischen Lehrenden und Lernenden sowie unter den Lernenden hervor und unterstreicht die dynamische Konstruktion von Persönlichkeitsbildung und Kompetenzentwicklung in gemeinschaftlichen Lehr-/Lernumgebungen.

Zusammengefasst könnte eine *Relationale Theorie des Lehrens und Lernens* in der Pflegebildung die wechselseitige Abhängigkeit von sozialen Interaktionen, Selbstorganisation, Beziehungen und kontinuierlicher Veränderung betonen. Bildung wird in diesem Kontext als ein dynamischer Prozess verstanden, der in einer sich ständig wandelnden sozialen Realität eingebettet ist. Bei einem relationalen Verständnis von dialogisch ausgerichteten Lehr-/Lernarrangements bedarf es zum einen der interaktiven Auseinandersetzung mit den individuellen Lernbedürfnissen der jeweiligen Lerngruppe einerseits und der reflektierten Aneignung eigener Rollenbilder seitens der Lehrenden andererseits.

6. Forschungsdesiderata und Ausblick

Die in diesem Beitrag qualitativ rekonstruierten und breit dargestellten relationalen Bezüge zur Aneignung pflegespezifischer Kompetenzen sind zunächst als Deutungsperspektiven der Lehrenden und Lernenden zu interpretieren. Inwiefern diese durch Lehrende und Lernende postulierten relationalen Kompetenzanforderungen pflegerischer Beziehungsgestaltung in der zukünftigen Pflegebildungspraxis tatsächlich gelebt werden, bleibt weiterführenden Studien zur Erfassung pflegespezifischer Kompetenzentwicklung vorbehalten. Das Bewusstsein für die zentrale Bedeutung der Relationalität pflegerischen und pflegedidaktischen Handelns konnte in diesem Beitrag auf Basis von Interviews mit Lehrenden und Lernenden für die Länder Schottland, Schweiz und Deutschland herausgestellt und durch theoretische Bezüge weiterentwickelt werden.

Im Anschluss an einzelne Aussagen von Pflegelehrenden, die die Bedeutung der Lehr-/Lernbeziehung für die pflegespezifische Kompetenzentwicklung in den Mittelpunkt stellen, ergeben sich weitere Forschungsfragen zur theoretischen wie auch empirischen Begründung einer international ausgeweiteten *Relationalen Pflegedidaktik*. Dabei wäre zu eruieren, inwiefern emotionales Erleben der Lehr-/Lernbeziehung die pflegespezifische Kompetenzentwicklung zur Beziehungsgestaltung beeinflusst. Darüber hinaus wären Bildungsstudien zur Gestaltung relationaler Bildungsprozesse weiterführend, die insbesondere die Aneignung von emotionalen Lerngegenständen in den Blick nehmen. Hier sind dann neben der Reflexion von Wahrnehmungsfähigkeit und Empathie auch vor allem Prinzipien zur emotionalen Selbstregulation zu thematisieren (vgl. Klimasch 2021).

Weitere Forschungsdesiderate ergeben sich mit Blick auf die resonanztheoretischen Annahmen des hier skizzierten Ansatzes:

Vertiefte Untersuchungen zur Resonanz in der Pflegebildung: Es bedarf weiterführender empirischer Studien, die sich intensiver mit der konkreten Ausprägung von Resonanz in pflegedidaktischen Kontexten befassen. In diesem Zusammenhang sind differenzierte Erkenntnisse zur Methodenkompetenz, Dialogkompetenz und Sachkompetenz in Bezug auf Resonanzerleben, Emotionen, Empathie und flexible Strategien zur Emotionsregulation auszubauen. Dies könnte die Identifikation von spezifischen Faktoren, die Resonanz fördern oder hemmen, sowie die Entwicklung von Evaluationsinstrumenten für den Resonanzraum in der Pflegebildung umfassen.

Langzeitstudien zur Wirksamkeit relationaler Lehr-/Lernmodelle: Um den langfristigen Einfluss relationaler Lehr-/Lernmodelle in der Pflegebildung zu verstehen, sind Längsschnittstudien erforderlich. Diese könnten die langfristige Entwicklung von Lernenden in Bezug auf ihre Beziehungsfähigkeiten, Kompetenzen und berufliche Resilienz verfolgen.

Kultur- und kontextspezifische Aspekte von Resonanz: Eine differenzierte Betrachtung von kultur- und kontextspezifischen Einflüssen auf das Verständnis und die Umsetzung von Resonanz in der Pflegebildung ist von großer Bedeutung. Dies könnte helfen, Resonanzmodelle an die Vielfalt der Bildungsumgebungen anzupassen.

Forschung zu Lehr-/Lernstrategien für Resonanzerleben: Es ist wichtig, Lehr-/Lernstrategien zu erforschen, die eine resonante Lehr-/Lernumgebung in der Pflegebildung unterstützen. Dies könnte die Entwicklung von Schulungen für Lehrende sowie die Integration spezifischer pflegedidaktischer Ansätze umfassen. In diesem Zusammenhang erscheinen Methoden der ästhetischen Bildung fruchtbar und sind in ihrer leibbezogenen Dimension pflegedidaktisch für das *Konzept Relationalen Lehrens und Lernens* zu begründen.

Insgesamt eröffnet die hier empirisch begründete und theoretisch entfaltete Perspektive *Relationalen Lehrens und Lernens* in der Pflegebildung eine vielversprechende Richtung für die Förderung von respektvollen, motivierenden und vertrauensvollen Lehr-/Lernbeziehungen. Weitere Forschungsbemühungen und innovative Ansätze sind erforderlich, um die Potenziale dieser Theorie vollständig zu entfalten und die Pflegebildung – auch methodisch – nachhaltig zu bereichern.

Literatur

Arnold, Rolf/Holzapfel, Günther (2008). Emotionen und Lernen. Die vergessenen Gefühle in der (Erwachsenen-)Pädagogik. Baltmannsweiler: Schneider Verlag Hohengehren.

Bartholomeyczik, Sabine (2011). Pflegeforschung: Entwicklung, Themenstellungen und Perspektiven. In: Schaeffer, Doris/Klaus Wingenfeld (Hg.). Handbuch Pflegewissenschaft. Weinheim, München: Beltz Juventa, S. 67-94.

Behrens, Johann/Langer, Gero (2010). Evidence-based Nursing and Caring. Bern: Hogrefe.

Böhle, Fritz/Glaser, Jürgen (2006). Interaktion als Arbeit – Ausgangspunkt. In: Böhle, F./Glaser, J. (Hg.). Arbeit in der Interaktion – Interaktion als Arbeit. Wiesbaden: VS, S. 11-16.

Böhnke, Ulrike (2012). Dem Leibkörper auf der Spur. Theoretischer Begründungsrahmen professioneller reflexiver Könnerschaft im Berufsfeld Pflege. Dissertation. Bremen: Universität. Online: https://media.suub.uni-bremen.de/handle/elib/607 (Abruf 20.01.2024).

Bourdieu, Pierre (1979). Entwurf einer Theorie und der Praxis ethnologischen Grundlage der kabylischen Gesellschaft. Berlin: Suhrkamp.

Brandenburg, Hermann/Panfil, Eva Maria/Mayer, Herbert (2007). Pflegewissenschaft 2. Lehr- und Arbeitsbuch zur Einführung in die Pflegeforschung. Bern: Huber.

Breuer, Franz (2009). Reflexive Grounded Theory: Eine Einführung für die Forschungspraxis. Wiesbaden: VS Verlag.

Darmann-Finck, Ingrid (2009). Professionalisierung durch Fallrekonstruktives Lernen? In: Darmann-Finck, Ingrid/Böhnke, Ulrike/Straß, Katharina (Hg.). Fallrekonstruktives Lernen. Frankfurt a.M.: Mabuse Verlag, S. 11-36.

Darmann-Finck, Ingrid (2010a). Interaktion im Pflegeunterricht. Frankfurt a.M.: Peter Lang.

Darmann-Finck, Ingrid (2010b). Eckpunkte einer Interaktionistischen Pflegedidaktik. In: Ertl-Schmuck, Roswitha/Fichtmüller, Franziska (Hg.). Theorien und Modelle der Pflegedidaktik: Eine Einführung. Weinheim, München: Juventa, S. 13-54.

Dornheim, Jutta/Maanen, Hanneke van/Meyer, Jörg Alexander/Remmers, Hartmut/Schöniger, Ute/Schwerdt, Ruth/Wittneben, Karin (1999). Pflegewissenschaft als Praxiswissenschaft und Handlungswissenschaft. In: Pflege & Gesellschaft 4. Jg., H. 4, S. 73-79.

Dütthorn, Nadin/Gemballa, Kathrin (2013). Theorien und Modelle der Didaktik. Ernährung und Hauswirtschaft im Spiegel der Pflegedidaktik. In: bwp@ Spezial 6 – Hochschultage Berufliche Bildung 2013, Fachtagung 11, hg. v. Kettschau, Irmhild/Stomporowski, Sebastian, S. 1-22.

Dütthorn, Nadin (2014). Pflegespezifische Kompetenzen im europäischen Bildungsraum. Publikationsreihe Pflegewissenschaft und Pflegebildung. Band 8. Göttingen: V&R.

Dütthorn, Nadin (2015). Relationale Bildungsprozesse in der Pflege. In: Ertl-Schmuck, Roswitha/Greb, Ulrike (Hg.) Pflegedidaktische Forschungsfelder. Weinheim, Basel: Beltz Juventa, S. 148-176.

Dütthorn, Nadin/Busch, Jutta (2016). Rekonstruktive Fallarbeit unter pflegedidaktischer Perspektive. In: Hülsken-Giesler, Manfred/Kreutzer, Susanne/Dütthorn, Nadin (Hg.). Rekonstruktive Fallarbeit in der Pflege. Göttingen: V&R, S. 187-214.

Erpenbeck, John/Rosenstil, Lutz von (2007). Vorbemerkung zur 2. Auflage und Einführung. In: Erpenbeck, John/Rosenstil, Lutz von (Hg.). Handbuch Kompetenzmessung. Stuttgart: Schäffer-Poeschel, S. XI-XLVI.

Ertl, Hubert/Sloane, Peter F.E. (2005). Der Kompetenzbegriff in internationaler Perspektive. In: Ertl, Hubert/Sloane, Peter F.E (Hg.) Kompetenzerwerb und Kompetenzbegriff in der Berufsausbildung in internationaler Perspektive. Paderborn: Eusl, S. 4-20.

Ertl-Schmuck, Roswitha (2000). Pflegedidaktik unter subjekttheoretischer Perspektive. Frankfurt a.M.: Mabuse Verlag.

Ertl-Schmuck, Roswitha (2010). Subjektorientierte Pflegedidaktik. In: Ertl-Schmuck, Roswitha/Fichtmüller, Franziska (Hg.). Theorien und Modelle der Pflegedidaktik. Eine Einführung. Weinheim, München: Juventa, S. 55-90.

Europäische Kommission (EU) (2008). Der Europäische Qualifikationsrahmen für lebenslanges Lernen. online: https://europa.eu/europass/system/files/2020-05/EQF-Archives-DE.pdf (Abruf: 20.01.2024).

Evers, Thomas (2009). Kompetenzprofile der beruflichen Praxis – Methoden zur empirischen Analyse. In: Walkenhorst, U./Nauerth, Annette/Bergmann-Tyacke, Inge/Marzinzik, Kordula (Hg.) Kompetenzentwicklung im Gesundheits- und Sozialbereich. Bielefeld: UVW, S. 167-179.

Fichtmüller, Franziska/Walter, Anja (2007). Pflegen lernen: Empirische Begriffs- und Theoriebildung zum Wirkgefüge von Lernen und Lehren beruflichen Pflegehandelns. Göttingen: V&R unipress.

Fichtmüller, Franziska/Walter, Anja (2010). Pflege gestalten lernen – pflegedidaktische Grundlagenforschung. In: Ertl-Schmuck, Roswitha/Fichtmüller, Franziska (Hg.). Theorien und Modelle der Pflegedidaktik: Eine Einführung. Weinheim, München: Juventa, S. 91-123.

George, Molly (2008). Interactions in Expert Service Work. Journal of Contemporary Ethnography, 37 (4), S. 108-131.

Gieseke, Wiltrud (2001). Perspektivverschränkung. In: Arnold, R./Nolda, S./Nuissl, E. (Hg.). Wörterbuch Erwachsenenpädagogik. Bad Heilbrunn: Klinkhardt.

Greb, Ulrike (2010). Die Pflegedidaktische Kategorialanalyse. In: Ertl-Schmuck, Roswitha/Fichtmüller, Franziska (Hg.). Theorien und Modelle der Pflegedidaktik: Eine Einführung. Weinheim, München: Juventa, S. 124-165.

Hoops, Wolfgang (2013). Pflege als Performance. Zum Darstellungsproblem des Pflegerischen. Bielefeld: transcript.

Hülsken-Giesler, Manfred (2008). Der Zugang zum Anderen. Zur theoretischen Rekonstruktion von Professionalisierungsstrategien pflegerischen Handelns im Spannungsfeld von Mimesis und Maschinenlogik. Göttingen: V&R.

Hülsken-Giesler, Manfred/Dütthorn, Nadin (2011). Paradigmatischer Pluralismus als Herausforderung einer Handlungswissenschaft: das Beispiel Pflegewissenschaft. In: Österr. Religionspädagogisches Forum, Jahrgang 19 (2011), Heft 1, S. 56-61.

Hülsken-Giesler, Manfred (2013). Hochschuldidaktik – eine Einführung. In: Ertl-Schmuck, Roswitha/Ulrike Greb (Hg.). Pflegedidaktische Handlungsfelder. Weinheim, Basel: Juventa, S. 66-89.

Hülsken-Giesler, Manfred/Korporal, Johannes (2013). Fachqualifikationsrahmen Pflege für die hochschulische Bildung. Berlin: Dekankonferenz Pflegewissenschaft.

Karstens, Uwe (2010). Deutscher Qualifikationsrahmen: Erprobung und Kritik. In: Information Technology. Vol. 52 (3), 2010, S. 173-176.

Korczynski, Marek (2005). Skills in service work: an overview. Human Resource Management Journal, 15 (2), S. 3-14.

Klimasch, Gerlinde (2021). Pflegerische Empathie (lernen) – Sichtweisen von Pflegelernenden. Eine longitudinale qualitative Interviewstudie. Bremen. online: https://media.suub.uni-bremen.de/handle/elib/5932 (Abruf: 20.01.2024).

Künkler, Tobias (2011). Lernen in Beziehung. Zum Verhältnis von Subjektivität und Relationalität in Lernprozessen. Bielefeld: transcript.

Raven, Uwe (2006). Pflegerische Handlungskompetenz. Konsequenzen einer Begriffsklärung. In: Pflegepädagogik/PrInterNet, 6. Jg., H. 1, S. 22-27.

Remmers, Hartmut (2000). Pflegerisches Handeln: Wissenschafts- und Ethikdiskurse zur Konturierung der Pflegewissenschaft. Bern: Huber.

Remmers, Hartmut (2011). Pflegewissenschaft als transdisziplinäres Konstrukt. Wissenschaftssystematische Überlegungen – Eine Einleitung. In: Remmers, Hartmut (Hg.):

Pflegewissenschaft im interdisziplinären Dialog. Eine Forschungsbilanz. Göttingen: V&R, S. 7-47.

Rosa, Hartmut (2019). Resonanz: Eine Soziologie der Weltbeziehung. 7. Auflage, Berlin: Suhrkamp Verlag.

Rosa, Hartmut/Endres, Wolfgang (2016). Resonanzpädagogik. Weinheim, Basel: Beltz.

Uzarewicz, Charlotte/Uzarewicz, Michael (2005). Das Weite suchen. Einführung in eine phänomenologische Anthropologie für Pflege. Stuttgart: Lucius Verlag.

Wittneben, Karin (1998). Einführung in Forschungsgegenstände und Forschungsansätze der Pflege. In: Wittneben, Karin (Hg.). Forschungsansätze für das Berufsfeld Pflege. Beispiele aus Praxis, Management und Ausbildung. Stuttgart: Thieme, S. 1-15.

Wittneben, Karin (1991). Pflegekonzepte in der Weiterbildung zur Pflegekraft. Frankfurt a.M.: Peter Lang.

Die Grätsche
Eine notwendige, um berufspolitische Ambitionen erweiterte Denkfigur von Lernortkooperation in der Pflegedidaktik

Elfriede Brinker-Meyendriesch

1. Einleitende Zusammenfassung

Empirisch hinterlegt drängt sich ein Bild der dualen Pflegeausbildung auf, das besagt, dass das theoretisch Gewusste und schulisch Gelernte in der tagtäglichen Praxis nicht seine lernende Entsprechung finden kann. Ein unlösbarer Widerspruch von Sollen und Sein (Kersting) wird erlebt, was alle an der Ausbildung Beteiligten in eine Grätsche zwingt.

Die Denkfigur Grätsche (Brinker-Meyendriesch 2023) kann ein Problemindikator (SPI Straddle Problem-Indicator) sein, der auf eine Angelegenheit verweist, die einer geistigen und/oder tätigen Überbrückungsnotwendigkeit bedarf. Es lässt sich herleiten, dass durch die systemische Stellung der dualen Pflegeausbildung eine Zwangslage aufrechterhalten ist, die ein Interaktionssystem der Lernortkooperation nicht auflösen kann. Es stößt an Grenzen, weil es keine ausreichend elementaren Machtmittel (Luhmann) hat, sondern mit permanenten Rücksichten auf den Träger der Ausbildung bzw. mit der allgemeinen Verfasstheit der pflegerischen Ausbildungen im Gesundheits- oder Bildungswesen zu tun hat. Darauf hat ein Interaktionssystem der Lernortkooperation aktual keinen Einfluss. Es bilden sich erweiterte Interaktionssysteme, in denen die Angelegenheiten der Pflegeausbildung mehrseitig verhandelt, behandelt oder ausgehandelt werden. Normative Vorgaben von Pflege und Pflegeausbildung, mit denen über mehr Macht verfügt wird, müssen bereits Lösungen für allgemeine Problemlagen enthalten. Wenn dies nicht oder nicht ausreichend der Fall ist, drängt die vergesellschaftete Berufsöffentlichkeit der Pflege, möglichst mit den Mitteln, die der verhandelte Gegenstand bereits in sich trägt (Nassehi), darauf.

2. Hauptteil

2.1 Hinführungen

Eine Grätsche ist in einer alltagsweltlichen Bedeutung in verschiedener Weise bekannt: als Fußballabwehrmethode, beim Yoga, im Unterschied zum Spagat. In diesem Text wird *Die Grätsche* weniger als Bewegungsform, sondern davon abstrahierend als Denkform eingeführt und begründet. Die Autorin erwartet vom Leser/von der Leserin einen kleinen Vorschuss und wird die Bedeutungsebene sukzessive in diesem Text entwickeln.

2.1.1 Eine Denkfigur: Die Grätsche

Die Denkfigur *Die Grätsche* soll das Verhältnis zweier rivalisierender oder zusammentreffender Gegenstandsbereiche versinnbildlichen, die einer *geistigen und/oder tätigen Überbrückung* bedürfen. Eine Nichtüberbrückung würde sich als Fehler, Mangel, Unvollständigkeit, Ungeklärtheit, Unentschiedenheit usw. zeigen. Es werden z.B. Handlungen des Korrigierens, Ersetzens, Vervollständigens, Konsentierens, Glättens, Übereinstimmens, Vermittelns, Akzeptierens verlangt. Eine Grätsche markiert etwas dialektisch Unsicheres, Unfertiges, Widerstreitendes. Sie kann oder sollte nur eine begrenzte Zeit aufrechterhalten bleiben müssen. Der Zustand einer Grätsche drängt auf baldige Lösung, da die Grätsche als vermittelnder Schritt nur für einen überschaubaren Zeitraum aufrechterhalten bleiben kann oder sollte. Eine Grätsche symbolisiert je unterschiedlich ausgeprägte Dringlichkeit oder Unumgänglichkeit. Lösungen zeigen sich an der *Erübrigung* oder *Abmilderung* der Grätsche. Lösungen verlangen keine Notbehelfe. Bleibt eine Grätsche bestehen, kann das anzeigen, dass die Grätsche als zumutbar akzeptiert wird und keine Lösungen als notwendig erachtet werden oder *keine richtigen Lösungen* gefunden wurden oder die einander bedingenden Gegenstandsbereiche so *verbleiben müssen*. In solchen Fällen hat die Grätsche einen wenig akuten Charakter, bleibt aber im Hintergrund *virulent*. Dabei kann bilateral Parteilichkeit bestehen bleiben.

Eine Grätsche kann sich wie folgt zeigen:

- in der Lernortkooperation der dualen Ausbildungsbeteiligten der Schule und der Praxis
- in schulischer[1] Ausbildung einerseits und praktischer Ausbildung andererseits
- in der Wahl entweder von eigenen Schulen des Gesundheitswesens oder von öffentlichen Schulen des Bildungswesens unter den jeweilgen Zuständigkeiten

---

[1] Die hochschulische Pflegeausbildung bedarf einer eigenen Bearbeitung und kann in diesem Beitrag nicht berücksichtigt werden.

2.1.2 Argumentative Fokussierungen der Denkfigur Die Grätsche

Von der Denkfigur *Die Grätsche* ausgehend werden zunächst in einem Umriss offensichtliche Problemkomplexe fokussiert (A bis F) und in weiteren Kapiteln ausführlicher diskutiert:

A. *Die Grätsche* will vermitteln, dass das, was gelernt bzw. gelehrt und gewusst wird, die Pflegepraxis als Ausbildungspartner derzeit nicht widerspiegeln kann, obgleich seitens der Pflege eine ausgeprägte Identifikation mit einer Patientenorientierung auszumachen ist. Demzufolge muss etwas überbrückt werden. Um allem und allen Genüge tun zu können, können sich Auszubildende (und andere Beteiligte) aufgefordert sehen, andauernd eine Grätsche von *Sollen und Sein* (vgl. Kersting 2016, 2019, 2020) auszubalancieren. Das kann sich auswirken sowohl auf die Person, den Ausbildungserfolg, die zu Pflegenden als auch auf die Attraktivität des Berufes.
B. Als Problem kann die besondere strukturelle Verschränkung von *Beschäftigung und Berufsausbildung* gesehen werden. Durch die Trägeridentität in den Pflegeausbildungen im Gesundheitswesen haben beide Seiten jeweils Rücksichten zu nehmen: Pflegeausbildung als ein »Nebenprodukt« von Arbeit liegt theorie- und praxisüberspannend in Händen des Trägers der Ausbildung, dem Krankenhaus[2]. Und Berufsausbildung ihrerseits hat keinen direkten Einfluss auf die derzeitige Pflegepraxis, ist ihr aber dennoch strukturell verpflichtet durch die Trägeridentität.
C. Auch politisch steht die gesundheitliche Versorgung der Bevölkerung auf der Agenda. Da Pflegende keine abrechenbaren Leistungen nach DRG (Diagnosis Related Groups) erbringen, sind sie ein Kostenfaktor, der möglichst, auch hausintern, gering gehalten wird. Das Gesundheitsmanagement, Nachwuchsangelegenheiten nicht gerecht werden können, belässt Nachwuchsangelegenheiten bei den angeschlossenen Pflegeschulen; eigene Auszubildende können, in eigener Trägerschaft ausgebildet, passgenau in den eigenen Krankenhäusern eingesetzt werden. Das muss das Krankenhaus als Beschäftigungssystem[3] auch können dürfen, aber hier nur unter den Prämissen, dass es erstens den Pflegenden die berufliche Ausübung des Gesundheitsschutzes des Gemeinwesens ermöglicht und dass zweitens dabei zu berücksichtigen ist, dass eine Verpflichtung gegenüber einem *Marktgeschehen der Gesundheitswirtschaft* seitens der Pflege bei der Ausübung des Gesundheitsschutzes des Gemeinwesens *nicht besteht*.
D. Das verdeutlicht, dass ein Mehr an Trennung von Ausbildung und Beschäftigung im Pflegebildungswesen notwendig werden könnte. Die Pflegeschule muss demnach

---

[2] Hier muss sich auf das Krankenhaus konzentriert werden. Wegen mannigfaltiger Unterscheidungsfaktoren können stationäre Pflegeeinrichtungen und ambulante Pflegeeinrichtungen hier nicht einbezogen werden.

[3] Beschäftigungssystem: »Alle Einrichtungen einer Gesellschaft (private Haushalte, gewinn- und nicht-gewinnorientierte private und öffentliche Organisationen), in denen erwerbsfähige Personen als selbständig oder unselbständig Beschäftigte (Erwerbstätige) gegen (monetäres) Entgelt Arbeitsleistungen erbringen können.« (https//www.wirtschaftslexikon). Näheres im Weiteren.

frei agieren können und sich nicht mit Blick auf das Marktgeschehen der Gesundheitswirtschaft ihres Arbeitgebers verunsichern lassen. Zuvor besteht eine Verpflichtung dem Patienten und dem Staat gegenüber. Es wäre so gesehen weder Aufgabe der Pflegeschule noch läge es in ihrem Vermögen, eine *Differenz von Sollen und Sein* zu überbrücken. Das läge, fänden sich keine hinreichend guten Lösungen, die keiner Grätsche bedürften, nur im Vermögen der hohen Politik, die generelle Lösungsmöglichkeiten vorhalten sollte.

E. Wegen dieser von außen auf sie zukommenden Ohnmacht protestieren Pflegende/Pflegeauszubildende. Das scheint notwendig, weil für überragende Probleme die hohe Politik generelle Lösungsmöglichkeiten vorhalten muss. Daher mag Widerstand politisch notwendig werden. Er richtet sich nicht *gegen* den Staat, sondern *an* den Staat. Die Pflegeschulen sind als Solitäre und aufgrund ihrer strukturellen Verwiesenheit auf das Krankenhaus (Beschäftigungssystem) nicht mächtig genug, sich abzugrenzen, da sie strukturell nicht im Bildungswesen verankert sind. Das Bildungswesen ist mächtig, einzelne Pflegeschulen sind es nicht.

F. Diese Themata sollten, da von der Pflege/-ausbildung intern und mit eigenen Mitteln derzeit nicht lösbar, nach außen sichtbarer werden und es sollte auf Lösungen gedrängt werden. Pflege wird als Lösungspartner, trotz ihrer unwiderlegbaren Bedeutung für das Gesundheitswesen, nicht genug involviert oder involviert sich selbst nicht ausreichend. Deshalb scheint politisches Engagement notwendig.

2.1.3 Ableitungen soziale Systemtheorie (Niklas Luhmann)

Um diese umrissene Thematik bearbeiten zu können, wird ein theoretischer Rahmen gebraucht, der Bildung und Beschäftigung sowie Person und Organisation einfasst und innerhalb dessen konfligierende Stellgrößen der pflegerischen Ausbildung herausgearbeitet werden können. Daher bietet die Autorin folgend einen kurzen theoretischen Exkurs an.

Exkurs: Systeme und Teilsysteme

Die Theorien und Ausführungen von Luhmann sind, trotz latenter Ungewissheiten hinsichtlich ihrer Benutzung als gedankliches Übertragungsmedium, hilfreich, um Probleme benennen und Aussagen treffen zu können – dies auf einem hohen Abstraktionsniveau. »Grundsätzlich ist die luhmannsche Theorie sozialer Systeme (.) auf Berufsbildung und Beruf anwendbar (.)« (Ketschau 2018: 88; vgl. Kell 1989, 2007, 2015).[4]

---

4 Der systemische Ansatz sollte weiterverfolgt werden. Er wird in der Pflegedidaktik vernachlässigt und nur vereinzelt einbezogen (vgl. z.B. Hundenborn/Kreienbaum 1994; Knigge-Demal u.a. 1993, 1994). Dabei berufe ich mich auf Fleck (1980 [1935]), vgl. Sabisch 2017), wonach ebenso Ideen und Entdeckungen nicht nur empirischer Art in den intrakollektiven Denkverkehr aufgenommen werden und das stilgemäße Wissen ergänzen und verändern. Eine Analyse pflegedidaktischer Arbeiten zeigt (2013), dass »der institutionelle und gesellschaftliche Rahmen von Pflegebildung zu selten reflektiert und dazu Position bezogen wird (...), dass gesellschaftspolitische Prozesse, Entwicklun-

Alle Teilsysteme eines Gesellschaftssystems weisen gleiche Charakteristika auf. Ein Teilsystem hat eine Beziehung zum Gesamtsystem der Gesellschaft, zu anderen Teilsystemen und zu sich selbst (Kneer/Nassehi 1997: 114). Interaktionssysteme hingegen bilden sich für eine Zeit, indem systemübergreifend etwas kommuniziert werden will.

Teilsysteme, wie soziale Systeme überhaupt, entstehen nicht zuerst räumlich, um sich dann mit Kommunikation zu füllen, sondern sie entstehen, wenn Kommunikation beginnt. Soziale Systeme bestehen aus Sinn, das unterscheidet sie z.B. von biologischen Systemen.

Kommunikation geschieht in Sprache und Sprechakten, in Normen, Gebräuchen, Regeln, Ritualen, Erwartungen, Verträgen und auch in Schulcurricula, Rahmenplänen usw. Sinn ist nicht mit Sinnlosigkeit oder Sinnhaftigkeit gleichzusetzen, vielmehr unterscheidet Sinn das eine Teilsystem vom anderen Teilsystem. Soziale Systeme sind autonom, aber sie können nicht autark sein. Sie sind untrennbar mit ihrer Umwelt verbunden, indem sie mit ihr sinngebunden kommunizieren. Sie nehmen entsprechend ihrem Sinn Informationen aus der Umwelt auf, insofern ist der Sinn des Systems nicht statisch, sondern immer in Bewegung. Je komplexer die Strukturen eines Systems durch die entsprechende Kommunikation werden, desto flexibler kann auf Informationen aus der Umwelt reagiert werden und desto mehr Anschlussstellen für weitere Kommunikation bestehen.

Bezieht sich ein soziales System nicht mehr auf das andere, kommt es zu einem Stillstand. Umgekehrt können zu viele kritische Anfragen dem System gefährlich werden, weil es autopoietisch nicht mehr ausreichend reaktionsfähig ist. Solch ein Defizit an Reaktionsmöglichkeiten dürfte nicht schnell auszugleichen sein.

Teilsysteme sind Funktionssysteme eines Gesellschaftssystems hinsichtlich unterschiedlicher Aufgaben und eigener Logiken. Teilsysteme können aufgrund ihrer Selbstreferenz *über* andere Teilsysteme kommunizieren, aber nicht direkt *mit* ihnen, weil jedes in eigener Währung kommuniziert. Teilsysteme sind neben *Beschäftigung* und *Lehre/Forschung* auch etwa Gesundheit, Recht, Wissenschaft, Wirtschaft, Religion, Kunst usw. Insofern kann *Beschäftigung* nicht unmittelbar *mit* Lehre/Forschung kommunizieren oder umgekehrt. Reine Selbstreferenz wäre allerdings tautologisch, es bedarf immer auch der Anstöße aus der Umwelt. Aber Selektion und Autonomie der Teilsysteme bleiben immer erhalten. Teilsysteme können sich zur Kenntnis nehmen und aufeinander beziehen, aber bestimmen können sie sie nicht.

Es gilt also: Das Teilsystem Lehre/Forschung kann Reaktionen im Teilsystem Beschäftigung auslösen, aber bestimmen kann es das Teilsystem Beschäftigung nicht. Und umgekehrt: Das Teilsystem Beschäftigung kann das Teilsystem Lehre/Forschung irritieren, aber wird selbst nie zu Lehre und Forschung. Alle müssen ungestört arbeiten können, zu viele Störungen können dysfunktional wirken, gar kein Kontakt kann zum Stillstand führen.

---

gen und Erwartungen zu wenig aufgegriffen werden (...), dass die gesellschaftliche Teilhabe der Pflegedidaktik kaum thematisiert wird« (Walter u. a. 2013: 302-310). Für einige pflegedidaktische Arbeiten trifft das aber positiv zu, was zur Kenntnis zu nehmen ist.

Während soziale Systeme mit *Kommunikation* operieren, operieren psychische Systeme mit *Bewusstsein*. Beide sind verbindungsfähig, sie stellen etwas für das jeweils andere zur Verfügung. Das trifft auch auf Interaktionssysteme zu, die sich für eine Zeit durch *Kopräsenz von Personen* bilden, indem etwas kommunikativ verhandelt wird.

Systemtheoretisch gesehen kommunizieren die beiden Teilsysteme Lehre/Forschung (hier als Organisation Pflegeschule gedacht) und Beschäftigung (hier als Organisation Krankenhaus mit ihrer Pflegepraxis gedacht), indem sich ein Interaktionssystem der Akteure bildet: Sie nehmen sich wechselseitig wahr und kommunizieren.

Da ein soziales Teilsystem aus Kommunikation besteht, fällt die Entscheidung bezogen auf Kommunikation mit anderen Teilsystemen »dominierend« (vgl. Pokol 1990) durch einen System-Code (vgl. Benner 2003)[5]. Programme sind, anders als Codes, sensibel für die Teilsysteme der Umwelt und mögliche Entwicklungen. Insofern können Teilsysteme voneinander profitieren.

Ein Teilsystem *Lehre/Forschung* (vgl. Zabeck 1992, 2004[6]) operiert nach Luhmann im Medium *Wahrheit* (2013: 142), einem Teilsystem *Beschäftigung* schreibe ich das Medium *Arbeit* zu (vgl. Fußnote 3) Ein Programm hingegen ist offen für Kommunikation mit der Umwelt, insofern damit entschieden wird, was als Wahrheit bzw. Arbeit für das jeweilige Teilsystem gelten soll. *Wichtig dabei die Aussage von Luhmann (2013: 142), dass Teilsysteme wie etwa das Teilsystem Lehre/Forschung ungestört mit Wahrheit umgehen müssen. Gleichfalls gilt das hier für das Teilsystem Beschäftigung, das ungestört mit Arbeit umgehen muss.*

Im Folgenden werden die Lernorte Pflegeschule und Pflegepraxis (Krankenhaus) für eine analytische Bearbeitung als zwei *Organisationen der beiden Teilsysteme Lehre/Forschung* und *Beschäftigung* aufgefasst und behandelt.

2.1.4 Kommunikation und Interaktionssysteme

Es wird folgend herausgestellt, dass Kommunikation und Interaktionssysteme die entscheidenden Elemente sind, die auf allen (System-)Ebenen und Konstellationen zur Wirkung kommen (Abbildung 1, 2), wenn es darum geht, dass etwas mehrseitig verhandelt, behandelt oder ausgehandelt werden soll.

Ein Interaktionssystem als etwas, das sich durch Kommunikation für eine Zeit bildet, will aber nicht nur etwas lösen, es trägt auch in die Organisationen der Teilsysteme eigene Ungewissheiten, Widersprüchlichkeiten, Unvollkommenheiten, Ungereimtheiten

---

5 Pokol diskutiert binäre Codierungen verschiedener gesellschaftlicher Subsysteme als »jeweilige Wertduale« und stößt gedanklich dabei auf mögliche empirische Relativierungen (S. 1-7). Dietrich (2020) erörtert einen Code für Pflege und Grasekamp (2017) hat sich der Thematik binärer Codierung mit Bezug auf das »System Krankenbehandlung« ausführlich gewidmet.

6 Ein Code für das Teilsystem Berufsbildung lässt sich nicht so einfach finden. Schon ein Code für das Erziehungssystem der Gesellschaft (vgl. Luhmann 2020) findet sich nicht zweifelsfrei (vgl. Benner 2003). Er könnte wahlweise Lernen versus Nicht-Lernen, Vermitteln versus Nicht-Vermitteln sein (ebd.: 151-155).

usw. zurück. Damit können sich Organisationen kommunikativ auseinandersetzen. Die Organisation lernt. Man kann also vorsichtig schließen: Immer, wenn sich ein Interaktionssystem auf Anreiz einer Grätsche bildet, ist Lernen wahrscheinlicher als Nicht-Lernen. Auch kritische Situationen und ein teilweises Scheitern ermöglichen Lernen – Verhaltens- und Denkmuster werden möglicherweise überdacht.

Abbildung 1: Die Grätsche (SPI The Straddle Problem-Indicator) nach Brinker-Meyendriesch

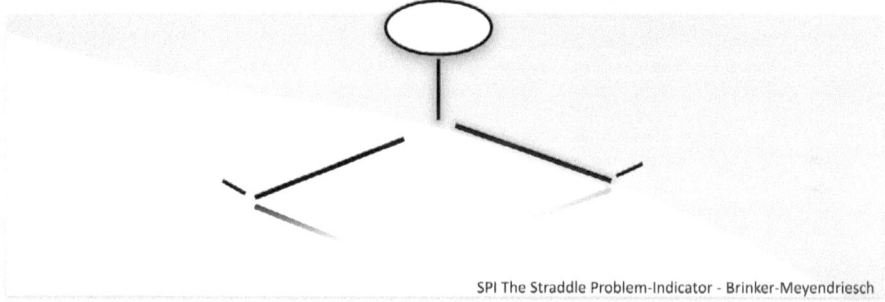

Exoebene: Schulen des Gesundheitswesens – des Bildungswesens

Mesoebene: Pflegeschule – Pflegepraxis

Mikroebene: Lernortkooperation, Didaktik …

Ausgangspunkt auf der Mikroebene sind Lernortunterschiede, bei denen Problemstellungen bezogen auf die beteiligten Organisationen Pflegeschule und Pflegepraxis (Krankenhaus) sich wie in einem Brennglas bemerkbar machen. Problemindikator ist eine offenkundige Grätsche. *Die Grätsche* als Metapher greift, da etwas überbrückt werden soll, das wesenhaft *nicht* zusammengehört, sondern zusammengehörig gemacht werden muss. Bleibt diese Aufgabe als Problem einer Lernortkooperation virulent, ohne dass eine generelle und substanzielle Lösung sichtbar wird, dann kann es hilfreich sein, eine Perspektivenerweiterung vorzunehmen und die Mesoebene (Schule und Praxis) und die Exoebene (Schule Bildungswesen und Schule Gesundheitswesen) reflexiv einzubeziehen. In dem Interaktionssystem der Lernortkooperation kann sich zum Beispiel erweisen, dass das Verhältnis von Schule und Praxis grundlegender einer eigenen Kommunikation bedarf. So bilden sich etwa auf der Mesoebene Interaktionssysteme als regionale Arbeitsgruppen. Solche sich entwickelnden expandierenden Interaktionssysteme können übergehen in ein berufspolitisches Interaktionssystem auf einer Makroebene (Strukturen der Gesellschaft, des Staates), siehe Abbildung 2. Diese Vorgänge der Neubildungen von Interaktionssystemen sind nicht notwendigerweise linear zu denken, also aufsteigend von der Mikroebne bis zur Makroebene, sondern können sich auch rekursiv ereignen. Gemeinsam ist allem, dass durch übergreifende Kommunikation Interaktionssysteme entstehen, die sich aus Organisationen der Teilsysteme bilden, welche sich gegenseitig als füreinander relevant anerkennen und etwas verhandeln, behandeln oder aushandeln wollen.

Abbildung 2: (System-)Ebenen und die sich bildenden Interaktionssysteme durch Kommunikation

Bildung von Interaktionssystemen auf Ebenen

Ebene	Interaktionssystem
Makrobene: Strukturen der Gesellschaft, des Staates	Berufspolitisches Interaktionssystem
Exoebene: Schulen des Gesundheitswesens – des Bildungswesens	Expandierendes Interaktionssystem
Mesoebene: Pflegeschule – Pflegepraxis	Expandierendes Interaktionssystem
Mikroebene: Lernortkooperation, Didaktik ...	Interaktionssystem der Lernortkooperation

Die Abbildung 2 orientiert sich an Darstellungen von (System-)Ebenen von Kell (1989) bzw. ursprünglich von Bronfenbrenner (1981), die in der folgenden Abbildung 3 zur Verdeutlichung von mir gekürzt als eigene Darstellung wiedergegeben sind.

Abbildung 3: Subjekt und (System-)Ebenen (gekürzt nach Kell 1989 bzw. ursprünglich von Bronfenbrenner 1981, eigene Darstellung)

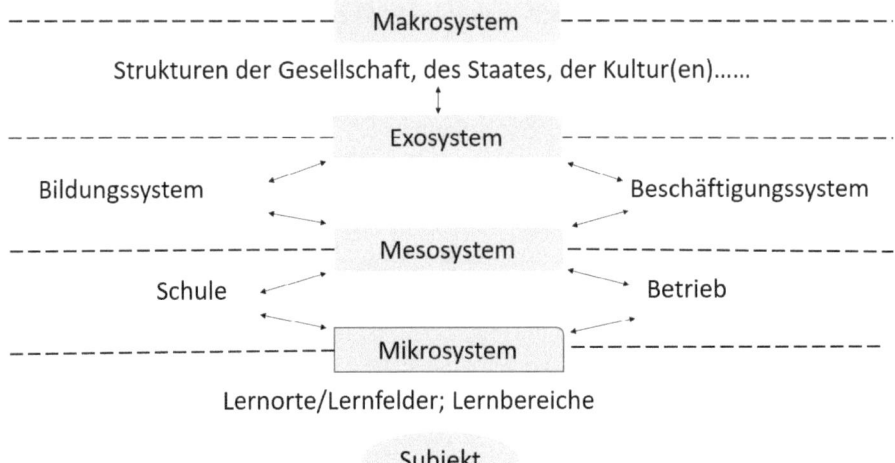

Dreistelligkeit der Kommunikation

Dabei ist noch ein Blick auf Kommunikation zu lenken. Was kann darunter verstanden werden? Kommunikation in Interaktionssystemen ist mit Selektionszwängen verbunden und birgt dadurch für das Gegenüber Enttäuschungsgefahr. Kommunikation gilt als Prozess, bei dem darüber Bewusstsein herrschen sollte, dass er dreistellig ist: Er besteht aus der (1) *Informationsauswahl* – es kann das eine oder etwas anderes kommuniziert werden –, ferner aus einer (2) *Auswahl von Mitteilungsmöglichkeiten* – es kann etwas so oder auch anders mitgeteilt werden, z.B. mündlich, schriftlich, laut, leise, mit vehementer Attitude vorgetragen – sowie aus einer Bewusstheit, dass es (3) *Möglichkeiten des Verstehens* im Kommunikationsverlauf gibt (Luhmann 1991: 193 ff.; Kneer/Nassehi 1997: 81, 92-95). Dadurch, dass es sich um einen dreistelligen Auswahlprozess mit mindestens zwei Partnern (Mitteilender und Adressat) handelt, kommen Unsicherheiten ins Spiel, beide Partner wissen um den Umstand der dreistelligen Selektionen. Je nach Anschlusskommunikation im Kommunikationsverlauf zeigt sich, ob die vorausgegangene Kommunikation auf einem Verstehen beruhte, also ein Verstehen weitgehend zustande gekommen ist. Jeder einzelne Kommunikationsakt hat diese Dreistelligkeit in sich. Und in jeder Phase kann es zur Annahme und zu Ablehnungen der Selektionsleistungen des anderen kommen. Was jeweils gedacht oder beabsichtigt ist, bleibt letzten Endes verschlossen, weil man sich in der Kommunikation befindet und nicht im Bewusstsein des Kommunikationspartners. Mit diesen Ungewissheiten wird umgegangen. Ist die Kommunikation verfahren, kann erneut mit einer Problemdefinition begonnen werden.

2.2 Mehrperspektivische Ausarbeitungen – Einkreisungen

2.2.1 Problem der Dualität von Berufsbildung und Beschäftigung – wofür ist die Pflege/-ausbildung zuständig?

Nachdem das inhaltliche Orientierungswissen so weit wie erforderlich angegeben ist, wird nun die Dualität von Berufsbildung und Beschäftigung kurz reflektiert, um dann Implikationen für die Pflegeausbildung abzuleiten. Dann folgt das Herzstück des Beitrags: die Interaktionssysteme auf den (System-)Ebenen.

Lern- und Arbeitsprozesse vermitteln sich einerseits im Bewusstsein einer Person und gleichzeitig außerhalb der Person als institutionell Getrenntes in Lern- und Arbeitswelten, die von verschiedenen Teilsystemen beeinflusst sind (vgl. Kell 2015). Das staatliche Bildungswesen der Berufsbildung regelt das mittels der Ausbildungspartner Betrieb und Berufsschule. Dabei besteht allgemeiner Konsens darüber, dass grundsätzlich Bildung im Medium des Berufs ermöglicht wird, und über »die berufsbildungspolitische Forderung, die Umwelten für berufsbezogene Lehr-Lernprozesse politisch und pädagogisch so zu gestalten, dass Bildung vorrangiges Teilziel bleibt oder wird« (Kell 2015: o. S.). Berufliche Tüchtigkeit darf nicht aus ökonomischen oder technischen Zwängen zum Selbstzweck werden, Bildung kann durch Beschäftigung gefährdet werden (ebd.: o. S.).

Gleichzeitig kennt Berufsbildung Phasen der *Expansion*, wo viele Ausbildungsverträge abgeschlossen werden können, und Phasen von *Kontraktion* mit nur wenigen Ausbildungsverträgen (vgl. Troltsch/Walden 2007: 5-9). So gesehen hat die duale Berufsbildung ihre augenscheinlichste Funktion darin, sich an solcherart Phasen anzupassen und Nachfrage und Angebot in Übereinstimmung zu bringen, um gesellschaftliche Folgeprobleme abzuwehren. Auf jeden Fall kann konstatiert werden, dass es zwischen Bildungswesen und Beschäftigungswesen eine *Responsivität* gibt, eine Rückkoppelung wirtschaftlichen Handelns von Betrieben an die Interessen und Anforderungen anderer sozialer Teilsysteme (vgl.: ebd.). Bildungspolitisch mag eine möglichst störungsfreie Reproduktion der Gesellschaft durch ihre Politik gewünscht sein (vgl. Sandberger 2009: 10)[7], real kann das zu Widersprüchlichkeiten führen.

Wesentlich für die Pflegeausbildung ist:

Erstens: Gesundheitsdienstleister sind, wie die Pflege auch, nicht nur den Patienten gegenüber verantwortlich, sondern ebenso dem *Staat* gegenüber. »Als Akteur in einem staatlich organisierten Gesundheitssystem« (Igl 2016: 422) ist Pflege an dem Gesundheitsschutz des Gemeinwesens beteiligt.

Zweitens: Eine Verpflichtung gegenüber einem *Marktgeschehen der Gesundheitswirtschaft* als Rückkoppelung der Bildung auf ihr wirtschaftliches Handeln besteht seitens der Pflege allerdings nicht (vgl. ebd.: 421).

Drittens: Gleichzeitig hat die duale pflegerische Ausbildung es mit einem nachfrageorientierten *Beschäftigungssystem* zu tun, das durch Ökonomisierung des gesundheitlichen Dienstleistungssektors gekennzeichnet ist.

Viertens: Eine bildungspolitisch möglichst *störungsfreie Reproduktion der Gesellschaft* durch ihre Politik scheint auch hier gegeben zu sein: Sie reproduziert sich, sie existiert auch hinsichtlich Rückkoppelungen anderer sozialer Teilsysteme wie etwa Wirtschaft, Recht. Es werden sowohl gesundheitliche Dienstleistungen (Pflege) erbracht als auch bildungsmäßige Berechtigungen durch staatliche Prüfungen vergeben (Pflegeausbildung). Was ist denn dann das große ABER? Dazu das Weitere.

2.2.2 Mikroebene: Die Grätsche – Interaktionssystem der Lernortkooperation

Es wird nunmehr auf der Mikroebene die Lernortkooperation behandelt. In Lernortkooperationen werden Probleme direkt und unmittelbar spürbar.

Wenn in dem Interaktionssystem die Denkfigur *Die Grätsche* als Indikator zugrunde gelegt wird, können Fehler identifiziert werden, kann Mangel entdeckt, können sich Unvollständigkeiten oder Ungeklärtheiten zeigen. Diese verweisen auf geistige und tätige Notwendigkeiten etwa des Korrigierens, Ersetzens, Vervollständigens usw.

Lernortkooperationen sind verbindlich in Ordnungsmitteln der Pflegeausbildung hinterlegt und curricular ausdifferenziert. Zur Lernortkooperation gibt es unzählige und

---

[7] Mit Bezug auf: Offe, Claus 1975

unaufhörlich Schriften, Anleitungen und Konzepte. Das mag zu denken geben. Es bilden sich in jedem Ausbildungsverbund Interaktionssysteme der Lernortkooperation. Mit der neuen Pflegeausbildung hat sich das intensiviert wegen der vielen Einsatzbereiche und der Kooperation mit unterschiedlichen Ausbildungspartnern. Ko-Repräsentanten der Lernortkooperation sind Lehrer*innen bzw. Praxisbegleiter*innen, Praxisanleiter*innen, Auszubildende, Betriebsangehörige, Leiter*in/Manager*in in Schule und Betrieb[8] und ggf. eine zuständige Behörde.

Von meinen Ausführungen ausgehend können die Ko-Repräsentanten des Interaktionssystems der Lernortkooperation reflexiv einbeziehen, dass

- die beiden Lernorte unterschiedliche »Sinngebilde« sind,
- beide sich für Kommunikation und für gegenseitige Wahrnehmung entschieden haben (wenn Kommunikation nicht nur zum Schein geführt wird, um den normativen Ansprüchen zu genügen),
- Enttäuschungen nicht auszuschließen sind,
- gegenseitiger Einfluss begrenzt bleibt,
- sie miteinander zu tun haben, sie aber dennoch für sich stehen,
- Irritationen zu erwarten sind, weil die Intentionen immer unterschiedlich bleiben werden und Kommunikation dreistellige Kontingenzen auf beiden Seiten mit sich bringt,
- Ansprüche der Pflegeschule und Realitäten einer Pflegepraxis sich auswirken,
- die Zuordnung zu Schulen des Gesundheitswesens oder Schulen des Bildungswesens sich auswirkt,
- Kooperation zwischen beiden auch fehlschlagen kann bzw. Brücken zwischen beiden gebaut werden, die fragil bleiben, auch weil unterschiedliche Teilsysteme (etwa Wirtschaft, Recht, Politik) einwirken.

Es wird im Interaktionssystem der Lernortkooperation herauszufiltern sein, was normativ zu leisten wäre, was voneinander gebraucht würde, um auf den gemeinsamen Bezugspunkt, die gute berufliche Ausbildung zusteuern zu können. Dabei muss Beschäftigung (das Krankenhaus) *ungestört* mit Arbeit umgehen können, Lehre und Forschung (die Pflegeschule) muss *ungestört* mit Wahrheit umgehen können. Für ihren Selbsterhalt lässt sich die Pflegeschule in dem Falle nicht zu viel Anpassung an die momentane Praxis aufdrängen, sondern behält Abstand, ohne die Praxis zu ignorieren.

---

8 Die Gestaltungsmöglichkeiten seitens des Pflegemanagements sind stärker zu ergreifen (vgl. Höhmann u.a. 2016).

Zu große Nähe und Identifikation mit der Praxis könnten Lehrende und Auszubildende dazu bringen, Wahrheit im Sinne von Richtigkeit umgehen zu müssen.[9] *Und das Krankenhaus muss – unter der Prämisse, Ausbildungspartner zu sein – dennoch ungestört mit Arbeit umgehen können, ohne Lehrende und Auszubildende zu behindern oder zu bedrängen.*

Mit dem Frageinventar des Interaktionssystems der Lernortkooperation kann reflektiert werden, inwiefern ein hinreichend gemeinsamer Ausgangspunkt für Lernortkooperation gegeben ist:

Abb. 4: Frageinventar des Interaktionssystems der Lernortkooperation (nach Brinker-Meyendriesch)

1. Haben Schule und Einsatzbereiche der Pflegepraxis auf das Musterbild, das mit Rahmenplänen, Gesetz und Verordnung vermittelt ist, ausreichende Reaktionsmöglichkeiten ausbilden können?
2. Haben die Einsatzbereiche der Pflegepraxis ausreichende Reaktionsmöglichkeiten ausbilden können, ihre Möglichkeiten und Ermöglichungen für praktische Ausbildungen zu erfassen und vorzubereiten, vor allem auch hinsichtlich der Praxisanleitungen?
3. Haben die Einsatzbereiche ausreichende Reaktionsmöglichkeiten ausbilden können, ihre Lernmöglichkeiten und -angebote zu eruieren, zu kommunizieren und zu steuern?
4. Hat die Schule genug Reaktionsmöglichkeiten ausbilden können, ein schuleigenes Curriculum nach den empfehlenden Rahmenplänen der Fachkommission zu haben, auf dessen Basis der Abgleich mit Ausbildungsplänen von verschiedenen Einsatzbereichen möglich ist?
5. Hat die Schule ausreichende Reaktionsmöglichkeiten ausbilden können, indem sie hinlänglich viele und gut ausgebildete Lehrer*innen hat, die dem Anspruch gerecht werden, die Auszubildenden innerhalb der generalistischen Ausbildung in vielfältigen Einsatzbereichen zu betreuen und zu beurteilen?
6. Hat die Schule ausreichende Reaktionsmöglichkeiten ausbilden können, bezogen auf alle Einsatzbereiche der praktischen Ausbildung Kooperationen zu sichern?
7. Hat die Schule ausreichende Reaktionsmöglichkeiten ausbilden können, das Theorie-Praxis-Problem zu reflektieren und sich der Probleme bewusst zu sein und Maßnahmen und Strategien zu entwerfen? (Vgl. Brinker-Meyendriesch 2022: 131 ff.)

---

9 Die historisch prägende Identifikation der Lehrenden mit der Pflege und die Nähe der Pflegeschulen zur Pflegepraxis unterstützen das Problem. Vgl. auch Literatur zur professionellen Nähe und zur professionellen Distanz, ohne die empathische Sensitivität aufzugeben (z.B. Gabl u.a. 2020).

Gelingen Lösungen in Interaktionssystemen der Lernortkooperation nicht ausreichend, ist davon auszugehen, dass insbesondere Auszubildende – auf sich zurückgeworfen – in einer Grätsche verbleiben, weil sie die jeweiligen Ansprüche und Bedingungen der Lernorte in persona ausgleichen müssen. Sie müssen dann individuell damit umgehen. Empirische Studien zeigen, dass Auszubildende der Pflege dies in unterschiedlicher Weise tun (z.B. Kersting, Balzer). Sie müssen die kognitiven, psychischen und handlungspraktischen Verknüpfungen selbst herstellen. Sicher besteht Einigkeit darüber, dass ihnen dazu faktisch (zumindest vorläufig) das Wissen, das Können und auch die unmittelbar einflussgebende Gestaltungsmacht fehlt.

Von der Denkfigur *Die Grätsche* ausgehend ist daraus zu schließen: *Keiner der an der pflegerischen Ausbildung Beteiligten in Schulen des Gesundheitswesens soll in die Lage kommen, eine Theorie-Praxis-Kluft in persona dauerhaft ausbalancieren zu müssen.*

Gelingt es somit dauerhaft und umfassend auch im Interaktionssystem der Lernortkooperation nicht, die personale Grätsche zumindest zu minimieren, ist der Zeitpunkt gegeben, zu prüfen, ob strukturelle Unvereinbarkeiten, die in organisationalen Selbstverständnissen, in Konditionen, Beschränkungen oder in Vorgaben, Regularien und Handlungsplänen usw. bereits fest-/grund- und vorgelegt sind, Kompatibilitäten be- oder verhindern. *Dann würde sichtbar werden, dass ein Interaktionssystem expandiert und die Mesoebene und die Exoebene kommunikativ einschließt.*

2.2.3 Mesoebene: Die Grätsche von Pflegeschule und Pflegepraxis

Da Schule und Krankenhaus Organisationen unterschiedlicher Teilsysteme sind, die ungehindert arbeiten können müssen, sind Rücksichten aufeinander zu nehmen. Es gibt aber auch Anzeichen von Verunmöglichungen.

Ein Interaktionssystem der Lernortkooperation wird hinsichtlich der neuen Pflegeausbildung davon ausgehen müssen (vgl. Pflegeberufereformgesetz 2017, Pflegeausbildungs- und Prüfungsverordnung 2018, Rahmenpläne der Fachkommission 2019), dass komplexe Ansprüche an die Verknüpfung von Pflegeschule und Pflegepraxis gestellt sind. Stößt ein Interaktionssystem der Lernortkooperation an seine Grenzen, dann kann als nächstes mittels Netzwerkbildung in einem *expandierenden Interaktionssystem* weiter daran gearbeitet werden, um sich gegenseitig zu beraten und voneinander zu profitieren. Verantwortung wird geteilt und Netzwerke bilden sich. Die sind auf den verschiedenen Ebenen einer Gesellschaft denkbar (siehe Abbildung 3 nach Kell bzw. Bronfenbrenner). Auf der Mesoebene gibt es etwa Arbeitskreise oder Arbeitsgruppen von Lehrkräften aus Schule und Praxis als formlose oder formelle Vereinigungen, die mehr oder weniger kontinuierlich und verbindlich miteinander an Themen arbeiten (z.B. Netzwerk Pflegeausbildung). Webbasierte Kommunikations-Applikationen können den Kreis überregional erweitern. Da konkrete Umsetzungen von Groupware sich öfters als schwierig zeigen, können digitale Werkzeuge zur Unterstützung von Arbeitsgruppen genutzt werden (vgl. z.B. Gumm u.a. 2000: 23).

Thematisch diskutabel wäre in einem expandierenden Interaktionssystem das Folgende. Über entsprechende Berücksichtigungen und Problemschwerpunkte verständigen sich die Mitwirkenden:[10]

Träger und Verantwortliche der Ausbildung

Lehrkräfte aus Schule und Praxis vergegenwärtigen sich, dass eine eigene Stellung von Schule und Betrieb, wie im beruflichen Bildungswesen, bei Pflegeschulen nicht gegeben ist und es zu einer Art Sorge-Mix kommen kann.[11] Pflegeschule und Pflegepraxis befinden sich unter einem Dach. Das kann als Vorteil oder auch als Nachteil diskursiv erörtert werden. Auch hier gilt, dass Lehrer*innen ungestört arbeiten können müssen, ohne sich unter einem moralischen Anspruch mit der Pflegepraxis identifizieren zu müssen.

Zu konstatieren gilt: »Dem während des Gesetzgebungsverfahrens vom Bundesrat eingebrachten Vorschlag, eine uneingeschränkte Gesamtverantwortung nach dem Vorbild des AltPflG bei den Pflegeschulen anzusiedeln, wurde nicht gefolgt.« (Dielmann 2021: 113) Zuständig und verantwortlich ist der jeweilige Träger der praktischen Ausbildung, welcher in der Regel eine *eigene* Pflegeschule betreibt. Unbeschadet der Koordinierungsaufgabe der Schule bleibt die Gesamtverantwortung für die Ausbildung beim Träger der praktischen Ausbildung. »Hierzu kooperiert er mit weiteren Einrichtungen, ist selbst Träger einer Pflegeschule oder mit einer Schule vertraglich verbunden, (.) bleibt haftungsrechtlich aber in der Verantwortung.« (ebd.: 113) Die Pflegeschulen haben die Gesamtverantwortung für die Koordination des theoretischen und praktischen Unterrichtes und der praktischen Ausbildung zugewiesen bekommen. Die meisten Schulen des Gesundheitswesens müssen aufgrund der jeweiligen Berufszulassungsgesetze mit Krankenhäusern verbunden sein oder es müssen Vertragsbeziehungen für die praktische Ausbildung bestehen (vgl. Dielmann u.a. 2020).

Die Pflegepraxis

Gegenstand der Diskussionen wird auch eine teils von Pflegenden selbst angemahnte Pflegepraxis sein (vgl. Gräske u.a. 2021; Jacobs u.a. 2021; Simon u.a. 2005; Abschlussbericht ISO Institut 2020), die sich auf die Ausbildung auswirken kann, zum Beispiel hin-

---

10 Vgl. auch Beiträge von Bohrer, Bossle, Darmann-Finck, Muths, Görres, Fichtmüller, Walter, Kellner, Keuchel, Knigge-Demal, Kühme, Kraus, Roes, Sahmel, Sieger, Stöhr, Unger u.a.

11 Der Verquickung von Pflegeschule und Pflegepraxis mag auch dem Vorschub leisten, dass Lehrende, die zudem selbst eine Pflegeausbildung durchlaufen haben und ggf. als Pflegefachkraft tätig waren, sich der Aufgabe als Lehrer*innen und zugleich als Vertreter*innen einer Pflegeprofession verpflichtet sehen (vgl. Engelke-Herrmannsfeld/Krämer 2022: 162, Spanuth/Thomas 2022) und als Sozialisatoren wirken. Sie geben ihre doppelte Identifikation in dem Falle weiter an die Auszubildenden. Das neue Pflegeberufegesetz sieht eine Fachkraft als Voraussetzung nicht mehr vor. Es ist Sache der Länder, weitergehende Festlegungen zur Qualifikation der Lehrkräfte zu treffen (vgl. Dielmann 2021: 107 ff.).

sichtlich der Identifikation mit der Organisation, den Rahmen- und Arbeitsbedingungen. In einer Untersuchung von ver.di wird konstatiert, dass unter Bedingungen gearbeitet wird, die fast einen Indexwert Schlechter Arbeit aufweisen (ver.di-Reihe 2013). Höhmann u.a. (2016) skizzieren auf der Makro-, Meso- und Mikroebene auf Grundlage von Studien Belastungsfaktoren und ihre Folgen und verweisen unter anderem auf ungenutzte Möglichkeiten des Pflegemanagements, nämlich »dass es eine aktive Steuerungsentscheidung ist, wie die Mittel hausintern verteilt werden, die sich nicht naturwüchsig aus der Vergütungslogik der DRGs ergibt und die Pflege automatisch benachteiligen muss«, und wie »transformatorische(n)« Belastungsfaktoren für die Mitarbeiter zu reduzieren bzw. »abzufedern« wären (ebd.: 77). Obgleich Isfort u.a. (2022) in einer neuen Studie für NRW feststellen, dass vieles, was der Pflege nachgesagt wird, nicht zutrifft, wird die Praxis der Pflege teils, was Arbeitszufriedenheit und Wertschätzung anbetrifft, als heikel eingestuft: sinkende Motivation, Verschlechterung der Arbeitsumgebung, sinkende Wertschätzung durch Arbeitgeber. Es werden Vereinbarkeit von Beruf und Familie, Arbeitsbedingungen und Führungsverhalten kritisch angeführt (Konzertierte Aktion Pflege 2021: 120). Engagement und Commitment der Pflegenden mögen befeuert sein von einem traditionell hohen Arbeitsethos (vgl. Bühler 2012: 2).

Pflegepraxis und Auszubildende
Lehrkräfte in der Pflegepraxis, Anleiter*innen und Praxisbegleiter*innen, können beobachten, ob Auszubildende ihrerseits mit einer von Rationalitätsdruck geprägten und einer kaum bewältigbaren Praxis der Pflege konfrontiert sind. Auszubildende äußern sich in den sozialen Medien dazu. Wenn das schulisch-theoretisch Richtige von der Pflegepraxis so abweicht, dass in praktischen Begleitungen von den Lehrenden kognitive Übereinstimmungen didaktisch inszeniert werden müssen, dann kommt das einer theorie-praxis-überspannenden Grätsche gleich. Die Auszubildenden erfahren ansonsten, dass es zwei Welten gibt: die, die sein sollte und die, die ist. Dieses Unsichere, Unfertige, Widerstreitende kommt spätestens in der Lernortkooperation zwischen den Interaktionspartnern zur Sprache und verlangt nach Lösungen. Dann zeigt sich, ob die Grätsche als zumutbar akzeptiert wird und keine Lösungen als notwendig erachtet werden oder keine richtigen Lösungen gefunden werden oder die einander bedingenden Gegenstandsbereiche so verbleiben müssen.

Empirische Studien belegen, dass Auszubildende von einer Mängelpraxis betroffen sind – sie erleben eine Grätsche von *Sollen und Sein*, die aber in der Ausbildung verschleiert wird (Kersting 2016, 2019, 2020[12]). Kersting legt dezidiert und auf ihren Coolout-Studien basierend die Unvereinbarkeit eines pflegetheoretischen Anspruchs auf Ausbildung mit den Gegebenheiten im Gesundheitssystem dar. Die Grätsche besteht darin, dass die

---
12 Wesentlich basierend auf einer Studie, 2013, mit 91 Interviews: Lernende und Lehrende, Praxisanleitende, Pflegende, Pflegedienstleitungen.

Auszubildenden einem unlösbaren Widerspruch von Sollen (Schule) und Sein (Praxis) unterliegen. Dieser Zusammenhang bzw. Widerspruch wird pflegepädagogisch aufgegriffen, indem er immer wieder thematisiert und reflektiert wird, Bildung im Medium des Widerspruchs (2020: 252). Bislang nicht gefunden wurde von Kersting in ihren Studien (2016, 2020) ein von Heinrich thematisiertes Reaktionsmuster *Reflektierter Protest* (Hervorhebung EBM). Mit Heinrich schreibt Kersting: Nur »in der radikalen Kritik, in der Negation bleibt das Positive bewahrt. Das ist der Ausgangspunkt (...) für berufspolitisches Engagement und die damit einhergehenden Argumentationen und auch möglichen Widerstand auf einer politischen Ebene. Denn ›Wer, wenn nicht die Subjekte, können diese Praxis verändern?‹ (Heinrich 2000: 70)« (ebd.: 250).

Nach der Studie von Sabine Balzer (2019) entwickeln Auszubildende in der pflegepraktischen Ausbildung eine Chamäleonkompetenz. Charakteristisch dafür sind Strategien, »die zwischen Idealen und Wünschen und objektiven Bedingungen austariert werden« (ebd.: 283). Autonomieansprüche und Befreiungen von Zwängen sind bei Auszubildenden nur teils ausgebildet. Auch weitere Autorinnen und Autoren haben sich mit je eigenen Ergebnissen und Erkenntnissen geäußert.[13]

In einem Projekt zum Theorie-Praxis-Transfer (2016) wurde festgestellt, dass dem Theorie-Praxis-Transfer unter dem Gesichtspunkt der Ausbildungsqualität eine ganz entscheidende Rolle zukommt (Landesprojekt Theorie-Praxis-Transfer 2016: 53). Mittels Fachworkshop und integrativem Literaturreview vom BIBB (Bundesinstitut für Berufsbildung) wurde unter anderem eine bessere Verzahnung von theoretischen und praktischen Ausbildungsteilen durch Ausbildungsverbünde zur Vermeidung von vorzeitigen Ausbildungsabbrüchen als sinnvoll erachtet (Fachworkshop bibb.de 2021). Die Konzertierte Aktion Pflege des Bundesgesundheitsministeriums empfiehlt, um Lernortkooperationen und Ausbildungsverbünde aufbauen zu können, regelmäßigen persönlichen Austausch zwischen allen Beteiligten (Konzertierte Aktion Pflege 2021).

Allerdings ist anzunehmen, dass »regelmäßiger persönlicher Austausch« nicht ausreicht und Problembewältigung fortwährend auf *Personen lenkt, statt Probleme systemisch* zu untersuchen und es nicht bei Fragen auf der Mikroebene zu belassen.

Nun geht es auf der Exoebene auf eine weit höhere Ebene, die Grundsätzliches in den Blick nimmt, die Verortung im Gesundheitswesen oder im Bildungswesen.

---

13 Vgl. Schriften von Bohrer, Kellner, Keuchel, Fichtmüller/Walter, Kühme, Sander/Loos/Temizdemir u.a.

2.2.4 Exoebene: Die Grätsche Schulen des Gesundheitswesens und Schulen des Bildungswesens

Gleichheiten und Ungleichheiten

Den Möglichkeiten und Chancen der Schulformen des Bildungswesens[14] wurde nach der Wende wenig Aufmerksamkeit gegeben, im Zentrum standen sogleich Schulen des Gesundheitswesens. Der historisch gewachsene und starke Einfluss der Krankenhäuser in den Strukturen der Pflegeausbildung zeigt sich bis heute. »Ein deutlicher Ausdruck davon ist die etablierte Verankerung der Berufsbildung in der Pflege im Praxisfeld der Gesundheit und damit weitgehend außerhalb des (Berufs)Bildungssystems.« (Kraus 2005: 7) Katrin Kraus hat aus berufspädagogischer Sicht die Sonderstellung der Pflegeausbildung in Schulen des Gesundheitswesens beschrieben. Dazu beruft sie sich auf Diskussionen in den frühen Zweitausender Jahren (Bals, Becker, Bischoff-Wanner, Brendel/Dielmann, Darmann/Mayer/Wittneben, Kruse, Meifort, Voges, Wolff/Wolff) (vgl. ebd.), die nach meiner Einschätzung wieder zu beleben wären, weil sie an Aktualität nicht verloren haben.

Die Pflegeausbildung muss aus zwei Perspektiven betrachtet werden: der Perspektive des Pflegeberufereformgesetzes und der Perspektive der Schulgesetze der Länder. Einen besonderen Bereich außerhalb des Bildungswesens bilden die Heilberufe in Schulen des Gesundheitswesens, wozu auch die Pflegeschulen gehören. Es gilt das Pflegeberufereformgesetz. Daneben gibt es im Bildungswesen Ausbildungen in der beruflichen Fachrichtung Pflege nach Schulrecht. Diesem Umstand geschuldet, lassen sich, von der Mikro- bis zur Makroebene betrachtend (vgl. Abbildung 3), sowohl Gleichheiten als auch Ungleichheiten nachvollziehen. Auf das große Ganze schauend bringt die politisch induzierte Grätsche »Schulen des Gesundheitswesens und Schulen des Bildungswesens« summa summarum Verwirrung und Unordnung mit sich, – etwas gilt hier wie dort, oder es gilt hier, aber dort nicht, und umgekehrt.

Die Grätsche markiert daher etwas dialektisch Unsicheres und Widerstreitendes. Sie hat möglicherweise einen wenig akuten Charakter, bleibt aber im Hintergrund bildungs- und gesundheitspolitisch virulent.

Wesentlich in dem hier verhandelten Sinne ist dieses:

Der Sachverhalt, dass Pflegeausbildung sich dem Gesundheitswesen oder dem Bildungswesen zuweisen kann, ist entscheidend: Das Gesundheitswesen muss seinem Wesen nach Gesundheit präferieren können (Gesundheits- bzw. Sozialministerien) und Bildungswesen muss seinem Wesen nach Bildung präferieren können (Bildungsministerien bzw. Kultusministerien).

---

14 Mit »Bildungswesen« ist das staatliche Gefüge von Bildung gemeint, mit dem in entsprechenden Organisationen formal Bildungsabschlüsse erreicht werden können (vgl. Seel/Hanke 2015: 691 ff.).

Ein ihrer Eigentümlichkeit geschuldetes Problem haben Pflegeschulen im Gesundheitswesen allerdings, worauf in diesem Zusammenhang noch einmal abgehoben wird.

Pflegeschule und Krankenhaus unter einem Dach

Die Grätsche als Problemindikator verweist darauf, dass Pflegeschulen im Gesundheitswesen sich unter einem Dach mit der Pflegepraxis bzw. dem Arbeitgeber befinden und anzunehmen ist, dass dadurch eine Zwangslage beibehalten wird (vgl. Brinker-Meyendriesch 2006, 2023): Durch eine strukturelle Vermengung wird erschwert, ungestört mit eigenen Angelegenheiten umgehen zu können. Wegen der Trägeridentität der Gesamtausbildung müssen die Lehrenden immerzu zwischen Interessen der Arbeit und Interessen der Ausbildung changieren, was sie unter Stress setzen mag. Das ist bei Schulen des Bildungswesens so nicht der Fall. Die Pflegeschule, im Gesundheitswesen verankert, könnte dabei am meisten aufgeben oder unter hohem Druck pflegedidaktisch gegensteuern, weil das Krankenhaus im Beschäftigungssystem härtere Fakten aufweisen kann und dort der Beruf stattfindet. Es gilt nicht, wie etwa in dualen Ausbildungen im Bildungswesen, der Vorrang der praktischen Ausbildung, sondern es gilt hier die Professionalisierung des Berufes.[15] Da also Kapitulation vor den derzeitigen Gegebenheiten der Pflegepraxis nicht akzeptabel für die Pflegedidaktik und die Pflegeschulen sein kann, werden unaufhörlich, jetzt auch unter Beteiligung des BiBB[16], pflegedidaktische Konzepte, Ratgeber und Hilfen entworfen, die das Grundproblem aber nicht lösen.[17] Eine unendliche Geschichte, der mit immer neuen pflegedidaktischen Konstrukten und Konzepten versucht wird beizukommen.

> Bedingt durch den gemeinsamen Träger der Ausbildung zwingt es sie beide, Pflegeschule (Wahrheit) und Pflegepraxis (Arbeit), in eine Grätsche.

Verschmelzung

Der aufgestellte Grundsatz, Lehre und Forschung müssen ungestört mit Wahrheit und Beschäftigung muss ungestört mit Arbeit umgehen können, kann ggf. nicht im erforderlichen Maße durchgesetzt werden. Daher ist die Frage berechtigterweise zu stellen, ob die duale Pflegeausbildung des Gesundheitswesens mit den beiden Organisationen Pflegeschule und Krankenhaus überhaupt aus der Perspektive zweier Teilsysteme behandelt

---

15 Eine kritische historische Analyse zur Professionalisierung der Pflegeberufe bietet z.B. Anne Kellner (2020: 79-112, insbesondere S. 106-109) an.

16 Bundesinstitut für Berufsbildung. Eine bundesunmittelbare rechtsfähige Anstalt des öffentlichen Rechts, Einrichtung zur Erforschung und Weiterentwicklung der beruflichen Aus- und Weiterbildung.

17 Vgl. Hofrath/Peters/Dorin (o. D.). Aufbau und Erprobung eines Monitorings zur Umsetzung der Pflegeausbildungen. BiBB Bundesinstitut Berufsbildung.

und gesehen werden kann, Teilsystemen, die sich zwar wahrnehmen, aber autonom bleiben, oder ob sie nicht viel mehr zu einem »Einzigen« werden.

So betrachtet würde das die interne Komplexität des »Einzigen« beträchtlich steigern und auch die Menge der von diesem »Einzigen« in Betracht zu ziehenden »relevanten Umwelten« – eben nicht nur Beschäftigung (bzw. Arbeit) betreffend, sondern auch Forschung und Lehre (bzw. Wahrheit) betreffend. Dieses »Einzige« müsste sich auch mit den weiteren Umwelten auseinandersetzen: Beschäftigung (bzw. Arbeit) mit Recht, Wirtschaft, Gesundheit, Wissenschaft, Politik usw. Und Forschung und Lehre (bzw. Wahrheit) gleichzeitig – aber eben anders – mit Recht, Wirtschaft, Gesundheit, Wissenschaft, Politik usw. Das wären, dieser Betrachtungsweise folgend, jeweilige Umwelten der Teilsysteme, die im »Einzigen« mit bewältigt werden müssten. Da das undenkbar ist, muss es darum gehen, die Verwobenheiten zu entschlüsseln oder aufzuheben oder sich gleich geschlagen zu geben und sich komplett dem Beschäftigungssystem zuzuschlagen.

Abbildungen 5 und 6: Pflegeausbildung – keine Trennung möglich, dem Teilsystem Beschäftigung zugehörig?

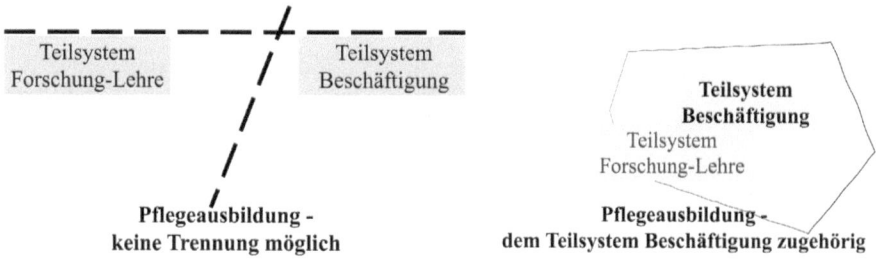

Es zeigt sich hier in aller Deutlichkeit, dass Probleme hausgemacht sind und sie nicht nur einer Pflegepraxis zuzuschreiben wären, die sich verändern oder verbessern müsste, damit die Theorie bzw. schulische Ausbildung dort ihre lernende Entsprechung fände, oder umgekehrt die Ausbildungskonzeptionen der Pflegeschulen sich mehr an die existierende Pflegepraxis anzugleichen hätten und damit eine gewisse Gleichheit hergestellt wäre, die die Auszubildenden und anderen Beteiligten nicht in die Grätsche zwänge. Das Ursprungsproblem liegt tiefer.

Bedeutung für das Interaktionssystem

Es gilt somit die Bewusstheit in einem Interaktionssystem, dass Bundesländer abwägen und wählen können, ob die Schulgesetze der Länder die Pflegeausbildung ein- oder ausschließen und die Pflegeausbildung dem Gesundheitswesen oder dem Bildungswesen zugehörig sein soll. Deshalb ist ausschlaggebend, dass in einem Interaktionssystem auf der Exoebene Beteiligte und Vertreter*innen für Schulen des Gesundheitswesens und Schulen des Bildungswesens jeweilige Perspektiven einbringen und Konfusionen, die möglicherweise Beruf und Ausbildungen irritieren, mittels einer grundsätzlichen Vorteils-Nachteils-Matrix unter Einbezug aller Ebenen (Mikro- bis Makroebene) noch einmal in den Blick nehmen. Dies möglichst unter Kontakt mit landespolitischen Vertretern und lehrer- und berufsverbandlichen Vermittlern.

Die bis hierher entfaltete Diskursivität mit der Denkfigur *Die Grätsche* drängt, grundsätzlicher weiterzudenken und mehr auszuholen. Dazu das Weitere in politischen Interaktionssystemen auf der Makroebene.

2.2.5 Makroebene: Politisch selbstwirksam denken und handeln wollen

Es könnte sein, dass ein Interaktionssystem der Lernortkooperation sich nicht begrenzen lässt auf ausbildungsinterne Angelegenheiten, sondern expandiert und letztlich zu einer berufspolitischen Angelegenheit auf einer Makoebene wird. Es wird dann ein größerer Zusammenhang hergestellt, der Möglichkeitssinn und Realitätssinn hinsichtlich institutioneller und gesellschaftlicher Ambitionen berufspolitisch verknüpft – ein *berufspolitisches Interaktionssystem*. Ein solcher Kampf wird interaktiv und diskursiv ausgefochten.

Zu bedenken ist an dieser Stelle, dass Pflegende als Gesundheitsdienstleister dem Patienten gegenüber verpflichtet sind und dem Staat gegenüber bei der Erfüllung seiner Schutzpflichten (Igl 2016) und sie dem Anspruch unter den ökonomischen Verhältnissen einer Gesundheitswirtschaft so gesehen nicht verpflichtet sind. Damit verdeutlicht sich, dass Protest staatlicherseits willkommen sein müsste, da mit ihm ein *Missstand* erkennbar wird: Durch die Verbalisierungen und Demonstrationen wird darauf aufmerksam gemacht, dass dem Auftrag an die Pflege nur bedingt nachgekommen werden kann und dass dies neben der Überforderung der Pflegenden zu gesundheitlichen Folgewirkungen bei der Erfüllung der Schutzpflichten der Bevölkerung führen kann.

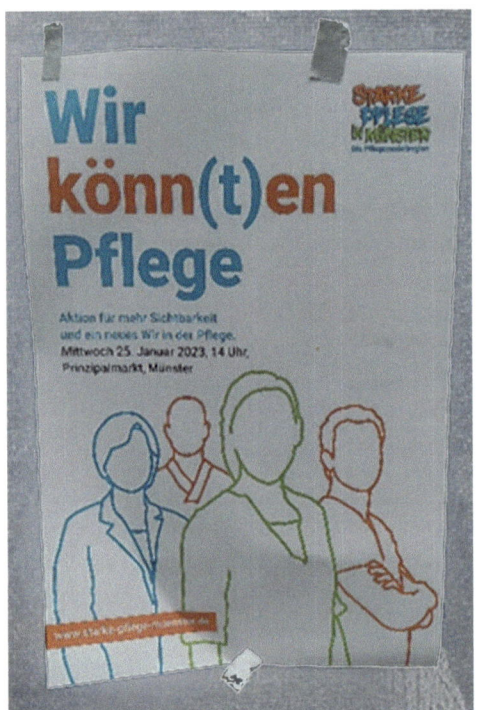

Das folgende Foto von einem Plakat, jüngst auf einer Kundgebung (25.01.2023) *Starke Pflege Münster* zu sehen, verdeutlich die missliche Lage der Pflege.

Abbildung 7: Starke Pflege Münster.
Foto: Brinker-Meyendriesch

Um sich selbst zur Geltung zu bringen und mit politischer Aufmerksamkeit und Beteiligung arbeiten zu können[18], kann sich in einem berufspolitischen Interaktionssystem ein kollektives Bewusstsein berufsverbandlicher, vereins-/fachpolitischer, wissenschaftlicher und gewerkschaftlicher Art weiterentwickeln. Unabhängig von politischen Mandaten konnen kollektiv Stellungnahmen in Medien und Beiträge in Internet-Foren/Blogs platziert werden. Beziehungsnetze können verstärkt werden, Beschwerden bei Abgeordneten des Landtags eingebracht werden, Parteiarbeit betrieben werden, auch ohne einer Partei beizutreten. Es kann als Sachkundiger Bürger im Rat Einfluss genommen werden. Bundes- und Landesparteiprogramme können, auch auf kommunaler Ebene, mit einbezogen werden, um zu erfahren, was gesundheitspolitisch und bildungspolitisch erreicht wurde und was weiterverfolgt werden soll. Die Abbildung 8 gibt einen Überblick über Ebenen der Interaktionssysteme sowie entsprechende Personen bzw. Aktionen.

Abbildung 8: Übersicht (System-)Ebenen, Interaktionssysteme, Personen und Aktionen

Makrobene: Strukturen der Gesellschaft, des Staates	Berufspolitisches Interaktionssystem: berufsverbandlich, vereins-/fachpolitisch, wissenschaftlich, gewerkschaftlich; Stellungnahmen in Medien, Beiträge in Foren/Blogs, Beschwerden bei Abgeordneten, politische Mandate, Sachkundige Bürger im Rat u.v.m.
Exoebene: Schulen des Gesundheitswesens - des Bildungswesens	Expandierendes Interaktionssystem: Netzwerke, formlose Arbeitskreise, feste Arbeitsgemeinschaften, regional, überregional - webbasiert
Mesoebene: Pflegeschule - Pflegepraxis	Expandierendes Interaktionssystem: Netzwerke, formlose Arbeitskreise, feste Arbeitsgemeinschaften, regional, überregional - webbasiert
Mikroebene: Lernortkooperation, Didaktik ...	Interaktionssystem der Lernortkooperation: Lehrer*in bzw. Praxisbegleiter*in, Praxisanleiter*in, Auszubildende, Betriebsangehörige, Leiter*in/Manager*in in Schule und Betrieb, die Behörde

Eine systemtheoretische Betrachtungsweise verweist darauf, dass dem Prinzip Verantwortung nicht auszuweichen ist und Verantwortung nicht einfach zu delegieren ist auf andere Teilsysteme: Tewes (2002) schließt aus ihrer Studie zur pflegerischen Verantwortung, dass nur die Pflegenden selbst ihre Leistungen sichtbar machen können – die Unsichtbarkeit liegt vor allem in dem interpersonalen Bereich z.B. durch Begegnungen und Berührungen zwischen Pflegenden und Patienten. Da Pflegende nicht über Pflege reden, wird letztlich die ge-

---

18 Laut dem Abschlussbericht vom Institut für Sozialforschung und Sozialwirtschaft e.V. (iso) (22. Juni 2020, S.9), möchten Pflegekräfte bei politischen Entscheidungsprozessen auch auf der Makroebene stärker einbezogen werden.

sellschaftliche Bedeutung der Pflege nicht mitgeteilt – ein Teufelskreis, der durch Selbstbeschränkung als Reaktion auf die wenige gesellschaftliche Wertschätzung diese noch weiter befeuert (ebd.: 333). Tewes weist der Pflegeausbildung die Aufgabe zu, Verantwortung wesentlich in den Kanon der Ausbildung mit aufzunehmen (vgl. z.B. Projekt KoWeP 2022: 78 f).

2.2.6 Der ungezügelte Protest – Armin Nassehi (2020)

Hoffnungsvoll zu verzeichnen ist, dass die Pflege derzeit präsent in der Öffentlichkeit vertreten ist und auf sich aufmerksam macht, zu Protesten aufruft.[19] Nach Nassehi ist Protest »ein Seismograf für Grundkonflikte, die sich nicht von selbst auflösen und sich nicht mit den üblichen Routinen bearbeiten lassen« (ebd.:10).

Die Ambitionen der Pflege überschreiten bei Weitem nicht die Grenze dessen, was Nassehi einen ungezügelten Protest nennt. Denn anders als beim ungezügelten Protest gibt es gesellschaftlich vorgeformte Bahnen, seine Anliegen zu kommunizieren. Diese Möglichkeiten können ungenutzt unterschritten, sie können – im Gegensatz dazu – auch überschritten werden.

Protest wird wahrscheinlicher, wenn Protestierende ihre Ziele nicht mit den Mitteln, die der kritisierte Gegenstand bereithält, erreichen können (vgl. ebd.: 12), wenn es also nicht zum Durchschlagen dessen kommt, was merkbar ohne Protest nicht erreicht werden kann. Ein extremes Beispiel für ungezügelten Protest ist nach Nassehi PEGIDA. Vielleicht könnten derzeit Aktivitäten von »Letzte Generation« (vgl. letztegeneration.de) auch dazu zählen und das veranschaulichen. Dort heißt es: »Wir kommen zusammen und leisten entschlossen *gewaltfreien* (Hervorhebung EBM) Widerstand gegen den fossilen Wahnsinn unserer Gegenwart. Wir sind der Überlebenswille der Gesellschaft!« (ebd. o. S.) Dieses Statement und die realen Aktionen stehen aber, verfolgt man die öffentlichen politischen Diskussionen, in einem Widerspruch: Als gewaltfrei werden sie nicht von allen gesehen. Obwohl nur der ungezügelte Protest diese Wucht ausstrahlen kann, müssen die Aktionen dennoch inakzeptabel bleiben. Denn in der Logik des Protestes gilt: Würden die Aktionen allgemein akzeptiert, müsste der Protest als Reaktion noch ungezügelter werden, sich also steigern müssen. Die gute Lösung kann nur sein, dass sich der Grundkonflikt, damit er sich selbst auflösen kann, mit den üblichen politischen Routinen bearbeiten ließe. Das dürfte der Druck sein, den »Letzte Generation« aufbauen will.

Derzeit zeichnet sich in der Pflege kein vergleichbar harter Protest ab, sondern ein milder Protest in gesellschaftlich vorgeformten Bahnen unter Nutzung legitimer Artikulationsmittel (Honneth 1994/2021). Allerdings muss in einem berufspolitischen Interaktionssystem, bezogen auf das hier verhandelte Thema, genauer gefasst werden, was erreicht werden will, welche Dringlichkeit und Wichtigkeit einem Protest gegeben werden soll, welche Kräfte wie wirken und inwiefern, wenn es sich so zeigen sollte, ein zivi-

---

19 Z.B. »Tausende demonstrieren für mehr Pflegepersonal.«(altenpflege-online.net, 2018), z.B. »Walk of Care« in Dresden; z.B. »Demo zum Tag der Pflege«, Münster 2021

lisiertes Nein (Nassehi) nicht genügend zum Erfolg führte. Zu berücksichtigen und zu prüfen wären dabei politische Ziele und Absichten, die bereits angesteuert sind.[20] Damit kommen auch Fragen von Macht und Ohnmacht ins Blickfeld.

2.2.7 Macht im System

Macht kann unterschiedlich gesehen werden, es sind verschiedenste Wissenschaften und Denker an ihrer Definition und Auslegung und ihren Denkrichtungen beteiligt. Macht einzelner Personen oder im Zusammenschluss in Gruppen kann auch als ein Vermögen verstanden werden. Macht kann genutzt werden, oder sie kann auch nicht genutzt werden. Genutzt kann mit ihr Überzeugungsarbeit geleistet werden, man gewinnt andere für sich und seine Ziele oder findet mit ihnen und ihrer Hilfe Lösungen für Probleme.

Nach Rusch setzt sich in Kommunikation die Bedeutung desjenigen durch, der »seine Orientierungserwartungen […] erfolgreich durchbringt« (Rusch 1992: 159). Insofern wird Kommunikation in politischen Diskussionen zu einem Politikum. Kontroversen erweitern aber auch das Bewusstsein, »widersprüchliche Meinungen sind nicht unbedingt dysfunktional zu werten, vielmehr sind Widersprüche notwendig, denn verschiedene Sinnwelten zwingen auf das andere zu reagieren und durch Selbstbeobachtung, durch die Fähigkeit von Auflösung und Reproduktion Strukturen auszubilden, die die Anschlussfähigkeit für weiteres sicherer machen.« (Luhmann 1991: 488 ff.)

Niklas Luhmann kritisiert in seinem Buch *Macht im System* (2013:16-19, 26)[21] an klassischen Machttheorien, dass eine Wirkung durch Macht, wegen der Beziehungskomplexität von funktional-differenzierten Teilsystemen der Gesellschaft, kausal nicht zugedacht werden kann, also nicht davon ausgegangen werden kann, dass Macht auf eine erwünschte Wirkung zweifelsfrei zurückzuführen ist. Jede Machtanalyse müsse systemrelativ geführt werden und zunächst ihr Bezugssystem wählen, je nachdem, was untersucht werden soll. »Nicht die Monopolisierung und zentrale Kontrolle aller Macht, sondern die Ausdifferenzierung spezifischer Grundlagen der Einflussgeneralisierung ist die gesellschaftliche Leistung des politischen Systems.« (ebd. S. 144) *Das politische System dient dazu, die Entscheidungsfähigkeit der Gesellschaft zu stärken, und es muss Lösungen für allgemeine Problemlagen bestimmen, die kollektiv greifen.*

---

20 In Deutschland beinhaltet politisch die »Konzertierte Aktion Pflege« neben der verbesserten Ausbildung »Personalmanagement, Arbeitsschutz und Gesundheitsförderung«, »Innovative Versorgungsansätze und Digitalisierung«, »Pflegekräfte aus dem Ausland«, »Entlohnungsbedingungen in der Pflege«. (vgl. Konzertierte Aktion Pflege, 2021, bundesgesundheitsministerium.de). Die Pflegepersonalkosten der Krankenhäuser sind seit 2020 aus den DRG-Fallpauschalen ausgegliedert..Derzeit (2022) stehen wieder politische Reformen ins Haus (vgl. z.B. pflegenetzwerk-deutschland.de).

21 Die komprimierten Gedankengänge in der Schrift »Macht im System« sowie auch in den weiteren Schriften sind in der Kürze nicht vollständig wiederzugeben, sondern zwingen hinsichtlich meiner Mitteilungsabsicht zur Selektion.

Unter Einbezug systemtheoretisch hergeleiteter Prämissen von Macht erklärt Luhmann, dass funktional differenzierte Gesellschaften mit Teilsystemen wie etwa Organisationen der Krankenpflege und Schulen sich in wechselseitiger Abhängigkeit befinden, »die in der Struktur des Gesamtsystems der Gesellschaft als permanente Bestandsbildung verankert ist. (...) Eine *kausale Zurechnung* (Hervorhebung EBM) von Machtbesitz und Machteffekt ist wegen der Komplexität der Beziehung nicht möglich« (ebd.: 103). Da eine Kausalzurechnung von Macht nicht möglich ist, treten demzufolge bei Teilsystemen, statt elementarer Machtmittel, permanente Rücksichten auf (ebd.: 104 f.), aber dadurch kommt es andererseits nicht zu einer Konzentration von Macht. Die Macht in einem funktional differenzierten System ist nicht transitiv, sondern mit reziproken und mit zirkulären Strukturen durchsetzt.

Je mehr die Komplexität des Systems zunimmt, desto geringer sind zwar die Anpassungsprobleme an Welt, aber desto mehr hat es interne Probleme, »nämlich die strukturell bedingten Konflikte im System, die Interdependenzen und Koordinationsbedürfnisse, den Zeitbedarf der internen Prozesse« (ebd.: 49) zu regeln. (Das kann auch auf Interaktionssysteme bezogen werden. Die Probleme von außen sind nunmehr im Innern des Interaktionssystems.) Daher müssen dem System entsprechende Organisations- und Verfahrensweisen und auch mehr Macht bereitstehen, um die hohe Komplexität bewältigen zu können. Dabei stützen sich Systeme aufeinander und kommunizieren diese (jeweils fremde Gedankenarbeit in Gegenseitigkeit) – ohne zu starke Interferenz durch Macht (ebd.:142); Wirtschaft etwa muss *ungestört* mit Geld umgehen, Lehre und Forschung müssen *ungestört* mit Wahrheit umgehen (ebd.: 142) und, ich füge hinzu, Beschäftigung ihrerseits muss *ungestört* mit Arbeit umgehen können.

Anregungen I für ein berufspolitisches Interaktionssystem der Pflege/Pflegeausbildung

Das bedeutet, je komplexer die Pflege/-ausbildung im Verhältnis zu ihrer nahen Umwelt ist, desto mehr systemimmanente Macht muss sie in ihren Interaktionssystemen ausbilden, quasi um sich selbst zu regeln. Diese Macht – mit anderen Variablen zusammen – legt nun nahe, wie verträglich die Umwelten für sie sind insofern, als sie Handlungen an Umwelten orientieren muss oder will. Umwelten wären sicherlich Gesundheit, Wirtschaft, Recht, Wissenschaft, Politik.

> Einfluss zu gewinnen bedeutet, so gesehen, erstens durch eigene relative Komplexität reaktionsfähig im Hinblick auf die Umwelten zu sein und zweitens kommunikativ zu vermitteln, um ein Zusammenspiel mit den anderen Teilsystemen zu erreichen, ohne sich selbst aufzugeben oder die Aufgabe anderer zu verlangen.

Das gilt auch für ein Interaktionssystem der Lernortkooperation, in welchem ein kommunikatives Zusammenspiel der beiden involvierten Teilsysteme zustande kommt, ohne sich selbst aufzugeben oder die Aufgabe anderer zu verlangen. Das ist wesentlich.

> Zu betonen ist also, dass das Interaktionssystem der Lernortkooperation keine ausreichend elementaren Machtmittel hat, sondern es mit permanenten Rücksichten auf den Träger der Ausbildung bzw. mit der allgemeinen Verfasstheit der pflegerischen Ausbildungen im Gesundheits- oder Bildungswesen zu tun hat. Darauf hat das Interaktionssystem aktual keinen Einfluss. Daher müssen alle normativen Vorgaben von Pflege und Pflegeausbildung, mit denen über mehr Macht verfügt wird, bereits Lösungen für allgemeine Problemlagen enthalten. Wenn dies, auch mittels expandierender Interaktionssysteme, nicht oder nicht ausreichend der Fall ist, drängt die vergesellschaftete Berufsöffentlichkeit, möglichst mit den Mitteln, die der verhandelte Gegenstand bereits in sich trägt, darauf.

Zurückkommend auf ein Kapitel zur Reflexivität ist bei Luhmann zu lesen, dass alle komplexen Systeme so organisiert sein müssen, dass Macht auf Macht angewandt werden kann. »Die Systemmacht – und nicht etwa die an der Spitze (innerhalb eines Hierarchiemodells von Macht, Einfügung EBM) verfügbare Macht – muss reflexiv werden.« (Luhmann 2013: 94) (...) Dabei kann reflexive Macht zwar auch von oben nach unten, aber ebenso von unten nach oben und, das macht die Beziehungshaftigkeit aus, »vor allem auch in horizontalen Kommunikationsbahnen ausgeübt werden« (ebd.: 95). Die Machtbildung in Teilsystemen ist sowohl unentbehrlich als auch gefährlich für das Gesamtsystem, weshalb die *Reflexivität* der Macht im Gesamtsystem mit Bezug auf die Macht in Teilsystemen erhalten bleiben muss (vgl. ebd.: 109). Wegen der Generalisierung der Macht im System und der Differenzierung der Struktur müssen in differenzierten Systemen *Organisations- und Kommunikationsleistungen verstärkt werden* (vgl. ebd.: 112, Hervorhebung EBM). Zu bedenken ist mithin, dass Systemmacht nicht ohne Weiteres umweltwirksam werden kann, da sie auf die Bedingungen eines anderen Teilsystem stößt. »Die Weiterleitung von Macht über Systemgrenzen ist also auch hier ein Problem« (ebd.: 110).

Anregungen II für ein berufspolitisches Interaktionssystem der Pflege/Pflegeausbildung:

Eine vorsichtige Schlussfolgerung im hier verhandelten thematischen Zusammenhang kann nun sein, dass Kommunikation eine Stellung von Macht im System hat und dass Pflege dahingehend systemintern Organisations- und Kommunikationsleistungen mit Bezug auf ihre relevanten Umwelten (Gesundheit, Recht, Wissenschaft, Wirtschaft, Politik) reflektiert, bewertet und ggf. verstärkt.

> Zu konstatieren ist, dass eine reflexive Macht nicht nur von oben nach unten funktioniert, sondern auch umgekehrt und horizontal, also von einem Beziehungs- und Kraftgeflecht

ausgegangen werden kann und nicht von einer z.B. Hierarchiepyramide. Das bedeutet, dass sich bei einer horizontalen Machtverfügung Kommunikationsleistungen von Interaktionssystemen der Lernortkooperation erweitern bis zu einer Makroebene und dadurch politische Aktionen und Proteste der Pflege/-ausbildung begünstigen können. Solche Aktionen und Proteste dienen einem gesellschaftlichen System, es korrigiert und stabilisiert sich auf diese Weise. Daher liegt darin eine Aufforderung, sich zu verbalisieren, Kommunikation zu intensivieren, sich zu vernetzen und berufspolitisch aktiv zu sein.

Da Luhmann eine Kausalität von Macht und Ursache nicht kategorisch anerkennt, müssen in Diskussionen und Protesten systemtheoretisch gesehen immer Bezugssysteme der Pflege und ihrer Ausbildung mitgedacht werden. Deshalb sind berufspolitische Interaktionssysteme als offizielle Fachgesellschaften, Berufsverbände, Gewerkschaften usw. erfolgversprechend, denn es erfordert viel geistige Konzentration, die wichtigsten Fakten beisammenzuhaben und zu bewerten und über Orientierungswissen zu verfügen, was Kommunikation mit den anderen angrenzenden Teilsystemen – im Übrigen auch mit Bezug auf die anderen Gesundheitsberufe – ermöglichen soll.

Auch für die Pflege/-ausbildung verbleibt Machtpolitik im Gesamtsystem der Gesellschaft. Und das bedeutet, dass Machtpolitik ihrer, der Pflege/-ausbildung, Entscheidungsfähigkeit dient und Lösungen für ihre allgemeinen Problemlagen bestimmen muss, die kollektiv greifen. Pflege/-ausbildung kann nicht all ihre Probleme von sich aus lösen und sie bewältigen, aber sie kann sich in offiziellen Fachgesellschaften, Berufsverbänden, Gewerkschaften usw. vergesellschaften und auf generelle Problemlösung drängen.

Welche Lösungen allgemeiner Problemlagen könnten das sein für die Pflege/und -ausbildung, worauf sie sich berufen könnten und welche die dringenden wären? Wo finden wir sie, was ist gegeben, worauf man sich beziehen könnte?

2.2.8 Anerkennung erwirken oder der unschöne Schein der Anerkennung (Honneth)

Pflege scheint nicht anerkannt zu sein. Das schreibt sie sich zu, weil Forderungen nicht erfüllt und Zumutungen nicht abgestellt werden. Offenkundig hat die Öffentlichkeit nur Interesse an den Anliegen der Pflege, wenn eigene Not und Bedrängnis erfahrbar werden, zum Beispiel in der Corona-Krise (Brinker-Meyendriesch 2020). Imprägniert von solchen Erfahrungen eines fruchtlosen Kampfes, bekunden Pflegende und Pflegeauszubildende derzeit wieder ihr Missfallen und artikulieren sich. In kommunikativen Situationen wird etwas von Pflegenden oder Auszubildenden vertreten und argumentiert, das auf einer breiten Basis durchdacht und abgestimmt ist. Darauf kann man sich beziehen und sich als kommunikativer Stellvertreter eines Kollektivs verstehen, das sich in eine öffentliche Debatte einschaltet. Politisches Handeln impliziert, sich auf dem Wege der

Vergesellschaftung verschiedenster legitimer Artikulationsmittel (Honneth 1994/2021a) zu bedienen und sie zu nutzen, vor allem, wenn etwas von der Pflege/-ausbildung durchgesetzt werden muss, das noch nicht von der (Fach-)Gemeinschaft oder Öffentlichkeit akzeptiert ist, zu wenig beachtet scheint und nicht aktiv genug verfolgt wird – jedenfalls unzufrieden zurücklässt und Anerkennung vermissen lässt.

Aber anderen Anerkennung zu zeigen bzw. sie selbst zu bekommen, kann auch nur *Schein* sein, um Personen zu etwas zu bewegen und sie sich gefügig zu halten. Sie kann nach Honneth (2021b) bloß rhetorische Züge tragen und nur noch einen Surrogatcharakter besitzen. Durch solche Äußerlichkeit wird systemkonformen Einstellungen Vorschub geleistet (ebd.: 103). Eine wechselseitige Anerkennung von Subjekten kann dann dazu führen, dass sie sich *freiwillig* dazu motivieren, gesellschaftsdienliche Aufgaben oder Pflichten zu übernehmen (vgl. ebd.: 103). Damit wäre dann das genaue Gegenteil von Anerkennung angesprochen (vgl. ebd.: 105). Also gilt es für die Angelegenheit der Pflege/-ausbildung zu unterscheiden, was echte Anerkennung ist – und das wäre am besten festzustellen an dem, wie sie sich zeigt – und was ausgenutzte Anerkennung ist und Pflegende und Auszubildende dazu anstiften soll, durchzuhalten, sich auf ihre sozialen Aufgaben zu besinnen, den Patienten und Anvertrauten Hilfe zu sein und sie nicht z.B. wegen Teilnahme an Demonstrationen im Stich zu lassen. Gleichzeitig könnte eingewandt werden, dass die damit verbundene Anerkennung als hochwertig zu sehen wäre, dergestalt, dass der Selbstwert der Pflege zumindest Bestätigung erführe. Honneth unterscheidet also zwischen moralisch gerechtfertigter Anerkennung und idealisierten Formen der Anerkennung. Das gilt es auch seitens der Pflege/Pflegeausbildung zu unterscheiden.

3. Schluss

Es wurde hergeleitet, dass die Denkfigur *Die Grätsche* nicht nur für Kommunikationsleistungen von Interaktionssystemen der Lernortkooperation in der Pflegeausbildung greift, sondern sich Kommunikationsleistungen intensivieren, erweitern und fortsetzen und andere Gegebenheiten und Beschaffenheiten der Ausbildung auf weiteren (System-)Ebenen einbezogen werden können. Auszubildende und Lehrende und alle Interessierten können sich berufspolitisch als Gemeinschaft wahrnehmen und ihre Machtmöglichkeiten verhandeln. Bildlich drängt der Zustand einer Grätsche auf Lösung. *Die Grätsche* als Indikator eines Zustandes, der veränderungsbedürftig ist, ist ein Fixpunkt, an dem sich zeigt, ob es zu Klärungen, Veränderungen etc. gekommen ist, denn eine Grätsche als vermittelnder Schritt, kann oder sollte nur für einen überschaubaren Zeitraum aufrechterhalten bleiben. *Die Grätsche* symbolisiert je unterschiedlich ausgeprägte Dringlichkeit oder Unumgänglichkeit. Lösungen verlangen keine Notbehelfe. Es kann zu lautstarken Protesten kommen, da der durch die Grätsche sich offenbarende Notstand nicht hingenommen werden kann und sollte. Dann ist die hohe Politik gefragt, da das politische

System die Entscheidungsfähigkeit der Gesellschaft stärkt und Lösungen allgemeiner Problemlagen bestimmt, die kollektiv greifen – sie muss Lösungen für übergreifende und generelle Probleme vorhalten, die in Interaktionssystemen nicht gelöst werden.

Literatur

Abschlussbericht zur operativen Vorauswertung der Antworten der Aktion »Mehr-Pflege-Kraft« an das Bundesministerium für Gesundheit (22. Juni 2020). ISO Institut für Sozialforschung und Sozialwirtschaft e.V. Saarbrücken. Online: https://www.iso-institut.de/wp-content/uploads/2020-06-22_Abschlussbericht_Vorauswertung_final.pdf (Abruf: 27.12.2022).

Balzer, Sabine (2019). Chamäleonkompetenz. Eine Studie in der pflegepraktischen Ausbildung. Frankfurt a.M.: Mabuse.

Balzer, Katrin (2021). Umsetzung der Reform der Pflegeausbildung im Land Schleswig-Holstein. Sektion für Forschung und Lehre in der Pflege. Institut für Sozialmedizin und Epidemiologie. Online: https://www.koordinierungsstelle-pflegeausbildung-sh.de/wp-content/uploads/2021/06/Umsetzung-PflBG-in-SH-Studienergebnisse-Uni-Luebeck-1.pdf (Abruf: 30.01.2023).

Benner, Dietrich (2003). Niklas Luhmann. Das Erziehungssystem der Gesellschaft. Frankfurt a.M.: Suhrkamp 2002. [Rezension] In: Zeitschrift für Pädagogik 49 1, S. 151-155. Online: https://www.pedocs.de/volltexte/2011/4004/pdf/ZfPaed_1_2003_Benner_Niklas_Luhmann_Das_Erziehungssystem_D_A.pdf (Abruf: 14.01.2023).

Brinker-Meyendriesch, Elfriede (2023). Mehr theoretische Durchdringung und selbstkritische Selbst-Aufklärung bei der Erforschung der neuen Pflegeausbildung. In: Pädagogik der Gesundheitsberufe. Die Zeitschrift für den interprofessionellen Dialog. 10(2): 49-52.

Brinker-Meyendriesch, Elfriede (2022). Durch Kooperation die systemisch bedingte Grätsche abwehren – Gedanken zur neuen Pflegeausbildung. In: Kuckeland, Heidi/Walter, Ulla/Zielke-Nadkarni, Andrea (Hg.). Lehrerprofessionalität in der Pflegedidaktik. Prodos: Brake, S. 121-136.

Brinker-Meyendriesch, Elfriede (2020). Helden sind die, die das Unmögliche trotzdem tun. In: Reiber, Karin/Weiland, Ulrike (Hg.). Solidaritätsbekundungen von Mitgliedern der BWP zur Pflege in Zeiten der Covid-19 Pandemie. Solidaritätsbekundung, April 2020, S. 5-6. Online: https://www.dgfe.de (Abruf: 15.10.2022).

Brinker-Meyendriesch, Elfriede (2006). Gefährdung des Systems. Luhmann und die Grenzen einer Reform. In: Padua. Fachzeitschrift für Pflegepädagogik, 1 (2), S. 48-52.

Bronfenbrenner, Urie (1981). Die Ökologie der menschlichen Entwicklung. Natürliche und geplante Experimente. Stuttgart: Klett-Cotta.

Bühler, Sylvia (2012). Arbeitsethos hoch Arbeitshetze massiv Bezahlung völlig unangemessen. Beschäftigte in Pflegeberufen – So beurteilen sie ihre Arbeitsbedingungen. Ergebnisse einer Sonderauswertung der bundesweiten Repräsentativumfrage zum DGB-Index Gute Arbeit. Online: https://innovation-gute-arbeit.verdi.de/ (Abruf: 18.12.2022).

Bundesgesundheitsministerium. https://www.bundesgesundheitsministerium.de/fileadmin/Dateien/3_Downloads/K/Konzertierte_Aktion_Pflege/KAP_Zweiter_Bericht_zum_Stand_der_Umsetzung_der_Vereinbarungen_der_Arbeitsgruppen_1_bis_5.pdf. 2021 (Abruf: 24.01.2023).

Dielmann (2021). Pflegeberufegesetz und Ausbildungs- und Prüfungsverordnung. Kommentar für die Praxis. Frankfurt a.M.: Mabuse.

Dielmann, Gerd/Rehwinkel, Ingrid/Weisbrod-Frey, Herbert (2020). Berufliche Bildung im Gesundheitswesen. Reformbedarfe und Handlungsvorschläge. In: WISO Diskurs 2020 (6). Friedrich-Ebert-Stiftung – Wirtschafts- und Sozialpolitik.

Dietrich, Cristopher (2020). Der Code der Pflege. In: Pflege und Gesellschaft, 25(3). S. 197-211.

Engelke-Herrmannsfeldt, Anga/Krämer, Julia (2022). Der Habitus von Pflegepädagog*innen als Aspekt des beruflichen Selbstverständnisses. In: Pädagogik der Gesundheitsberufe, 9(3), S. 158-170.

Fachkommission (2019): Rahmenpläne der Fachkommission nach § 53 PflBG. https://www.bibb.de/dokumente/pdf/Rahmenplaene_BARRIEREFREI_FI-NAL.pdf (Abruf: 21.11.2022).

Fachworkshop »Vermeidung von Ausbildungsabbrüchen«, 26. November 2021: httpsl/:www.bibb.de/de/149487.php (Abruf 20.01.2023).

Fleck, Ludwik (1980 [1935]). Entstehung und Entwicklung einer wissenschaftlichen Tatsache. Einführung in die Lehre vom Denkstil und Denkkollektiv. Hg. Schäfer, Lothar/Schnelle, Thomas. Frankfurt a.M.: Suhrkamp.

Gabl, Katharina/Küpper, Christian Per Alexander/Pöhner, Julien Christopher (2020). Nähe auf Distanz. Rezension. In: Pflegezeitschrift 73 (11), S. 58-60.

Gesellschaftliche Wertschätzung für beruflich Pflegende stärken (2022). Projekt Ko-WeP möchte mit Kompetenzkommunikation Expertise sichtbar machen. Frankfurt University of Applied Sciences. In: Pflegewissenschaft, Nachrichten 24 (2), S. 78-79.

Glajchová, Alena/Hlaváčková, Eva/Holá, Jana/Moravcová, Markéta (2021). Arbeitszufriedenheit von allgemeinen Pflegekräften auf Normal- und Intensivstationen: »Die Pflegekraft ist ein Tausendsassa!« In: Kontakt, 23 (4), S. 289-296.

Grasekamp, Guido (2017). Binäre Codierung und das System der Krankenbehandlung. Eine systemtheoretische und philosophische Untersuchung. Weilerswist: Velbrück Wissenschaft.

Gräske, Johannes/Forbrig, Theresa A./Koppe, Louise/Urban, Svenja/Neumann, Fränze (2021). Gratifikationskrisen, Arbeitsfähigkeit und Wunsch nach beruflichen Veränderungen – eine Querschnittstudie bei Pflegepersonen. In: Das Gesundheitswesen: Sozialmedizin, Gesundheits-System-Forschung, public health, öffentlicher Gesundheitsdienst, medizinischer Dienst. Stuttgart: Thieme.

Gumm, Dorina/Orlowski, Beate/Buhse-Jackewitz, Iver/Bestmann, Arne (2000). Kulturelle Merkmale für verteilte Arbeitsgruppen – Chancen und Risiken einer Computerunterstützung, Fachbereich Informatik, Universität Hamburg. In: Engelien, Martin/Neumann, Detlef (Hg.). Virtuelle Organisation und Neue Medien 2000. Workshop GeNeMe2000. Gemeinschaften in Neuen Medien. TU Dresden, 5. und 6. Oktober. Reihe: Telekommunikation @ Mediendienste, Band 10. Hg. Szyperski, Norbert/Winand, Udo/Seibt, Dietrich/Kuhlen, Rainer/Pospischil, Rudolf/Löbbecke, Claudia.

Höhmann, Ulrike/Lautenschläger, Manuela/Schwarz, Laura (2016). Belastungen im Pflegeberuf. Bedingungsfaktoren, Folgen und Desiderate. In: Jacobs, Klaus/Kuhlmey, Adelheid/Greß, Stefan/Klauber, Jürgen/Schwinger, Antje (Hg.). Pflege-Report 2016. »Die Pflegenden im Fokus«. Stuttgart: Schattauer, Abstract, S. 73-89. Online: https://www.wido.de (Abruf: 28.01.2023).

Hofrath, Claudia/Peters, Miriam/Dorin, Lena (o. D.). Aufbau und Erprobung eines Monitorings zur Umsetzung der Pflegeausbildungen. BiBB Bundesinstitut Berufsbildung. Online: https://www.bibb.de/dokumente/pdf/Bericht_BIBB_Pflege_Panel_05.2021.pdf (Abruf: 30.01.2023).

Honneth, Axel (1994/2021a). Kampf um Anerkennung. Zur moralischen Grammatik sozialer Konflikte. Frankfurt a.M.: Suhrkamp.

Honneth, Axel (2021b). Das Ich im Wir. Studie zur Anerkennungstheorie. Berlin: Suhrkamp.

Hundenborn, Gertrud/Kreienbaum, Alois. Der systemische Ansatz von Pflege. Unveröffentlichte Seminarunterlagen. Köln 1994.

Igl, Gerhard (2016). Das Recht und seine Funktion für die Gesundheitsberufe. In: Brinker-Meyendriesch, Elfriede/Arens, Frank (Hg.). Diskurs Berufspädagogik Pflege und Gesundheit. Wissen und Wirklichkeiten zu Handlungsfeldern und Themenbereichen. Berlin: wvb. Reihe Berufsbildungsforschung Pflege und Gesundheit. Hg. Arens, Frank/Brinker-Meyendriesch, Elfriede. Berlin: wvb, S. 420-431.

Isfort, Michael/Gessenich, Helga/Tucman, Daniel (2022). Kurzbericht zur Studie: Berufseinmündung und Berufsverbleib in der Pflege in NRW. Eine Analyse der Einstiegs-, Bindungs- und Haltefaktoren im Berufsfeld der Pflege einschließlich der Ermittlung relevanter Gehaltsstrukturen und -daten. Hg. Deutsches Institut für angewandte Pflegeforschung e.V. (DIP), Köln.

Jacobs, Klaus/Kuhlmey, Adelheid/Greß, Stefan/Klauber, Jürgen/Schwinger, Antje. (Hg.) (2021). Pflege-Report 2021. Sicherstellung der Pflege: Bedarfslagen und Angebotsstrukturen. Berlin, Heidelberg: Springer Open.

Kell, Adolf (2015). Arbeit und Beruf aus Sicht ökologischer Berufsbildungswissenschaft. In: bwp@ Berufs- und Wirtschaftspädagogik – online, Ausgabe 29, S. 1-25. Online: https//:www.bwpat.de/ausgabe29/kell_beitrag1_bwpat29.pdf (Abruf: 18.12.2022).

Kell, Adolf (1989). Berufspädagogische Überlegungen zu den Beziehungen zwischen Lernen und Arbeiten. In: Kell, Adolf/Lipsmeier, Antonius (Hg.). Lernen und Arbeiten. Beiheft 8 zur ZBW. Stuttgart, S. 9-25.

Kell, Adolf (2007). Ökologisch orientierte Berufsbildungswissenschaft – Eine berufsbildungstheoretische Positionierung. In: Greb, Ulrike/Schüßler, Ingeborg (Hg.): Berufliche Bildung als nachhaltige Ressource. Frankfurt a.M., S. 87-116.

Kellner, Anne (2020). »Schwesternschaft versus Gewerkschaft« – über die Persistenz eines Konflikts. In: Genz, Katharina/Peters, Anja Katharina/Thiekötter, Andrea (Hg.). Pflege und Politik im Spiegel der Zeit. Hungen: hpsmedia. S. 79-112.

Kersting, Karin (2016). Wie Lehrende die normativ inakzeptable Pflegepraxis unmerklich stabilisieren und was zu tun ist. In: Brinker-Meyendriesch, Elfriede/Arens, Frank (Hg.). Diskurs Berufspädagogik Pflege und Gesundheit. Wissen und Wirklichkeiten zu Handlungsfeldern und Themenbereichen. Reihe Berufsbildungsforschung Pflege und Gesundheit. Hg. Arens, Frank/Brinker-Meyendriesch, Elfriede. Berlin: wvb, S. 585-604.

Kersting, Karin (2019). Verschleierung der Realität. Widersprüche in der neuen Ausbildungs- und Prüfungsverordnung für die Pflege. In: Dr. med. Mabuse, 44 (24): S. 48-51.

Kersting, Karin (2020). Die Theorie des Coolout und ihre Bedeutung für die Pflegeausbildung. Frankfurt a.M.: Mabuse.

Kraus, Katrin (2005). Zur berufspädagogischen Bedeutung des Betriebs als Lernort – oder: Warum ein Krankenhaus kein Lernort im Sinne des berufspädagogischen Diskurses ist. In: Bwp@ Berufs- und Wirtschaftspädagogik, 9, S. 1-11: Online: https://www.zora.uzh.ch/id/eprint/209130/1/kraus_bwpat9.pdf (Abruf: 25.12.2022).

Ketschau, Thilo J. (2018). Reflexionen zur Philosophie der Berufsbildung. Rekonstruktion und Perspektiven. In: Zeitschrift für Berufs- und Wirtschaftspädagogik 114 (1), S. 85-108.

Kneer, Georg/Nassehi, Armin (1997). Niklas Luhmanns Theorie sozialer Systeme. (3. unveränderte Auflage). München: Wilhelm Fink.

Knigge-Demal, Barbara/Rustemeier-Holtwick, Annette/Schönlau, Kerstin/Sieger, Margot (1993). Strukturmodell der praktischen Anleitung. In: Pflege 6 (3). S. 221-230.

Knigge-Demal, Barbara/Rustemeier-Holtwick, Annette/Schönlau, Kerstin/Sieger, Margot (1994). Anwendung des Strukturmodells. In: Pflege 7 (1). S. 33-48.

Konzertierte Aktion Pflege. bundesgesundheitsministerium.de (Abruf: 18.12.2022). https://www.bundesgesundheitsministerium.de/konzertierte-aktion-pflege.html

Landesprojekt: Theorie-Praxis-Transfer in der Ausbildung in den Pflegeberufen »Fachkräfte- und Qualifizierungsinitiative Gesundheitsfachberufe, Berufsfeld Pflege«. Berichte aus der Pflege (Mai 2016). Nr. 28., Institut für Sozialökonomische Strukturanalysen (SÖSTRA) GmbH, Berlin.

Luhmann, Niklas (2020). Das Erziehungssystem der Gesellschaft. (7. Auflage). Frankfurt a.M.: Suhrkamp.

Luhmann, Niklas (2013). Macht im System. Berlin: Suhrkamp Taschenbuch Wissenschaft.

Luhmann, Niklas (1991). Soziale Systeme. Grundriss einer allgemeinen Theorie (4. Auflage). Frankfurt a.M.: Suhrkamp.

Nassehi, Armin (2020). Das Große Nein. Hamburg: kursbuch.edition.

Netzwerk Pflegeausbildung. https://www.yammer.com/pflegeausbildung (Abruf: 18.01.2023).

Offe, Claus (1975). Bildungssystem, Beschäftigungssystem und Bildungspolitik – Ansätze zu einer gesamtgesellschaftlichen Funktionsbestimmung des Bildungswesens. In: Deutscher Bildungsrat (Hg.). Bildungsforschung, Probleme – Perspektiven – Prioritäten, Teil 1 (Bd. 50). Stuttgart: Klett, S. 217- 254.

Pflegenetzwerk Deutschland: Bundesministerium für Gesundheit. https://pflegenetzwerk-deutschland.de (Abruf: 03.01.2023).

Pokol, Béla (1990). Professionelle Institutionensysteme oder Teilsysteme der Gesellschaft? Reformulierungsvorschläge zu Niklas Luhmanns Systemtypologie. Zeitschrift für Soziologie, 19 (5), S. 329-344.

Rahmenpläne der Fachkommission nach § 53 PflBG (01.August 2019). https//:mags.nrw/sites/default/files/asset/document/geschst_pflgb_rahmenplaene-der-fachkommission:pdf (Abruf: 14.12.2022).

Rusch, Gebhard (1992). Auffassen, Begreifen, Verstehen. Neue Überlegungen zu einer konstruktivistischen Theorie des Verstehens. In: Schmidt, Siegfried J. (Hg.): Kognition und Gesellschaft. Der Diskurs des Radikalen Konstruktivismus. Frankfurt a.M.: Suhrkamp. S. 214-256

Sabisch, Katja (2017). Die Denkstilanalyse nach Ludwik Fleck als Methode der qualitativen Sozialforschung – Theorie und Anwendung. In: Forum Qualitative Sozialforschung 18 (2), Art. 5. Online: https://doi.org/10.17169/fqs-18.2.2710 (Abruf 13.12.2022).

Sandberger, Ute (2009). Bildungssystem, Beschäftigungssystem und Bildungspolitik. Claus Offes Ansätze zu einer gesamtgesellschaftlichen Funktionsbestimmung des Bildungssystems. Magisterarbeit, Linz. Online: https://www.ph-online.ac.at/ph-ooe/voe_main2.getVollText?pDocumentNr=45126&pCurrPk=4075. 25.12.2022 (Abruf: 13.12.2022).

Seel, Norbert M./Hanke, Ulrike (2015). Erziehungswissenschaft. Lehrbuch für Bachelor-, Master- und Lehramtsstudierende. Berlin, Heidelberg: Springer VS.

Simon, Michael/Tackenberg, Peter/Hasselhorn, Hans-Martin/Kümmerling, Angelika/Büscher, Andrea/Müller, B. H. (2005). Auswertung der ersten Befragung der NEXT-Studie in Deutschland. Universität Wuppertal. Online: www.next.uni-wuppe (Abruf: 13.12.2022).

Spanuth, Kevin/Thomas, Vivienne (2022). Der Chamäleon-Effekt: Wie sich Lehrkräfte ihre unterschiedlichen Rollenkonformitäten zunutze machen. Ergebnisse narrativer berufsbiografischer Interviews zur sozialen Welt von Pflegelehrer:innen. In: Seltrecht, Astrid (Hg.). Entwicklungen in Lehramt für Gesundheit und Pflege. Ergebnisse qualitativer Forschung. Frankfurt a.M.: Mabuse. S. 108-114.

Tausende demonstrieren für mehr Pflegepersonal. https://www.altenpflege-online. net/artikel/archiv/tausende-demonstrieren-fuer-mehr-pflegepersonal (Abruf: 24.01.2023).

Tewes, Renate (2002). Pflegerische Verantwortung. Hg. Robert Bosch Stiftung. Bern, Göttingen, Toronto, Seattle: Huber.

Troltsch, Klaus/Walden, Günter (2007). Beschäftigungssystem dominiert zunehmend Ausbildungsstellenmarkt. Zur Responsivität des dualen Ausbildungssystems. In: BiBB BWP (4), S. 5-9.

»Walk of Care« in Dresden: https://www.dnn.de/lokales/dresden/demo-walk-of-ca re-in-dresden-was-pflegekraefte-vom-uniklinikum-fordern-NXBDUGX5Q67X LXN76QWWDO3ANA.html. o. D. (Abruf: 24.01.2023).

Walter, Anja/Altmeppen, Sonja/Arens, Frank/Bohrer, Annerose/Brinker-Meyendriesch, Elfriede/Dütthorn, Nadin/Käding, Heiko/Pohl, Maria/Schwarz-Govaers, Renate/ Welling, Karin (2013). Was bietet die Pflegedidaktik? Analyseergebnisse pflegedidaktischer Arbeiten im Überblick. Teil 2. In: Padua. Fachzeitschrift für Pflegepädagogik, 8 (5), S. 302-310.

Zabeck, Jürgen (2004). Berufserziehung im Zeichen der Globalisierung und des Shareholder Value. Paderborn: Eusl.

Zabeck, Jürgen: (1992). Die Berufs- und Wirtschaftspädagogik als erziehungswissenschaftliche Teildisziplin. Baltmannsweiler: Schneider Verlag Hohengehren. Online: Beschäftigungssystem. https//:www.wirtschaftslexikon.co/d/beschaeftigungssystem/beschaeftigungssystem.htm (Abruf: 25.12.2022).

Pflegeberufegesetz (PflBG), vom 17. Juli 2017 (BGBl. I S. 2581), das zuletzt durch Artikel 9a des Gesetzes vom 11. Juli 2021 (BGBl. I S. 2754) geändert worden ist: URL: https://www. gesetze-im-internet.de/pflbg/PflBG.pdf (Abruf: 01.09.2022).

Pflegeberufe-Ausbildungs- und -Prüfungsverordnung (PflAPrV) vom 2. Oktober 2018 (BGBl. I S. 1572), die durch Artikel 10 des Gesetzes vom 19. Mai 2020 (BGBl. I S. 1018) geändert worden ist. https://www.gesetze-im-internet.de/pflaprv/PflAPrV.pdf (Abruf: 20.04.2022).

Zu guter Letzt: Reflexion und Handbuchanalyse
Das pflegedidaktische Planetensystem

Wolfgang von Gahlen-Hoops und Roland Brühe

Am Anfang des ersten Bandes öffneten wir mit der Frage: Was bietet die Pflegedidaktik? Nach 48 Beiträgen können wir aus Sicht dieses Handbuches Pflegedidaktik beruhigt sagen: eine Menge und eine Vielfalt an Themen und Ideen. Wir hoffen, Sie haben nun alle Beiträge lesen können, sie haben Ihnen auch gefallen – und Sie zur Auseinandersetzung, zum dialogue intérieur[1] und vielleicht auch extérieur angeregt. Wir sind noch nicht ganz fertig.

Uns ist es wichtig, am Ende diese Arbeit in und an zwei Bänden Pflegedidaktik zu reflektieren, und zwar hinsichtlich der Fragestellung: Was bedeutet der Diskurs, der sich in diesen 48 Beiträgen öffnet und zeigt?

1. Wie zeigt sich der pflegedidaktische Diskurs im Handbuch Pflegedidaktik?

Die meisten Beiträge versammeln sich unter dem Forschungs- und Arbeitsfeld, das wir als *Gestaltungspotenziale für Pflegelehrende* (14 Beiträge) rekonstruiert haben. Diese Kategorie beschreibt das zentrale Handlungsfeld von Pflegelehrenden an Pflegeschulen oder Hochschulen/Universitäten. Es ist erfreulich, dass wir hier eine Breite und Tiefe dieses Handlungsfeldes sehen. Der Begriff Gestaltungspotenzial ist angebracht, weil er Bedingungen, Fakten, aber auch Möglichkeiten und Spielräume aufzeigt. Zusätzliche Gestaltungsoptionen bieten sicherlich die *Simulation* (2 Beiträge) und die *Beratung* (3 Beiträge) an. Hierdurch differenzieren sich Teilfelder aus, die es verdient haben, eigene Kategorien zu bilden. Im Bereich der Forschungen zu *Identitäten* (5 Beiträge) fällt derzeit auf,

---

[1] Vgl. dazu die Erste Meditation von René Descartes „Woran man zweifeln kann". (Descartes René (1993 {1641}): Meditationen über die Grundlagen der Philosophie. Hamburg: Felix Meiner. S. 15-20.)

dass Lehrende (3 Beiträge) scheinbar ähnlich intensiv – und sogar mit leichtem Plus – erforscht werden wie Lernende (2 Beiträge).

Neue Themen der Pflegeausbildung, wie sie durch Gesetzesnovellierung, Akademisierung, Lernortkooperation und Lernortkollaborationen entstehen, erfordern Forschungen zum *Netzwerk*. Hierzu liegt mit 7 Beiträgen eine erfrischende Vielzahl an Forschungen zugrunde. Es ist interessant zu sehen, wie Universitäten/Hochschulen und Pflegeschulen näher zusammenrücken und zum Teil ganz ähnliche Themen und Fragestellungen bearbeiten. So stellen sich Fragen der Qualitätssicherung, der Aufgabenstellung, der Form der Zusammenarbeit oder der Fortbildungsstruktur hier, wie dort gleichermaßen und gewonnene Erkenntnisse sind gegenseitig übertragbar und anwendbar. Beiträge, die wir bei *Trends* zugeordnet haben, hängen auch mit dem Gestaltungspotenzial für Pflegelehrende eng zusammen und bilden doch eine eigene Perspektive, weil sie zwischen gesellschaftlichen oder (pflege-)wissenschaftlichen Transformationen und pflegedidaktischem Handeln verbinden und konstruktive Brücken bauen bzw. Schneisen einschlagen. 8 Beiträge liegen zu Trends vor. Hier zeigt sich ähnlich großes Interesse an Neuerungen wie bei dem Forschungs- und Arbeitsfeld Netzwerk. Der Klassiker bzw. die Diskurslokomotive *Lehrendenbildung* erfährt immer wieder neue und sehr interessante, bislang unbekannte Aspekte, wenn man sich traut, auch Details breiter anzuschauen und sich diesen Details ausführlicher widmet. Hierzu haben wir 4 Beiträge erhalten, was vielleicht überrascht, wenn man bedenkt, dass die pflegedidaktische Literatur hierzu etliches schon herausgearbeitet hat – das könnte einfach auch bedeuten, dass man diese Grundlagen nicht unbedingt mehr hier im Handbuch nachlesen muss. Die bewusst letzte Forschungs- und Arbeitskategorie betrifft die *Disziplin Pflegedidaktik* (4 Beiträge) selbst. Die Auseinandersetzung wird hier mit historischen, wissenschaftstheoretischen, europäischen Kontexten und Gegenwartsthemen gesucht, um nämlich dabei genau das zu profilieren, worum es auch geht: Wie denken und vollziehen wir das Denken in der Disziplin. Was möchten wir wie leisten und fokussieren? 48 Beiträge geben Zeugnis vom lebendigen und vielfältigen Denken des pflegedidaktischen Diskursraumes.

Nicht alle der 91 Autoren*innen sind auch gleichsam Pflegedidaktiker*innen, aber alle schreiben etwas zu pflegedidaktisch relevanten Fragestellungen. Das ist unseres Erachtens schon eine bemerkenswerte und aussagekräftige Hundertschaft des pflegedidaktischen Diskurses der Gegenwart.

Dieser durch das Handbuch entwickelte Diskursraum lässt sich über eine Abbildung visualisieren. Die acht Forschungs- und Arbeitsplaneten sind die rekonstruierten Kategorien. Die Strahlen sind die konkreten Beitragsthemen des Bandes und geben derzeitige Forschungs- und Arbeitsfelder der Pflegedidaktik wieder. Dabei haben einige dieser Planeten eine stärkere Anbindung aneinander als an andere. Den Nukleus bildet das aus pflegedidaktischen Überlegungen resultierende und das diese Überlegungen anregende Handeln von Lehrenden (siehe Abbildung 1).

Abbildung 1: *Planetare Visualisierung der pflegedidaktischen Forschungs- und Arbeitsfelder im Handbuch Pflegedidaktik (nach Brühe/von Gahlen-Hoops)*

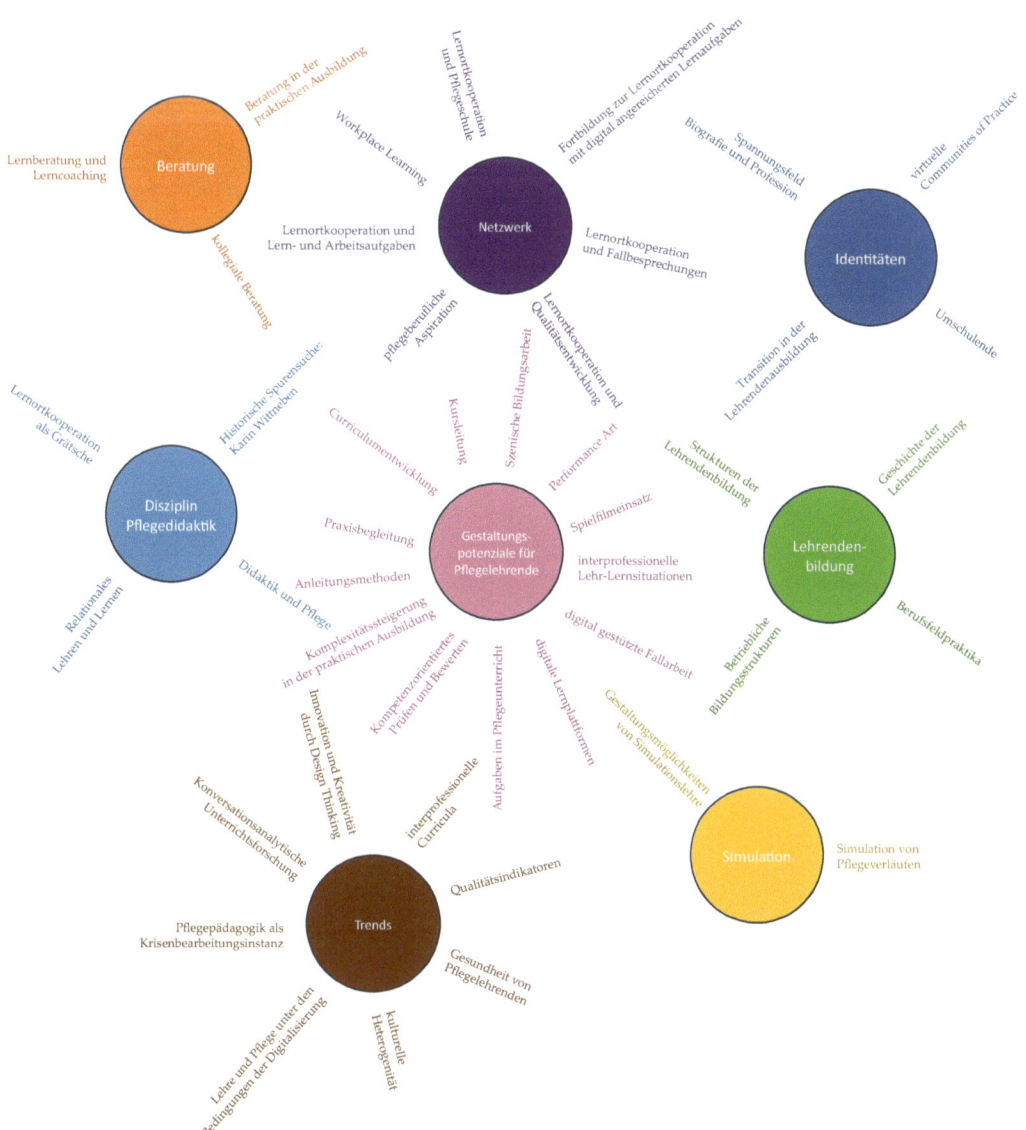

2. Welche Bereiche des pflegedidaktischen Diskurses bildet das Handbuch Pflegedidaktik ab?

Mit dieser reflektierenden Betrachtung wird deutlich, dass die aus den Beiträgen herausdestillierten acht Forschungs- und Arbeitsfelder gegenwärtige pflegedidaktische Forschungs- und Denkbewegungen aufzeigen. Um einen Eindruck davon zu bekommen, welches mögliche Spektrum von relevanten Themen und Aspekten der Pflegedidaktik damit angesprochen wird, soll in einem weiteren reflektierenden Schritt das in der Einleitung (Band I) angeführte Analyseinstrument herangezogen werden. Dieses von Mitgliedern der Sektion Bildung der Deutschen Gesellschaft für Pflegewissenschaft entwickelte Instrument[2] will zur inhaltlichen Auseinandersetzung mit Ergebnissen der Pflegedidaktik anregen. Da sich die Beiträge des Handbuchs Pflegedidaktik mit solchen Ergebnissen beschäftigen, wollen wir die herausgearbeiteten Forschungs- und Arbeitsfelder nun mit den Analyseebenen des Instruments konfrontieren. Welche Schwerpunkte zeigt der im Handbuch Pflegedidaktik aufgezeigte Diskurs damit auf?

Tabelle 1: Verortung der Forschungs-und Arbeitsfelder des Handbuchs Pflegedidaktik im pflegedidaktischen Analyseinstrument der Sektion Bildung nach Dütthorn et al. 2013

Analyseinstrument der Sektion Bildung		Handbuch Pflegedidaktik
Analyseebene	Kategorien	Forschungs- und Arbeitsfelder
Grundbegriffe (Metaparadigma)	Lernende, Lehrende, Lernen, Lehren, Bildung, Lernorte, Gegenstand der Pflege, Strukturen pflegerischen Handelns, Wissenschaftsverständnis, berufliche Handlungskompetenz, Professionalität, berufliche Identität	• Disziplin Pflegedidaktik • (Identitäten) • (Netzwerk) • (Lehrendenbildung) • (Trends)
gesellschaftlich-institutioneller Rahmen (Makroebene)	Ausbildungsgesetze, Qualifikationsrahmen, Institutionen der Pflegebildung, Gesellschaftssystem und -politik, Trans- und Interdisziplinarität	• Lehrendenbildung • Trends • (Netzwerk)

---

2 Dütthorn, Nadin/Walter, Anja/Arens, Frank (2013). Was bietet die Pflegedidaktik? Ein Analyseinstrument zur standortbestimmenden Untersuchung pflegedidaktischer Arbeiten. In: PADUA, 8 (3), S. 168-175.

Analyseinstrument der Sektion Bildung		Handbuch Pflegedidaktik
Analyseebene	Kategorien[a]	Forschungs- und Arbeitsfelder[b]
Strukturen und Konzepte (Mesoebene)	Curriculumentwicklung, Schulentwicklung, Lehrkonzepte, Lerngegenstände, Kompetenzentwicklung, Evaluation und Beurteilung, Lernorte und Lernortkooperation, Spannungsfeld »Theorie – Praxis«, Lernvoraussetzungen, Binnendifferenzierung, Lernberatung	• Trends • Identitäten • Netzwerk • Beratung • Gestaltungspotenziale für Pflegelehrende • (Simulation)
konkretes Lehr-/Lernarrangement an allen Lernorten (Mikroebene)	Didaktisches Instrument zur Unterrichts-, Seminar- bzw. Anleitungsplanung, Kompetenzorientierung, Binnendifferenzierung, Aushandlungsprozesse, Interaktion, Haltung, Verhältnis von Selbst- und Fremdsteuerung, Methoden und Medien, Reflektieren, Evaluieren und Beurteilen	• Gestaltungspotenziale für Pflegelehrende • Simulation • (Beratung) • (Trends) • (Disziplin Pflegedidaktik)
Anmerkungen: Einige Kategorien werden zur übersichtlicheren Darstellung gekürzt/zusammenfassend bezeichnet. Forschungs- und Arbeitsfelder, die nur in geringen Anteilen Kategorien der jeweiligen Analyseebene adressieren, werden in Klammern dargestellt.		

Tabelle 1 bildet eine Gegenüberstellung der in den Beiträgen des Handbuchs Pflegedidaktik sich zeigenden Forschungs- und Arbeitsfelder mit den Kategorien des pflegedidaktischen Analyseinstruments nach Dütthorn et al. (2013) ab. Auf diese Weise lassen sich leicht Schwerpunkte der gegenwärtigen Forschungs- und Denkaktivitäten der beitragenden Autor*innen ermitteln.

So befasst sich ein Großteil der Forschenden bzw. Beiträge mit Fragestellungen, die der Analyseebene des *konkreten Lehr-/Lernarrangements an allen Lernorten (Mikroebene)* zuzuordnen sind. Sowohl die methodisch-konzeptuellen Beiträge zu *Gestaltungspotenzialen für Pflegelehrende* als auch die zur *Simulation* zeigen auf, dass die Fragen zum konkreten Lehren und Lernen eine große Aktualität und Relevanz haben. In Anteilen adressieren auch die Felder *Beratung, Trends* und *Disziplin Pflegedidaktik* Aspekte der Mikroebene, wenn von konkreten Beratungssettings oder didaktischem Handeln im Unterricht die Rede ist. Von einer Entfremdung der wissenschaftlichen Pflegedidaktik von der »Bildungspraxis« kann also keine Rede sein. Vielmehr wird deutlich, dass diese von Lehrenden und Lernenden (gemeinsam) gestaltete Praxis einer theoretisch-empirischen Fundierung bedarf und diese durch differenzierte Forschungen auch erhält: pflegedidaktische Befunde für die Bildungspraxis.

Die *Gestaltungspotenziale für Pflegelehrende* weisen aber auch Kategorien der Analyseebene *Strukturen und Konzepte (Mesoebene)* auf. Curriculumentwicklungen für den Lernort

Betrieb und den Lernort Schule/Hochschule zeigen sich so als von Pflegelehrenden (und Praxisanleitenden) zu gestaltende Instrumente, mit denen sie selbst die Lehr-/Lernarrangements entsprechend ihrer Haltung zum Pflegeberuf und zur Pflegebildung beeinflussen können. Auf dieser Analyseebene sind darüber hinaus mehrere andere Forschungs- und Arbeitsfelder zu verorten. Die Beiträge zum Feld *Netzwerk* weisen insbesondere auf die Bedeutung und die komplexen Anforderungen der Lernortkooperation hin. Aber auch Strukturen zur Vernetzung mit den Lebenswelten von Personen, die sich für den Pflegeberuf interessieren, werden aufgezeigt. Die Auseinandersetzung mit *Identitäten* ist ebenfalls auf dieser Struktur- und Konzeptebene einzuordnen. Konzepte und Strukturen sind notwendigerweise weiterzuentwickeln, um die biografischen Entwürfe der in der Pflege und der Pflegebildung Tätigen nicht zu ignorieren, sondern als Ressource anzuerkennen. Dies trifft auch zu auf die (Weiter-)Entwicklung bzw. Implementierung von Beratungsangeboten zu Lern- und Arbeitsprozessen. Letztlich adressieren die in vielen Beiträgen des Forschungs- und Arbeitsfeldes *Trends* aufscheinenden Themen Strukturen und Konzepte, die althergebrachte Traditionen hinterfragen und ein Neu- und Umdenken verlangen. In Anteilen wird die Strukturebene auch im Feld *Simulation* angesprochen.

Einige *Trends* zeigen sich auch auf der Analyseebene des *gesellschaftlich-institutionellen Rahmens (Makroebene)*, wenn es um Qualitätsindikatoren, Heterogenität oder die gesellschaftliche Einbindung der Pflegepädagogik geht. Damit zeigen die *Trends*-Beiträge auf die Vielgestaltigkeit der neu- und weiterzudenkenden pflegedidaktischen Gegenstände. Auf dieser gesellschaftlich-institutionellen Ebene sind auch die Beiträge des Feldes *Lehrendenbildung* einzuordnen. Sie machen deutlich, dass der Bereich der Ausbildung von Pflegelehrer*innen keine Angelegenheit einer »Pflege-Blase« ist, sondern dass die institutionellen Bedingungen und Anforderungen vielmehr eine gesamtgesellschaftliche Herausforderung sind. In Anteilen spricht das Feld *Netzwerk* ebenfalls die Makroebene an, wenn Institutionen der Pflegebildung thematisiert werden.

Die Analyseebene *Grundbegriffe (Metaparadigma)* zeigt sich in den Beiträgen des Forschungs- und Arbeitsfelds *Disziplin Pflegedidaktik*. Hier werden einzelne Aspekte, die in anderen Analyseebenen konkret behandelt werden, aus einer übergeordneten, theoretischen Perspektive beleuchtet. Die Texte tragen damit dazu bei, pflegedidaktische Denk- und Argumentationsmuster aufzuzeigen oder auch neu zu entwickeln. In Anteilen adressieren Beiträge der Felder *Identitäten*, *Netzwerk*, *Lehrendenbildung* und *Trends* Aspekte dieser Analyseebene, wenn sie begriffliche Klärungen und Differenzierungen in den Kategorien Lernende, Lehrende, Lernorte, Professionalität und berufliche Identität vornehmen.

In der Gesamtschau wird deutlich, dass mit den Beiträgen des Handbuchs Pflegedidaktik alle Analyseebenen adressiert werden. Selbstverständlich können nicht alle Themen des gegenwärtigen pflegedidaktischen Diskurses angesprochen werden. Gleichwohl kann als Ergebnis dieser Analyse abgeleitet werden, dass in den beiden Bänden alle Handlungsfelder der Pflegedidaktik angesprochen werden.

3. Zum Schluss

Als Kant am Ende seiner *Kritik der reinen Vernunft* angekommen war (nach mehr als 10 Jahren Arbeit), stellt er die wesentlichen Fragen, die sich seiner Begründung nach als Interesse der Vernunft selber jedem Menschen stellen werden: „Was kann ich wissen? Was soll ich tun? Was darf ich hoffen?"

Am Ende des zweibändigen Handbuches Pflegedidaktik möchten wir auf diese drei Fragen hin einiges klarstellen, nämlich zunächst, dass das Wissen der Pflegedidaktik in diesen Beiträgen immer auch im Kontext des bestehenden Wissens zu lesen ist. Alle Autor*innen haben daran gearbeitet, diese Bezüge in ihren Texten zu verdeutlichen oder konkret an den jeweiligen Forschungsstand anzuschließen, was in einem vollständigen Sinne, wie wir wissen, niemals möglich ist. Viele Beiträge geben Hilfe auf die Frage: Was soll ich pflegedidaktisch tun? Woran kann ich mich halten oder orientieren als Pflegelehrende*r, als Pflegeforschende*r, als Pflegeinteressierte*r? Viele Beiträge arbeiten mit hilfreichen Visualisierungen oder auch mit konkreten Prozessschritten. Die zentrale Antwort auf eine pflegedidaktische Ethik gibt es aber bisher nicht. Jede pflegedidaktische Lehre muss selbst durch ihr Tun auf die Frage *Was soll ich tun?* eine Antwort geben. Gradmesser der Beantwortung wäre: Entspricht diese (»meine«) Lehre einer pflegedidaktischen Lehre? *Was darf ich hoffen?* ist eine Frage an die Zukunft. Wir wissen, dass der Gegenstand Pflege selber Antwort gibt auf diese Frage. Weil *Pflegen* als anthropologische Konstante dafür gesorgt hat, dass sich die Menschheit allen Widrigkeiten zum Trotz als Lebewesen – auch zwischen weitaus stärkeren und mächtigeren Lebewesen – bislang selbst erhalten konnte. Pflege geht aber auch bis an die Lebensgrenze. Sie geschieht weltweit über den Tod hinaus, im Sterben, am Leichnam, bei Angehörigen. Diese Hoffnung auf einen Gegenstand des Guten bleibt einem, auch wenn die Zukunft der Menschheit heute sehr ungewiss ist.

Die Herausgeber bedanken sich herzlich bei allen Autor*innen, helfenden Personen, dem Verlag transcript, der Medizinischen Fakultät der Christian-Albrechts-Universität zu Kiel und der Katholischen Hochschule Nordrhein-Westfalen für ihre Unterstützung. Unseren Familien und Partner*innen, die auf die Zeit der persönlichen Anwesenheit der Herausgeber verzichten mussten, danken wir in besonderer Weise.

Mögen das Niveau des pflegedidaktischen Studiums und generell die Lust am Pflegelehren an den Schulen, Hochschulen und Universitäten als auch in den pflegerischen Praxisfeldern durch das Handbuch Pflegedidaktik steigen. Wir sind nach dem Lesen der Beiträge guter Dinge.

Autor*innen

Arianta, Katrin, M.A., Pädagogik für Pflege- und Gesundheitsberufe, wissenschaftliche Mitarbeiterin am Fachgebiet Berufs- und Wirtschaftspädagogik der Universität Kassel. Wissenschaftliche Schwerpunkte sind die Berufswahlforschung, die Transitionsforschung am Übergang Schule und Beruf sowie das Onboarding in der Pflegeausbildung.

Auer, Christine, Prof.in em. Dr. sc. hum. Christine Auer, Professorin für Pflegewissenschaft und Gesundheitspädagogik an der Carl Remigius Medical School/Hochschule Fresenius Frankfurt a.M., seit der Emeritierung 04/2023 ehrenamtliche Fortführung der professoralen Tätigkeit ebenda sowie Aufbau der Abteilung für Fort-und Weiterbildung an der Ludwig-Fresenius-Pflegeschule Frankfurt a.M. Wissenschaftliche Schwerpunkte liegen auf: Geschichte der Fachdidaktik Pflege, Geschichte der Gesundheitspädagogik in Siebenbürgen (Rumänien), interprofessionelle Zusammenarbeit Pflege, Rettungsdienst und Medizin, Pflege in der WIKIPEDIA. Sie ist stellvertretende Sprecherin der Sektion Hochschulische Pflegeausbildung der Deutschen Gesellschaft für Pflegewissenschaft.

Balzer, Katrin, Prof. Dr., hat an der Universität zu Lübeck eine Professur für evidenzbasierte Pflege inne. Sie leitet die Sektion für Forschung und Lehre in der Pflege am Institut für Sozialmedizin und Epidemiologie sowie die Bachelorstudiengänge Pflege und Angewandte Pflegewissenschaft an der Universität. Ihre Forschungsschwerpunkte liegen in der Entwicklung und Evaluation komplexer Interventionen für die pflegerische und interprofessionelle Versorgung älterer Menschen sowie der Rollen und Aufgaben hochschulisch qualifizierter Pflegefachpersonen.

Boguth, Katja, Prof. Dr. (rer. cur.), Professur für Pflegewissenschaft an der Alice Salomon Hochschule in Berlin, Leitung des Studienganges »Pflege Bachelor of Science«. Wissenschaftliche Schwerpunkte sind klinische Pflegewissenschaft, Professionalisierung des Pflegeberufs, Aufgaben- und Rollenprofile akademisierter Pflege, Evidence based Nursing und Qualitätssicherung und -entwicklung in der Pflege. Sie ist Mitglied des geschäftsführenden Vorstands des DBfK Nordost e.V.

Braun, Jan, B.A., cand. M.A., wissenschaftlicher Mitarbeiter an der Hochschule Esslingen. Wissenschaftliche Schwerpunkte sind die Bildungsstrukturen in der Domäne Pflege, die berufliche Pflegeausbildung und die Pflegelehrendenbildung.

Brinker-Meyendriesch, Elfriede, Prof. em. Dr. Elfriede Brinker-Meyendriesch ist Doktorin der Erziehungswissenschaft –Hochschuldidaktikerin und Berufspädagogin. Ihre wissenschaftlichen Schwerpunkte sind z.B. Untersuchungen zum Nicht-Gelöst-Sein der Parallelwelten der Lehrerbildung Pflege und Gesundheit. Ferner ist sie mit Hochschulentwicklung und Studiengangsentwicklung ausgewiesen. Mit den Kollegen Prof. Roland Brühe und Prof. Wolfgang von Gahlen-Hoops hat sie das Deutsche Netzwerk Qualitätsentwicklung Lehrerbildung Pflege und Gesundheit – DNQL – gegründet. Sie ist Autorin und (Mit-)Herausgeberin vieler Schriften. In jüngerer Zeit publizierte sie Abhandlungen etwa zu dem von ihr entwickelten und erprobten Drei-Phasen-Modell Forschenden Lernens für die Lehrer*innenbildung, zu dem metakognitiven Modell des Vorsätzlichen Denkens für Studium und Ausbildung, zu der Denkfigur Grätsche – eine systemtheoretisch hergeleitete – um berufspolitische Ambitionen erweiterte kritisch-reflexive Schrift zur Lernortkooperation –, sowie vieles andere. Professorin Elfriede Brinker-Meyendriesch ist Lehrbeauftragte der Christian-Albrechts-Universität zu Kiel Pflegepädagogik.

Brühe, Roland, Prof. Dr., Pflegedidaktiker und -wissenschaftler (M.Sc., Dr.rer. cur.), Professor für Pflegepädagogik an der Katholischen Hochschule Nordrhein-Westfalen in Köln. Wissenschaftlichen Schwerpunkte sind die Pflegelehrendenbildung, die Situation der praktischen Pflegeausbildung, digital gestütztes Pflegelehren und Aufgabenorientierung im Pflegeunterricht. Er ist Herausgeber des Video-Podcasts »Pflege-Bildung« und Gründungsmitglied des Deutschen Netzwerks Qualitätsentwicklung Lehrendenbildung Pflege/Gesundheit (DNQL).

Daugardt, Katja, Pflegewissenschaftlerin (MScN), Pflegepädagogin (Dipl. Berufspäd. FR Pflege) Gesundheits- und Krankenpflegerin (RN). Lehrkraft für besondere Aufgaben an der FH Münster. Lehrschwerpunkte: kultursensible Pflege, klinische Pflege und Pflegewissenschaft. Derzeitige Promotion an der Universität Witten/Herdecke zum Themenbereich Familien mit chronisch kranken Kindern und Jugendlichen im Prozess der Migration.

Dieterich, Juliane, Dr. Pflege- und Berufspädagogik (Dipl. Pflegepädagogik, Dr. phil. Berufspädagogik) Leiterin des Sachgebiets Berufspädagogik Gesundheit an der Universität Kassel. Wissenschaftliche Schwerpunkte sind die Lehrendenbildung in Pflege- und Gesundheitsberufen, die Didaktik des fallbasieren Unterrichts sowie die migrationssensible Pflegebildung. Sie ist verantwortlich für den Masterstudiengang Berufspädagogik Gesundheit an der Universität Kassel.

Dütthorn, Nadin, Prof.'in Dr. phil., Professorin für Berufspädagogik im Gesundheitswesen an der FH Münster. Wissenschaftliche Schwerpunkte sind die Empirische Bildungsforschung, pflegespezifische Kompetenzentwicklung in Europa, relationale Pflegedidaktik und Game-based Learning: Kompetenzentwicklung durch digitale Fallsimulation im Lernspiel. Mit pflegedidaktischer Perspektive setzt sie sich in verschiedenen nationalen und internationalen Projektbezügen mit der Entwicklung und Erprobung von digitalen Medien für die Pflegebildung auseinander.

Freese, Christiane, Wissenschaftliche Mitarbeiterin (M.A.) und Berufspädagogin an der Hochschule Bielefeld und stellvertretende Schulleitung an der Pflegeschule Nazareth in Bethel/Bielefeld. Wissenschaftliche und didaktische Schwerpunkte: Wissenstransfer in der Pflegebildung, Entwicklung von Skills Lab's und curriculare Einbindung simulationsbasierten Lernens in die akademische Pflegebildung und generalistische Pflegeausbildung, Entwicklung von digitalisierten Lehr- Lernmaterialien unter Einbezug von Virtual Reality, Entwicklung digital gestützter kompetenzorientierter digitaler praktischer Abschlussprüfungen in der generalistischen Pflegeausbildung.

Fries, Sophia, Wissenschaftliche Mitarbeiterin (M.A.) an der FH Bielefeld am Institut für Bildungs- und Versorgungsforschung im Gesundheitsbereich. Im Projekt ViRDiPA ist sie für die Konzeption der pflegedidaktischen Bausteine der Fortbildung sowie für die Entwicklung und Erprobung des Fortbildungskonzepts zuständig.

Gahlen-Hoops, Wolfgang von, Prof. Dr., Professor für Didaktik der Pflege und Gesundheitsberufe an der Christian-Albrechts-Universität zu Kiel, leitet den Masterstudiengang Pflegepädagogik. Wissenschaftliche Schwerpunkte liegen derzeit auf: Interprofessionalität, Umschulende Personen, Sprachsensible Pflegebildung & L2-Pflegelernende, Pädiatrische Pflege, Lernortanalysen und Studien zum Pflegerischen (Performances). Er ist Gründungsmitglied des Deutschen Netzwerks Qualitätsentwicklung Lehrendenbildung Pflege/Gesundheit (DNQL).

Greißl, Kristina, M.A., Soziologin, wissenschaftliche Mitarbeiterin an der Hochschule Esslingen im Rahmen der Begleitforschung des Veränderungsprozesses zur Einführung der neuen Pflegeausbildungen.

Grottker, Dieter, Dr. paed. habil.; Wissenschaftlicher Mitarbeiter am Institut für Berufspädagogik und Berufliche Didaktiken der Fakultät Erziehungswissenschaften, Technische Universität Dresden (1990-2018); Studium Lehramt Elektrotechnik (Diplom 1978); Promotion für Geschichte der Berufsbildung (1982) sowie Habilitation für Systematische und historische Berufspädagogik (1989); verschiedene Lehrgebiete der Berufspädagogik in unterschiedlichen Studiengängen der Fakultät (1990 bis 2024); Forschungen zur Geistes- und Sozialgeschichte von Beruf und Bildung sowie zur sächsischen Regionalgeschichte; neunzehn Biographien im Biographischen Handbuch der Berufs- und Wirtschaftspädagogik (Hg. A. Lipsmeier 2019 und 2022); Herausgeber der Zeitschrift »Syllabus. Gesammelte Aufsätze zur Berufs- und Bildungswissenschaft« (online, seit 2011)

Heyd, Mariella, Master of Arts (TU Kaiserslautern) im Bereich Sozial-/Gesundheitswissenschaften/Management von Gesundheits- und Sozialeinrichtungen. Im Zentralen Qualitätsmanagement der Victor's Group verantwortet sie die Konzeption, Organisation, Durchführung von Traineeprogrammen für Führungskräfte im Gesundheitswesen. Aktuell befasst sich Mariella Heyd schwerpunktmäßig mit dem Theorie-Praxis-Transfer der neuen Personalbemessung, der Schulung der Vorbehaltsaufgaben gemäß § 4 PflBG sowie der konzeptionellen und praktischen Implementierung von akademisch qualifiziertem Pflegepersonal in den Sektor der stationären Langzeitversorgung.

Karstädt, Martin, Diplom Berufspädagoge. Wissenschaftlicher Mitarbeiter an der Professur für Gesundheit und Pflege/Berufliche Didaktik an der TU Dresden. Wissenschaftliche Schwerpunkte sind außerschulische Praxisphasen im beruflichen Lehramt, didaktische Aufbereitung von VR-Szenarien sowie die Fotografieanalyse im Unterricht der Fachrichtung Gesundheit- und Pflege.

Kellner, Anne, Prof.in Dr. phil. Professorin für Berufspädagogik für Gesundheitsberufe & Pflegewissenschaft. Dekanin des Fachbereichs Gesundheit der Katholischen Hochschule Freiburg. Leitung des Masterstudiengangs ›Bildung im Gesundheitswesen/Education in Health Care‹. Wissenschaftliche Schwerpunkte: Pflegebildung, pädagogische Professionalität, kritische Genealogien und Diskursanalysen, berufspolitische Bildung.

Kerres, Andrea, Prof. Dr., Professorin für Psychologie an der Katholischen Hochschule in München, leitet den Bachelorstudiengang Pflegepädagogik und den Masterstudiengang Bildung und Bildungsmanagement im Gesundheitssystem (MBIG) an der Fakultät Gesundheit und Pflege. Wissenschaftliche Schwerpunkte liegen derzeit auf: Gestaltung von Lernortkooperationen, Interprofessionelle Zusammenarbeit, Didaktische Umsetzung der Praxisbegleitung, Simulationsbasiertes Lernen, Klassenführung erlernen.

Knoch, Tina, Pädagogin (Dipl.-Päd. Univ.), Qualitätsmanagement-Auditorin (TÜV-Süd), Vorstand am Institut für Gerontologische Forschung e. V. in Berlin und München. Arbeitsschwerpunkt ist die Qualitätsentwicklung der Ausbildung der Pflegeberufe. Durchführung von Beratungs-, Forschungs- und Entwicklungsprojekten. Sie ist Geschäftsführerin der QUESAP.software GmbH, die Planungs- und dokumentationssoftware für (Hoch-)schulen und Träger der praktischen Ausbildung in Pflege- und Gesundheitsfachberufen entwickelt. Sie ist ebenfalls Geschäftsführerin der QUESAP GmbH, die Fort- und Weiterbildungen für Praxisanleitungen und Fach- und Führungskräfte anbietet sowie ausbildende Einrichtungen mit dem Qualitätssiegel »Gute Ausbildung – Gute Fachkräfte!«® zertifiziert.

Krause-Zenß, Antje, Dr., Erziehungswissenschaftlerin (Dr.phil.) und examinierte Krankenschwester, wissenschaftliche Mitarbeiterin am Forschungsinstitut Betriebliche Bildung (f-bb). Aktuelle wissenschaftliche Schwerpunkte sind die Pflegeausbildung sowie Berufslaufbahnkonzepte in der Pflege.

Leimer, Miriam, B.Sc., ist Forschungsassistentin an der Universität zu Lübeck (Institut für Sozialmedizin und Epidemiologie, Sektion für Forschung und Lehre in der Pflege). Wissenschaftlicher Schwerpunkt liegt derzeit im Bereich interprofessionelle Edukation (Fokus hochschulische und berufliche Pflegeausbildung).

Lüftl, Katharina, Prof., Dr., Professorin für Pflegepraxis und Didaktik an der TH Rosenheim, leitet den Bachelorstudiengang Pflegewissenschaft. Wissenschaftliche Schwerpunkte liegen auf Praxisanleitung und -begleitung sowie auf Information, Anleitung, Schulung und Beratung als Interventionen der Patienten- und Familienedukation insbesondere für Menschen mit Pflegebedürftigkeit und ihre pflegenden Zugehörigen. Simulationsbasiertes Lernen in diesen Themenfeldern stellt einen weiteren Schwerpunkt dar.

Lüth, Frederike, M.Sc., ist wissenschaftliche Mitarbeiterin an der Universität zu Lübeck (Institut für Sozialmedizin und Epidemiologie, Sektion für Forschung und Lehre in der Pflege). Wissenschaftliche Schwerpunkte liegen derzeit im Bereich: Interprofessionelle Zusammenarbeit in der Versorgung, interprofessionelle Edukation (Fokus hochschulische und berufliche Pflegeausbildung), Durchführung von Evidenzsynthesen, Konzeption und Durchführung von Mixed Methods-Prozessevaluationen.

Mittenzwei, Marcus, Prof. Dr. phil., Professor für Berufspädagogik der Gesundheitsfachberufe an der Hamburger Fern- Hochschule. Aktuelle Arbeitsschwerpunkte liegen im Bereich: Lehrendenbildung der Gesundheitsfachberufe, heterogenitätssensible Kompetenz von Lehrenden, Fachdidaktik der Gesundheitsberufe und Integration internationaler Pflegekräfte. Er ist Mitglied des BLGS-Landesvorstandes Niedersachsen/Bremen und Mitherausgeber der Zeitschrift Lehren & Lernen im Gesundheitswesen (LLiG).

Mohr, Jutta, Prof. Dr., Krankenschwester, seit 2023 Professorin für Pflegewissenschaft an der Hochschule Esslingen. In ihren aktuellen Forschungsprojekten beschäftigt sie sich mit beruflicher/betrieblicher Bildung und Kompetenzentwicklung in der Fachrichtung Pflege im Kontext von Fachkräftesicherung und Professionalisierung.

Muratore, Francesca, B.A., cand. M.A., freiberufliche Pflegepädagogin. Schwerpunkte sind die berufliche Pflegeausbildung und die Fachkräftegewinnung und -sicherung in der Pflege.

Nauerth, Annette, Prof. Dr. med., ist Krankenschwester und Ärztin. Sie vertritt an der Hochschule Bielefeld das Lehrgebiet Biomedizinische Grundlagen und ist Mitglied des Instituts für Bildungs- und Versorgungsforschung im Gesundheitsbereich. Ihre Forschungsarbeiten fokussieren die Entwicklung und Evaluation von Konzepten zur Aus- und Fortbildung von Pflegekräften, sowie Themen der Kompetenzentwicklung und -messung unter Integration von E-Learning. Sie ist darüber hinaus Mitglied der Interdisziplinären Fachgesellschaft für Didaktik Gesundheit und der AG Interprofessionelle Ausbildung der GMA.

Noelle, Marco, Gesundheitswissenschaftler (M.Sc. Public Health), B.A. Pflege- und Gesundheitsmanagement, B.A. Lehramt an Berufskollegs Erziehungswissenschaft und Gesundheitswissenschaft/Pflege, Altenpfleger, Wissenschaftlicher Mitarbeiter an der FH Münster, Fachbereich Gesundheit. Lehrschwerpunkte: Public Health, Soziale Ungleichheit und Pflege. Derzeitige Promotion an der Universität Witten/Herdecke zum Thema: Soziale Ungleichheit in der häuslichen Versorgung pflegebedürftiger Menschen aus der Perspektive von Pflegefachpersonen

Oetting-Roß, Claudia, Prof. Dr., Pflegewissenschaftlerin, Pflegepädagogin (Dr. rer. medic., Dipl. Berufspäd.) und Kinderkrankenschwester. Professorin für klinische Pflegeforschung an der FH Münster, leitet die Studiengänge B. Sc. Pflege dual/berufsbegleitend und M.A. Palliative Care. Wissenschaftliche Schwerpunkte sind derzeit Palliative Care und Hospizarbeit, Akademisierung von Pflegenden, hochschuldidaktische Verzahnung von Theorie und Praxis sowie Pädiatrische Pflege.

Palatschek, Katrin, Altenpflegerin, stud. B.Sc., Lehrassistentin und Skills Trainerin am Diakonischen Institut für Soziale Berufe Stuttgart. Schwerpunkte sind die berufliche Pflege- und Pflegehilfeausbildung.

Pfeifer, Lydia, Wissenschaftliche Mitarbeiterin (M.A.) an der FH Bielefeld am Institut für Bildungs- und Versorgungsforschung im Gesundheitsbereich. Im Projekt ViRDiPA ist sie für die Bedarfs- und Bedingungsanalyse sowie die Evaluation aus Sicht der Lernenden zuständig.

Prescher, Thomas, Prof. Dr. habil Thomas Prescher hat an der FH Münster die Professur Didaktik für Gesundheitsberufe inne. Er promovierte 2009 an der TU Dresden und habilitierte 2018 an der TU Kaiserslautern. Er ist Fachbereichsleiter für Pädagogik am Institut für notfallmedizinische Bildung (INOB.org) und hat langjährige Erfahrung in der sicherheitspolitisch relevanten Gefahrenabwehr, Konfliktmanagement, Krisenbewältigung und Ausbildung im Geschäftsbereich des Bundesministeriums für Verteidigung. Seine Arbeits- und Forschungsschwerpunkte sind Berufsfelddidaktik, Lernkulturentwicklung, Kritische Pädagogik, systemische Berufsbildungsforschung und Allgemeine Rettungswissenschaft.

Priesemuth, Bennet, Pflegewissenschaftler (M.Sc.), Gastdozent für Pflegewissenschaft und -management im Rahmen des Projekts »Sage SAGE!« an der Alice Salomon Hochschule in Berlin. Wissenschaftliche Schwerpunkte sind pflegerische Versorgung sowie patient*innenorientiertes Management von chronischen Krankheiten, Krankheitsprävention und Gesundheitsförderung sowie klinische Pflegewissenschaft.

Püschel, Laura, M.Sc., ist wissenschaftliche Mitarbeiterin an der Universität zu Lübeck (Institut für Sozialmedizin und Epidemiologie, Sektion für Forschung und Lehre in der Pflege). Wissenschaftliche Schwerpunkte liegen derzeit im Bereich: Interprofessionelle Edukation (Fokus hochschulische und berufliche Pflegeausbildung) und Gewaltprävention, Durchführung von Evidenzsynthesen, Konzeption und Durchführung von Mixed Methods-Prozessevaluationen.

Pützler, Laura, Pflegepädagogin (B.A.; M.A.), wiss. Mitarbeiterin an der FH Münster, Gesundheits- und Krankenpflegerin (RN). Schwerpunkt ist die Lernprozessbegleitung im Studiengang B.Sc. Pflege mit den Arbeitsgebieten der Konzeptentwicklung, Umsetzung, Koordination und Evaluation. Wissenschaftliche Mitarbeiterin in dem Projekt Workplace Learning.

Rahn, Anne Christin, Prof. Dr., Professorin für Forschung und Lehre in der Pflege an der Universität zu Lübeck, Wissenschaftliche Schwerpunkte liegen derzeit im Bereich: Erweiterte Rollen von Pflegefachpersonen, Interprofessionelle Zusammenarbeit in der Versorgung (z.B. interprofessionelle gemeinsame Entscheidungsfindung), Entwicklung und Evaluation von komplexen Interventionen, Durchführung von Evidenzsynthesen

Raschper, Patrizia, Prof. Dr., Professorin für Pflegewissenschaft mit dem Schwerpunkt Pflegedidaktik an der FH Bielefeld und begleitet im Projekt ViRDiPA insbesondere die Konzeption der Fortbildung und Lehr-Lernmaterialien aus pflegedidaktischer Perspektive.

Recken, Heinrich, Studium der Erziehungswissenschaft, Soziologie und Politikwissenschaft an der Fernuniversität Hagen (Abschluss B.A.) Forschungsbeauftragter der Hamburger Fern-Hochschule im Fachbereich Gesundheit und Pflege. Wissenschaftliche Schwerpunkte: Digitalisierung in der Pflege- und Gesundheitsversorgung, historische Pflegeforschung. Sprecher der AG Zusammenarbeit in der Gesundheitsversorgung (ZiGEV) im Deutschen Netzwerk für Versorgungsforschung (DNVF), 14 Jahre Mitglied im Vorstand der Deutschen Gesellschaft für Pflegewissenschaft (DGP), Mitglied der Sektion Pflegeforschung in der DGP.

Reiber, Karin, Krankenschwester, promovierte Sozial- und habilitierte Bildungswissenschaftlerin, Professorin für Erziehungswissenschaft mit dem Schwerpunkt Berufspädagogik/berufliche Didaktik Fachrichtung Pflege und Schwerpunktprofessur Berufsbildungsforschung Domäne Pflege (www.educate4care.de) an der Hochschule Esslingen. Arbeitsschwerpunkte: Berufliche Bildung Fachrichtung Pflege im Kontext von Fachkräftesicherung und Professionalisierung; Lehrerinnen- und Lehrerbildung für die berufliche Fachrichtung Pflege; Hochschulbildung und -didaktik.

Schlautmann, Katharina, Wissenschaftliche Mitarbeiterin (M.A.) an der FH Bielefeld am Institut für Bildungs- und Versorgungsforschung im Gesundheitsbereich. Im Projekt ViRDiPA ist sie für die Konzeptioin der pflegedidaktischen Bausteine der Fortbildung sowie für die Entwicklung und Erprobung des Fortbildungskonzepts zuständig.

Schmitz, Daniela, JProf. Dr. phil., Diplom Pädagogin, Juniorprofessur für Innovative und Digitale Lehr- und Lernformen in der Multiprofessionellen Gesundheitsversorgung, Fakultät für Gesundheit, Department für Humanmedizin, Universität Witten/Herdecke. Leitung des Masterstudiengangs »Multiprofessionelle Versorgung von Menschen mit Demenz und chronischen Einschränkungen« Arbeitsschwerpunkte: multiprofessionelles Lehren und Lernen, Strategien des Common Groundings in multiprofessionellen Lerngruppen sowie Möglichkeiten und Grenzen des digitalen Lernens.

Schönefeld, Daniel, Prof. Dr., Soziologe und Professor für Sozialwissenschaftliche Grundlagen für Gesundheit und Pflege an der Hochschule Neubrandenburg. Zu seinen Arbeitsschwerpunkten zählen: Ethnomethodologie und Konversationsanalyse, Soziologie der Gesundheit/Pflege sowie empirische Bildungsforschung.

Schwarzer, Gabriele, Gesundheits- und Krankenpflegerin, Pflegepädagogin (B.A.), M.A. Schulmanagement, Schulleitung am Bildungszentrum für Gesundheitsberufe Rems-Murr-Kliniken, Arbeitsschwerpunkte: Schulentwicklung und Schulmanagement.

Thurner, Dorothea, B.A., Pflegepädagogin am GGSD Bildungszentrum für Pflege, Gesundheit und Soziales München. VHB-Kursbetreuung (Ethik in der Gesundheitsversorgung) an der Katholischen Stiftungshochschule München (KSH). Studierende im Master Bildung und Bildungsmanagement (M.A.) der KSH. Interessensschwerpunkt ist die Dinglichkeit in der Pflege(-Bildung). Gründungsmitglied und stellv. Vorsitzende des Vereins Nationalmannschaft Pflege Deutschland e.V.

Tsarouha, Elena, Dr. rer. pol., Soziologin und Wissenschaftliche Mitarbeiterin an der Hochschule Esslingen, Fakultät Soziale Arbeit, Bildung und Pflege, Esslingen. Der wissenschaftliche Schwerpunkt liegt derzeit auf der generalistischen Pflegeausbildung.

Urban, Svenja, Gesundheits- und Pflegemanagement (B. Sc.), Praxiskoordination im Bachelorstudiengang Pflege an der Alice Salomon Hochschule Berlin. Schwerpunkte Ihrer Arbeit liegen in der Organisation und Evaluation der praktischen Studienphasen sowie dem Schließen und Pflegen der nationalen und internationalen Kooperationen. Sie vertritt die Hochschule im ENM-European Nursing Module Network. Parallel studiert sie den Masterstudiengang Management und Qualitätsentwicklung im Gesundheitswesen.

Wesselborg, Bärbel, Prof. Dr., Professur für Pflegepädagogik, bzw. Berufspädagogik der Gesundheitsberufe an der Fliedner Fachhochschule Düsseldorf. Studiengangsleitung Masterstudiengang Berufspädagogik Pflege und Gesundheit. Arbeits- und Forschungsschwerpunkte: Aufgabenqualität im Pflegeunterricht, Erstellung curricularer Unterlagen im Rahmen der Reformen der Pflegeausbildung, Ausbildungssituation und Qualität der praktischen Pflegeausbildung, interprofessionelle Ausbildung in den Gesundheitsberufen, Gesundheit und Gesundheitsförderung im Lehrer:innenberuf.

Wissing, Christiane, Pflegepädagogin (M.A.), Promovendin im BayWiss-Kolleg Gesundheit. Wissenschaftliche Schwerpunkte sind die Rolle der Lehrperson am praktischen Lernort, die Umsetzung von Praxisbegleitung und die evidenzbasierte Versorgung im Rahmen der Vorbehaltsaufgaben in der Pflegepraxis.

Wochnik, Markus, Dr., Dipl.-Berufspädagoge (Dr. phil.), wissenschaftlicher Mitarbeiter am Forschungsinstitut Betriebliche Bildung (f-bb) gGmbH. Wissenschaftliche Schwerpunkte sind die Pflegeausbildung und berufliche Bildung in ländlichen Regionen.